PET/CT 经典病例图谱

主 编 骆柘璜 陆普选 金观桥

科学出版社

北 京

内 容 简 介

本书共收录1000余例经病理或临床随访证实的经典病例，以 PET/CT 影像为主线，对每一种疾病的影像表现特点、诊断与鉴别诊断进行了重点阐述，对肿瘤的分期、分级，疗效和预后评估，复发的监测，以及非肿瘤性疾病的疗效评价、活动性病变评估和疾病的鉴别诊断等进行了详细的介绍。同时，介绍了一些影像误诊病例和有相似影像表现的不同疾病的病例图像，总结临床经验教训，希望能帮助读者拓宽视野，扩展思维，以增强对影像诊断学中"异病同征""同病异征"的认识和理解。

本书内容丰富、翔实，凝聚了编者的科研成果和临床工作经验，可供影像专科和临床各科医师参考。

图书在版编目（CIP）数据

PET/CT 经典病例图谱 / 骆柘璜，陆普选，金观桥主编 . —北京：科学出版社，2021.3

　ISBN 978-7-03-067259-9

　Ⅰ.①P…　Ⅱ.①骆…②陆…③金…　Ⅲ.①计算机 X 线扫描体层摄影 – 图谱　Ⅳ.① R814.42-64

中国版本图书馆 CIP 数据核字（2020）第 265276 号

责任编辑：马晓伟 / 责任校对：张小霞
责任印制：肖　兴 / 封面设计：吴朝洪

科 学 出 版 社 出版

北京东黄城根北街 16 号
邮政编码：100717
http://www.sciencep.com

北京汇瑞嘉合文化发展有限公司 印刷
科学出版社发行　各地新华书店经销

*

2021 年 3 月第 一 版　开本：889×1194　1/16
2021 年 3 月第一次印刷　印张：41
字数：1 190 000
定价：398.00 元
（如有印装质量问题，我社负责调换）

主编简介

骆柘璜　江西省人民医院 PET/CT 中心主任医师。从事医学影像诊断和介入治疗 20 年，负责 PET/CT 诊断工作 10 余年。对 PET/CT 诊断及鉴别诊断具有丰富的临床经验，主持、承担省市级科研课题多项，发表 PET/CT 影像相关论文 20 余篇，任《新发传染病电子杂志》编委。

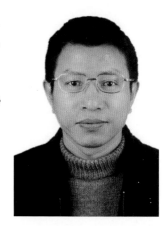

陆普选　深圳市慢性病防治中心、深圳华影医学影像诊断中心首席专家、一级主任医师。广东医科大学研究生导师、教授。深圳市第三人民医院原放射科主任。《新发传染病电子杂志》主编。中国性病艾滋病防治协会艾滋病临床影像学分会副主任委员。广东省健康管理学会放射学专业委员会副主任委员，广东省健康管理学会社会医疗机构医学影像质量评估及管理专业委员会副主任委员。

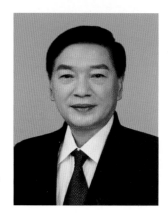

主持、承担国家级、省市级科研课题 10 余项。发表相关论文 200 余篇（其中 SCI 论文 50 余篇）。任 *Radiology of Infectious Diseases* 等期刊编委。主编或合作主编专著 14 部，其中合作主编英文专著 3 部：*Diagnostic Imaging of Emerging Infectious Diseases*，*Pulmonary Aspergillosis*，*Tuberculosis Control in Migrating Population*。*Diagnostic Imaging of Emerging Infectious Diseases* 于 2017 年获国家新闻出版广电总局"图书版权输出奖励计划"重点奖励。获中华医学会、中华预防医学会、广东省和深圳市各类科技进步奖项 12 项，其中排名第一的 5 项。荣立广东省委省政府和深圳市委市政府二等功各 1 次。获深圳市"十佳医务工作者""十佳医技工作者"称号。

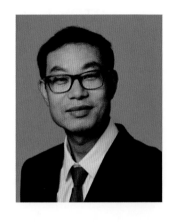

金观桥 广西医科大学附属肿瘤医院医学影像中心主任，主任医师，研究生导师。中国医师协会放射学分会头颈专业委员会委员，中国抗癌协会肿瘤影像学专业委员会委员，广西抗癌协会肿瘤影像学专业委员会副主任委员，广西抗癌协会肿瘤核医学专业委员会副主任委员，广西医学会放射学分会委员，广西医师协会放射学分会委员。任《新发传染病电子杂志》《中国癌症防治杂志》编委。主持国家自然科学基金项目2项、广西自然科学基金项目2项和广西卫健委项目1项，参加国家重点专项等。曾获广西科技进步奖三等奖（2次，排名第二）、广西医药卫生适宜技术推广奖一、二等奖（排名第二），以第一作者发表论文20余篇。

副主编简介

全江涛　中国人民解放军南部战区总医院放射诊断科副主任，广东省医学会核医学分会及影像技术分会委员。从事放射诊断及治疗工作 20 余年。2004 年参与组建南部战区总医院 PET/CT 中心，检查患者达 8 万多人次，具有丰富的 PET/CT 临床影像诊断经验。负责及参与省部级基金 4 项，获军队科学技术进步奖二等奖 1 项。

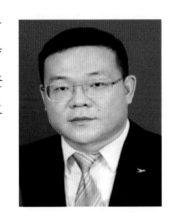

肖　勇　深圳出入境边检总站医院 PET/CT 中心主任，深圳市核医学分会副主任委员，广东省核医学分会委员，全军分子影像与核医学专业委员会委员。长期从事临床医学影像诊疗工作，擅长 PET/CT 及 CT 的多模态综合影像诊断。

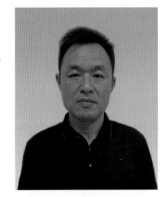

徐仁根　江西省肿瘤医院、南昌大学附属肿瘤医院副院长，江西省抗癌协会肿瘤影像专业委员会主任委员，江西省抗癌协会常务理事，中国抗癌协会肿瘤影像专业委员会常务委员，江西省医师协会放射医师分会主任委员。主持或参与课题研究 10 余项，任《实用癌症杂志》副主编、《中国 CT 和 MRI 杂志》和《新发传染病电子杂志》常务编委、《肿瘤影像学》编委。

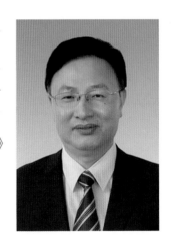

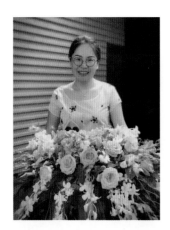

　　刘晶哲　清华大学第一附属医院放射影像科主任、核医学科主任（兼）科教处处长。主要研究方向为心血管及肿瘤影像学，已完成清华大学和北京市多项科研基金项目。北京医学会放射学分会委员，北京医学会核医学分会青年委员，中国医学救援协会影像分会常委，中国研究型医院学会心血管影像专业委员会常委，中国心胸血管麻醉学会放射影像与影像工程分会常委等。《中华放射学杂志》审稿专家，《中国研究型医院》编委。

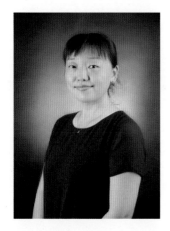

　　王欣璐　广州医科大学附属第一医院核医学科主任，广州市医师协会核医学与分子影像分会主任委员，中国医师协会核医学医师分会第四届委员会委员，广东省辐射防护协会医学辐射防护专业委员会第二届常务委员，广东省医师协会核医学医师分会第二届委员会常务委员。中华医学会核医学分会第十一届委员会 PET 学组委员，中国研究型医院学会放射学专业委员会功能与分子影像临床转化学组委员。《分子影像学杂志》特邀编委。

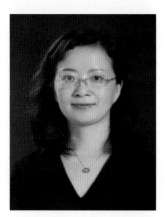

　　李　萍　哈尔滨医科大学附属第二医院 PET/CT 中心主任，黑龙江省领军人才梯队后备带头人，中华医学会放射学分会传染学组委员，黑龙江省医学会放射学分会委员、胸组副主任委员，中国研究型医学院学会感染与炎症放射学会专业委员会常委。*Journal of Infectious Diseases* 编委。主持国家自然科学基金项目等 8 项，获天津市政府科技进步二等奖 1 项，黑龙江省教育研究成果一等奖 1 项。

《PET/CT 经典病例图谱》
编写人员

主　编　骆柘璜　江西省人民医院

陆普选　深圳市慢性病防治中心，深圳华影医学影像诊断中心

金观桥　广西医科大学附属肿瘤医院

副主编　全江涛　中国人民解放军南部战区总医院

肖　勇　深圳出入境边检总站医院

徐仁根　江西省肿瘤医院

刘晶哲　清华大学第一附属医院

王欣璐　广州医科大学附属第一医院

李　萍　哈尔滨医科大学附属第二医院

编　者　（按姓氏笔画排序）

于　思　华中科技大学深圳医院

王　蔚　中国人民解放军南部战区总医院

方　琪　广州医科大学附属第一医院

卢亦波　南宁市第四人民医院

刘　露　广西医科大学附属肿瘤医院

刘丽丽　哈尔滨医科大学附属第二医院

许传军　南京中医药大学附属南京医院

孙　倩　深圳出入境边检总站医院

苏丹柯　广西医科大学附属肿瘤医院

李友财　广州医科大学附属第一医院

肖国有　广西医科大学附属肿瘤医院

邱莹莹　江西省人民医院

何怀德　深圳华影医学影像诊断中心

余思睿　广州医科大学附属第一医院

张月明　深圳华影医学影像诊断中心

张晓瑶　广州医科大学附属第一医院

邵明岩　江西省人民医院

林巳焱　广州医科大学附属第一医院

易婧薇　广州医科大学附属第一医院

金爱芳　江西省人民医院

周　娟　中国人民解放军南部战区总医院

郑秋婷　深圳市慢性病防治中心

侯　鹏　广州医科大学附属第一医院

骆晓燕　南昌大学附属江西省儿童医院

袁　虹　深圳市第三人民医院

贾　穷　广州医科大学附属第一医院

黄　颖　广州医科大学附属第一医院

黄文忠　《新发传染病电子杂志》编辑部

梅海涛　江西省人民医院

彭晓慧　江西省肿瘤医院

曾庆云　江西省人民医院

廖凤翔　江西省人民医院

漆婉玲　江西省人民医院

前　言

自 2000 年全球第一台 PET/CT 问世，2001 年 6 月应用于临床以来，PET/CT 影像技术迅速发展。近 10 年 PET/CT 更是在我国广泛应用。PET/CT 是 PET 和 CT 两种设备的有机融合，它既能提供组织、器官及病变等的 CT 影像表现、形态、解剖结构，同时又能提供 PET 功能代谢信息，两者融合从而实现两种图像信息的优势互补，产生"1+1 > 2"的效应，提高了病变的定位、定性和定病的精准诊断率。

随着 PET/CT 的普及，越来越多的患者受益于 PET/CT 检查。临床上 PET/CT 主要用于肿瘤、心脑功能代谢及相关病变等的检查和诊断。在肿瘤方面的应用主要包括：肿瘤定性与鉴别，肿瘤分级与分期，肿瘤治疗（手术、放疗、化疗、免疫治疗或靶向治疗等）疗效评估，肿瘤复发的监测和再评估、再分期等。在病因查找（如发热、疼痛、淋巴结肿大）和局部转移（如淋巴结、肝、肺或骨转移等）查找原发灶等方面，PET/CT 作为现代影像学诊断技术的代表，亦有其独特的优势。心脑功能显像则主要在心肌代谢显像，癫痫病灶定位，痴呆（阿尔茨海默病、额颞叶痴呆、血管性痴呆等）病因鉴别和范围程度评估，帕金森病病损部位和程度评估等脑功能检查方面彰显了其价值。在结核、（类）风湿性疾病等其他非肿瘤性疾病的活动性、病变范围等评估方面，PET/CT 也有较显著的临床意义。

为了使广大医务工作者（尤其是临床各科与肿瘤诊断及治疗相关的医生）、医学院校学生，了解更多 PET/CT 的临床实用信息，我们组织江西、广东、广西、黑龙江、北京及上海等地 40 多位国内具有丰富临床经验的 PET/CT 影像诊断专家，从 20 余万例 ^{18}F-FDG PET/CT 检查病例中精选出经典病例 1004 例，包括肿瘤、非肿瘤性病变及罕见少见病变如艾滋病相关性肿瘤等的病例，编撰成本书。

本书以 PET/CT 影像为主线，对每种疾病的影像表现特点、诊断与鉴别诊断进行了重点阐述，提出影像诊断并与最后的病理诊断或临床随访结果一致。内容主要涉及肿瘤的分期、分级，疗效和预后评估，以及肿瘤复发的监测；同时对非肿瘤性疾病的疗效评价、活动性病变评估和疾病的鉴别诊断等进行了比较详细的介绍。编者也有意识地选择了一些临床影像误诊病例，总结误诊的经验教训，供读者思考。同时，选择了一些有相似影像表现的不同疾病的病例图像，希望能帮助读者拓宽视野，扩展思维，增强对影像诊断学中"异病同征""同病异征"的认识。

本书内容丰富、翔实，凝聚了编者的科研成果和临床工作经验，可为临床医学专业和广大医技医务工作者提供直观的参考和有益的帮助，可作为影像专科和临床各科医师的专业参考书和工具书。希望本书可为发挥 PET/CT 在临床诊断和治疗中的积极作用，提高诊断准确率，指导治疗和评价预后方面起到积极的促进作用。

　　本书尚缺少心肌代谢显像病例，篇幅所限，病例的 MRI 和增强 CT 图像编入较少，其他显像剂在临床的应用也极少。在此，希望广大读者拾遗补缺，不吝指正。

主　编

2020 年 9 月

目　录

第一章　脑 ……………………………………………………………………………………… 1

　第一节　脑肿瘤和肿瘤样病变 ………………………………………………………………… 1

　第二节　脑非肿瘤性病变 ……………………………………………………………………… 22

第二章　头颈部 ………………………………………………………………………………… 36

　第一节　咽鼻耳口腔病变 ……………………………………………………………………… 36

　第二节　甲状腺、甲状旁腺病变 ……………………………………………………………… 66

　第三节　喉部病变 ……………………………………………………………………………… 81

　第四节　头颈部其他病变 ……………………………………………………………………… 86

第三章　胸腹壁 ………………………………………………………………………………… 97

　第一节　乳腺病变 ……………………………………………………………………………… 97

　第二节　胸、腹壁其他病变 …………………………………………………………………… 109

第四章　肺 …………………………………………………………………………………… 121

　第一节　肺局灶性磨玻璃密度结节 …………………………………………………………… 121

　第二节　肺肿瘤 ………………………………………………………………………………… 128

　第三节　肺部炎性病变 ………………………………………………………………………… 194

　第四节　肺部其他病变 ………………………………………………………………………… 220

第五章　胸膜 …………………………………………………………………………………… 228

　第一节　胸膜肿瘤 ……………………………………………………………………………… 228

　第二节　胸膜非肿瘤性病变 …………………………………………………………………… 236

第六章　纵隔心血管 …………………………………………………………………………… 241

　第一节　纵隔肿瘤 ……………………………………………………………………………… 241

　第二节　心脏、心包及大血管病变 …………………………………………………………… 260

　第三节　结节病 ………………………………………………………………………………… 270

第七章　胃肠道 ………………………………………………………………………………… 273

　第一节　食管病变 ……………………………………………………………………………… 273

　第二节　胃病变 ………………………………………………………………………………… 284

　第三节　小肠病变 ……………………………………………………………………………… 308

　第四节　大肠病变 ……………………………………………………………………………… 320

　第五节　胃肠道间质瘤 ………………………………………………………………………… 341

第八章　肝胆胰脾 ……………………………………………………………………………… 348

　第一节　原发性肝肿瘤 ………………………………………………………………………… 348

　第二节　肝转移瘤 ……………………………………………………………………………… 375

　第三节　肝脏其他病变 ………………………………………………………………………… 384

　第四节　肝外胆道病变 ………………………………………………………………………… 400

　第五节　胰腺病变 ……………………………………………………………………………… 412

　第六节　脾病变 ………………………………………………………………………………… 424

第九章　女性生殖器官‥‥‥‥‥‥‥‥‥‥‥‥‥‥‥‥‥‥‥‥‥‥‥‥‥‥‥‥‥‥‥‥‥‥**432**
　　第一节　卵巢病变‥‥‥‥‥‥‥‥‥‥‥‥‥‥‥‥‥‥‥‥‥‥‥‥‥‥‥‥‥‥‥‥‥‥432
　　第二节　子宫病变‥‥‥‥‥‥‥‥‥‥‥‥‥‥‥‥‥‥‥‥‥‥‥‥‥‥‥‥‥‥‥‥‥‥446
　　第三节　阴道病变‥‥‥‥‥‥‥‥‥‥‥‥‥‥‥‥‥‥‥‥‥‥‥‥‥‥‥‥‥‥‥‥‥‥467

第十章　泌尿器官‥‥‥‥‥‥‥‥‥‥‥‥‥‥‥‥‥‥‥‥‥‥‥‥‥‥‥‥‥‥‥‥‥‥‥‥**469**
　　第一节　肾脏病变‥‥‥‥‥‥‥‥‥‥‥‥‥‥‥‥‥‥‥‥‥‥‥‥‥‥‥‥‥‥‥‥‥‥469
　　第二节　肾盂癌、输尿管病变‥‥‥‥‥‥‥‥‥‥‥‥‥‥‥‥‥‥‥‥‥‥‥‥‥‥‥‥484
　　第三节　膀胱癌和脐尿管病变‥‥‥‥‥‥‥‥‥‥‥‥‥‥‥‥‥‥‥‥‥‥‥‥‥‥‥‥489

第十一章　男性生殖系统‥‥‥‥‥‥‥‥‥‥‥‥‥‥‥‥‥‥‥‥‥‥‥‥‥‥‥‥‥‥‥**496**
　　第一节　前列腺、精囊腺病变‥‥‥‥‥‥‥‥‥‥‥‥‥‥‥‥‥‥‥‥‥‥‥‥‥‥‥‥496
　　第二节　睾丸肿瘤‥‥‥‥‥‥‥‥‥‥‥‥‥‥‥‥‥‥‥‥‥‥‥‥‥‥‥‥‥‥‥‥‥‥502

第十二章　腹膜腔和腹膜后间隙‥‥‥‥‥‥‥‥‥‥‥‥‥‥‥‥‥‥‥‥‥‥‥‥‥‥‥‥**504**
　　第一节　腹膜腔和腹膜病变‥‥‥‥‥‥‥‥‥‥‥‥‥‥‥‥‥‥‥‥‥‥‥‥‥‥‥‥‥504
　　第二节　结核性腹膜炎‥‥‥‥‥‥‥‥‥‥‥‥‥‥‥‥‥‥‥‥‥‥‥‥‥‥‥‥‥‥‥521
　　第三节　下腔静脉系和门静脉系癌栓‥‥‥‥‥‥‥‥‥‥‥‥‥‥‥‥‥‥‥‥‥‥‥‥525
　　第四节　肾上腺病变‥‥‥‥‥‥‥‥‥‥‥‥‥‥‥‥‥‥‥‥‥‥‥‥‥‥‥‥‥‥‥‥528

第十三章　淋巴造血系统‥‥‥‥‥‥‥‥‥‥‥‥‥‥‥‥‥‥‥‥‥‥‥‥‥‥‥‥‥‥‥**546**
　　第一节　淋巴瘤‥‥‥‥‥‥‥‥‥‥‥‥‥‥‥‥‥‥‥‥‥‥‥‥‥‥‥‥‥‥‥‥‥‥‥546
　　第二节　骨髓增生异常综合征‥‥‥‥‥‥‥‥‥‥‥‥‥‥‥‥‥‥‥‥‥‥‥‥‥‥‥‥556
　　第三节　淋巴结非肿瘤性病变‥‥‥‥‥‥‥‥‥‥‥‥‥‥‥‥‥‥‥‥‥‥‥‥‥‥‥‥557

第十四章　皮肤、肌肉及软组织‥‥‥‥‥‥‥‥‥‥‥‥‥‥‥‥‥‥‥‥‥‥‥‥‥‥‥‥**568**
　　第一节　皮肤、肌肉肿瘤‥‥‥‥‥‥‥‥‥‥‥‥‥‥‥‥‥‥‥‥‥‥‥‥‥‥‥‥‥‥568
　　第二节　横纹肌及其他软组织恶性肿瘤‥‥‥‥‥‥‥‥‥‥‥‥‥‥‥‥‥‥‥‥‥‥‥571
　　第三节　皮肤、肌肉非肿瘤性病变‥‥‥‥‥‥‥‥‥‥‥‥‥‥‥‥‥‥‥‥‥‥‥‥‥581
　　第四节　黑色素瘤‥‥‥‥‥‥‥‥‥‥‥‥‥‥‥‥‥‥‥‥‥‥‥‥‥‥‥‥‥‥‥‥‥‥584
　　第五节　神经纤维瘤和神经鞘瘤‥‥‥‥‥‥‥‥‥‥‥‥‥‥‥‥‥‥‥‥‥‥‥‥‥‥588

第十五章　骨骼‥‥‥‥‥‥‥‥‥‥‥‥‥‥‥‥‥‥‥‥‥‥‥‥‥‥‥‥‥‥‥‥‥‥‥‥‥**594**
　　第一节　骨肿瘤‥‥‥‥‥‥‥‥‥‥‥‥‥‥‥‥‥‥‥‥‥‥‥‥‥‥‥‥‥‥‥‥‥‥‥594
　　第二节　骨淋巴瘤‥‥‥‥‥‥‥‥‥‥‥‥‥‥‥‥‥‥‥‥‥‥‥‥‥‥‥‥‥‥‥‥‥‥614
　　第三节　浆细胞肿瘤‥‥‥‥‥‥‥‥‥‥‥‥‥‥‥‥‥‥‥‥‥‥‥‥‥‥‥‥‥‥‥‥619
　　第四节　骨非肿瘤性病变‥‥‥‥‥‥‥‥‥‥‥‥‥‥‥‥‥‥‥‥‥‥‥‥‥‥‥‥‥‥632

第一节 脑肿瘤和肿瘤样病变

一、脑胶质瘤

【概述】

中枢神经系统（central nervous system，CNS）的原发性肿瘤大约 75% 位于颅内，胶质瘤是脑内最常见的恶性肿瘤，约占所有原发性 CNS 肿瘤的50%。2016 年世界卫生组织（WHO）中枢神经系统肿瘤分类及分级中将原发性 CNS 肿瘤分为十七类四级。胶质母细胞瘤为Ⅳ级，是成人恶性程度最高的星形细胞瘤，占星形细胞瘤 50% 以上。

脑胶质瘤患者肿瘤病变发病部位不同，临床表现也各异。例如，相应区域功能异常，表现为言语障碍、视觉障碍等；颅高压表现为头痛、呕吐等；以及传导纤维破坏造成的感觉、运动障碍等。实验室检查脑胶质瘤大多无明显异常改变。CT、MRI 是目前诊断 CNS 肿瘤的常用检查方法，MRI 除平扫和增强之外，一些新技术，如弥散加权成像（DWI）、弥散张量成像（DTI）、灌注加权成像（PWI）、磁共振波谱（MRS）及功能性磁共振成像（fMRI）等，对 CNS 肿瘤的诊断、鉴别诊断、指导治疗及疗效观察、预后评估等均具有极为重要的价值。

由于脑组织主要由葡萄糖提供能量，脑葡萄糖代谢活性极高，氟代脱氧葡萄糖（^{18}F-FDG）PET/CT 检查时 FDG 本底摄取很高，对病变的检出灵敏度也会受到影响，因而临床单纯应用 ^{18}F-FDG PET/CT 检查脑肿瘤较少。就胶质瘤而言，高级别的胶质瘤如胶质母细胞瘤对 ^{18}F-FDG 的摄取增高，低级别的胶质瘤也绝大多数表现为高摄取。有研究认为，脑胶质瘤的 FDG 摄取与级别有关，胶质瘤级别越高，对 ^{18}F-FDG 的摄取程度也越高，但高级别囊变胶质瘤囊壁厚薄不一，FDG 摄取亦有不同。脑皮质及灰质核团对 ^{18}F-FDG 的高摄取降低了靶区 / 非靶区的摄取比值；另外，非肿瘤性病变、继发性肿瘤对 ^{18}F-FDG 的高摄取也给原发性肿瘤的鉴别诊断增加了困难，如多发性胶质瘤与转移或非肿瘤性肉芽肿的鉴别存在困难，与淋巴瘤也不易鉴别；部分同时发现其他部位恶性病变，增加了原发或继发性病变的鉴别难度。^{11}C- 蛋氨酸（^{11}C-MET）PET/CT 对脑肿瘤良、恶性的鉴别优于 ^{18}F-FDG，正常脑实质及绝大多数良性病变对 ^{11}C-MET 的摄取都较低，而恶性病变对 ^{11}C-MET 均表现为高摄取，即便Ⅰ级、Ⅱ级等低级别的胶质瘤亦如此。

【病例】

病例 1

（1）简要病史：男，38 岁；头痛、呕吐 1 周；MRI 示颅内多发占位，考虑淋巴瘤可能。

（2）影像表现：右侧半卵圆中心、胼胝体、右岛叶见多个等或稍高密度病灶，FDG 摄取显著增高，类似脑皮质，SUV_{max} 35.3，位于半卵圆中心者伴中等程度水肿，右侧侧脑室略受压，中线结构无明显移位（图 1-1-1）。

（3）影像诊断：颅内多发占位性病变，代谢活性增高，考虑恶性淋巴瘤可能，胶质瘤、转移瘤不除外。

（4）病理诊断（穿刺活检）：胶质母细胞瘤。

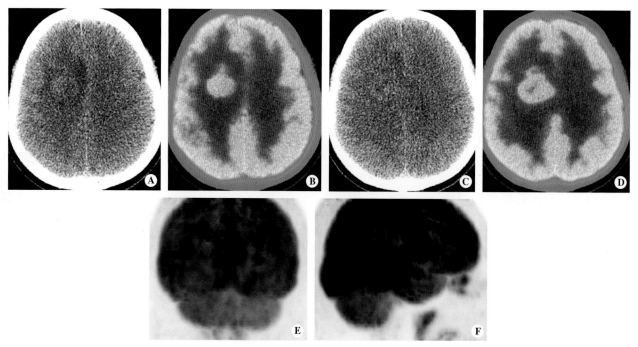

图 1-1-1　脑多发胶质母细胞瘤

病例 2

（1）简要病史：女，45 岁；头痛、头晕 2 周；CT 考虑脑转移。

（2）影像表现：左枕叶及海马旁见稍高密度结节，FDG 摄取增高，SUV$_{max}$ 16.4，位于枕叶者稍大，密度欠均匀，内见低密度区，周围伴轻度水肿（图 1-1-2）。

（3）影像诊断：多发脑胶质瘤可能，转移不除外。

（4）病理诊断（穿刺活检）：胶质母细胞瘤。

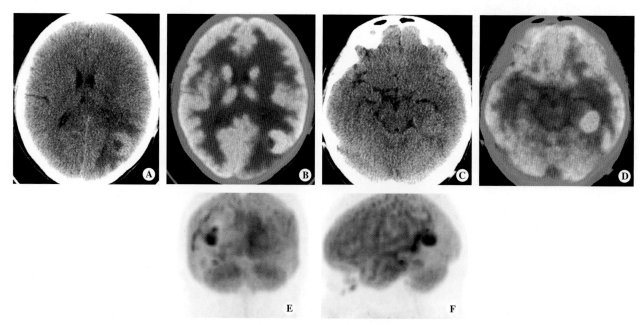

图 1-1-2　脑多发胶质母细胞瘤

E 为后位；F 为左侧位

病例 3

（1）简要病史：女，40 岁；头痛 20 余天。

（2）影像表现：左颞顶叶见类圆形囊状病变，囊壁 FDG 摄取低于灰质，可见壁结节，FDG 摄取与灰质相似，SUV$_{max}$ 9.5，周围伴轻度水肿，左侧侧脑室受压，中线结构略右偏；病灶周围灰质

FDG 摄取减低（图 1-1-3）。

（3）影像诊断：左颞顶叶囊样病变，代谢活性增高，考虑胶质瘤。

（4）病理诊断（手术切除）：神经胶质瘤。

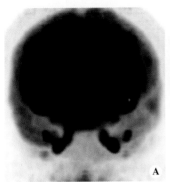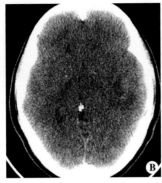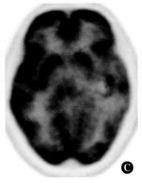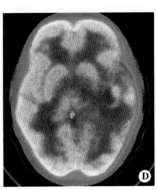

图 1-1-3　左颞顶叶脑胶质瘤

病例 4

（1）简要病史：男，73 岁；头痛数月，发现脑瘤半月余。

（2）影像表现：右顶叶见囊样病变，最大截面 34mm×43mm，囊壁 FDG 摄取高于白质，但低于灰质，SUV_{max} 6.5，周围伴明显水肿，侧脑室略受压，中线结构略左偏（图 1-1-4）。

（3）影像诊断：右顶叶病变，代谢活性稍高，考虑胶质瘤。

（4）病理诊断/随访结果：手术切除后病理结果示胶质母细胞瘤。术后 3 个月 MRI 复查，颅内出现新病灶，不到 4 个月患者死亡。

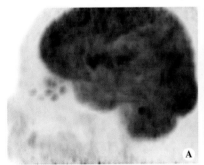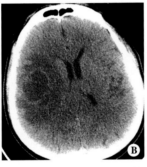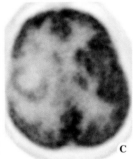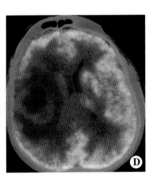

图 1-1-4　右顶叶脑胶质母细胞瘤

病例 5

（1）简要病史：男，39 岁；反复脑出血 3 次；MRI 发现颅内多发占位性病变。

（2）影像表现：大脑双侧额叶、右侧颞叶、脑桥、小脑右叶、垂体见多发局灶性 FDG 摄取增高，SUV_{max} 14.1，相应部位大多数 CT 可见结节状高密度灶，病灶周围无明显水肿；脑皮质 FDG 摄取弥漫性减低；右耳后淋巴结增大，SUV_{max} 16.8（图 1-1-5）。

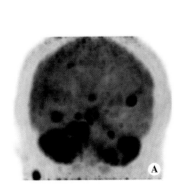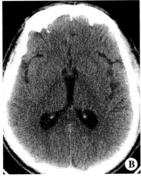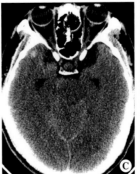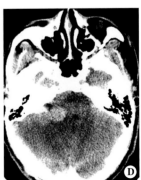

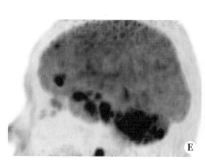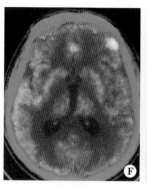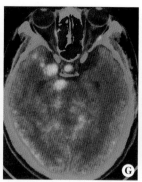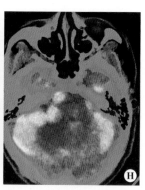

图 1-1-5　脑多发胶质瘤

（3）影像诊断：颅内多发高代谢活性病灶，多数为结节状密度增高影，考虑恶性肿瘤（淋巴瘤？多发胶质瘤？转移？）；耳后肿大淋巴结，代谢明显增高，建议随访。

（4）病理诊断/随访结果：病灶活检证实为神经胶质瘤（多发）。患者 4 个月后死亡（本例病变多在脑表面及脑池，考虑肿瘤经脑脊液种植播散）。

病例 6

（1）简要病史：男，57 岁；右侧肢力乏力，进

行性加重 2 月余。CT、MRI 发现右基底节区占位。

（2）影像表现：右基底节区见稍高密度结节，呈类圆形，直径约 2.1cm，内囊变，实性部分 FDG 摄取环形增高，SUV_{max} 10.0，周围伴明显水肿，中线结构略左偏；病灶周围灰质核团 FDG 摄取低于对侧相应区域（图 1-1-6）。

（3）影像诊断：右基底节区囊实性占位，代谢活性增高，考虑胶质瘤。

（4）病理诊断/随访结果：手术切除后病理结果示神经胶质瘤。术后 2 个月死亡。

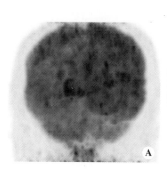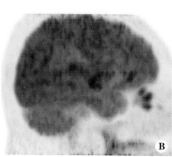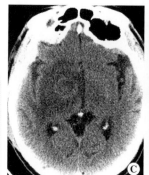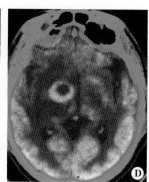

图 1-1-6　右基底节区脑胶质瘤

病例 7

（1）简要病史：男，58 岁；头痛、嗜睡月余，进行性加重；当地医院 CT 平扫疑右颞叶脑梗死。

（2）影像表现：大脑右颞枕叶见不规则条块状等密度灶，内含小低密度灶，FDG 摄取显著增高，SUV_{max} 27.6，SUV_{avg} 15.3，脑室受压，中线结构向左移并大脑镰下疝；结肠肝曲肠壁增厚，FDG 摄取增高，SUV_{max} 15.9，SUV_{avg} 8.5，管腔狭窄

（图 1-1-7）。

（3）影像诊断：结肠壁增厚，代谢活性增高，考虑结肠癌；大脑右颞枕叶等密度团块，代谢活性增高，考虑转移不除外。

（4）病理诊断：脑穿刺活检证实为胶质母细胞瘤；结肠镜活检证实为管状腺癌，2 个病灶（高、低分化各一，图示低分化者，注意本例交叉性失联络）。

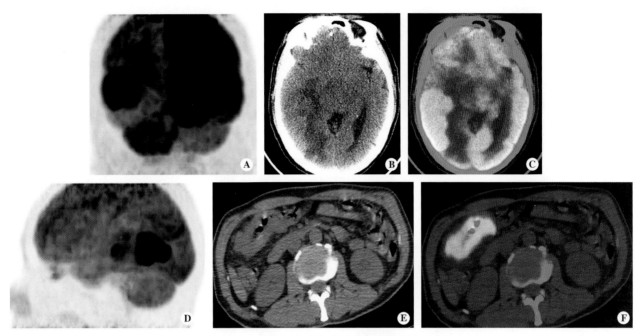

图 1-1-7　右颞枕叶脑胶质母细胞瘤并升结肠癌

二、脑淋巴瘤

【概述】

原发性脑淋巴瘤（PBL）是指淋巴瘤仅见于脑组织，全身其他部位未见，该病临床少见，约占颅内原发性肿瘤的 1.5%，但发病率有上升趋势，可能与寿命延长、器官移植、获得性免疫缺陷综合征（AIDS）等所导致的免疫功能减退、免疫抑制或免疫缺陷等有关。在免疫功能正常的人群中，该病多见于中老年人，50～70 岁为发病高峰年龄；而在免疫功能低下人群中，发病年龄则前移，30～40 岁为发病高峰年龄。男性发病略多于女性。

EB 病毒感染是 PBL 的高危因素，脑淋巴瘤几乎 100% 存在 EB 病毒感染证据，而全身淋巴瘤则只有 30%～50%；免疫功能异常亦是 PBL 的风险因素，其他还有风湿性疾病，如系统性红斑狼疮、干燥综合征（Sjögren syndrome）等。

病理上，PBL 几乎均为 B 细胞来源非霍奇金淋巴瘤（non-Hodgkin lymphoma），多为弥漫大 B 细胞淋巴瘤，T 细胞来源少见；肿瘤细胞成簇状围绕在脑血管周围间隙（Virchow-Robin space），形成所谓袖套征；肿瘤无包膜，与周围正常脑组织无明显界限，血脑屏障多被破坏。

原发性脑淋巴瘤临床症状和体征缺乏特异性，常见有头痛、头晕、呕吐，部分患者有癫痫发作，可有视觉、语言功能障碍，累及胼胝体等可能有精神异常，常有肢体感觉、运动功能障碍。

PBL 多发生于邻近蛛网膜下腔的脑表面，或中线旁侧脑室周围深部脑实质、胼胝体、基底节、丘脑等，亦可累及小脑，总体而言幕上多于幕下。CT 平扫 PBL 表现为圆 / 类圆形小结节或不规则肿块、斑块，呈等或稍低密度，边缘多较清晰，增强后更明显，瘤内可有小片坏死、囊变、钙化、出血少见，瘤周可伴轻 - 中度水肿，可出现水肿范围与肿块大小不一致。瘤大、水肿轻，占位效应较轻；增强扫描常呈明显均匀强化，有些可能表现为周围到中间的延时强化。一些特殊影像征象也可支持 PBL 诊断，如尖角征（棘征）、脐凹征、蝶翼征、握拳征、分叶征、半月征等。MRI 表现为 T_1 等低信号，T_2 等高信号，增强与 CT 相似，DWI 呈高信号有一定特异性（可能与细胞密集、胞质及水分少、网状纤维丰富有关），表观扩散系数（ADC）较低。

PET/CT 显示 PBL 表现为明显高代谢，FDG 摄取较均匀，部分病灶可与侧脑室垂直；代谢显像也可表现为脐凹、分叶等征象；病灶代谢范围大于 CT 和 MR 上的病变范围可能有助于淋巴瘤诊断。

【病例】

病例 1

（1）简要病史：男，49 岁；头痛，右上肢运动功能障碍 1 个月，加重 1 周。

（2）影像表现：左侧颞叶 – 基底节区及胼胝体下方见两枚结节状稍高密度影，边缘欠清，大小分别约 14mm×30mm、12mm×13mm，FDG 摄取增高，SUV$_{max}$ 19.5，周围伴中度水肿（图 1-1-8）。

（3）影像诊断：脑淋巴瘤可能性大。

（4）病理诊断（穿刺活检）：脑 B 细胞淋巴瘤。

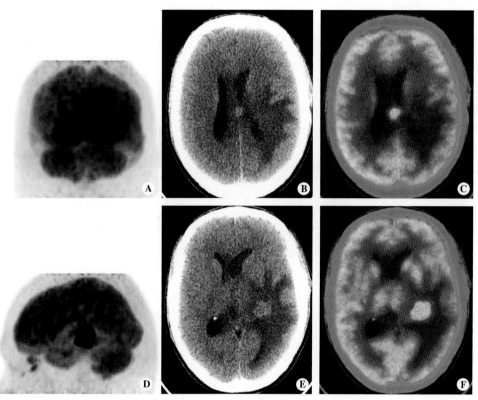

图 1-1-8　多发性脑淋巴瘤

病例 2

（1）简要病史：女，60 岁；发现颅内占位 1 周。

（2）影像表现：左丘脑见直径约 13mm、大致均匀稍高密度结节，FDG 摄取增高，SUV$_{max}$ 22.4，周围脑组织轻度水肿（图 1-1-9）。

（3）影像诊断：脑淋巴瘤可能。

（4）病理诊断（手术切除）：脑弥漫大 B 细胞淋巴瘤。

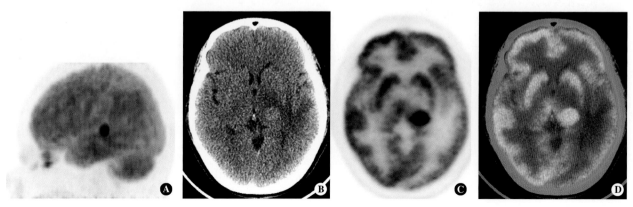

图 1-1-9　左丘脑淋巴瘤

病例 3

（1）简要病史：男，54 岁；头痛半月余；MR 示颅内多发占位。

（2）影像表现：右额叶近中线见稍高密度结节，伴明显水肿，丘脑区见不规则肿块影，FDG 摄取均明显增高，SUV$_{max}$ 22.3（图 1-1-10）。

（3）影像诊断：淋巴瘤可能性大。

（4）病理诊断（穿刺活检）：脑弥漫大 B 细胞淋巴瘤，活化 B 细胞型。

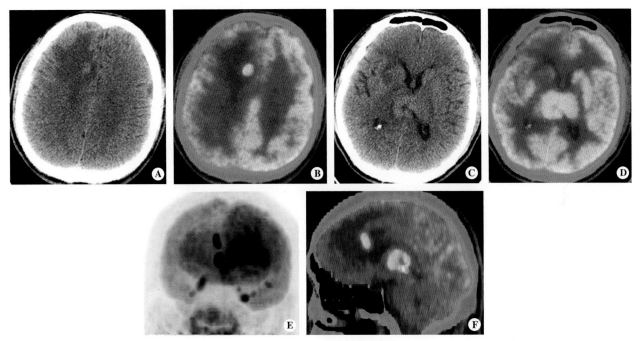

图 1-1-10　多发性脑淋巴瘤

病例 4

（1）简要病史：男，45 岁；头痛、头晕，伴步态不稳 3 周余；CT 发现颅内占位，考虑转移。

（2）影像表现：右顶叶、左枕叶、左侧丘脑区、小脑见等或稍高密度结节，最大者位于右侧小脑，大小约 41mm×26mm×22mm，密度欠均匀，边缘欠清晰，伴轻中度脑水肿，FDG 摄取呈均匀或环状增高，SUV$_{max}$ 24.0（图 1-1-11）。

（3）影像诊断：颅内多发占位性病变，考虑恶性肿瘤，淋巴瘤可能。

（4）病理诊断（穿刺活检）：脑淋巴瘤。

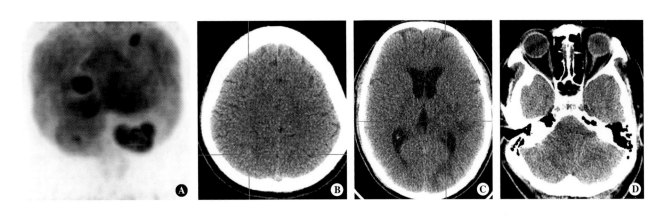

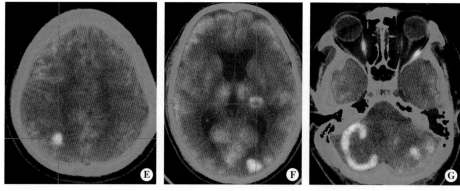

图 1-1-11　多发性脑淋巴瘤

病例 5

（1）简要病史：女，65 岁；头痛 3 月余，近来加重。

（2）影像表现：右顶叶、颞叶、豆状核及左额叶多发大小不等稍高密度结节影，部分内见小斑片状稍低密度影，FDG 摄取增高，SUV$_{max}$ 27.2，多数周围伴轻 / 中度脑水肿（图 1-1-12）。

（3）影像诊断：脑多发结节，代谢活性增高，考虑恶性肿瘤，脑淋巴瘤可能，转移不除外。

（4）病理诊断（穿刺活检）：脑淋巴瘤。

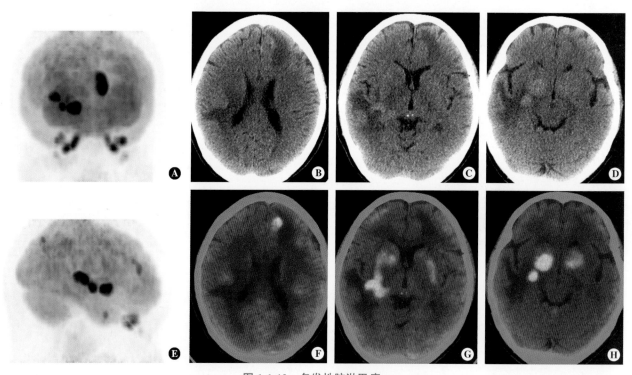

图 1-1-12　多发性脑淋巴瘤

病例 6

（1）简要病史：男，70 岁；右侧肢体运动功能障碍 1 周。

（2）影像表现：左颞叶见两个等密度条块状影，边缘欠规整、清晰，有分叶，FDG 摄取增高，SUV$_{max}$ 46.3，周围伴轻中度脑水肿，左侧侧脑室受压变窄（图 1-1-13）。

（3）影像诊断：考虑恶性病变，淋巴瘤可能。

（4）病理诊断（穿刺活检）：淋巴瘤。

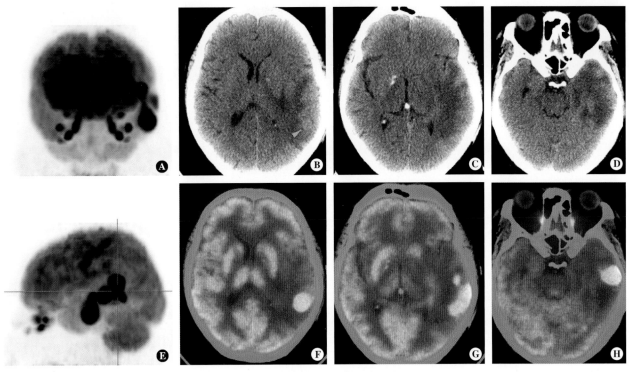

图 1-1-13　左颞叶多发性脑淋巴瘤

病例 7

（1）简要病史：女，55 岁；头痛月余；CT 疑脑转移。

（2）影像表现：左额叶可见 2 个类圆形等、稍高密度影，边缘欠清，大者约 15mm×14mm，FDG 摄取增高，SUV_{max} 23.2，伴周围轻度水肿，邻近脑回肿胀、脑沟变浅（图 1-1-14）。

（3）影像诊断：脑淋巴瘤可能。

（4）病理诊断（穿刺活检）：脑淋巴瘤。

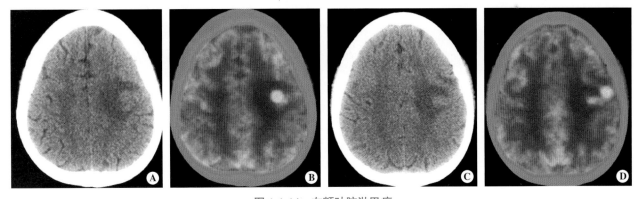

图 1-1-14　左额叶脑淋巴瘤

病例 8

（1）简要病史：女，39 岁；头痛、呕吐 4 天；CT 发现右侧半球占位，考虑转移。

（2）影像表现：右侧大脑镰和侧脑室旁各见一等密度结节，边缘欠清，FDG 摄取增高，SUV_{max} 17.2（皮质 12.3），周围伴轻度水肿，右侧侧脑室受压变窄（图 1-1-15）。

（3）影像诊断：考虑恶性肿瘤，脑转移瘤或淋巴瘤可能。

（4）病理诊断（活检）：脑淋巴瘤。

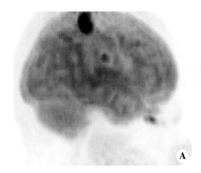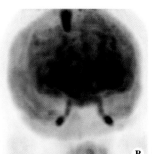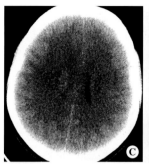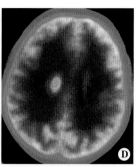

图 1-1-15　右侧大脑淋巴瘤

三、室管膜瘤

【概述】

室管膜瘤好发于第四脑室，男性多于女性，多见于儿童、青年，临床多表现为头痛；CT 多表现为脑室内结节，类圆形或分叶，可呈等或稍高密度影，多为混杂密度，可有钙化，囊变少，PET/CT 见恶性部分组织代谢活性增高。

【病例】

（1）简要病史：女，45 岁，发作性头晕。

（2）影像表现：第四脑室底部见一类圆形混杂密度占位，边缘尚清，大小约 12mm×14mm×14mm，其内密度不均匀，CT 值约 37.5Hu，并可见多发点状高密度钙化影，PET 于上述部位未见 FDG 摄取异常增高（图 1-1-16）。

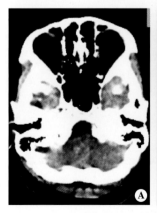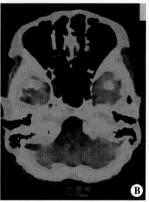

图 1-1-16　第四脑室室管膜瘤

（3）影像诊断：第四脑室底部混杂密度占位，代谢未见增高，考虑为颅内原发肿瘤，以室管膜瘤可能性大。

（4）病理诊断（手术）：第四脑室肿瘤，结合组织学形态及免疫组化结果，符合室管膜瘤，伸长细胞型，WHO Ⅱ级。

四、颅底脊索瘤

【概述】

脊索瘤好发于骶尾椎和颈椎上段、斜坡和鞍后部，颅底脊索瘤多表现为头痛、鼻塞、面部麻木等。CT 表现为颅底软组织肿块，可呈等或稍高密度病灶，边缘欠规则，常伴骨质破坏，多以岩尖、斜坡为中心，病灶内可见残余斑点状骨组织或钙化，可囊变。脊索瘤为低度恶性，PET 上 FDG 摄取轻度增高。

【病例】

（1）简要病史：男，56 岁；发现颅底占位 2 周。

（2）影像表现：颅底以蝶窦为中心见团块状 FDG 摄取异常增高影，范围约 71mm×61mm×63mm，SUV_{max} 3.1，SUV_{avg} 2.8，CT 于上述部位见团块状软组织影，CT 值约 37.2Hu，其内密度不均，可见散在多发、大小不等的不规则小条状、结节状骨样密度影，肿块边缘不清，向前侵犯双侧鼻腔、双侧翼腭窝、双侧后组筛窦、左侧上颌窦后壁，向后侵犯头长肌、颈长肌，向上侵犯邻近骨质（左侧蝶骨大翼及翼突外侧板、蝶窦、左侧颞骨岩尖及枕骨斜坡）、左侧海绵窦，向下侵犯鼻咽及左侧咽旁间隙，鼻咽腔明显狭窄，病灶向左侵犯左侧翼内、外肌（图 1-1-17）。

（3）影像诊断：颅底蝶窦处高代谢灶，侵犯邻近骨质，考虑为蝶窦恶性病变（软骨肉瘤？蝶窦癌？）。

（4）病理诊断（术后）：脊索瘤。

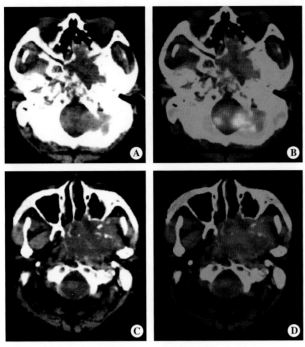

图 1-1-17 颅底脊索瘤

五、颅咽管瘤

【概述】

颅咽管瘤起源于颅咽管的残余组织，良性，生长缓慢，发病年龄多为 20 岁以下，男性多于女性。临床可表现为颅压增高，视觉障碍，垂体功能异常和下丘脑功能损害。CT 可呈实性、囊性或囊实性，囊壁可钙化，多位于鞍上，极少累及鞍底；增强可见实性部分及囊壁强化。MRI 显示实性部分呈等 T_1 和长 T_2 信号，囊内信号复杂，视囊内成分而异。PET 显示颅咽管瘤 FDG 摄取无明显增高。

【病例】

（1）简要病史：男，61 岁；体检发现鞍上占位。

（2）影像表现：鞍区见一混杂密度结节影，大小约 11mm×11mm，CT 值介于 20.6 ～ 41.4Hu，边缘见蛋壳样钙化，FDG 摄取未见异常增高（图 1-1-18）。

（3）影像诊断：鞍区混杂密度结节，伴环形钙化，代谢未见增高，考虑为良性肿瘤，颅咽管瘤可能性大。

（4）病理诊断：造釉细胞型颅咽管瘤。

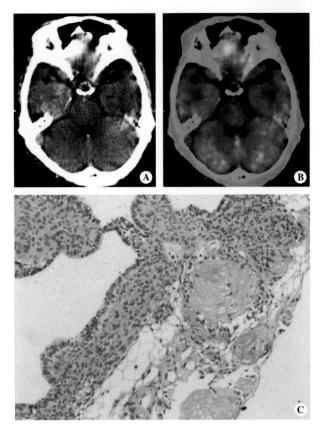

图 1-1-18 鞍区颅咽管瘤

图 C 为 HE 染色（×100），造釉型上皮和角化物

六、垂体肿瘤

【概述】

垂体肿瘤以腺瘤多见，是常见的神经内分泌肿瘤之一，占中枢神经系统肿瘤的 10% ～ 15%，绝大多数为良性。垂体肿瘤根据大小可分为直径小于 1cm 的微腺瘤，1 ～ 3cm 的大腺瘤，大于 3cm 的巨大腺瘤；根据有无内分泌功能可分为分泌激素的功能性腺瘤和不分泌激素的无功能性腺瘤。垂体原发恶性肿瘤少见，可有或无内分泌功能。以往认为垂体转移瘤罕见，但随着对垂体转移瘤认识的加深及检查技术（如 MRI、PET/CT）的进步和发展，垂体转移瘤现在似乎并不罕见。垂体转移瘤大多数位于垂体后叶和柄，这与垂体的血供特征有关，因为垂体前叶血供主要来自垂体门脉系统；垂体转移最常见于肺癌、乳腺癌，但全身任何器官的任何肿瘤都可向垂体转移。

垂体肿瘤的临床症状主要有：①肿瘤导致的内分泌异常，如巨人症和肢端肥大症、侏儒症（生长激素异常）、库欣综合征、闭经、泌乳、尿崩症等；②肿瘤对周围组织产生压迫导致头痛、视觉障碍等；③垂体卒中。

影像学检查是垂体肿瘤的重要检查方法。对于大腺瘤而言，CT 和 MRI 平扫或增强都可以很好地显示，但增强扫描能更好地显示蝶鞍周围结构受侵的范围，特别是 MRI 增强能更清晰地显示肿瘤与视交叉、颈内动脉、海绵窦等的关系。对微腺瘤而言，增强检查优于平扫检查，MRI 增强优于 CT 增强。增强扫描时，微腺瘤的增强大多较残留的正常垂体组织慢，这是因为正常垂体没有血脑屏障。MRI 检查往往还可能清晰显示微腺瘤源于垂体的前叶或后叶。总的来说，除了显示骨质破坏与钙化外，CT 不如 MRI。正常垂体在 PET 图像上表现为无明显 FDG 摄取，而绝大多数垂体肿瘤无论是原发性还是继发性，均表现为高 FDG 摄取。对垂体大腺瘤而言，PET 显像价值不一定优于 MRI，但对垂体微腺瘤，PET 可能比 MRI 更早发现病变。

垂体肿瘤需与鞍区肿瘤鉴别，如视交叉神经胶质瘤、海绵窦脑膜瘤、颅咽管瘤、脊索瘤、鞍区周围动脉瘤、生殖细胞肿瘤、Rathke 囊肿等。肿瘤的部位、密度有助于鉴别，视神经胶质瘤位置比垂体瘤高，不起源于垂体窝；脑膜瘤动脉早期增强明显，垂体瘤增强早期低于垂体；颅咽管瘤呈囊性，

可呈脂质密度；脊索瘤可能伴明显的斜坡骨质破坏，动脉瘤代谢低于肿瘤；Rathke 囊肿一般表现为代谢活性缺损。垂体原发性肿瘤还应与转移瘤鉴别，转移瘤患者多有原发性肿瘤或相关病史，恶性程度更高，肿瘤生长较快，可导致周围骨质破坏。

【病例】

病例 1

（1）简要病史：女，80 岁；因发现肺部阴影行 PET/CT 检查。

（2）影像表现：垂体窝见软组织密度影，超出鞍膈，呈哑铃状，边缘清晰，FDG 摄取增高，SUV_{max} 16.1，鞍背骨质吸收，鞍底变薄，无明显破坏；右下肺见一椭圆形肿块，大小约 31mm×19mm×29mm，FDG 摄取增高，SUV_{max} 18.3；纵隔见多发肿大淋巴结，部分融合，多数 FDG 摄取增高，SUV_{max} 18.1（图 1-1-19）。

（3）影像诊断：①右下肺高代谢活性肿块，考虑肺癌；②纵隔多发肿大淋巴结，考虑转移；③垂体窝肿块，代谢活性增高，考虑垂体瘤（转移不除外）。

（4）病理诊断 / 随访结果：肺内病灶活检证实为肺鳞癌，未手术。5 个月后脑 MRI 复查，垂体肿瘤无明显变化，考虑垂体大腺瘤。

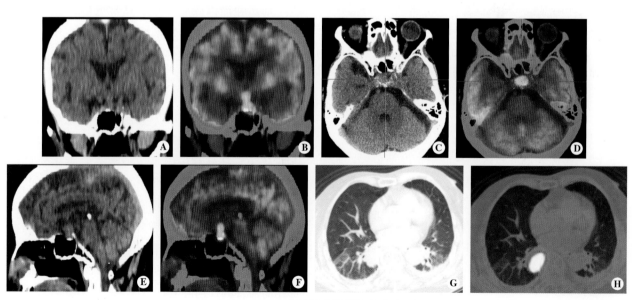

图 1-1-19　右肺鳞癌伴垂体大腺瘤

病例2

（1）简要病史：女，65岁；胃癌根治术后11年，癌胚抗原（CEA）、糖类抗原199（CA199）、甲胎蛋白（AFP）正常。

（2）影像表现：右肺下叶可见巨大类圆形软组织肿块，最大截面大小约65mm×58mm，FDG摄取不均匀增高，SUV$_{max}$ 7.2，呈分叶状改变，内可见支气管充气征及小泡征，与邻近胸膜粘连，右前方可见实变密度影；右侧胸腔可见少量积液；肺门、纵隔未见明显增大和/或FDG摄取增高淋巴结；降结肠下段局部肠管明显增厚并见结节，管腔偏侧狭窄，FDG摄取增高，SUV$_{max}$ 9.9，周围脂肪间隙尚清楚；胃呈切除术后改变，术区未见明显FDG摄取增高灶；蝶鞍内偏右可见类圆形不均匀稍高密度结节，直径约1.6cm，FDG摄取增高，SUV$_{max}$ 4.7，密度尚均匀，鞍背下陷，局部骨质吸收（图1-1-20）。

（3）影像诊断：①胃癌术后改变；②右下肺肿块，代谢活性增高，考虑转移；③降结肠壁结节样增厚，代谢活性增高，考虑转移；④垂体结节，代谢活性增高，考虑垂体转移瘤。

（4）病理诊断/随访结果：肠镜活检示中分化管状腺癌；超声引导下肺穿刺活检示鳞癌。3个月后，垂体肿块增大，骨质破坏。

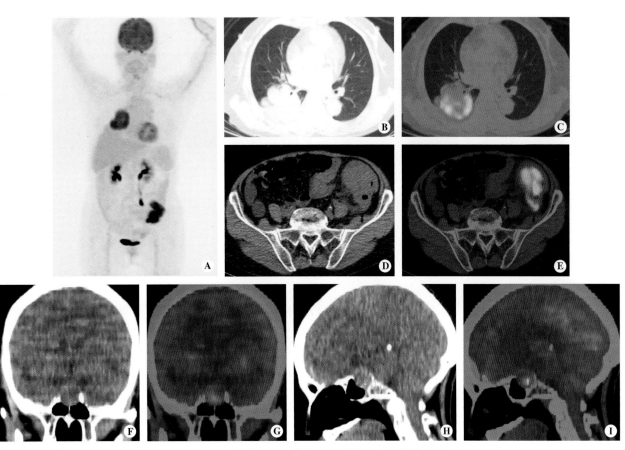

图1-1-20 胃癌术后，结肠癌伴肺鳞癌，垂体转移瘤

病例3

（1）简要病史：男，62岁；CEA增高，为26.32ng/ml（参考范围0～5ng/ml）；纤维支气管镜（简称纤支镜）示左上叶支气管新生物阻塞、左下叶支气管前内侧基底段黏膜浸润肥厚；CT提示左下肺占位。

（2）影像表现：左侧颞叶后极见低密度结节，边缘见稍高密度环，结节周围伴大片低密度水肿带；脑桥偏右侧见一低密度结节，蝶鞍内偏左侧见一低密度结节；FDG摄取呈环形或均匀增高，SUV$_{max}$ 13.1；左肺下叶近肺门处见不规则肿块，FDG摄取增高，SUV$_{max}$ 16.3；左肺上、下叶支气管均变窄，下叶合并节段性肺不张，FDG摄取稍高；双侧肺门、纵隔（2R、3A、4R、4L、5、7区）、双侧锁骨上窝多发淋巴结肿大，FDG 摄取增高，　　SUV$_{max}$ 19.1（图 1-1-21）。

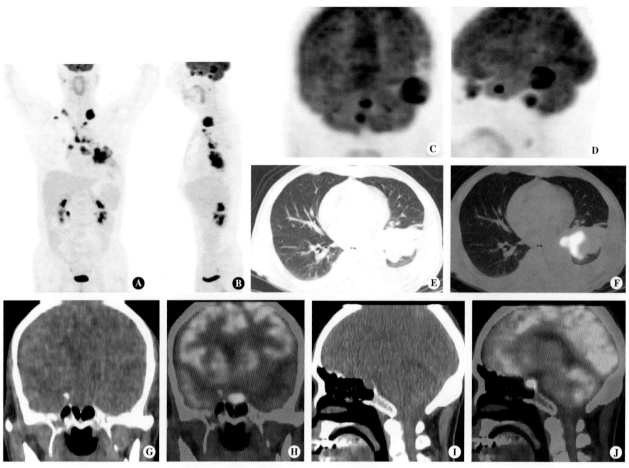

图 1-1-21　肺癌伴脑、垂体转移瘤

（3）影像诊断：①左下肺高代谢活性肿块伴节段性不张，考虑肺癌；②肺门、纵隔及锁骨上窝淋巴结，代谢活性增高，考虑转移；③大脑左颞叶、脑桥、垂体多发高代谢活性病灶，考虑转移。

（4）病理诊断 / 随访结果：左肺上叶舌段及左下叶前内基底段腺癌。随访确诊垂体转移瘤。

病例 4

（1）简要病史：男，39 岁；头痛 2 ～ 3 天，活动时加重，乳腺有分泌物月余。

（2）影像表现：垂体窝内偏右侧见稍高密度软组织结节，鞍底右侧骨质部分破坏，结节生长突入右侧蝶窦，大小约 12mm×11mm×9mm（左右 × 前后 × 上下径），FDG 摄取增高，SUV$_{max}$ 13.5，SUV$_{avg}$ 7.6，鞍背及鞍底受挤压变薄并部分骨质吸收、破坏（图 1-1-22）。

（3）影像诊断：垂体代谢活性增高结节，考虑垂体瘤。

（4）病理诊断（手术切除）：垂体泌乳素瘤。

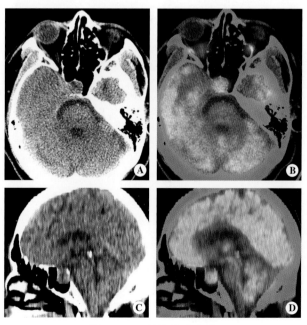

图 1-1-22　垂体泌乳素瘤

病例 5

（1）简要病史：男，4 岁；烦渴，多饮、多尿 11 天。

（2）影像表现：垂体窝内见一稍高密度结节，大小约 6mm×8mm×10mm（左右 × 前后 × 上下径），FDG 摄取增高，SUV_{max} 5.7，SUV_{avg} 3.6，

蝶鞍骨质未见明显破坏（图 1-1-23）。

（3）影像诊断：垂体代谢活性增高结节，考虑垂体瘤。

（4）随访结果：应用甲钴胺片（弥可保）药物治疗 3 个月后，MRI 复查提示肿瘤稍减小，减少药量后，症状又加重。临床诊断为垂体瘤。

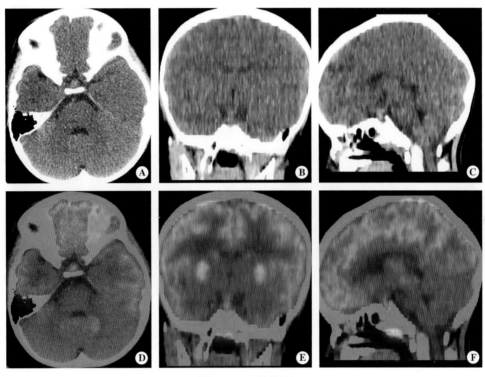

图 1-1-23 垂体瘤

七、脑转移瘤

【概述】

脑转移瘤是临床常见的脑部恶性病变，原发病变以肺癌最常见，乳腺癌、胃肠道恶性肿瘤及黑色素瘤也多见。脑转移瘤可为实性、囊实性或囊性，实性多呈高或等密度，CT 表现为多发，位于皮髓质交界处，多伴较明显的水肿（瘤小，水肿大）；MRI 呈长 T_1 长 T_2 信号；多呈中度或明显环形强化；实性病变较小时可无明显 FDG 摄取，较大时多有较明显 FDG 摄取，囊性病变囊壁可呈不同程度 FDG 摄取。脑转移瘤应注意与胶质瘤鉴别，特别是囊性转移，胶质瘤位置较深，多发比较少，Ⅰ、Ⅱ级胶质瘤水肿也较轻。PET/CT

通常是全身检查，因而多能发现脑转移瘤原发病变。脑转移瘤还应与淋巴瘤鉴别，脑淋巴瘤位置深，中间坏死少见，CT 上见一些特殊征象，如棘征、握拳征等可帮助鉴别，另外淋巴瘤围绕在血管周围，可呈长卵圆形，部分可表现为垂直于侧脑室。

【病例】

病例 1

（1）简要病史：女，46 岁；左肺纤支镜活检示小细胞肺癌。

（2）影像表现：右侧侧脑室前角旁见高密度小结节，无 FDG 摄取；左枕叶、右小脑皮质下见多个等密度结节，左顶、颞叶见等密度条块状影，

FDG 摄取增高，SUV$_{max}$ 9.8；右顶、颞叶见囊状病变，囊壁 FDG 摄取稍高；左肺门见肿块，直径约 4.5cm，FDG 摄取增高，SUV$_{max}$ 9.7；两肺多发条片、结节状影，部分 FDG 摄取轻度增高（多个椎体及其附件、多个肋骨、右侧锁骨、双侧肩胛骨、骨盆可见广泛性局部密度增高，FDG 摄取增高，

SUV$_{max}$ 4.8）（图 1-1-24）。

（3）影像诊断：左肺癌，多发性肺内、脑、骨转移。

（4）病理诊断 / 随访结果：纤支镜活检证实为左肺小细胞肺癌。随访确诊为脑、骨及肺内多发转移癌。

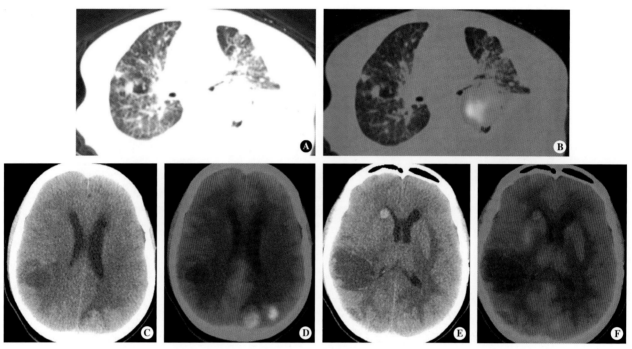

图 1-1-24　小细胞肺癌并脑转移瘤

病例 2

（1）简要病史：女，61 岁；头痛月余，视物模糊 1 周。

（2）影像表现：双侧额叶及左颞叶见大小不等结节或肿块，呈等或稍高密度，位于左额叶者最大，大小约 46mm×38mm×49mm，中央伴坏死、囊变，壁厚薄不均，实性部分 FDG 摄取均增高，SUV$_{max}$

25.6；右下肺前基底段支气管开口前见小结节影，边清，直径约 13mm，FDG 摄取增高，SUV$_{max}$ 13.3，支气管开口受压；纵隔 6 区、8 区见肿大淋巴结，FDG 摄取增高，SUV$_{max}$ 10.0（图 1-1-25）。

（3）影像诊断：肺癌，纵隔淋巴结、脑转移。

（4）病理诊断：肺腺癌；脑转移瘤。

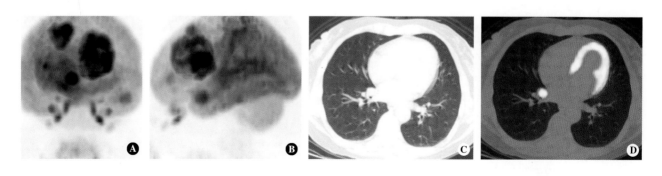

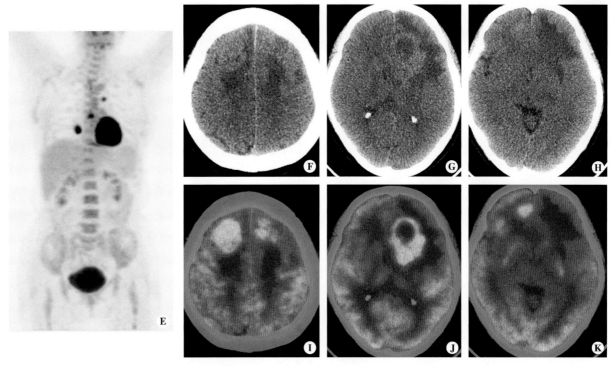

图 1-1-25　肺腺瘤并脑转移瘤

病例 3

（1）简要病史：男，53 岁；头痛半月余；CT 发现脑内多发结节，考虑转移。

（2）影像表现：左额叶、双侧颞叶皮髓质交界处多个等密度结节，FDG 摄取环状增高，SUV_{max} 19.0，周围伴明显水肿，并左侧大脑镰下疝；左肺下叶后基底段见一结节，边缘清晰，可见浅分叶、短毛刺，大小约 30mm×25mm，FDG 摄取增高，SUV_{max} 13.5；纵隔（2R、5、6、7、8 区）及左侧肺门、左侧锁骨上窝见多发肿大淋巴结，最大者直径约 20mm，FDG 摄取增高，SUV_{max} 7.7（图 1-1-26）。

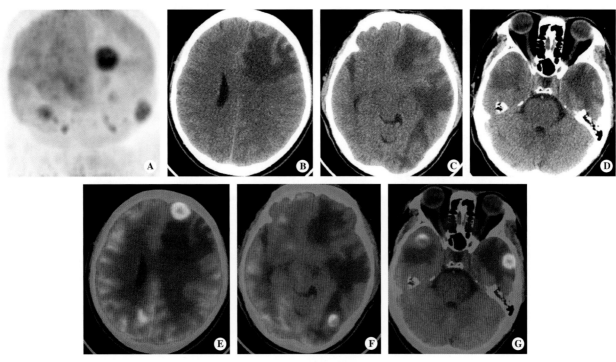

图 1-1-26　肺腺瘤并脑转移瘤

（3）影像诊断：考虑肺癌，肺门、纵隔、左锁骨上窝淋巴结转移，脑转移。

（4）病理诊断/随访结果：肺腺癌。脑转移瘤。

病例 4

（1）简要病史：男，85岁；头痛，肢体运动功能障碍半月左右。

（2）影像表现：左大脑半卵圆中心大脑镰旁见稍高密度结节，中心坏死，大小约 23mm×19mm，

实性部分 FDG 摄取增高，SUV_{max} 9.6，周围伴明显水肿；贲门壁增厚，FDG 摄取增高，SUV_{max} 3.4，腹膜后见数个肿大淋巴结，FDG 摄取增高，SUV_{max} 5.6（图 1-1-27）。

（3）影像诊断：贲门癌，腹膜后淋巴结及脑转移。

（4）病理诊断/随访结果：贲门癌伴脑及腹膜后淋巴结转移。

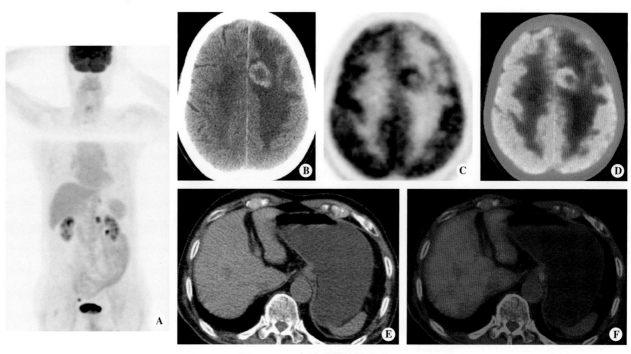

图 1-1-27　贲门癌并脑转移瘤

病例 5

（1）简要病史：男，83岁；头痛、头晕 2 月余，加重半月。

（2）影像表现：右额叶见巨大囊性病变，囊壁 FDG 摄取稍增高，周围伴中度脑水肿；左额骨见类圆形骨性肿块，无明显 FDG 摄取；左上肺及

右下肺各见一结节，边缘见毛刺，FDG 摄取增高，SUV_{max} 10.3（图 1-1-28）。

（3）影像诊断：肺癌（多源？肺内转移？），脑、额骨转移。

（4）病理诊断：额骨穿刺活检证实为骨转移，免疫组化提示肺来源可能。

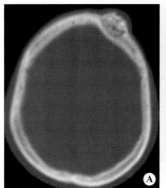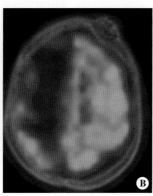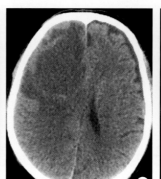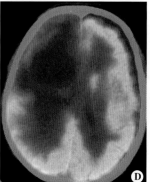

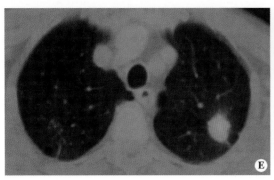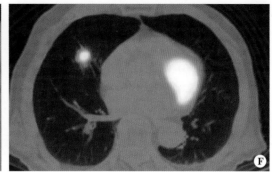

图 1-1-28　肺癌并脑转移瘤

八、脑 膜 瘤

【概述】

脑膜分 3 层，由内向外依次为软脑膜、蛛网膜和硬脑膜，软脑膜紧贴脑表面并深入脑沟脑裂；蛛网膜包绕在软脑膜外，但不深入脑沟脑裂；硬脑膜分 2 层，厚且韧，外层即为颅骨内面的骨膜，内层在特定的部位形成一些板状隔，如大脑镰、小脑膜和鞍隔等。

脑膜瘤起源于硬脑膜，好发于上矢状窦和大脑镰旁、大脑突面、鞍区、蝶嵴和桥小脑角等区域，多单发，脑室内亦可发生。脑膜瘤发病率仅次于胶质瘤，中年女性多见。大部分脑膜瘤呈膨胀性生长，发展较慢；部分呈浸润性生长，术后易复发。脑膜瘤可无明显临床症状，也可表现为头痛、头晕等。

PET/CT 显示大多数脑膜瘤代谢活性明显低于脑皮质，略高于脑白质。CT、MRI 对脑膜瘤有很高的诊断价值，脑膜瘤的影像表现有一定的特异性，如生长在颅内脑外，与硬脑膜广基底相连，增强有中等程度的强化，呈脑膜尾征等。因此，大多数脑膜瘤不必行 PET/CT 检查，本部分收集到的这几例均为偶然发现。脑膜瘤有时需要和同时发生于脑膜的血管外皮细胞瘤鉴别，血管外皮细胞瘤起源于脑膜间质，其影像表现为肿瘤边缘常分叶，内部常发生坏死，密度或信号多不均匀，增强较脑膜瘤明显，瘤周水肿亦较脑膜瘤明显，另外血管外皮细胞瘤钙化也少见，MRI 瘤周可见血管流空信号。脊膜瘤与脑膜瘤表现类似。

【病例】

病例 1

（1）简要病史：女，58 岁；高血压、2 型糖尿病。

（2）影像表现：颅顶偏右侧见一高密度肿块，类圆形，大小约 24mm×35mm×31mm，伴斑块状钙化，广基底附着大脑镰，肿瘤区 FDG 摄取明显低于脑皮质，近似于大脑镰，SUV_{max} 4.5（脑皮质为 7.8）；邻近脑实质受挤压移位，右侧为甚；瘤周无明显水肿，邻近颅骨无明显骨质破坏，中线结构略左移，脑室系统无扩张（图 1-1-29）。

（3）影像诊断：右额顶镰旁脑膜瘤。

（4）随访结果：脑膜瘤，未手术，1 年后复查，CT 肿块无明显变化。

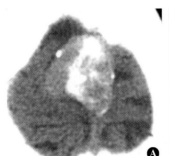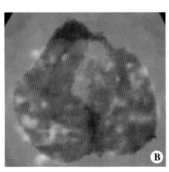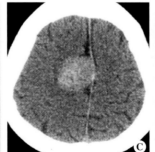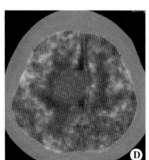

图 1-1-29　大脑镰脑膜瘤

病例 2

（1）简要病史：女，66岁；体检发现右肺中叶小结节，为明确结节性质行 PET/CT 检查。

（2）影像表现：颅顶大脑镰左侧见一等密度结节，椭圆形，大小约 16mm×20mm×16mm，与大脑镰广基底相连，肿瘤区 FDG 摄取明显低于脑皮质，SUV$_{max}$ 6.7（脑皮质为 11.8）；相邻左侧脑实质受压移位；瘤周无明显水肿；邻近颅骨亦无明显骨质破坏；中线结构无明显移位；脑室系统无明显扩张（图 1-1-30）。

（3）影像诊断：左额顶大脑镰旁脑膜瘤。

（4）病理诊断（手术）：脑膜瘤。

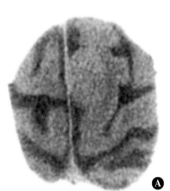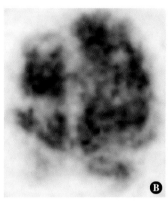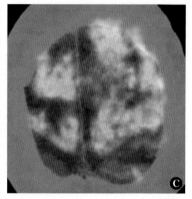

图 1-1-30　大脑镰脑膜瘤

九、脑实质淋巴瘤样肉芽肿

【概述】

淋巴瘤样肉芽肿（lymphomatoid granulomatosis，LG）较为少见，好发于青、中年，男性多于女性；常见发病部位为肺，临床表现为气促、咳嗽、咯血、胸痛等，也可伴发热、寒战、体重减轻等全身症状；皮肤和中枢神经系统也可累及，表现为相应症状，如癫痫、头痛、呕吐、肢体乏力、精神异常等或皮肤结节、浸润性红斑等。病理上以血管中心性和坏死性肉芽肿为特征，类似于韦格纳（Wegener）肉芽肿，但又表现为淋巴瘤的特征。LG 目前病因不明，病毒感染、免疫功能异常等可能与发病有关。文献报道中枢神经系统 LG 多继发于其他系统性损害之后，单独发生于颅内者较少见。颅内病灶多为多发，且多在膜上脑白质。局限于颅内的 LG，实验室检查往往无明显阳性发现。影像学上颅内 LG 可表现为多灶性点状、斑片状损害或结节，CT 呈低密度，MRI T$_1$WI 呈低信号，T$_2$WI 呈高信号，DWI 呈高信号或混杂高信号；结节或肿块病灶周围可伴不同程度水肿；脑组织伴点状、斑片状损害时增强可有点状或线样强化，有一定的特征；结节或肿块可有坏死，呈均匀或环形增强；PET/CT 应用于本病的检查很少，从下文病例看，本病 PET/CT 显示结节密度稍高，病灶周围可伴水肿，也可不伴水肿，但都表现为高代谢活性，类似于脑转移表现，但未发现原发病灶，而与其他肉芽肿也有相似之处。总的来说，LG 缺乏影像学特征，影像诊断比较困难，确诊依赖病理。

颅内 LG 需与转移瘤、结核性肉芽肿、淋巴瘤等鉴别。脑转移瘤好发于皮髓质交界区，多发，为小病灶大水肿，并且大多数可以发现原发病灶；结核性肉芽肿患者往往有低热、盗汗病史，肺部可能有结核病变；淋巴瘤可能表现为其他部位淋巴结增大，代谢活性增高。另外，颅内 LG 还表现为脑白质点样、斑片状病灶，需与脱髓鞘病变鉴别。有报道 LG 患者脾大，下文病例也伴明显脾大，这一点在鉴别诊断方面可能有一定价值。确诊 LG 依赖病理：大量反应 T 细胞中可见 CD20 阳性的 B 细胞，原位杂交技术显示 B 细胞 EB 病毒阳性。

【病例】

（1）简要病史：男，68岁；右侧肢体乏力半月余，突发意识不清 3 天，脑梗死病史 4 年；脑脊液潘氏试验阳性，蛋白 710mg/L（参考范围 200～400mg/L）；肿瘤标志物 AFP、CEA、神经特异性烯醇化酶（NSE）、CA125、CA199 正常；

红细胞沉降率（血沉）40mm/h，抗结核抗体阴性，血吸虫凝集试验阴性；脑脊液和血清病毒、寄生虫抗体检查均阴性。

（2）影像表现：左顶叶、右颞叶各见一稍高密度结节，直径分别为14mm和9mm，FDG摄取明显增高，SUV_{max}分别为17.8和13.6，左侧者位于皮质内，周围伴明显水肿，右侧者位于皮质下交界区，周围无水肿（图1-1-31）。

（3）影像诊断：大脑左顶叶、右颞叶结节，代谢活性增高，考虑良性病变（寄生虫性肉芽肿？）可能性大，脑转移病灶不除外。

（4）病理诊断：淋巴瘤样肉芽肿。

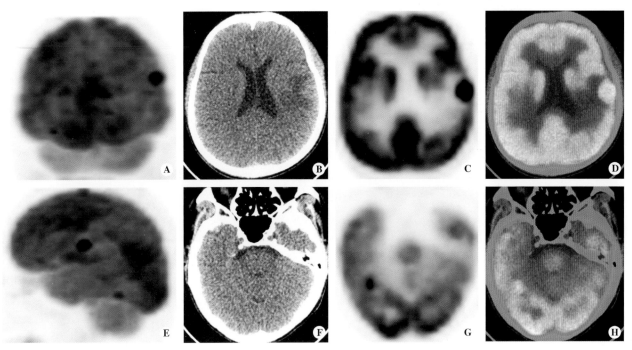

图 1-1-31　脑淋巴瘤样肉芽肿

十、脱髓鞘假瘤

【概述】

脱髓鞘假瘤为颅内脱髓鞘病变，多发于额顶叶白质或灰白质交界处，多单发，好发于青少年，临床多表现为头痛、偏瘫、共济失调、步态不稳、言语不畅等。影像表现为脑内肿块，边缘欠规整，可有较明显水肿，典型表现为开环样强化，环口侧对灰质。鉴别诊断：低级别胶质瘤占位效应轻，瘤周水肿轻，多无增强；高级别胶质瘤为环形强化，DWI呈等或稍高信号，可囊变；脱髓鞘假瘤DWI呈高信号，内部信号多较均匀，病灶通常垂直于脑室；低级别胶质瘤可有轻中度FDG摄取，脱髓鞘假瘤FDG摄取无明显增高。

【病例】

（1）简要病史：男，56岁；高血压病既往史（二级，极高危组）。脑出血病史，遗留有左侧肢体无力，尚可独立行走。突发四肢抽搐4次，伴意识丧失4小时。查体左侧肢体活动较右侧差，左侧巴氏征阳性。头颅CT显示右侧额叶局部病灶，周围可见水肿带。

（2）影像表现：^{18}F-FDG显像为右侧额叶皮层见一类圆形结节影，范围约10mm×13mm，CT值约26.1Hu，PET于相应部位未见FDG摄取异常增高影；上述病灶周围见大片状低密度影，FDG摄取减低（考虑为灶周水肿）。^{11}C-蛋氨酸显像示上述右侧额叶病灶FDG摄取未见异常增高（图1-1-32）。

（3）影像诊断：右侧额叶结节伴水肿，^{18}F-FDG及^{11}C-蛋氨酸显像均未见代谢增高，多考虑为颅内原发病灶，不除外胶质瘤可能。

（4）病理诊断（手术）：脱髓鞘假瘤。

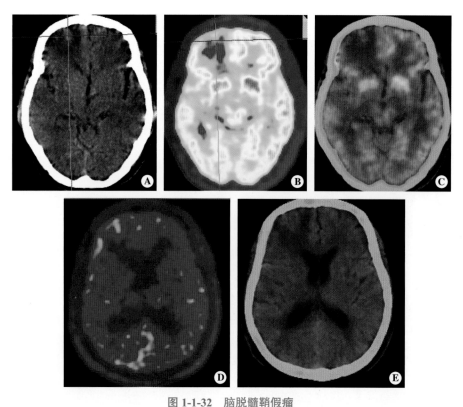

图 1-1-32　脑脱髓鞘假瘤

A ～ C 为 ¹⁸F-FDG PET/CT 显像；D、E 为 ¹¹C- 蛋氨酸 PET/CT 显像

第二节　脑非肿瘤性病变

一、交叉性小脑失联络

【概述】

一侧大脑半球弥漫性或局部放射性摄取减低或缺损，对侧大脑或小脑亦出现放射性摄取分布减低的现象称为交叉性失联络。交叉性失联络是一种功能性改变，其机制尚未阐明，诊断也依赖功能影像，如磁共振脑功能成像、PET 代谢显像，解剖影像通常不易诊断。交叉性失联络以交叉性小脑失联络更常见。根据现有的资料，交叉性失联络多见于慢性脑血管疾病。随着原发病变

的稳定和恢复，交叉性失联络现象也会不同程度恢复。

【病例】

病例 1

（1）简要病史：男，53 岁；肺腺癌，近期出现右侧肢体乏力，怀疑脑转移。

（2）影像表现：大脑左半球和小脑右半球 FDG 摄取明显减低，大脑左半球脑实质可见斑片状密度减低区，小脑实质未见明显异常密度改变。两肺多发大小不等结节；两肺门、纵隔、锁骨上窝多发肿大淋巴结，右肾上腺结节，FDG 摄取均明显增高；右髂骨局灶性 FDG 摄取增高，CT 对应部位未见明显骨质异常（图 1-2-1）。

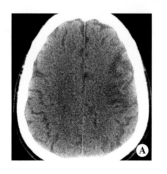
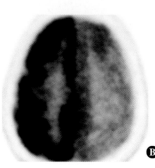
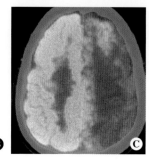
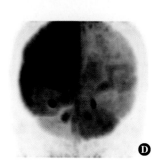

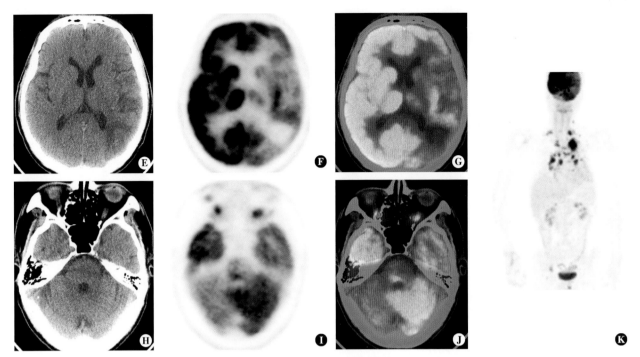

图 1-2-1 交叉性小脑失联络

（3）影像诊断：肺癌，广泛转移；大脑左半球代谢活性减低，脑实质内可见斑片状密度减低影，考虑急性脑梗死；小脑左侧半球代谢活性减低，无明显异常密度改变，考虑交叉性小脑失联络。

（4）病理诊断/随访结果：肺腺癌，Ⅳ期。脑梗死。

病例 2

（1）简要病史：男，84 岁；慢性支气管炎，

左侧半身不遂半月；CT 头颅平扫示右侧脑梗死。

（2）影像表现：右颞叶见片状低密度病变，FDG 摄取明显减低；左侧小脑半球 FDG 摄取明显减低，脑实质密度未见明显异常改变。右肺上叶及下叶后基底段可见斑片状影，边缘欠清楚，FDG 摄取稍增高，SUV_{max} 4.1。双侧肺门及气管前、腔静脉后、左下支气管旁可见多发淋巴结，直径小于 10mm，FDG 摄取稍增高（图 1-2-2）。

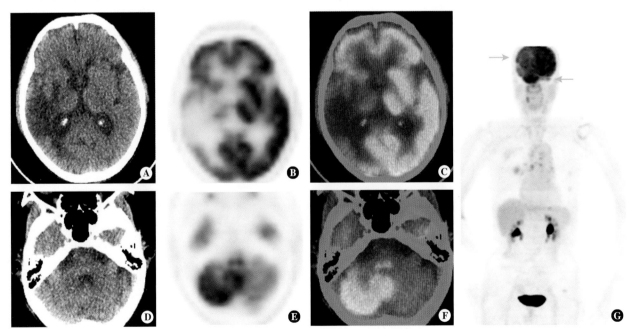

图 1-2-2 交叉性小脑失联络
箭示右侧大脑半球和左侧小脑半球交叉失联络

（3）影像诊断：右颞叶脑梗死；左侧小脑半球代谢活性减低，脑实质无明显异常，考虑交叉性小脑失联络；肺部感染；淋巴结炎性增生。

（4）随访结果：右颞叶脑梗死。

二、癫　痫

【概述】

癫痫是发作性的脑功能异常，能自动终止，通常表现为四肢抽搐、口吐白沫等症状，临床分为特发性和症状性两种。症状性癫痫为器质性脑病（脑炎、脑肿瘤、蛛网膜囊肿等）的临床表现，特发性癫痫影像上无明显的脑形态、解剖异常。随着原发疾病的治愈或好转，症状性癫痫可终止发作或发作频率明显减低。明确原发病变后，症状性癫痫一般不需进行 PET/CT 检查，特发性癫痫有时因致痫部位不明，治疗前则可以应用 PET/CT 或 PET/MR 进行定位检查。尽管特发性癫痫 CT 或 MRI 检查脑部可能没有异常改变，但 PET 检查常能发现致痫的脑皮质异常放电部位。发作期致痫皮质 FDG 摄取增高，间歇期则表现为相应区域皮质 FDG 摄取减低。由于发病时间、发病地点等的不确定性，特发性癫痫通常不容易在发作期及时进行检查，而是和脑电图一样，往往只能在癫痫发作间期进行。

【病例】

病例 1

（1）简要病史：男，35 岁；间歇性癫痫发作 9 年。

（2）影像表现：左颞叶较对侧 FDG 摄取减低，SUV_{max} 7.6～8.9，右颞叶 FDG 摄取值为 SUV_{max} 9.2～11.6（图 1-2-3）。

（3）影像诊断：左颞叶代谢活性低于右侧，结合病史，考虑为致痫病灶。

（4）随访结果：临床考虑左颞叶局灶性癫痫。

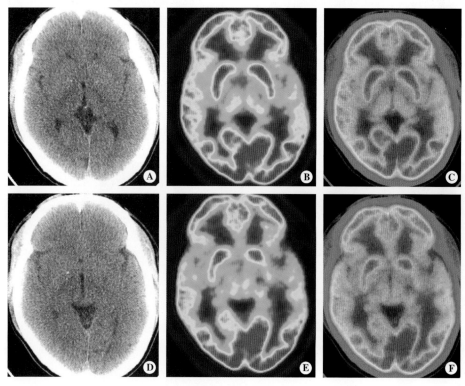

图 1-2-3　癫痫

病例 2

（1）简要病史：男，46 岁；多次癫痫发作。

（2）影像表现：右颞叶 FDG 摄取较对侧同区域减低，SUV_{max} 9.3、SUV_{avg} 5.9，左颞叶相同区域 SUV_{max} 10.2、SUV_{avg} 6.5；双侧大脑半球未见异常密度影（图 1-2-4）。

（3）影像诊断：右颞叶代谢活性稍低，提示为致痫病灶。

（4）随访结果：临床诊断为颞叶性癫痫。

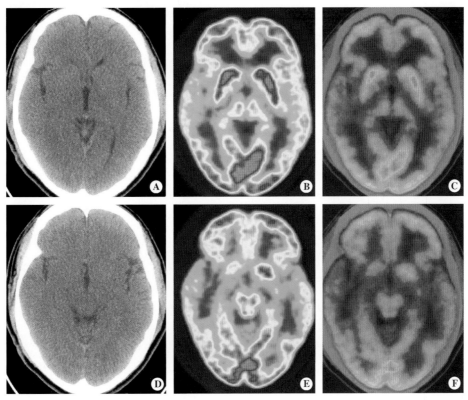

图 1-2-4　颞叶性癫痫

病例 3

（1）简要病史：男，31 岁；癫痫间歇性发作 2 年。

（2）影像表现：左顶叶脑沟较宽，皮质较薄，顶颞叶 FDG 摄取明显低于右侧（图 1-2-5）。

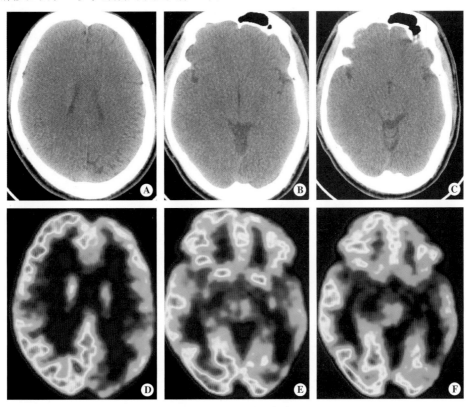

图 1-2-5　颞叶性癫痫

（3）影像诊断：左顶叶皮质较薄，脑沟较深，考虑发育异常。

（4）随访结果：临床结合长程脑电图（Synek Ⅲc级），考虑颞叶性癫痫可能。

三、脑膜脑炎

【概述】

引起中枢神经系统（CNS）感染性疾病的病原包括细菌、病毒、寄生虫、螺旋体等。CNS感染包括脑膜病变和脑实质病变。早期无论是脑膜病变还是脑实质病变，影像学形态可能均未见明显改变，之后脑膜及脑实质可出现相应改变。脑膜脑炎的基本表现为脑膜增厚、粘连，CT增强可见脑膜增强，脑实质表现为肿胀伴周围水肿，可伴脓肿形成；脑实质病变MR多呈长T_1长T_2改变。活动性炎症脑皮质、脑膜FDG摄取明显增高；PET/CT较CT甚至MRI可以更早地发现病变。

脑炎是症状性癫痫的病因之一。

【病例】

病例1

（1）简要病史：女，44岁；半年来多次发作性抽搐、口吐白沫并意识障碍。

（2）影像表现：左额叶上回肿胀伴周围水肿，FDG摄取明显增高，SUV_{max} 20.2（正常脑皮质枕叶为10.6）（图1-2-6）。

（3）影像诊断：左额叶上回肿胀伴水肿，代谢活性明显增高，考虑脑膜脑炎。

（4）随访结果：抗炎治疗半年后，癫痫发作明显减少，偶有发作性右手麻，突发性右手无力。

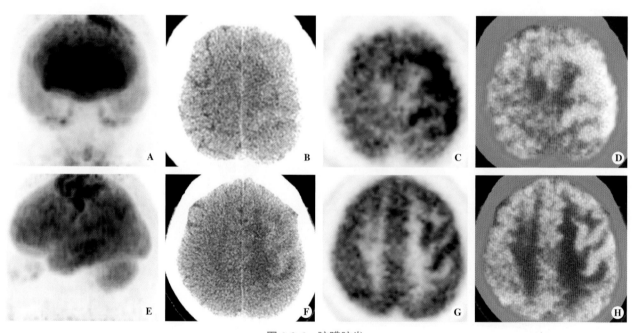

图 1-2-6　脑膜脑炎

病例2

（1）简要病史：男，55岁；头晕、头痛2周，呕吐3天。MRI提示左颞叶脑炎。

（2）影像表现：左颞叶见大片不均匀低密度区，脑沟变窄，密度增高，脑沟及脑实质FDG摄取明显增高，SUV_{max} 10.8（正常皮质为5.8），伴轻度占位效应（图1-2-7）。

（3）影像诊断：左颞叶病变考虑脑膜脑炎。

（4）随访结果：临床脑脊液检查确诊病毒性脑炎。

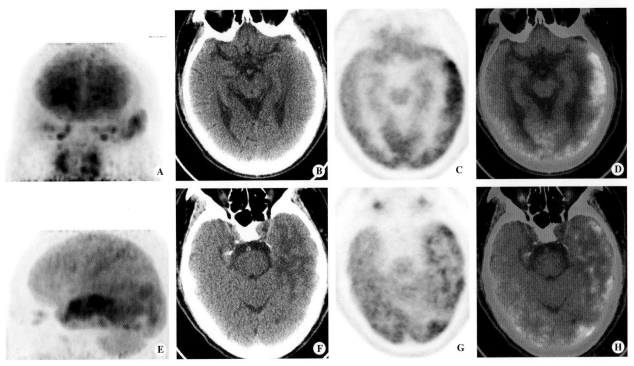

图 1-2-7　病毒性脑炎

病例3

（1）简要病史：女，46岁；5天前突发头晕并意识丧失，伴右侧面部及右侧肢体抽搐，20分钟后自行缓解。

（2）影像表现：左额顶颞部见脑回状 FDG 摄取增高灶，SUV$_{max}$ 17.9，周围伴指状水肿（图 1-2-8）。

（3）影像诊断：考虑脑膜脑炎。

（4）病理诊断：确诊结核性脑膜炎。

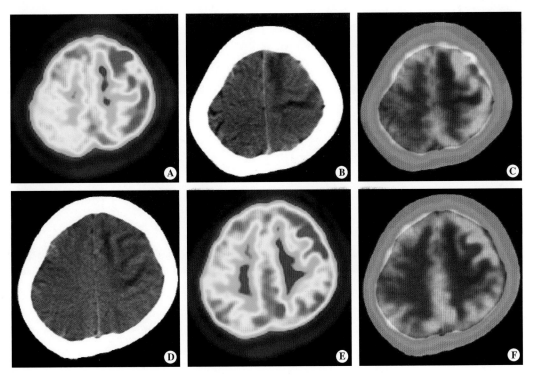

图 1-2-8　结核性脑膜炎

四、自身免疫性脑炎

【概述】

自身免疫性脑炎（AE）泛指一类由自身免疫机制介导的脑炎。自身免疫性脑炎相关的主要抗神经细胞抗体包括抗细胞内抗原抗体和抗细胞表面抗原抗体两类。抗 γ- 氨基丁酸 B 型受体（GABA$_B$R）抗体相关性脑炎靶抗原位于神经元细胞表面，临床以中老年多见，男性多于女性；该病起病急，患者以近记忆力障碍、行为和情感异常、颞叶癫痫发作为主要临床表现；实验室检查脑脊液和 / 或血清抗 GABA$_B$R 抗体阳性，1/3 以上的患者有肿瘤病变，多为小细胞肺癌。抗 α- 氨基 -3- 羟基 -5- 甲基 -4- 异噁唑丙酸（AMPAR）抗体脑炎和抗 GABA$_B$R 抗体相关性脑炎一样，亦属边缘性脑炎，可有相似的临床症状，但临床上更少见。

抗 AMPAR 抗体脑炎和抗 GABA$_B$R 抗体相关性脑炎（两者均为抗细胞表面抗原抗体）MRI 均可显示海马、基底节、杏仁核等信号异常，表现为 T$_2$、FLAIR 序列高信号，部分可表现为海马萎缩或肿胀，亦有患者脑 MRI 无明异常表现。PET/CT 对自身免疫性脑炎可能更敏感，表现为病变部位高代谢或低代谢。

【病例】

病例 1

（1）简要病史：女，65 岁；记忆力下降 3 个月，精神行为异常 1 个月，发作性意识不清，四肢抽搐 18 天；脑 MR 考虑海马硬化。

（2）影像表现：双侧尾状核头、壳核 FDG 摄取增高，SUV$_{max}$ 11.1，密度未见明显异常；右侧海马 1 度萎缩，海马和杏仁核 FDG 摄取增高，SUV$_{max}$ 11.4（图 1-2-9）。

（3）影像诊断：结合病史，符合海马硬化改变。

（4）随访结果：临床确诊抗 GABA$_B$R 抗体相关性脑炎。

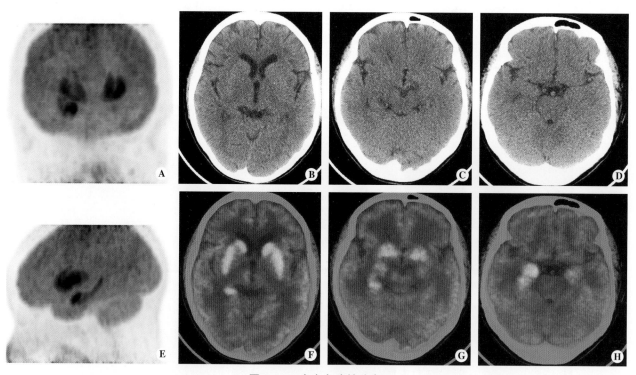

图 1-2-9　自身免疫性脑炎

病例 2

（1）简要病史：男，65 岁；无明显诱因出现发作性抽搐，以左侧面部为著，伴有左手节律性抽动，伴有意识丧失，1 分钟后缓解。

（2）影像表现：PET 示双侧海马及左枕叶皮质 FDG 摄取异常增高影，SUV$_{max}$ 10.8，CT 示相应部位未见异常密度影；双侧基底节区及脑室旁见多发小片状低密度影，左枕叶见片状低密度影

（图 1-2-10）。

（3）影像诊断：双侧海马及左枕叶皮质弥漫性 FDG 代谢异常增高，考虑自身免疫性脑炎；双侧多发腔隙性脑梗死；左枕叶脑软化灶。

（4）随访结果：自身免疫性脑炎，GABA$_B$R+。

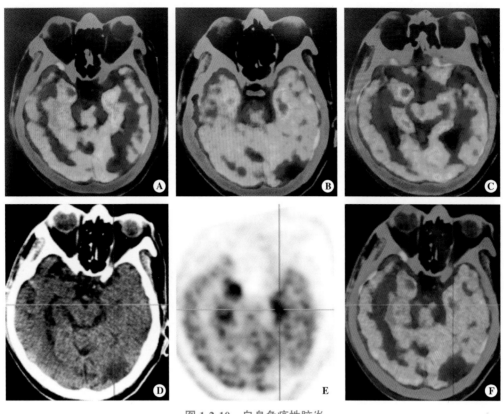

图 1-2-10　自身免疫性脑炎

病例 3

（1）简要病史：男，49 岁；反应迟钝、言语减少 3 月余。

（2）影像表现：左额叶、右颞叶及相邻枕叶 FDG 摄取不均匀、较明显减低，尤以右颞叶减低为著，SUV$_{max}$ 2.9，SUV$_{avg}$ 2.7（对侧正常脑皮质，SUV$_{max}$ 8.4，SUV$_{avg}$ 7.5），CT 于相应部位见右颞叶体积缩小，脑沟增宽，颞叶皮层变薄，密度稍减低（图 1-2-11）。

（3）影像诊断：左额叶、右颞叶及相邻枕叶 FDG 摄取不均匀、较明显减低，尤以右颞叶减低为著，伴脑萎缩表现，考虑与自身免疫性脑炎有关。

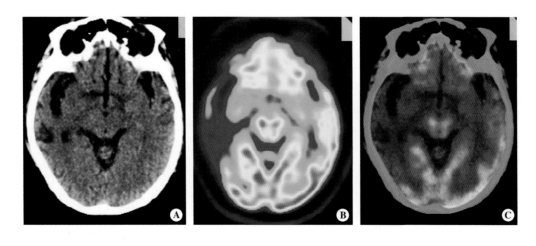

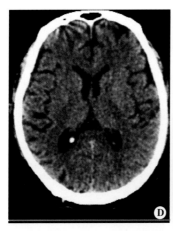
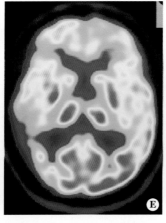
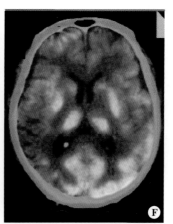

图 1-2-11　自身免疫性脑炎

（4）随访结果：自身免疫性脑炎检测结果显示抗谷氨酸受体（AMPA 2 型）抗体 IgG 阳性，血清 1 ∶ 100（++），脑脊液 1 ∶ 10（++）。抗胆碱能受体抗体阳性 6.62nmol/L（大于 0.5nmol/L 为阳性）。抗 Titin 抗体 IgG++，抗 SOX1 抗体 IgG++，脑电图显示重度异常，生理波减弱，右侧颞区慢活动稍增多。诊断为自身免疫性脑炎（AMPA 2 型阳性）。

五、阿尔茨海默病

【概述】

阿尔茨海默病（Alzheimer's disease，AD）是常见的痴呆病因，起病隐匿，呈慢性病程，临床表现为记忆障碍，认知功能异常，人格改变及语言功能障碍。患者运动功能通常不受影响。

目前对 AD 缺乏有效的治疗措施，但 PET/CT 可以早期发现、早期诊断 AD，也可对 AD 和血管性痴呆进行鉴别。早期发现、早期干预，有可能延缓 AD 进程，改善患者症状。

AD CT 或 MRI 可见脑萎缩改变，MR 检查优于 CT，可见内侧颞叶特别是海马萎缩。

AD 的 PET/CT 表现为顶叶、颞叶的 FDG 摄取减低，呈对称性，通常顶叶较早，其次为颞叶、后扣带回，海马亦常受累，严重者部分额叶亦有改变。FDG 的摄取程度与病变的严重程度相关，病情越重，FDG 摄取越低，范围也越广。一般枕叶、基底核团、丘脑及小脑不受影响。

【病例】

病例 1

（1）简要病史：女，60 岁；进行性认知功能障碍。

（2）影像表现：右额叶及双侧颞叶、顶叶 FDG 摄取减低，呈放射性稀疏区，右颞叶、顶叶 FDG 稀疏区范围和程度比左侧相应区域稍大，SUV$_{max}$ 5.5 ～ 6.7，脑室系统扩大，脑沟裂池增宽，脑中线结构居中（图 1-2-12）。

（3）影像诊断：结合临床，考虑阿尔茨海默病。

（4）随访结果：临床确诊阿尔茨海默病。

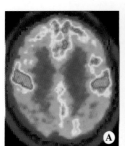
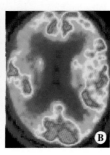
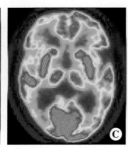
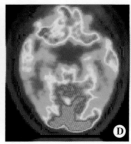
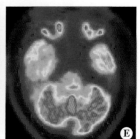

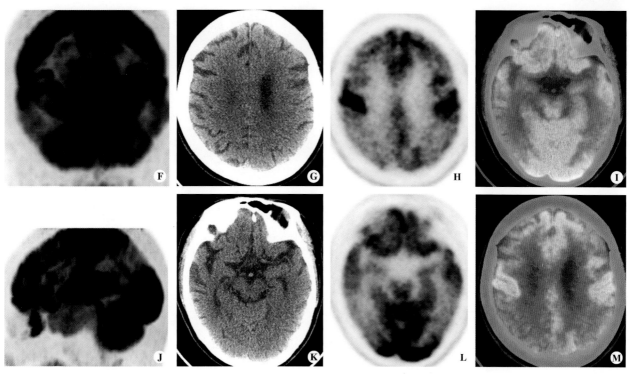

图 1-2-12 阿尔茨海默病

病例 2

（1）简要病史：女，45 岁；进行性认知功能障碍。

（2）影像表现：双侧颞叶、顶叶 FDG 摄取均减低，以左顶叶明显，SUV_{max} 8.9，而同侧额叶

SUV_{max} 12.8，小脑 SUV_{max} 10.3（图 1-2-13）。

（3）影像诊断：结合病史，考虑阿尔茨海默病。

（4）随访结果：临床诊断阿尔茨海默病（母亲、妹妹均被诊断为阿尔茨海默病）。

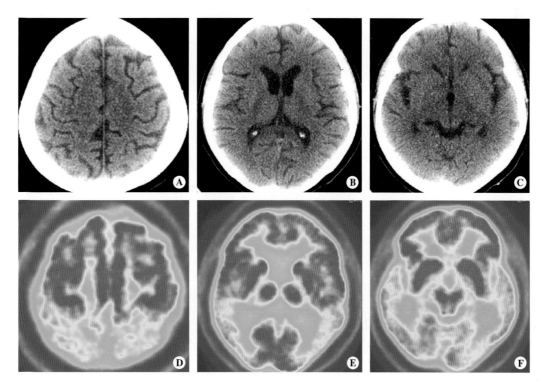

图 1-2-13   阿尔茨海默病

病例 3

（1）简要病史：女，53 岁；记忆力下降 3 年余。3 年前出现记忆力下降，以近事遗忘为主，词不达意，有性格改变，无肢体乏力、麻木，无头痛、头晕。简易智力状态检查（MMSE）量表测试评分 17 分。头颅 CT 及 MRI 平扫未见明显异常。

（2）影像表现：脑 ^{18}F-FDG PET 显像示左额叶、双侧顶叶、双侧枕叶及双侧颞叶 FDG 摄取弥漫稀疏，以左颞叶为著。脑 ^{18}F-AV45 PET 显像示双侧额叶、双侧半卵圆中心、双侧颞叶及双侧枕叶 FDG 摄取轻度增高，以左颞、枕叶为著，灰白质分界不清，SUV_{avg} 1.28，SUVR 1.16（SUVR 为脑内某一区域 SUV_{avg} 与小脑 SUV_{avg} 比值）（图 1-2-14）。

脑^{18}F-FDG PET显像   脑^{18}F-AV45 PET显像

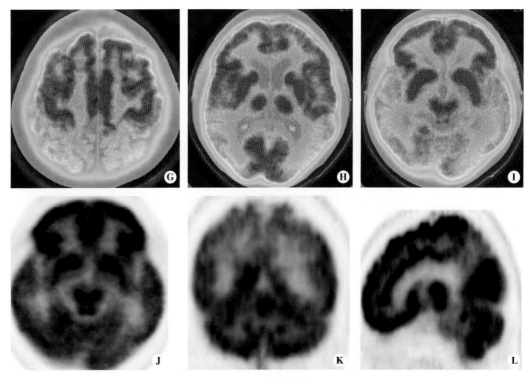

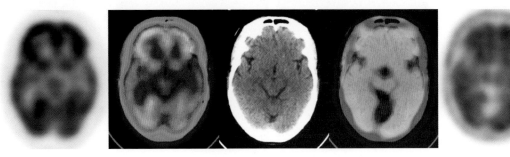

图 1-2-14　阿尔茨海默病不同显像剂 PET/CT 显像

（3）影像诊断：脑 ^{18}F-FDG PET 显像示双侧大脑半球多发糖代谢明显减低；脑 ^{18}F-AV45 PET 显像示双侧大脑半球多发 ^{18}F-AV45 摄取增高，考虑相应部位 β 淀粉样蛋白（Aβ）轻度沉积，结合临床表现及 MMSE 评分，综合考虑为阿尔茨海默病。

（4）随访结果：临床诊断为阿尔茨海默病。

六、帕金森病

【概述】

帕金森病（Parkinson disease，PD）多见于 60 岁以上老年人，临床主要表现为静止震颤、运动迟缓、肌强直和姿势步态异常，也可表现为自主神经功能紊乱、睡眠障碍、嗅觉障碍、认知障碍和精神症状等非运动症状。PET/CT 上，PD 早期表现为壳核、苍白球、丘脑、脑干、小脑等代谢活性增高，中晚期代谢进一步增高，范围扩大，并出现顶、枕叶皮质 FDG 摄取减低。

【病例】

（1）简要病史：男，56 岁，2014 年开始出现双上肢震颤，夜间睡眠中出现异动症，外院就诊诊断为帕金森病，口服药物控制，因未按时服药，之后病情加重，上肢震颤加重，并出现下肢乏力，走路不稳，头晕，尿失禁。Hoehn-Yahr 分期为第 5 期。

（2）影像表现：以左枕叶（SUV$_{avg}$ 1.57）及右枕叶（SUV$_{avg}$ 1.47）为参考区域，纹状体各区域摄取比值如下。左侧壳核前部 / 左枕叶为 1.69，右侧壳核前部 / 右枕叶为 2.23，左侧壳核后部 / 左枕叶为 1.69，右侧壳核后部 / 右枕叶为 1.63，左侧尾状核体 / 左枕叶为 1.87，右侧尾状核体 / 右枕叶为 2.37，左侧尾状核头 / 左枕叶为 2.23，右侧尾状核头 / 右枕叶为 2.52（壳核参考值 ≥ 2.0，尾状核参考值 ≥ 1.8）（图 1-2-15）。

（3）影像诊断：^{18}F-AV133 脑显像示左侧壳核、右侧壳核后部及左侧尾状核体部单胺囊泡转运体密度明显减低，以左侧壳核和尾状核为著，其意义应结合临床。

（4）随访结果：临床诊断为帕金森病。

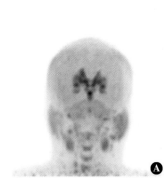
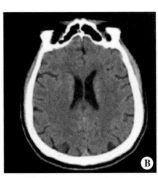
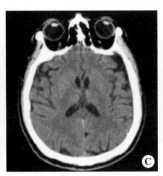
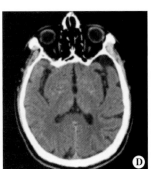

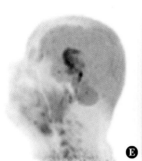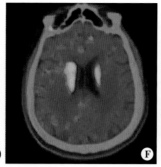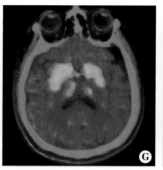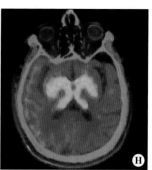

图 1-2-15　帕金森病 ^{18}F-AV133 PET/CT 脑显像

七、脑　脓　肿

【概述】

脑脓肿是化脓性细菌引起的化脓性感染，少数亦可由真菌或原虫感染所致，好发于青壮年。感染途径包括耳源性、鼻源性、血源性及外伤性，血源性感染部分原发灶可不明显或隐匿，机体免疫力下降时，脑实质内潜在的病原菌可发展为脑脓肿。脑脓肿幕上颞叶多见。脑脓肿分为急性脑炎期、化脓期和包膜形成期，临床表现为脑前部病变引起的症状和急性全身感染症状，如发热、畏寒、头痛、呕吐，以及意识障碍和脑膜刺激征，颅内高压时可有脉缓、视盘水肿等。

脑炎期 CT 平扫可见斑片状脑实质低密度区，边缘模糊欠清，有明显占位效应，为脑组织水肿所致，脑炎期晚期在低密度区可见略高密度环形影。MRI T_1WI 病灶中心呈低信号，周围见更低信号水肿，T_2WI 中心为高信号，水肿呈更高信号，灰白质对比降低或消失，DWI 呈等低信号；增强可见脓肿壁环形强化，从不完整到完整，延迟可见环壁增厚或壁结节；包膜形成后 T_2WI 高信号坏死区周围可见薄壁、光滑的低信号环，DWI 呈高

信号，增强见连续环形强化，稍后脓肿压力过高，脓肿壁破溃，可见子脓肿形成。PET 显示脑炎期病灶及包膜形成期脓肿壁 FDG 摄取不同程度增高，多数低于脑皮质。

脑脓肿应与胶质母细胞瘤、脑转移瘤等鉴别：胶质母细胞瘤囊壁厚薄不均，有壁结节，增强可见花环样强化，DWI 囊内信号低于脓肿腔；脑转移瘤患者可有原发性肿瘤或肿瘤病史，常多发，位于灰白质交界处，常见小结节大水肿。

【病例】

病例 1

（1）简要病史：男，70 岁；突发昏迷 3 天；脑 MRI 疑转移。

（2）影像表现：右额叶见结节状等或稍低密度影，边缘欠清，大小约 30mm×33mm，边缘 FDG 摄取稍增高，SUV_{max} 7.0，但明显低于脑皮质；中间 FDG 摄取缺损，邻近右侧额颞叶脑实质见片状水肿密度影；全身其他部位未见异常高代谢病灶（伴交叉失联络现象）（图 1-2-16）。

（3）影像诊断：脑低级别胶质瘤可能。

（4）病理诊断（手术）：脑脓肿。

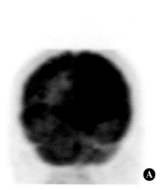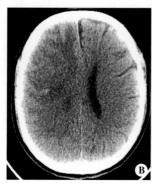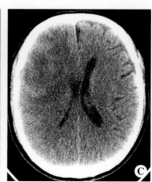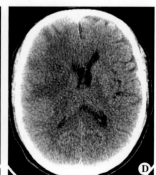

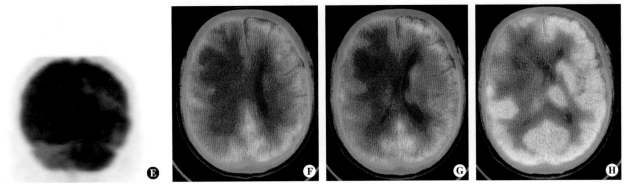

图 1-2-16　右额叶脑脓肿

A 为前位；E 为后位

病例 2

（1）简要病史：男，41 岁；鼻咽癌放疗后，头痛、头晕。

（2）影像表现：右颞叶见类圆形低密度影，中间可见坏死及气体影，边缘 FDG 摄取稍增高，SUV$_{max}$ 7.4，边缘可见大片状水肿；左侧侧脑室受压变窄，脑沟裂池狭窄，脑中线结构向左侧移位；鼻咽右侧壁增厚，FDG 摄取增高，SUV$_{max}$ 4.5，右侧咽隐窝、咽旁间隙狭窄（图 1-2-17）。

（3）影像诊断：鼻咽癌；脑脓肿可能性大。

（4）随访结果：临床确诊脑脓肿。

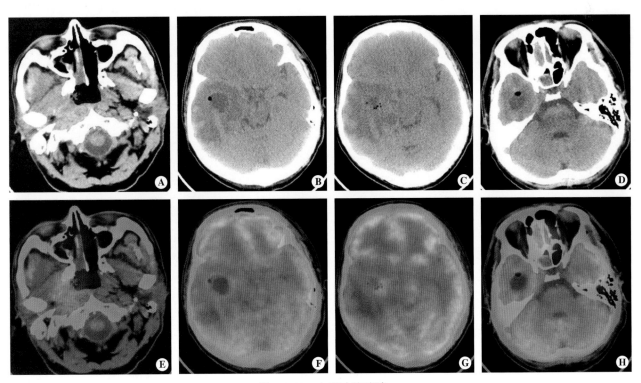

图 1-2-17　右颞叶脑脓肿

第二章

头 颈 部

第一节 咽鼻耳口腔病变

一、鼻 咽 癌

【概述】

鼻咽癌（nasopharyngeal carcinoma，NPC）是头颈部最常见的恶性肿瘤，早期症状多不明显，典型临床症状为耳鸣、听力下降、头痛、回吸涕带血丝、鼻出血及颈部肿块，多数患者以颈部肿块或回吸涕带血丝就诊。

鼻咽癌通常表现为鼻咽部黏膜增厚或肿块，呈浸润性生长，可侵犯周围组织结构，破坏颅底骨质。黏膜下型NPC CT表现可无明显异常；其他类型（如浸润型、溃疡型、菜花型、结节型）较早可显示咽隐窝变浅或消失，可致咽鼓管闭塞，腭帆提肌及张肌肿胀；后期可向鼻腔、颞下窝、颅底及口咽部生长，致咽旁间隙缩小或闭塞；颈动脉鞘与肿瘤相连无明显分界，累及的周围间隙脂肪消失，亦可侵及周围骨质，导致骨质破坏，

并侵及海绵窦，颞叶及中、后颅窝。NPC MRI T_1WI 呈中等信号，T_2WI 呈高信号，NPC的大肿块中心可发生坏死，内部则信号欠均匀，增强扫描呈轻中度强化；FDG摄取多增高，但总的来说，角化型鳞癌比非角化型鳞癌稍低，非角化型鳞癌明显增高。鼻咽癌多向颈Ⅱ、Ⅲ、Ⅳ等区淋巴结转移。

鼻咽癌需与鼻咽部淋巴瘤鉴别，后者较少侵犯颅底骨质，有时鉴别较难，需要通过活检病理检查区分。PET/CT可能发现早期较隐匿的NPC病变，也有助于查找颈部淋巴结肿大的病因。

【病例】

病例1

（1）简要病史：男，47岁；偶有鼻涕带血数周；检查疑鼻咽部肿瘤。

（2）影像表现：鼻咽左侧壁黏膜稍增厚，FDG摄取增高，SUV_{max} 6.7，左侧咽隐窝稍变浅，咽旁间隙清晰，颅底骨质无破坏（图2-1-1）。

（3）影像诊断：鼻咽癌可能性大。

（4）病理诊断：鼻咽癌。

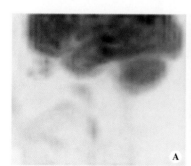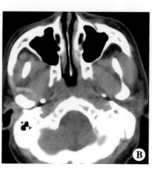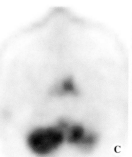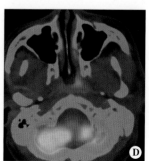

图 2-1-1　左侧鼻咽癌

病例 2

（1）简要病史：女，60岁；检查示 CEA 升高（126U/ml），临床疑胃肠道肿瘤，胃、肠镜检查均未见明显异常。

（2）影像表现：鼻咽左侧壁稍增厚，FDG 摄取稍增高，SUV$_{max}$ 4.2，咽隐窝变窄，咽旁间隙尚清晰，颅底骨质未见异常（图 2-1-2）。

（3）影像诊断：鼻咽癌可能性大，建议活检。

（4）病理诊断：鼻咽部角化型鳞癌。

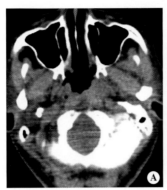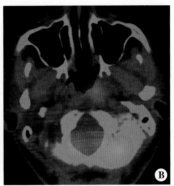

图 2-1-2　左侧鼻咽癌（角化型鳞癌）

病例 3

（1）简要病史：男，53岁；鼻涕带血，耳鸣 2 月余。

（2）影像表现：右侧鼻咽软组织增厚，FDG 摄取增高，SUV$_{max}$ 9.3，同侧咽隐窝变浅，鼻咽腔变窄，蝶骨体局灶性骨质破坏；双侧颈部未见增大淋巴结（图 2-1-3）。

（3）影像诊断：鼻咽癌。

（4）病理诊断：鼻咽低分化鳞癌。

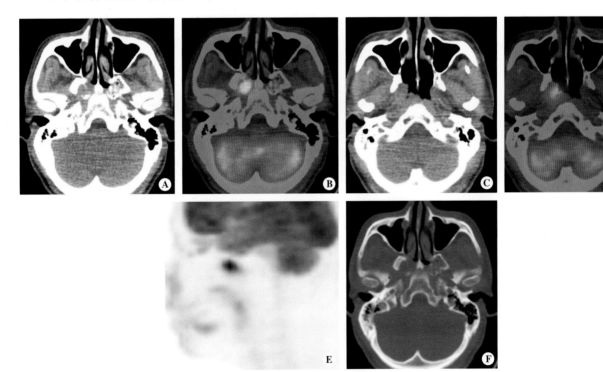

图 2-1-3　右侧鼻咽癌（低分化鳞癌）并颅底骨质破坏

病例 4

（1）简要病史：男，52岁；头痛、头晕、耳鸣 3 个月左右；检查考虑鼻咽癌。

（2）影像表现：鼻咽右侧、顶壁肿块，FDG 摄取增高，SUV$_{max}$ 12.3，同侧咽隐窝消失，破裂孔周围颅底骨质破坏；咽旁间隙及颈部未见增大淋巴结（图 2-1-4）。

（3）影像诊断：鼻咽癌。

（4）病理诊断：鼻咽鳞癌。

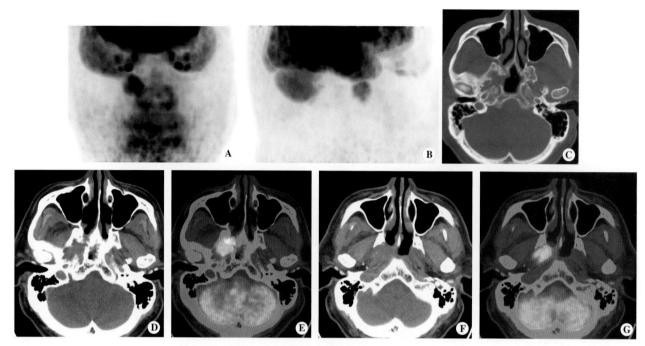

图 2-1-4　右侧鼻咽癌并颅底骨质破坏

病例 5

（1）简要病史：男，68 岁；右颈部淋巴结肿大 2 月余查因。

（2）影像表现：鼻咽右侧壁增厚，右侧咽隐窝变窄，FDG 摄取增高，SUV$_{max}$ 5.9；右侧颈部及颌下、右侧锁骨上下窝多发肿大淋巴结影，边缘欠清，部分融合成团，最大者约 18mm×20mm，FDG 摄取增高，SUV$_{max}$ 11.6（图 2-1-5）。

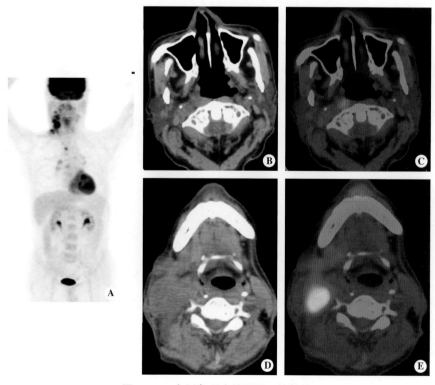

图 2-1-5　右侧鼻咽癌并颈淋巴结转移

（3）影像诊断：考虑鼻咽癌，颈部淋巴结转移。

（4）病理诊断：鼻咽癌。

病例 6

（1）简要病史：男，54 岁；发现颈部淋巴结肿大 3 月余，穿刺活检示转移癌。

（2）影像表现：右侧鼻咽软组织增厚，累及咽旁间隙，FDG 摄取增高，SUV_{max} 14.3，咽隐窝变浅，同侧鼻咽腔稍窄，颅底未见明显骨质破坏；双侧颈部见多发肿大淋巴结影，右侧为甚，呈串珠状，部分融合，FDG 摄取增高，SUV_{max} 21.9（图 2-1-6）。

（3）影像诊断：鼻咽癌并双侧颈部淋巴结转移。

（4）病理诊断：鼻咽低分化鳞癌。

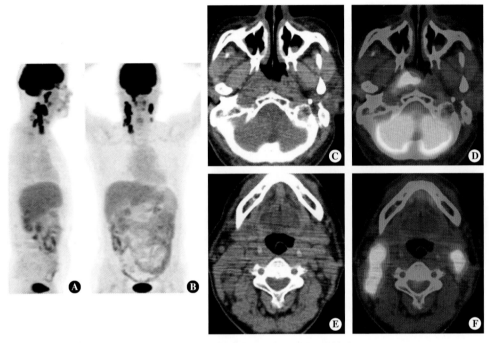

图 2-1-6 右侧鼻咽癌并双侧颈淋巴结转移

病例 7

（1）简要病史：男，60 岁；头痛 2～3 个月，近期加重。

（2）影像表现：左侧鼻咽顶后壁软组织肿块，咽隐窝变窄消失，FDG 摄取明显增高，SUV_{max} 11.3；颅底骨质可见广泛受侵、破坏，两侧咽旁间隙、左侧颈部及左侧锁骨上窝可见多发淋巴结，多数 FDG 摄取增高，SUV_{max} 11.1（图 2-1-7）。

（3）影像诊断：左侧鼻咽肿块伴颅底骨质破坏，并双侧咽旁间隙、左侧颈部、左锁骨上窝多发肿大淋巴结，代谢活性增高，考虑鼻咽癌并淋巴结转移。

（4）病理诊断：鼻咽癌。

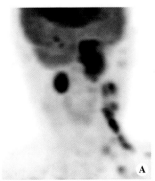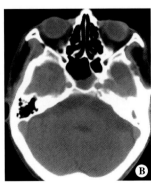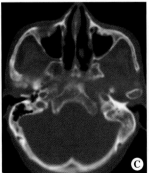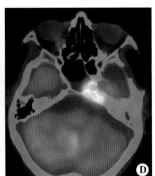

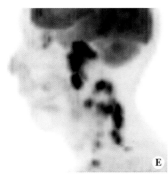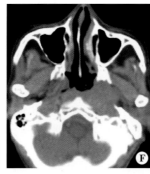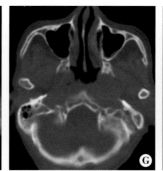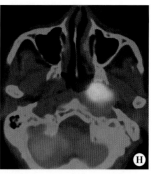

图 2-1-7　左侧鼻咽癌并颅底骨质破坏

病例 8

（1）简要病史：男，66 岁；鼻咽非角化型分化性癌治疗前查全身转移。

（2）影像表现：鼻咽右侧壁及顶壁软组织肿块，FDG 摄取增高，SUV_{max} 20.9，咽隐窝消失，咽旁间隙不清晰、狭窄；右侧颈部多发肿大淋巴结，部分融合，最大者约 23mm×19mm，FDG 摄取增高，SUV_{max} 14.8（图 2-1-8）。

（3）影像诊断：鼻咽癌并淋巴结转移。

（4）病理诊断：鼻咽非角化型分化性癌。

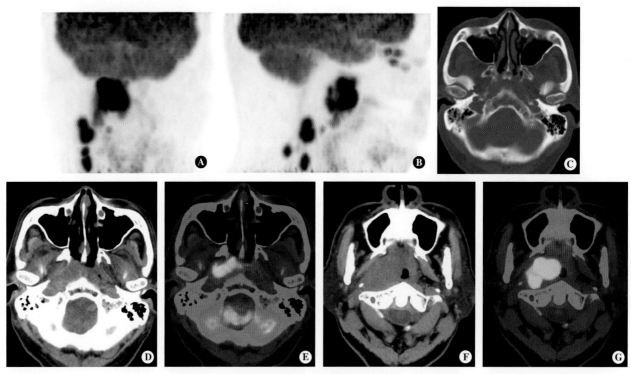

图 2-1-8　鼻咽癌并淋巴结转移

病例 9

（1）简要病史：女，48 岁；鼻咽非角化型未分化癌查全身转移。

（2）影像表现：鼻咽左侧壁及顶壁黏膜增厚，FDG 摄取增高，SUV_{max} 6.5；咽隐窝消失，颅底无骨质破坏，左咽旁间隙、双侧颈部可见多发肿大淋巴结，最大者约 27mm×15mm，FDG 摄取增高，SUV_{max} 11.8（图 2-1-9）。

（3）影像诊断：鼻咽癌并淋巴结转移。

（4）病理诊断：鼻咽非角化型未分化癌。

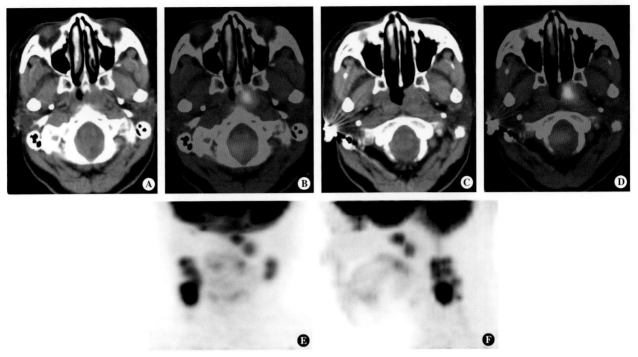

图 2-1-9　左侧鼻咽癌（未分化癌）

病例 10

（1）简要病史：女，59 岁；鼻塞、耳鸣，伴鼻血近半年。

（2）影像表现：鼻咽顶、后壁软组织肿块，向鼻后孔、蝶窦及颅底生长，FDG 摄取明显增高，

SUV$_{max}$ 41.2，双侧咽隐窝消失，咽旁间隙略变窄，颅底局部骨质破坏；双侧颈部及右颌下见淋巴结，部分 FDG 摄取增高，SUV$_{max}$ 22.6（图 2-1-10）。

（3）影像诊断：考虑鼻咽癌，颈部淋巴结转移。

（4）病理诊断：鼻咽癌。

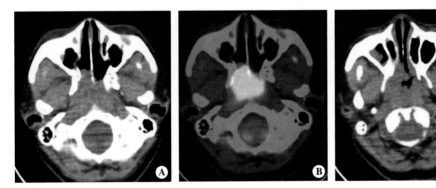
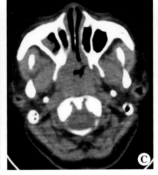
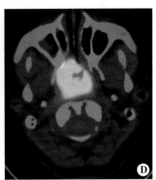

图 2-1-10　鼻咽癌并颈部淋巴结转移

病例 11

（1）简要病史：男，42 岁；回缩性涕血 3 月余，查体左侧颈部触及肿块。

（2）影像表现：鼻咽左侧壁软组织肿块，向左蝶窦及颅底生长，FDG 摄取明显增高，SUV$_{max}$ 20.1，同侧咽隐窝消失，咽旁间隙变窄，左蝶窦壁、蝶骨翼突、岩尖破坏；左颈动脉鞘及双侧颈后间

隙见淋巴结，较大者约 17mm×12mm，部分 FDG 摄取增高，SUV$_{max}$ 6.3；两肺散在分布大量结节、微结节，最大者直径约 21mm，部分 FDG 摄取增高，SUV$_{max}$ 21.6；C$_4$、T$_{12}$ 椎体、右髂骨骨质破坏，FDG 摄取增高，SUV$_{max}$ 10.0（图 2-1-11）。

（3）影像诊断：考虑鼻咽癌并淋巴结、肺、骨转移。

（4）病理诊断：鼻咽癌。

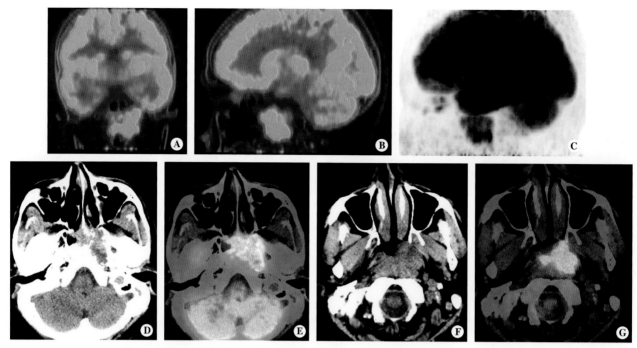

图 2-1-11　鼻咽癌并淋巴结、肺、骨转移

二、鼻腔、鼻窦肿瘤

【概述】

鼻腔、鼻窦的良性肿瘤常见的有内翻性乳头状瘤、鼻血管瘤等，恶性肿瘤有鼻癌、鼻窦癌（鳞癌、囊腺癌等）、淋巴瘤、恶性黑色素瘤、髓外浆细胞瘤等。鼻腔、鼻窦恶性肿瘤临床常表现为鼻塞、鼻出血等。

鼻窦癌多发生在上颌窦，组织学类型以鳞癌为主，且患者多为老年男性。通常患者来检查时，肿瘤多较大，表现为充满窦腔的软组织肿块，多伴窦壁骨质破坏，向周围发展，甚至引起颌面部变形，肿块亦可突向鼻腔。鼻癌可表现鼻腔内肿块，多不规则，可破坏上颌窦内侧壁、筛窦、鼻甲；鳞癌 FDG 摄取通常明显增高，囊腺癌 FDG 摄取通常表现为稍增高。

鼻腔内恶性肿瘤如鳞癌、淋巴瘤、恶性黑色素瘤、髓外浆细胞瘤等影像上不易分辨。总的来说，浆细胞瘤 FDG 摄取低于其他肿瘤；黑色素瘤外观可呈黑色或紫褐色；鼻淋巴瘤因淋巴瘤类型不同，表现亦多样，但骨质破坏较少，弥漫大 B 细胞淋巴瘤和 NK/T 细胞淋巴瘤可有明显 FDG 摄取；嗅神经母细胞瘤好发于鼻腔顶部，易破坏前颅底骨质向前颅窝底发展。

鼻腔内翻性乳头状瘤亦可摄取 FDG，应与恶性肿瘤鉴别，前者多顺鼻甲生长，常累及中下鼻甲，以下鼻甲为多，可向上颌窦生长，多无骨质破坏，但可压迫导致骨质吸收，典型表现为脑回状或斑马纹状强化。

鼻软骨瘤和软骨肉瘤 CT 上可见典型点状、斑块状及弧形、环形钙化。发生在头面部的软骨瘤多为恶性，即软骨肉瘤；软骨瘤通常有包膜，呈膨胀性，软骨肉瘤则具有侵袭性。软骨瘤或软骨肉瘤 FDG 摄取与恶性程度有关，且可能与肿瘤中软骨基质量有关。软骨瘤细胞分泌软骨基质较多，FDG 摄取增高不明显；软骨肉瘤中软骨基质量多少不一，瘤细胞增多，FDG 摄取增高。

【病例】

病例 1

（1）简要病史：男，60 岁；发热 3 月余，检查发现左侧鼻腔外侧壁黏膜明显糜烂，表面见灰白色新生物，鼻腔内见大量脓血性分泌物。CT 示两肺结节，右肾上腺占位，不除外转移。

（2）影像表现：右侧鼻腔软组织肿块，紧贴中隔和外壁，侵蚀鼻中、下鼻甲，FDG 摄取增高，SUV_{max} 13.4；左颈后间隙淋巴结增大，FDG 摄取稍高，SUV_{max} 3.2；两肺散在多发不规则小结节，

FDG 摄取增高，SUV$_{max}$ 7.9；右肾上腺见巨大肿块，其内密度不均，大小约 69mm×51mm，与肝、肾及下腔静脉分界不清，周围脂肪间隙消失，FDG 摄取明显环状增高，SUV$_{max}$ 14.3；肝段下腔静脉外围 FDG 摄取增高，SUV$_{max}$ 7.8（图 2-1-12）。

（3）影像诊断：右侧鼻腔肿块，代谢活性增高，考虑恶性肿瘤，鼻癌可能性大；左颈后淋巴结、两肺结节、右肾上腺肿块，考虑转移；肝段下腔静脉外围代谢活性增高，建议随访。

（4）病理诊断：鼻腔鳞癌。

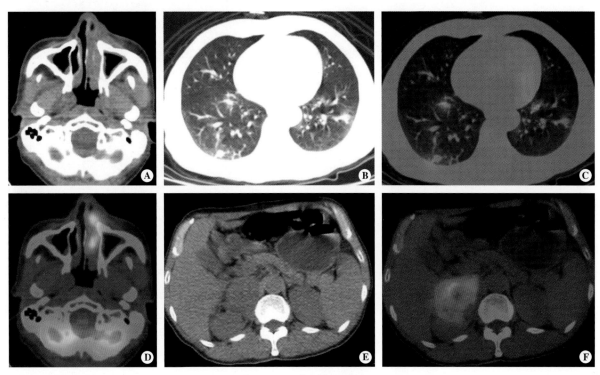

图 2-1-12 左侧鼻腔鳞癌

病例 2

（1）简要病史：女，50 岁；鼻塞、鼻胀 1.5 个月，检查发现鼻腔内肿块。

（2）影像表现：鼻腔内软组织肿块，大小约 46mm×61mm，内见斑点状、斑块状和弧形钙化，FDG 摄取增高，SUV$_{max}$ 3.5；鼻中隔全部破坏，部分侵及筛窦、蝶窦并致局部破坏，双侧上颌窦内

壁受挤压外移，窦腔明显变窄，筛窦、蝶窦及上颌窦残腔密度增高（图 2-1-13）。

（3）影像诊断：考虑鼻腔软骨瘤，恶变可能。

（4）病理诊断：病理活检证实为鼻腔软骨肉瘤，1 级。免疫组化：S-100（+），Vimentin（−），CK（−），EMA（−），CD34（−），P53（−），Ki67（约 1%+）。

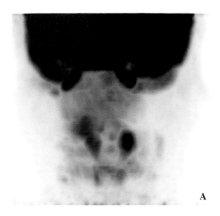
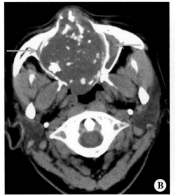
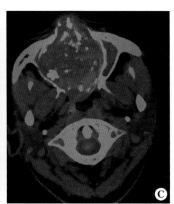

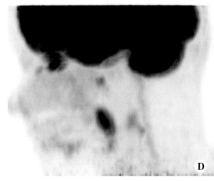
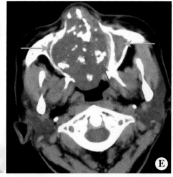
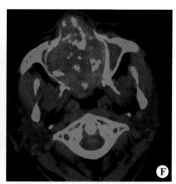

图 2-1-13　鼻腔软骨肉瘤

绿箭示上颌窦，红箭示半环形钙化

病例 3

（1）简要病史：女，55 岁；2 年前因"右鼻息肉"在当地医院行手术切除，术后病理示鼻腔囊腺癌，多次化疗后，现疑鼻腔肿瘤复发。

（2）影像表现：右鼻外侧壁见软组织肿块，突向鼻腔，FDG 摄取稍高，肿块向鼻泪管生长使之扩张、堵塞，鼻外侧壁骨质明显吸收；双锁骨上窝、纵隔及腹膜后见大量淋巴结，最大者直径约 1.2cm，FDG 摄取增高，SUV_{max} 7.6；左髂骨翼见小灶性密度增高影，FDG 摄取增高，SUV_{max} 3.2（图 2-1-14）。

（3）影像诊断：右鼻肿块，结合病史考虑肿瘤复发；全身多发淋巴结肿大，考虑转移；左髂骨改变，考虑转移可能。

（4）病理诊断：鼻腔囊腺癌复发。

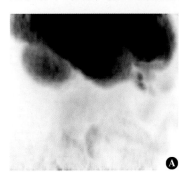
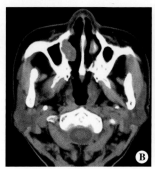
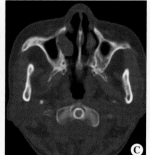
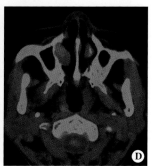

图 2-1-14　鼻腔囊腺癌复发

病例 4

（1）简要病史：鼻塞半年余，并右颈部淋巴结肿大 2 周。

（2）影像表现：左侧鼻腔至左侧筛窦内不规则软组织密度影，FDG 摄取增高，SUV_{max} 3.5；双侧颈部胸锁乳突肌下淋巴结肿大，以右颈部肿大明显，FDG 摄取明显增高，SUV_{max} 13.9（图 2-1-15）。

（3）影像诊断：左侧鼻腔内不规则软组织肿块伴 FDG 摄取增高，考虑恶性肿瘤可能；双侧颈部淋巴结肿大，考虑转移可能。

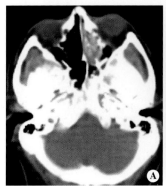
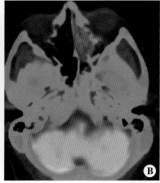
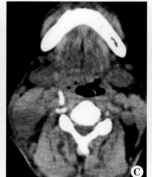
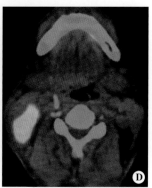

图 2-1-15　鼻内翻性乳头状瘤

（4）病理诊断：鼻内翻性乳头状瘤，右颈部淋巴结炎性增生。

病例5

（1）简要病史：男，66岁；左侧鼻腔及上颌窦乳头状瘤术后。

（2）影像表现：左侧鼻腔及上颌窦可见软组织密度影，边缘欠清，上颌窦壁内壁及前壁骨质缺损，FDG摄取增高，SUV_{max} 6.1（图2-1-16）。

（3）影像诊断：鼻腔及上颌窦软组织影，代谢活性增高，考虑复发。

（4）病理诊断：内翻性乳头状瘤复发，活检未见恶性细胞。

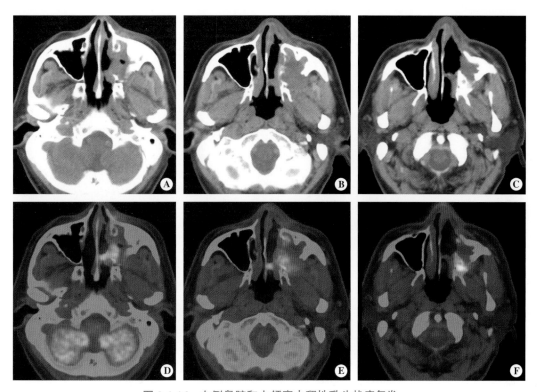

图 2-1-16 左侧鼻腔和上颌窦内翻性乳头状瘤复发

病例6

（1）简要病史：女，59岁；头晕、发麻1年余，右面部包块4月余，左鼻塞2～3周，偶伴发热。

（2）影像表现：左上颌窦软组织肿块，充填窦腔，FDG摄取不均匀增高，SUV_{max}13.2，窦壁受挤压移位并部分骨质破坏，向上侵及同侧筛窦；左颌下见一肿大淋巴结，FDG摄取增高，SUV_{max}13.4（图2-1-17）。

（3）影像诊断：左上颌窦肿块，代谢活性增高，考虑恶性，上颌窦癌可能性大；左颈部淋巴结，考虑转移。

（4）病理诊断（手术）：左上颌窦软组织肉瘤。

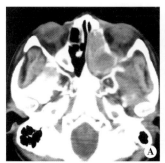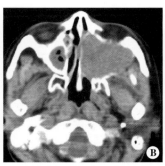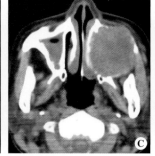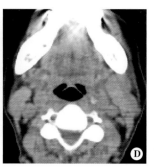

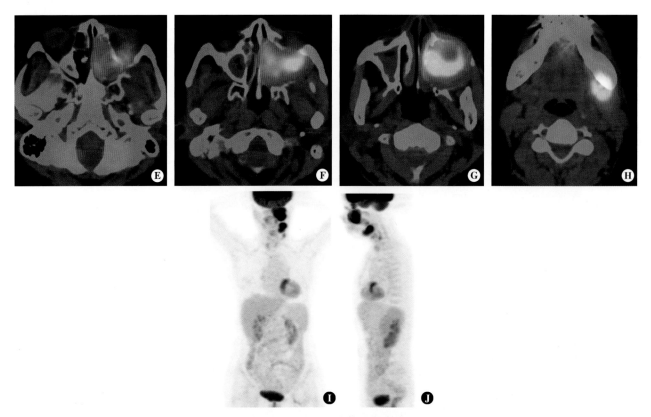

图 2-1-17　左上颌窦软组织肉瘤

病例 7

（1）简要病史：男，75 岁；确诊右上颌窦癌 3 月余，现发现纵隔及右肾上腺肿块。

（2）影像表现：右上颌窦肿块，充填窦腔，窦壁部分骨质吸收，内侧壁破坏，肿块突向窦腔，FDG 摄取明显增高，SUV$_{max}$ 16.1；双锁骨上窝、纵隔、腹膜后多发肿大淋巴结，FDG 摄取增高，SUV$_{max}$ 14.7；右肾上腺巨大肿块，低密度，外周 FDG 摄取增高，SUV$_{max}$ 11.0（图 2-1-18）。

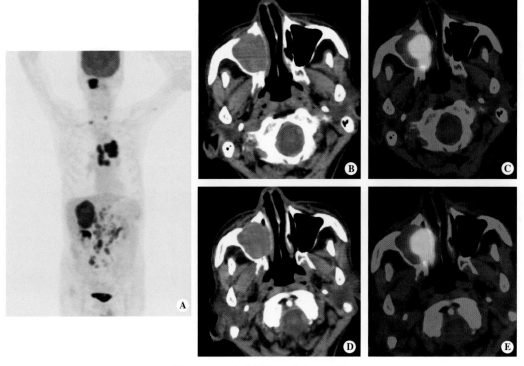

图 2-1-18　右上颌窦癌并广泛转移

（3）影像诊断：右上颌窦癌，纵隔、腹膜后淋巴结，肾上腺转移。

（4）病理诊断（活检）：上颌窦癌。

病例 8

（1）简要病史：男，36岁；颌面及鼻部肿痛月余；临床疑口腔肿瘤。

（2）影像表现：右上颌窦壁见不规则软组织增厚影，伴窦壁、颧骨、上牙槽骨及硬腭骨质破坏，FDG摄取增高，SUV_{max} 10.8，侵及右侧下鼻甲（图2-1-19）。

（3）影像诊断：考虑右上颌窦恶性病变，上颌窦癌可能。

（4）病理诊断：手术病理倾向低度恶性肌成纤维细胞肉瘤，但恶性外周神经鞘瘤不能完全除外，建议进行基因检测。

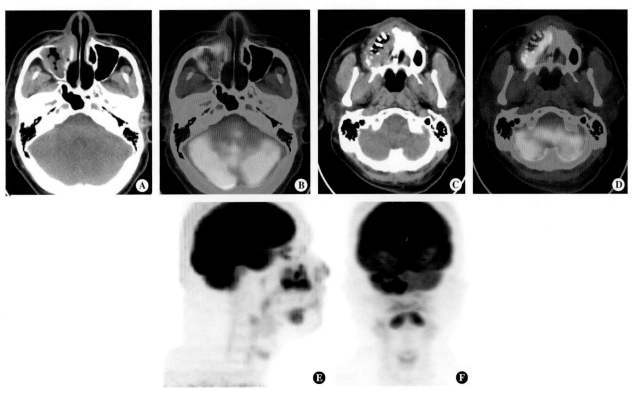

图 2-1-19 右上颌窦低度恶性肌成纤维细胞肉瘤

病例 9

（1）简要病史：左侧面部肿胀1年，疼痛2周；双侧腹股沟淋巴结肿大。

（2）影像表现：左上颌窦软组织影破坏窦壁并侵犯邻近软组织，FDG摄取增高，SUV_{max} 9.2；双侧颈部胸锁乳突肌下、左侧舌骨旁、双侧腋窝、右侧肺门、纵隔内、上腹部腹膜后腹主动脉前、腹主动脉右旁、盆腔内骶骨前、双侧盆腔内髂外血管旁及双侧腹股沟区多发肿大淋巴结，最大者约27mm×17mm×28mm，FDG摄取增高，SUV_{max} 14.7；右侧胸膜不均匀增厚，FDG摄取增高，SUV_{max} 10.9；右侧胸腔积液（图2-1-20）。

（3）影像诊断：左上颌窦恶性肿瘤；左侧胸膜恶性病变；全身多发淋巴结转移。

（4）病理诊断/随访结果：人类免疫缺陷病毒（HIV）阳性，获得性免疫缺陷综合征（AIDS）确诊；卡波西肉瘤多系统、多部位侵犯。

三、嗅神经母细胞瘤

【概述】

嗅神经母细胞瘤罕见，可发生于任何年龄，但有两个发病高峰年龄段（10～20岁和50～60岁），发病无明显性别差异。临床可有鼻塞、头痛、嗅觉减退等症状，严重者可致突眼、视力障碍等。CT表现为鼻腔顶部、鼻中隔后上方的软组织肿块，可向筛窦、颅底及眶内侧壁等侵犯。MRI T_1WI 肿

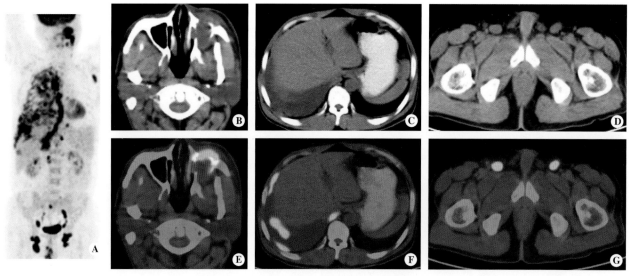

图 2-1-20　右上颌窦卡波西肉瘤（多系统侵犯）

瘤信号均匀近似肌组织，T_2WI 呈稍高信号；增强可见中度或明显强化，多不均匀。目前所见的少数几例 PET 显像可有或无 FDG 摄取，有 FDG 摄取者，呈较高代谢活性，常伴转移；无 FDG 摄取者，较少发现转移。

【病例】

病例 1

（1）简要病史：男，50岁；4个月前出现鼻塞、鼻出血，右侧鼻腔嗅神经母细胞瘤放疗后。

（2）影像表现：右侧前组筛窦见软组织结节，大小约 23mm× 20mm，FDG 摄取增高，SUV_{max} 6.3；左侧咽旁间隙、双侧颈部（Ⅰ、Ⅱ、Ⅲ区）见多发肿大淋巴结影，部分融合，最大者约 59mm×37mm，SUV_{max} 6.8（图 2-1-21）。

（3）影像诊断：右侧鼻腔嗅神经母细胞瘤放疗后，右侧前组筛窦局部肿瘤残留，病灶其他部位代谢未见增高，提示治疗后局部肿瘤活性明显

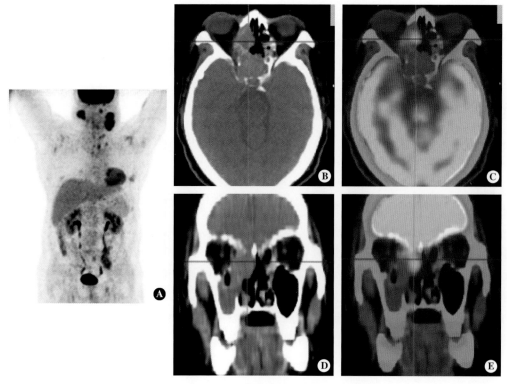

图 2-1-21　嗅神经母细胞瘤

受抑；左侧咽旁间隙及双侧颈部多发淋巴结转移。

（4）病理诊断：嗅神经母细胞瘤。

病例2

（1）简要病史：男，55岁；前额部反复疼痛半年。

（2）影像表现：蝶鞍区不规则软组织肿块影，相邻颅底骨质呈溶骨性破坏，以左侧颅底为主，病灶累及左侧深颞叶，PET见轻度放射性异常浓聚影，SUV_{max} 2.9（图2-1-22）。

（3）影像诊断：蝶鞍区不规则软组织肿块并颅底侵犯，PET见轻度FDG摄取增高，考虑恶性肿瘤可能性大。

（4）病理诊断（术后）：嗅神经母细胞瘤。

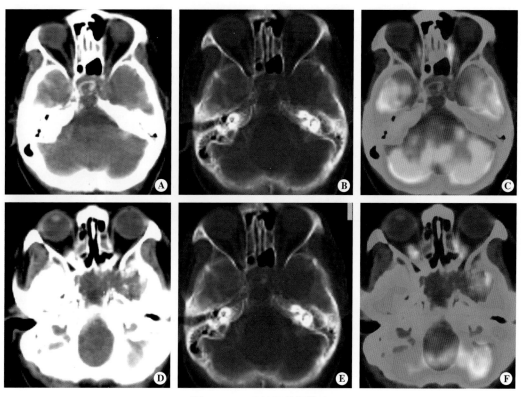

图2-1-22 嗅神经母细胞瘤

四、牙 龈 癌

【概述】

牙龈癌发病率在口腔癌中仅次于舌癌。牙龈癌可表现为牙龈肿胀、溃烂，早期会破坏牙槽骨，导致牙齿松动。牙龈癌PET/CT表现为高FDG摄取，在骨质侵犯前，与牙龈炎、牙龈溃疡不易区别，当上牙龈癌破坏牙或牙槽骨时，应与上颌窦癌鉴别。

【病例】

病例1

（1）简要病史：女，39岁；腰背痛月余，腰部CT诊断为T_{12}骨转移。

（2）影像表现：右侧上切牙缺损，缺损区牙龈肿胀，密度不均匀，内见低密度区，FDG摄取明显增高，SUV_{max} 22.0，余牙未见明显异常，上牙槽骨局部密度增高，无明显骨质破坏；T_{12}及左侧椎弓骨质破坏，FDG摄取增高，SUV_{max} 21.4（图2-1-23）。

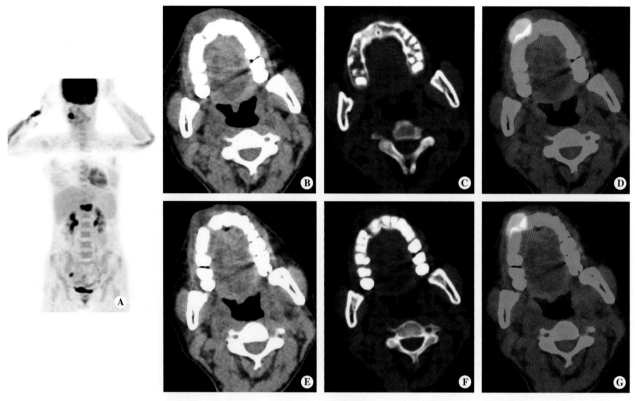

图 2-1-23　牙龈癌

（3）影像诊断：右上牙龈癌不除外，建议穿刺活检；T_{12} 椎骨破坏，代谢活性增高，考虑骨转移性病变。

（4）病理诊断（穿刺活检）：牙龈癌。

病例 2

（1）简要病史：女，76 岁；左下牙龈癌术后 8 个月；肠梗阻术前发现肺部多发结节。

（2）影像表现：左下牙龈癌术后改变，牙槽骨部分缺损，术区软组织密度欠均匀，内见局灶性 FDG 摄取增高，SUV_{max} 7.7；两肺散见多发小结节和小斑片状影，FDG 摄取增高，SUV_{max} 14.6；双侧肺门及纵隔多发肿大淋巴结，FDG 摄取增高，SUV_{max} 13.6（图 2-1-24）。

（3）影像诊断：考虑牙龈癌术后复发，肺门、纵隔淋巴结转移。

（4）病理诊断：牙龈癌复发。

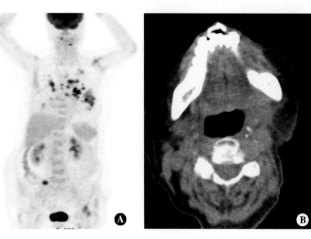
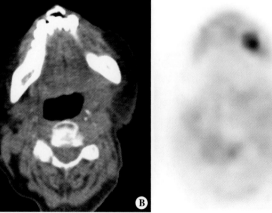
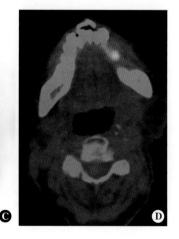

图 2-1-24　牙龈癌复发

五、扁桃体癌

【概述】

扁桃体根据部位可分为腭扁桃体、舌扁桃体和咽扁桃体等，通常所说的扁桃体指位于腭舌弓和腭咽弓间的扁桃体窝内的腭扁桃体，舌扁桃体位于舌根和咽前壁，咽扁桃体就是咽腺样体。

扁桃体癌多发生于腭扁桃体，临床表现为咽异物感和吞咽时咽痛，吞咽可加剧痛感，常伴口臭，可有出血；检查可见扁桃体肿块，呈结节状或菜花状，质脆，易出血；可向咽旁间隙、颌下及颈后淋巴结转移。

CT可见扁桃体肿块，多不规则或扁桃体不对称，密度可均匀或不均匀，伴坏死区；PET可见肿瘤呈明显高放射性摄取。扁桃体癌PET/CT显像不易与淋巴瘤、扁桃体炎鉴别。

【病例】

病例1

（1）简要病史：男，61岁；发现颈部淋巴结肿大2周。

（2）影像表现：右扁桃体稍大，同侧咽腔及梨状窝变窄，双侧扁桃体FDG摄取增高，SUV_{max} 6.3；双侧颈部及右颌下见多发高代谢活性淋巴结，SUV_{max} 7.9（图2-1-25）。

（3）影像诊断：扁桃体炎并颈部淋巴结炎性增生不除外，建议穿刺活检。

（4）病理诊断：右扁桃体非角化型鳞癌，未分化。

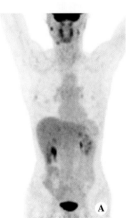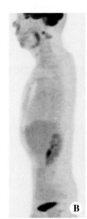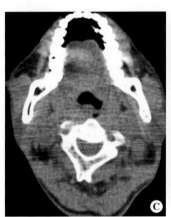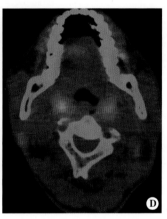

图2-1-25　右扁桃体非角化型鳞癌

病例2

（1）简要病史：男，72岁；颈部淋巴结肿大月余。

（2）影像表现：右扁桃体局灶性FDG摄取增高，SUV_{max} 8.9；右咽旁间隙见肿大淋巴结，高代谢活性，SUV_{max} 9.6（图2-1-26）。

（3）影像诊断：右扁桃体恶性病变并颈部淋巴结转移可能。

（4）病理诊断：右扁桃体低分化鳞癌。

病例3

（1）简要病史：男，49岁；右侧颈部淋巴结肿大，术中发现粘连，放弃切除术，取活检。

（2）影像表现：右会厌谷前侧壁局部增厚，FDG摄取增高，SUV_{max} 5.7，会厌谷腔变窄；右侧颈部见肿大淋巴结，部分融合，最大者约56mm×40mm，FDG摄取增高，SUV_{max} 19.3，内见坏死；左侧颈部见多发肿大淋巴结，FDG摄取稍增高，SUV_{max} 3.6（图2-1-27）。

（3）影像诊断：右会厌谷前侧壁增厚，代谢活性增高，考虑恶性，口咽癌可能；双侧颈部淋巴结增大，代谢活性增高，考虑转移。

（4）病理诊断：舌扁桃体癌。

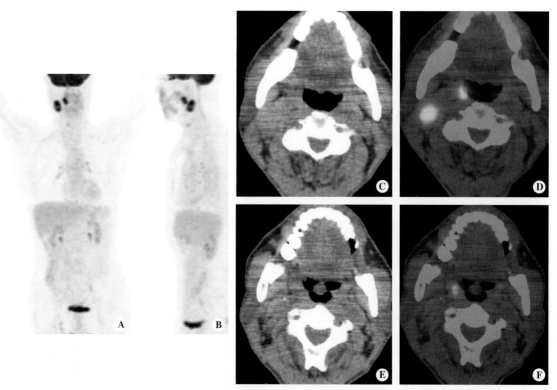

图 2-1-26　右扁桃体低分化鳞癌

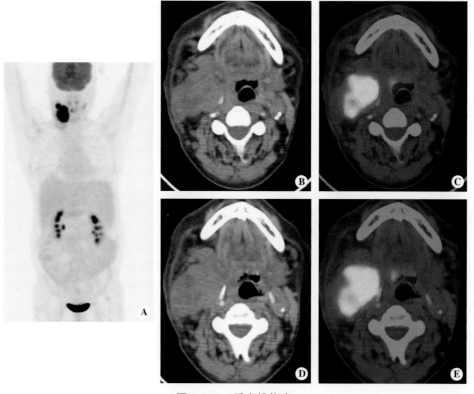

图 2-1-27　舌扁桃体癌

病例 4

（1）简要病史：男，61 岁；自觉吞咽不适 3 月余，近 2 周偶伴吞咽痛；间接喉镜检查示扁桃体溃疡，肿胀。

（2）影像表现：左侧扁桃体增厚，表面欠光整，FDG 摄取增高，SUV_{max} 14.5；咽旁间隙模糊，左侧颈部及颌下可见肿大淋巴结，大者约 22mm×18mm，FDG 摄取增高，SUV$_{max}$ 14.5；右肺上叶近肺门处见不规则肿块，局部胸膜牵拉，内见坏死，大小约 54mm×52mm，FDG 摄取环形增高，SUV$_{max}$ 11.5；左肺门见肿大淋巴结，大小约 26mm×20mm，FDG 摄取增高，SUV$_{max}$ 18.4；

双侧肾上腺可见结节，大者约 30mm×27mm，FDG 摄取增高，SUV$_{max}$ 20.2（图 2-1-28）。

（3）影像诊断：结合病史考虑为左扁桃体癌，淋巴结、肺和双侧肾上腺转移。

（4）病理诊断（病理活检）：扁桃体癌。

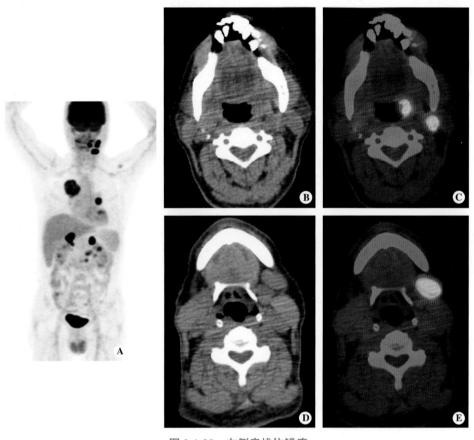

图 2-1-28 左侧扁桃体鳞癌

病例 5

（1）简要病史：男，59 岁；发现颈部肿块 2 个月；现感觉吞咽时咽部疼痛，逐渐加重。

（2）影像表现：右侧扁桃体、口底区巨大等或低密度肿块，边缘欠清，FDG 摄取增高，SUV$_{max}$ 19.4；右侧颈部多发肿大淋巴结，部分呈融合趋势，FDG 摄取增高，SUV$_{max}$ 6.9（图 2-1-29）。

（3）影像诊断：右侧扁桃体肿块，代谢活性增高，考虑扁桃体癌；右侧颈部淋巴结，考虑转移。

（4）病理诊断：右侧颈部淋巴结穿刺活检，考虑鳞状细胞癌转移；舌扁桃体癌。

六、唾液腺肿瘤

【概述】

唾液腺肿瘤大多发生在腮腺，腮腺肿瘤中约 80% 是良性，良性肿瘤以混合瘤（多形性混合瘤）多见，恶性肿瘤以腮腺表皮样癌多见；无论良性还是恶性肿瘤，女性发病率均高于男性，且多在中年以后发病，腮腺表皮样癌在青少年中也可见一发病高峰。腮腺良性肿瘤临床多表现为无痛性结节或肿块，恶性肿瘤可表现为腮腺结节或肿块，常伴疼痛，质硬，活动度差，部分可伴耳痛、面神经麻痹，但临床仅凭症状不易区别良恶性。

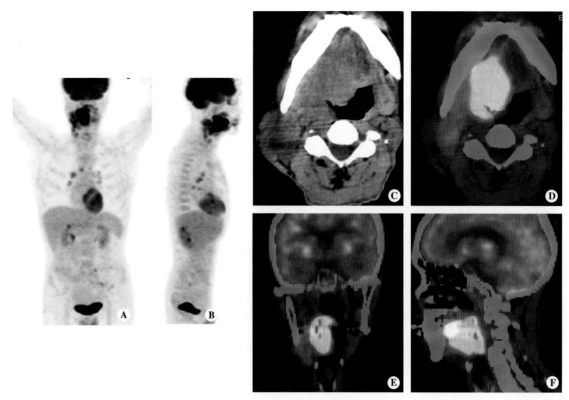

图 2-1-29　舌扁桃体鳞癌

腮腺良性肿瘤中多形性腺瘤最常见，多为单发结节，多位于浅叶，有包膜，多为圆形或类圆形，可有分叶，密度均匀或不均匀，可见斑点样或小块状钙化。MRI 表现为均质或不均质长 T_1 长 T_2 信号，边缘较清晰、光整，少数可见黏液样变，表现为 T_2 局灶性高信号；恶性涎腺肿瘤边缘多不清晰，呈浸润性生长；CT 平扫可对大多数肿块定性，钙化多为良性肿瘤征象，中心坏死囊变、分叶多提示恶性病变，但良性混合瘤也可囊变。一般良性病变 FDG 摄取多较均匀，而恶性病变 FDG 摄取多欠均匀，且多表现为高 FDG 摄取，但腮腺内淋巴结转移或淋巴瘤病变 FDG 摄取亦较均匀，FDG 摄取

和摄取程度不能作为良恶性肿瘤鉴别依据。

【病例】

病例 1

（1）简要病史：女，89 岁；右腮部肿痛 4 月余。

（2）影像表现：右腮腺不规则软组织肿块，大小约 36mm×30mm，内见点状钙化，FDG 摄取增高，SUV_{max} 26.0，颈部未见明显肿大淋巴结（图 2-1-30）。

（3）影像诊断：右腮腺肿块，考虑恶性肿瘤。

（4）病理诊断 / 随访结果：手术病理结果示右腮腺中低分化鳞癌。1 年后肺转移，2 年后肺转移增大，右肾转移。

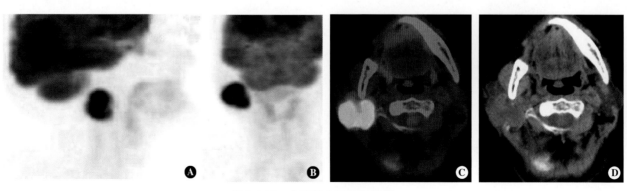

图 2-1-30　右腮腺中低分化鳞癌

病例2

（1）简要病史：女，61岁；左颊侧黏膜肿块半年余，直径约20mm，边清质硬不易推动，压痛。

（2）影像表现：左颊侧黏膜结节，直径约15mm，达颞下窝，FDG摄取增高，SUV$_{max}$ 9.1；同侧颈动脉鞘周围见数个淋巴结，FDG摄取无明显增高；胃体大弯侧胃壁见一小结节，直径约

15mm，边缘清晰光整，FDG摄取增高，SUV$_{max}$ 2.5（图2-1-31）。

（3）影像诊断：左颊侧黏膜结节，代谢活性增高，考虑恶性可能性大；同侧颈部淋巴结，代谢活性无增高，考虑炎性增生可能；胃大弯壁结节，代谢活性稍高，间质瘤可能。

（4）病理诊断（手术）：左颊多形性腺瘤恶变为非特殊型腺癌。

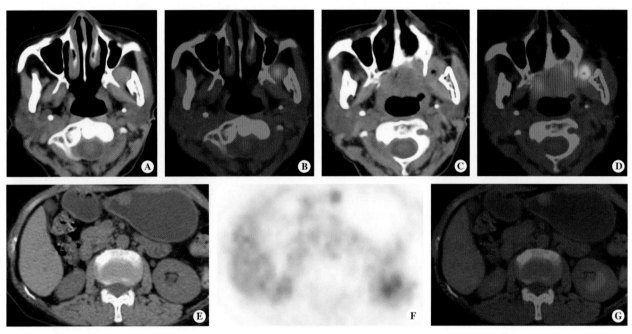

图 2-1-31　小唾液腺癌

病例3

（1）简要病史：女，61岁；左侧颈部淋巴结肿大，穿刺活检示转移性低分化腺癌。

（2）影像表现：左下颌下腺增大，FDG呈环

状摄取增高，SUV$_{max}$ 19.4；颌下及双侧颈部淋巴结肿大，FDG摄取增高，SUV$_{max}$ 23.8（图2-1-32）。

（3）影像诊断：考虑颌下腺癌并淋巴结转移。

（4）病理诊断：左下颌下腺穿刺考虑颌下腺癌。

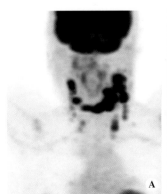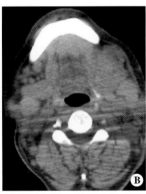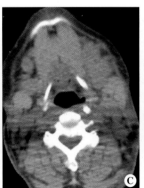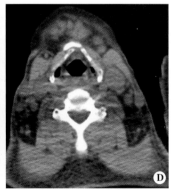

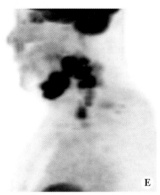
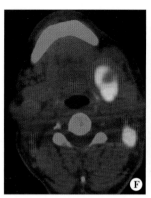
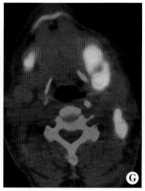
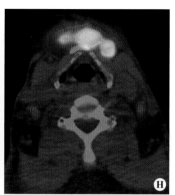

图 2-1-32 左下颌下腺癌并淋巴结转移

病例 4

（1）简要病史：女，69 岁；右舌下腺肌上皮癌术后 5 个月。

（2）影像表现：右侧舌下腺区结节状影，直径约 20mm，FDG 摄取增高，SUV$_{max}$ 11.2；双侧肺门及纵隔淋巴结影，FDG 摄取增高，SUV$_{max}$ 7.7；两肺见多发结节，最大者直径约 15mm，FDG 摄取增高，SUV$_{max}$ 8.4；肝内可见多发低密度影，边缘欠清，最大者直径约 27mm，FDG 摄取增高，SUV$_{max}$ 13.2；脊柱多个椎体及附件、双侧肋骨、肩胛骨、左侧锁骨及骨盆诸骨均见多发局灶性 FDG 摄取增高，SUV$_{max}$ 10.8，并多处局灶性溶骨性骨质破坏（图 2-1-33）。

（3）影像诊断：考虑肌上皮癌复发，两肺、肝、淋巴结、全身骨骼多发转移。

（4）病理诊断：右舌下腺肌上皮癌术后复发。

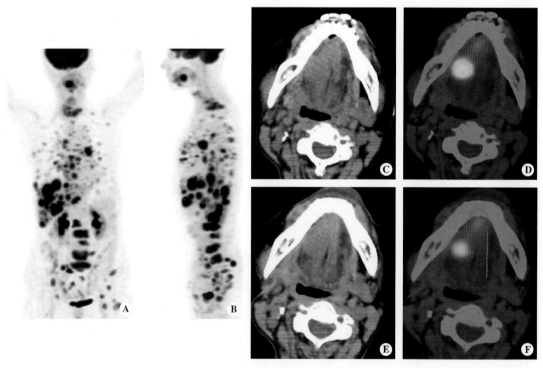

图 2-1-33 右舌下腺肌上皮癌复发

病例 5

（1）简要病史：男，74 岁；输尿管癌术后复查。

（2）影像表现：右腮腺下极等密度结节，边缘清晰，FDG 摄取明显增高，SUV$_{max}$ 7.9；左甲状腺下极见低密度小结节，无明显 FDG 摄取（图 2-1-34）。

（3）影像诊断：右腮腺结节，考虑腮腺混合瘤；

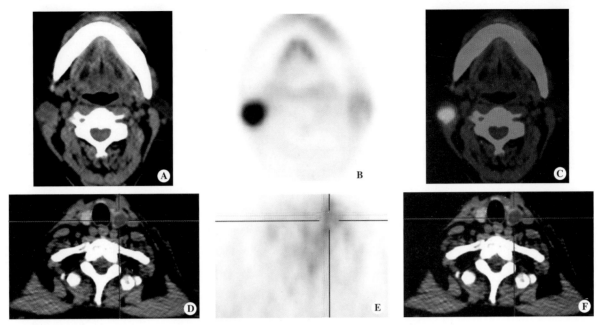

图 2-1-34 腮腺多形性腺瘤（甲状腺腺瘤可能）

左甲状腺低密度结节，考虑腺瘤。

（4）病理诊断（穿刺活检）：腮腺多形性腺瘤。

病例6

（1）简要病史：男，60岁；咳嗽、咯血，胸痛2月余。

（2）影像表现：左颌下腺见结节，直径约24mm，密度稍高，尚均匀，FDG摄取增高，中心为著，SUV$_{max}$ 8.6；右肺中叶见分叶状高密度结节，大小约25mm×22mm，FDG摄取均匀增高，SUV$_{max}$ 15.9；肺门高FDG摄取肿大淋巴结，SUV$_{max}$ 15.9（图2-1-35）。

（3）影像诊断：肺癌，肺门淋巴结转移；左腮腺淋巴结转移？混合瘤？

（4）病理诊断：右肺中叶腺癌；左腮腺混合瘤（多形性腺瘤）。

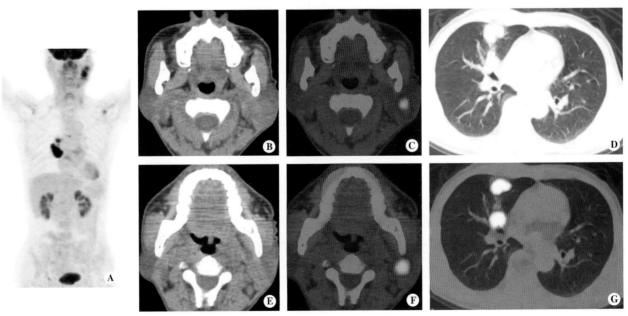

图 2-1-35 腮腺多形性腺瘤并肺癌

七、左乳突癌术后复发

【病例】

（1）简要病史：女，53 岁；左侧中耳乳突癌手术切除并放化疗后。

（2）影像表现：小脑左叶桥小脑角水平见囊实性病灶，实性部分 FDG 摄取增高，SUV_{max} 11.5；岩尖翼突外板间见不规则肿块，FDG 摄取增高，SUV_{max} 13.7，邻近翼突外板、岩尖、部分颞骨破坏（图 2-1-36）。

（3）影像诊断：岩尖翼突外板间肿块，代谢活性增高，考虑肿瘤复发；小脑左叶囊实性病灶，代谢活性增高，考虑转移。

（4）随访结果：左侧中耳乳突癌术后复发。

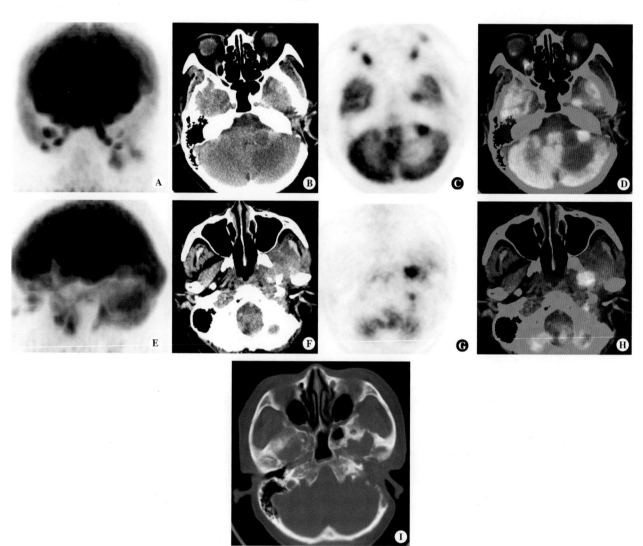

图 2-1-36　左侧中耳乳突癌术后复发

八、鼻、鼻窦和咽部淋巴瘤

【概述】

鼻淋巴瘤大多数为非霍奇金淋巴瘤，以结外 NK/T 细胞淋巴瘤多见，弥漫大 B 细胞淋巴瘤、外周非特殊性 T 细胞淋巴瘤等亦可累及鼻腔。NK/T 细胞淋巴瘤好发于成人，儿童少见，男性多于女性，最常见于鼻腔。鼻淋巴瘤临床表现为鼻塞、鼻肿、涕血及发热等；CT 可见鼻腔内息肉状或菜花状肿物或软组织肿块，表面欠光整，内可见坏死，密度不均，可造成鼻腔堵塞，病变多位于鼻腔前部，可侵及鼻旁窦，鼻中隔受累常见，表现为不规则增厚，亦可累及双侧鼻腔。鼻窦淋巴瘤少见，临床症状多不典型。尽管淋巴瘤可累及骨骼，但鼻、鼻窦淋巴瘤骨破坏较少见。鼻淋巴瘤FDG摄取通常明显增高。

鼻淋巴瘤应注意与鼻息肉、内翻性乳头状瘤、鼻癌等鉴别。鼻淋巴瘤较多累及鼻前庭、鼻翼及邻近面部软组织，可导致鼻中线结构破坏，并侵及血管壁，密度、信号亦可不均匀。

鼻息肉合并炎症也可能呈高FDG摄取，但息肉多发生在中鼻道、下鼻甲的后端，密度、信号多欠均匀，增强显示周边强化。内翻性乳头状瘤起源于鼻中甲附近的鼻外侧壁，可破坏邻近骨壁，易向上颌窦、筛窦窦腔内蔓延，典型者可见脑回状或带状强化，T_2WI信号可见栅栏状改变。鼻癌进展快，易侵及鼻外结构，骨破坏明显，但颈部淋巴结转移较少。

咽部淋巴瘤以鼻咽部较常见，鼻咽部淋巴瘤多为非霍奇金淋巴瘤，以弥漫大B细胞淋巴瘤常见，NK/T细胞淋巴瘤及外周T细胞淋巴瘤亦不少见，多见于成人，儿童和青少年则还可见伯基特淋巴瘤。淋巴瘤可仅累及鼻咽，亦可同时伴咽淋巴环淋巴瘤，颈部淋巴结病变常见。鼻咽部淋巴瘤密度或信号较均匀，部分可有颅底骨质浸润，FDG摄取多明显增高。鼻咽部淋巴瘤与鼻咽癌的影像表现、代谢特性有很大重叠，有时鉴别不易，需要借助活检。

【病例】

病例1

（1）简要病史：女，62岁；不规则发热伴消瘦半年余，病理确诊为结外NK/T细胞淋巴瘤。

（2）影像表现：双侧鼻腔充满软组织密度影，累及鼻咽部，FDG摄取增高，SUV_{max} 15.8，鼻甲、上颌窦内壁未见明显骨质破坏；上颌窦和筛窦软组织密度影充填，无明显FDG摄取（图2-1-37）。

（3）影像诊断：结合病史，符合鼻、鼻咽NK/T细胞淋巴瘤改变。

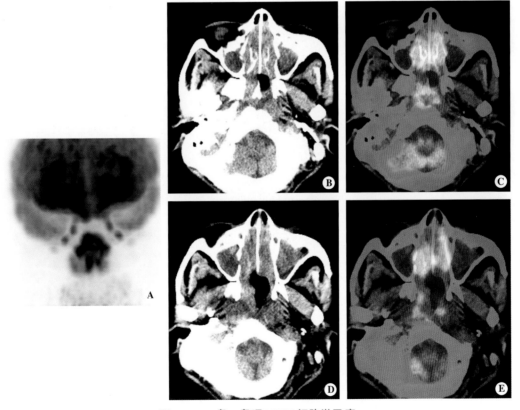

图2-1-37 鼻、鼻咽NK/T细胞淋巴瘤

病例2

（1）简要病史：男，76岁；鼻塞半个月，鼻腔内见肿块，外院活检示NK/T细胞淋巴瘤。

（2）影像表现：左侧鼻腔内可见类圆形软组织密度影，大小约17mm×16mm，邻近骨质吸收，FDG摄取明显增高，SUV_{max} 10.3；双侧上颌窦及筛窦黏膜增厚（图2-1-38）。

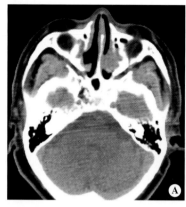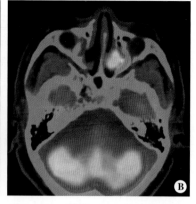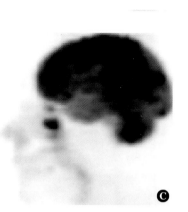

图 2-1-38　鼻腔 NK/T 细胞淋巴瘤

（3）影像诊断：结合临床，符合鼻腔 NK/T 细胞淋巴瘤改变。

（4）病理诊断：NK/T 细胞淋巴瘤。

病例 3

（1）简要病史：男，53 岁；确诊鼻咽部 NK/T 细胞淋巴瘤，了解全身情况。

（2）影像表现：双侧鼻咽顶侧壁稍增厚、

饱满，FDG 摄取增高，SUV$_{max}$ 3.0，延迟 1 小时后 SUV$_{max}$ 6.5，双侧咽隐窝变浅；双侧颈部淋巴结链（Ⅰ～Ⅶ区）见多发稍大淋巴结，较大者位于颈动脉鞘旁，约 6mm×12mm，部分 FDG 摄取稍增高，SUV$_{max}$ 2.5，延迟 1 小时后 SUV$_{max}$ 4.5（图 2-1-39）。

（3）影像诊断：符合鼻咽部 NK/T 细胞淋巴瘤改变。

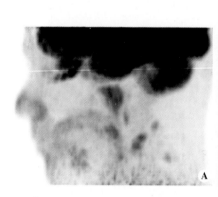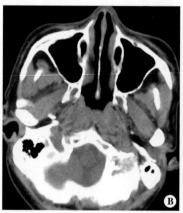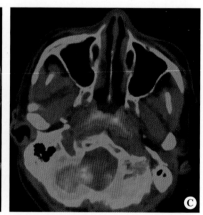

图 2-1-39　鼻咽部 NK/T 细胞淋巴瘤

病例 4

（1）简要病史：男，70 岁；右眼肿痛、外突 3 月余。

（2）影像表现：右侧眼眶内脂肪间隙、上颌窦、筛窦、鼻腔、鼻泪管及颌面部填充多发软组织密度影，密度尚均匀，与下直肌分界不清，合并右侧眼眶内下壁、上颌窦前内侧壁、筛窦诸壁不连续、骨质破坏，FDG 摄取增高，SUV$_{max}$ 25.2；左

侧上颌窦、额窦、筛窦及蝶窦见斑片状等密度影，未见 FDG 摄取增高；右侧颌下见一肿大淋巴结影，直径约 19mm，FDG 摄取增高，SUV$_{max}$ 17.5（图 2-1-40）。

（3）影像诊断：考虑淋巴瘤，侵及上颌窦、筛窦、眶内；副鼻窦炎。

（4）病理诊断：右侧鼻腔、鼻旁窦 NK/T 细胞淋巴瘤。

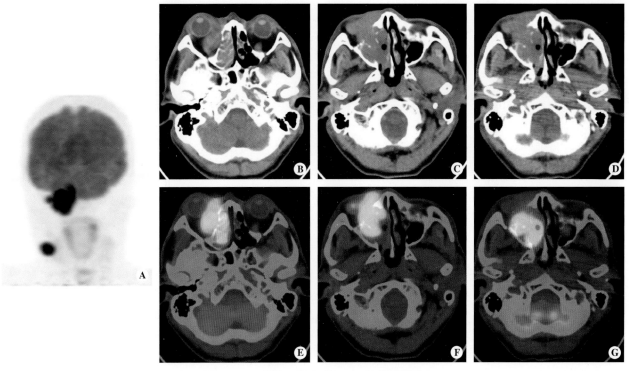

图 2-1-40　鼻腔、鼻旁窦 NK/T 细胞淋巴瘤

病例 5

（1）简要病史：男，34 岁；鼻头红肿、鼻前庭结节 2 月余。

（2）影像表现：左鼻前庭及中隔黏膜增厚，左侧扁桃体增大，FDG 摄取增高，SUV$_{max}$ 分别为 9.1 和 5.0；左颈部数个淋巴结，FDG 摄取稍高（图 2-1-41）。

（3）影像诊断：结合病史，考虑鼻淋巴瘤。

（4）病理诊断：鼻非霍奇金淋巴瘤。

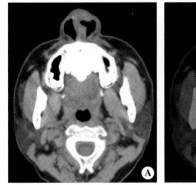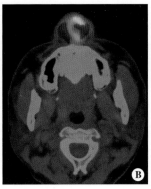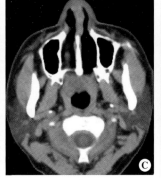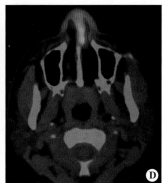

图 2-1-41　鼻非霍奇金淋巴瘤

病例 6

（1）简要病史：女，60 岁；鼻塞，偶伴血丝鼻涕 4 月余。

（2）影像表现：鼻咽壁明显增厚，呈不规则软组织密度肿块影，边缘尚清晰，欠光整，FDG 摄取明显增高，SUV$_{max}$ 21.3，咽隐窝消失，咽鼓管变窄，周围骨质未见明显破坏（图 2-1-42）。

（3）影像诊断：鼻咽癌可能性大。

（4）病理诊断：鼻咽弥漫大 B 细胞淋巴瘤。

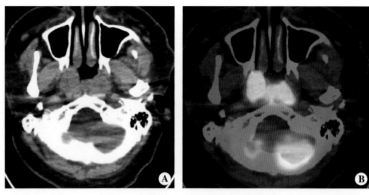

图 2-1-42　鼻咽弥漫大 B 细胞淋巴瘤

病例 7

（1）简要病史：男，57 岁；发现左颈部无痛性肿块 2 个月，外院 MRI 示鼻咽癌，病理示鼻咽非角化型鳞癌。

（2）影像表现：左侧鼻咽部黏膜增厚，FDG 摄取增高，SUV_{max} 27.6，咽隐窝消失，咽旁间隙变窄；双侧颈部、左侧扁桃体及颌下、左侧锁骨上窝、右侧肺门、纵隔（7、8 区）、贲门区、肝门区、脾门区、腹膜后胰周、腹盆腔内肠系膜间、左侧腹股沟可见多发肿大淋巴结，部分融合，最大者约 43mm×33mm，脾脏内亦可见多个低密度影，FDG 摄取增高，SUV_{max} 35.3（图 2-1-43）。

（3）影像诊断：淋巴瘤可能性大。

（4）病理诊断：弥漫大 B 细胞淋巴瘤。

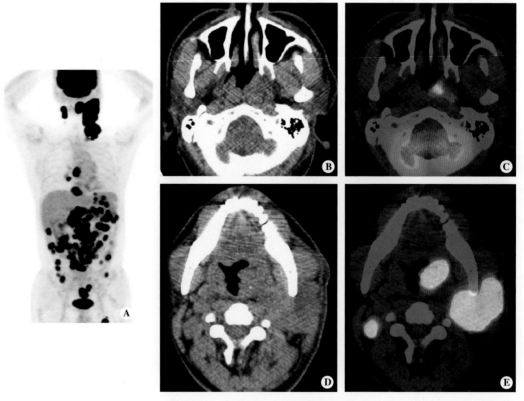

图 2-1-43　鼻咽弥漫大 B 细胞淋巴瘤

病例 8

（1）简要病史：男，55 岁；发现口腔肿块 1 月余。

（2）影像表现：软腭左侧，双侧扁桃体肿胀，FDG 摄取增高，SUV_{max} 26.7；双侧咽旁见多发肿大淋巴结，FDG 摄取增高，SUV_{max} 3.6（图 2-1-44）。

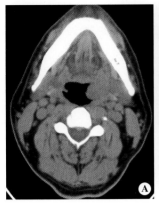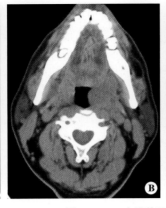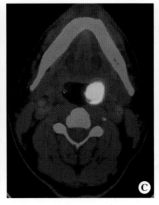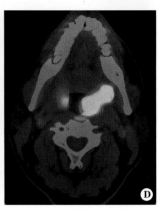

图 2-1-44 扁桃体弥漫大 B 细胞淋巴瘤

（3）影像诊断：考虑扁桃体恶性病变，淋巴瘤可能性大。

（4）病理诊断：软腭活检示弥漫大 B 细胞淋巴瘤，生发中心型。

病例 9

（1）简要病史：男，4 岁；发现鼻咽肿块 2 周。

（2）影像表现：鼻咽部巨大不规则肿块，密度欠均匀，部分边缘清晰，FDG 摄取明显增高，SUV$_{max}$ 16.7；双侧颈部肿大淋巴结，FDG 摄取增高，SUV$_{max}$ 3.8；双侧上颌窦、筛窦黏膜增厚（图 2-1-45）。

（3）影像诊断：鼻咽部淋巴瘤可能性大。

（4）病理诊断：非霍奇金淋巴瘤。

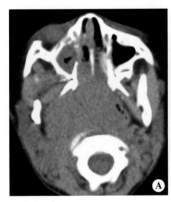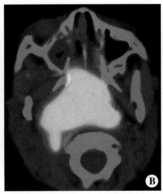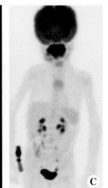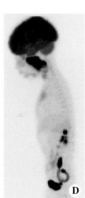

图 2-1-45 鼻咽部非霍奇金淋巴瘤

病例 10

（1）简要病史：女，61 岁；确诊淋巴瘤，治疗前分期。

（2）影像表现：双侧颈部可见多发肿大淋巴结，最大者位于右侧，大小约 24mm×23mm；右侧口咽可见类圆形软组织肿块影，大小约 21mm×16mm，FDG 摄取均增高，SUV$_{max}$ 17.9；鼻咽部左侧壁增厚，FDG 摄取增高，SUV$_{max}$ 8.2，咽隐窝狭窄，咽旁间隙清晰（图 2-1-46）。

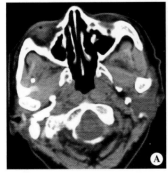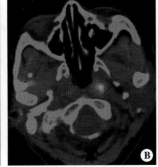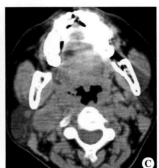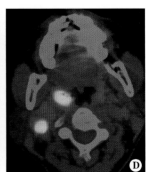

图 2-1-46 鼻咽非霍奇金淋巴瘤

（3）影像诊断：符合淋巴瘤改变。

（4）病理诊断：非霍奇金淋巴瘤。

九、髓外浆细胞瘤

【概述】

髓外浆细胞瘤可发生于全身任何髓外组织和器官，其中 80% 发生于头颈部，多位于鼻腔、鼻窦和鼻咽部，好发年龄段为 50～60 岁，男性明显多于女性。本病病程缓慢，临床症状多不典型，可有鼻塞、头痛、面部麻木、嗅觉减退等表现。CT 平扫显示病变为均匀等密度软组织结节或肿块，鼻腔内者可沿鼻腔生长，堵塞鼻腔，侵及鼻旁窦，病变邻近骨质可压迫、变形、吸收。MR T_1WI 呈等或稍低信号，T_2WI 呈等或稍高信号；增强可见肿瘤中度或明显强化，或分隔样强化，强化均匀或不均匀。PET 显示病变呈中度或明显高 FDG 摄取。

鼻部的髓外浆细胞瘤应注意与内翻性乳头状瘤、淋巴瘤等鉴别。内翻性乳头状瘤在 MR T_2WI 或增强 T_1WI 显示脑沟回状或栅栏状改变；鼻部淋巴瘤以 NK/T 细胞淋巴瘤常见，常破坏鼻中隔，侵及鼻翼、鼻背，可有坏死；三者均可呈中度或明显 FDG 摄取。

【病例】

病例 1

（1）简要病史：男，50 岁；发现鼻腔肿物 2 周。

（2）影像表现：右侧额窦、筛窦、上颌窦及鼻腔见不规则软组织密度肿块影，最大层面大小约 30mm×37mm，FDG 摄取增高，SUV_{max} 12.5，包埋右侧鼻甲，右侧内直肌略受推移，邻近窦壁广泛骨质破坏，鼻中隔明显受挤压向左移（图 2-1-47）。

（3）影像诊断：考虑鼻腔恶性肿瘤、浆细胞瘤或 NK/T 细胞淋巴瘤。

（4）病理诊断：鼻腔浆细胞瘤。

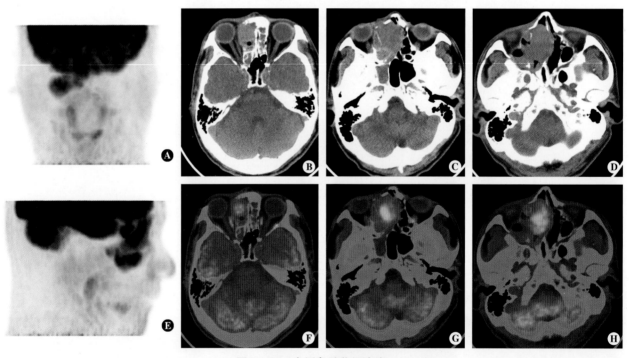

图 2-1-47　右侧鼻腔浆细胞瘤

病例 2

（1）简要病史：女，79 岁；鼻塞近半年，检查发现右侧鼻腔软组织肿块。

（2）影像表现：右侧鼻腔充满稍高密度软组织肿块，右侧鼻甲被推挤移向外侧，部分骨质吸收，右上颌 FDG 摄取增高，SUV_{max} 6.1；中、下鼻窦可见软组织密度影充填，FDG 摄取稍高；左侧鼻腔见小块软组织肿块，边缘 FDG 摄取稍高，不均匀（图 2-1-48）。

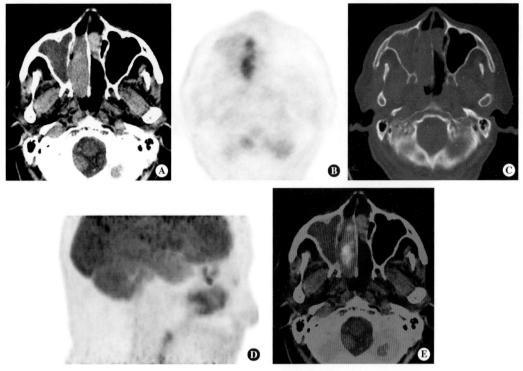

图 2-1-48 鼻腔骨外浆细胞瘤

（3）影像诊断：结合病史，考虑鼻腔骨外浆细胞瘤。

（4）病理诊断：活检病理及免疫组化示鼻腔骨外浆细胞瘤。

病例 3

（1）简要病史：男，51 岁；发现右下颌下包块 1 周。

（2）影像表现：右下颌下不规则小结节，略分叶，边缘尚清晰，FDG 摄取增高，SUV_{max} 5.72（图 2-1-49）。

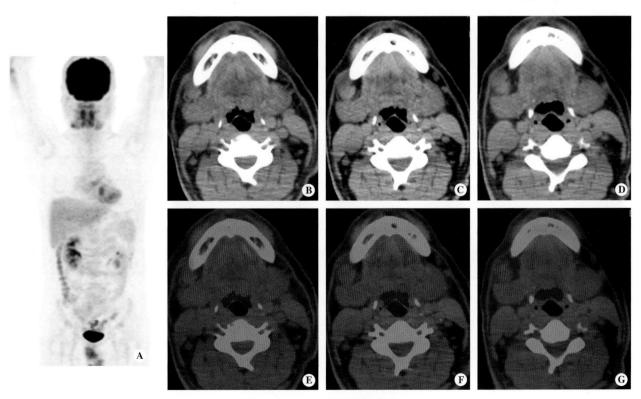

图 2-1-49 右下颌下浆细胞瘤

（3）影像诊断：右下颌下小结节，代谢活性增高，结合病史，考虑髓外孤立性浆细胞瘤。

（4）病理诊断（手术切除）：浆细胞瘤。

第二节 甲状腺、甲状旁腺病变

一、甲状腺癌

【概述】

甲状腺癌病理上可分为乳头状腺癌、滤泡状腺癌、未分化癌和髓样癌等，其中乳头状腺癌最多见。甲状腺癌青壮年女性多见，通常为单发。临床上多以甲状腺区无痛性包块就诊，包块通常质硬。

甲状腺癌 CT 常表现为低密度结节或肿块，肿块密度多不均匀，可囊变、坏死，病变可呈圆形，但多不规则，边缘与正常组织境界欠清，甲状腺边缘连线常中断，周围脂肪间隙模糊，囊壁可见壁结节，内可见散在斑点状钙化；CT 增强扫描甲状腺癌不均匀强化，但低于正常甲状腺，肿瘤周边强化更明显，与正常组织界限不清，强化时肿瘤较平扫小，而甲状腺边缘缺损显示更清晰。甲状腺乳头状

腺癌、滤泡状腺癌和未分化癌通常表现为高 FDG 摄取，而髓样癌多数呈低或无 FDG 摄取。甲状腺癌常引起颈Ⅵ区淋巴结转移，其次是Ⅲ、Ⅳ区。

甲状腺癌需与甲状腺瘤、结节样甲状腺肿鉴别：甲状腺瘤，呈圆形或类圆形，境界清晰，无强化，腺瘤可囊变，但少见钙化，甲状腺边缘完整，腺瘤可表现为不同程度 FDG 摄取或无 FDG 摄取；结节样甲状腺肿，甲状腺增大，多不对称，病变边缘欠清，密度不均匀，可囊变、出血、坏死，部分可见小片状钙化，增强腺体强化，边缘清晰，可有假包膜形成，甲状腺边缘完整。

【病例】

病例 1

（1）简要病史：男，80 岁；右锁骨上淋巴结肿大。

（2）影像表现：甲状腺右叶稍增大，内见稍低密度结节，FDG 摄取增高，SUV_{max} 3.6；右颈部淋巴结肿大，大小约 7.4mm×4.5mm，FDG 摄取增高，SUV_{max} 55.7；两肺门及纵隔（2R、4R 区）见肿大淋巴结，部分 FDG 摄取增高，SUV_{max} 7.1（图 2-2-1）。

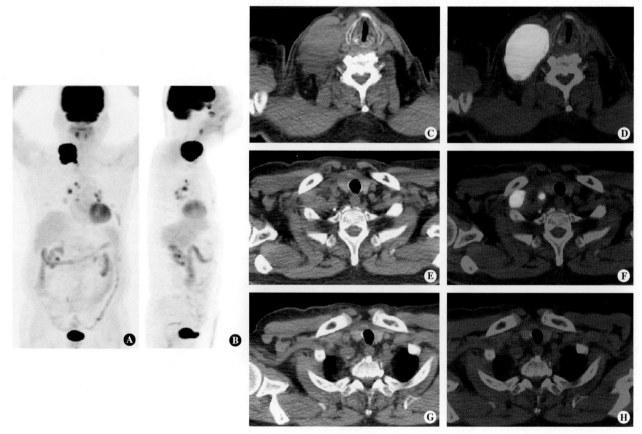

图 2-2-1 甲状腺癌

（3）影像诊断：甲状腺癌可能；右颈部淋巴结转移；肺门及纵隔淋巴结转移不除外。

（4）病理诊断/随访结果：淋巴结穿刺示转移癌，免疫组化考虑甲状腺来源。右颈部淋巴结、肺门及纵隔淋巴结转移。

病例2

（1）简要病史：男，46岁；体检发现甲状腺结节，甲状腺球蛋白升高（＞500ng/ml）。

（2）影像表现：甲状腺双侧叶多发低密度结节，大小不等，最大者位于右侧，直径约2.8cm，边缘欠清，FDG摄取均增高，SUV_{max} 7.3（图2-2-2）。

（3）影像诊断：甲状腺多发结节，代谢活性增高，考虑恶性，甲状腺癌可能性大。

（4）病理诊断：甲状腺乳头状腺癌。

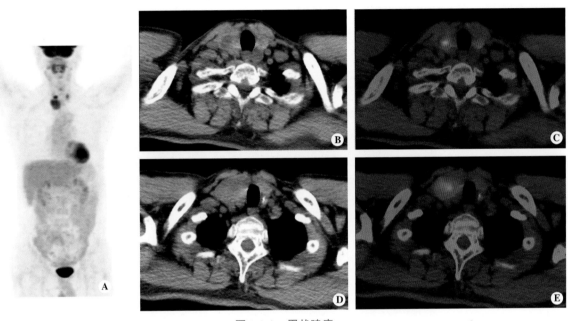

图 2-2-2　甲状腺癌

病例3

（1）简要病史：女，30岁；血小板增多，查因。

（2）影像表现：甲状腺右叶上极内见一结节状稍低密度影，密度不均，边缘欠清，大小约8mm×11mm，FDG摄取增高，SUV_{max} 6.7，局部甲状腺轮廓欠完整（图2-2-3）。

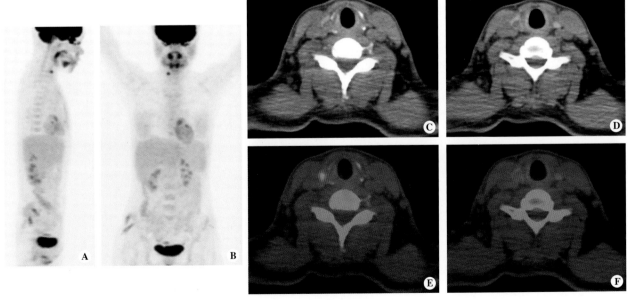

图 2-2-3　甲状腺癌

（3）影像诊断：甲状腺癌可能。

（4）病理诊断（手术）：甲状腺乳头状腺癌。

病例 4

（1）简要病史：男，46 岁；体检发现肝、肺结节；腰椎 MR 疑骨转移；甲状腺球蛋白升高（＞500ng/ml）。

（2）影像表现：甲状腺不对称增大，内可见多个类圆形低密度影，最大者约 29mm×25mm，FDG摄取均增高，SUV$_{max}$ 7.3，边缘尚清楚，内见点状、结节状钙化；右肺中叶可见 2 个小结节，均未见明显 FDG 摄取；右叶后段可见类圆形稍低密度影，大小约 12mm×11mm，未见明显 FDG 摄取（图 2-2-4）。

（3）影像诊断：考虑甲状腺癌；右肺结节，建议随访；肝内低密度结节，考虑血管瘤可能。

（4）病理诊断（手术）：甲状腺多发乳头状腺癌。

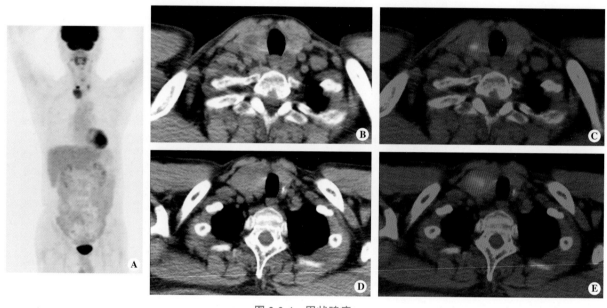

图 2-2-4　甲状腺癌

病例 5

（1）简要病史：女，43 岁；发现右颈部淋巴结肿大半个月，穿刺提示有异型细胞，淋巴结切除活检示透明细胞癌，考虑转移性。

（2）影像表现：甲状腺右叶等密度结节，直径约 2.1cm，FDG 摄取明显增高，SUV$_{max}$ 38.7；右颈部淋巴结肿大，FDG 摄取增高，SUV$_{max}$ 9.4；体部其他部位未见异常明显 FDG 摄取增高灶（图 2-2-5）。

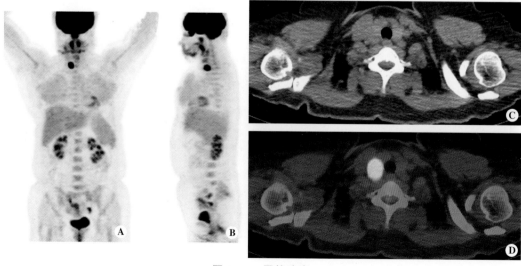

图 2-2-5　甲状腺癌

（3）影像诊断：甲状腺右叶结节，代谢活性明显增高，考虑甲状腺癌；右颈部淋巴结肿大，代谢活性增高，考虑转移。

（4）病理诊断（手术）：甲状腺透明细胞癌。

病例6

（1）简要病史：女，60岁；发现肺小结节1周。

（2）影像表现：甲状腺体积增大，内可见多个类圆形低密度影，较大者位于左叶，大小约18mm×17mm，FDG摄取增高，SUV_{max} 9.8；左肺上叶尖后段可见结节状软组织密度影，大小约12mm×11mm，FDG摄取稍增高，SUV_{max} 2.1（图2-2-6）。

（3）影像诊断：甲状腺癌可能性大；右肺小结节，建议随访。

（4）病理诊断：甲状腺滤泡状腺癌。

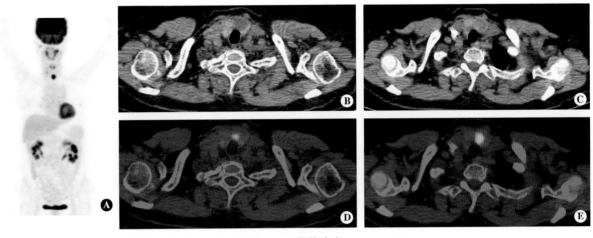

图2-2-6　甲状腺癌

病例7

（1）简要病史：男，34岁；体检彩超提示甲状腺低密度影，怀疑甲状腺癌；CT示左肺结节，怀疑转移。

（2）影像表现：甲状腺右叶均匀低密度结节，突破甲状腺包膜向外生长，与周围结构无明显分界，FDG摄取增高，SUV_{max} 3.2；双侧颈部、右侧锁骨上窝、右侧颌下见肿大淋巴结影，SUV_{max} 3.2；左肺上叶舌段见一小结节，SUV_{max} 3.3（图2-2-7）。

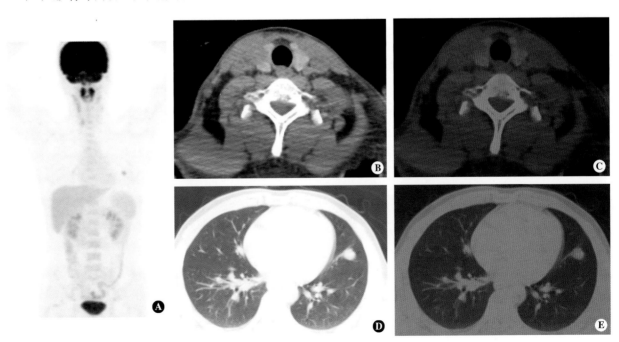

图2-2-7　甲状腺癌

（3）影像诊断：考虑甲状腺癌肺转移。

（4）病理诊断（手术）：甲状腺癌；肺转移。

病例 8

（1）简要病史：女，57 岁；全身多处疼痛 3 月余，检查发现甲状腺包块。

（2）影像表现：甲状腺左叶见一类圆形混杂密度肿块，边缘尚清，其内可见点状钙化，大小约 41mm×35mm，FDG 摄取增高，SUV_{max} 20.6；左侧肱骨上段、左侧肩胛骨、胸骨、双侧多个肋骨、脊柱多个椎体及附件、骶骨、右侧耻骨、右侧股骨上段可见多发骨质破坏，FDG 摄取增高，SUV_{max} 23.8，部分周围软组织可见肿胀；左侧肾上腺见一结节，大小约 20mm×13mm，FDG 摄取增高，SUV_{max} 11.1（图 2-2-8）。

（3）影像诊断：考虑甲状腺癌，骨、左肾上腺转移。

（4）病理诊断/随访结果：穿刺活检证实为甲状腺癌。随访确诊骨、左肾上腺转移。

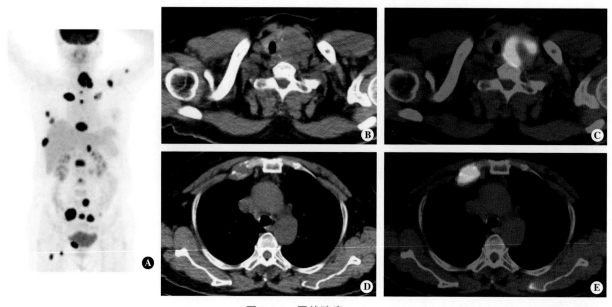

图 2-2-8　甲状腺癌

病例 9

（1）简要病史：男，47 岁；胸腺瘤术后胸背痛数月，CT 检查考虑胸膜、肋骨、椎骨转移。

（2）影像表现：甲状腺左叶增大，内见不均匀低密度肿块，大小约 42mm×36mm×48mm，与左颈内静脉分界不清，FDG 摄取稍增高，SUV_{max} 2.2；右侧胸膜增厚伴少量积液，无明显 FDG 摄取；T_7、T_8 椎体及其右侧附件与第 7、8 肋骨骨质破坏，FDG 摄取稍增高，SUV_{max} 2.0（图 2-2-9）。

（3）影像诊断：胸腺瘤术后多发骨转移；左侧胸膜增厚并少量积液；甲状腺结节，考虑结节性甲状腺癌可能，建议活检。

（4）病理诊断/随访结果：胸腺、甲状腺多发性神经内分泌癌。多发骨转移。

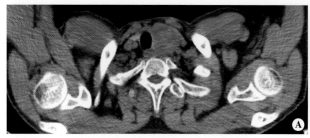

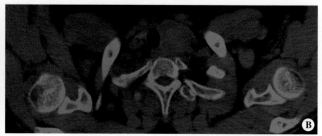

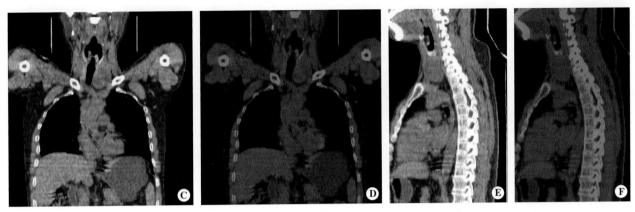

图 2-2-9 甲状腺癌

病例 10

（1）简要病史：女，66 岁；甲状腺癌术后复查。

（2）影像表现：甲状腺左叶术后改变，环状软骨后方沿管壁软组织肿块，向气管腔内和腔外生长，周围脂肪间隙尚清，FDG 摄取增高，SUV$_{max}$ 10.3；颈部无明显淋巴结肿大（图 2-2-10）。

（3）影像诊断：甲状腺癌术后复发。

（4）病理诊断：甲状腺癌复发。

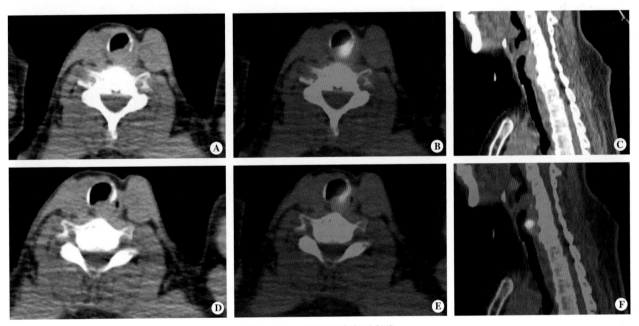

图 2-2-10 甲状腺癌术后复发

病例 11

（1）简要病史：男，83 岁；发现颈部无痛性肿块 2 个月，快速增大。

（2）影像表现：甲状腺双侧叶增大，右侧为甚，大小分别约 64mm×62mm、33mm×32mm，左侧达上纵隔，FDG 摄取明显增高，SUV$_{max}$ 分别为 26.7、25.1，内可见类圆形低密度区和点样钙化，无 FDG 摄取，周围结构受压向左侧移位，气管变窄；右侧颈部、右锁骨上窝、双侧肺门、纵隔（2R、4R、5 区）可见多发淋巴结，最大者约 12mm×10mm，部分 FDG 摄取增高，SUV$_{max}$ 17.4；两肺可见多个散在结节，最大者约 15mm×12mm，FDG 摄取增高，SUV$_{max}$ 11.5（图 2-2-11）。

（3）影像诊断：考虑甲状腺癌，淋巴结、肺转移。

（4）病理诊断（穿刺）：甲状腺转移癌。

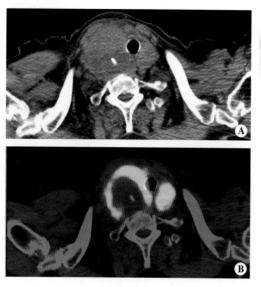

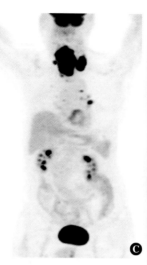

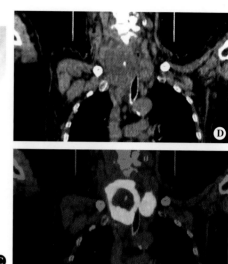

图 2-2-11　甲状腺转移癌

二、甲状腺淋巴瘤

【概述】

原发性甲状腺淋巴瘤较少见，甲状腺淋巴瘤多为全身淋巴瘤的一部分，B 细胞淋巴瘤常见。甲状腺淋巴瘤表现为甲状腺局灶性结节或弥漫性增大，局灶性结节边缘常较光整，密度减低，弥漫性增大则密度不均匀，边缘欠清晰、光整，少见钙化、坏死。局灶性结节 FDG 摄取通常明显增高，甲状腺弥漫性增大 FDG 摄取多不均匀。

甲状腺淋巴瘤应与癌、腺瘤及结节性甲状腺肿等鉴别。甲状腺癌多呈单发或多发结节，无坏死者 FDG 摄取多均匀增高；局灶性淋巴瘤应与腺瘤鉴别，淋巴瘤常有周围或他处淋巴结增大；弥漫性结节性甲状腺肿 FDG 摄取增高不明显。

【病例】

病例 1

（1）简要病史：男，25 岁；霍奇金淋巴瘤治疗后。

（2）影像表现：甲状腺右叶见一稍低密度结节，边缘清晰，大小约 9mm×10mm，FDG 摄取增高，SUV_{max} 17.6；双侧颈部（Ⅱ、Ⅴ、Ⅵ、Ⅶ区）、纵隔（1、2R、3A、7 区）、胰头旁及右侧髂血管旁见多发大小不等淋巴结，最大者约 19mm×29mm，FDG 摄取增高，SUV_{max} 23.2；T_3 椎体及右侧髂骨 FDG 摄取增高，SUV_{max} 11.6（图 2-2-12）。

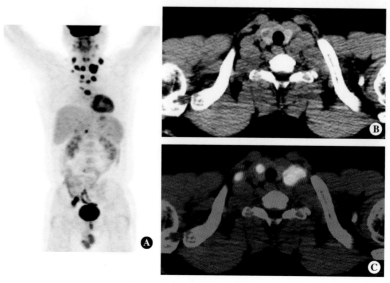

图 2-2-12　甲状腺淋巴瘤

（3）影像诊断：考虑淋巴瘤仍具活性。

（4）随访结果：继续化疗后，B超及CT复查显示疗效不佳。

病例2

（1）简要病史：女，67岁；发现甲状腺肿大2月余。

（2）影像表现：甲状腺弥漫性肿大，密度减低，FDG摄取不均匀增高，SUV$_{max}$ 14.2；右肺下叶背段胸膜下见不规则结节样影，长径约27mm，FDG摄取增高，SUV$_{max}$ 2.4，边缘欠光整（图2-2-13）。

（3）影像诊断：甲状腺癌，肺转移可能性大。

（4）病理诊断：甲状腺穿刺证实为弥漫大B细胞淋巴瘤。

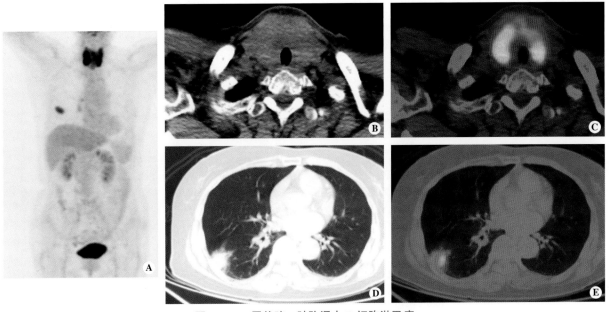

图2-2-13　甲状腺、肺弥漫大B细胞淋巴瘤

病例3

（1）简要病史：女，42岁；颈部包块1月余，超声疑甲状腺肿瘤、淋巴结肿大。

（2）影像表现：甲状腺不对称增大，密度减低、不均匀，大小约41mm×30mm，FDG摄取增高，SUV$_{max}$ 41.6，边缘欠光整；甲状腺周围及纵隔多发肿大淋巴结影，边缘欠清，部分融合，气管可见受压，FDG摄取增高，SUV$_{max}$ 31.7（图2-2-14）。

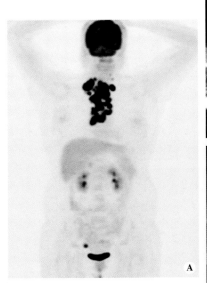
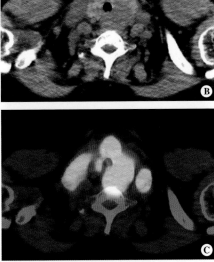
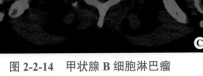
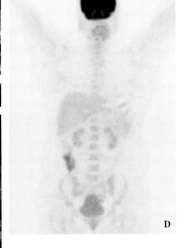

图2-2-14　甲状腺B细胞淋巴瘤

A为化疗前；D为化疗后

（3）影像诊断：淋巴瘤可能，甲状腺癌淋巴结转移不除外。

（4）病理诊断：活检证实为甲状腺 B 细胞淋巴瘤，滤泡型。

病例 4

（1）简要病史：男，77 岁；发现颈部包块 1 月余；甲状腺活检示非霍奇金淋巴瘤。

（2）影像表现：甲状腺右叶体积明显增大；大小约 88mm×30mm，延伸入胸廓，密度尚均匀，气管及食管受压左移，FDG 摄取明显增高，SUV_{max} 17.5；甲状腺左叶大小大致正常，FDG 摄取增高，SUV_{max} 8.6，周围境界尚清楚（图 2-2-15）。

（3）影像诊断：结合临床考虑甲状腺淋巴瘤。

（4）随访结果：非霍奇金淋巴瘤治疗后，甲状腺缩小，代谢恢复正常。

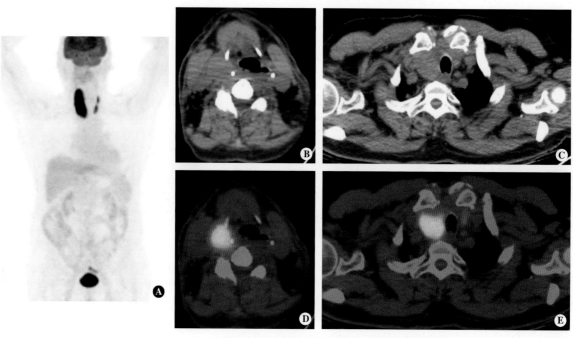

图 2-2-15　甲状腺淋巴瘤

病例 5

（1）简要病史：男，45 岁；发现甲状腺肿大 1 个月，有睾丸淋巴瘤病史。

（2）影像表现：甲状腺右叶增大，外侧见类圆形低密度结节，大小约 24mm×22mm，边缘欠清晰，轮廓尚光整、无分叶，密度尚均匀，FDG 摄取明显增高，SUV_{max} 14.8（图 2-2-16）。

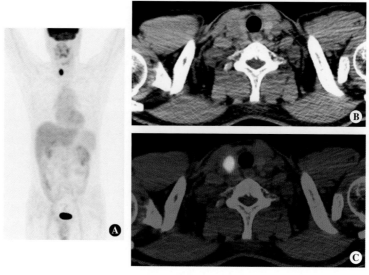

图 2-2-16　甲状腺淋巴瘤

（3）影像诊断：结合病史，考虑淋巴瘤不除外。

（4）病理诊断：甲状腺淋巴瘤。

三、结节性甲状腺肿

【概述】

结节性甲状腺肿多由单纯弥漫性甲状腺肿发展而来，女性多见，发病年龄常大于30岁，多表现为弥漫性不对称性甲状腺增大，可以无临床症状，气管受压可有呼吸困难，也可能有甲状腺功能亢进表现。CT扫描可见密度不均匀的单发或多发结节，可有小斑点状钙化，强化不均匀，甲状腺边缘完整；FDG摄取不均匀，大多数与肌肉相似，部分可见高FDG摄取，可能为残存腺体组织、功能代偿或亢进。

【病例】

病例1

（1）简要病史：女，59岁；反复腹痛、腰痛数月。

（2）影像表现：甲状腺弥漫性增大，内见多发低密度结节，多数密度不均匀，可见多个点状钙化，FDG摄取稍高于肌肉摄取（图2-2-17）。

（3）影像诊断：多发结节性甲状腺肿。

（4）随访结果：甲状腺肿10余年。随访1年，甲状腺无明显变化。

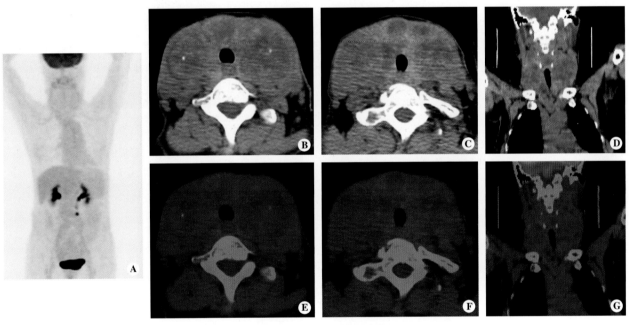

图 2-2-17　结节性甲状腺肿

病例2

（1）简要病史：女，69岁；地方性甲状腺肿患者，肩痛，CT检查发现肺结节。

（2）影像表现：甲状腺弥漫性增大，内见多发低密度结节，多数密度不均匀，内可见多发砂粒状钙化，FDG摄取增高，SUV_{max} 2.4（右肺尖占位）（图2-2-18）。

（3）影像诊断：结节性甲状腺肿；右肺上沟瘤。

（4）病理诊断：右肺上沟瘤。

病例3

（1）简要病史：女，77岁；椎体压缩骨折术后，病理提示骨转移，肾源性。

（2）影像表现：甲状腺明显肿大，密度减低，内见多个大小不等低密度结节，结节内见砂粒状和斑块状钙化，FDG摄取不均匀增高，SUV_{max} 9.4；左肾上极等密度结节，直径约16mm，FDG摄取稍高，SUV_{max} 2.7（图2-2-19）。

（3）影像诊断：左肾癌；多发结节性甲状腺肿，恶变不除外。

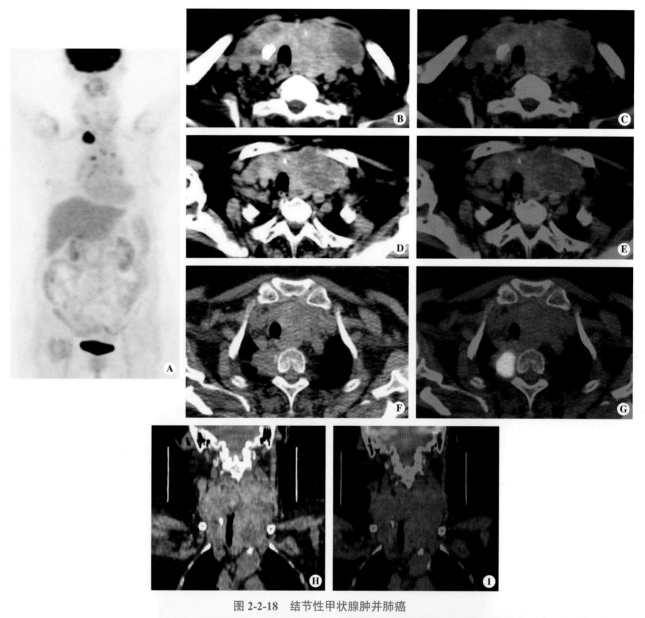

图 2-2-18   结节性甲状腺肿并肺癌

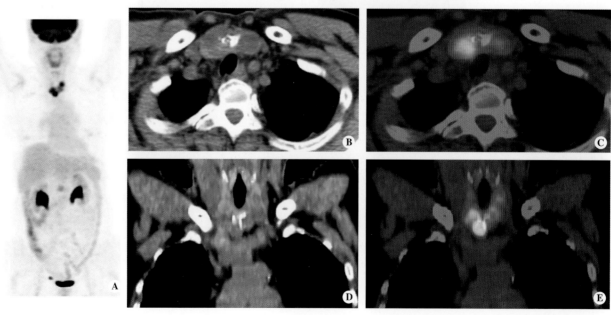

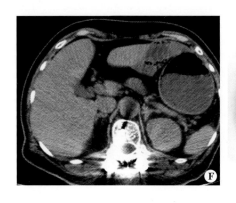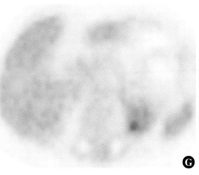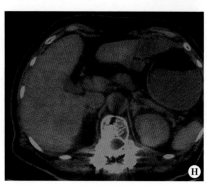

图 2-2-19 结节性甲状腺肿并肾癌

（4）病理诊断：甲状腺穿刺活检考虑结节性增生，未见恶性肿瘤细胞。左肾手术病理考虑透明细胞癌。

四、甲状腺腺瘤

【概述】

甲状腺腺瘤多单发，呈圆形或类圆形，低密度，包膜完整，无钙化，病变部位甲状腺边缘完整，强化不明显，FDG 摄取多数较低，部分可增高。

甲状腺结节多见于中年女性，超声是其首选检查方法。PET/CT 上良恶性结节均可表现为不同程度的代谢活性，也可低代谢，恶性病变大小和病理类型是影响 FDG 摄取的重要因素。甲状腺弥漫性高代谢活性，多为炎性；局灶性甲状腺代谢活性增高，不能仅以代谢活性区别良恶性，必须结合 CT 影像；如果甲状腺结节大于 15mm，且 FDG 摄取无明显增高，则绝大多数可排除恶性；

如明确了甲状腺结节为恶性，一般而言，则代谢活性越高，肿瘤恶性程度越高，侵袭性越强。

【病例】

病例 1

（1）简要病史：女，35 岁；右上腭鳞癌切除术 + 右上颌骨部分切除术后。

（2）影像表现：右上腭术后改变，右颈部多发淋巴结肿大，FDG 摄取增高，SUV_{max} 4.9；甲状腺左叶增大，内见较均匀低密度结节，大小约 22mm×18mm，未见明显 FDG 摄取（图 2-2-20）。

（3）影像诊断：右上腭鳞癌术后，颈部淋巴结肿大，代谢活性增高，考虑转移。甲状腺左叶结节，考虑腺瘤。

（4）随访结果：甲状腺彩超提示甲状腺左叶实性结节，考虑甲状腺腺瘤。4 年后，疑颈部淋巴结转移，外院 PET/CT 检查示颈部淋巴结，考虑炎性增生，甲状腺未见明显变化，穿刺活检未见恶性细胞。

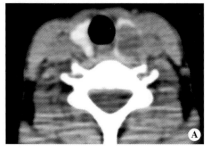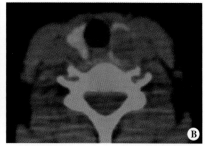

图 2-2-20 甲状腺腺瘤

病例 2

（1）简要病史：男，74 岁；颈部淋巴结肿大。

（2）影像表现：甲状腺弥漫性增大，右叶可见类圆形略低密度影，大小约 16mm×15mm，FDG 摄取增高，SUV_{max} 6.8（全身多发淋巴结肿大，

代谢活性稍增高）（图 2-2-21）。

（3）影像诊断：甲状腺腺瘤；淋巴结考虑炎性增生可能。

（4）随访结果：CT 增强、B 超考虑甲状腺腺瘤。B 超随访 3 年甲状腺未见明显变化。

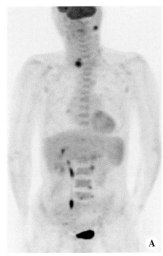
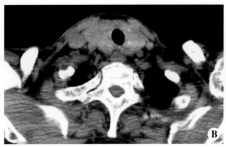
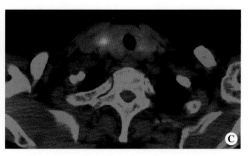

图 2-2-21　甲状腺腺瘤

五、甲状腺功能异常

【病例】

病例 1

（1）简要病史：女，60 岁；甲状腺功能亢进（简称甲亢）患者，发现肺部阴影。

（2）影像表现：双侧甲状腺密度均匀减低，左叶增大，双侧 FDG 摄取弥漫性均匀增高，SUV_{max} 16.0（图 2-2-22）。

（3）影像诊断：结合病史，考虑甲状腺功能亢进（肺部未见异常）。

（4）随访结果：临床诊断甲状腺功能亢进。

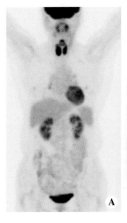
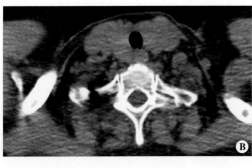
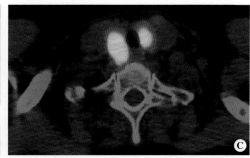

图 2-2-22　甲状腺功能亢进

病例 2

（1）简要病史：女，51 岁；乳腺癌术后。

（2）影像表现：双侧甲状腺增大，密度均匀减低，FDG 摄取弥漫性均匀增高，SUV_{max} 15.5（图 2-2-23）。

（3）影像诊断：考虑甲状腺功能亢进。

（4）随访结果：临床诊断亚急性甲状腺炎。

病例 3

（1）简要病史：女，38 岁；发现左乳包块 1 周。

（2）影像表现：双侧甲状腺密度均匀减低，FDG 摄取弥漫性均匀增高，SUV_{max} 14.9；左乳外下象限等密度结节，SUV_{max} 4.4（图 2-2-24）。

（3）影像诊断：甲状腺功能亢进可能；左乳腺癌可能性大。

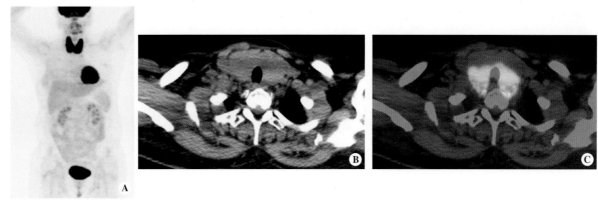

图 2-2-23　亚急性甲状腺炎

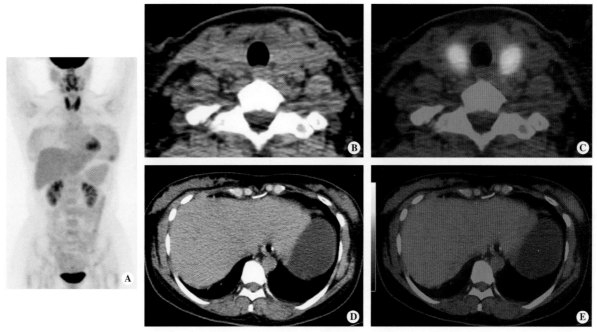

图 2-2-24　甲状腺功能减低并乳腺癌

（4）病理诊断／随访结果：细针穿刺活检示乳腺癌。临床诊断为甲状腺功能减低。

六、甲状旁腺功能亢进

【概述】

甲状旁腺可分泌甲状旁腺素，调节钙磷代谢。甲状旁腺功能亢进（简称甲旁亢）分为原发性、继发性和三发性。原发性甲旁亢是由于甲状旁腺本身疾病引起的甲状旁腺素合成、分泌增加；继发性甲旁亢是由不同原因引起的低钙血症，刺激甲状旁腺增生，使之合成、分泌过多甲状旁腺素；三发性甲旁亢是在继发性甲旁亢的基础上，腺体受到持久而强烈的刺激，部分组织转变成腺瘤，伴功能亢进。原发性甲旁亢女性多于男性，20～50岁多发，病因多为腺瘤，亦可为增生，少数为腺癌；临床症状复杂多样，如记忆力下降、情绪异常、倦怠乏力、腹胀、纳差、便秘、心动过缓、心律不齐、骨痛、尿路结石等，以及高钙血症、高尿钙、高尿磷、低血磷。

甲状旁腺增生、腺瘤及腺癌 CT 均可表现为甲状旁腺区的结节，多为单发圆形或类圆形，甲状旁腺增生、腺瘤及腺癌三者间结节密度无明显差异，但腺癌结节通常大于腺瘤和增生。三者增强扫描均可表现为中高度强化，但腺癌坏死多见，强化不均匀。甲旁亢常导致骨改变，典型表现为囊性纤维性骨炎。本例左侧甲状腺区后方稍低密度结节代谢稍高，甲状腺代谢增高；骨改变以骨囊状膨胀性改变为主，FDG 摄取中等程度增高。甲旁亢引起的骨改变，有时与恶性肿瘤并骨转移或其他骨病变不易区别，指骨膜下骨质吸收、颅骨斑点样骨吸收是甲旁亢的特征性改变，对鉴别诊断有一定帮助。

【病例】

（1）简要病史：女，22岁；左膝疼痛月余。

（2）影像表现：甲状腺左叶增大，可见囊实性结节，边缘欠规整，实性部分FDG摄取增高，SUV$_{max}$ 5.8；双侧锁骨、右肱骨上段、多根肋骨、右肩胛下角、骨盆、右股骨下段、左颈骨上段见多发性囊状骨质破坏，部分呈膨胀性，FDG摄取增高，SUV$_{max}$ 7.0（图2-2-25）。

（3）影像诊断：甲状腺左叶囊实性结节，代谢活性增高，考虑恶性可能，甲状腺癌不除外；多发骨质破坏，代谢活性增高，考虑骨转移。

（4）病理诊断/随访结果：手术病理示原发性甲状旁腺功能亢进，腺瘤。补钙治疗后，骨改变恢复良好。

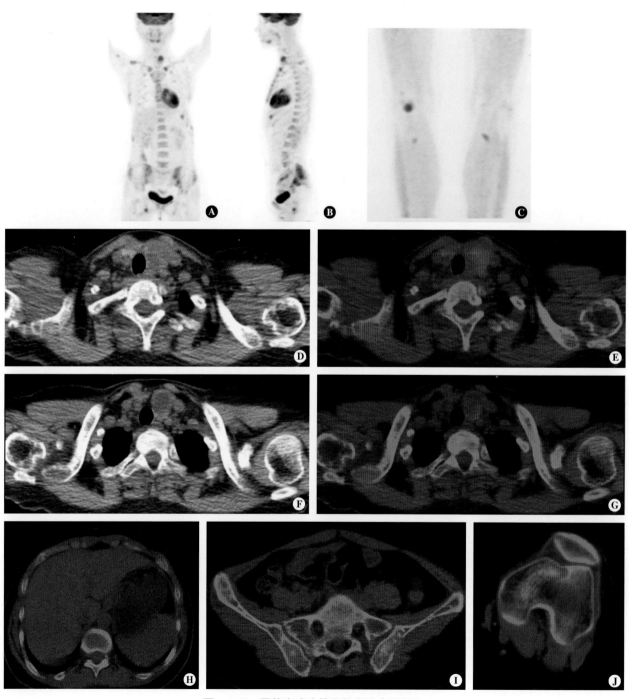

图 2-2-25　甲状旁腺瘤并甲状旁腺功能亢进

第三节 喉部病变

一、喉 癌

【概述】

喉癌多见于中老年男性，吸烟、饮酒均为患病高危因素；临床分为声门上型、声门型、声门下型和跨声门型，其中声门型最常见，声门下型少见；90%以上的喉癌属于鳞癌。喉癌临床症状因部位不同而表现有所不同，特别是早期，声门型早中期表现为声嘶，可有痰血、咽异物感，晚期可有呼吸困难；声门上型早期可无症状或有咽异物感，之后可出现咽痛、吞咽困难等；声门下型早期亦可无症状，之后可有声嘶、咽异物感及喘鸣等。声门型喉癌多位于声带游离缘的前半部，CT 表现为声带不对称增厚，声带游离缘粗糙不平，前联合厚度大于 2mm 等；双侧杓甲软骨间距不对称，相差 1.5mm 以上要考虑杓甲间隙侵及，会厌前间隙和喉旁间隙脂肪密度混浊则亦有可能侵及；声门区淋巴组织少，较少发生淋巴结转移。声门

上型喉癌常见部位为会厌，表现为会厌游离缘增厚，病变可能累及会厌前间隙间和舌根，或表现为会厌结节或肿块，杓会厌壁增厚，肿块可有坏死；易向颈部淋巴结转移。声门下型喉癌少见，通常表现为声门下气管与环状软骨间软组织不均匀增厚，单侧多见；多发生于梨状窝，偶见于环状软骨后和咽后壁。

喉癌大部分为鳞癌，PET 显像病变呈不同程度高 FDG 摄取，PET 尚能反映颈部淋巴结的转移情况。

【病例】

病例 1

（1）简要病史：女，66 岁；咽痛、异物感半年；电子喉镜示会厌舌面肿胀，边缘钝，中间可见一新生物及溃疡，质脆，触之易出血。

（2）影像表现：会厌舌面肿块，与舌根分界欠清，FDG 摄取增高，SUV_{max} 13.9，会厌谷变窄、双侧杓会厌壁不均匀增厚；双侧颈部见多发大小不等淋巴结，代谢活性增高，SUV_{max} 3.6（图 2-3-1）。

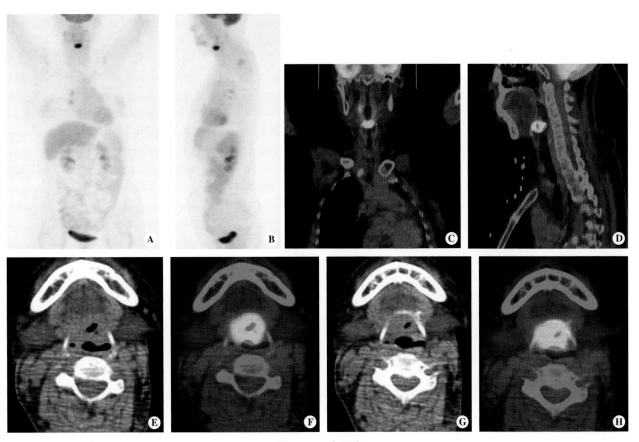

图 2-3-1 会厌癌

（3）影像诊断：会厌癌，双侧颈部淋巴结转移。

（4）病理诊断/随访结果：病理会诊为会厌鳞癌。双侧颈部淋巴结转移。

病例 2

（1）简要病史：男，72 岁；渐进性声嘶 3～4 个月，体检可见颈部包块。

（2）影像表现：自会厌至声带，左侧喉壁增厚，表面凹凸不平，FDG 摄取增高，SUV$_{max}$ 11.7；左颈中部胸锁乳突肌后内侧见 2 个肿大淋巴结，右颈根部食管旁见一肿大淋巴结，FDG 摄取增高，SUV$_{max}$ 9.3（图 2-3-2）。

（3）影像诊断：考虑喉癌，颈部淋巴结转移。

（4）病理诊断（手术）：喉未分化鳞癌。

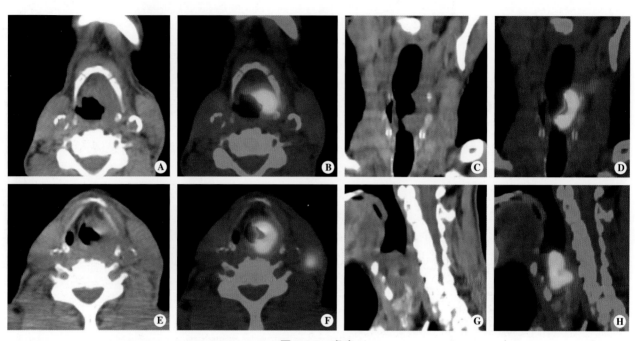

图 2-3-2　喉癌

病例 3

（1）简要病史：男，37 岁；腰椎骨转移查原发灶。

（2）影像表现：声门上左侧喉壁不规则软组织肿块，侵及甲状软骨和舌骨，FDG 摄取增高，SUV$_{max}$ 9.8；右肺门、左颈部淋巴结肿大，FDG 摄取增高；全身骨骼多处溶骨性骨质破坏，呈高 FDG 摄取（图 2-3-3）。

（3）影像诊断：声门上型喉癌并淋巴结、骨转移。

（4）病理诊断/随访结果：活检示喉癌。随访临床确诊淋巴结、骨转移。

病例 4

（1）简要病史：男，76 岁；右颈部淋巴结肿大，活检示转移。

（2）影像表现：右侧杓会厌壁增厚，FDG 摄取局灶性增高，SUV$_{max}$ 6.7（图 2-3-4）。

（3）影像诊断：考虑声门上型喉癌。

（4）病理诊断：喉癌，右颈部淋巴结转移。

病例 5

（1）简要病史：男，68 岁；声音沙哑近 1 个月，喉镜发现喉部肿物。

（2）影像表现：声门双侧不对称，左侧壁软组织稍增厚，边缘凹凸不平，FDG 摄取稍增高，SUV$_{max}$ 3.9；双侧肺门、纵隔（4R、7 区）及右锁骨上窝可见多发稍大淋巴结，最大者约 17mm×13mm，FDG 摄取增高，SUV$_{max}$ 8.7；两下肺散见数个微/小结节，无明显 FDG 摄取（图 2-3-5）。

（3）影像诊断：喉癌可能，肺门、纵隔及右锁骨上窝淋巴结；两下肺微/小结节；建议随访以除外转移。

（4）病理诊断：手术声带原位癌；淋巴结转移。

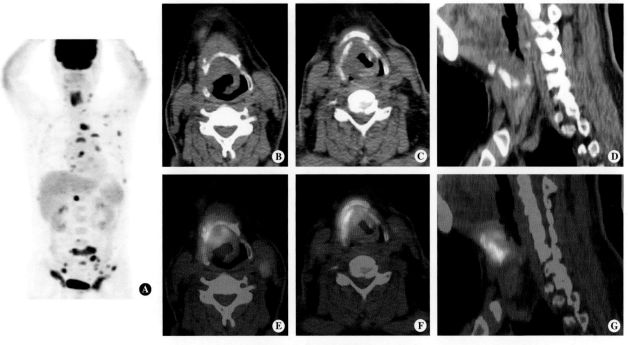

图 2-3-3　声门上型喉癌

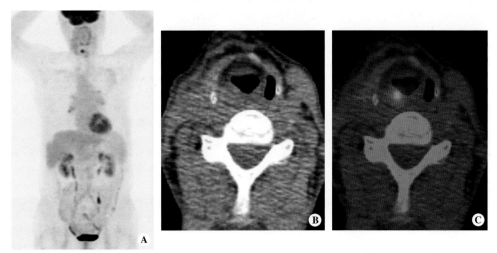

图 2-3-4　声门上型喉癌

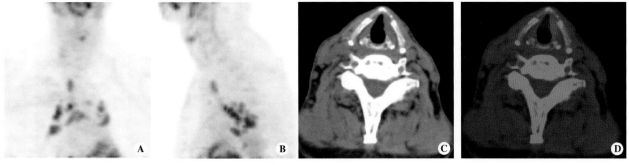

图 2-3-5　喉癌

病例 6

（1）简要病史：男，67 岁；声嘶 2 周。

（2）影像表现：左侧声带前侧稍厚，局部稍突出，FDG 摄取结节状增高，SUV$_{max}$ 4.5；颈部未见明显肿大淋巴结（图 2-3-6）。

（3）影像诊断：左侧声带增厚，代谢活性增高，考虑喉癌。

（4）病理诊断：手术病理示声门型喉癌。

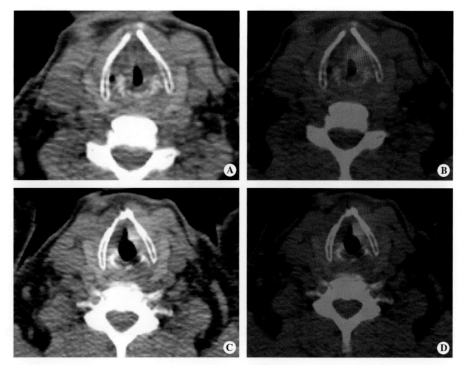

图 2-3-6　声门型喉癌

病例 7

（1）简要病史：男，63 岁；左颈部淋巴结穿刺活检示左颈部转移性鳞癌。

（2）影像表现：右侧下咽后壁软组织结节，边缘欠清，FDG 摄取增高，SUV_{max} 9.8；相邻环状软骨部分骨质破坏，左颈部见肿大淋巴结，大小约 26mm×19mm，边缘欠清，SUV_{max} 6.5；右颈部见数个小淋巴结影，FDG 摄取稍增高（图 2-3-7）。

（3）影像诊断：考虑下咽后壁癌，颈部淋巴结转移。

（4）病理诊断：右梨状窝癌，淋巴结转移。

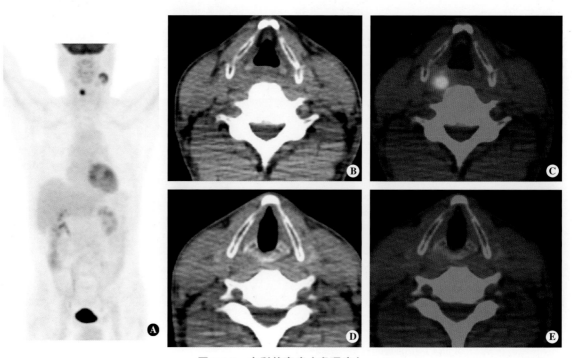

图 2-3-7　右梨状窝癌（喉咽癌）

病例 8

（1）简要病史：男，63 岁；左颈部淋巴结肿大 2 月余。

（2）影像表现：口咽左侧壁稍厚，表面稍突起，FDG 摄取与对侧相似，左侧会厌谷和梨状窝外侧壁稍厚，FDG 摄取稍高。左颈部见多发融合的肿大淋巴结，FDG 摄取明显增高，SUV$_{max}$ 18.8（图 2-3-8）。

（3）影像诊断：左颈部肿大淋巴结，考虑转移；口咽左侧壁及左会厌谷、梨状窝侧壁稍厚，建议喉镜检查，除外肿瘤性病变。

（4）病理诊断：左梨状窝外侧壁非角化型鳞癌；左咽侧壁及舌根原位癌。

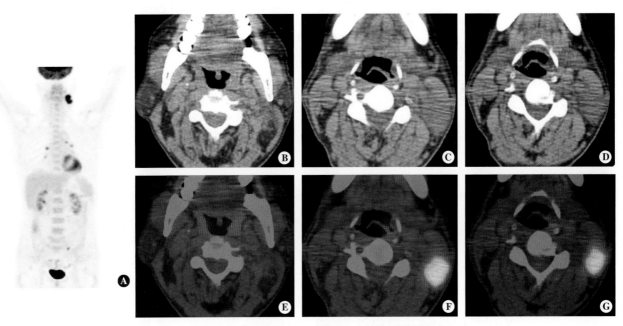

图 2-3-8 左梨状窝外侧壁非角化型鳞癌；左咽侧壁及舌根原位癌

病例 9

（1）简要病史：男，69 岁；声音嘶哑 5 个月。

（2）影像表现：PET 示声门区片状 FDG 摄取异常增高影，SUV$_{max}$ 20.41；CT 示声门及声门上区软组织肿块影，CT 值约 38Hu，大小约 20mm×28mm，上下径约 32mm，右侧声带为著，喉腔变窄，侵及前联合及颈部软组织，甲状软骨局部破坏；右肺上叶见结节影，大小约 9mm×9mm，PET 示相应部位 FDG 摄取异常增高影，SUV$_{max}$ 6.3（图 2-3-9）。

（3）影像诊断：声门及声门上型喉癌；右肺上叶周围型肺癌。

（4）病理诊断：喉高分化鳞状细胞癌，右肺上叶肺周围型浸润性中分化腺癌（腺泡型），支气管断端（−），脏层胸膜（−），淋巴结（−）；免疫组化：Ventana ALK（−），TTF-1（+），NapsinA（+），CK7（+），CK20（−），Villin（−），CDX-2（−），SP-B（+）。

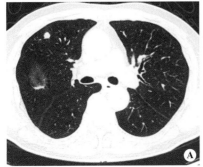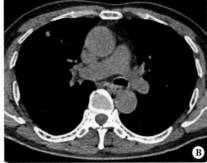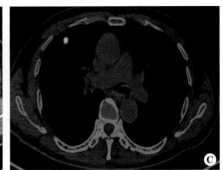

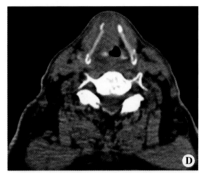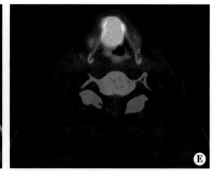

图 2-3-9　喉癌并肺癌

二、声带息肉

【病例】

（1）简要病史：男，62岁；吞咽梗阻感，临床疑食管占位。

（2）影像表现：右侧声带见结节状突出，宽基底，FDG 摄取无明显增高（图 2-3-10）。

（3）影像诊断：左侧声带结节，代谢活性未见明显异常，考虑良性。

（4）病理诊断：声带息肉。

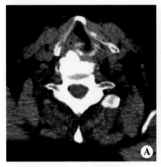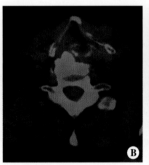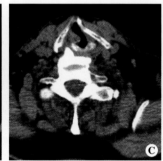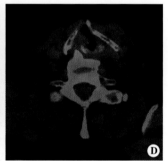

图 2-3-10　声带息肉

第四节　头颈部其他病变

一、颈静脉球瘤

【概述】

颈静脉球瘤又称为化学感受器瘤，是起源于颈静脉球体外膜，以及沿迷走神经耳支和舌咽神经鼓室支等部位分布的非嗜铬性副神经节瘤。通常依据肿瘤的生长部位，将发生在颅底颈静脉孔及附近者称为颈静脉球体瘤，将发生于鼓室者称为鼓室球瘤，但临床上确切定位通常不易，因而统称为颈静脉球瘤。颈静脉球瘤为良性肿瘤，但由于肿瘤血供丰富，瘤体可生长较大，并侵及周围组织结构，因而有时显现恶性特征。极少数颈静脉球瘤为功能性，可分泌以儿茶酚胺为主的多种神经肽类激素。

颈静脉球瘤以女性多见，多为单发，肿瘤生长一般较缓慢，病程较长。发生于颈静脉孔及附近者可表现为声嘶、饮水呛咳、咽反射消失和患侧软腭麻痹等；发生于鼓室者可表现为搏动性耳鸣、进行性耳聋等。肿瘤压迫颈静脉后，耳鸣可短暂减轻甚至消失，后期可出现面部麻木、面瘫。

颈静脉球瘤 CT 表现为颈静脉孔区软组织肿块，边缘清，等或稍低密度，均匀或欠均匀，极少钙化，常呈类圆形或不规则分叶状，周围骨质可吸收或破坏。MRI T_1WI 呈低或等信号，T_2WI 呈稍高或高信号，可显示丰富的供血血管，瘤体内可见较多的血管流空影，故表现为椒盐征，瘤体边缘可见低信号环包膜。颈静脉球瘤为富血供肿瘤，增强扫描呈显著强化，但通常呈中低等程度 FDG 摄取。颈静脉球瘤是良性肿瘤，临床表现和 CT 或 MRI 影像特征通常较为典型，故通常不必进行 PET/CT 检查。

颈静脉球瘤应与咽旁间隙的神经鞘瘤等鉴别：

颈静脉孔区是颅底的一个较为复杂的解剖区域，由前内侧的神经部和后外侧的血管部组成，有重要的血管和神经通过。颈静脉孔区最常见的肿瘤是颈静脉球瘤，其次是神经鞘瘤和脑膜瘤。脑膜瘤密度多较均匀，增强强化明显，钙化比神经鞘瘤更多见。神经鞘瘤常位于颈动脉间隙，呈椭圆形，CT 显示瘤灶密度不均匀，稍低于肌肉，多有囊变；MRI T_1WI 呈等或低信号，T_2WI 呈混杂信号，无明显血管流空信号；增强扫描强化不如颈静脉球瘤明显，强化可不均匀；周围骨质改变以压迫吸收为主；良性神经鞘瘤 FDG 摄取较低，恶性神经鞘瘤可见明显高 FDG 摄取。向咽旁间隙生长的颈静脉孔区肿瘤还要注意与鼻咽癌鉴别：鼻咽癌多无包膜，呈浸润性增长，FDG 摄取明显增高，可有颈部淋巴结转移。

【病例】

（1）简要病史：男，66 岁；左膝肿痛月余。

（2）影像表现：右侧咽旁间隙见 26mm×21mm×35mm 稍低密度结节，密度欠均匀，边缘欠清，向外推移茎突，颈动脉鞘后移，向上达颈静脉孔，局部骨质吸收，颈静脉孔扩大，FDG 摄取不均匀增高，SUV_{max} 5.5；甲状腺左叶见一低密度小结节，直径约 13mm，边缘欠清，FDG 摄取增高，SUV_{max} 15.3；左胫骨上段外后侧见类圆形稍低密度肿块，大小约 30mm×35mm×51mm，境界欠清，胫骨受侵袭，局部骨质破坏，FDG 摄取不均匀增高，SUV_{max} 17.4（图 2-4-1）。

（3）影像诊断：右颈静脉球瘤可能性大，神经源性肿瘤不除外；甲状腺功能性结节，建议行彩超检查；左小腿上段恶性肿瘤，间叶组织来源肉瘤可能。

（4）病理 / 随访结果：左膝手术病理示恶性梭形细胞瘤，高分化。头颈部 MRI 平扫 + 增强考虑右颈颈静脉球瘤（可见椒盐征）。未手术。

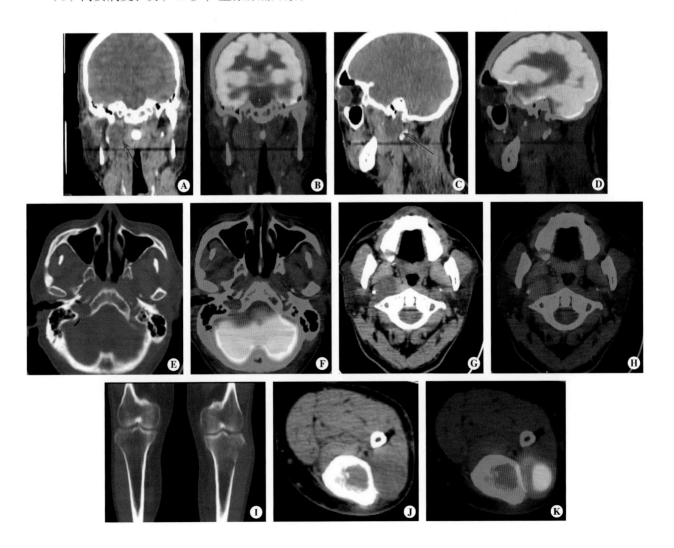

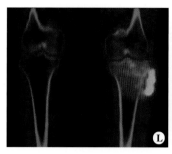
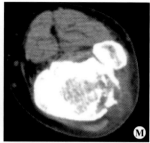
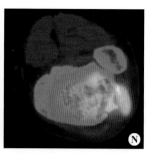

图 2-4-1 颈静脉球瘤并膝恶性梭形细胞瘤

箭示颈静脉球瘤

二、颈动脉体瘤

【概述】

颈动脉体瘤发生于颈动脉交叉部的颈动脉体部,是一种化学感受器肿瘤,属副神经节瘤。本病各年龄段均可发生,但青壮年多见,女性稍多于男性。肿瘤生长缓慢,大部分为良性,少数可为恶性;肿瘤较大,向上可破坏颅底骨质侵入颅内,向下可侵犯迷走神经、鼻咽等。临床常表现为侧颈部深在的无痛性肿块,少数患者可有声嘶、眩晕或轻度吞咽困难等症状。CT 平扫可见颈动脉分叉处等密度圆形肿块,边缘清晰,颈外动脉受推挤向外移位;增强扫描可见病变明显强化,颈内外动脉距离增宽,分叉角度增大,较大肿瘤强化可不均匀。MRI T_1WI 呈中等信号,信号均匀,

T_2WI 呈高信号,较大肿瘤可见血管流空征。PET/CT 可见肿瘤呈高 FDG 摄取。本病应与咽旁神经鞘瘤鉴别:神经鞘瘤坏死常见,FDG 摄取不及颈动脉体瘤。

【病例】

(1)简要病史:男,55 岁,蛋白尿 20 余年,肌酐升高。

(2)影像表现:CT 示双侧颈内静脉及动脉分叉处团块影,右侧大小约 30mm×33mm,PET 示相应部位 FDG 摄取异常增高影,SUV_{max} 26.3;左侧大小约 22mm×26mm,PET 示相应部位 FDG 摄取增高影,SUV_{max} 5.6(图 2-4-2)

(3)影像诊断:双颈部肿块,伴 FDG 代谢增高,淋巴瘤可能。

(4)病理诊断(手术):颈动脉体瘤。

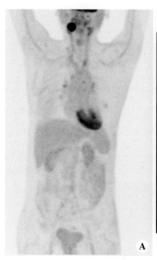
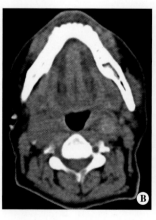
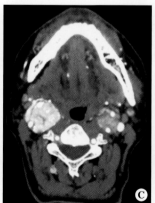
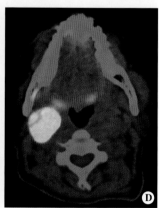

图 2-4-2 颈动脉体瘤

A. PET MIP;B. CT 平扫;C. CT 增强动脉期;D. PET/CT 融合图像

三、颈部神经鞘瘤

【概述】

颈部神经鞘瘤好发于颈动脉鞘和椎间孔区，以颈动脉鞘区常见，多发生于迷走神经、舌下神经及颈交感丛；咽旁间隙神经鞘瘤则多为迷走神经起源。神经鞘瘤可发生于任何年龄，但以 20 ～ 50 岁居多。临床症状多无特异性，根据肿瘤的部位和起源而有所不同。神经鞘瘤 CT 表现多呈梭形，密度较均匀，较大者可发生坏死、微囊变、囊变、出血及黏液变性，增强扫描可强化，实性部分强化均匀。MRI T_1WI 呈等低信号，T_2WI 呈高信号，出血、坏死、囊变可致信号不均。PET/CT 示肿瘤高低不等的 FDG 摄取，多数呈较低的 FDG 摄取，当 FDG 摄取明显增高时，应考虑恶变可能。

颈部神经鞘瘤应注意与淋巴瘤、神经纤维瘤和颈动脉体瘤等鉴别。淋巴瘤多呈圆形，很少囊变、坏死，常为多发，FDG 摄取多明显增高；神经纤维瘤少有囊变，密度较低，强化均匀，FDG 摄取两者大致相似；颈动脉体瘤亦少囊变，可伴颅底骨质破坏，强化多不均匀，强于神经鞘瘤和神经纤维瘤，MRI 瘤体内可见血管流空信号。

发生于椎管内的神经鞘瘤应与脊膜瘤鉴别。脊膜瘤易钙化，少见跨椎间孔生长，FDG 摄取更低。

【病例】

病例 1

（1）简要病史：男，35 岁；反复胸闷 1 个月，左颈部可触及一 55mm×45mm 肿大淋巴结，MR 示双侧颈部多发淋巴结肿大。

（2）影像表现：双侧颈部可见多发稍大淋巴结，边缘清晰，较大者约 7mm×11mm，FDG 摄取轻度增高，SUV_{max} 4.1；左侧咽旁间隙见一纵向梭形软组织密度结节，密度欠均匀，内见多个小低密度区，大小约 27mm×32mm，FDG 摄取稍增高，SUV_{max} 2.1（图 2-4-3）。

（3）影像诊断：左颈部结节，考虑神经源性可能性大；双侧颈部小结节，考虑淋巴结反应性增生。

（4）病理诊断（术后）：左咽旁间隙神经鞘瘤。

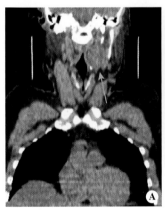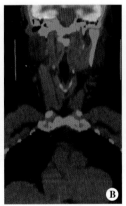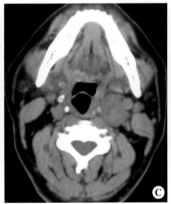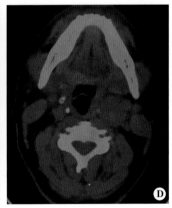

图 2-4-3 颈部神经鞘瘤（箭示）

病例 2

（1）简要病史：男，63 岁；反复发热 1 年。

（2）影像表现：左侧锁骨后可见软组织结节，大小约 19mm×20mm，FDG 摄取轻度增高，SUV_{max} 2.0（图 2-4-4）。

（3）影像诊断：神经鞘瘤可能性大。

（4）病理诊断（穿刺）：左颈部神经鞘瘤。

四、头颈部筋膜炎和结节性筋膜炎

【概述】

筋膜炎（fasciitis）是发生于肌筋膜的一种非特异性炎症，好发于腰背部，其次为颈肩部和胸背部，是肌肉和筋膜的无菌性炎症。慢性劳损是筋膜炎最常见原因，阴冷、潮湿的环境也可能是发

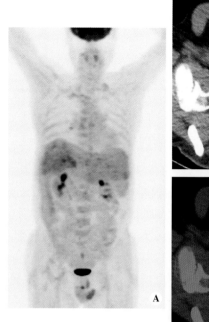
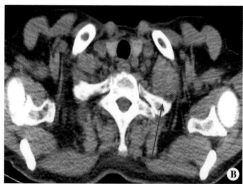
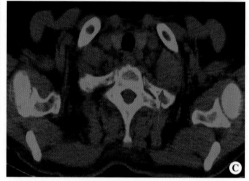

图 2-4-4　颈部神经鞘瘤（箭示）

病因素。临床表现为持续的、反复发作的局部肌肉酸痛、不适，伴有固定的压痛点，按压痛点产生的疼痛为不按神经根感觉分布的分散痛，压痛点深部可触及痛性硬结或肌索，压痛点通常位于肌腱附着于骨骼处。

筋膜炎 CT 或 MRI 表现类似皮肌炎 / 多肌炎（DM/PM），但范围较局限，而发病部位则多位于肌肉的起止点处，肌肉肿胀可能比 DM/PM 更明显。我们观察到的几例病例的 PET/CT 显示，该病 FDG 摄取高于 DM/PM，病情缓解后，FDG 摄取会相应降低。

结节性筋膜炎是肌成纤维细胞反应性增生性病变，也称假肉瘤性筋膜炎，但非真性肿瘤。多见于青壮年，病因不明，可能与外伤或感染有关，好发于上肢前臂、头颈部、胸壁和后背。临床表现为迅速生长的结节或肿块，局部可有疼痛或感觉异常，但病变多呈自限性。CT 表现为皮下脂肪层深层或深筋膜层的类圆形等或稍低密度结节或肿块，边缘常较清晰、光整，密度较均匀，通常无坏死、囊变，增强扫描示结节增强不明显。PET 显像示病灶呈中度或明显 FDG 摄取，稳定后，FDG 摄取有所降低。

【病例】

病例 1

（1）简要病史：男，74 岁；全身多处疼痛 3 月余，MRI 示 $C_2 \sim C_5$ 椎管后硬脊膜和椎体附件、周围软组织异常强化信号影，考虑转移瘤可能。C 反应蛋白 83.3mg/L，血沉 126mm/h。

（2）影像表现：C_3、C_4 左侧附件周围包括椎管内外软组织肿胀，内可见点状钙化，FDG 摄取增高，SUV_{max} 6.8，椎体及附件骨质增生，未见明显骨质破坏（图 2-4-5）。

（3）影像诊断：颈部炎性病变可能性大，建议活检。

（4）病理诊断（活检）：颈部筋膜炎。

病例 2

（1）简要病史：男，50 岁；右侧颌面部包块 2 ~ 3 个月。面部穿刺：镜下见大量梭形细胞，个别梭形细胞有异形；细胞学诊断：倾向于软组织梭形细胞来源的疾病。

（2）影像表现：右侧颌面部皮下见一结节，与皮肤界限清晰，边缘清，长径约 16mm，密度尚均匀，略低于肌肉，FDG 摄取增高，SUV_{max} 11.3（图 2-4-6）。

（3）影像诊断：右侧颌面部结节，代谢活性

增高，考虑恶性不除外。

（4）病理诊断（手术）：颌面部结节性筋膜炎。

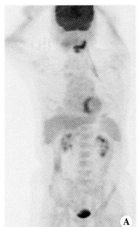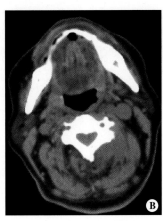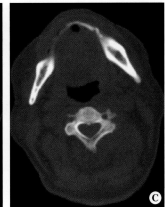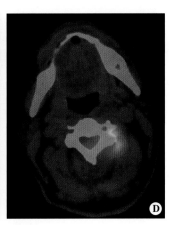

图 2-4-5　颈部筋膜炎

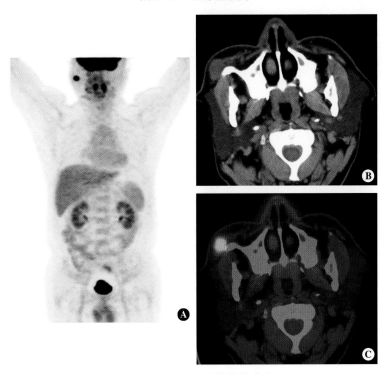

图 2-4-6　颌面部结节性筋膜炎

病例 3

（1）简要病史：女，22 岁；3 个月前发现右肩颈部包块；20 个月前因发热头痛，精神行为异常，脑电图广泛异常，血清及脑脊液抗谷氨酸受体抗体阳性，确诊自身免疫性脑炎，现为恢复期，血、脑脊液抗体阴性。

（2）影像表现：气管切开术后改变；右侧颈

背部可见类圆形稍低密度肿块，边缘尚清，光整，其内密度均匀，大小约 40mm×38mm，FDG 摄取增高，SUV_{max} 2.9；胸腺体积增大，FDG 摄取增高，SUV_{max} 3.5（盆部为尿不湿尿液显像）（图 2-4-7）。

（3）影像诊断：右侧颈背部肿块，代谢活性轻度增高，考虑良性。

（4）病理诊断（手术切除）：结节性筋膜炎。

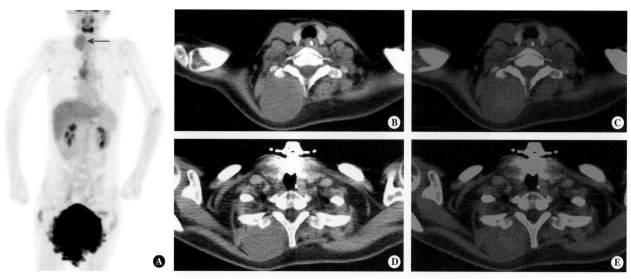

图 2-4-7　右侧颈部结节性筋膜炎（PET MIP 箭示）

五、颞部脑膜瘤

【病例】

（1）简要病史：男，67 岁；面部包块半年，穿刺活检示转移瘤可能（腺癌？）。

（2）影像表现：右侧颞肌、翼外肌肿胀，并见稍低密度肿块，边缘欠清，长径约 36mm，局部包绕下颌骨冠突，FDG 摄取稍增高，SUV$_{max}$ 4.0；颞深筋膜呈梭形增厚，大小约 41mm×14mm，FDG 摄取无明显增高；空肠近段见类圆形脂肪密度肿块，直径约 40mm，FDG 摄取不高（图 2-4-8）。

（3）影像诊断：右侧咀嚼肌肉瘤可能性大；空肠脂肪瘤。

（4）病理诊断（细针穿刺活检）：右颞部脑膜瘤。

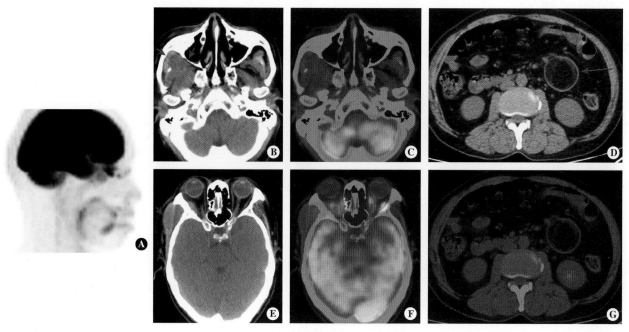

图 2-4-8　右颞部脑膜瘤并小肠脂肪瘤

颅脑 CT 箭示脑膜瘤，腹部 CT 箭示小肠脂肪瘤

六、眶内炎性假瘤

【概述】

眶内炎性假瘤多发于青壮年，多累及单眼，主要表现为眼球突出和移位，部分可有结膜充血和水肿。眶内炎性假瘤可分为多型：泪腺炎型、肌炎型、神经周围炎型、肿块型及弥漫型。CT表现为泪腺肿胀、眼肌肥厚、肌腱肌腹同时增粗、视神经增粗、眶内肿块及眶壁增厚等，增强病变可呈不同程度强化；肿块型多位于肌锥内，境界多不清（肿块可斑痕化或纤维化），呈中等强化。MRI T_1WI 呈等低信号，T_2WI 呈高信号。炎症活动期可见不同程度FDG摄取，纤维化后可无FDG摄取。

【病例】

（1）简要病史：女，43岁；头痛2月余。

（2）影像表现：左侧眼眶肌椎间隙内可见一类圆形稍高密度影，边缘尚清，大小约10mm×11mm，FDG摄取轻度增高，SUV_{max} 2.0（图2-4-9）。

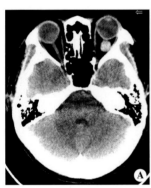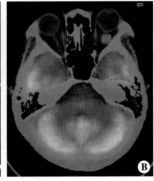

图2-4-9　眶内炎性假瘤

（3）影像诊断：左眶内良性占位性病变。

（4）病理诊断（手术）：炎性假瘤。

七、眼黑色素瘤

【概述】

眼葡萄膜包括前部的虹膜、中部的睫状体和后部的脉络膜，因含丰富的色素，又称色素膜。黑色素瘤可发生于眼葡萄膜，是成人眼球内最常见的恶性肿瘤，好发于40～60岁中老年人。眼黑色素瘤CT表现为眼环内侧的高密度结节，边缘较光整、锐利。因黑色素顺磁性能缩短 T_1 和 T_2 弛豫时间，MR表现为 T_1WI 信号高于玻璃体，T_2WI 信号低于玻璃体，具有特征性；可有轻中度强化。PET通常表现为高FDG摄取，但本部分病例呈低FDG摄取表现，可能与瘤体小、能耗低有关。

【病例】

（1）简要病史：男，46岁；左眼视物模糊半月余。MRI示左眼球结节，考虑脉络膜黑色素瘤。

（2）影像表现：左侧眼球（晶状体内后方）结节状高密度影，边缘尚清，大小约7mm×6mm，FDG摄取无明显增高。MR示左眼结节 T_1WI 呈高信号，T_2WI 呈低信号（图2-4-10）。

（3）影像诊断：左眼睫状体黑色素瘤可能性大。

（4）病理诊断：左眼黑色素瘤。

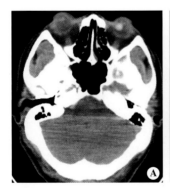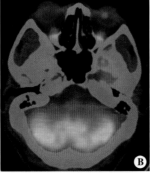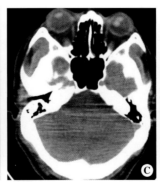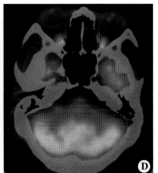

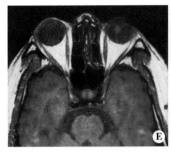
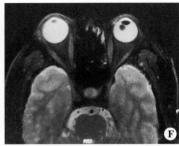
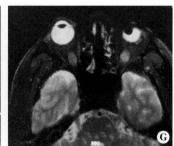

图 2-4-10   眼黑色素瘤

八、朗格汉斯细胞组织细胞增生症

【概述】

朗格汉斯细胞组织细胞增生症（Langerhans cell histiocytosis, LCH）是一组可累及全身多器官系统的组织增殖性疾病，病因不明，临床大致分为 3 种类型：骨嗜酸性肉芽肿（eosinophilic granuloma, EG）、Letterer-Siwe 病及 Hand-Schuller-Christian 病。其中，EG 最常见，EG 是朗格汉斯细胞组织细胞增生症的一种表现，多见于儿童和青年，成人较少见，男性多于女性，主要累及骨骼和肺，其中额骨、下颌骨、脊柱、骨盆和股骨最常见。骨 EG 绝大多数为单发，临床表现多不典型，软组织肿胀或肿块较常见，伴或不伴疼痛。颅骨 EG CT 表现为以板障为中心的溶骨性骨质破坏，呈地图样或穿凿样，内外板侵蚀程度可不同，内板有时破坏更明显，常有点样或短线样骨残存（内外板破坏不一致时，头颅平片可形成双边征）；内外板破坏不完全时，部分残存的小骨片典型表现为纽扣样改变，骨质破坏边缘多清晰、锐利，有时可呈斜边（斜边征），早期一般少硬化，大多数无骨膜反应，周围软组织肿块多见；增强扫描肿块多呈中度或明显强化，颅骨病变可见脑膜尾征。MRI 表现为 T_1WI 低信号，T_2WI 高信号，增强扫描病灶、周围软组织肿块及邻近骨髓明显强化，呈袖套样改变。PET/CT 显示病变呈显著高 FDG 摄取。

LCH 另外两种类型 LS 和 HSC，临床相对少见。LS 常累及多个系统的多个脏器，常见肝脾肿大；HSC 一般累及单个系统的多个器官，垂体受累常见，可有尿崩症，可有颅骨溶骨性破坏。

【病例】

病例 1

（1）简要病史：女，60 岁；发现左额前包块 20 余天；CT 考虑转移可能。

（2）影像表现：左额骨局部骨质吸收破坏，内外板可见线样残存，并软组织肿块，破坏区骨边缘锐利清晰，FDG 摄取增高，SUV_{max} 10.7（图 2-4-11）。

（3）影像诊断：左额骨局部破坏并软组织肿块，代谢活性增高，考虑嗜酸性肉芽肿可能性大。

（4）病理诊断（手术）：嗜酸性肉芽肿。

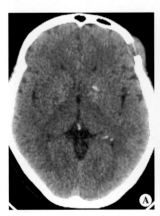
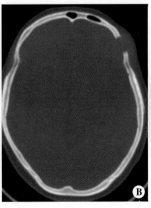
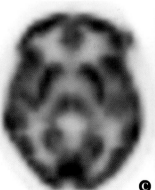
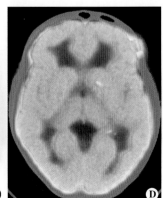

图 2-4-11   颅骨嗜酸性肉芽肿

病例 2

（1）简要病史：女，58 岁；头痛 4 月余，发现左顶包块 2 月余。

（2）影像表现：左侧顶骨破坏、中断，部分缺损，边缘清晰锐利，呈斜坡状，可见软组织肿块，向头皮外突出生长，大小约 23mm×31mm，FDG 摄取增高，SUV_{max} 16.3（图 2-4-12）。

（3）影像诊断：嗜酸性肉芽肿可能。

（4）病理诊断（手术）：嗜酸性肉芽肿。

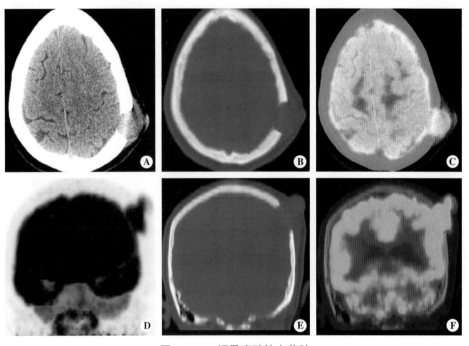

图 2-4-12　颅骨嗜酸性肉芽肿

病例 3

（1）简要病史：女，47 岁；颈前区进行性肿大 5 月余；颈部淋巴结切除活检考虑朗格汉斯细胞组织细胞增生症。

（2）影像表现：甲状腺体积弥漫性增大、密度不均匀，边缘欠清，FDG 摄取弥漫性增高，SUV_{max} 10.7；$C_1 \sim T_2$ 椎前、双侧颈部及纵隔见多发肿大淋巴结及软组织密度影，左侧为甚，密度不均匀，部分融合，左颈部软组织影内局部见斑片状稍低密度影及高密度影，肿块最大层面大小约 120mm×153mm，FDG 摄取增高，SUV_{max} 10.6；双侧外耳道周围软组织 FDG 摄取增高，SUV_{max} 5.7（图 2-4-13）。

（3）影像诊断：结合病史考虑朗格汉斯细胞组织细胞增生症。

（4）病理诊断：病理会诊考虑朗格汉斯组织细胞增生症。

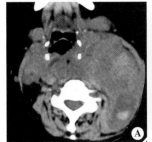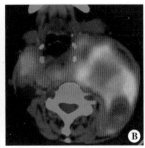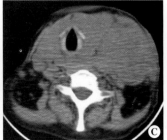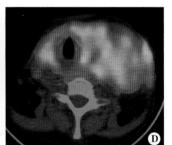

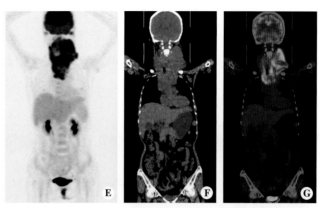

图 2-4-13   颈部软组织朗格汉斯细胞组织细胞增生症

九、颈部血管瘤

【病例】

（1）简要病史：女，46 岁；间歇性不明原因发热半年，入院检查发现颈部包块。

（2）影像表现：子宫体积增大，子宫底部可见类圆形软组织密度影，密度不均匀，大小约 76mm×80mm，FDG 摄取增高，SUV_{max} 5.7；左颈部胸锁乳突肌内侧见较大软组织密度影，边缘清晰，大小约 31mm×25mm，FDG 摄取轻度增高，SUV_{max} 1.8（图 2-4-14）。

（3）影像诊断：左颈部良性病变，纤维瘤可能。子宫肌瘤，恶变不除外。

（4）病理诊断（手术）：左颈部血管瘤。

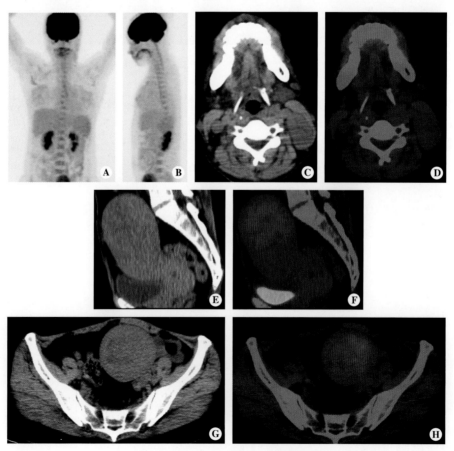

图 2-4-14   颈部血管瘤并子宫肌瘤

第一节 乳腺病变

一、乳 腺 癌

【概述】

乳腺癌是女性最常见的恶性肿瘤。乳腺癌发病年龄绝大多数在 35 ～ 60 岁，45 ～ 50 岁为高发年龄段。病理上分为硬癌、髓样癌、弥漫性癌（炎性癌）和黏液癌（胶样癌）等低分化乳腺癌，以及腺癌、导管癌、乳头样腺癌和湿疹样癌（Paget 癌）等高分化乳腺癌。其中，起源于导管上皮的导管癌最为常见，占乳腺癌的 90% 以上；其次是起源于腺泡上皮的小叶癌，约占 5%。乳腺癌常见临床表现为乳腺局部刺痛、经前胀痛、乳腺肿块，以及乳头溢液或溢血、乳头内陷、乳房皮肤呈橘皮样改变等。

乳腺癌首选检查为钼靶摄影和超声检查。乳腺癌 CT 多表现为不规则结节或肿块，偶呈圆形或卵圆形，边缘多不光滑、分叶，或见长短不一、分布不均的毛刺，大多数密度高于腺体，部分亦可与腺体相等；较大肿块可见中心坏死改变，钙化显示率不如钼靶；弥漫性病变则乳腺无明显结节或肿块，而呈现为片状或大片状稍高密度影，界限不清，边缘可见长短不一的麦芒状细线条影，周围正常腺体结构扭曲、紊乱；累及皮肤、胸壁、Cooper 韧带可表现为皮肤增厚，脂肪间隙模糊、消失，局部皮肤凹陷等；增强扫描病变表现为均匀或不均匀明显强化。

乳腺癌 MRI T_1WI 呈低信号，T_2WI 呈高信号，肿块不规则，界限欠清，可呈蟹足样生长，边缘模糊、毛糙，增强呈向心性强化，廓清快，坏死区无强化。

大多数乳腺癌表现为明显高 FDG 摄取，但其 FDG 摄取受肿瘤大小和组织学分级影响。生长缓慢的导管内癌和非侵袭性的导管原位癌或小叶原位癌可呈 FDG 摄取阴性。

乳腺癌应与纤维腺瘤、纤维囊性增生等鉴别。纤维腺瘤多呈等密度，边缘光滑，少有分叶和毛刺，可见粗钙化斑点，偏心性强化，强化程度较乳腺癌低；纤维腺瘤 FDG 摄取通常不高，与正常腺体相仿。乳腺纤维囊性增生多为双侧乳腺发病或单侧乳腺弥漫性发病，边缘不清，增强呈渐进性，FDG 摄取低于或近似于正常腺体组织。

【病例】

病例 1

（1）简要病史：女，51 岁；发现左乳结节 1 周。

（2）影像表现：左乳外侧等密度、高代谢结节，长径约 25mm，边缘欠清，SUV_{max} 16.6（图 3-1-1）。

（3）影像诊断：考虑乳腺癌。

（4）病理诊断（手术）：乳腺浸润性导管癌。

病例 2

（1）简要病史：女，60 岁；发现右乳结节 2 月余。

（2）影像表现：右乳外上象限见一稍高密度结节，边缘欠规整，大小约 26mm×29mm，FDG 摄取增高，SUV_{max} 5.5（图 3-1-2）。

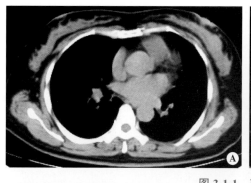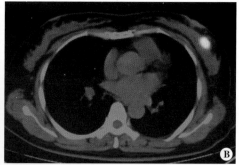

图 3-1-1　乳腺癌

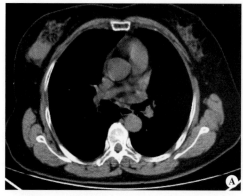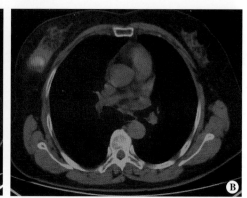

图 3-1-2　右乳腺癌

（3）影像诊断：考虑右乳腺癌。

（4）病理诊断：右乳腺浸润性小叶癌。

病例 3

（1）简要病史：女，63 岁；左腋淋巴结增大，穿刺示转移性腺癌。

（2）影像表现：左乳内下象限见一长径约 10mm 的结节，FDG 摄取增高，SUV_{max} 4.8；右腋窝见 2 个明显增大淋巴结，SUV_{max} 21.4（图 3-1-3）。

（3）影像诊断：考虑左乳腺癌并淋巴结转移。

（4）病理诊断（术后）：左乳腺浸润性小叶癌。

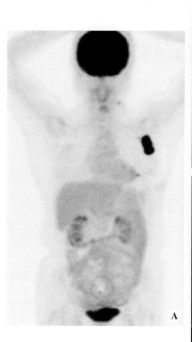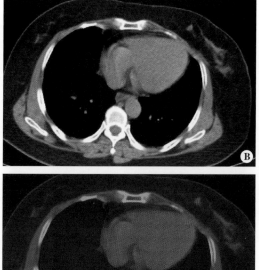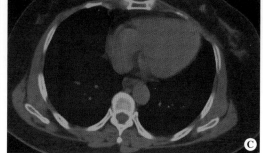

图 3-1-3　左乳腺癌

病例 4

（1）简要病史：女，57 岁；发现左乳肿块 1 周。左腋窝肿块穿刺见少量异型细胞，倾向腺癌。

（2）影像表现：左乳晕后见软组织结节，大小约 31mm×29mm，FDG 摄取增高，SUV_{max} 20.0，周围乳腺结构紊乱，乳晕皮肤明显增厚；同侧腋窝下数个淋巴结，最大者约 25mm×22mm，SUV_{max} 7.2（图 3-1-4）。

（3）影像诊断：左乳腺癌并腋淋巴结转移。

（4）病理诊断：左乳腺浸润性小叶癌，腋窝淋巴结转移。

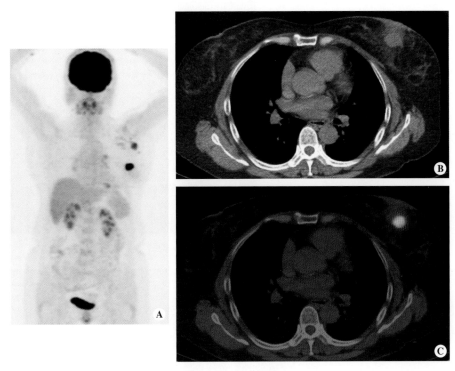

图 3-1-4　左乳腺癌

病例 5

（1）简要病史：女，67 岁；全身骨痛 4～5 个月，CT 检查考虑骨转移。

（2）影像表现：左乳外下象限见不规则小结节，最长径约 19mm，FDG 摄取稍高，SUV_{max} 2.3；左肺门、纵隔、右腋窝、腹膜后见多发肿大淋巴结，最大者约 14mm×12mm，FDG 摄取增高，SUV_{max} 5.6；椎体、肋骨、骨盆等多发局灶性溶骨性骨质破坏，部分融合，破坏区部分合并软组织结节形成，SUV_{max} 1.1（图 3-1-5）。

（3）影像诊断：乳腺癌可能并淋巴结、骨转移。

（4）病理诊断/随访结果：穿刺病理示左乳导管内癌。淋巴结、骨转移。

病例 6

（1）简要病史：女，61 岁；右额肿块穿刺活检见异型细胞，高度怀疑为腺癌细胞。

（2）影像表现：右额骨质破坏并软组织肿块，大小约 23mm×17mm，FDG 摄取稍高，SUV_{max} 2.7；L_5 椎体及右股骨局灶性骨质破坏，代谢活性增高，SUV_{max} 分别为 4.7 和 11.9；右乳头内后方见 23mm×17mm 结节，边缘尚清，FDG 摄取稍增高，SUV_{max} 2.7（图 3-1-6）。

（3）影像诊断：右乳腺癌并多骨转移可能性大，建议乳腺穿刺活检。

（4）病理诊断（乳腺穿刺活检）：乳腺导管癌，骨转移。

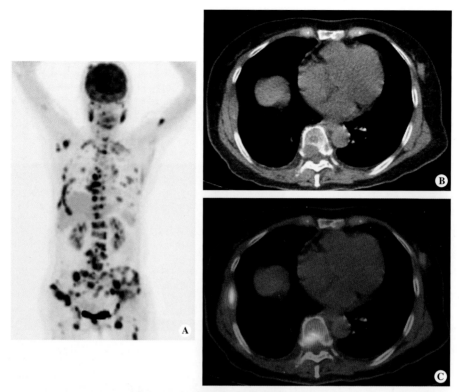

图 3-1-5　右乳腺癌并全身广泛骨转移

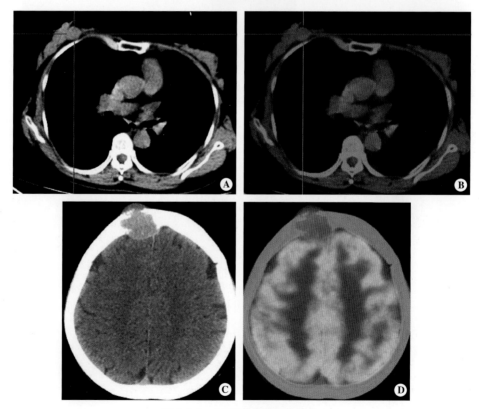

图 3-1-6　右乳腺癌并颅骨转移

病例 7

（1）简要病史：女，28 岁；右乳肿胀月余；穿刺活检示乳腺癌。

（2）影像表现：右乳肿胀，大小约 24mm×32mm，FDG 摄取弥漫性不均匀增高，SUV_{max} 9.3；右侧腋窝见多发肿大淋巴结，最大者约 14mm×

15mm，FDG 摄取增高，SUV$_{max}$ 7.2；右侧内乳区见一小淋巴结，直径约 8mm，FDG 摄取稍增高，SUV$_{max}$ 1.7（图 3-1-7）。

（3）影像诊断：结合病史，考虑乳腺癌。

（4）病理诊断：右乳腺癌；右侧腋窝淋巴结转移。

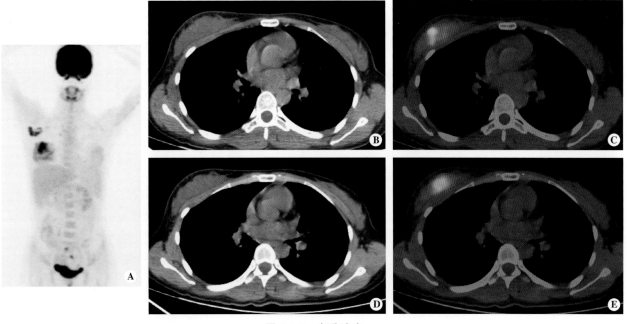

图 3-1-7 右乳腺癌

病例 8

（1）简要病史：女，48 岁；右腋淋巴结肿大，穿刺病理示转移性腺癌。

（2）影像表现：右乳外上象限见 19mm×12mm 结节，边缘清晰，FDG 摄取明显增高，SUV$_{max}$ 6.5；右腋窝肿大淋巴结，SUV$_{max}$ 7.9（图 3-1-8）。

（3）影像诊断：右乳腺癌并右侧腋窝淋巴结转移。

（4）病理诊断（手术）：乳腺浸润性癌，右侧腋窝淋巴结转移。

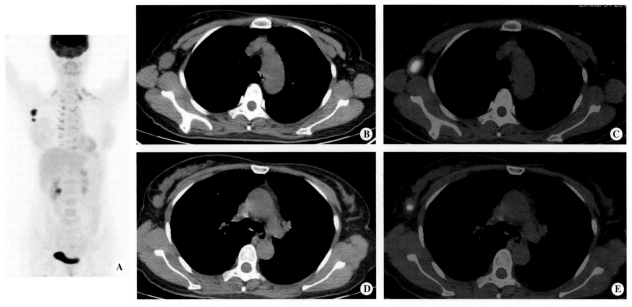

图 3-1-8 右乳腺癌

病例 9

（1）简要病史：女，55岁；发现左乳迅速增大3月余。

（2）影像表现：左乳肿胀，见弥漫性软组织密度影，长径约66mm，边缘不光整，密度不均匀，内可见点状高密度影，FDG 摄取增高，SUV$_{max}$ 18.2；左侧腋窝、左侧内乳区见多发肿大淋巴结影，较大者约16mm×14mm，FDG 摄取增高，SUV$_{max}$ 14.6（图3-1-9）。

（3）影像诊断：考虑左乳腺癌。

（4）病理诊断/随访结果：穿刺活检示左乳腺浸润性乳腺癌。随访确诊左侧腋窝淋巴结转移。

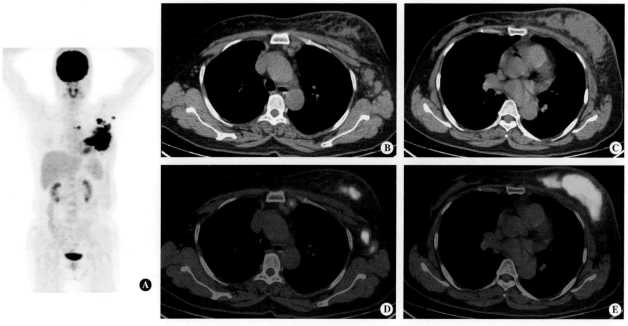

图 3-1-9　左乳腺癌

病例 10

（1）简要病史：女，47岁；颈部转移性肿瘤查原发灶。

（2）影像表现：左乳外上象限见一结节影，大小约16mm×8mm，FDG 摄取增高，SUV$_{max}$ 5.6；左侧腋窝及左锁骨上窝、纵隔（6区）、双侧颈部、腹膜后腹主动脉旁、双侧髂血管旁、腹股沟区见广泛肿大淋巴结，FDG 摄取增高，SUV$_{max}$ 11.3（图3-1-10）。

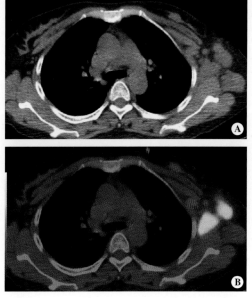

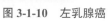

图 3-1-10　左乳腺癌

（3）影像诊断：左乳腺癌，淋巴结转移。

（4）病理诊断/随访结果：穿刺活检示左乳腺癌。随访确诊左侧腋窝、左锁骨上窝、纵隔（6区）、双侧颈部、腹膜后腹主动脉旁、双侧髂血管旁、腹股沟区广泛肿大淋巴结转移。

病例11

（1）简要病史：女，64岁；发现左腋前包块1周，左腋淋巴结穿刺示转移性肿瘤。

（2）影像表现：左腋下方见直径分别为22mm和13mm的2个结节，较大者位置稍高，周围见稀疏条片状影，外侧皮肤稍厚、内凹，两者FDG摄取均增高，小者明显，SUV_{max}分别为8.8和4.2（图3-1-11）。

（3）影像诊断：结合病史，考虑腋淋巴结转移，副乳癌不除外。

（4）病理诊断（手术）：左腋副乳癌；淋巴结转移。

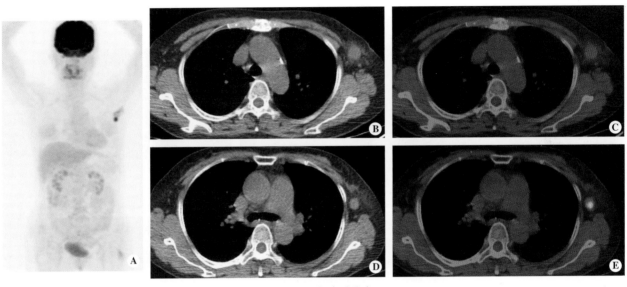

图3-1-11　左腋副乳癌

病例12

（1）简要病史：男，60岁；发现右乳腺包块（固定）3周余。穿刺活检示乳腺浸润性癌。

（2）影像表现：右乳头后皮下软组织较对侧为厚，FDG摄取稍高，SUV_{max} 1.8（图3-1-12）。

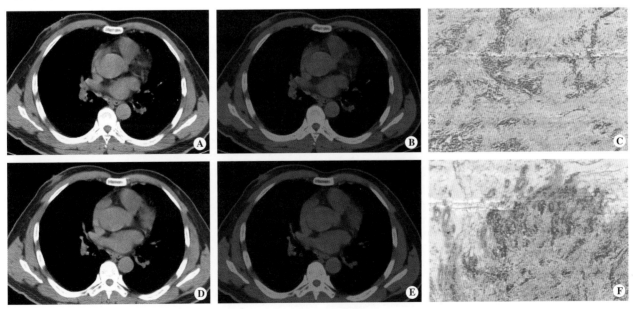

图3-1-12　右乳腺癌

（3）影像诊断：右乳改变，结合病史，考虑乳腺癌。

（4）病理诊断：右乳皮下浸润性癌。病理图（上）：肿瘤细胞呈巢状排列，细胞有异形性，核大；病理图（下）：肿瘤细胞呈浸润性生长，浸润周围脂肪组织。

病例 13

（1）简要病史：女，42 岁；乳腺癌手术切除加化疗后 3 年，疑复发。

（2）影像表现：左乳切除，胸壁术区皮肤组织局部不均匀增厚，FDG 摄取增高，SUV$_{max}$ 11.9；右乳可见局灶性 FDG 摄取增高，SUV$_{max}$ 4.7；双侧腋窝、腹膜后及纵隔见多发淋巴结，最大者约 1.0mm×0.9mm，FDG 摄取增高，SUV$_{max}$ 4.3；肝内多个类圆形低密度结节，FDG 摄取增高，SUV$_{max}$ 9.2（图 3-1-13）。

（3）影像诊断：左乳腺癌术后复发，多发淋巴结、肝转移，右乳建议随访。

（4）随访结果：左乳腺癌复发，肝转移；7 个月后死亡。

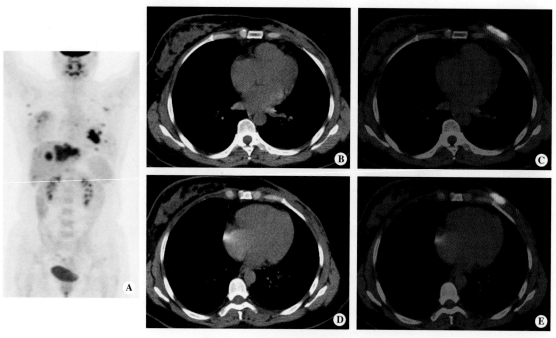

图 3-1-13　左乳腺癌术后复发

病例 14

（1）简要病史：女，74 岁；右乳包块 2 周，CT 疑肺转移。

（2）影像表现：右乳外下象限结节，边清，最长径约 14mm，FDG 摄取稍高，SUV$_{max}$ 3.2；左肺上叶后段见一不规则结节，最大径约 32mm，分叶，局部胸膜粘连，SUV$_{max}$ 6.8（图 3-1-14）。

（3）影像诊断：乳腺癌，肺转移可能，肺癌不除外。

（4）病理诊断：右乳浸润性小叶癌；左上肺腺泡性腺癌，少许为细支气管肺泡癌。

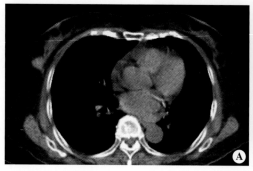
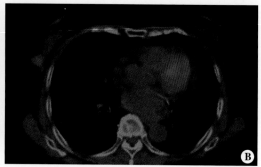

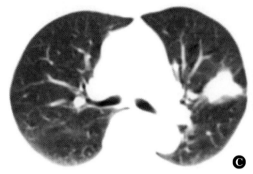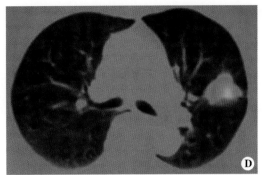

图 3-1-14　乳腺癌并肺癌

病例 15

（1）简要病史：女，53 岁；左乳腺癌术后 6 年，发现右乳腺癌并右腋淋巴结转移，化疗 4 程后 1 月余。

（2）影像表现：左乳切除；右乳外上象限见一类圆形软组织肿块影，直径约 30mm，FDG 摄取增高，SUV_{max} 19.6；右侧腋窝可见多发肿大淋巴结，最大者长径约 10mm，SUV_{max} 2.7（图 3-1-15）。

（3）影像诊断：右乳腺癌化疗后仍具高代谢活性。

（4）随访结果：右乳腺癌并右侧腋窝淋巴结转移增加，锁骨上窝小淋巴结。

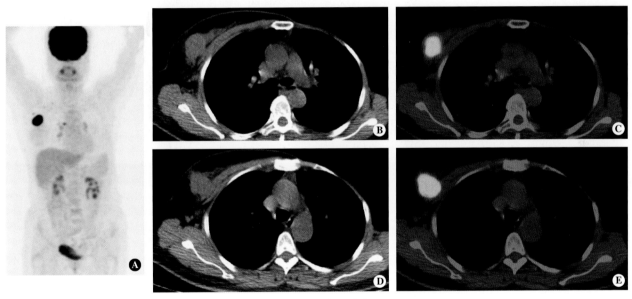

图 3-1-15　右乳腺癌

二、乳腺淋巴瘤

【概述】

乳腺淋巴瘤可分为原发性和继发性。原发性乳腺淋巴瘤较少见，继发性则为全身淋巴瘤的一部分；原发性乳腺淋巴瘤单侧发病多见，继发性部分可同时累及双侧乳腺；原发性乳腺淋巴瘤多为弥漫大 B 细胞淋巴瘤，黏膜相关淋巴组织淋巴瘤亦为其主要病理类型之一。原发性乳腺淋巴瘤临床症状常为乳腺无痛性结节或肿块，继发性则常表现为乳腺弥漫性肿大。

目前 PET/CT 研究乳腺淋巴瘤的样本不多。CT 上原发性乳腺弥漫大 B 细胞淋巴瘤可表现为边缘欠清或清晰的结节，原发性和继发性乳腺淋巴瘤均可表现为弥漫性乳腺增大。乳腺淋巴瘤大多数（包括弥漫大 B 细胞淋巴瘤）呈 FDG 高摄取，黏膜相关淋巴组织淋巴瘤 FDG 摄取程度不一。原发性乳腺淋巴瘤 PET/CT 上不易与乳腺癌鉴别，钼靶摄片乳腺淋巴瘤较少钙化。

【病例】

病例 1

（1）简要病史：女，65 岁；发现左乳包块 1 周。

（2）影像表现：左乳外下象限见卵圆形等密度结节，边缘欠清，大小约 24mm×14mm，FDG 摄取增高，SUV$_{max}$ 15.7（图 3-1-16）。

（3）影像诊断：左乳外下象限结节，代谢活性明显增高，结合病史，考虑淋巴瘤。

（4）病理诊断（术后）：左乳腺弥漫大 B 细胞淋巴瘤。

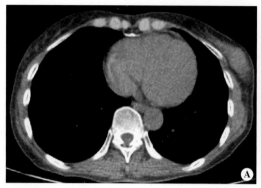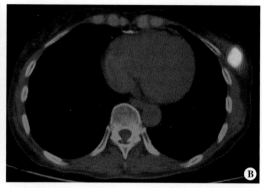

图 3-1-16　左乳腺淋巴瘤

病例 2

（1）简要病史：女，59 岁；右乳肿胀，右锁骨上窝及双侧腋窝多发肿大淋巴结。

（2）影像表现：右侧颈部、锁骨上窝、内乳区、肋膈角，以及双侧腋窝、纵隔、腹膜后可见广泛肿大淋巴结，以右腋窝为甚，部分融合，最大者约 43mm×39mm，FDG 摄取增高，SUV$_{max}$ 9.7；右侧乳腺明显肿胀，皮肤增厚，FDG 摄取均增高，SUV$_{max}$ 11.0；右侧胸膜增厚，FDG 摄取增高伴胸腔积液，心包少量积液；右肺上叶可见结节状软组织密度影，FDG 摄取增高，SUV$_{max}$ 7.1（图 3-1-17）。

（3）影像诊断：结合病史，考虑淋巴瘤。

（4）病理诊断：右乳穿刺活检示套细胞淋巴瘤。

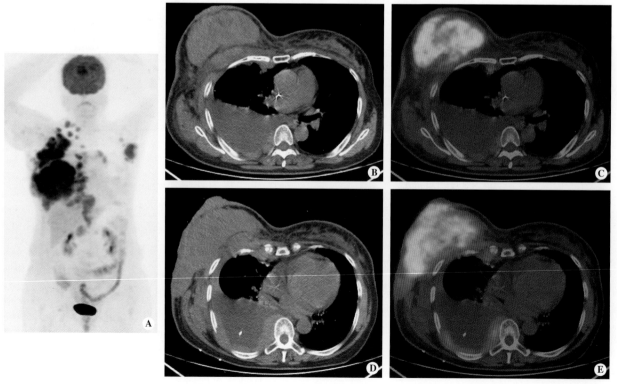

图 3-1-17　右乳腺淋巴瘤

病例 3

（1）简要病史：女，47 岁；右乳增大 2 月余。

（2）影像表现：右乳弥漫性肿胀，呈软组织密度，长径约 75mm，边缘欠光整、清晰，FDG 摄取增高，SUV_{max} 29.8（图 3-1-18）。

（3）影像诊断：结合病史，考虑乳腺淋巴瘤。

（4）病理诊断（活检）：右乳腺弥漫大 B 细胞淋巴瘤。

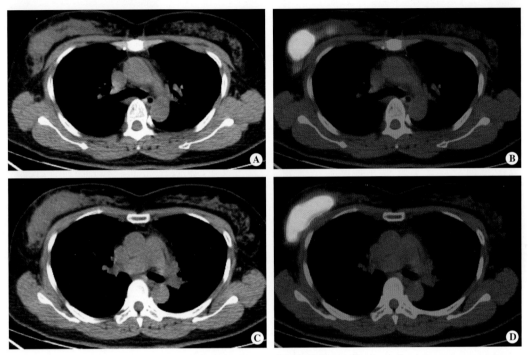

图 3-1-18　右乳腺淋巴瘤

三、乳腺良性病变

【概述】

乳腺良性病变包括良性肿瘤和乳腺纤维结构不良等，后者（如小叶增生、纤维腺瘤等）亦可表现为乳腺结节，但大多 FDG 摄取无明显增高或稍增高。

【病例】

病例 1

（1）简要病史：女，45 岁；发现右乳头溢液半月。

（2）影像表现：右乳外上象限及左乳头内侧各见一小结节，边缘欠清，FDG 摄取增高，SUV_{max} 3.2（图 3-1-19）。

（3）影像诊断：双侧乳腺结节，代谢活性增高，建议活检，除外乳腺癌。

（4）病理诊断 / 随访结果：右侧乳腺导管内乳头状瘤。左侧乳腺随访 1 年未见明显变化。

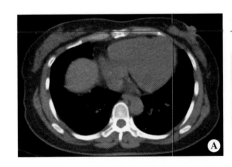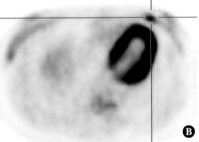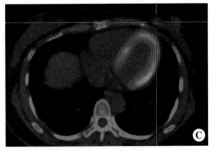

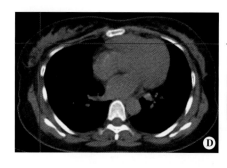
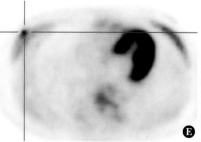
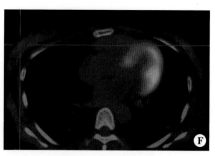

图 3-1-19　右侧乳腺导管内乳头状瘤

病例 2

（1）简要病史：女，34 岁；自觉右侧乳腺包块月余。

（2）影像表现：右乳平乳头外侧见一结节状影，边缘欠清，FDG 摄取稍增高，SUV$_{max}$ 2.2（图 3-1-20）。

（3）影像诊断：右乳结节，代谢活性稍高，建议活检，除外恶性。

（4）病理诊断（手术）：右乳纤维腺瘤。

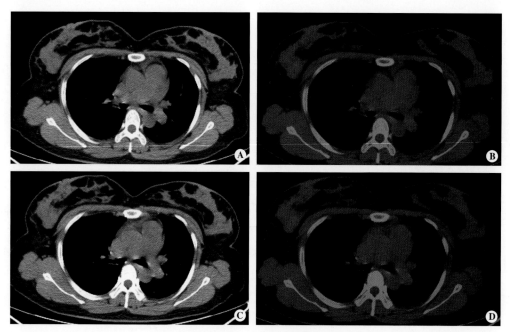

图 3-1-20　右乳纤维腺瘤

病例 3

（1）简要病史：女，67 岁；左乳包块近 40 年。

（2）影像表现：左乳外下象限见 2 个大小不等的结节，边缘较清晰，FDG 摄取未见明显增高，其内见一小点状钙化（图 3-1-21）。

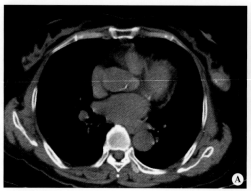
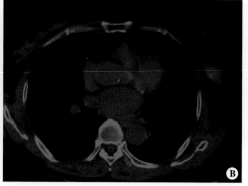

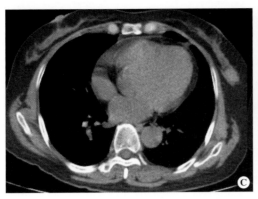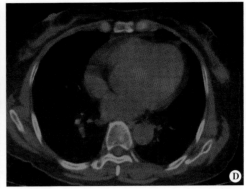

图 3-1-21 乳腺良性结节

（3）影像诊断：左乳结节，代谢活性不高，考虑良性纤维瘤。

（4）随访结果：随访 3 年，左乳腺结节未见明显变化。

病例 4

（1）简要病史：女，61 岁；肺部阴影检查。

（2）影像表现：左乳头后下见椭圆形结节，大小约 30mm×20mm，密度尚均匀，边尚清，无明显 FDG 摄取（两肺野未见异常密度及放射性浓聚影）（图 3-1-22）。

（3）影像诊断：左乳结节，代谢活性未见明显异常，考虑良性（腺瘤？）。

（4）病理诊断（手术）：左乳良性增生。

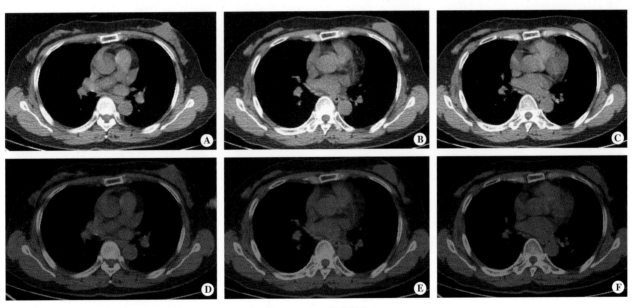

图 3-1-22 乳腺增生

第二节 胸、腹壁其他病变

一、胸壁结核

【概述】

胸壁结核少见，多发于前胸壁，好发于青壮年，最常见的感染途径为肺或胸膜原发病变经淋巴管侵及胸壁组织，亦可由颈、腋或内乳淋巴结结核破溃感染胸壁组织。胸壁结核常表现为胸壁肿块或寒性脓肿，特别是形成特征性的经久不愈的窦道。胸壁结核 CT 表现为前胸壁软组织肿胀，边缘清晰或模糊，肋间肌最常累及，肿块内可见点状钙化，亦可见寒性脓肿形成，脓肿破溃可沿肋间隙蔓延，侵及邻近肋骨可致溶骨性骨质破坏或少许硬化，部分可见胸壁瘘管形成。胸壁结核 PET 可见明显高 FDG 摄取，瘘管形成后 FDG 摄取可逐渐降低。

【病例】

病例 1

（1）简要病史：女，51 岁；发现胸前包块 4 月余。

（2）影像表现：胸骨体下端前胸壁见软组织结节，FDG 摄取增高，SUV$_{max}$ 10.3，邻近皮下脂肪密度稍增高、模糊，局部皮肤突出；前中纵隔内偏右侧见不均匀软组织密度影，密度欠均匀，纵隔右侧边缘欠规整，FDG 摄取不均匀稍增高；肺见多发条状、网状和小斑片状影，右上肺胸膜局部稍增厚，均未见明显 FDG 摄取增高（图 3-2-1）。

（3）影像诊断：考虑肺、前纵隔及胸壁结核。

（4）病理诊断：胸壁结核。

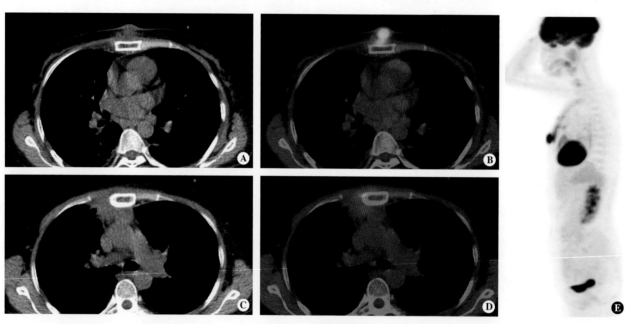

图 3-2-1　胸壁结核

病例 2

（1）简要病史：男，55 岁；发现右胸部包块 1 月余，无红肿、热、痛。

（2）影像表现：左上胸壁肌间、第 1～2 肋间见条块状稍低密度影，局部与肌肉和胸膜分界欠清，内见小点状钙化，FDG 摄取增高，SUV$_{max}$ 10.9（图 3-2-2）。

（3）影像诊断：考虑胸壁结核。

（4）病理诊断（穿刺活检）：胸壁结核。

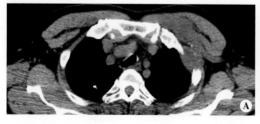

图 3-2-2　胸壁结核

二、胸壁淋巴瘤

【病例】

（1）简要病史：男，72 岁；确诊胸壁套细胞淋巴瘤 3 年，复查。

（2）影像表现：右侧胸壁稍低密度软组织肿块，大小约 52mm×82mm，局部边缘 FDG 摄取增高，SUV$_{max}$ 6.5；邻近皮肤局部增厚，肋间肌肿胀，FDG 摄取增高，SUV$_{max}$ 8.2；肝缘受挤压，右腋窝见一淋巴结，边缘清晰，大小约 11mm×12mm，FDG 摄取增高，SUV$_{max}$ 4.9；右侧胸腔和肝周少量积液（图 3-2-3）。

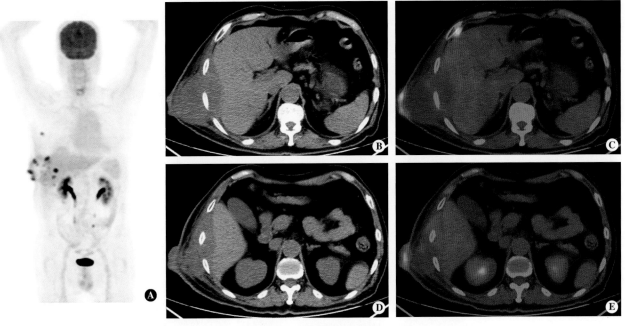

图 3-2-3　右侧胸壁淋巴瘤

（3）影像诊断：结合病史，考虑淋巴瘤改变。

（4）病理诊断：右侧胸壁套细胞淋巴瘤。

三、胸、腹壁手术切口种植转移

【概述】

　　恶性肿瘤有自然播散的潜力。分化差、恶性程度高的肿瘤，生长快且易发生转移。种植转移是转移的途径之一，手术切口转移临床较常见，手术中肿瘤细胞脱落是切口种植转移的直接原因。几乎所有恶性肿瘤术后都有切口种植转移的风险，但切口种植转移较常见于胸腹壁。切口种植转移临床常表现为切口愈合后出现红肿、结节或包块，部分可有疼痛。CT 可见切口处结节、肿块或条块，边缘清或欠清，亦可见囊实性结节，实性结节密度多数略低于肌肉，增强可有轻、中度强化，或花边状强化；绝大多数切口种植转移灶 PET/CT 呈明显高 FDG 摄取。

【病例】

病例 1

（1）简要病史：男，58 岁；肺鳞癌术后近 8 个月，背痛。

（2）影像表现：左肺呈切除术后改变，可见包裹性积液；左第 6～7 肋间外侧胸壁下肌肉肿胀，脂肪间隙模糊，肌间可见结节状稍低密度影，FDG 摄取增高，SUV_{max} 17.9；$T_2～T_4$ 椎体及相应左侧肋骨密度增高，周围见不规则软组织肿块和结节，FDG 摄取增高，SUV_{max} 20.6（图 3-2-4）。

（3）影像诊断：左肺癌术后，左胸壁和切口转移，左侧包裹性积液。

（4）病理诊断：左胸壁和切口转移瘤。

病例 2

（1）简要病史：女，47 岁；右肺癌术后近 1 年。

（2）影像表现：右肺呈术后改变，纵隔 4R区可见肿大淋巴结，大小约 17mm×12mm，FDG 摄取增高，SUV_{max} 11.2；双侧胸膜增厚；右侧胸背部肌肉切口可见小结节状影，大小约 15mm×13mm，边缘欠清，FDG 摄取增高，SUV_{max} 3.2（图 3-2-5）。

（3）影像诊断：考虑肺癌术后纵隔淋巴结及切口转移。

（4）病理诊断：肺癌术后右侧胸背部肌肉切口转移瘤。

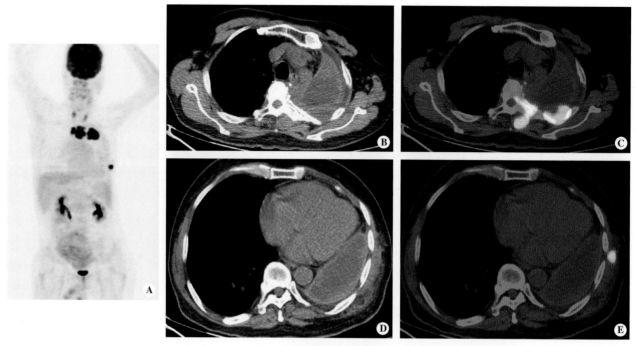

图 3-2-4　胸壁切口转移瘤

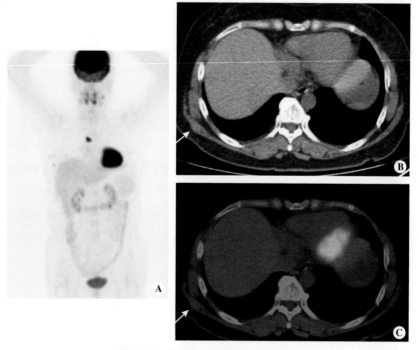

图 3-2-5　胸壁切口转移瘤（箭示）

病例 3

（1）简要病史：男，55 岁；肺癌术后 8 月余，切口处见 30mm×30mm 包块，穿刺活检示转移性鳞癌。

（2）影像表现：右下肺切除术后改变，右侧胸膜增厚、粘连，右肩胛骨下方切口区皮下可见一类圆形软组织肿块，大小约 39mm×29mm，FDG 摄取增高，SUV$_{max}$ 15.7，边缘尚清，周围脂肪密度稍高（图 3-2-6）。

（3）影像诊断：肺癌术后，右胸壁切口转移。

（4）病理诊断（手术）：右肺癌术后右胸壁切口转移瘤。

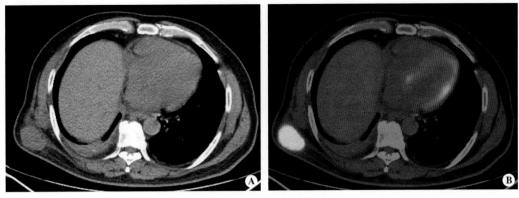

图 3-2-6 右胸壁切口转移瘤

病例 4

（1）简要病史：女，64 岁；直肠癌术后 2 年余，复查疑复发。

（2）影像表现：直肠呈术后改变，术区见不规则软组织肿块，与周围子宫、肠管等结构境界不清，FDG 摄取增高，SUV_{max} 17.5；右侧肛提肌毛糙，FDG 摄取局灶性增高，SUV_{max} 6.1；肛管壁局灶性结节样增厚，FDG 摄取增高，SUV_{max} 7.4；前下腹壁切口见两个等密度结节，边缘稍模糊、欠清，较大者约 25mm×26mm，FDG 摄取增高，SUV_{max} 11.3；双侧腹股沟区见稍大淋巴结，较大者约 8mm×9mm，FDG 摄取增高，SUV_{max} 3.5（图 3-2-7）。

（3）影像诊断：直肠癌术后复发；淋巴结、肛管、切口转移。

（4）病理诊断（穿刺病理）：直肠癌术后复发、前下腹壁切口转移瘤。

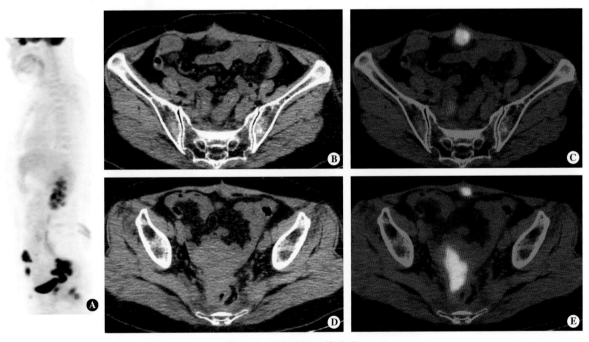

图 3-2-7 腹壁切口转移瘤

病例 5

（1）简要病史：男，61 岁；胃癌术后 13 月余，发现切口包块半月余，穿刺示转移性腺癌。

（2）影像表现：胃次全切术后改变，中腹壁切口见稍低密度结节，边缘欠清，直径约 13mm，SUV_{max} 2.3（图 3-2-8）。

（3）影像诊断：考虑切口转移瘤。

（4）病理诊断：腹壁切口转移瘤。

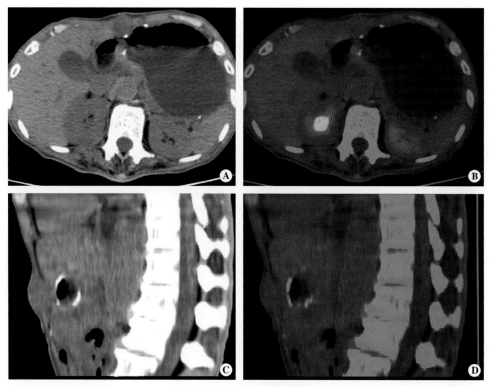

图 3-2-8　腹壁切口转移瘤

病例 6

（1）简要病史：男，60岁；结肠癌术后5年余，复发二次手术1年余，现又发现腹部包块。

（2）影像表现：右中腹壁切口处见不规则条状稍低密度软组织结节，边缘尚清，大小约19mm×20mm，FDG摄取增高，SUV$_{max}$ 13.0；升结肠术后改变，邻近腹盆壁见肿块、多发结节，肿块与吻合口分界欠清，大小约41mm×51mm，伴坏死，结节与肿块FDG摄取均增高，SUV$_{max}$ 12.2；吻合口周围脂肪间隙见多发肿大淋巴结，较大者直径约13mm，FDG摄取增高，SUV$_{max}$ 5.6；右锁骨下窝、纵隔（3A、4R、4L、5、7区）及双肺门见多发稍大淋巴结，边缘欠清，较大者约8mm×20mm，FDG摄取增高，SUV$_{max}$ 5.1（图3-2-9）。

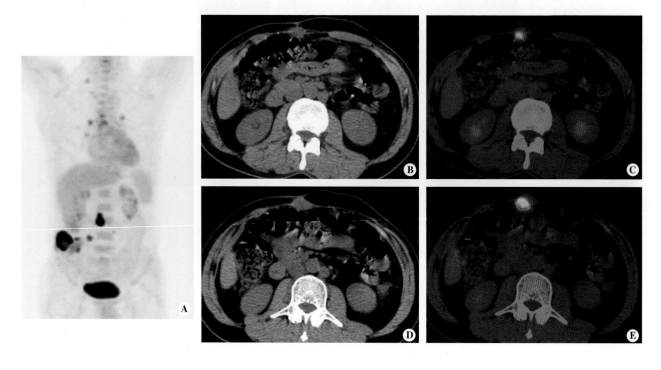

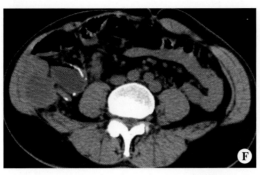
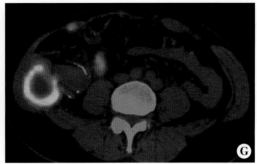

图 3-2-9 腹壁切口转移瘤

（3）影像诊断：结肠癌术后腹腔、纵隔等淋巴结、腹壁多发转移。

（4）随访结果：结肠癌术后淋巴结及腹壁多发转移瘤。

病例 7

（1）简要病史：女，53 岁；卵巢癌术后 9 月余。

（2）影像表现：卵巢癌术后，腹盆腔网膜及肠系膜可见多发结节状增厚，边缘不清，部分呈饼状改变，FDG 摄取增高，SUV$_{max}$ 4.7，腹壁切口可见多发结节状软组织密度影，FDG 摄取增高，SUV$_{max}$ 6.0（图 3-2-10）。

（3）影像诊断：考虑卵巢癌术后腹膜及腹壁切口转移。

（4）病理诊断：卵巢癌术后腹壁切口多发转移瘤。

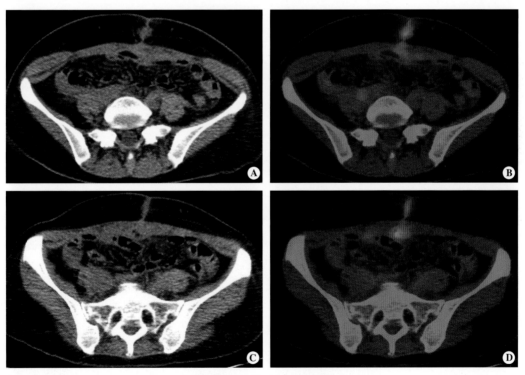

图 3-2-10 腹壁切口转移瘤

病例 8

（1）简要病史：女，46 岁；宫颈癌术后 4 月余，腹壁手术切口结节活检提示转移。

（2）影像表现：子宫切除术后改变，术区可见不规则软组织密度影，边缘欠清，FDG 摄取不均匀增高，SUV$_{max}$ 4.3；右侧髂血管旁可见小淋巴结，大小约 10mm×9mm，FDG 摄取轻度增高，SUV$_{max}$ 1.2；左侧腹壁切口区皮下可见不规则斑片状影，大小约 23mm×11mm，FDG 摄取增高，SUV$_{max}$ 4.4，并见气体（图 3-2-11）。

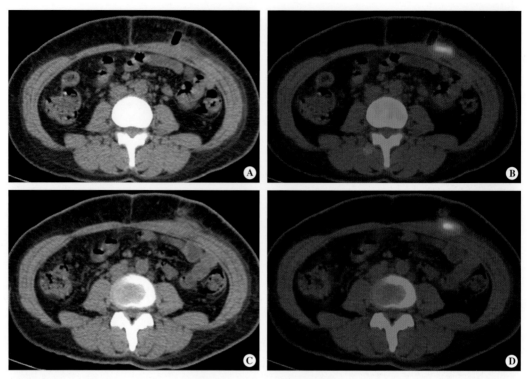

图 3-2-11　腹壁切口转移瘤

（3）影像诊断：宫颈癌术后复发可能性大，腹壁切口转移，右髂血管旁淋巴结转移可能。

（4）病理诊断：宫颈癌术后左侧腹壁切口转移瘤。

病例 9

（1）简要病史：男，54 岁；原发性肝细胞肝癌切除术后 5 年 3 个月。

（2）影像表现：肝癌术后改变，肝右叶略变形，轮廓欠光滑，未见明显异常 FDG 摄取；腹膜后十二指肠水平部后下、胰体后及贲门旁可见数个淋巴结，最大者约 37mm×22mm，FDG 摄取增高，SUV_{max} 6.1；中腹部腹壁切口皮下可见稍低密度结节，大小约 16mm×14mm，FDG 摄取增高，SUV_{max} 3.3（图 3-2-12）。

（3）影像诊断：考虑肝癌术后，腹膜后淋巴结、腹壁切口转移。

（4）病理诊断（穿刺）：原发性肝细胞肝癌切除术后，中腹部腹壁切口转移瘤。

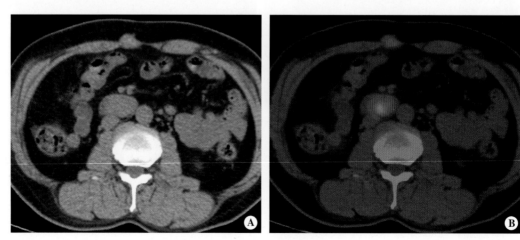

图 3-2-12　腹壁切口转移瘤

病例 10

（1）简要病史：女，42 岁；卵巢 Ⅲ B 期囊腺癌术后 7 个月。

（2）影像表现：卵巢癌术后，盆腔见多个囊实性病灶，大小不等，直径 16～27mm，右侧最大者累及腰大肌，部分累及肠壁，脐下腹壁切口亦见不规则囊实性病灶，最长径 48mm，所有病灶实性部分 FDG 摄取增高，SUV$_{max}$ 12.8（图 3-2-13）。

（3）影像诊断：卵巢癌术后改变，盆腔、腹膜后、切口内转移。

（4）随访结果：卵巢癌术后脐下腹壁切口转移瘤。

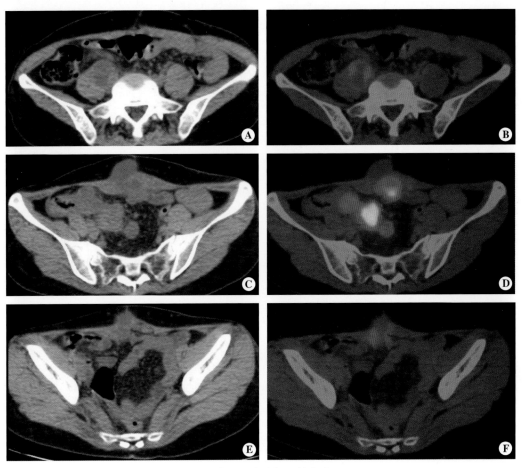

图 3-2-13 腹壁切口转移瘤

病例 11

（1）简要病史：男，73 岁；胃癌术后 17 个月。

（2）影像表现：胃呈切除术后改变，术区未见异常 FDG 浓聚；左下腹壁局部软组织增厚，FDG 摄取增高，SUV$_{max}$ 9.5（图 3-2-14）。

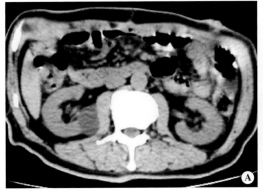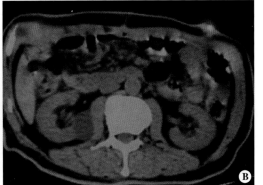

图 3-2-14 腹壁切口转移瘤

（3）影像诊断：胃癌术后，腹壁切口转移。

（4）病理诊断：胃癌术后左下腹壁转移瘤。

病例 12

（1）简要病史：男，76 岁；结肠癌术后 2 年，现感下腹部疼痛；肿瘤全套检查结果均增高。

（2）影像表现：结肠癌术后改变，可见人工肛门，乙状结多处肠壁明显增厚，FDG 摄取增高，SUV_{max} 9.5；盆腔前壁切口可见结节状软组织密度影，边缘欠清，FDG 摄取增高，SUV_{max} 11.2（图 3-2-15）。

（3）影像诊断：结肠癌术后，切口转移。

（4）病理诊断（手术）：结肠癌术后盆腔前壁切口转移。

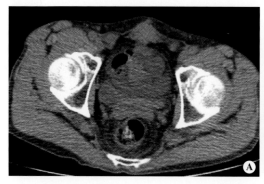
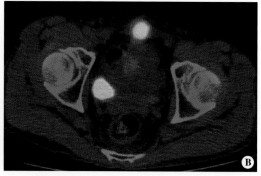

图 3-2-15　腹壁切口转移瘤

四、手术切口炎性病变

【概述】

切口瘢痕、炎症等也可表现为结节、条块状影，部分也可有高代谢活性，但切口炎症反应多在短时间内呈现高代谢活性，大多数炎症反应邻近脂肪间隙可稍模糊，少数瘢痕组织在术后较长时间内表现为高代谢活性，特别是与胸腔或腹腔内有脏器粘连的切口。

【病例】

病例 1

（1）简要病史：女，75 岁；胃癌术后 21 月余。

（2）影像表现：胃癌术后改变，右下腹壁切口处及脐下各见一不规则结节，大者约 22mm×16mm，FDG 摄取稍增高，SUV_{max} 2.1（图 3-2-16）。

（3）影像诊断：腹壁切口瘢痕可能，脐部良性病变可能，建议活检。

（4）病理诊断 / 随访结果：胃癌术后，右下腹壁切口处及脐下切口结节穿刺未见恶性细胞。随访 1 年，无变化。

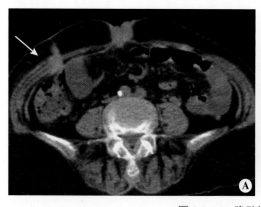
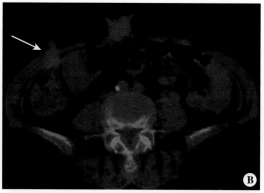

图 3-2-16　腹壁切口炎症（箭示）

病例 2

（1）简要病史：女，66 岁；直肠癌术后 1 个月。

（2）影像表现：腹壁切口见不规则斑块状影，边缘欠光整、清晰，FDG 摄取稍高，SUV$_{max}$ 2.3

（图 3-2-17）。

（3）影像诊断：切口炎症反应可能性大。

（4）随访结果：直肠癌术后，腹壁切口不规则斑块状影，随访半年未见明显异常。

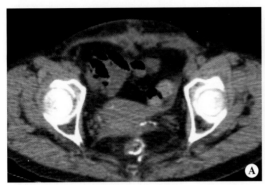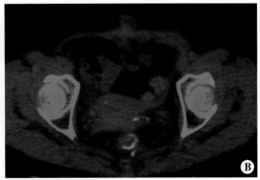

图 3-2-17　腹壁切口炎症

病例 3

（1）简要病史：女，51 岁；直肠癌术后 3 月余。

（2）影像表现：直肠癌术后改变，腹壁切口见不规则小斑块状影，FDG 摄取增高，SUV$_{max}$ 2.1

（图 3-2-18）。

（3）影像诊断：腹壁切口考虑瘢痕炎症反应。

（4）随访结果：直肠癌术后，腹壁切口不规则小斑块状影，随访 1 年未见明显异常改变。

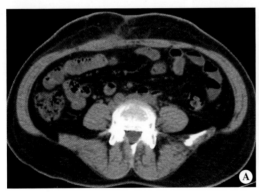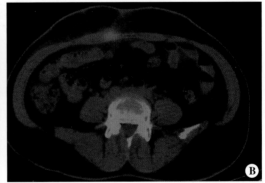

图 3-2-18　腹壁切口炎症

病例 4

（1）简要病史：男，68 岁；肝癌术后 2 月余。腹壁切口红肿、疼痛。

（2）影像表现：肝癌术后改变，术区结构紊乱，可见不规则条片状低密度影，边缘欠清，FDG 摄取明显增高，SUV$_{max}$ 10.4；腹壁切口软组织略肿胀，密度欠均匀，未见明显结节或肿块，FDG 摄取增高，

SUV$_{max}$ 6.4（图 3-2-19）。

（3）影像诊断：肝脏术区考虑炎性改变可能，不除外复发；腹壁切口考虑炎性反应。

（4）随访结果：肝癌术后，腹壁切口软组织略肿胀随访 8 个月，CT 复查术区无明显改变，腹壁红肿消失、疼痛缓解。

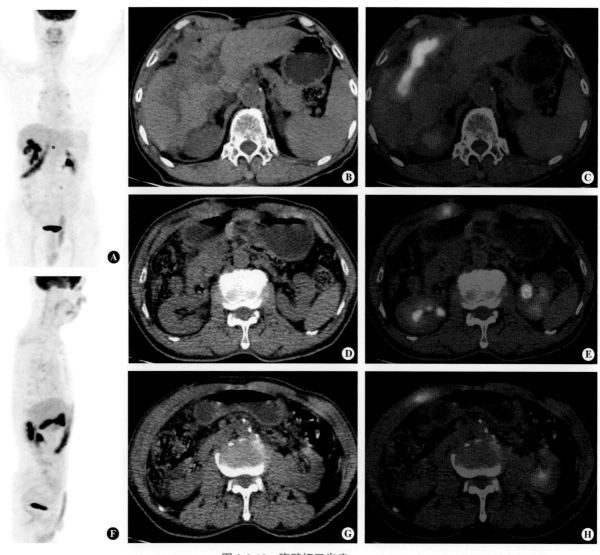

图 3-2-19   腹壁切口炎症

第一节　肺局灶性磨玻璃密度结节

【概述】

磨玻璃密度影（ground glass opacity，GGO）是指肺内边缘清晰或模糊、形态不一的密度增高影，但密度又不足以掩盖血管纹理和支气管壁。GGO 根据持续时间可分为一过性和持续性 GGO；根据范围可分为局灶性和弥漫性 GGO。一过性 GGO 均为良性；弥漫性 GGO 多为炎症、水肿、出血等所致；持续性、局灶性 GGO 大多数由肺癌或癌前病变所致，其他病因包括局灶性炎症、充血、水肿、出血及纤维化等。局灶性 GGO 在影像上又可分为纯 GGO（pure GGO，pGGO）和混合性 GGO（mix GGO，mGGO）。肿瘤性 GGO 的影像学改变可分为 3 个阶段：① pGGO，肿瘤细胞沿肺泡壁附壁生长，肺泡尚未塌陷；② mGGO，肿瘤细胞继续附壁生长，肺泡塌陷，网状结构断裂，弹性纤维增生；③实性结节（solid nodule，SN），肿瘤已呈实体性生长。

局灶性炎症、水肿、出血和纤维化等形成的 GGO 一般表现为 pGGO；不典型腺瘤样增生（atypic adenomatous hyperplasia，AAH）、原位癌（adenocarcinoma in situ，AIS）、微浸润性腺癌（minimally invasive adenocarcinoma，MIA）、浸润性腺癌（invasive adenocarcinoma，IAC）也可表现为 pGGO。局灶性炎症、水肿、出血和纤维化等所导致的 pGGO 一般边缘模糊或欠清晰，肺局灶性纤维化，少部分可表现为多边形或不规则形；AAH、AIS、MIA 或 IAC 所导致的 pGGO 边缘多较清晰。pGGO 的 CT 值为负值，当 CT 值小于 –600Hu 时，一般为良性，AIS 多介于 –600 ～

–400Hu，CT 值大于 –400Hu 时，恶性可能性大。纯磨玻璃结节表现为较高的 FDG 摄取，炎性病变可能性大。绝大多数 pGGO 无明显 FDG 摄取增高，PET/CT 并不能比 CT 等增加更多的影像信息，因此不推荐应用 PET/CT 进行 pGGO 定性诊断。pGGO 随访病变增大，密度增高，增强扫描有强化，或出现血管增生，应考虑恶性。

mGGO 大多数为孤立性，少数可见多发，大多数 mGGO 为肺癌或癌前病变（AAH 和 AIS）。当 GGO 出现空泡、分叶、毛刺、胸膜粘连凹陷，以及 GGO 内出现微小的放射状血管，周围出现血管牵拉、集中等征象时，基本上应考虑恶性。70% 以上的 mGGO 有不同程度的 FDG 摄取。AAH 和 AIS 的 FDG 摄取明显低于 MIA 和 IAC，MIA 和 IAC 的 SUV_{max} 大多数大于 1.3 ～ 1.5。mGGO 一般也不推荐 PET/CT 检查，因为无论是表现为 pGGO 还是 mGGO 的肺癌，极少发生转移，但是目前的一些研究也显示 PET/CT 对 mGGO 是否为侵袭性肿瘤的鉴别有一定意义，同时 PET/CT 对 mGGO 的预后评估有一定意义。

【病例】

病例 1

（1）简要病史：女，42 岁；5 天前体检发现肺部阴影。

（2）影像表现：左肺下叶后基底段脊柱旁（T_{11} 椎体上缘水平）见一磨玻璃密度影，直径约 8mm，未见明显 FDG 摄取（图 4-1-1）。

（3）影像诊断：左肺下叶磨玻璃密度影，建议随访。

（4）病理诊断（手术）：左肺下叶间质纤维增生。

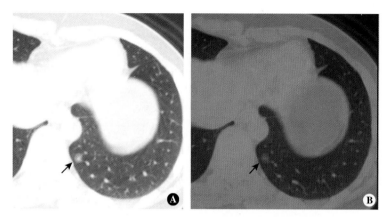

图 4-1-1　左下肺局灶性间质纤维增生（箭示）

病例 2

（1）简要病史：男，49 岁；体检发现肺部阴影。

（2）影像表现：左肺下叶背段见磨玻璃密度影，边缘欠清晰、光整，未见明显 FDG 摄取增高（图 4-1-2）。

（3）影像诊断：肺部炎性病变可能性大。

（4）病理诊断（手术）：左下肺局灶性间质纤维化。

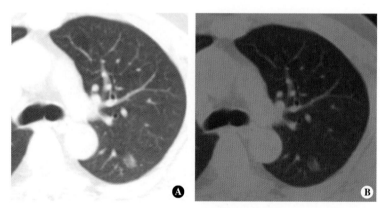

图 4-1-2　左下肺局灶性间质纤维化

病例 3

（1）简要病史：男，37 岁；体检发现右上肺阴影。

（2）影像表现：右肺上叶后段见磨玻璃密度小结节，直径约 15mm，边缘尚清晰，未见明显 FDG 摄取增高（图 4-1-3）。

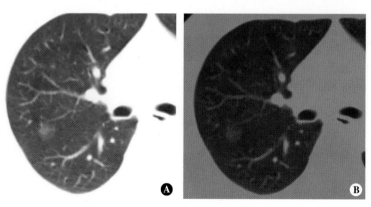

图 4-1-3　右上肺局灶性肺炎

（3）影像诊断：右上肺结节，未见明显代谢活性，建议随访。

（4）随访结果：右上肺炎性结节，抗炎后消失。

病例 4

（1）简要病史：男，50岁；体检发现肺部阴影。

（2）影像表现：右肺下叶背段见不均匀磨玻璃密度结节，直径约15mm，边缘欠清晰、规整，未见明显 FDG 摄取增高（图 4-1-4）。

（3）影像诊断：右下肺结节，无明显代谢活性，建议随访。

（4）病理诊断（手术）：右肺炎性病变。

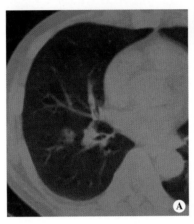
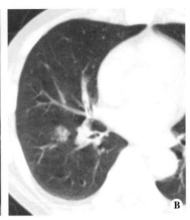

图 4-1-4　右下肺局灶性肺炎

病例 5

（1）简要病史：男，47岁；体检发现肺部阴影。

（2）影像表现：右下肺见磨玻璃密度影，大小约 26mm×22mm，边缘欠清晰、光整，FDG 摄取增高，延迟2小时显像稍增加，SUV_{max}分别为5.4和5.6（图 4-1-5）。

（3）影像诊断：右下肺感染性病变可能性大。

（4）随访结果：右下肺炎症，抗炎治疗3个月，1年后复查，病灶全部吸收消散。

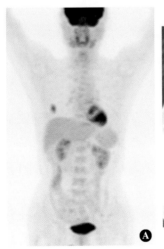
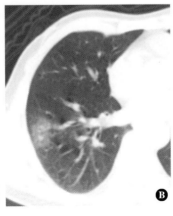
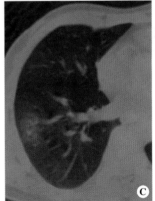

图 4-1-5　右下肺局灶性肺炎

病例 6

（1）简要病史：女，64岁；体检发现右肺阴影。

（2）影像表现：右肺上叶尖段见磨玻璃密度影，直径约10mm，未见明显 FDG 摄取（图 4-1-6）。

（3）影像诊断：右上肺良性病变可能，建议密切随访观察。

（4）病理诊断：右上肺不典型腺瘤样增生。

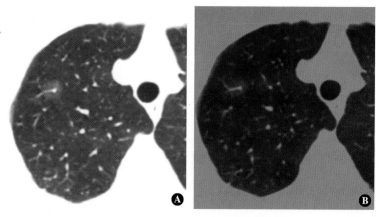

图 4-1-6　右上肺不典型腺瘤样增生

病例 7

（1）简要病史：男，70 岁；体检发现左肺结节。

（2）影像表现：左肺上叶尖段见磨玻璃样不规则结节，边缘清晰，分叶，最长径 19.8mm，未见明显 FDG 摄取（SUV$_{max}$ 0.75）（图 4-1-7）。

（3）影像诊断：左上肺磨玻璃样结节，考虑恶性可能。

（4）病理诊断：抗炎治疗 2 周无改变后手术切除，病理示不典型腺瘤样增生。

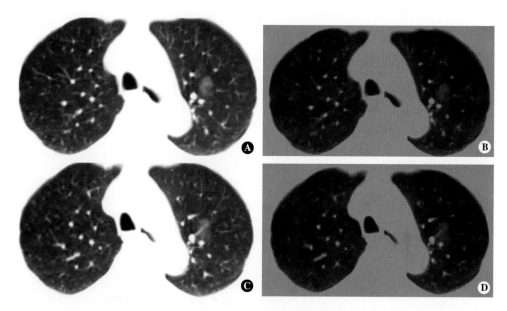

图 4-1-7　左上肺不典型腺瘤样增生

病例 8

（1）简要病史：女，48 岁；体检发现肺磨玻璃样结节。

（2）影像表现：右上肺见磨玻璃样小结节，大小约 14mm×10mm，边缘清晰，FDG 摄取未见明显增高（图 4-1-8）。

（3）影像诊断：肺癌前病变或微浸润性癌不除外，建议密切随访。

（4）病理诊断（手术）：原位癌。

病例 9

（1）简要病史：女，52 岁；发现肺结节 3 天。

（2）影像表现：右肺野上叶后段可见类圆形磨玻璃密度影，大小约 15mm×12mm，未见明显 FDG 摄取，边缘可见毛刺（图 4-1-9）。

（3）影像诊断：早期肺癌可能性大。

（4）病理诊断（手术）：右肺原位癌。

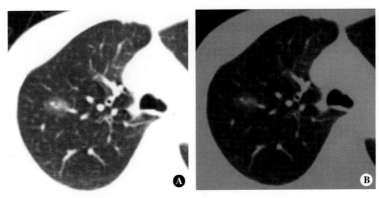

图 4-1-8 右上肺原位癌

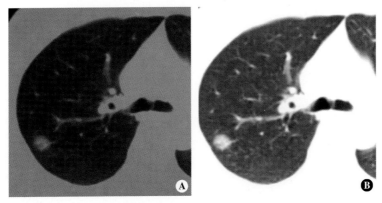

图 4-1-9 右上肺原位癌

病例 10

（1）简要病史：女，50 岁；体检发现肺结节。

（2）影像表现：左肺尖可见一类圆形磨玻璃密度影，边缘尚清，大小约 14mm×12mm，未见明显 FDG 摄取（图 4-1-10）。

（3）影像诊断：肺原位癌可能。

（4）病理诊断：9 个月后手术病理证实为左肺不典型腺瘤样增生（AAH）。

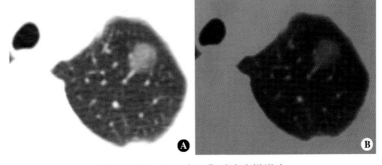

图 4-1-10 左上肺不典型腺瘤样增生

病例 11

（1）简要病史：男，48 岁；体检发现肺小结节。

（2）影像表现：右下肺见直径约 11mm 小结节，边缘清晰，未见明显 FDG 摄取（图 4-1-11）。

（3）影像诊断：右下肺小结节，建议密切随访。

（4）病理诊断（手术）：右下肺微浸润性肺癌。

病例 12

（1）简要病史：女，61 岁；咳嗽、胸部不适 2 周。

（2）影像表现：左上肺尖段见不规则磨玻璃密度影，长径约 22mm，边缘清晰，FDG 摄取稍高，SUV_{max} 2.1（图 4-1-12）。

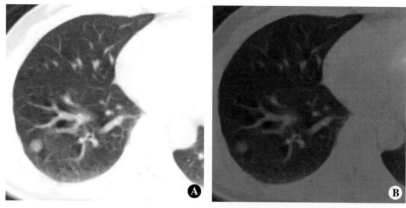

图 4-1-11　右下肺微浸润性癌

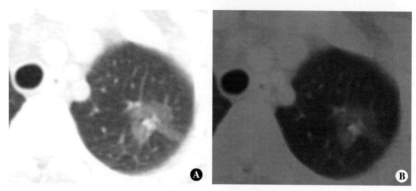

图 4-1-12　左上肺微浸润性癌

（3）影像诊断：肺癌可能。

（4）病理诊断（手术）：左上肺微浸润性腺癌。

病例 13

（1）简要病史：男，73 岁；咳嗽、胸部不适 1 周，CT 发现肺部阴影。

（2）影像表现：左肺上叶尖后段见混合性磨玻璃密度影，边缘尚清晰，大小约 30mm×24mm，FDG 摄取稍增高，SUV_{max} 1.8（图 4-1-13）。

（3）影像诊断：左肺上叶恶性病变可能。

（4）病理诊断：术中冰冻病理考虑原位癌；术后病理示左上肺微浸润性腺癌。

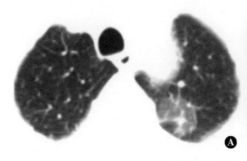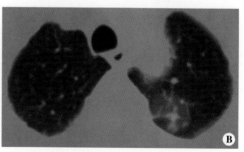

图 4-1-13　左上肺微浸润性癌

病例 14

（1）简要病史：男，42 岁；胸部不适半个月；体检 CT 发现肺部阴影。

（2）影像表现：右肺上叶混合性磨玻璃样小结节，边缘清晰、欠规整，密度欠均匀，直径约 18mm，FDG 摄取略高于肺本底，延迟显像进一步升高，SUV_{max} 分别为 0.9 和 1.2，边缘可见多根小血管伸入（图 4-1-14）。

（3）影像诊断：肺癌可能性大。

（4）病理诊断（手术）：右肺浸润性腺癌。

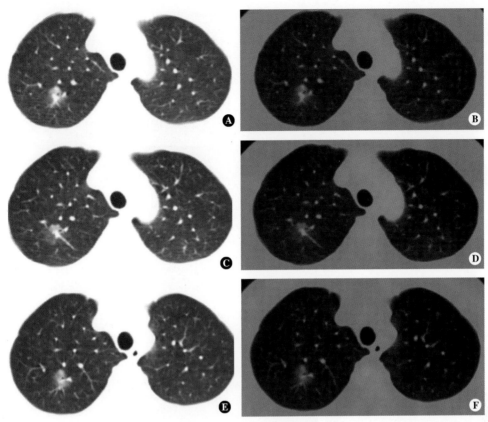

图 4-1-14　右上肺浸润性癌

E、F 为延迟 2 小时显像

病例 15

（1）简要病史：男，63 岁；背部隐痛 2 天，CT 发现肺结节。

（2）影像表现：右肺上叶尖段背侧见不规则磨玻璃密度影，长径约 13mm，可见胸膜粘连，无明显 FDG 摄取（图 4-1-15）。

（3）影像诊断：右上肺癌可能性大。

（4）病理诊断：右上肺浸润性腺癌。

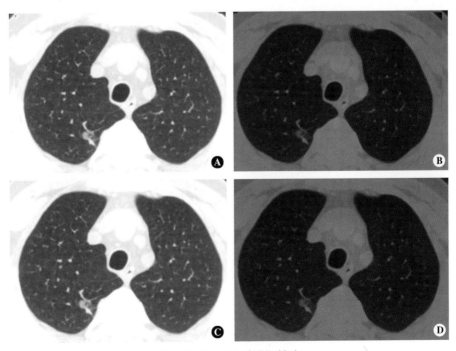

图 4-1-15　右上肺浸润性癌

病例 16

（1）简要病史：女，55 岁；发现肺结节 1 周。

（2）影像表现：右肺中叶内侧段可见类圆形混合性磨玻璃密度影，密度不均匀，边缘尚清楚，与邻近胸膜粘连，大小约 20mm×16mm，FDG 摄取稍增高，SUV$_{max}$ 1.7；子宫增大，子宫壁见巨大类圆形软组织密度肿块，大小约 92mm×88mm，FDG 摄取无明显增高（图 4-1-16）。

（3）影像诊断：右肺中叶肺癌可能；子宫肌瘤。

（4）病理诊断：右肺中叶浸润性腺癌。

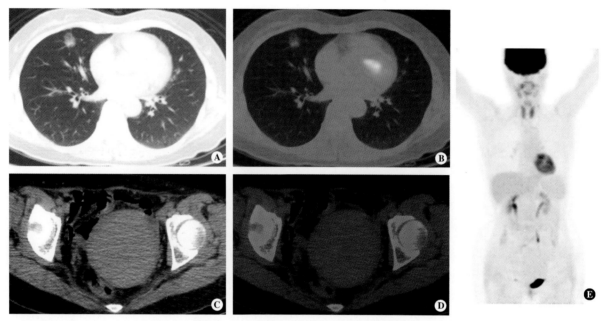

图 4-1-16　右肺中叶浸润性癌和子宫肌瘤

病例 17

（1）简要病史：男，46 岁；体检发现肺部阴影。

（2）影像表现：右肺上叶尖段胸膜下见混合性磨玻璃密度影，直径约 16mm，边缘尚清晰，分叶，中央实变，呈"煎蛋样"改变，FDG 摄取略高于肺本底，延迟显像略有增高，SUV$_{max}$ 分别为 1.5 和 1.8，邻近胸膜粘连（图 4-1-17）。

（3）影像诊断：肺癌可能性大。

（4）病理诊断（手术）：右上肺腺癌。

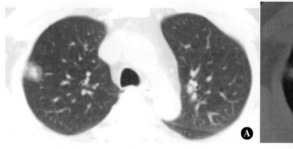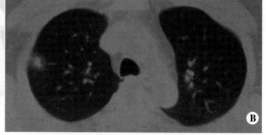

图 4-1-17　右上肺腺癌

第二节　肺　肿　瘤

一、肺　腺　癌

【概述】

非小细胞肺癌（nonsmall-cell lung cancer，NSCLC）中腺癌最常见。腺癌起源于支气管黏膜上皮，或较大支气管的黏液腺，多数起源于较小的支气管，因此多为周围型肺癌。肺腺癌的发病年龄低于肺鳞癌，女性多见，且多为不吸烟者。肺腺癌临床症状无特殊性，早期常常没有明显的异常表现，之后可表现为咳嗽、咯血、胸闷、气促、胸痛、低热等。周围型通常较中央型出现症状晚。

肺腺癌 CT 表现为磨玻璃样结节，也可表现为实性结节或肿块。呈"煎蛋样"边缘清晰的混合性磨玻璃样结节是肺腺癌的较特征性表现；结节或肿块多呈分叶状，可有长或短毛刺，锯齿状毛刺有很高的特异性；常与邻近胸膜有线样牵扯、粘连和胸膜凹陷，牵扯、粘连线可以是单根，也可以是多根，或直接宽基底侵及胸膜，导致胸膜不均匀增厚，胸膜下脂肪间隙模糊或消失，或邻近骨质侵蚀破坏；纵隔侧可见周围血管向肿瘤集中及新生肿瘤供血小血管分支或增粗的微细血管分支进入肿瘤内。磨玻璃样结节有时结节内可见新生小血管，并与结节周围向结节集聚的邻近血管联通，形成所谓的"肿瘤血管移动＋联通征"，增强扫描时明显；腺癌结节内可有低密度的空泡，或扭曲扩张的充气支气管，管壁厚薄不均，管腔宽窄不一，进入肿瘤的支气管亦可表现为截断、锥状狭窄；腺癌很少钙化。表现为巨大肿块的肺腺癌明显少于肺鳞癌，腺癌内的空洞通常较小，而鳞癌可有较大的空洞。除表现为纯磨玻璃样结节的肺腺癌之外，大多数结节增强扫描均可见强化，实性结节或肿块强化明显。

肺腺癌的 FDG 摄取视肿瘤的形态、大小、病理成分等不同而异。纯磨玻璃样结节一般无FDG 摄取增高，混合性磨玻璃样结节可有较低的 FDG 摄取；直径小于 15mm 的实性结节约 1/3 的 SUV_{max} 不超过 2.5，直径超过 15mm 的大多数 SUV_{max} 大于 2.5。

肺腺癌多表现为周围型，周围型肺癌的鉴别诊断：肺错构瘤，常位于胸膜下，边缘较光滑，密度不均，瘤体内可见局灶性脂肪密度或钙化，爆米花样钙化较有特征性，增强扫描强化不明显，一般无 FDG 摄取；炎性假瘤亦多见于胸膜下，局部胸膜增厚、粘连，病灶可有尖角状挑起（即所谓"桃尖征"），也可见"平直征"或"方形征"，即病变在某个或几个层面可见一侧边缘如刀切样平直，或与胸膜形成直角，病变下缘可由单一病灶移行为多个病灶，增强表现为均匀或不均匀强化，可有不同程度 FDG 摄取；结核球，多位于上叶尖后段或下叶背段，内可见斑点样钙化，壁较光整，可有卫星病灶，增强扫描多呈环形强化。

【病例】

病例 1

（1）简要病史：男，50 岁；体检发现肺部阴影。

（2）影像表现：左肺上叶尖后段斜裂旁见一混合性磨玻璃密度影，边缘清晰、欠光整，大小约 11mm×23mm，邻近胸膜牵拉凹陷，FDG 摄取稍增高，SUV_{max} 1.3，可见血管聚集征（图 4-2-1）。

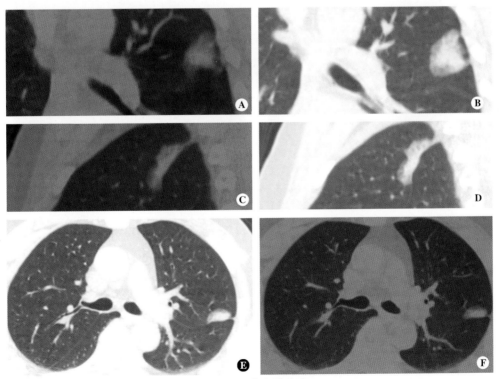

图 4-2-1 左上肺腺癌

A、B 为冠状位；C、D 为矢状位；E、F 为横断位

（3）影像诊断：肺癌可能性大。

（4）病理诊断（手术）：浸润性肺腺癌。

病例2

（1）简要病史：女，45 岁；体检发现肺结节。

（2）影像表现：右肺中叶斜裂旁见一小结节，边缘尚清，大小约 4mm×5mm，斜裂牵拉凹陷，未见明显 FDG 摄取（图 4-2-2）。

（3）影像诊断：早期肺癌不除外，建议密切随访。

（4）病理诊断（手术）：肺腺癌。

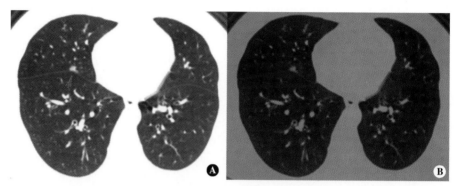

图 4-2-2　右肺中叶斜裂旁肺腺癌

箭示水平裂收缩凹陷

病例3

（1）简要病史：女，66 岁；体检发现肺结节。

（2）影像表现：右肺下叶斜裂旁见一小结节，边缘尚清，周围见锯齿状毛刺，大小约 9mm×12mm，斜裂牵拉凹陷，未见明显 FDG 摄取（图 4-2-3）。

（3）影像诊断：早期肺癌可能性大。

（4）病理诊断（手术）：肺泡型浸润性肺腺癌。

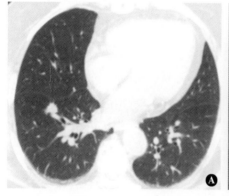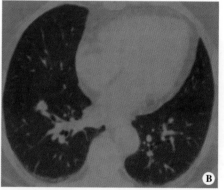

图 4-2-3　右肺下叶斜裂旁肺腺癌

箭示斜裂粘连、收缩凹陷

病例4

（1）简要病史：男，51 岁；发现肺部阴影 1 周。

（2）影像表现：右肺上叶见不规则小结节，边缘欠规整，大小约 16mm×11mm，内见低密度充气支气管影，FDG 摄取略高于肺本底，SUV_{max} 1.6（图 4-2-4）。

（3）影像诊断：右上肺癌可能性大。

（4）病理诊断（手术）：右上肺腺癌。

病例5

（1）简要病史：女，51 岁；发现肺结节 1 周。

（2）影像表现：右肺下叶背段紧贴斜裂见结节状影，大小约 22mm×21mm，FDG 摄取稍增高，SUV_{max} 2.7，边缘可见毛刺，邻近斜裂胸膜粘连、牵扯、凹陷（图 4-2-5）。

（3）影像诊断：考虑右下肺癌。

（4）病理诊断（手术）：右下肺腺癌。

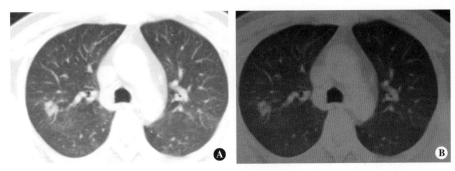

图 4-2-4　右上肺腺癌

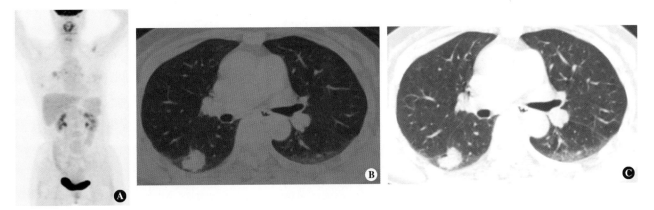

图 4-2-5　右下肺斜裂旁肺腺癌

病例 6

（1）简要病史：男，67 岁；胸部不适 2 月余。

（2）影像表现：左肺上叶尖后段见一结节，边缘清晰、分叶、欠光整，大小约 13mm×25mm，

FDG 摄取略高于本底，SUV_{max} 1.7，邻近胸膜粘连、凹陷（图 4-2-6）。

（3）影像诊断：左上肺结节，肺癌可能性大。

（4）病理诊断（手术）：左上肺腺癌。

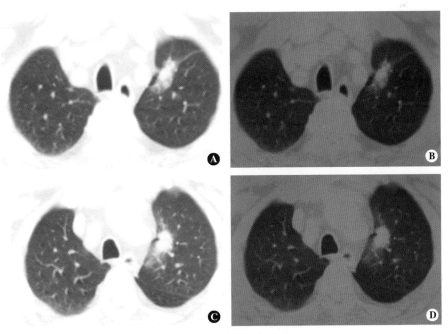

图 4-2-6　左上肺纵隔旁肺腺癌

病例 7

（1）简要病史：女，55 岁；咳嗽 3 月余；CT 发现肺部阴影，抗炎治疗后症状无明显缓解。

（2）影像表现：左肺上叶尖后段见一混合性磨玻璃密度影，大小约 35mm×50mm，内见紊乱扩张、扭曲的支气管影，达肺门，边缘清晰、不规整，实性部分 FDG 摄取增高，SUV$_{max}$ 2.8，邻近胸膜牵拉、凹陷；右肺门见一肿大淋巴结，边缘欠清，大小约 10mm×14mm，FDG 摄取增高，SUV$_{max}$ 4.6（图 4-2-7）。

（3）影像诊断：考虑左上肺腺癌，右肺门淋巴结转移不除外。

（4）病理诊断（手术）：左上肺腺癌。

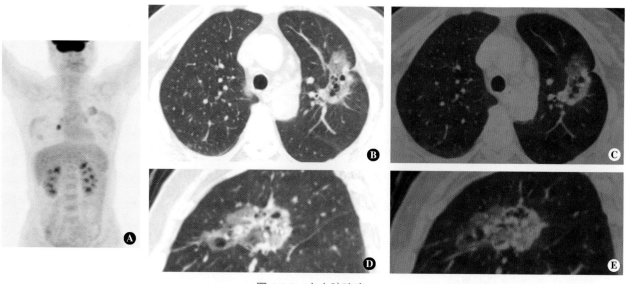

图 4-2-7　左上肺腺癌

病例 8

（1）简要病史：女，65 岁；咳嗽、咳痰，偶伴咯血 3 月余，近期加重；痰检见腺癌细胞。

（2）影像表现：左肺上叶尖后段可见类圆形混杂密度影，大小约 25mm×24mm，实性部分 FDG 摄取增高，SUV$_{max}$ 5.8，边缘可见粗长毛刺，周围可见斑片状密度增高影，内见迂曲扩张充气支气管影；两肺另见多个小结节，部分伴毛刺，胸膜粘连凹陷，FDG 摄取稍高（图 4-2-8）。

（3）影像诊断：结合病史，肺癌，肺内转移可能性大。

（4）病理诊断：左上肺腺癌。

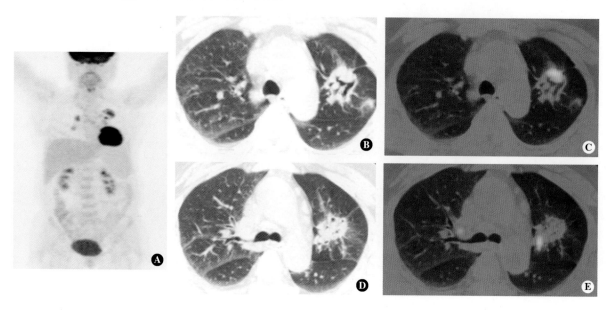

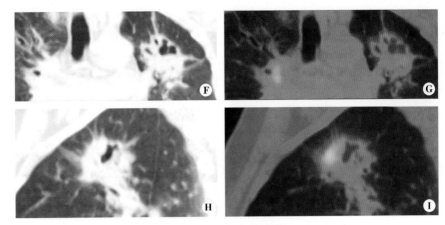

图 4-2-8　左上肺腺癌

病例 9

（1）简要病史：男，60 岁；体检发现肺部阴影，纤支镜及痰检均未见异型细胞；CEA、CA199 正常。

（2）影像表现：左肺上叶尖后段不规则片状影，密度不均匀，局部实变，周围见磨玻璃密度影，边缘尚清、分叶，FDG 摄取实性部分局部增高，SUV_{max} 4.9，邻近胸膜增厚、粘连（图 4-2-9）。

（3）影像诊断：左上肺肺癌可能。

（4）病理诊断（手术）：左上肺腺癌。

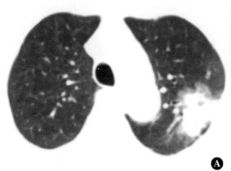

图 4-2-9　左上肺腺癌

病例 10

（1）简要病史：男，64 岁；发现左下肺肿块 2 周。

（2）影像表现：左肺下叶肿块，大小约 61mm×43mm，未见明显 FDG 摄取，密度欠均匀，边缘尚光整，邻近胸膜稍增厚（图 4-2-10）。

（3）影像诊断：左下肺癌可能。

（4）病理诊断（手术）：左下肺腺癌。

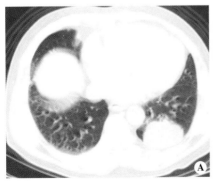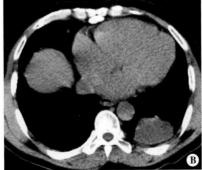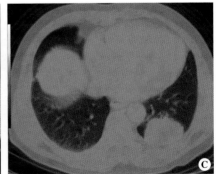

图 4-2-10　左下肺腺癌

病例 11

（1）简要病史：女，56 岁；左胸痛月余，伴胸部不适。

（2）影像表现：左肺上叶肿块，分叶，边缘清晰，大小约 52mm×36mm，可见多根小血管分支联通，广基底与胸膜粘连，FDG 摄取增高，SUV_{max} 3.1；右第 4、5 前肋局灶性 FDG 摄取增高，SUV_{max} 2.5（图 4-2-11）。

（3）影像诊断：左上肺肺癌可能性大，右第 4、5 肋代谢增高建议随访。

（4）病理诊断（手术）：左上肺肺腺癌。

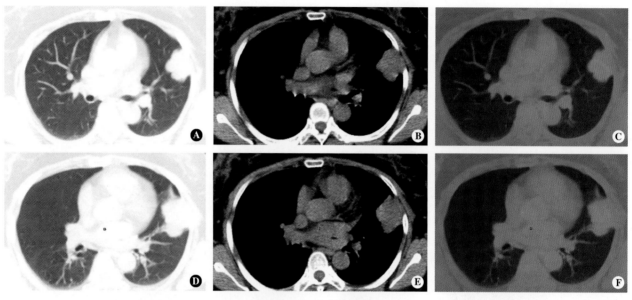

图 4-2-11　左上肺腺癌

病例 12

（1）简要病史：男，70 岁；咳嗽、咳痰 2 个月；CT 示右肺上叶后段空洞；纤支镜病理示腺癌。

（2）影像表现：右肺上叶后段不规则结节，FDG 摄取增高，SUV_{max} 6.4，内见空洞，邻近胸膜增厚、粘连、凹陷，周围见多发大小不等结节；右肺门、腋窝、锁骨上窝及纵隔见多发肿大淋巴结，最大者约 19mm×12mm，FDG 摄取稍增高，SUV_{max} 4.4（图 4-2-12）。

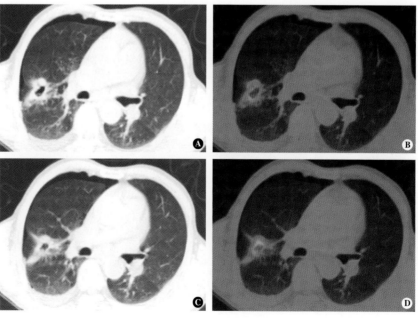

图 4-2-12　右上肺腺癌

（3）影像诊断：考虑右上肺肺癌，淋巴结转移。

（4）病理诊断：右上肺腺癌。

病例 13

（1）简要病史：男，63 岁；左胸隐痛，CT 发现肺结节 1 周。

（2）影像表现：左上肺见不规则肿块，边缘欠光整、分叶，大小约 28mm×36mm，密度欠均匀，内见支气管充气征，FDG 摄取增高，SUV_{max} 5.4，邻近胸膜粘连（图 4-2-13）。

（3）影像诊断：考虑左上肺癌。

（4）病理诊断（手术）：左上肺腺癌。

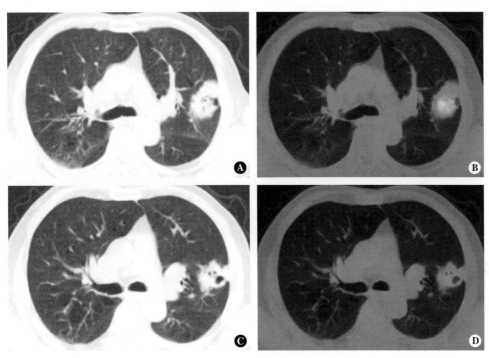

图 4-2-13　左上肺腺癌

病例 14

（1）简要病史：男，45 岁；咳嗽半年；水泥拌料工 10 年工作史，有硅肺病史。

（2）影像表现：右肺下叶背段脊柱旁结节，边缘欠规整、分叶，邻近胸膜粘连、凹陷，FDG 摄取增高，SUV_{max} 8.7；周围见小斑片状影，FDG 摄取稍增高；两肺弥漫性分布粟粒状结节，未见明显 FDG 摄取；右侧肺门及纵隔Ⅳ、Ⅴ、Ⅵ、Ⅶ区可见多发肿大淋巴结影，最大者约 22mm×13mm，FDG 摄取稍增高，SUV_{max} 2.7（图 4-2-14）。

（3）影像诊断：结合病史，考虑硅肺；右下肺结节，肺癌可能性大；右肺内及纵隔淋巴结转移可能。

（4）病理诊断（穿刺）：右下肺腺癌。

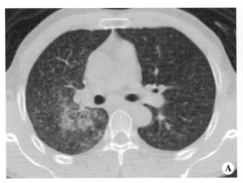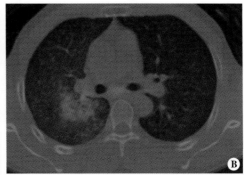

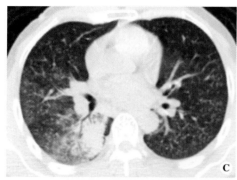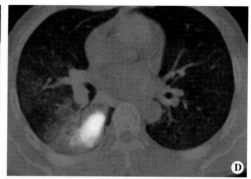

图 4-2-14 右下肺腺癌并肺内转移

病例 15

（1）简要病史：女，67 岁；胸闷、咳嗽 2 周。

（2）影像表现：右肺下叶见不规则肿块，大小约 66mm×36mm，FDG 摄取增高，SUV_{max} 4.8；内见支气管充气征，周围弥漫性分布小结节，FDG 摄取轻度增高，SUV_{max} 1.5；右侧肺门及纵隔可见多发淋巴结，多数钙化，部分 FDG 摄取增高，SUV_{max} 3.4；局部胸膜增厚、粘连，无明显 FDG 摄取（图 4-2-15）。

（3）影像诊断：右下肺肺癌并同侧肺叶内转移可能性大，右肺门纵隔淋巴结转移不除外。

（4）病理诊断（穿刺）：右下肺腺癌。

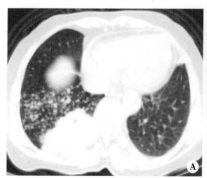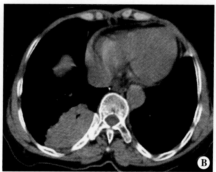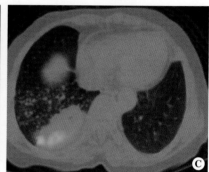

图 4-2-15 右下肺腺癌

病例 16

（1）简要病史：男，54 岁；左胸隐痛 2～3 个月；CT 发现肺结节。

（2）影像表现：左肺上叶尖后段结节，大小约 20mm×12mm，FDG 摄取增高，SUV_{max} 12.6，浅分叶，具毛刺；内见扩张、纤曲支气管；左肺门见一肿大淋巴结，大小约 12mm×10mm，FDG 摄取增高，SUV_{max} 9.3（图 4-2-16）。

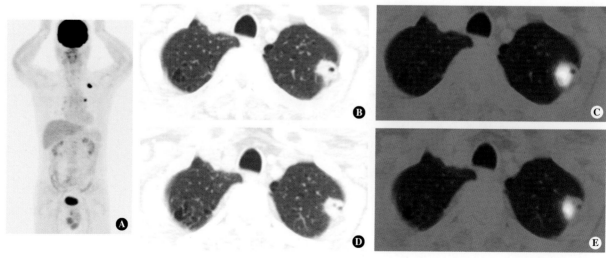

图 4-2-16 左上肺腺癌

（3）影像诊断：左上肺癌，肺门淋巴结转移。

（4）病理诊断（手术）：左上肺黏液腺癌，肺门淋巴结炎性增生。

病例 17

（1）简要病史：女，55 岁；腰椎疼痛月余；MR 考虑腰椎转移。

（2）影像表现：右肺上叶尖段见类圆形结节，边缘见锯齿状毛刺和胸膜牵扯，大小约 26mm×22mm，FDG 摄取增高，SUV_{max} 16.0；右锁骨上窝、肺门及纵隔（2R、4R 区）见肿大淋巴结，最大者约 18mm×17mm，SUV_{max} 9.3；肝顶部见 2 个类圆形低密度结节，SUV_{max} 9.7；C_5、L_4 及右侧髂骨、髋臼、骶骨多处骨皮质破坏，SUV_{max} 12.4（图 4-2-17）。

（3）影像诊断：考虑肺癌，淋巴结、肝、骨转移。

（4）病理诊断 / 随访结果：活检考虑肺腺癌。随访确诊淋巴结、肝、骨转移。

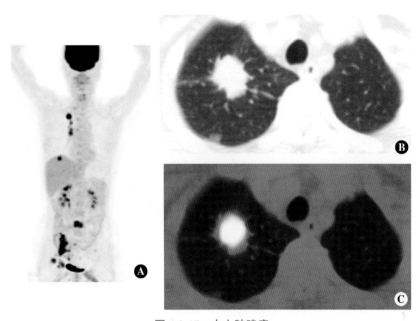

图 4-2-17　右上肺腺癌

病例 18

（1）简要病史：男，54 岁；咳嗽、咯血半月余，CEA 增高（136U/ml）。

（2）影像表现：右肺门可见类圆形结节，大小约 21mm×19mm，FDG 摄取增高，SUV_{max} 3.8；右肺上叶支气管明显变窄，右肺上叶前段见小斑片状阴影，无明显 FDG 摄取（图 4-2-18）。

（3）影像诊断：考虑肺癌。

（4）病理诊断（纤支镜活检）：右肺门腺癌。

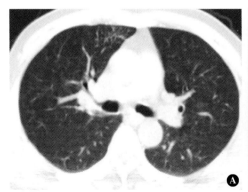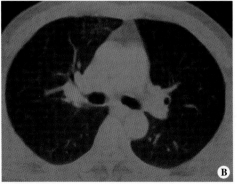

图 4-2-18　右肺门腺癌

病例 19

（1）简要病史：男，63 岁；干咳 3 月余，近期加重、胸闷。

（2）影像表现：右上叶支气管内见长条状结节，大小约 18mm×10mm，FDG 摄取增高，SUV_{max} 10.8，并上叶阻塞性炎症，FDG 摄取稍增高；纵隔（2R、4R 区）见多发淋巴结，最大者约 14mm× 9mm，FDG 摄取稍增高，SUV_{max} 2.3（图 4-2-19）。

（3）影像诊断：肺癌可能，纵隔淋巴结转移不除外。

（4）病理诊断 / 随访结果：纤支镜活检考虑右主支气管低分化腺癌。淋巴结转移。

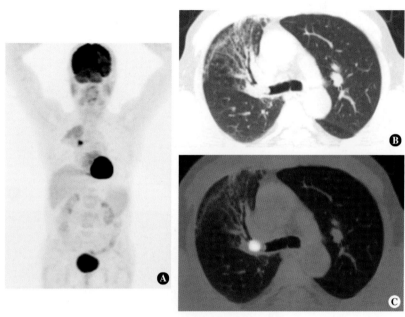

图 4-2-19　右主支气管腺癌

病例 20

（1）简要病史：女，43 岁；咳嗽、发热 10 余天。

（2）影像表现：右中间支气管旁哑铃状结节，FDG 摄取增高，SUV_{max} 15.7，邻近纵隔胸膜局部增厚，中间支气管变窄（图 4-2-20）。

（3）影像诊断：考虑右肺癌。

（4）病理诊断（手术）：右肺腺癌。

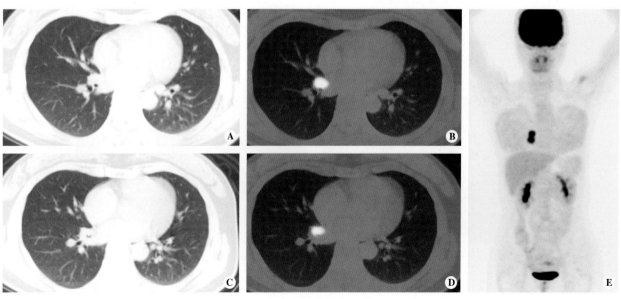

图 4-2-20　右肺门旁肺腺癌

病例 21

（1）简要病史：男，53 岁；咳嗽、胸闷 2 月余，偶伴痰中血丝。

（2）影像表现：右肺门肿块，大小约 43mm×36mm，伴右上支气管狭窄、变尖，管壁欠光整，右肺上叶不张，肿块 FDG 摄取环状增高，SUV_{max} 18.7；双侧肺门、纵隔 4R 区淋巴结肿大，SUV_{max} 8.9（图 4-2-21）。

（3）影像诊断：考虑右肺癌，肺门纵隔淋巴结转移。

（4）病理诊断（手术）：右上肺腺癌。

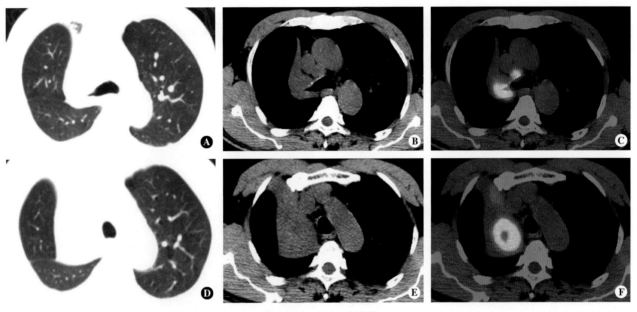

图 4-2-21　右上肺腺癌

病例 22

（1）简要病史：男，59 岁；咳嗽 1 月余；胸片发现肺占位。

（2）影像表现：右肺上叶后段巨大肿块，大小约 58mm×53mm，呈浅分叶，FDG 摄取增高，SUV_{max} 8.5，与邻近胸膜粘连；右肾上腺结节，大小约 35mm×23mm，中央低密度，边缘 FDG 摄取增高，SUV_{max} 5.6（图 4-2-22）。

（3）影像诊断：考虑右上肺癌，右肾上腺转移。

（4）病理诊断 / 随访结果：穿刺活检考虑右上肺腺癌。随访确诊右肾上腺转移。

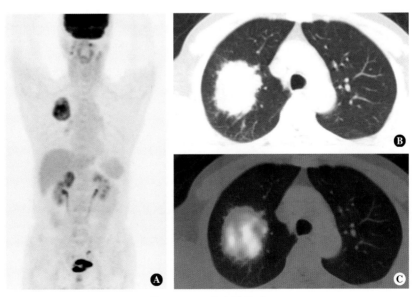

图 4-2-22　右上肺腺癌

病例 23

（1）简要病史：男，61岁；胸闷、气逼2月余。

（2）影像表现：左下肺巨大肿块，部分下叶支气管狭窄、堵塞，与胸主动脉及胸膜紧贴，但边缘尚清晰，FDG 摄取不均匀增高，SUV_{max} 8.5；

右肺门、纵隔（2R、4R、5区）见多发稍大淋巴结，边缘尚清，较大者约 5mm×9mm，FDG 摄取稍增高，SUV_{max} 3.9（图4-2-23）。

（3）影像诊断：考虑左下肺癌，肺门纵隔淋巴结转移可能。

（4）病理诊断（穿刺）：左下肺腺癌。

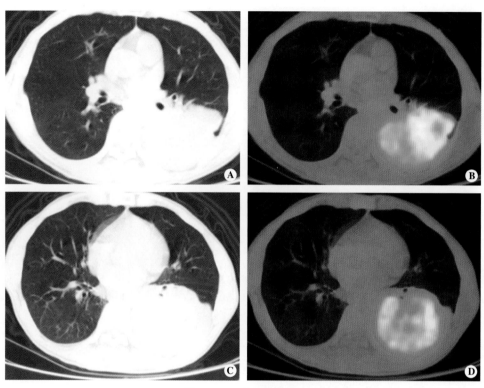

图 4-2-23　左下肺腺癌

病例 24

（1）简要病史：男，48岁；咳嗽3月余，1周前突发胸痛；CT 发现左侧气胸，左肺结节。

（2）影像表现：左侧气胸，左肺膨胀不全，左肺下叶见不规则块状高密度影，内见扭曲扩张

的充气支气管，FDG 摄取增高，SUV_{max} 5.76；周围见磨玻璃密度影，下叶胸膜明显增厚，未见明显 FDG 摄取（图4-2-24）。

（3）影像诊断：左下肺癌可能性大；左侧气胸。

（4）病理诊断：左下肺浸润性乳头状腺癌。

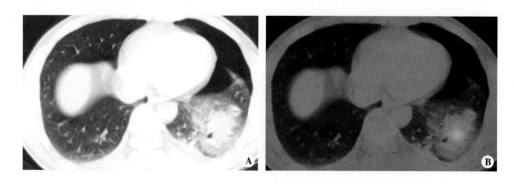

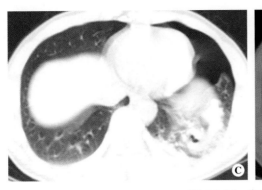
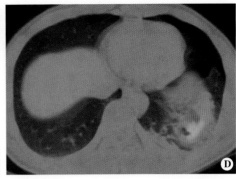

图 4-2-24　左下肺腺癌

病例 25

（1）简要病史：女，42岁；咳嗽、胸闷近半年；痰检见肺腺癌细胞。

（2）影像表现：右下肺巨大肿块，边缘欠清、分叶，FDG 摄取不均匀增高，SUV$_{max}$ 5.6，下叶后基底段支气管变窄、堵塞，下叶其他支气管分支可见变窄并下叶阻塞性炎症（图 4-2-25）。

（3）影像诊断：考虑右下肺癌。

（4）病理诊断：右下肺腺癌。

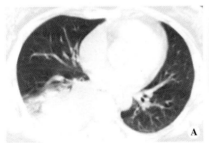
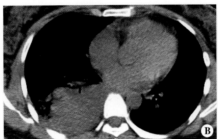
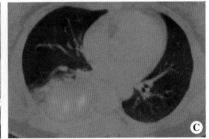

图 4-2-25　右下肺腺癌

病例 26

（1）简要病史：男，74岁；发热、咳嗽月余，抗炎治疗 1 周无明显改变。

（2）影像表现：右肺上叶后段均匀实变密度影，前缘欠光整，后段支气管截断，FDG 摄取明显增高，SUV$_{max}$ 13.6，周围肺实质见多发斑片状影，边缘欠清；右肺门及纵隔（3A、4R 区）见多发肿大淋巴结，边缘尚清，较大者约 14mm×25mm，FDG 摄取增高，SUV$_{max}$ 9.1；右侧胸膜增厚并胸腔积液（图 4-2-26）。

（3）影像诊断：右上肺炎症型肺癌可能，并淋巴结转移，建议纤支镜检。

（4）病理诊断（手术）：右上肺腺癌。

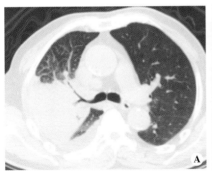
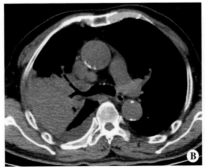
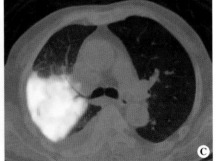

图 4-2-26　右上肺腺癌

病例 27

（1）简要病史：男，63 岁；咳嗽、胸闷、气逼多年，最近发现颈部淋巴结增大。

（2）影像表现：两肺弥漫性分布大小不等结节，部分融合成片样，边缘欠清，邻近胸膜粘连，FDG 摄取未见明显增高；双侧颈部、双侧肺门、右侧腋窝及纵隔（4R、5、6 区）见多发肿大淋巴结，最大者约 38mm×25mm，未见明显 FDG 摄取（图 4-2-27）。

（3）影像诊断：肺癌肺内转移不除外，淋巴结转移可能。

（4）病理诊断/随访结果：颈癌淋巴结穿刺活检＋免疫组化考虑肺黏液腺癌。随访确诊两肺及淋巴结转移。

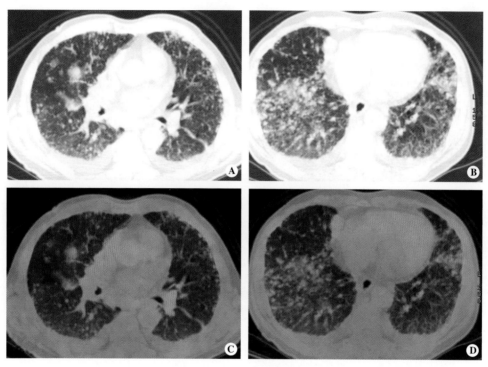

图 4-2-27　两肺黏液腺癌

病例 28

（1）简要病史：男，58 岁；咳嗽、胸闷、气逼半年余，伴发热。

（2）影像表现：两肺见弥漫性大小不等的结节影，边缘尚清，FDG 摄取增高，SUV_{max} 3.5；双侧肺门、纵隔及左侧腋窝、双侧锁骨下窝见多发肿大淋巴结，FDG 摄取增高，SUV_{max} 6.75；双侧胸膜粘连；肝门区、腹膜后见数个肿大淋巴结，FDG 摄取增高，SUV_{max} 4.0（图 4-2-28）。

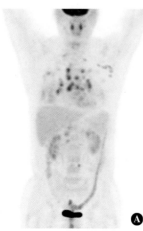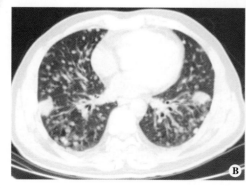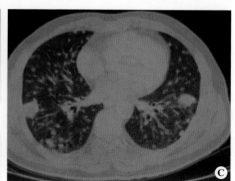

图 4-2-28　两肺黏液腺癌

（3）影像诊断：考虑肺癌，肺内及多发淋巴结转移可能性大。

（4）病理诊断：右肺穿刺活检考虑右肺黏液腺癌。

病例 29

（1）简要病史：男，69岁；中下腹壁包块，穿刺病理+免疫组化提示转移性腺癌，考虑肺源性。

（2）影像表现：左肺上叶尖后段见不均匀厚壁空洞，FDG摄取增高，SUV$_{max}$ 13.6；邻近胸膜粘连，右侧见2个增大内乳淋巴结，直径约18mm，FDG摄取增高，SUV$_{max}$ 33.2；右中腹壁见一类圆形软组织肿块，大小约65mm×58mm，密度不均匀，内可见坏死，FDG摄取增高，SUV$_{max}$ 33.4（图4-2-29）。

（3）影像诊断：结合病史，考虑左上肺肺癌，内乳淋巴结转移，腹壁转移。

（4）病理诊断：左上肺腺癌，腹壁转移。

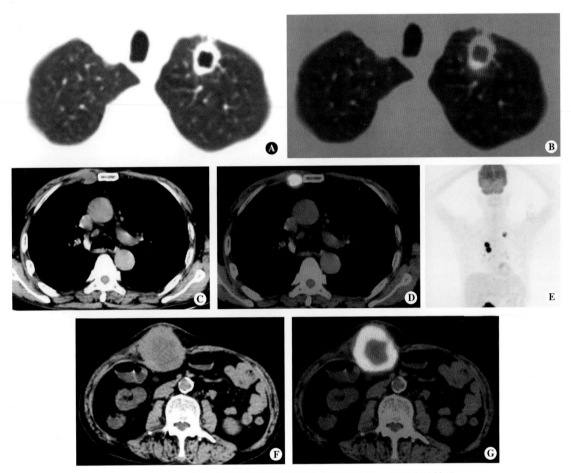

图 4-2-29 左上肺空洞型肺腺癌伴右侧内乳淋巴结，右下腹壁转移

病例 30

（1）简要病史：男，72岁；间歇性咳嗽1年余，伴胸闷、气逼、步态不稳月余。

（2）影像表现：右肺上叶见巨大肿块，FDG摄取环状增高，SUV$_{max}$ 9.1；右上叶支气管狭窄，腔内凹凸不平，右侧肺门及纵隔（4R、4L区）见淋巴结肿大，FDG摄取增高，SUV$_{max}$ 5.2；右小脑等密度结节，周围伴轻度水肿，FDG摄取环状增高（图4-2-30）。

（3）影像诊断：右上肺肺癌，脑转移。

（4）病理诊断（纤支镜活检）：右上肺腺癌。

病例 31

（1）简要病史：女，64岁；发现肺结节2周。

（2）影像表现：左上肺近纵隔胸膜下见类三角形磨玻璃密度影，FDG摄取未见明显增高；左肺下叶背段胸主动脉近旁见20mm×15mm小结节，密度均匀，边缘欠规整，邻近胸膜增厚粘连，FDG摄取增高，SUV$_{max}$ 11.2（图4-2-31）。

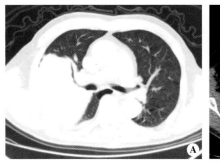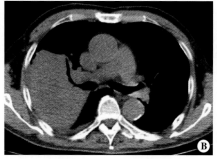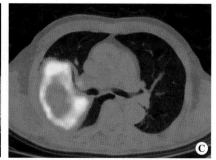

图 4-2-30　右上肺腺癌

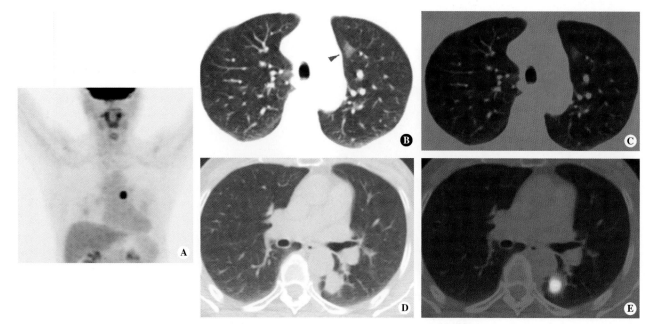

图 4-2-31　左上肺微浸润性腺癌（红箭头），左下肺腺癌

（3）影像诊断：左下肺肺癌；左上肺磨玻璃样结节，建议随访。

（4）病理诊断（手术）：左上肺微浸润性腺癌；左下肺腺癌。

病例 32

（1）简要病史：男，69 岁；发现肺部结节 1 个月。

（2）影像表现：右肺下叶见类圆形结节，大小约 28mm×21mm，FDG 摄取增高，SUV_{max} 4.5，边缘清晰，呈浅分叶，可见多个小血管分支联通；右肺上叶后段见小结节，未见明显 FDG 摄取（图 4-2-32）。

（3）影像诊断：右下肺结节，考虑肺癌；右上肺小结节，考虑良性不除外，建议随访，除外转移。

（4）病理诊断（手术）：右下肺结节，高分化鳞癌；右上肺小结节，浸润性腺癌。

病例 33

（1）简要病史：男，55 岁；咯血 2 天，纤支镜检查示右上支气管出血，痰检未见真菌及抗酸杆菌，肿瘤全套阴性。

（2）影像表现：右肺上叶前段近肺门处可见结节，大小约 28mm×21mm，FDG 摄取增高，SUV_{max} 9.2；其前缘可见粗长毛刺，邻近支气管变窄，右肺上叶可见大片状淡薄密度增高影，边缘不清，FDG 摄取不均匀增高（图 4-2-33）。

（3）影像诊断：考虑右肺癌，阻塞性炎症或出血可能。

（4）病理诊断（手术）：右肺腺癌并肺出血。

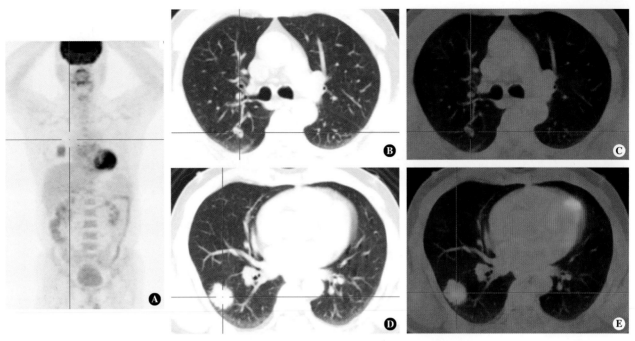

图 4-2-32 右上肺浸润性腺癌（无代谢活性者），右下肺鳞癌

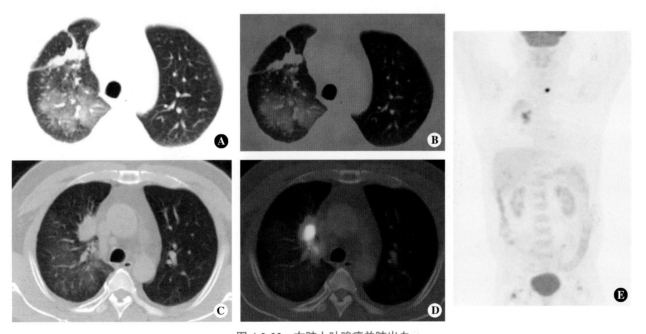

图 4-2-33 右肺上叶腺癌并肺出血

二、肺 鳞 癌

【概述】

肺癌临床上通常分为非小细胞肺癌（non-small cell lung cancer，NSCLC）和小细胞肺癌（small-cell lung cancer，SCLC）。NSCLC 约占肺癌的 80%，肺鳞癌是常见的 NSCLC，约占 NSCLC 的 20%，老年男性多发。肺鳞癌临床多表现为咳嗽、咯血、发热、胸痛等。吸烟为肺鳞癌的高危因素。肺鳞癌生长速度相对较缓慢，转移较晚，手术切除机会较多，5 年生存率较高。

肺鳞癌多数为中央型，CT 显示肺结节或肿块常位于肺门或近肺门，病灶易向支气管腔内生长，形成支气管壁增厚、不均匀狭窄、堵塞和截断征象，导致阻塞性不张、阻塞性肺气肿、阻塞性肺炎等。实性结节或肿块多呈圆形或类圆形，部分可见少量砂粒状钙化。肺鳞癌较小即表现为实性结节，可见分叶、毛刺，胸膜粘连、凹陷，血管集束征等，但胸膜凹陷征较肺腺癌少见。年龄较大的患者，常见肿瘤形成较大的肿块，甚至巨大肿块，病变可侵及邻近骨骼，导致骨质破坏，亦可累及胸膜，或侵及邻近大血管。肿块常常合并坏死，形成巨大空洞，洞壁凹凸不平、厚薄不均，有的仅见空洞。肺鳞癌破坏力较强，可跨叶生长，内部少见支气管、血管影。增强扫描，肺鳞癌可见强化，但一般同等大小的腺癌和鳞癌，腺癌强化更为明显。

直径小于 10mm 的肺鳞癌，FDG 摄取多数高于肺本底，70% 以上 FDG 摄取 SUV_{max} 大于 2.5；而大于 10mm 的肺鳞癌无论分化程度如何，FDG 摄取 SUV_{max} 几乎均大于 2.5；伴随的肺不张或阻

塞性肺炎 FDG 摄取无明显增高，也可见不同程度 FDG 摄取，具体视炎症情况而异。

【病例】

病例 1

（1）简要病史：女，69 岁；发现肺结节 1 周。

（2）影像表现：右下肺小结节，边缘见毛刺，FDG 摄取稍增高，SUV_{max} 1.5（图 4-2-34）。

（3）影像诊断：右下肺肺癌可能。

（4）病理诊断：6 个月后右下肺病灶切除，病理示肺鳞癌。

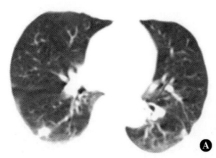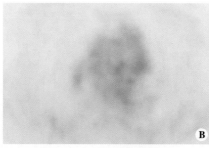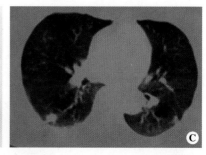

图 4-2-34　右下肺鳞癌

病例 2

（1）简要病史：女，52 岁；体检发现肺部结节。

（2）影像表现：左上肺结节，直径约 15mm，

浅分叶，FDG 摄取稍高，SUV_{max} 2.6（图 4-2-35）。

（3）影像诊断：左上肺肺癌可能。

（4）病理诊断（手术）：左上肺鳞癌。

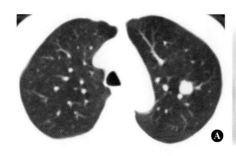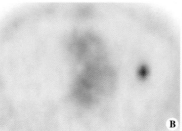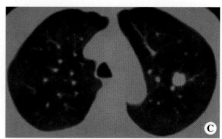

图 4-2-35　左上肺鳞癌

病例 3

（1）简要病史：男，67 岁；体检时发现左上肺结节；慢性支气管炎、糖尿病病史。

（2）影像表现：左上肺舌叶见分叶状结节，大

小约 26mm×21mm，FDG 摄取增高，SUV_{max} 18.9（图 4-2-36）。

（3）影像诊断：肺癌可能。

（4）病理诊断（手术）：左上肺低分化鳞癌。

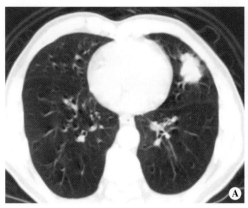
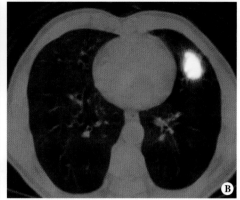

图 4-2-36　左上肺鳞癌

病例 4

（1）简要病史：男，76 岁；左胸背痛半月余。

（2）影像表现：左肺下叶背段胸膜下结节，内见砂粒状钙化，邻近胸膜增厚、粘连，FDG 摄取增高，SUV_{max} 33.2（图 4-2-37）。

（3）影像诊断：考虑左下肺肺癌。

（4）病理诊断（手术）：左下肺鳞癌。

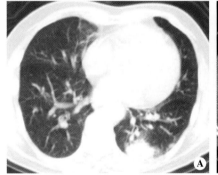
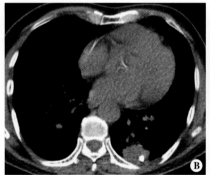
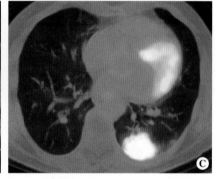

图 4-2-37　左下肺鳞癌

病例 5

（1）简要病史：男，62 岁；咳嗽 3 周左右。

（2）影像表现：右中间支气管旁结节，大小约 35mm×18mm，中间支气管壁破坏、管腔狭窄并不全阻塞，FDG 摄取增高，SUV_{max} 19.1（图 4-2-38）。

（3）影像诊断：考虑右下肺肺癌。

（4）病理诊断（手术）：右下肺鳞癌。

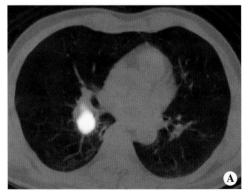
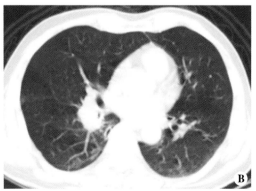

图 4-2-38　右下肺鳞癌

病例 6

（1）简要病史：男，70岁；间歇性咳嗽、咯血伴胸痛3月余。

（2）影像表现：左肺下叶见类圆形肿块，大小约51mm×45mm，FDG摄取增高，SUV_{max} 18.6，相应支气管变窄、阻塞，病变与胸主动脉外侧界限欠清，邻近胸膜增厚；左肺下叶后基底段胸膜下见一小结节，边清，FDG摄取稍增高，SUV_{max} 1.2（图4-2-39）。

（3）影像诊断：考虑肺癌，肺内转移可能。

（4）病理诊断（手术）：左下肺中分化鳞癌。

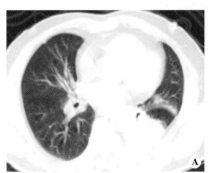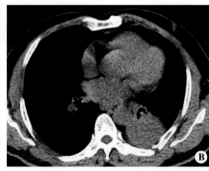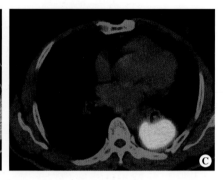

图 4-2-39　左下肺鳞癌

病例 7

（1）简要病史：男，61岁；咳嗽、咳痰1月余；纤支镜示右肺上叶支气管开口新生物，呈菜花状，管腔闭塞，活检为中分化鳞状细胞癌。

（2）影像表现：右肺上叶支气管管腔开口及前段支气管外壁见多个小结节，FDG摄取无明显增高，上叶支气管不全堵塞（图4-2-40）。

（3）影像诊断：结合病史，考虑肺癌。

（4）病理诊断：右肺上叶支气管中分化鳞癌。

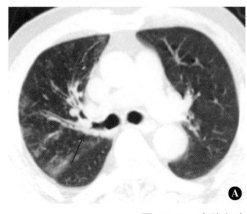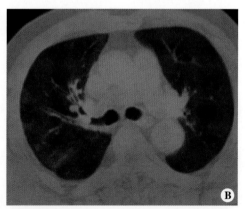

图 4-2-40　右肺上叶支气管鳞癌（箭示）

病例 8

（1）简要病史：男，29岁；咳嗽、咳黄痰带血丝2月余；近期无发热，偶感背部疼痛。

（2）影像表现：右主支气管内见软组织密度结节影，横断面大小约18mm×15mm，边缘欠光整，FDG摄取明显增高，SUV_{max}16.6，右主支气管前壁局部浸润破坏（图4-2-41）。

（3）影像诊断：右主支气管内肿瘤性病变可能性大。

（4）病理诊断（纤支镜活检）：右主支气管鳞状细胞癌。

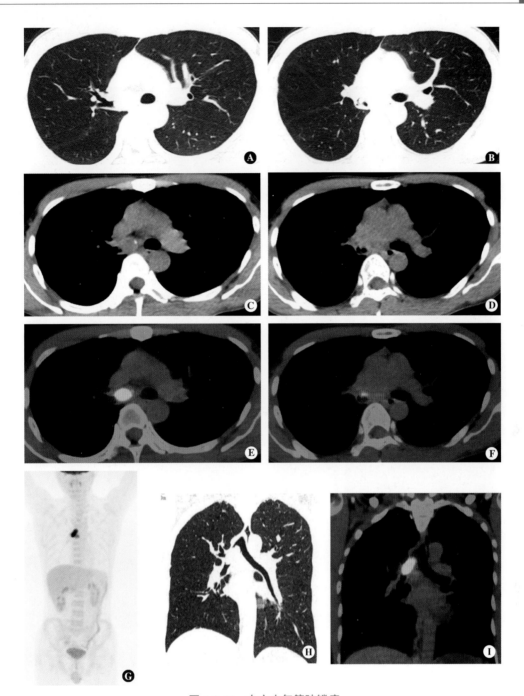

图 4-2-41　右主支气管肺鳞癌

病例 9

（1）简要病史：男，64 岁；咳嗽月余，伴间歇性咯血。

（2）影像表现：左侧肺门见不规则结节，大小约 20mm×15mm，FDG 摄取增高，SUV_{max} 7.9，内见粗砂粒状钙化；左肺上叶支气管狭窄并上叶大片状、结节状实变密度影，FDG 摄取稍增高，SUV_{max} 2.8，边缘欠清（图 4-2-42）。

（3）影像诊断：左上肺中央型肺癌并阻塞性炎症。

（4）病理诊断（纤支镜）：左上肺鳞癌。

病例 10

（1）简要病史：男，65 岁；肺鳞癌化疗后 1 年。

（2）影像表现：左上肺不张，左肺上叶支气管呈鼠尾状狭窄、变尖及阻塞，近肺门见小斑点状钙化，伴结节样 FDG 摄取增高，大小约 39mm×31mm，

SUV$_{max}$ 10.1；左肾皮质类圆形小结节，直径约 15mm，SUV$_{max}$ 13.3（图 4-2-43）。

（3）影像诊断：肺癌，左肾转移可能性大。

（4）病理诊断（纤支镜）：左上肺鳞癌。

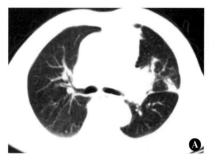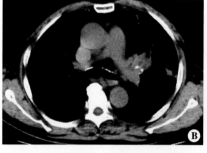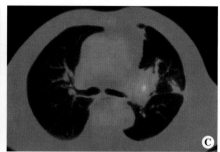

图 4-2-42　左上肺鳞癌伴阻塞性炎症

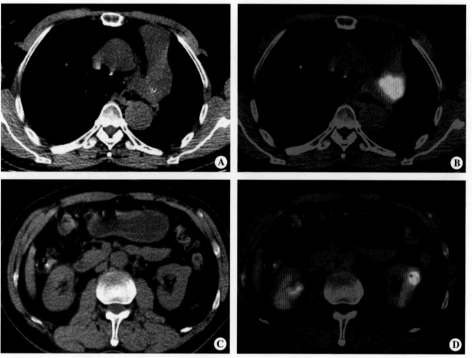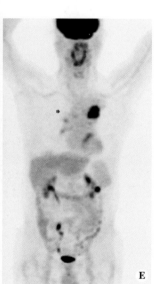

图 4-2-43　左上肺鳞癌伴阻塞性不张，左肾转移

病例 11

（1）简要病史：男，93 岁；间歇性咳嗽、咳痰及咯血 3 年。

（2）影像表现：左肺下叶主动脉旁可见类圆形软组织密度肿块，较 2011 年、2014 年和 2015 年明显增大，大小约 80mm×65mm，FDG 摄取增高，SUV$_{max}$ 13.5，边缘欠规整，内见坏死；左侧支气管部分阻塞，右下肺胸膜下小结节，未见明显 FDG 摄取（图 4-2-44）。

（3）影像诊断：左下肺肺癌较前增大，伴坏死；右下肺小结节，建议随访。

（4）病理诊断（穿刺）：右下肺巨块型鳞癌。

病例 12

（1）简要病史：男，66 岁；咳嗽、咳痰、间断性痰中带血 2 月余。

（2）影像表现：左侧肺门可见不规则软组织密度影，大小约 37mm×31mm，FDG 摄取增高，SUV$_{max}$ 23.4，与肺门大血管分界不清；左肺上叶支气管闭塞，左肺上叶尖后段节段性不张，FDG 摄取增高，SUV$_{max}$ 10.9（图 4-2-45）。

（3）影像诊断：左上肺肺癌并左上肺尖后段不张。

（4）病理诊断（纤支镜）：左上肺鳞癌。

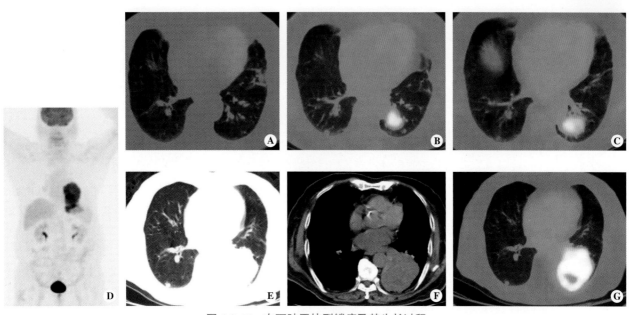

图 4-2-44　右下肺巨块型鳞癌及其生长过程

A～C 分别为 2011 年 8 月、2014 年 12 月、2015 年 6 月的 CT 融合图像；D～G 为 2017 年 9 月的 PET/CT 图像

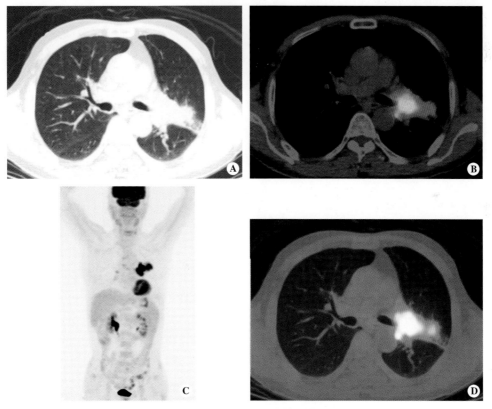

图 4-2-45　左上肺鳞癌并阻塞性不张

病例 13

（1）简要病史：男，75 岁；声嘶 20 余日。

（2）影像表现：左肺上叶后段见巨大不规则肿块，大小约 86mm×76mm，边缘尚清，内可见低密度坏死区，FDG 摄取增高，SUV$_{max}$ 13.8，邻近局部胸膜增厚、粘连；左肺门，4R、5 区肿大淋巴结，FDG 摄取增高，SUV$_{max}$ 12.4（图 4-2-46）。

（3）影像诊断：考虑左上肺肺癌。

（4）病理诊断：左上肺巨块型鳞癌。

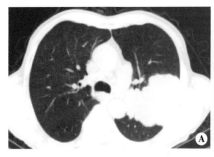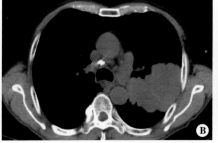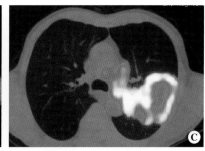

图 4-2-46　左上肺巨块型鳞癌并内部坏死

病例 14

（1）简要病史：男，62岁；咳嗽、胸闷4月余。

（2）影像表现：左肺门下肿块、分叶，直径约52mm，FDG摄取增高，SUV_{max} 16.1，与邻近胸主动脉分界不清；左下叶支气管闭塞，下叶膨胀不全，边缘FDG摄取增高，SUV_{max} 3.2；左肺门见肿大淋巴结，最大者直径约22mm，FDG摄取增高，SUV_{max} 14.9；纵隔内血管后气管前、主动脉弓旁、主动脉窗、气管隆突下见多发淋巴结影，FDG摄取轻度增高，SUV_{max} 3.8（图4-2-47）。

（3）影像诊断：左下肺肺癌，肺门、纵隔淋巴结转移。

（4）病理诊断：左下肺鳞癌。

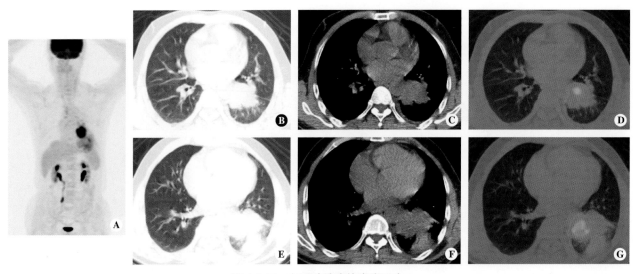

图 4-2-47　左下肺鳞癌伴膨胀不全

病例 15

（1）简要病史：男，81岁；咳嗽、胸背痛4月余。

（2）影像表现：右肺下叶肿块影，直径约73mm，FDG摄取增高，SUV_{max} 19.5，广基底与增厚胸膜粘连，邻近T_7、T_8椎体及第7、8肋骨骨质破坏；双侧肺门及纵隔可见多发肿大淋巴结，FDG摄取稍高（图4-2-48）。

（3）影像诊断：右下肺肺癌，侵及邻近椎体与肋骨；纵隔淋巴结转移可能。

（4）病理诊断（穿刺）：右下肺巨块型鳞癌。

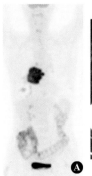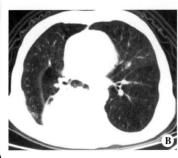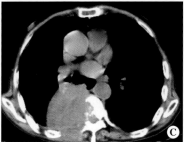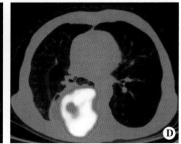

图 4-2-48　右下肺巨块型鳞癌侵及胸壁及邻近骨骼

病例 16

（1）简要病史：女，59岁；咳嗽、痰中带血2个月；胸部CT示右肺上叶肿块，左下叶空洞。

（2）影像表现：右肺上叶不规则、分叶，密度尚均匀，大小约59mm×42mm，FDG摄取增高，SUV$_{max}$ 21.2，邻近胸膜粘连、凹陷；纵隔（4R区）见一肿大淋巴结，FDG摄取增高，SUV$_{max}$ 7.9；左肺下叶后基底段见小结节伴空洞，FDG摄取稍增高，SUV$_{max}$ 2.5；右侧肩胛骨及T$_7$椎体骨质部分密度增高，未见明显破坏，FDG摄取增高，SUV$_{max}$ 5.7（图4-2-49）。

（3）影像诊断：考虑右上肺肺癌、纵隔淋巴结、右肩胛骨、T$_7$椎体转移；左下肺结节，考虑转移可能。

（4）病理诊断（纤支镜）：右上肺巨块型鳞癌。

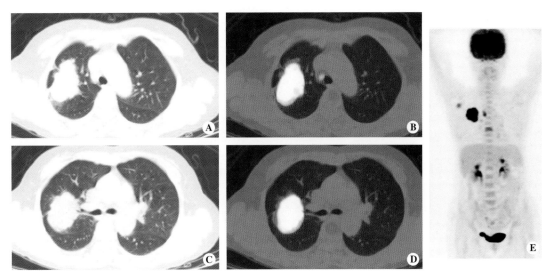

图 4-2-49　右上肺巨块型鳞癌

病例 17

（1）简要病史：男，79岁；发热、咳嗽、咳痰月余。

（2）影像表现：左下肺见不规则肿块，局部包绕降主动脉，边缘毛糙，大小约60mm×45mm，FDG摄取增高，SUV$_{max}$ 10.1，周围见斑片状阴影和无肺纹理区，邻近胸膜增厚、粘连（图4-2-50）。

（3）影像诊断：左下肺肺癌可能性大，合并下肺炎症。

（4）随访结果：多次痰检均找见鳞癌细胞。

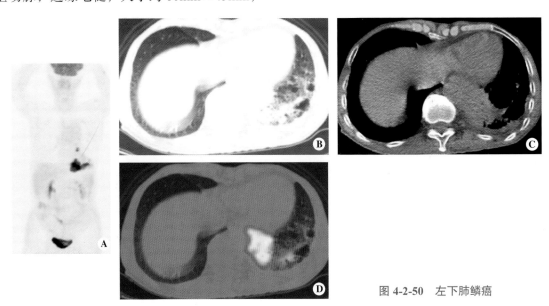

图 4-2-50　左下肺鳞癌

病例 18

（1）简要病史：男，59岁；咳嗽、咳痰3月余，加重1周。

（2）影像表现：左肺上叶见不规则肿块，边缘毛糙，与邻近胸膜粘连，FDG摄取增高，SUV_{max} 4.5，周围见散在斑片状影；左侧肺门及纵隔见肿大淋巴结，最大者约20mm×19mm，FDG摄取增高，SUV_{max} 3.8（图4-2-51）。

（3）影像诊断：考虑左上肺肺癌，淋巴结转移。

（4）病理诊断：左上肺鳞癌。

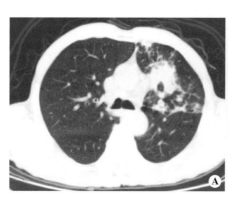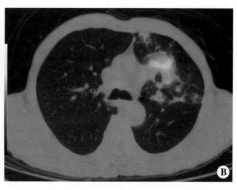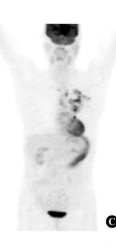

图 4-2-51　左上肺鳞癌并周围炎症

病例 19

（1）简要病史：男，76岁；咳嗽、气喘、气闭2月余，加重2周；CT示肺肿块。

（2）影像表现：左肺上叶不规则巨块，密度不均匀，边缘清晰、分叶、不光滑，大小约56mm×106mm，FDG摄取增高，SUV_{max} 12.9；局部胸膜稍增厚，尖后段支气管闭塞，舌段支气管狭窄，纵隔（2R、4R、5及7区）见多发肿大淋巴结，最大者约12mm×16mm，FDG摄取稍增高，SUV_{max} 2.5（图4-2-52）。

（3）影像诊断：考虑左上肺肺癌，纵隔淋巴结转移。

（4）病理诊断：左上肺巨块型鳞癌。

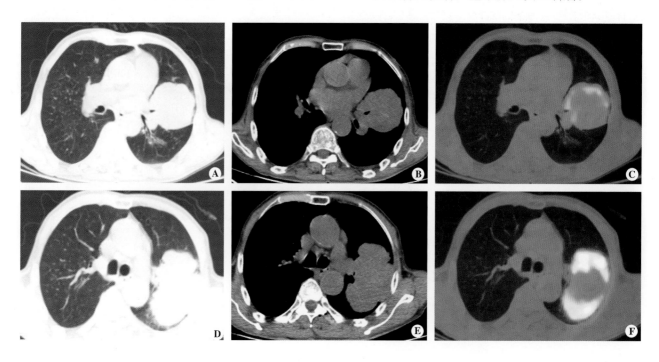

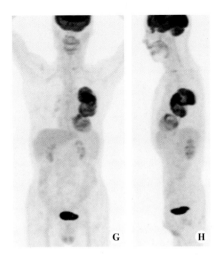

图 4-2-52 左上肺巨块型鳞癌并中央坏死

病例 20

（1）简要病史：男，60 岁；咳嗽、咳痰 3 月余，浓痰，间歇性伴血丝，无胸痛，伴胸闷。

（2）影像表现：右上肺见巨大肿块，可见不规则空洞，内壁凹凸不平，边缘 FDG 摄取增高，SUV_{max} 14.4，坏死部分无明显 FDG 摄取；右中叶及右下肺见条片状、大片状高密度影，FDG 摄取不均匀增高，SUV_{max} 10.1；右主支气管外上壁见软组织密度影，未见明显 FDG 摄取；右锁骨上窝及纵隔见多发肿大淋巴结，FDG 摄取增高，SUV_{max} 5.4（图 4-2-53）。

（3）影像诊断：右上肺肺癌，淋巴结转移；右中叶及下叶感染性病变可能性大。

（4）病理诊断：右上肺鳞癌。

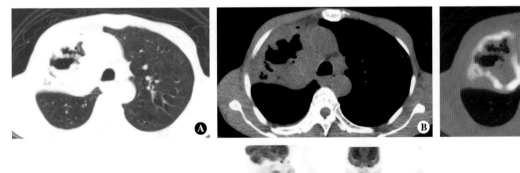

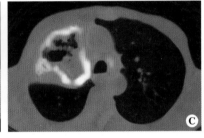

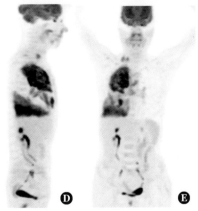

图 4-2-53 右上肺鳞癌并空洞形成

病例 21

（1）简要病史：男，65 岁；咳嗽半年，间歇性有脓痰带血丝。

（2）影像表现：左肺上叶可见不规则软组织密度影，边缘欠规整，与周围胸膜粘连，内含巨大空洞，内壁凹凸不平，左主支气管变窄，邻近左侧第 2、3 肋骨破坏，FDG 摄取增高，SUV$_{max}$ 10.8（图 4-2-54）。

（3）影像诊断：考虑左上肺肺癌。

（4）病理诊断（穿刺活检）：左上肺鳞癌。

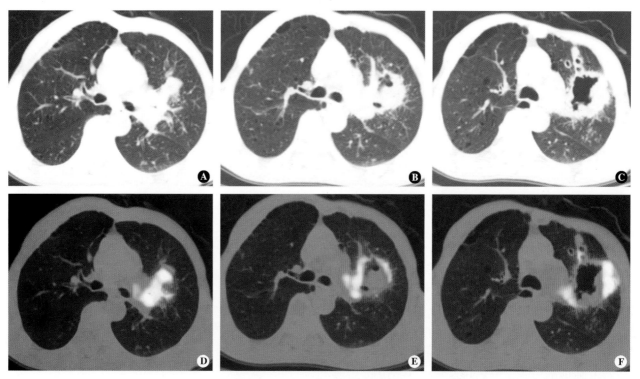

图 4-2-54　左上肺鳞癌并空洞形成

病例 22

（1）简要病史：男，68 岁；咳嗽、咯血 1 月余。

（2）影像表现：左主支气管起始段管壁明显增厚，以后壁为甚，近隆突处部分呈结节样突向管腔，FDG 摄取明显增高，SUV$_{max}$ 11.6，管腔略变窄（图 4-2-55）。

（3）影像诊断：左主支气管癌。

（4）病理诊断：纤支镜检查见左主支气管菜花样新生物，活检病理提示左主支气管鳞癌。

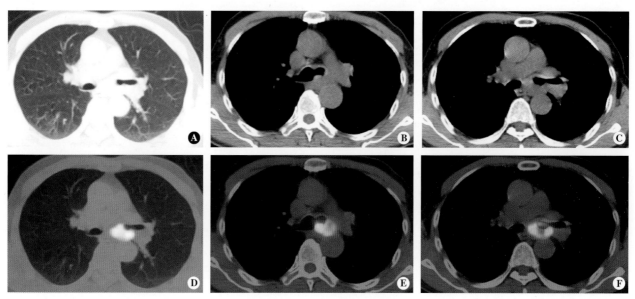

图 4-2-55　左主支气管鳞癌

三、小细胞肺癌

【概述】

小细胞肺癌（small cell lung cancer，SCLC）约占支气管源性肺癌的 15%，临床表现为咳嗽、气促、胸痛、声嘶、声带麻痹等，咯血则相对较少，可伴副肿瘤综合征。SCLC 生长速度快，恶性程度高，有全身播散趋势，往往转移较早，因此分期与非小细胞肺癌不同，只分为局限期和播散期。吸烟为 SCLC 的高危因素。SCLC 对放化疗敏感，约 20% 的患者可通过放化疗治愈。

SCLC CT 多表现为中央型，肿块常与纵隔转移淋巴结融合，包绕血管、气管支气管，填充纵隔脂肪间隙，使纵隔固定呈"冰冻状"，受累血管、支气管多包埋变细变窄，较少截断、完全阻塞；亦可呈多结节或所谓"蠕虫样"改变，多与支气管走行平行，这可能与病变沿支气管黏膜下淋巴组织或支气管旁淋巴管向肺门或外周蔓延有关；病变侧或可伴少量胸腔积液；增强可见病变坏死不彻底、边缘欠清，呈散在斑片状，即所谓"沼泽地样"强化。SCLC 易早期全身转移。临床上 SCLC 局限期多局限于胸腔，播散期可见全身转移。

笔者统计了 37 例 SCLC 患者，发现无论是中央型还是周围型均表现为较高的 FDG 摄取，均匀或不均匀，SUV_{max} 均大于 2.5。PET/CT 可能发现远离原发病变的转移灶。

【病例】

病例 1

（1）简要病史：男，39 岁；咳嗽 2 周；CT 发现肺结节。

（2）影像表现：右肺下叶肺门旁结节，直径约 24mm，FDG 摄取增高，SUV_{max} 6.2，邻近支气管受压变窄，右肺下叶可见斑片状影（图 4-2-56）。

（3）影像诊断：肺癌可能性大，并阻塞性炎症。

（4）病理诊断（手术）：右下肺小细胞肺癌。

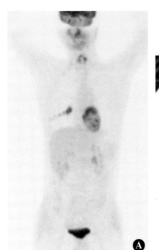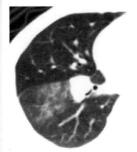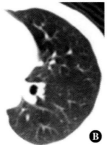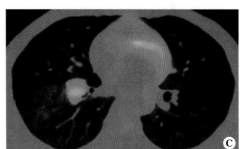

图 4-2-56 右下肺小细胞肺癌并阻塞性炎症

病例 2

（1）简要病史：男，50 岁；干咳 3 周左右，发现肺结节 2 周余。

（2）影像表现：左上肺肺门旁见直径约 35mm 结节，边缘欠光整，FDG 摄取增高，SUV_{max} 5.9，可见支气管阻塞、截断（图 4-2-57）。

（3）影像诊断：左上肺肺癌可能性大，并阻塞性炎症。

（4）病理诊断（手术）：左上肺小细胞肺癌。

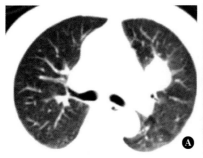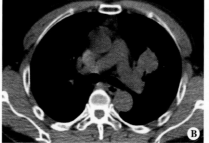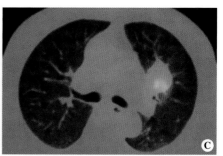

图 4-2-57　左上肺小细胞肺癌

病例 3

（1）简要病史：男，85 岁；反复咳嗽半年，胸闷 2 个月。

（2）影像表现：右肺下叶肿块，边缘欠规整，其内可见稍低密度影，大小约 68mm×58mm，FDG 摄取增高，SUV_{max} 23.8，周围见斑片状阴影，右侧胸腔可见少量积液；双侧肺门、纵隔可见小淋巴结影，直径约 10mm，FDG 摄取轻度增高，SUV_{max} 2.7（图 4-2-58）。

（3）影像诊断：考虑肺癌，纵隔淋巴结转移。

（4）病理诊断（手术）：右下肺巨块型小细胞肺癌，纵隔淋巴结转移。

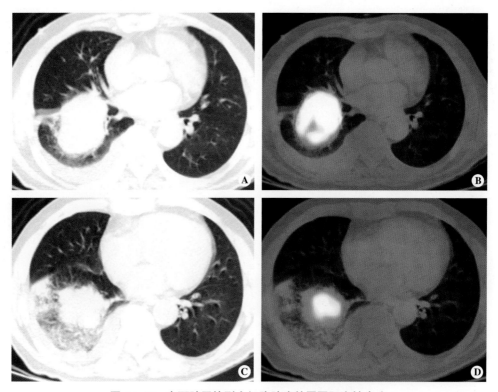

图 4-2-58　右下肺巨块型小细胞肺癌并周围阻塞性炎症

病例 4

（1）简要病史：男，70 岁；咳嗽、乏力 1 月余。

（2）影像表现：右肺上叶可见一结节，边缘清晰、欠光整，大小约 9mm×10mm，可见轻度 FDG 摄取，SUV_{max} 2.4；另右肺内及胸膜下见数个散在小结节，较大者直径约 3mm，未见明显 FDG 摄取；右肺门肿块，纵隔内（2R、4R、7、8、9 区）多发肿大淋巴结，部分融合，边缘尚清，可见明显 FDG 摄取，SUV_{max} 11.3（图 4-2-59）。

（3）影像诊断：右肺门肿块及纵隔肿大淋巴结，考虑肺癌并转移；肺内小结节，肺内转移不除外。

（4）病理诊断（活检）：右肺小细胞肺癌。

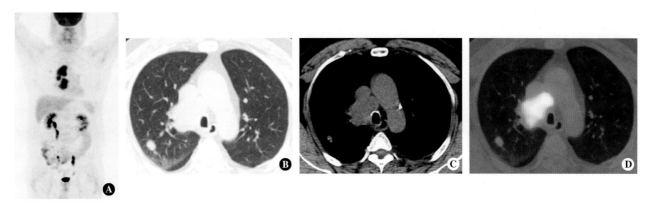

图 4-2-59　右肺小细胞肺癌

病例 5

（1）简要病史：男，87 岁；发现右肺恶性肿瘤 3 个月，咯血、全身疼痛 1 月余；右锁骨上淋巴结穿刺示小细胞未分化癌。

（2）影像表现：右肺门不规则肿块，与纵隔淋巴结融合，包绕右主支气管和支气管，FDG 摄取增高，SUV_{max} 6.8，支气管管腔变窄；右侧肺门、纵隔、右锁骨上窝、双侧颈部见多发肿大淋巴结，FDG 摄取增高，SUV_{max} 7.2（图 4-2-60）。

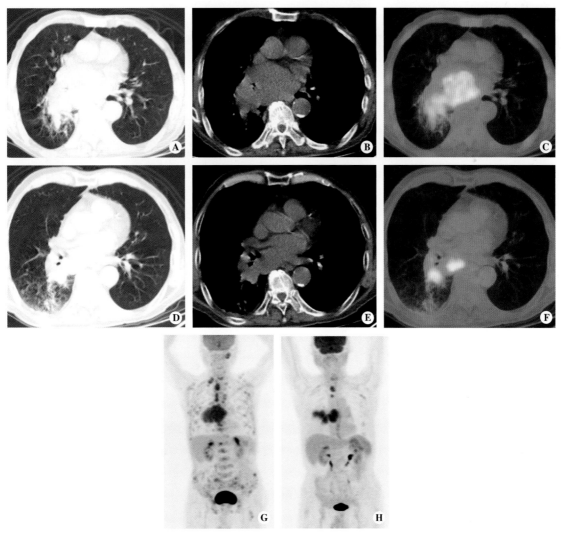

图 4-2-60　右肺小细胞肺癌 3 个月前后对比

A ～ C、G 为治疗后的 PET/CT 图像；D ～ F、H 为治疗 3 个月前的 PET/CT 图像

（3）影像诊断：结合病史，考虑小细胞肺癌广泛转移；较3个月前病灶明显增大、增多。

（4）随访结果：右肺小细胞未分化癌；右侧肺门、纵隔、右锁骨上窝、双侧颈部淋巴结转移。

病例 6

（1）简要病史：男，77岁；胸闷、胸痛月余。

（2）影像表现：右肺门及中下野见多个不规则斑块，肺门斑块与纵隔淋巴结融合，FDG摄取增高，SUV$_{max}$ 15.9；右侧胸膜结节状增厚，FDG摄取增高，SUV$_{max}$ 6.4；右肺门、锁骨上窝及纵隔各区见多发肿大淋巴结，部分融合成团，FDG摄取增高，SUV$_{max}$ 9.6；肝内见多个大小不等的类圆形低密度影，边缘不清，FDG摄取增高，SUV$_{max}$ 8.9；肝门区、腹膜后见肿大淋巴结影，FDG摄取增高，SUV$_{max}$ 9.8（图4-2-61）。

（3）影像诊断：考虑肺癌，淋巴结、肝转移。

（4）病理诊断（穿刺）：右肺小细胞肺癌。

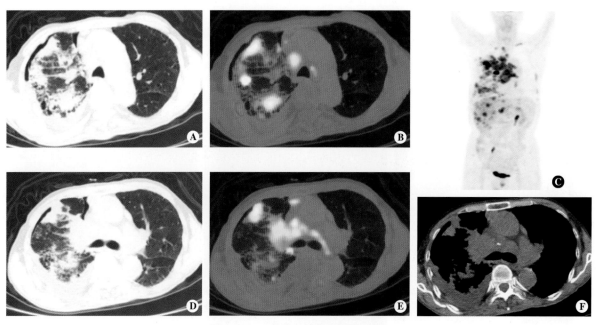

图 4-2-61　右肺多灶性小细胞肺癌

病例 7

（1）简要病史：男，46岁；咳嗽、胸闷、胸痛1月余。

（2）影像表现：右肺门旁见类圆形软组织密度结节，分叶，直径约26mm，下肺另见2个串珠状小结节，呈蠕虫样排列，FDG摄取均增高，SUV$_{max}$ 7.8；纵隔（2R、8区）见多发肿大淋巴结，FDG摄取增高，SUV$_{max}$ 9.1，2R区可见坏死（图4-2-62）。

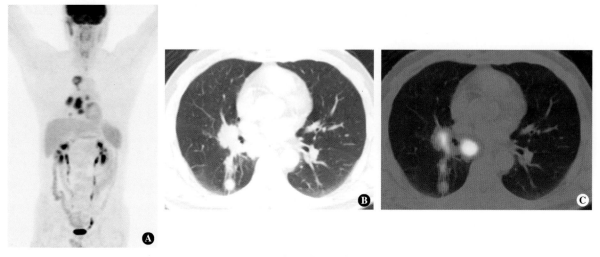

图 4-2-62　右下肺小细胞肺癌

（3）影像诊断：考虑肺癌，肺内纵隔淋巴结转移。

（4）病理诊断（纤支镜）：右下肺小细胞肺癌。

病例 8

（1）简要病史：女，60岁；咳嗽、咳痰2月余，不伴咯血。

（2）影像表现：右下肺见不规则条块状影，边缘欠规整，FDG摄取明显增高，SUV$_{max}$ 27.0；左下肺见斑片状阴影，FDG摄取稍高，SUV$_{max}$ 3.0（图4-2-63）。

（3）影像诊断：肺癌可能性大。

（4）病理诊断/随访结果：右下肺小细胞肺癌。治疗1年后，肿块明显缩小，代谢活性降低，仅见稍高代谢小结节。

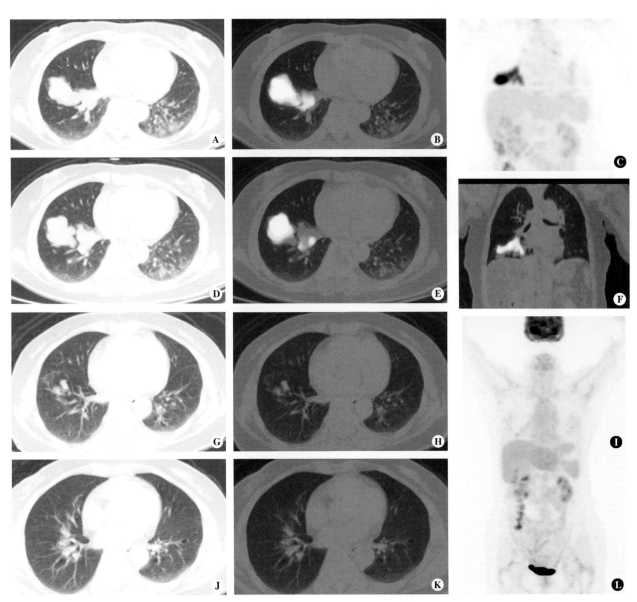

图4-2-63　右下肺小细胞肺癌治疗前后

A～F为治疗前PET/CT图像；G～L为放化疗1年后PET/CT复查图像

病例 9

（1）简要病史：女，55岁；间歇性发热，肝区胀、不适2月余，CT疑肝占位。

（2）影像表现：右肺门上方小结节，直径约18mm，FDG摄取增高，SUV$_{max}$ 6.8；双侧颈部、肺门、纵隔及右侧腋窝、锁骨上窝可见多发高代谢肿大淋巴结，最大者直径约18mm，SUV$_{max}$ 5.8；肝脏体积增大，边缘欠光滑，实质内可见弥漫性低密度影，FDG 摄取增高，SUV$_{max}$ 7.3；全身多发骨骼髓腔局部密度斑片状增高影，部分皮质边缘欠规整，FDG 摄取稍高，SUV$_{max}$ 2.3（图 4-2-64）。

（3）影像诊断：考虑肺癌，淋巴结、肝脏、骨转移。

（4）病理诊断/随访结果：活检考虑右上肺小细胞肺癌。淋巴结、肝脏、骨转移。

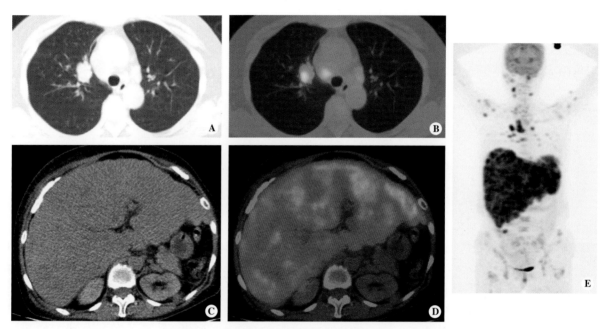

图 4-2-64   右上肺小细胞肺癌并淋巴结、肝脏、骨转移

病例 10

（1）简要病史：女，61 岁；咳嗽 2 周伴咯血 2 次。

（2）影像表现：左下肺动脉干后方见不规则小条片状影，FDG 摄取增高，SUV$_{max}$ 5.3；左锁骨上窝见一小淋巴结，FDG 摄取稍高，SUV$_{max}$ 2.5（图 4-2-65）。

（3）影像诊断：左肺癌可能性大，左锁骨上窝淋巴转移不除外。

（4）病理诊断：左肺小细胞肺癌。

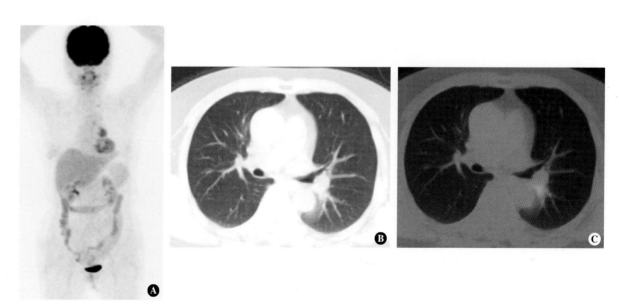

图 4-2-65   左肺门小细胞肺癌

四、肺肉瘤样癌

【概述】

肺肉瘤样癌少见，结节肿块呈圆形、类圆形或椭圆形，既可表现出癌的边缘征象，如边缘不规则，分叶，有毛刺，可导致阻塞性肺疾病，又可表现为肉瘤样的征象，如中央可见不均匀低密度区，增强扫描见病灶边缘较厚的不均匀环状强化。另外，肺肉瘤样癌易早期发生血行转移，均可见明显高 FDG 摄取，且实性部分摄取较均匀。

【病例】

病例 1

（1）简要病史：男，69 岁；发现肺结节 1 周。

（2）影像表现：左肺上叶舌段纵隔旁可见类圆形结节，密度欠均匀，大小约 29mm×23mm，边缘清晰、光滑，FDG 摄取增高，SUV_{max} 4.8；双侧肺门及纵隔见小淋巴结，大者直径约 8mm，FDG 摄取稍高，SUV_{max} 2.1（图 4-2-66）。

（3）影像诊断：左上肺肺癌可能性大。

（4）病理诊断：左上肺肉瘤样癌。

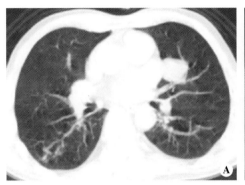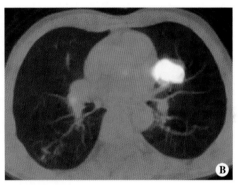

图 4-2-66　左上肺肉瘤样癌

病例 2

（1）简要病史：男，65 岁；咳嗽、胸闷 1 月余，发现右锁骨上窝淋巴结肿大 1 周。

（2）影像表现：右肺门见一肿块影，边缘欠清，密度不均，大小约 45mm×46mm，FDG 摄取不均匀增高，SUV_{max} 19.7，并右肺上叶不张；右锁骨上窝、右侧肺门及纵隔（2R、2L、3A、4R、7、8 区）见多发肿大淋巴结，呈融合趋势，最大者直径约 20mm，FDG 摄取增高，SUV_{max} 14.3；右侧竖脊肌、臀大肌、左侧大圆肌及臀小肌局部肿胀，见大小不均匀低密度结节影，边缘欠清，较大者位于右侧臀大肌，大小约 59mm×70mm，FDG 摄取浓聚，SUV_{max} 16.3；T_{11} 椎体及附件溶骨性骨质破坏，FDG 摄取增高，SUV_{max} 22.3（图 4-2-67）。

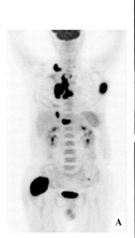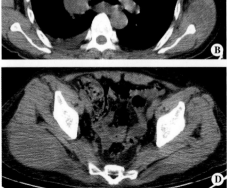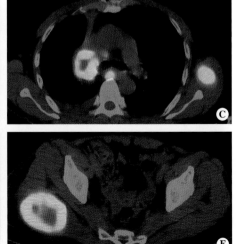

图 4-2-67　右上肺肉瘤样癌并阻塞性不张，淋巴结、肌肉转移

（3）影像诊断：考虑右上肺肺癌并阻塞性不张，右锁骨上窝、纵隔淋巴结转移，多发性肌肉转移，胸椎转移。

（4）病理诊断：右锁骨上窝淋巴结穿刺活检考虑肉瘤样癌。

五、肺腺鳞癌

【概述】

肺腺鳞癌只占肺癌的极少部分，男性多于女性，多见于右上肺，多位于肺周围，密度不均，内可见点样、砂粒样钙化；边缘可见分叶，可有邻近胸膜增厚、粘连及凹陷，也可见肿瘤微血管进入，增强扫描可见中等程度强化；部分中央型影像表现无明显特异性。我们检查到的几例肺腺鳞癌患者均见 FDG 摄取增高，多数表现为中央摄取高于周围。

【病例】

病例 1

（1）简要病史：女，52 岁；发现右肺结节 1 周。

（2）影像表现：右肺上叶见一类圆形结节影，边缘尚清，可见分叶，大小约 18mm×13mm，边缘可见微血管影，局部胸膜牵拉，内见小空泡，FDG 摄取增高，延迟显像 FDG 摄取进一步增高，SUV_{max} 分别为 5.0 和 7.6（图 4-2-68）。

（3）影像诊断：考虑右上肺肺癌。

（4）病理诊断（手术）：右上肺低分化腺鳞癌。

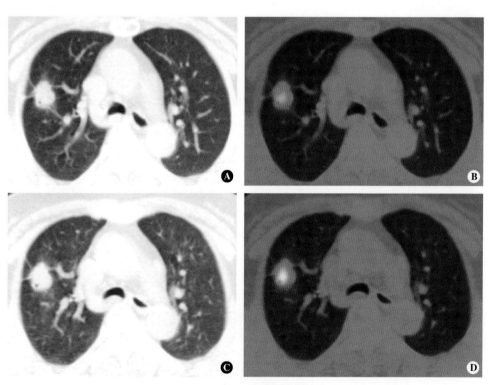

图 4-2-68　右上肺腺鳞癌
C、D 为延迟显像

病例 2

（1）简要病史：男，69 岁；咳嗽、胸痛 3 周左右；CT 示肺占位。

（2）影像表现：右肺上叶胸膜下见不规则肿块，边缘毛糙，内见多个点样钙化，大小约 36mm×24mm，FDG 摄取增高，SUV_{max} 5.8，邻近胸膜增厚、粘连（肿瘤侵及胸膜外脂肪间隙，即所谓胸膜栽桩征）（图 4-2-69）。

（3）影像诊断：右上肺肺癌可能性大。

（4）病理诊断（手术）：右上肺腺鳞癌。

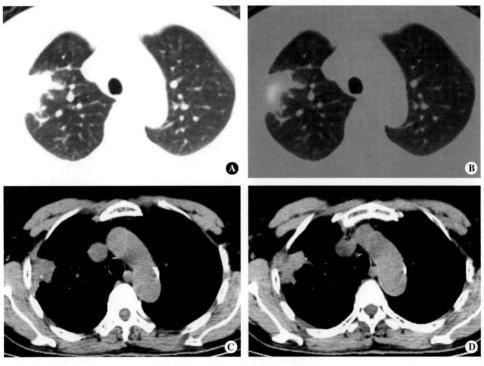

图 4-2-69　右上肺腺鳞癌

六、肺淋巴瘤

【概述】

肺淋巴瘤中原发性淋巴瘤少见，继发性淋巴瘤相对较常见。原发性肺淋巴瘤以黏膜相关性淋巴瘤多见，占 70% 以上。原发性肺淋巴瘤症状常为发热、咳嗽、咳痰、胸痛等；继发性肺淋巴瘤可表现为淋巴结、肝、脾肿大。肺淋巴瘤影像学分型大致可分为肺炎型、弥漫性粟粒结节型、结节/肿块型、支气管血管束型。肺炎型 CT 表现为肺段或肺叶实变，边缘多较清晰，密度均匀或不均匀，内可见充气支气管影，类似大叶性肺炎改变；弥漫性粟粒结节型表现为结节边缘清晰，结节一般不融合，以两下肺中外带为主；结节/肿块型病灶多位于肺门区或胸膜下，多发圆形或类圆形影，结节或肿块可分叶，边缘多欠光整，可有分叶或毛刺，部分结节可见空泡或支气管充气征；支气管血管束型表现为支气管血管束不均匀增粗、扭曲，并可见网状改变。其中，肺炎型或结节/肿块型最常见。肺炎型淋巴瘤治疗不及时或进一步发展可形成蜂窝肺样改变。肺淋巴瘤 FDG 摄取视淋巴瘤分类而异，黏膜相关性淋巴瘤多呈中、低程度 FDG 摄取，弥漫大 B 细胞淋巴瘤则呈明显高

FDG 摄取。

【病例】

病例 1

（1）简要病史：女，52 岁；发现肺部阴影 1 个月；血常规正常，骨髓涂片未见异常，血沉正常，未检见抗酸杆菌，痰检见革兰氏阳性球菌及革兰氏阴性杆菌。

（2）影像表现：两肺见多个类圆形软组织及磨玻璃密度影，最大者位于左肺下叶，大小约 34mm×28mm，FDG 摄取不同程度增高，SUV_{max} 6.8，边缘欠光整（图 4-2-70）。

（3）影像诊断：符合肺淋巴瘤改变。

（4）病理诊断（活检）：左肺黏膜相关淋巴组织（MALT）边缘区 B 细胞淋巴瘤。

病例 2

（1）简要病史：男，51 岁；咳嗽、发热月余。

（2）影像表现：左肺下叶和右肺散在斑片状、结节状影，右上叶斑片状影内见支气管充气征，结节边缘欠光整，可见毛刺，邻近胸膜病变可见胸膜粘连，FDG 摄取增高，SUV_{max} 2.8（图 4-2-71）。

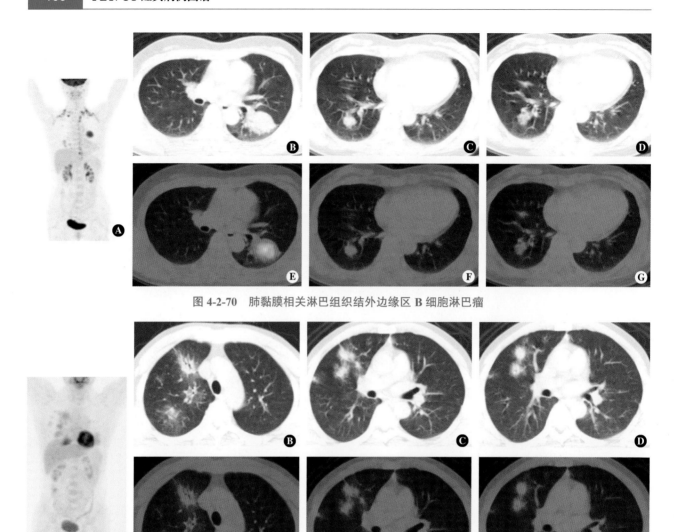

图 4-2-70　肺黏膜相关淋巴组织结外边缘区 B 细胞淋巴瘤

图 4-2-71　肺黏膜相关淋巴组织结外边缘区 B 细胞淋巴瘤

（3）影像诊断：肺淋巴瘤不除外，建议活检。

（4）病理诊断：右肺结节活检考虑肺 MALT 边缘区 B 细胞淋巴瘤。

病例 3

（1）简要病史：女，47 岁；低热、咳嗽、咳痰 2 月余；胸片及 CT 发现右上肺实变，考虑大叶性肺炎可能，但抗炎治疗后病变无明显改变；行右上肺活检，符合 MALT 结外边缘区 B 细胞淋巴瘤。

（2）影像表现：右肺上叶完全实变，内见充气支气管影，FDG 摄取大致均匀稍增高，SUV$_{max}$ 3.4，肺门纵隔未见明显肿大淋巴结（图 4-2-72）。

（3）影像诊断：考虑肺淋巴瘤改变。

（4）随访结果：化疗两年半后，右上肺呈蜂窝样改变，并见散在斑片状影，右肺下叶背段胸膜下亦见少许相似改变，FDG 摄取较前增高，SUV$_{max}$ 6.2。

病例 4

（1）简要病史：女，40 岁；体检发现肺占位、肝占位。

（2）影像表现：两肺多发大小不等薄壁囊状影（最大者约 41mm×36mm，部分囊腔可见血管通过）和斑片状影，斑片状影内可见支气管充气征，FDG 摄取增高，SUV$_{max}$ 5.6；肺门、纵隔未见明显肿大淋巴结（图 4-2-73）。

（3）影像诊断：两肺病变，淋巴间质性肺炎可能。

（4）病理诊断：右肺穿刺病理考虑肺 MACT 边缘区 B 细胞淋巴瘤。

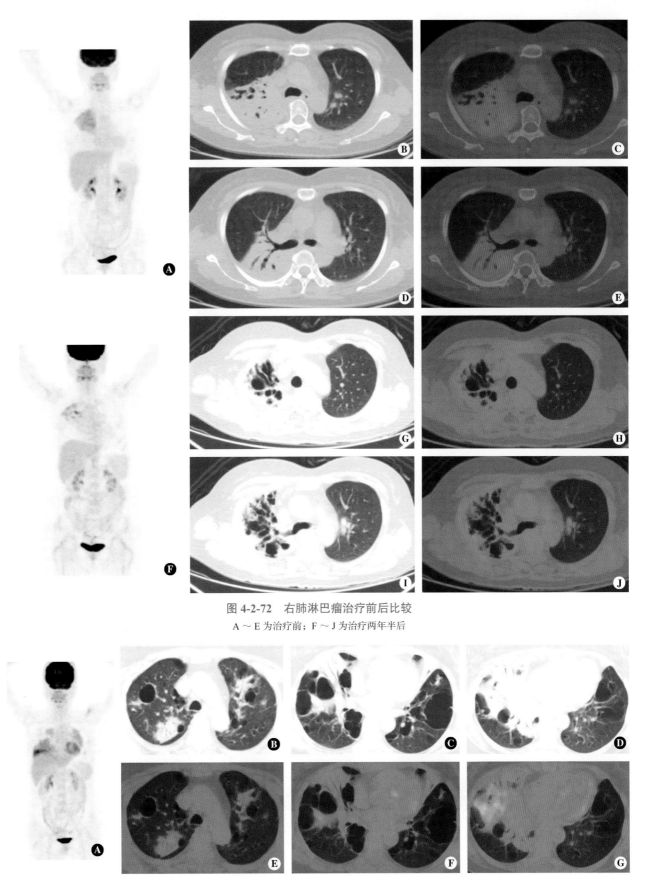

图 4-2-72　右肺淋巴瘤治疗前后比较

A～E 为治疗前；F～J 为治疗两年半后

图 4-2-73　肺黏膜相关淋巴组织结外边缘区 B 细胞淋巴瘤

病例 5

（1）简要病史：女，63 岁；发现肺部阴影月余；穿刺活检示右肺中叶 MALT 结外边缘区淋巴瘤。

（2）影像表现：右肺中叶内侧段紧贴心缘见一类圆形软组织密度影，边清、欠光整，大小约 38mm×29mm，FDG 摄取增高，SUV$_{max}$ 4.7，邻近肺野可见少许条索状密度增高影（图 4-2-74）。

（3）影像诊断：结合病史，考虑右肺淋巴瘤。

（4）病理诊断（手术）：右肺淋巴瘤。

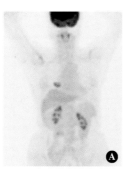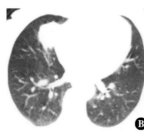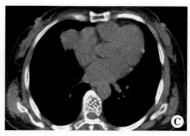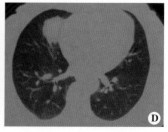

图 4-2-74　右肺淋巴瘤

病例 6

（1）简要病史：女，23 岁；发热、胸闷、气逼 3 月余；嗜血综合征病史；支气管镜检病理示结外 NK/T 细胞淋巴瘤。

（2）影像表现：右肺不张，见广泛不均匀 FDG 摄取增高，SUV$_{max}$12.1；病灶境界不清，右侧胸壁软组织肿胀，FDG 摄取增高；左肺下叶见多个结节，SUV$_{max}$ 5.3；纵隔可见多发肿大淋巴结，最大者约 20mm×18mm，SUV$_{max}$ 12.1；脾增大，SUV$_{max}$ 3.1；胰头可见局灶性 FDG 摄取增高，SUV$_{max}$ 3.9；双侧肱骨、骨盆、股骨 FDG 摄取不均匀增高（图 4-2-75）。

（3）影像诊断：结合病史，考虑淋巴瘤。

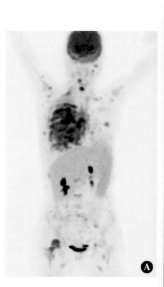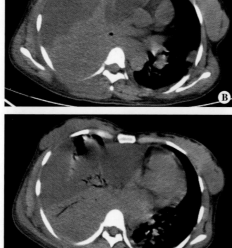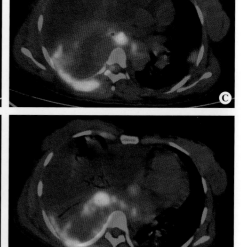

图 4-2-75　肺淋巴瘤

病例 7

（1）简要病史：男，61 岁；发热、咳嗽，胸闷、气喘 4 月余，加重月余。

（2）影像表现：甲状腺左侧叶体积稍增大，内见类圆形低密度影，大小约 16mm×12mm，FDG 摄取增高，SUV$_{max}$ 8.1；左颈部、左锁骨上窝、纵隔各区、肝门、腹膜后多发肿大淋巴结，最大者位于腹膜后，大小约 24mm×19mm，FDG 摄取增高，SUV_{max} 29.6；两肺弥漫性分布大小不等结节，形态欠规则，边缘模糊、欠光整，FDG 摄取增高，SUV_{max} 19.4；双侧胸腔少量积液；肝内多个类圆形低密度影，最大者约 26mm×24mm，FDG 摄取增高，SUV_{max} 8.5；左侧第 7、8 肋间肌肉，双侧腹盆部皮下肌肉及脂肪内可见结节状软组织密度影，FDG 摄取增高，SUV_{max} 5.6（图 4-2-76）。

（3）影像诊断：淋巴瘤可能性大；肺癌，肺内、淋巴结、肝、皮肤及肌肉软组织转移不除外。甲状腺腺瘤可能，建议彩超。

（4）病理诊断（右肺穿刺活检）：肺淋巴瘤（结节 / 肿块型）。

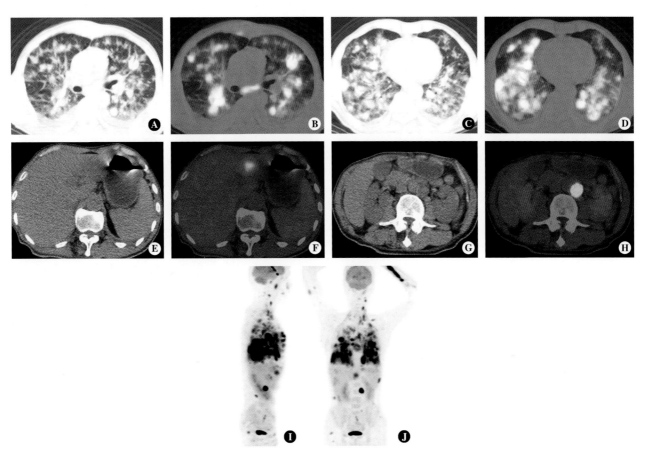

图 4-2-76 肺淋巴瘤（全身多器官累及）

七、肺动脉内膜肉瘤

【概述】

肺动脉内膜肉瘤是一种罕见的肺血管系统的恶性肿瘤，大多数发生于肺动脉主干，常累及左右肺动脉干。临床症状不典型，可表现为呼吸困难、胸痛、咳嗽和咯血等，亦可发生晕厥，术前常常被误诊为肺动脉栓塞，患者生存率极低。CT 平扫可见肺动脉主干及左右分支增粗，腔内密度稍低，肺叶内肺血管减少，可有肺梗死；增强扫描可见肺动脉内充盈缺损，与血栓或栓塞不同的是，肉瘤可在近端或血管腔面呈凹凸不平的突出，FDG 摄取增高。肺动脉内膜肉瘤主要应与肺动脉栓塞鉴别，肺动脉栓塞患者血 D- 二聚体常有异常，CT 增强血栓端常呈杯口状。

【病例】

病例 1

（1）简要病史：女，61 岁；反复干咳，伴深呼吸胸痛、活动后胸闷不适 1 年余，无咯血，期间有右侧胸腔积液，治疗后吸收。

（2）影像表现：右下肺动脉增粗，平中间支气管水平，肺动脉内见一等密度结节，形态不规则，后方突出动脉腔外，使动脉截面呈分叶状，管腔变窄，并压迫相邻支气管，结节 FDG 摄取增高，SUV$_{max}$ 6.3，近端肺动脉内见低密度影，向右肺动脉主干延伸，FDG 摄取亦增高，SUV$_{max}$ 4.3（图 4-2-77）。

（3）影像诊断：右下肺动脉结节，代谢活性增高，考虑肺癌可能；近端肺动脉内低密度影，代谢活性增高，考虑血栓可能。

（4）病理诊断。手术病理：光镜下见大量梭形细胞；免疫组化：波形蛋白（+），平滑肌肌动蛋白

（SMA）（+），增殖细胞核抗原 Ki67 约 40%（+）。

（5）最后诊断：原发性肺动脉内膜肉瘤。本例影像特点：①结节呈不规则形，但大部分位于动脉内，广基底附着于动脉壁，仅少部分突出于腔外，使动脉截面变形呈三叶形；②结节长径大致平行于下肺动脉；③邻近支气管表现为受挤压而非侵蚀。如果对肺动脉内膜肉瘤有足够的认识，可避免误诊。

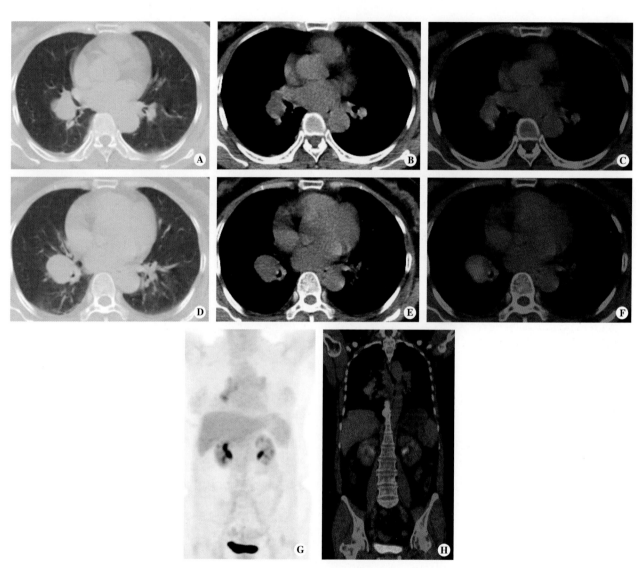

图 4-2-77　肺动脉内膜肉瘤

病例 2

（1）简要病史：男，39 岁；13 天前运动后突发左侧前胸壁疼痛，呈进行性加重，持续约半小时可缓解，但反复发作。外院胸部增强 CT 示双

侧肺动脉多发栓塞，左肺动脉明显，左侧胸腔积液。抗凝治疗半月余，复查肺部 CT 肺动脉造影（CTPA）示两肺多发动脉多发血栓较前变化不明显。查 D- 二聚体 963（68 ～ 494）ng/ml。

（2）影像表现：主肺动脉远端、左肺动脉干及其部分分支、右中下肺动脉开口处见多发充盈缺损，密度尚均匀，PET于相应部位未见异常放射性浓聚（基本等同于纵隔血池水平）（图4-2-78）。

（3）影像诊断：考虑为两肺动脉多发肺栓塞（FDG代谢不高）。

（4）病理诊断：左全肺切除术后病理显示，组织较疏松，可见梭形细胞弥漫性排列，间质黏液样变性，组织改变考虑为右下肺动脉内膜肉瘤。左肺动脉干病理显示组织内多发梭形细胞弥漫性排列，间质黏液样变性。

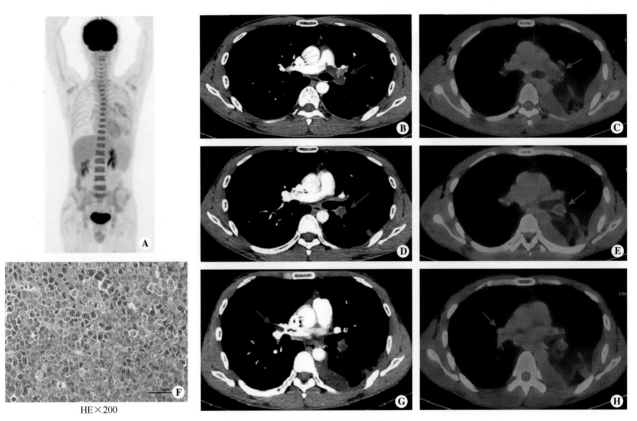

HE×200

图4-2-78　肺动脉内膜肉瘤（箭示）

八、肺上皮样血管内皮瘤

【概述】

上皮样血管内皮瘤介于血管瘤和血管肉瘤之间，可侵犯肺、肝、骨及软组织等，以四肢软组织多见。肺上皮样血管内皮瘤（pulmonary epithelioid hemangioendothelioma，PEH）罕见，患者多无明显临床症状或症状轻微，少数患者可有咳嗽、胸闷、胸痛、气短、乏力等非特异性症状，部分可有咯血。CT表现为两肺多发结节，下肺为甚，通常沿支气管、血管束分布，结节多小于1cm，结节中间可呈更低密度，肿瘤侵犯血管可致周围灶性出血，形成磨玻璃密度影或晕征、煎蛋征，肿瘤中心黏液透明样变性可有钙盐沉积，少数可有空洞形成；单发病灶或肿块极少见；增强结节动脉期周边强化，延迟肿瘤向心性强化，但中央低密度区不强化。

PEH易与肺转移瘤混淆，肺转移瘤大多数情况下可见原发灶，较大原发病灶FDG摄取可明显增高。

【病例】

病例1

（1）简要病史：女，43岁；9天前体检发现两肺多发小结节。无咳嗽、咳痰、胸闷、咯血、气促、发热等。外院行胸部CT显示两肺多发小结节，考虑肺转移瘤可能性大。给予抗生素抗感染治疗后复查，病灶无明显变化。肿瘤标志物（NSE、CEA、CA125、CA153、HCG、CA199、AFP）均阴性。

（2）影像表现：两肺见散在、多发大小不一类圆形结节，边缘清晰，密度均匀，结节以两肺下叶为著，直径 2 ～ 7mm，PET 于相应部位均未见异常放射性浓聚；子宫体积明显增大，子宫后壁内见一等密度软组织肿块影，突出于子宫轮廓之外，大小约 62mm×48mm×58mm，密度均匀，PET 于相应部位见轻度异常放射性浓聚，SUV$_{max}$约 4.0，SUV$_{avg}$约 2.1（图 4-2-79）。

（3）影像诊断：子宫后壁肌瘤伴两肺多发

转移。

（4）病理诊断：右上肺肿物切除，右上肺查及 3 个结节样肿瘤，直径为 2 ～ 5mm；肿瘤位于肺泡腔内，瘤细胞位于黏液样透明基质，呈短梭形或上皮样，异形性不明显，瘤细胞胞质内易见单个小空泡，呈印戒样；结节中央可见梗死，组织改变为肺上皮样血管内皮瘤。

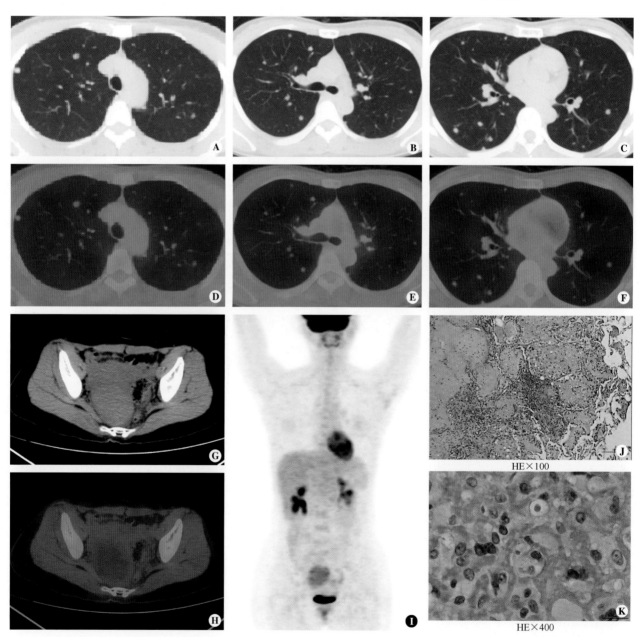

HE×100

HE×400

图 4-2-79　肺上皮样血管内皮瘤

病例 2

（1）简要病史：女，65 岁；5 天前咳嗽、咯血 1 次，CT 发现多发肺结节，考虑转移瘤。

（2）影像表现：两肺可见多发结节状、团块状

高密度影，边缘尚清晰，最大者约 25mm× 24mm，FDG 摄取增高，SUV$_{max}$ 2.4；左侧腋窝可见小淋巴结影，直径约 9mm，FDG 摄取增高，SUV$_{max}$ 4.7，双侧肺门、纵隔未见肿大淋巴结（图 4-2-80）。

（3）影像诊断：肺上皮样血管内皮瘤可能。

肺转移不除外。

（4）病理诊断／随访结果：当地医院行右下肺病变穿刺活检考虑为腺癌。两家上级医院病理会诊均考虑为上皮样血管内皮瘤。1年后随访，患者一般情况尚可。

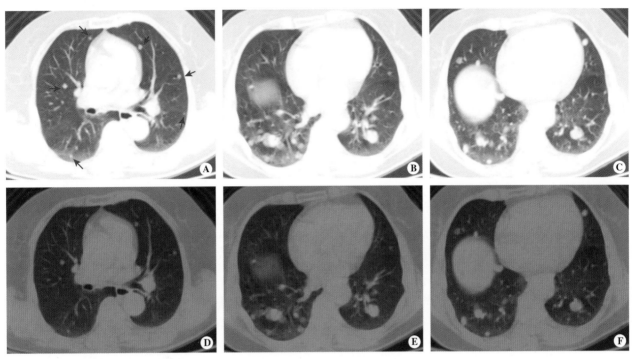

图 4-2-80 肺上皮样血管内皮瘤
箭示多发小结节

病例 3

（1）简要病史：女，62岁，体检发现肺占位、肝占位。

（2）影像表现：CT示右侧胸腔内气体密度影，右肺上叶见高密度肿物影，大小约31mm×44mm，CT值约47Hu，PET示相应部位FDG摄取异常增高影，SUV_{max} 12.7；右肺上叶、中叶见局部高密度实变影；肝右叶见低密度结节，边缘欠清，FDG摄取明显增高，SUV_{max} 10.8；腹腔及腹膜后多发淋巴结，FDG摄取增高；全身骨骼局灶性或弥漫性FDG摄取增高，部分合并破坏（图4-2-81）。

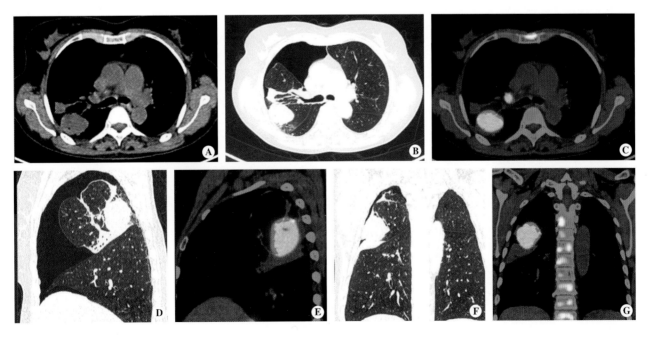

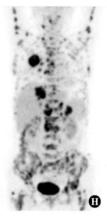
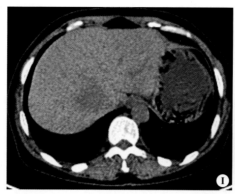
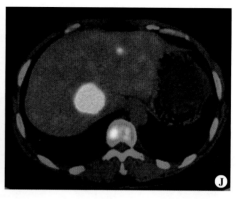

图 4-2-81　肺、肝、骨上皮样血管内皮瘤

（3）影像诊断：右肺上叶肿块，考虑肺癌；肝、骨、淋巴结转移可能。

（4）病理诊断：肺穿刺结果为恶性肿瘤，结合免疫表型，符合非典型性 / 恶性上皮样血管内皮瘤，免疫组化［波形蛋白（+），CD34（+），CD31（+），Ki67（约 70%），SYN（弱 +）］。

九、肺硬化性肺泡细胞瘤

【概述】

肺硬化性肺泡细胞瘤（pulmonary sclerosing pneumocytoma，PSP）是发生于肺的良性肿瘤，既往也称为肺硬化性血管瘤（pulmonary sclerosing hemangioma，PSH），后来通过对肿瘤进行免疫组化分析，认为其起源于肺泡 II 型细胞，故改称为肺硬化性肺泡细胞瘤。

PSP 较少见，好发于中青年女性，男女发病率约 1 : 5。女性发病率高可能与性激素有关，多数患者的雌激素受体和孕酮受体均表达增高。病理上肿瘤可表现为血管瘤样区、乳头区、实性区和硬化区，多为混合型，且以乳头区和实性区混合为主。PSP 可发生在任何肺叶，但下叶似乎更常见。

PSP 生长速度较慢，大多数无临床症状，少数患者可有咳嗽，胸痛和咯血少见，因此 PSP 常常在体检或无意中发现。

PSP CT 多表现为类圆形结节，大于 3cm 的肿块少见；PSP 边缘绝大多数较光滑，少数有浅分叶，极少数近胸膜的病变可表现为胸膜粘连牵扯，少数向心侧边缘可局部尾状突出，形成所谓尾征；肿瘤内部多数密度均匀，少数在肿瘤边缘可见斑点样钙化，也可见内部低密度区，可能为血管瘤样区或坏死；少数肿瘤可见空气半月征，可以是肿瘤内部的，也可以是肿瘤外部的，外部可能为出血吸收和空气潴留所致，内部可能与瘤体收缩、坏死相关；少数病变边缘可能因出血或炎症呈现晕征。增强扫描 PSP 大多数呈典型的显著强化和延迟强化，强化幅度常高于肺癌，CT 净增值可大于 70Hu；增强时部分可见血管贴边征，可能为肿瘤近血管生长并推挤血管，平扫有时亦可见；少数肿瘤邻近的肺动脉较对侧为粗，表现为显著的肺动脉征。

据观察，超过半数 PSP 在 PET 上呈现 FDG 摄取，表现为 SUV 高于肺本底，约 1/3 的 PSP SUV_{max} > 2.5，但 SUV_{max} > 5.0 者少见。

PSP 应与肺癌和孤立性肺转移瘤鉴别：PSP 边缘较光整，可有浅分叶，周边可见斑点样钙化，少数周围可见空气半月征，无肺癌的毛刺，少见胸膜粘连、凹陷，FDG 摄取大多数低于同等大小的实性肺癌结节；孤立性肺转移瘤边缘光整，多位于胸膜下，有点样钙化者多位于结节部分，少见周围空气低密度影，有 FDG 摄取者，均呈明显高 FDG 摄取。

【病例】

病例 1

（1）简要病史：女，34 岁；发现肺部结节 1 个月。

（2）影像表现：左肺上叶结节，边界清晰，大小约 29mm×20mm，内见稍低密度区，FDG 摄取轻度增高，延迟2小时稍降低，SUV$_{max}$分别为2.1和1.9，边缘见低密度空气新月征低密度改变和结节边缘指向纵隔的尾征（图4-2-82）。

（3）影像诊断：考虑肺硬化性肺泡细胞瘤。

（4）病理诊断（手术）：肺硬化性肺泡细胞瘤。

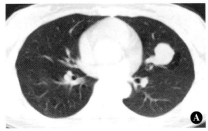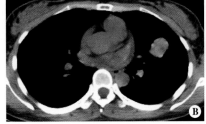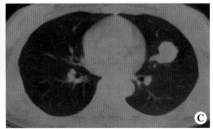

图4-2-82　左上肺硬化性肺泡细胞瘤

病例2

（1）简要病史：女，35岁；咳嗽、咳痰10余天，纤支镜示左肺下叶慢性支气管黏膜炎，痰中未检出异型细胞。

（2）影像表现：左肺下叶见直径约25mm结节，边缘光滑，前下与心包间见低密度透光区，FDG摄取略高于肺本底，延迟显像后下降，SUV$_{max}$分别为2.0和1.8（图4-2-83）。

（3）影像诊断：左下肺硬化性肺泡细胞瘤可能。

（4）病理诊断（手术）：肺硬化性肺泡细胞瘤。

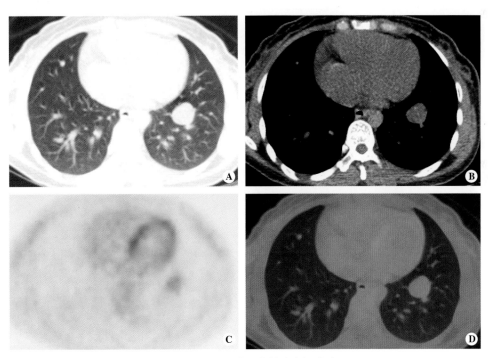

图4-2-83　左下肺硬化性肺泡细胞瘤

病例3

（1）简要病史：男，47岁；发现肺结节1周。

（2）影像表现：右肺下叶见一直径约16mm小结节，略分叶，边缘尚光滑，后方边缘见小点样钙化，可见血管贴边，FDG摄取略高于肺本底，SUV$_{max}$1.6（图4-2-84）。

（3）影像诊断：考虑肺良性病变，肺硬化性肺泡细胞瘤可能。

（4）病理诊断（手术）：肺硬化性肺泡细胞瘤。

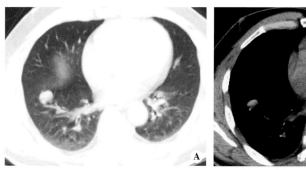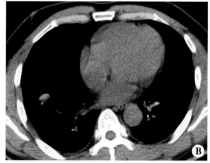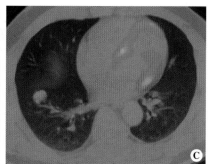

图 4-2-84　右下肺硬化性肺泡细胞瘤

病例 4

（1）简要病史：女，66 岁；发现肺结节 5 年，近来略增大。

（2）影像表现：左肺上叶舌段类圆形结节，边缘清晰、光滑，直径约 19mm，FDG 摄取增高，

SUV$_{max}$ 3.0，近边缘见小点样钙化，可见血管贴边（图 4-2-85）。

（3）影像诊断：肺硬化性肺泡细胞瘤。

（4）病理诊断（手术）：肺硬化性肺泡细胞瘤。

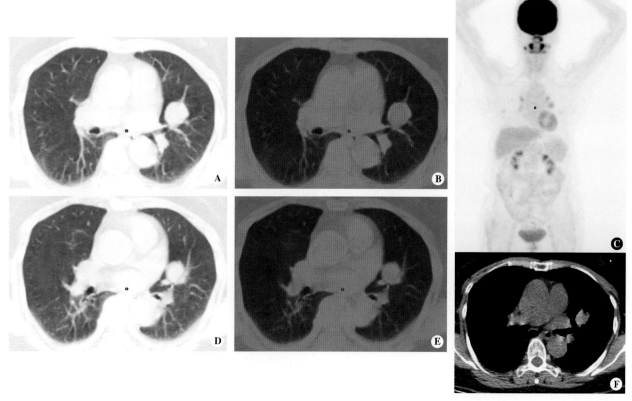

图 4-2-85　左上肺硬化性肺泡细胞瘤

病例 5

（1）简要病史：女，60 岁；发现肺结节 2 月余。

（2）影像表现：右肺下叶内侧基底段可见一类圆形结节，边缘光滑，直径约 20mm，FDG 摄

取稍增高，延迟显像略增高，SUV$_{max}$ 分别为 2.3 和 2.5（图 4-2-86）。

（3）影像诊断：肺良性病变，肺硬化性肺泡细胞瘤可能。

（4）病理诊断（手术）：肺硬化性肺泡细胞瘤。

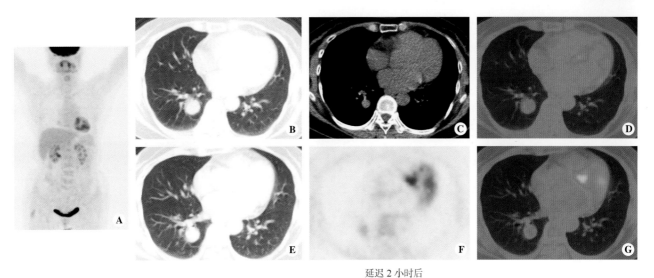

图 4-2-86 右下肺硬化性肺泡细胞瘤

病例 6

（1）简要病史：女，55岁；体检发现肺结节。

（2）影像表现：左肺上叶前段见直径约14mm结节，边缘光滑，后方可见尾状改变指向血管束，内部密度欠均匀，可见针尖样钙化，FDG摄取增高，SUV_{max} 9.3（图 4-2-87）。

（3）影像诊断：肺硬化性肺泡细胞瘤可能，不除外肺癌。

（4）病理诊断（手术）：肺硬化性肺泡细胞瘤。

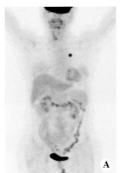
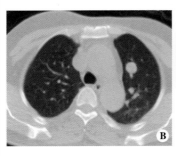
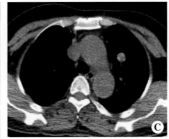
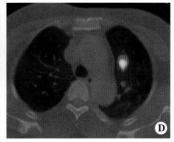

图 4-2-87 左上肺硬化性肺泡细胞瘤

病例 7

（1）简要病史：女，50岁；体检发现右下肺结节。

（2）影像表现：右下叶背段见一直径约17mm的肺结节，边缘尚光整，外后近边缘见一点样钙化，FDG摄取增高，SUV_{max} 3.0；上后局部胸膜粘连，鼻咽顶后壁局部增厚，FDG摄取增高，SUV_{max} 6.1（图 4-2-88）。

（3）影像诊断：鼻咽癌不除外，建议鼻咽镜检查；肺部良性病变可能。

（4）病理诊断：手术病理考虑肺硬化性肺泡细胞瘤，鼻咽镜活检未见肿瘤细胞。

病例 8

（1）简要病史：女，53岁；体检CT发现左肺下叶结节1月余，无咳嗽、咳痰、咯血、胸闷及气促。肺肿瘤五项（NSE、CEA、CA125、CA153、非小细胞肺癌相关抗原）阴性；血常规阴性；血沉52mm/h（参考范围0～20mm/h）。

（2）影像表现：左肺下叶后基底段胸膜下见一软组织密度结节影，大小约28mm×22mm×24mm，密度不均匀，边缘光滑，见浅分叶，增强呈不均匀中度强化，前后CT值约54/71/80Hu，见血管贴边征，FDG摄取不均匀轻度增高，SUV_{max}约2.0，SUV_{avg}约1.6（图 4-2-89）。

（3）影像诊断：左肺下叶后基底段良性病变，建议活检。

（4）病理诊断：行电视胸腔镜外科手术（VATS）单孔胸腔粘连松解＋左下肺楔形切除术。送检肺组织（左下肺肿物）中可见一最大径23mm

的肿物，镜下边界较清，可见出血区及实性区，实性区由卵圆形及短梭形细胞构成，形态温和，夹杂核稍肥大深染的细胞，部分区含铁血黄素沉积，局灶纤维组织增生，伴砂砾体形成，病变为肺硬化性肺泡细胞瘤。

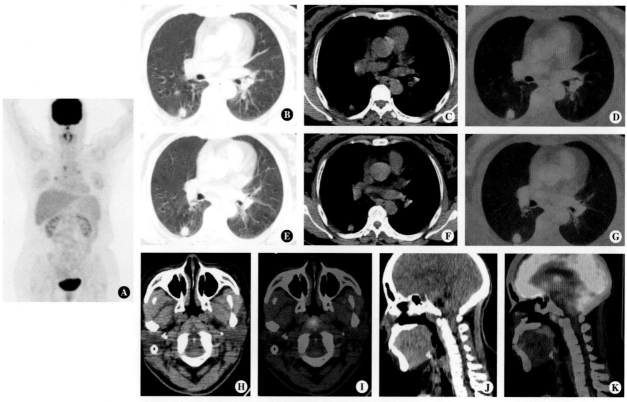

图 4-2-88　肺硬化性肺泡细胞瘤

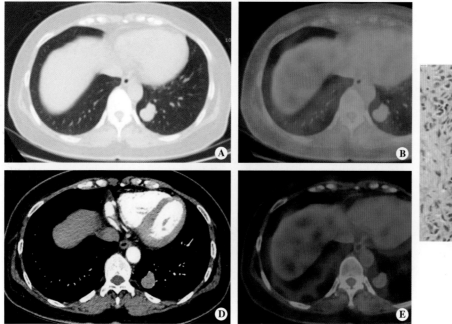
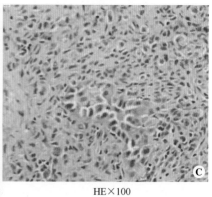

HE×100

图 4-2-89　左下肺硬化性肺泡细胞瘤

十、肺转移瘤

【概述】

肺是恶性肿瘤最常见的转移部位，几乎全身任何组织、器官的恶性肿瘤都可能向肺部转移。恶性肿瘤向肺部转移的途径包括血行转移、淋巴道转移、直接播散及沿肺泡的播散等，其中最常见为血行转移。原发性恶性肿瘤常见为胃肠道肿瘤、乳腺肿瘤、泌尿系肿瘤及骨肿瘤等。肺转移瘤早期可无明显临床表现，若转移病灶多，压迫、堵塞支气管等可有呼吸困难，累及胸膜可引起胸痛等。

肺转移瘤 CT 常见多发病灶，通常沿两肺分布，以下叶和胸膜下多见。病灶多呈圆形或类圆形，边缘光整、清晰，密度较均匀，可大小不等，亦可大小相似，大小悬殊多为先后转移；较小的病灶可为粟粒样，多发可见于绒癌、肝癌、甲状腺癌等；较大的病灶可呈肿块状，单发常见于胃肠道癌、乳腺癌等。部分肺转移瘤也可表现为边缘欠光整、分叶或有毛刺，此类多见于肾癌、鼻咽癌或骨肉瘤等肺转移。肺转移瘤也可表现为空泡或空洞，即便转移瘤很小也可能出现，常见的原发性肿瘤为胃肠道肿瘤，亦见于肝癌，原因可能是转移瘤细胞间相互附着疏松和肿瘤内部坏死。部分转移瘤可发生钙化，原发瘤多为骨或软骨肉瘤（软骨/骨形成）、滑膜肉瘤、甲状腺乳头状癌（营养不良性）及乳腺黏液腺癌、胃肠道癌（黏液性钙化）等；亦可发生瘤周出血，呈磨玻璃晕样改变，增强扫描，肺转移瘤实性部分常见明显强化。

肺转移瘤 FDG 摄取与病灶大小相关，统计显示直径 ≤ 8mm 的类圆形结节约半数 FDG 摄取无明显增高，另外 FDG 摄取亦与转移灶的形态有关，不规则形态转移灶即便病灶较小，亦常常表现为 FDG 摄取增高。

肺转移瘤应与硬化性肺泡细胞瘤、结核球等鉴别。硬化性肺泡细胞瘤多单发，增强较转移瘤明显，FDG 摄取多较低；结核球可有卫星灶，多周围环形强化，FDG 摄取亦见环形增高。鉴别时原发性肿瘤或恶性肿瘤病史亦很重要。

【病例】

病例 1

（1）简要病史：女，41 岁；输卵管系膜平滑肌肉瘤术后 1 年余。

（2）影像表现：右肺上叶尖段见 2 个直径约 6mm 小结节，FDG 摄取稍增高；下叶前基底段见一类圆形肿块，大小约 34mm×30mm，FDG 摄取增高，SUV_{max} 5.4（图 4-2-90）。

（3）影像诊断：右肺转移瘤。

（4）病理诊断：右肺转移瘤。

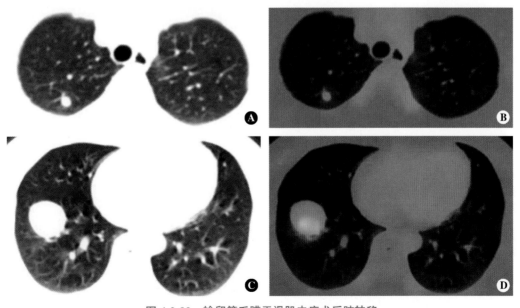

图 4-2-90　输卵管系膜平滑肌肉瘤术后肺转移

病例 2

（1）简要病史：女，64 岁；乳腺癌术后 4 年。

（2）影像表现：左侧乳腺癌术后改变，右肺上叶后段胸膜下见一类圆形结节影，边缘尚清，直径约 17mm，邻近胸膜粘连，FDG 摄取增高，SUV$_{max}$ 6.0；右肺门及纵隔 4R 区淋巴结肿大，FDG 摄取增高，SUV$_{max}$ 4.8（图 4-2-91）。

（3）影像诊断：右肺转移瘤可能，原发肺癌不除外。

（4）病理诊断（手术）：右肺转移瘤。

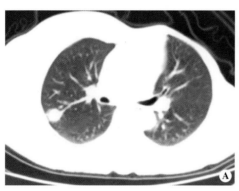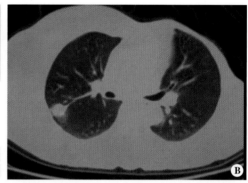

图 4-2-91　乳腺癌术后肺转移

病例 3

（1）简要病史：男，71 岁；左肾透明细胞癌术后 5 年。

（2）影像表现：左肾切除；右肺上叶见不规则小结节，长径约 7mm，边缘尚清，欠规整，FDG 摄取增高，SUV$_{max}$ 5.2（图 4-2-92）。

（3）影像诊断：右肺转移瘤。

（4）病理诊断（手术）：肺转移瘤。

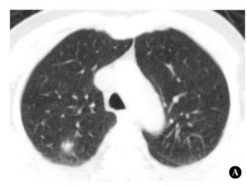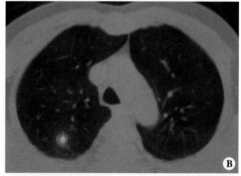

图 4-2-92　肾透明细胞癌术后肺转移

病例 4

（1）简要病史：女，48 岁；右下肢骨肉瘤术后半年余。

（2）影像表现：两肺可见多个大小不等结节，最大者约 22mm×17mm，较大者见分叶、毛刺，部分 FDG 摄取增高，SUV$_{max}$ 8.8；左肾可见类圆形等密度影，大小约 32mm×29mm，FDG 摄取明显增高，SUV$_{max}$ 18.0（图 4-2-93）。

（3）影像诊断：骨肉瘤术后两肺、左肾转移。

（4）病理诊断/随访结果：左上肺结节穿刺确诊转移。8 个月后，患者去世。

病例 5

（1）简要病史：男，62 岁；发现肺部阴影 1 周。

（2）影像表现：鼻咽部左侧壁局部稍增厚，FDG 摄取增高，延迟显像进一步增高，SUV$_{max}$ 分别为 8.3 和 14.2，表面尚光滑，咽隐窝稍狭窄，咽旁间隙清晰；左侧颈动脉鞘见多发淋巴结，最大者约 12mm×10mm，FDG 摄取增高，SUV$_{max}$ 3.8；右肺可见多个结节，大者约 12mm×10mm，FDG 摄取增高，SUV$_{max}$ 4.2，可见分叶、毛刺及空泡

（图 4-2-94）。

（3）影像诊断：考虑鼻咽癌，肺转移。

（4）病理诊断 / 随访结果：活检考虑鼻咽癌。随访肺转移病灶增多，骨转移。

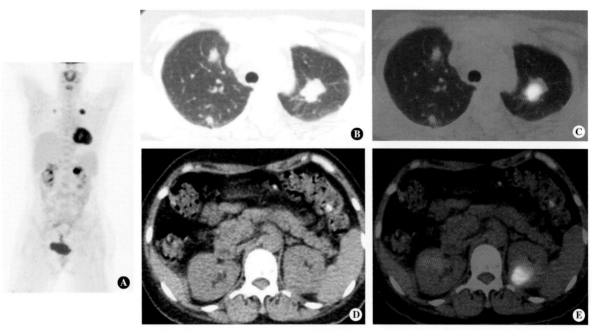

图 4-2-93　骨肉瘤术后肺转移

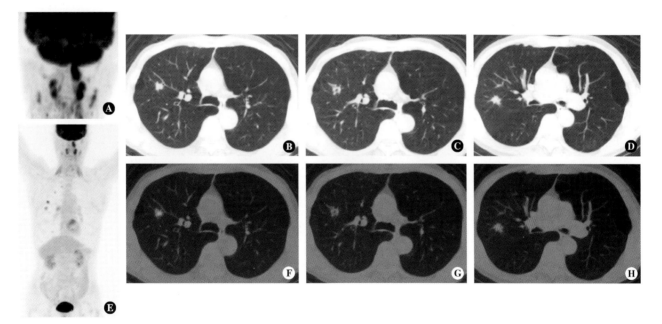

图 4-2-94　鼻咽癌肺转移

病例 6

（1）简要病史：男，56 岁；临床诊断肝癌 1 周。

（2）影像表现：肝脏比例失调，左叶增大，表面不光整，Ⅵ段可见类圆形稍低密度影，密度尚均匀，边缘清楚，可见包膜，大小约 45mm×

38mm，FDG 摄取增高，SUV$_{max}$ 4.1；门静脉增粗、扩张，两肺散见多个微、小结节，部分可见空泡，边缘尚清楚，FDG 摄取未见明显增高（图 4-2-95）。

（3）影像诊断：肝癌，两肺转移。

（4）病理诊断 / 随访结果：肝脏穿刺为肝细胞肝癌。随访确诊肺转移。

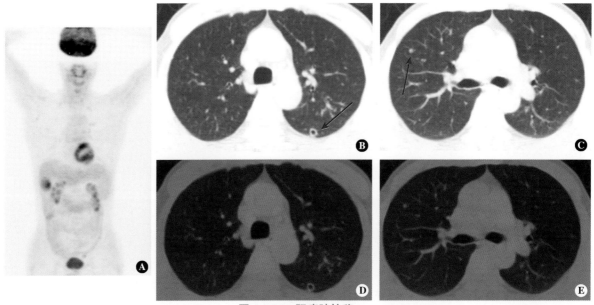

图 4-2-95　肝癌肺转移

箭示不同类型转移灶

病例 7

（1）简要病史：女，66 岁；体检发现 CEA 和 CA199 升高。

（2）影像表现：降结肠末端局部肠壁增厚，管腔变窄，FDG 摄取增高，SUV_{max} 16.0，延迟扫描进一步增高，SUV_{max} 18.2；两肺见多个大小不等的类圆形结节，边缘清楚，FDG 摄取增高，SUV_{max} 7.1，较大者内见空泡；肝右叶亦可见一圆形低密度影，FDG 摄取增高，SUV_{max} 6.3（图 4-2-96）。

（3）影像诊断：结肠癌，肝、肺转移。

（4）病理诊断 / 随访结果：肠镜活检考虑结肠癌。随访确诊肺转移。

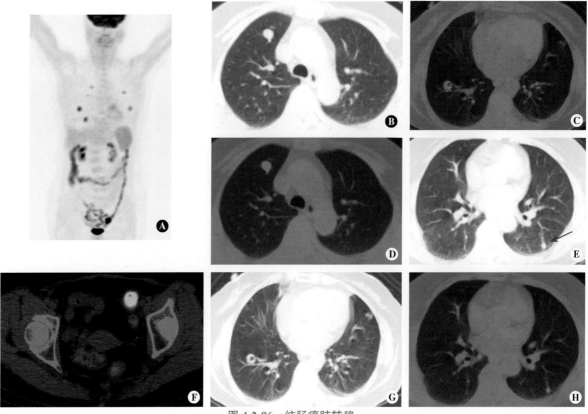

图 4-2-96　结肠癌肺转移

箭示随访转移灶迅速增大

病例 8

（1）简要病史：男，63 岁；直肠癌术后半年余。

（2）影像表现：直肠癌术后；右侧髂血管旁见不规则软组织影，FDG 摄取不均匀增高，SUV_{max} 5.9，与髂血管、输尿管分界不清；右髂血管旁及腹膜后腹主动脉与腔静脉间可见多发肿大淋巴结，FDG 摄取增高，SUV_{max} 4.3；肝Ⅵ段可见圆形低密度影，直径约 12mm，FDG 摄取增高，SUV_{max} 4.4；两肺可见多个小结节状密度影，部分内可见小空泡，最大者直径约 15mm，FDG 摄取稍增高，SUV_{max} 3.2；右侧髂骨及髋臼 FDG 摄取增高，SUV_{max} 3.3，并局部骨质破坏（图 4-2-97）。

（3）影像诊断：直肠癌术后盆腔淋巴结、右髂骨、两肺广泛转移。

（4）随访结果：直肠癌术后盆腔淋巴结、右髂骨、两肺广泛转移；肺转移灶 CT 复查增多。

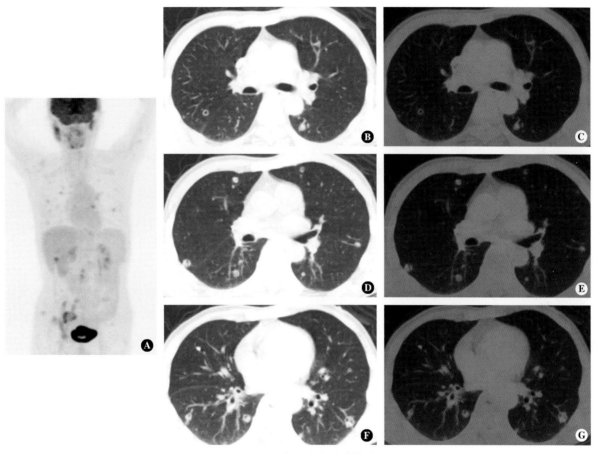

图 4-2-97　直肠癌术后肺转移

病例 9

（1）简要病史：男，54 岁；上腹部不适，CT 提示肝内占位；CEA > 1500ng/ml，CA125 为 181.2U/ml；胃镜示胃窦部及十二指肠溃疡。

（2）影像表现：胃窦部胃壁增厚，FDG 摄取增高，SUV_{max} 3.7，周围脂肪间隙欠清；肝实质内见弥漫性类圆形低密度影，FDG 摄取增高，SUV_{max} 5.7；腹膜后可见多发肿大淋巴结，最大者约 21mm×19mm，FDG 摄取稍增高，SUV_{max} 3.5；两肺散在多发结节，部分含空泡，FDG 摄取稍增高，SUV_{max} 1.9；纵隔内腔静脉后及主动脉弓旁可见多发肿大淋巴结，最大者约 20mm×18mm，FDG 摄取稍增高，SUV_{max} 3.1（图 4-2-98）。

（3）影像诊断：考虑胃癌，腹膜后淋巴结、肝、肺转移。

（4）病理诊断/随访结果：胃镜病理示胃癌。肺部见实性小结节增多。

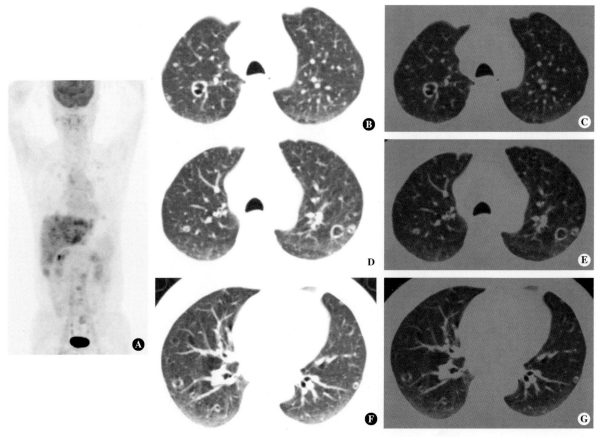

图 4-2-98   胃癌肺转移

病例 10

（1）简要病史：男，26 岁；间歇性腹痛 2 ～ 3 个月；CT 疑肝癌、转移。

（2）影像表现：肝左叶增大，呈弥漫性密度减低，FDG 摄取弥漫性不均匀增高，SUV$_{max}$ 7.2；肝右叶包膜下、肝实质内见多个大小不等低密度影，FDG 摄取亦见不均匀增高，SUV$_{max}$ 6.5；两肺弥漫性分布大小不等类圆形结节，最大直径约 13mm，FDG 摄取不同程度增高，SUV$_{max}$ 6.5，部分趋近融合；左肾见一低密度小结节，直径约 5mm，SUV$_{max}$ 6.3（图 4-2-99）。

（3）影像诊断：弥漫性肝癌，两肺、左肾转移。

（4）随访结果：临床确诊肝癌；两肺、左肾转移。

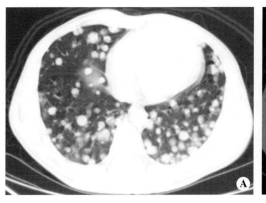
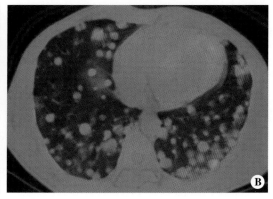

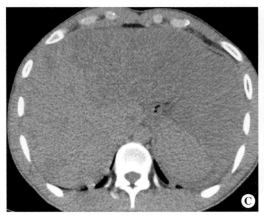
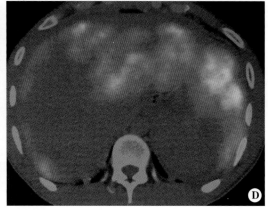

图 4-2-99 肝癌肺转移

病例 11

（1）简要病史：女，68 岁；确诊胆囊癌 1 周，查转移。

（2）影像表现：胆囊窝见不规则软组织密度影，边缘欠清，大小约 81mm×80mm，FDG 摄取环形增高，SUV_{max} 7.8；周围脂肪间隙模糊，两肺上叶可见多个小结节，部分可见中心点样钙化，未见 FDG 摄取（图 4-2-100）。

（3）影像诊断：胆囊癌，两肺转移可能性大。

（4）随访结果：确诊肺转移。

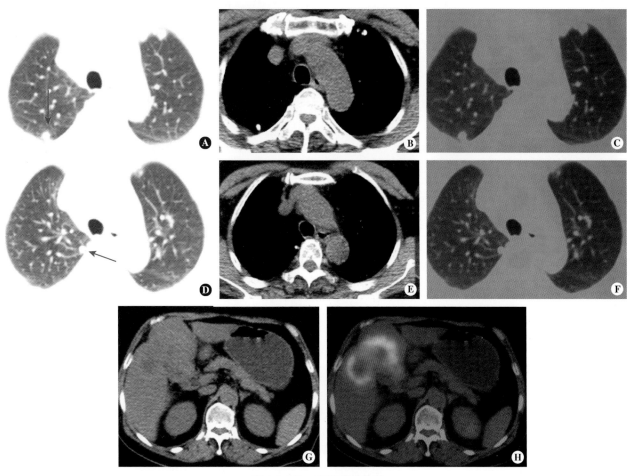

图 4-2-100 胆囊癌肺转移

箭示中心钙化转移灶

病例 12

（1）简要病史：男，68 岁；胃癌术后 2 年余。

（2）影像表现：胃次全切术后；右肺下叶见肿块，边缘清晰，欠光整，大小约 54mm×45mm，FDG 摄取增高，SUV_{max} 19.2；两肺胸膜下可见数个小结节，FDG 摄取不高；右侧肺门、右颈部见一肿大淋巴结影，FDG 摄取增高，SUV_{max} 2.6（图 4-2-101）。

（3）影像诊断：胃癌术后，右肺、肺门淋巴结转移，右颈部淋巴结转移可能。

（4）病理诊断：右肺肿块穿刺示转移性腺癌。

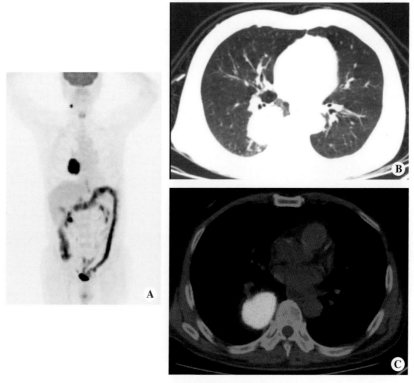

图 4-2-101　胃癌术后肺转移

病例 13

（1）简要病史：女，37 岁；右乳腺癌术后 2 年余，前一年外院肺部 CT 未见明显异常。

（2）影像表现：右乳腺癌术后；右侧第 2、3 前肋内乳淋巴结肿大，形态欠规则，长径约 24mm，FDG 摄取增高，SUV_{max} 13.3；两下肺各见一结节，边缘欠光整，左侧者稍大，长径约 31mm，内见不规则条块样钙化，FDG 摄取增高，SUV_{max} 7.8（图 4-2-102）。

（3）影像诊断：右乳腺癌术后，右内乳淋巴结转移、两下肺转移。

（4）随访结果：确诊肺部、淋巴结转移。

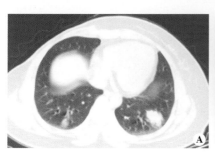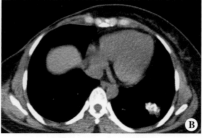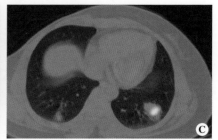

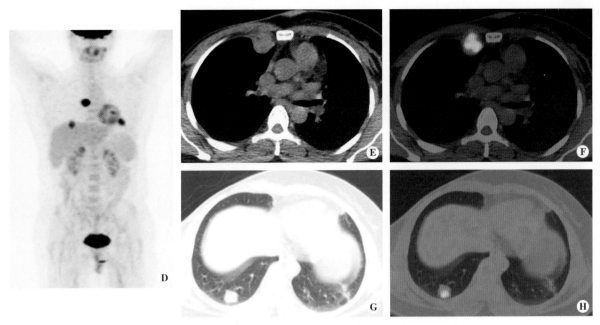

图 4-2-102　乳腺癌术后肺转移

病例 14

（1）简要病史：女，76 岁；直肠癌根治术后 6 年余，现右肺上叶见肿块影，纤支镜活检示转移性肿瘤。

（2）影像表现：直肠癌术区未见明显异常密度和 FDG 摄取；右肺上叶见巨大肿块影，大小约 88mm×58mm，FDG 摄取增高，SUV$_{max}$ 15.2，密度不均匀，内可见多发斑片状高密度影，最大 CT 值 115Hu，邻近胸膜增厚，并可见局部肺不张（图4-2-103）。

（3）影像诊断：结合病史，考虑右上肺转移瘤。

（4）病理诊断：右上肺转移性腺癌。

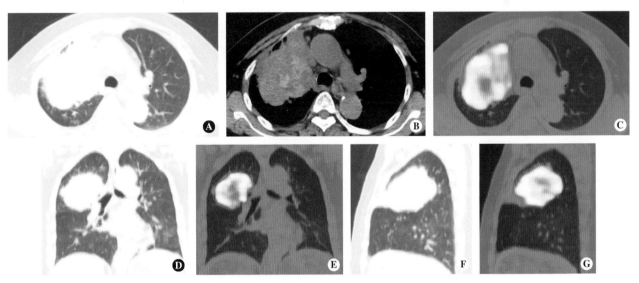

图 4-2-103　直肠癌术后肺转移

病例 15

（1）简要病史：女，46 岁；直肠癌术后 2 年，CEA 复查明显升高。

（2）影像表现：直肠癌切除术后，术区未见异常 FDG 摄取；两肺见多个类圆形结节，最大者约 39mm×28mm，FDG 摄取增高，SUV$_{max}$ 7.8，部分可见毛刺和胸膜粘连；双侧肺门、纵隔（1R、4R、5、6 区）及右锁骨上窝见多发肿大淋巴结，最大者约 26mm×19mm，FDG 摄取增高，SUV$_{max}$ 9.6；左侧坐骨、T$_{10}$～T$_{12}$ 椎体及其附件骨质破坏，

FDG 摄取增高，SUV$_{max}$ 11.7（图 4-2-104）。

（3）影像诊断：两肺、纵隔及右锁骨上窝淋巴结转移。

（4）随访结果：直肠癌术后，两肺、纵隔及右锁骨上窝淋巴结转移。化疗四程后，病灶明显缩小，但停药 2 个月后，肺部病灶增加。

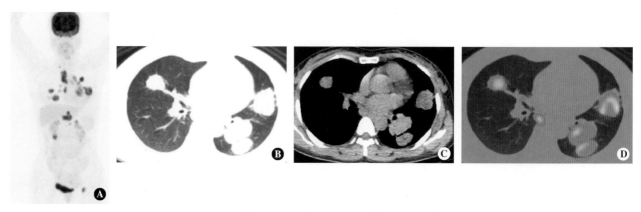

图 4-2-104　直肠癌术后肺转移

病例 16

（1）简要病史：男，44 岁；肝癌治疗后肺转移，无水乙醇消融后 AFP 明显增高（大于 800ng/ml）。

（2）影像表现：肝脏未见异常密度和 FDG 摄取异常；右上肺见巨大肿块，边缘光整，大小约 61mm×55mm，周边 FDG 摄取增高，SUV$_{max}$ 5.5，中间呈 FDG 摄取缺损区，局部胸膜增厚、粘连（图 4-2-105）。

（3）影像诊断：肺转移灶无水乙醇消融后大部分坏死，局部仍具代谢活性。

（4）随访结果：临床建议手术，至随访时尚未手术。

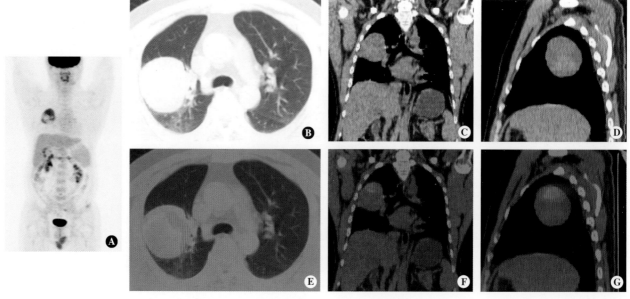

图 4-2-105　肝癌肺转移灶无水乙醇消融治疗后

病例 17

（1）简要病史：男，69 岁；全身疼痛月余。

（2）影像表现：胃小弯侧胃壁广泛不均匀增厚，FDG 摄取增高，SUV$_{max}$ 15.2；腹膜后、肝门区、双侧肺门及左锁骨上窝可见多发肿大淋巴结，最大者约 26mm×24mm，FDG 摄取增高，SUV$_{max}$ 6.2；两肺野布满大小不等结节，部分融合，以背侧分布为主，FDG 摄取增高，SUV$_{max}$ 5.7；

C₇、L₄、S₁椎体，左侧髂骨，左侧髋臼多处骨质破坏，局部可见不规则软组织密度影，FDG摄取增高，SUV_{max} 6.3（图4-2-106）。

（3）影像诊断：胃癌，两肺、肝、多骨和淋巴结转移。

（4）病理诊断（活检）：胃癌。

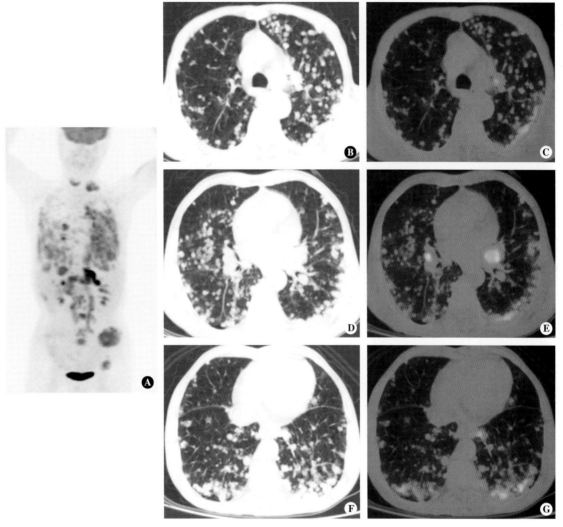

图 4-2-106　胃癌肺转移

十一、肺浆细胞瘤

【概述】

髓外浆细胞瘤多累及上呼吸道，以鼻旁窦较为常见，原发性肺浆细胞瘤极为罕见，临床表现无特异性，CT常表现为孤立性的肺结节或肿块，多位于肺门旁，边缘欠清晰或清晰，密度较均匀，形态规则或不规则，也可表现为囊实性，实性部分FDG摄取明显增高。肺浆细胞瘤影像缺乏特异性，PET/CT表现常与感染或肿瘤不易鉴别，确诊依赖于组织病理检查。

【病例】

（1）简要病史：男，70岁；咳嗽、胸闷、气喘半年，加重月余。

（2）影像表现：肺纹理多、乱、粗，右上肺见淡片状影，两肺另见多个大小不等结节或斑块，左下肺者较大（直径约29mm），部分结节FDG摄取增高，SUV_{max} 9.8，两下肺胸膜不均匀增厚（图4-2-107）。

（3）影像诊断：两肺慢性感染性病变可能。

（4）病理诊断（活检）：肺浆细胞瘤。

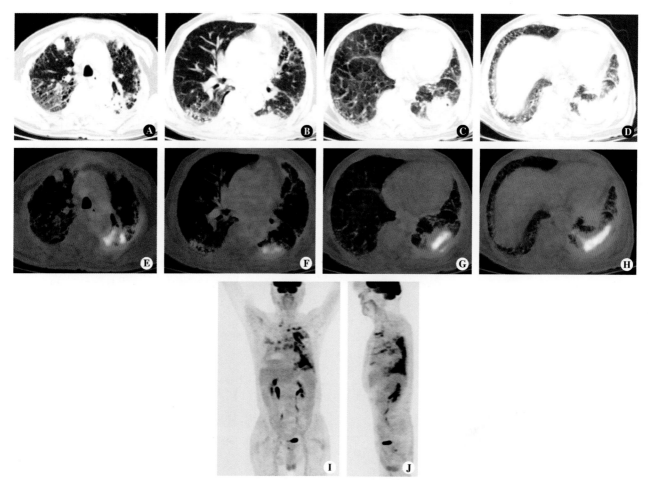

图 4-2-107　肺浆细胞瘤

十二、肺炎性假瘤和肺炎性肌成纤维细胞瘤

【概述】

肺炎性假瘤（inflammatory pseudotumor，IPT）是非特异性炎症引起的肺内肿瘤样慢性增生性肉芽肿性病变，瘤体内常含有浆细胞、组织细胞、纤维细胞、巨细胞和泡沫状细胞等。炎性假瘤确切病因不明，可能与感染后抗生素滥用有关；可发生于各年龄段，成人稍多见，无明显性别差异。患者临床上往往有肺部感染病史，部分可有咳嗽、咳痰、咯血及胸痛等症状。

IPT CT 多表现为类圆形或不规则肿块，单发，境界清晰，可有分叶，多数位于胸膜下，邻近胸膜可粘连增厚；周围可有粗长、张力较低的毛刺或较密集的锯齿状改变；密度均匀或不均匀，可有点、线样或团块状钙化，部分内可见低密度微、小脓肿，个别可见支气管充气征，或支气管扩张、纡曲，但无恶性肿瘤样的破坏和侵蚀性改变；病灶边缘有尖角状突起（桃尖征），或如刀切样平整（平直征），或与胸膜构成直角（方形征），此三征有一定特异性。另外，有些病灶下缘可见散在的小结节；动态观察病变较长时间不变或明显变小也有助于诊断。增强病灶实性部分强化或明显强化，周围部分较中心为甚。

PET 上病变通常表现为高 FDG 摄取，延迟显像多数 SUV_{max} 降低，但少数亦可明显增高，滞留指数可达 45% 以上。

肺炎性肌成纤维细胞瘤（inflammatory myofibroblastic tumor，IMT）既往认为是炎性假瘤中的一类，但现在经过免疫组化及细胞遗传学分析确定为真性肿瘤，是一种少见的间叶性肿瘤。IMT 具有低度恶性和交界性肿瘤的特点，儿童和青少年多见；发病无性别差异。组织学上可见成纤维细胞或肌成纤维细胞分化的混合性梭形细胞。临床表现缺乏特异性，常因咳嗽、咳痰等就诊或偶然发现。

影像上 IMT 和 IPT 表现相似，即使病灶切除后的病理检查，两者也可能不易区分，必须依赖免疫组化和细胞遗传学进行鉴别。

肺炎性假瘤应与肺癌、结核球等鉴别。肺癌常有短毛刺，胸膜粘连凹陷，边缘分叶，周围血管集束征，可有偏心性空洞，增强扫描强化较肺炎性假瘤明显；结核球常有好发部位，即上叶尖段和下叶背段，边缘较炎性假瘤光整，内可见钙化，周围可有卫星灶，通常呈边缘环形强化。

【病例】

病例1

（1）简要病史：男，54岁；咳嗽、背痛不适3月余。

（2）影像表现：右下肺内基底段脊柱旁见不规则条块，边缘略呈锯齿状改变，FDG 摄取增高，SUV_{max} 8.6，周围见少许片状磨玻璃密度影，邻近胸膜粘连；左上肺纵隔旁见小结节影，FDG 摄取增高，SUV_{max} 8.3，边缘欠光整（图 4-2-108）。

（3）影像诊断：右下肺肺癌并肺内转移不除外，建议活检。

（4）病理诊断（手术）：右下肺炎性假瘤。

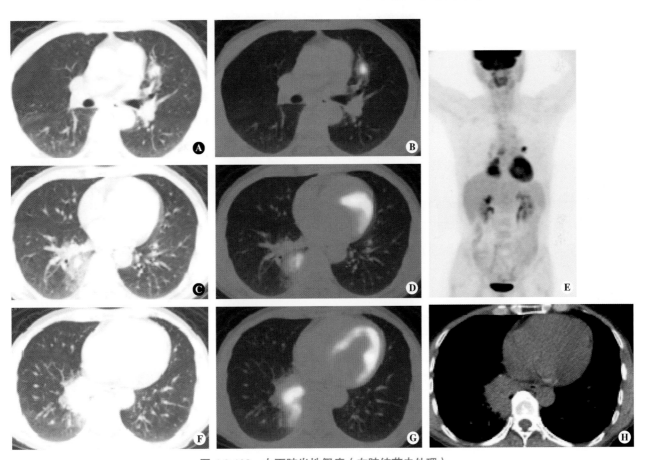

图 4-2-108　右下肺炎性假瘤（左肺结节未处理）

病例2

（1）简要病史：女，66岁；乏力20余天；CT 发现肺结节。

（2）影像表现：左下肺胸膜下见直径约16mm结节，边缘清晰、欠光整，下缘见散在小结节，FDG 摄取增高，SUV_{max} 8.4，周围见少许磨玻璃密度影，邻近胸膜增厚、粘连（图 4-2-109）。

（3）影像诊断：左下肺炎性假瘤可能，建议穿刺活检除外肺癌。

（4）病理诊断（手术）：炎性假瘤。

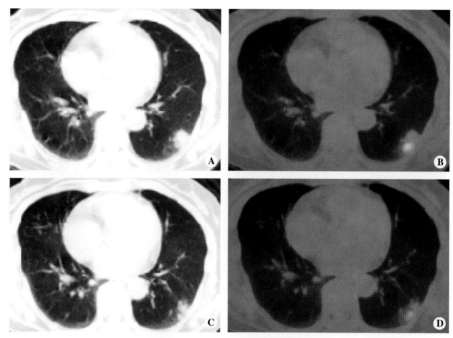

图 4-2-109 左下肺炎性假瘤

病例3

（1）简要病史：男，62岁；右胸痛2周左右；CT发现右肺结节。

（2）影像表现：右肺中叶水平裂下见33mm×29mm结节，边缘欠规整，可见尖角状突起，FDG摄取增高，SUV$_{max}$ 5.4，下缘见扩张、纤曲的小支气管，邻近胸略增厚、粘连凹陷（图4-2-110）。

（3）影像诊断：右肺中叶炎性假瘤可能性大。

（4）病理诊断（手术）：右肺中叶炎性假瘤。

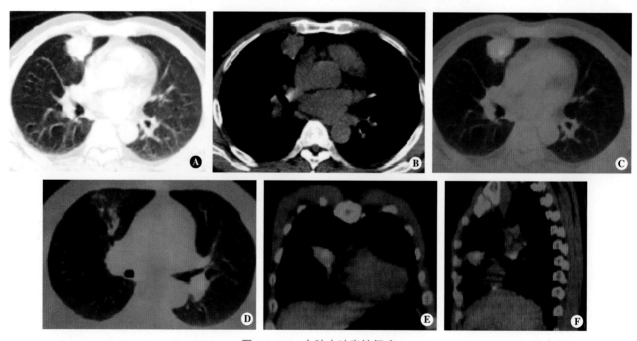

图 4-2-110 右肺中叶炎性假瘤

病例4

（1）简要病史：男，45岁；咳嗽、左胸痛2周余。

（2）影像表现：左肺上叶舌段见不规则结节，大小约29mm×20mm，部分边缘欠光整，FDG摄取增高，SUV$_{max}$ 9.7，广基底与胸膜粘连，一侧边缘平直，与胸膜近成直角（图 4-2-111）。

（3）影像诊断：左上肺炎性假瘤可能，建议

穿刺活检。

（4）病理诊断（手术）：肺炎性假瘤。

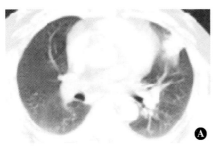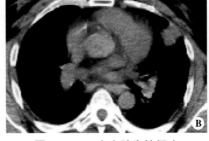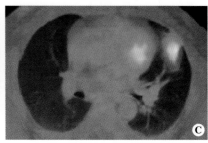

图 4-2-111　左上肺炎性假瘤

病例 5

（1）简要病史：女，61 岁；发现两上肺结节月余；发射型计算机断层扫描（ECT）骨显像示多发性骨浓集灶。

（2）影像表现：左肺上叶尖后段见一不规则团块状混杂密度影，内见斑片状钙化灶，大小约 21mm×29mm，FDG 摄取增高，SUV_{max} 8.3，邻近

一支气管分支走形截断，胸膜粘连增厚；右肺上叶尖后段见数个结节影，较大者约 11mm×13mm，FDG 摄取稍增高，SUV_{max} 1.7（图 4-2-112）。

（3）影像诊断：左上肺结节，考虑瘢痕癌不除外，建议穿刺活检；右上肺结节，考虑炎性可能。

（4）病理诊断（手术）：左上肺结节考虑低度恶性炎性肌成纤维细胞瘤。

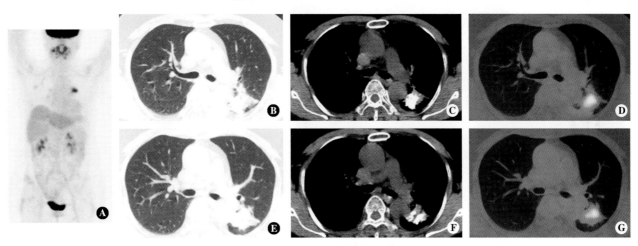

图 4-2-112　左上肺低度恶性炎性肌成纤维细胞瘤

病例 6

（1）简要病史：男，56 岁；咳嗽、咳痰 20 余天，痰中带血 1 天。

（2）影像表现：右肺上叶前段胸膜下见一团

块状软组织密度影，边缘欠规则、不光整，大小约 35mm×38mm，FDG 摄取不均匀增高，SUV_{max} 8.5，病变胸膜下脂肪间隙清晰（图 4-2-113）。

（3）影像诊断：感染性病变，炎性肉芽肿可能。

（4）病理诊断（手术）：炎性肌成纤维细胞瘤。

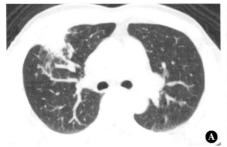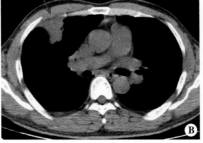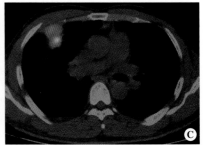

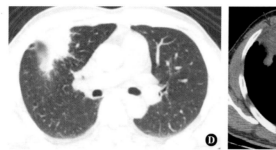
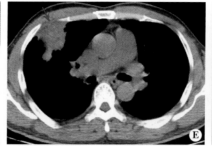
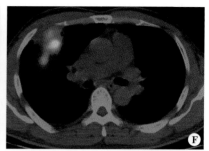

图 4-2-113　右上肺炎性肌成纤维细胞瘤

箭示邻近病灶胸膜下脂肪间隙清晰

病例 7

（1）简要病史：女，52 岁；咳嗽 3 月余；CT 发现肺结节。

（2）影像表现：左肺上叶纵隔旁见一不规则结节，边缘毛糙不光整，大小约 20mm×27mm，FDG 摄取增高，SUV_{max} 8.5；左肺上、下叶近胸膜处分别见一小结节，直径约 3mm 和 8mm，未见 FDG 摄取；右下肺门见一稍大淋巴结，边缘欠清，直径约 10mm，FDG 摄取稍增高，SUV_{max} 3.0（图 4-2-114）。

（3）影像诊断：炎性病变可能性大，建议活检。

（4）病理诊断（手术）：炎性肌成纤维细胞瘤。

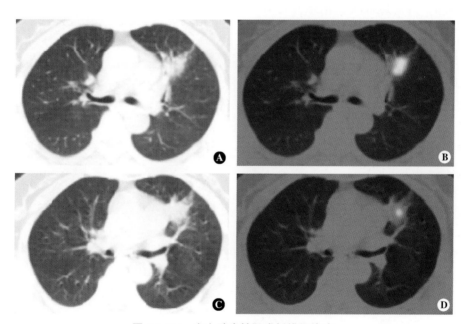

图 4-2-114　左上肺炎性肌成纤维细胞瘤

第三节　肺部炎性病变

一、炎性结节样病变

【概述】

肺部非特异性炎症可以表现为结节或肿块，如球形肺炎、球形肺不张及机化性肺炎等。非特异性炎性结节或肿块形态多样，如圆形、半圆形、方形、楔形等。部分炎性结节或肿块有一定的形态特征，球形肺炎邻近肺门侧的血管增粗、轻度扭曲；球形肺不张可见卷曲、张力增高的支气管、血管束等。炎性结节或肿块可见不同程度 FDG 摄取，FDG 摄取多较均匀或表现为中间部位摄取更高，或外周高而近肺门侧摄取低，极少见周围环形的 FDG 摄取或所谓的提兜征（近肺门侧高 FDG 摄取，远肺门侧无或低摄取）。炎性结节或肿块主要应与肺部恶性肿瘤鉴别。

球形肺炎是一类特殊类型的肺炎，因影像表现多呈球形而得名，多由细菌或病毒感染引起，多发生于青壮年，临床常有急性感染症状，一般抗炎治疗多数能完全吸收，部分或残留少许纤维条索影，这一点与炎性假瘤、球形肺不张或机化性肺炎不同，后者抗炎治疗通常不能完全吸收。CT表现为圆形、类圆形，或类方形、楔形等，楔形尖朝肺门，边缘清晰，但欠锐利，可有纤细或粗长毛刺，张力低，病变多位于下肺的背侧，大多数位于胸膜下并广基底与胸膜接触、粘连，密度一般欠均匀，极少见钙化，可有支气管充气征或小空泡，增强扫描可见较明显强化。另外，病变周围或可见增粗、增多、纤曲的血管。球形肺炎可有不同程度的FDG摄取，但多为中等程度。

影像上，球形肺炎主要需与肺癌鉴别，肺癌多呈圆形或类圆形，毛刺短且有张力，胸膜可粘连、凹陷，增强球形肺炎强化更明显，但FDG摄取多数比同等大小的肺癌低。

机化性肺炎是肺部对各种不同类型的损伤产生的非特异性炎症反应，其病变形式可能与多种实体性疾病相关，如感染、吸入性损伤、药物损害、放射性损害等。机化性肺炎发病年龄平均在55岁，无明显性别差异。临床以咳嗽、咳痰为常见表现，可伴气促、低热等。病理上组织学特征为肺泡管和肺泡的腔内被肉芽组织填塞，伴肺泡和间质被不同程度的单核细胞和泡沫状巨噬细胞浸润。机化性肺炎通常抗感染治疗无效。

机化性肺炎影像表现形式多样。CT上超过半数的机化性肺炎表现为两肺不对称性的斑片状影，多见于下肺，沿支气管血管束分布或在肺外围，可有支气管充气征；结节或斑块也常见，多单发，可有空泡征，边缘不规则，局部可见弓形内凹征、锯齿状改变和长毛刺，邻近胸膜者可广基底与之相连；病灶可呈圆形、梭形、楔形或不规则条块状，周围支气管血管束可增粗变形。

机化性肺炎的FDG摄取与机化、炎症相关，大多数机化性肺炎有不同程度不均匀FDG摄取，但多数摄取呈低或中等程度。

机化性肺炎应与炎性假瘤等鉴别。炎性假瘤FDG摄取通常高于机化性肺炎；机化性肺炎少有小脓肿，炎性假瘤内可有小脓肿；炎性假瘤抗炎治疗多数能吸收变小，而机化性肺炎单纯抗炎治疗效果通常不明显。

【病例】

病例 1

（1）简要病史：男，62岁；间歇性咳嗽月余，CT发现肺结节。

（2）影像表现：左肺下叶见一团块状影，边缘欠光整，直径约36mm，可见支气管血管束伸入，FDG摄取稍增高，SUV_{max} 3.6（图4-3-1）。

（3）影像诊断：炎性病变可能，球形肺炎。

（4）随访结果：抗炎治疗1个月，病灶完全吸收。

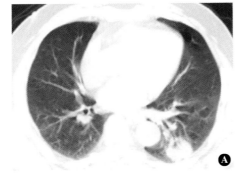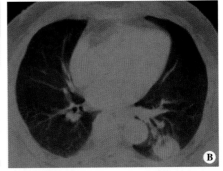

图 4-3-1　左下肺球形肺炎

病例 2

（1）简要病史：女，80岁；腰腿痛入院检查发现肺结节。

（2）影像表现：右上肺小结节，内含迂曲、扩张细支气管，无明显破坏，或粗细不均或狭窄阻塞，FDG摄取轻度增高，SUV_{max} 2.0，周围少许磨玻璃密度影；邻近胸膜粘连，肺门、纵隔未见肿大淋巴结（图 4-3-2）。

（3）影像诊断：右上肺结节，考虑恶性可能。

（4）病理诊断（手术）：肺炎性病变并血凝块。

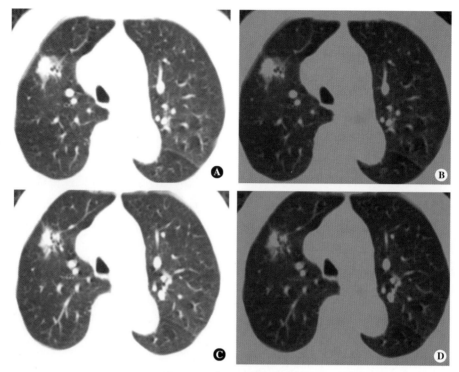

图 4-3-2　右上肺球形肺炎

病例 3

（1）简要病史：男，55 岁；发现肺结节 2 周。

（2）影像表现：左肺上叶近胸膜见小结节，可见毛刺和空泡样改变，邻近胸膜牵扯，FDG 摄取增高，延迟显像稍增加，SUV$_{max}$ 分别为 3.6 和 3.8（图 4-3-3）。

（3）影像诊断：肺癌不除外。

（4）随访结果：肺炎性结节抗炎治疗 1 个月后，病变基本吸收。

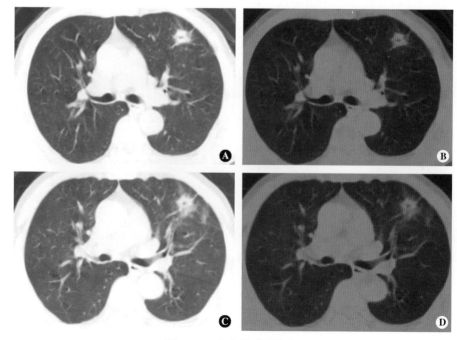

图 4-3-3　左上肺球形肺炎

C、D 为延迟 2 小时显像

病例 4

（1）简要病史：男，47岁；发现肺结节2周。

（2）影像表现：左肺上叶前段、右肺上叶后段各见一小结节，类三角形，边缘清晰、欠光整，大小分别约6mm×9mm、9mm×13mm，FDG摄取增高，SUV_{max}分别为3.3、4.5（图4-3-4）。

（3）影像诊断：炎性病变可能，建议活检。

（4）病理诊断/随访结果：左肺穿刺活检考虑肺炎性病变。抗炎治疗1个月后，两肺病灶明显变小。

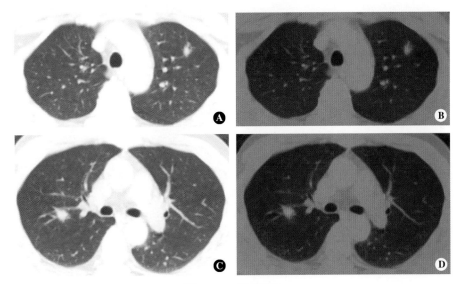

图 4-3-4　球形肺炎

病例 5

（1）简要病史：女，59岁；发现肺结节。

（2）影像表现：左上肺见类方形结节，边缘略呈浅分叶，大小约22mm×14mm，FDG摄取稍增高，SUV_{max} 3.3，可见胸膜粘连（图4-3-5）。

（3）影像诊断：炎性病变可能性大。

（4）随访结果：左肺炎性病变，1年后复查，病灶基本吸收。

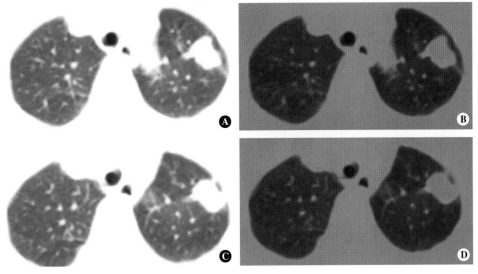

图 4-3-5　左上肺球形肺炎

病例 6

（1）简要病史：女，48岁；发现肺结节1周。

（2）影像表现：右上肺见3个大小不等类圆形结节，最大者约2mm×17mm，左上胸膜下见半圆形结节，与胸膜粘连，均无明显 FDG 摄取（图 4-3-6）。

（3）影像诊断：两上肺结节，良性可能性大。

（4）病理诊断：双侧肺结节穿刺病理考虑肺支气管黏膜慢性炎症。

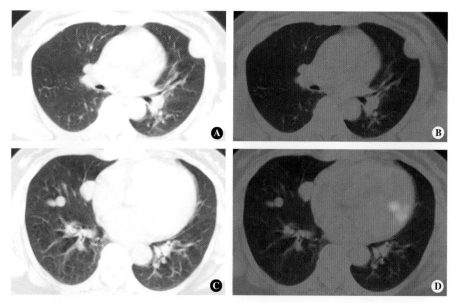

图 4-3-6　球形肺炎

病例 7

（1）简要病史：女，75 岁；胸痛 2～3 个月。

（2）影像表现：右上肺前纵隔旁结节，大小约 27mm×23mm，略浅分叶，FDG 摄取不均匀增高，SUV$_{max}$ 7.4，与胸膜广基底粘连（图 4-3-7）。

（3）影像诊断：肺炎性病变可能，不除外肺癌，建议穿刺活检。

（4）病理诊断（手术）：肺炎性肉芽肿，抗酸染色阴性。

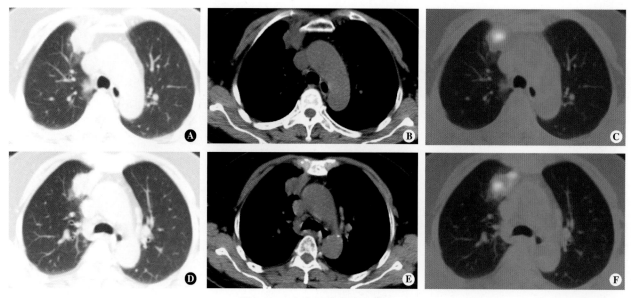

图 4-3-7　右上肺肺炎性肉芽肿

病例 8

（1）简要病史：男，62 岁；胸痛半个月。

（2）影像表现：右上肺胸膜下见不规则软组织块影，长径约 28mm，边缘欠规整，可见长短毛刺样改变，内可见支气管充气征，FDG 摄取增高，

SUV_{max} 8.4；双侧肺门、纵隔可见多个小淋巴结，大者约 13mm×8mm，FDG 摄取增高，SUV_{max} 4.1（图 4-3-8）。

（3）影像诊断：右上肺结节，考虑炎性病变

可能；双侧肺门纵隔淋巴结，考虑炎性增生。建议右肺穿刺活检。

（4）病理诊断/随访结果：右肺结节穿刺活检考虑肺炎性组织。半年后 CT 复查病灶有所吸收。

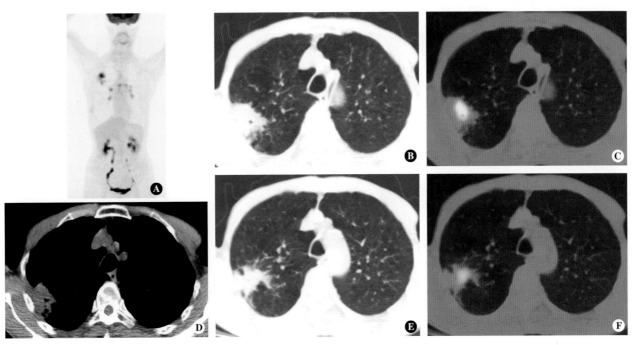

图 4-3-8 右上肺炎性结节

病例 9

（1）简要病史：男，40 岁；发现肺部阴影 1 周。

（2）影像表现：右肺上叶前段见不规则条块

状影，最长径约 38mm，密度欠均匀，边缘毛糙，见尖角状突出，未见明显 FDG 摄取（图 4-3-9）。

（3）影像诊断：右上肺良性病变可能性大。

（4）病理诊断（手术）：右上肺机化性肺炎。

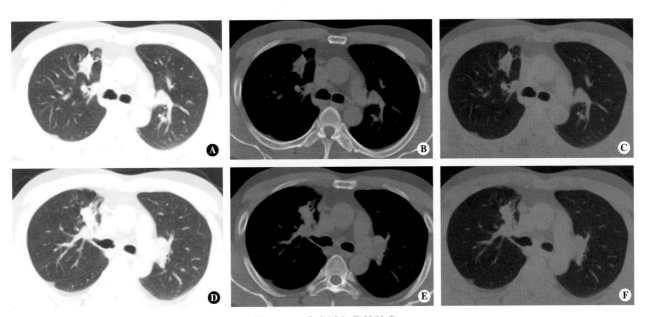

图 4-3-9 右上肺机化性肺炎

病例 10

（1）简要病史：咳嗽、咳痰 10 余年，加重 1 个月，大约 8 个月前有咯血数次。

（2）影像表现：左肺上叶前段纵隔旁见不规则软组织密度影，边缘毛糙，可见尖角状突出，内见小斑点状稍低密度影，大小约 23mm×21mm，FDG 摄取增高，SUV$_{max}$ 5.8（图 4-3-10）。

（3）影像诊断：炎性病变可能，建议活检。

（4）病理诊断（手术）：右上肺机化性肺炎。

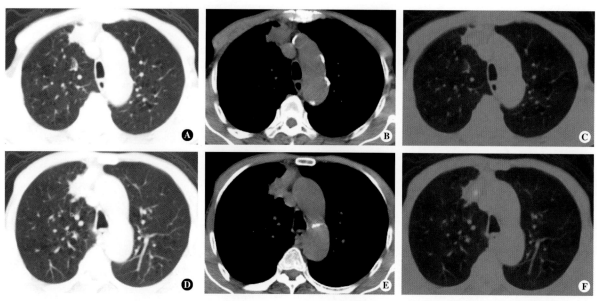

图 4-3-10　右上肺机化性肺炎

病例 11

（1）简要病史：男，63 岁；慢性咳嗽 10 余年，间歇性加重，近期 CT 发现肺部占位。

（2）影像表现：两上肺肺门旁见不规则肿块，最长径约 43mm，内见小斑点样钙化，FDG 摄取增高，SUV$_{max}$ 3.5；两上叶及右中叶支气管狭窄，周围见斑点、条索状影，邻近胸膜增厚、粘连凹陷；纵隔 4 ～ 5 区见多发淋巴结，SUV$_{max}$ 3.4；双侧少量气胸，未见胸腔积液（图 4-3-11）。

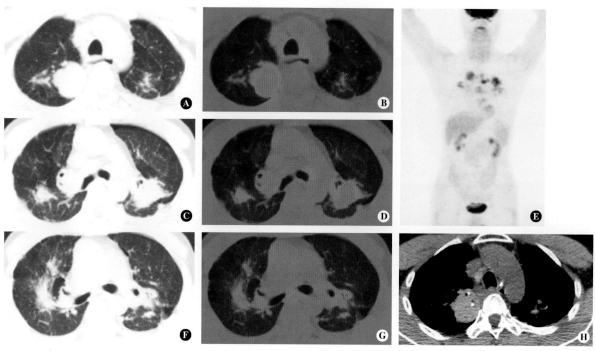

图 4-3-11　肺炎性肉芽肿

（3）影像诊断：肺部慢性炎性肉芽肿改变可能，建议穿刺活检。

（4）病理诊断：右上肺穿刺活检考虑右肺上叶慢性炎症，炭末沉着。

二、马尔尼菲篮状菌肺炎

【概述】

马尔尼菲篮状菌为条件致病菌，其肺部感染可表现为肺部弥漫性分布的微结节，大片状阴影，可见支气管充气征，肺门、纵隔淋巴结可增大。PET显示炎症高代谢活性，无特异性。

【病例】

（1）简要病史：男，54岁；咳嗽、咳痰1个月。1个月前患者受凉后出现咳嗽、咳痰，为黄色黏痰，量约50ml，伴有发热，体温38～39℃，伴少许气促。普通抗感染治疗后症状未见好转。多次复查血常规白细胞计数（WBC）、C-反应蛋白（CRP）明显升高，WBC（17.3～23.98）×10^9/L，CRP 98.24～146.03mg/L；肺肿瘤指标CEA、CA125、CA153、NSE、非小细胞肺癌相关抗原均为阴性。

（2）影像表现：两肺多发片状密度增高影，以右肺及胸膜下区为著，且右肺见大片状实变影，密度欠均匀，内见支气管充气征，PET于相应部位见FDG异常浓聚影，SUV$_{max}$ 13.6，SUV$_{avg}$ 10.6；纵隔内（2R、3P、4、6、7、8区）、双侧锁骨上窝、左侧膈肌脚深面见多发肿大淋巴结，最大者约25mm×18mm，PET/CT于相应部位见异常浓聚，SUV$_{max}$ 8.2，SUV$_{avg}$ 6.5。右侧胸腔见中量液体密度影，PET/CT于相应部位未见异常浓聚（图4-3-12）。

（3）影像诊断：考虑感染性病变，建议治疗后复查。

（4）病理诊断（穿刺）：①（气管下段黏膜）送检物为支气管黏膜组织，黏膜下见肉芽肿病灶及大量淋巴细胞、中性粒细胞浸润，纤维组织增生。免疫荧光结果：真菌荧光（＋），抗酸杆菌荧光（－）；特殊染色结果：六胺银（GMS）（＋），过碘酸希夫（PAS）（＋），革兰氏（－），抗酸（－）。②（右中叶内侧段）送检肺组织肺泡腔内可见纤维素渗出及机化灶形成，其中有肉芽肿病灶，间质淋巴细胞浸润。免疫荧光结果：抗酸杆菌荧光（－），真菌荧光（＋）；特殊染色结果：GMS（＋），PAS（＋），革兰氏（－），抗酸（－）。

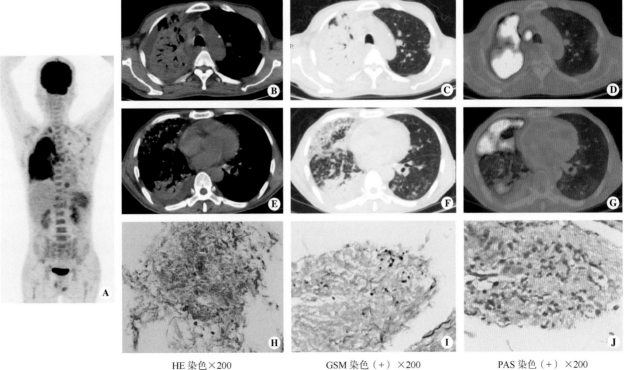

HE 染色×200　　　　GSM 染色（＋）×200　　　　PAS 染色（＋）×200

图 4-3-12　马尔尼菲篮状菌肺炎

送检两份标本，组织改变均为马尔尼菲篮状菌肺炎。

三、嗜酸性粒细胞性肺炎

【概述】

嗜酸性粒细胞性肺炎多呈慢性迁延性，临床可表现为咳嗽、低热、胸痛、消瘦、乏力等。实验室检查血嗜酸性粒细胞大多数会增高，痰中嗜酸性粒细胞也较高。CT 表现为肺部弥漫性或局灶性病变，多呈片状、带状或条索状，可伴磨玻璃密度影，病变多位于上肺和外周，常有小叶间隔增厚；炎症病灶可见高 FDG 摄取。

【病例】

（1）简要病史：男，32 岁；间断咳嗽、游走性胸痛 4 年余。血常规示 WBC 10.68×10^9/L，嗜酸性粒细胞 2.4×10^9/L，嗜酸性粒细胞比率 22.5%（正常 0.5% ～ 5%）。

（2）影像表现：左肺上、下叶，右肺下叶后基底段见多发斑片状影、实变影及小结节影，大部分病灶边缘模糊，内见支气管充气征，以左肺上叶下舌段及左肺下叶后基底段为著，FDG 摄取不均匀增高，SUV_{max} 7.5，SUV_{avg} 6.0；左下胸膜增厚，SUV_{max} 7.1，SUV_{avg} 5.7；左侧胸腔可见少许积液（图 4-3-13）。

（3）影像诊断：结合临床，考虑嗜酸性粒细胞性肺炎。

（4）病理诊断：（左上叶）送检肺组织，肺泡腔内可见大量纤维素及嗜酸性粒细胞渗出，间质增宽，淋巴细胞及较多嗜酸性粒细胞浸润，小血管壁周围可见嗜酸性粒细胞渗出，邻近细支气管黏膜下亦可见较多嗜酸性粒细胞浸润；特殊染色：弹力纤维（部分 −），纤维素（＋），组织改变为嗜酸性粒细胞性肺炎，GMS（−），抗酸（−），革兰氏（−），PAS（−），未见结核及真菌（图 4-3-13）。

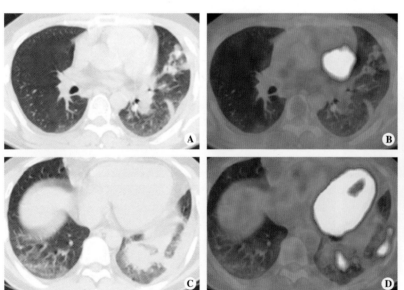

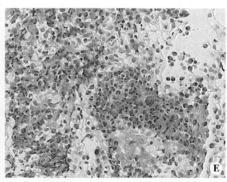

HE×200

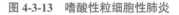

图 4-3-13　嗜酸性粒细胞性肺炎

四、肺　脓　肿

【概述】

肺脓肿是肺实质的局灶性化脓性病变，感染病菌包括金黄色葡萄球菌、化脓性链球菌、肺炎克雷伯菌、铜绿假单胞菌、大肠杆菌等，常合并厌氧菌感染。临床可表现为畏寒、发热、咳嗽、咯脓痰、胸闷、胸痛等。CT 早期可呈大片致密影，类似于大叶性肺炎，密度不均匀，边缘欠清晰，部分可呈结节样改变，边缘可见模糊稍低密度影；脓肿期可见低密度坏死区，脓液排出可出现空洞，壁厚，内壁光整，可见液平；炎症期增强扫描可有中度强化，脓肿期脓肿壁环形强化；脓肿实性部分多呈高 FDG 摄取。

肺脓肿炎症期应与干酪性肺炎鉴别：干酪性肺炎常有急性结核中毒症状，坏死多呈虫噬状或蜂窝状，多发无壁空洞。肺脓肿脓肿期应与结核空洞、肺癌空洞、肺囊肿感染等鉴别：结核空洞常多发，好发于上肺尖后和下叶背段，壁薄或厚薄不均，多伴纤维条索状病灶；肺癌空洞壁厚，偏心性，内壁多凹凸不平；肺囊肿感染囊肿壁薄、光滑，临床无脓痰。

【病例】

病例 1

（1）简要病史：男，51 岁；发现肺部结节 3 个月。

（2）影像表现：左肺下叶胸膜下见条块状影，边缘清晰、欠规整，大小约 32mm×25mm，内见充气小支气管影，局部胸膜增厚、粘连，FDG 摄取增高，SUV_{max} 2.7（图 4-3-14）。

（3）影像诊断：肺炎性假瘤可能，建议活检。

（4）病理诊断 / 随访结果：穿刺见脓液。抗炎治疗后大部分病灶吸收。

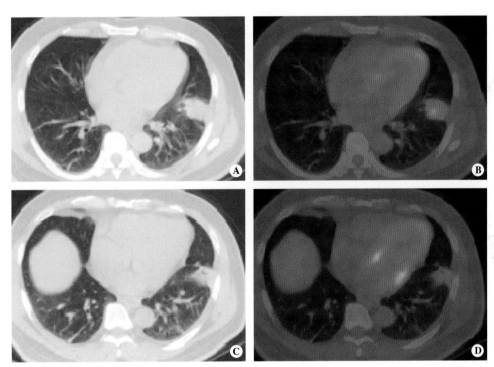

图 4-3-14　左下肺肺脓肿

病例 2

（1）简要病史：男，68 岁；咳嗽、气促 3 月余，发现右肺上叶占位 3 天。

（2）影像表现：右肺上叶后段及下叶背段可见结节状软组织影，直径约 23mm，病灶跨斜裂生长，边缘毛糙，见多发小毛刺，相邻胸膜增厚，FDG 摄取增高，SUV_{max} 6.6；右肺上叶后段尚可见两个结节灶，边界模糊，边缘毛糙，FDG 摄取增高，SUV_{max} 4.4；纵隔 2、4 区及右侧肺门见多发淋巴结，大者长径约 16mm，FDG 摄取增高，SUV_{max} 3.2；左腋窝可见一淋巴结，直径约 7mm，FDG 摄取增高，SUV_{max} 3.7（图 4-3-15）。

（3）影像诊断：右肺上叶后段及下叶背段占位性病灶伴代谢明显增高，考虑周围型肺癌；右肺上叶后段结节灶伴代谢增高，考虑肺转移瘤；纵隔 2、4 区，右侧肺门区及左侧腋窝多发淋巴结并 FDG 摄取增高，考虑转移性淋巴结。

（4）病理诊断：（右肺穿刺）肺脓肿，周边肺有渗出性炎伴机化反应。

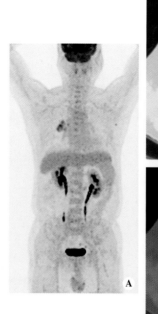

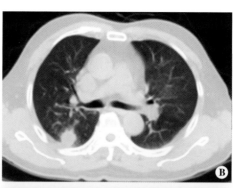

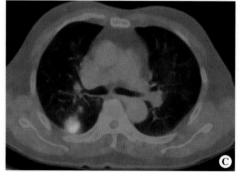

图 4-3-15 肺脓肿

五、肺部真菌感染

【概述】

肺部真菌感染是指真菌对气管、支气管和肺的侵犯，引起气道黏膜炎症和肺部不同程度的炎症、肉芽肿，甚至坏死性肺炎。常见的致病菌有念珠菌、曲霉菌、隐球菌、毛霉菌及肺孢子菌。肺部真菌感染临床症状无特异性，有些甚至无临床症状。

肺曲霉菌病可分为如下三型。①变态反应性支气管肺炎型：临床可表现为慢性哮喘，血嗜酸性粒细胞增多及血 IgE 增高。CT 可见支气管扩张、管壁增厚，呈双轨征或平行线征，一、二级外的大支气管管腔内有时可见黏液痰栓，呈"V"形、"Y"形或指套状；亦可见游走性斑片状影或结节影（过敏性肺炎）；黏液痰栓无 FDG 摄取，斑片状影或结节影可有不同程度 FDG 摄取。②腐生型：多继发于肺已有的空洞或空腔；临床可有咳嗽、咯血。CT 可见肺空洞或空腔内有高密度结节，变换体位可随之移动；曲霉菌球结节无 FDG 摄取。③侵袭型：临床可见发热、咳嗽、咳痰、咯血和胸痛等。CT 可表现为炎症性改变，如大片阴影或小斑片状影，小斑片状影通常沿支气管分布；也可表现为

结节或肿块，可位于胸膜下或与胸膜广基底接触、粘连，小结节边缘清晰，稍大后侵袭血管，引起出血，可形成结节周围的磨玻璃密度影，即晕征；另外曲霉菌结节或肿块易发生凝固性坏死，形成空洞，内可见附壁结节，形成空气新月征（曲霉菌球亦见），肺侵袭性曲霉菌病有不同程度的 FDG 摄取。

肺隐球菌病临床可有咳嗽、咳痰、胸痛等表现。CT 可表现为斑片状或大片状炎性改变，也可表现为孤立性、多发性结节或弥漫性粟粒样结节，结节可有晕征，空洞少见，边缘可有毛刺、分叶或胸膜粘连，多个结节可呈簇分布，胸膜下常见，或呈混合性改变。隐球菌结节可有不同程度的 FDG 摄取，弥漫性粟粒样结节可表现为弥漫性肺部高 FDG 摄取。

肺部真菌感染结节或肿块应与结核球、肺癌等鉴别。真菌感染结节多呈圆形，可有晕征，内可见中央小空泡或壁结节，胸膜下肿块常广基底与胸膜接触、粘连；结核球可有中央干酪样坏死，无 FDG 摄取，好发于上叶尖后段及下叶背段；肺癌通常单发，空洞内壁凹凸不平，厚薄不均，分叶、毛刺、胸膜凹陷更明显、常见。

【病例】

病例 1

（1）简要病史：男，53 岁；体检发现肺小结节。

（2）影像表现：右肺中叶外侧段见一结节影，边缘清晰，未见明显分叶及毛刺，大小约9mm×12mm，FDG摄取增高，SUV$_{max}$ 3.5，邻近肺血管纹理聚集；两肺上叶见多个微、小结节影，较大者直径约4mm，未见明显FDG摄取；纵隔4R区见一稍大淋巴结，大小约8mm×18mm，未见明显FDG摄取（图4-3-16）。

（3）影像诊断：肺部感染性病变可能性大，肺癌不除外。

（4）病理诊断：右肺结节切除后病理结果显示隐球菌肺炎。

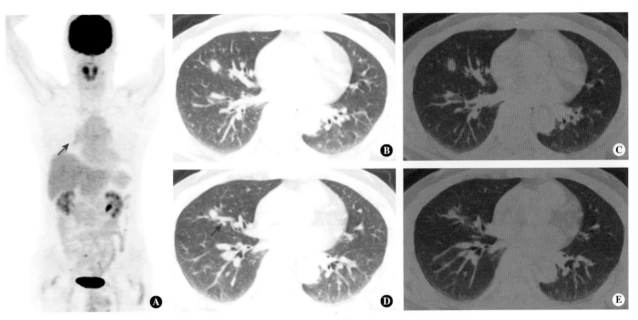

图 4-3-16　隐球菌肺炎

箭示另一小结节，代谢活性不高

病例2

（1）简要病史：男，62岁；有贫血病史，发现肺结节4天。

（2）影像表现：右肺中叶胸膜下见一结节，大小约10mm×12mm，边缘尚清，未见明显分叶，邻近胸膜稍受粘连、牵拉，FDG摄取增高，SUV$_{max}$ 5.2；两肺内及胸膜下见多发散在小结节影，较大者直径约3mm，FDG摄取无明显增高（图4-3-17）。

（3）影像诊断：肺部真菌感染不除外。

（4）病理诊断（胸腔镜手术后）：肺隐球菌感染。

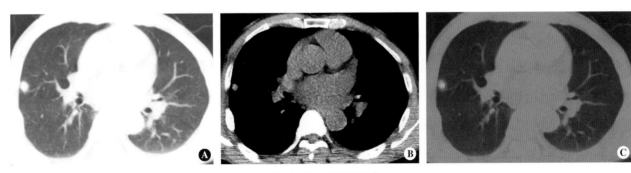

图 4-3-17　隐球菌肺炎

病例3

（1）简要病史：男，47岁；咳嗽、咳黏痰半月余，CT发现肺结节5天。

（2）影像表现：右肺下叶见不规则结节，大小约34mm×24mm×24mm，边缘毛糙、欠光整，FDG摄取增高，SUV$_{max}$ 6.2，周围可见磨玻璃密度影，部分包绕血管；两下肺另见 3 个小结节，边缘欠光整，FDG 摄取增高，SUV_{max} 4.1，周围亦见少许磨玻璃密度影（图 4-3-18）。

（3）影像诊断：两下肺感染性（真菌）病变

可能。

（4）病理诊断：右下肺大结节穿刺活检考虑隐球菌肺炎。

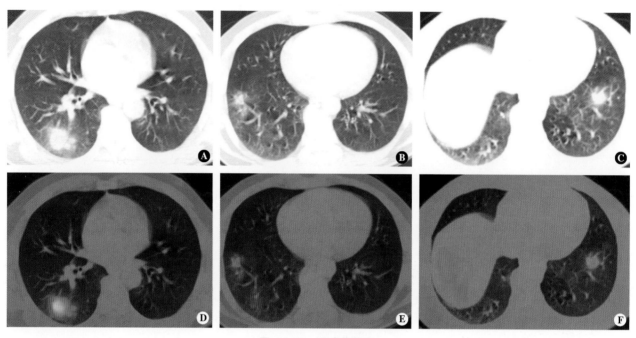

图 4-3-18　隐球菌肺炎

病例 4

（1）简要病史：女，40 岁；咳嗽，发现肺部结节 1 周。

（2）影像表现：左肺下叶背段见一结节状软组织密度影，边缘清楚、欠光整，大小约 18mm×19mm，FDG 摄取增高，SUV_{max} 11.1，其内见空气支气管征，周围可见磨玻璃密度影；左

肺及右肺下叶见多发小结节影，以左肺下叶居多，较大者位于左肺下叶后基底段，直径约 7mm，部分 FDG 摄取稍增高，SUV_{max} 1.2（图 4-3-19）。

（3）影像诊断：左肺下叶结节及两肺小结节，考虑肺真菌性感染可能性大。

（4）病理诊断：左肺下叶背段结节手术后病理结果示隐球菌感染。

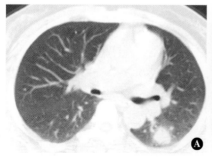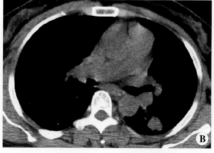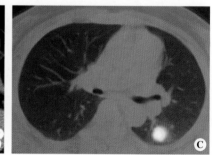

图 4-3-19　隐球菌肺炎

病例 5

（1）简要病史：男，58 岁；咳嗽、咳痰 2 月余；CT 发现两肺结节。

（2）影像表现：两肺上叶胸膜下可见结节状高密度影，边缘欠光整，可见长毛刺，其内均可见空洞，大小分别约 25mm×21mm（右）和 28mm×24mm（左），FDG 摄取增高，SUV_{max} 10.7

（图 4-3-20）。

（3）影像诊断：两肺慢性炎症，真菌感染可能。

（4）随访结果：临床诊断肺侵袭性真菌感染。抗真菌治疗后 4 个月复查，症状明显改善，病灶明显缩小。

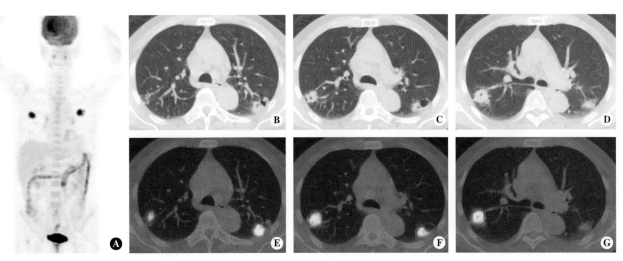

图 4-3-20 真菌性肺炎

病例 6

（1）简要病史：男，49 岁；发现肺部阴影 1 周，既往偶有咳嗽。

（2）影像表现：右肺中叶外侧段可见簇状分布的多个大小不等结节，最大者直径约 15mm，密度不均匀，内可见小空洞，边缘欠光整，FDG 摄取均增高，最大者为甚，SUV$_{max}$ 13.2（图 4-3-21）。

（3）影像诊断：右肺中叶真菌性感染可能。

（4）随访结果：临床诊断肺侵袭性真菌感染。抗炎治疗 1 个月无效，抗真菌治疗 2 个月后复查病灶减少、变小。

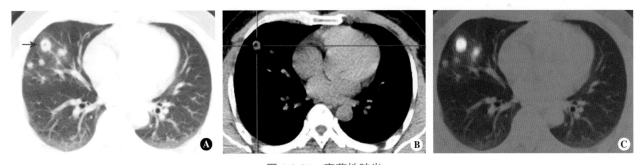

图 4-3-21 真菌性肺炎

肺窗箭、纵隔窗十字心示真菌性空洞结节

病例 7

（1）简要病史：女，80 岁；咳嗽、胸闷、发热、乏力、纳差 2 月余。

（2）影像表现：右下肺大片阴影，伴两肺多发条片状影和小结节，少数可见结节内小空泡，FDG 摄取增高，SUV$_{max}$ 9.4；纵隔见多发稍大淋巴结，FDG 摄取增高，SUV$_{max}$ 3.6（图 4-3-22）。

（3）影像诊断：肺部感染性病变（真菌感染不除外）。

（4）随访结果：拟诊肺侵袭性真菌感染。抗炎治疗后病变进一步恶化，考虑侵袭性真菌感染可能，经抗真菌治疗后，症状有所控制。

病例 8

（1）简要病史：女，69 岁；乳腺包块半年，发现左腋淋巴结肿大 3 周。

（2）影像表现：左乳腺区皮肤稍增厚，左乳腺内上象限见结节状影，密度不均匀，大小约 30mm×44mm，边缘见斑点状钙化灶，FDG 摄取增高，SUV$_{max}$ 14.1；双侧锁骨上窝、双侧颈部 6 区、纵隔（2R、3A、4R、6 区）、左侧腋窝、左侧髂血管旁（平 L$_5$ 椎体上缘水平）及左侧盆部见多发肿大淋巴结，最大者位于纵隔 4R 区，大小约 20mm×28mm，FDG 摄取增高，SUV$_{max}$ 17.5；两肺内见多发小结节影，最大者直径约 8mm，大部

分 FDG 摄取增高，SUV$_{max}$ 3.7；左肺下叶囊状支气管扩张，内见结节状高密度影（俯、仰卧位），形成"空气半月征"（图 4-3-23）。

（3）影像诊断：左侧乳腺癌并全身多发淋巴结转移；左下肺支气管扩张并曲霉菌球。

（4）病理诊断：左乳浸润性癌。

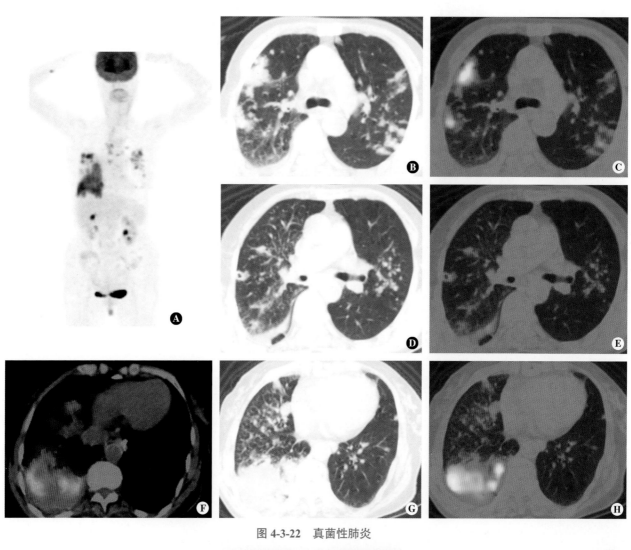

图 4-3-22　真菌性肺炎

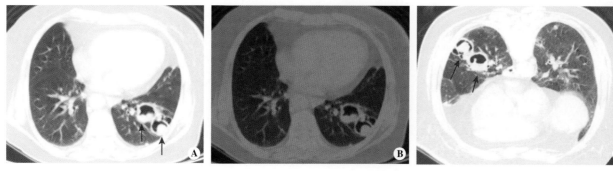

仰卧位　　　　　　　　　　俯卧位

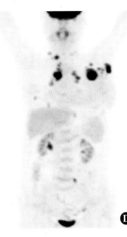
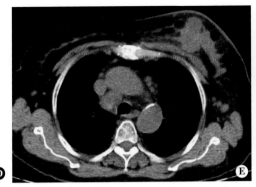
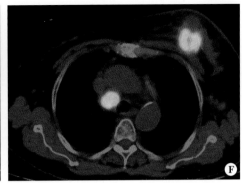

图 4-3-23 乳腺癌并肺曲霉菌球
箭示曲菌球在俯卧位和仰卧位位置改变

六、肺 结 核

【概述】

结核病是结核杆菌感染引起的慢性传染性疾病，结核杆菌感染人体的主要途径是呼吸道，以肺部感染为主，其他器官感染多为继发性感染。肺结核临床上分为 5 种类型，包括原发性肺结核（Ⅰ型）、血行播散型肺结核（Ⅱ型）、继发性肺结核（Ⅲ型）、结核性胸膜炎（Ⅳ型）和支气管结核（Ⅴ型）。肺结核的病理改变包括渗出性病变、增殖性病变、变质性病变、钙化及纤维化等。渗出性病变、钙化和纤维化一般不必进行 PET/CT 检查；增殖性结核球等有时影像不易与肿瘤区分，部分患者可能考虑 PET/CT 检查进行定性鉴别。肺结核患者可以无临床症状，也可以表现为肺部症状如咳嗽、胸痛、咯血等，以及全身中毒症状如发热、乏力、消瘦和盗汗等。临床通常将肺结核分为进展期、好转期和稳定期。

肺结核好发于两肺上叶的尖后段和下叶的背段，不同类型结核表现不同，影像学上有一定特征。原发性肺结核包括原发综合征和胸内淋巴结结核，原发综合征表现为边缘模糊的圆形或类圆形、斑片状阴影（原发灶），条索状影（继发性淋巴管炎）和肺门淋巴结肿大（淋巴结结核），典型者呈哑铃状改变。血行播散型肺结核可表现为急性和亚急性/慢性，急性 CT 上可见弥漫性粟粒样改变，表现为大小、密度和分布"三均匀"的结节；亚急性/慢性则表现为"三不均匀"的结节，结节

可钙化，病理上结节呈渗出或增生性改变。继发性肺结核包括渗出浸润为主型、干酪样坏死为主型及空洞为主型。渗出浸润为主型表现为磨玻璃密度影、小叶间隔增厚、腺泡结节、结节、絮状影和实变影等；干酪样坏死为主型表现为干酪性肺炎、结核球等；空洞为主型则表现为不同的空洞，如虫噬样空洞、薄壁空洞和厚壁空洞等。结核球亦是继发性肺结核的一种，为肉芽肿性病变，CT 表现为边缘模糊或光滑锐利，有时可有分叶，部分内部有干酪样坏死，或可见钙化，可以有胸膜粘连，结核球周围可有卫星灶；支气管结核可表现为支气管管壁不均匀增厚，管腔狭窄。

活动性肺结核 PET 多表现为不同程度的 FDG 摄取，而稳定性肺结核则多呈低或无 FDG 摄取，增殖期结核表现为明显高 FDG 摄取，典型的结核球可见中间干酪样坏死的 FDG 摄取缺损区。

粟粒性肺结核应与肺泡型肺腺癌、粟粒型肺转移结节等鉴别。粟粒性肺结核通常有全身中毒症状，肺部 FDG 摄取弥漫性增高。结核球也应注意与肺癌等鉴别。结核球可有钙化、干酪样坏死、卫星灶，而肺癌结节通常分叶、有毛刺等；增强扫描结核球常呈边缘环形强化，强化程度亦不及肺癌，一般趋于稳定的结核球 FDG 摄取不高。另外，延迟扫描滞留指数高于 50% 的结节，要考虑感染性病变可能。肺癌延迟扫描滞留指数多在 30% 左右。结核性炎症密度不均匀，边缘多较清，变化慢，持续，可有虫噬样空洞，周围可有播散灶。

【病例】

病例 1

（1）简要病史：女，67 岁；发热 2 ～ 3 年，反复发作。

（2）影像表现：两肺散在多个大小不等结节，边缘清楚，最大直径约 17mm，FDG 摄取不高，局部胸膜粘连、牵拉；双侧肺门、纵隔见多发稍大淋巴结，FDG 摄取增高，SUV$_{max}$ 7.4（图 4-3-24）。

（3）影像诊断：肺多发结节，考虑肺良性病变可能；肺门、纵隔炎性淋巴结增生可能。

（4）病理诊断（肺结节活检）：肺结核。

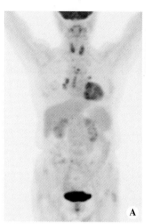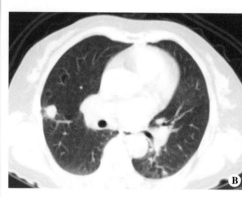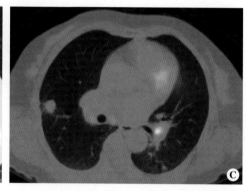

图 4-3-24　肺结核

病例 2

（1）简要病史：男，66 岁；发现肺小结节 1 周。

（2）影像表现：右肺上叶后段紧邻胸膜下见小结节影，直径约 10mm，边缘尚清，FDG 摄取增高，延迟 2 小时显像进一步升高，SUV$_{max}$ 分别为 2.5 和 4.6（图 4-3-25）。

（3）影像诊断：肺良性病变可能。

（4）病理诊断（手术）：肺结核。

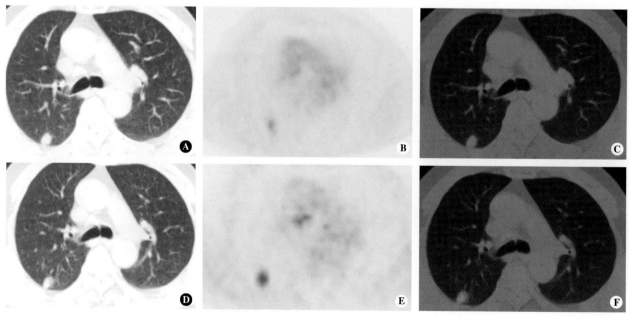

图 4-3-25　肺结核

D ～ F 为延迟显像

病例 3

（1）简要病史：女，56 岁；胸部隐痛月余。

（2）影像表现：右肺上叶前段见分叶状结节，大小约 23mm×16mm，FDG 摄取增高，延迟 2 小时显像进一步升高，SUV_{max} 分别为 3.4 和 5.1，邻近胸膜粘连；右肺另见 3 处小斑片影，未见明显 FDG 摄取（图 4-3-26）。

（3）影像诊断：右肺病变，肺癌可能，建议活检。

（4）病理诊断（手术）：肺结核。

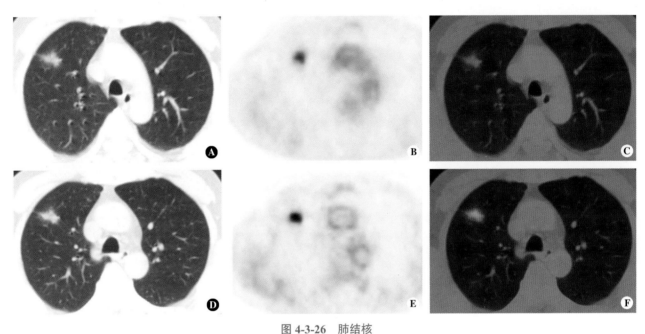

图 4-3-26　肺结核
D～F 为延迟显像

病例 4

（1）简要病史：男，46 岁；右胸隐痛 1 次，发现肺结节 12 天。

（2）影像表现：右肺中叶胸膜下见一结节影，边缘欠光整，大小约 12mm×13mm，其内见小空泡影，FDG 摄取增高，SUV_{max} 6.1，局部胸膜粘连，胸膜下脂肪间隙清晰（图 4-3-27）。

（3）影像诊断：右肺中叶肺癌不除外。

（4）病理诊断（手术）：肺结核性肉芽肿。

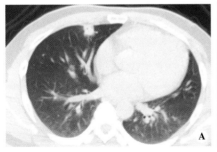
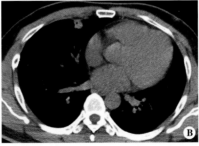
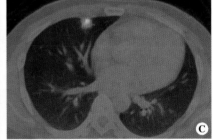

图 4-3-27　肺结核

病例 5

（1）简要病史：女，51 岁；发现肺结节半年。

（2）影像表现：右肺上叶前段见不规则结节，大小约 27mm×24mm，分叶，FDG 摄取增高，SUV_{max} 12.6，内可见斑点状钙化，与邻近胸膜粘连（图 4-3-28）。

（3）影像诊断：结核可能性大，肺癌不除外，建议穿刺活检。

（4）病理诊断（手术）：肺结核。

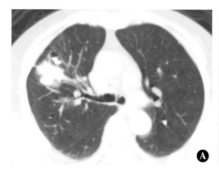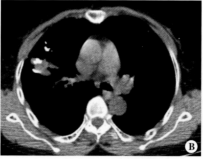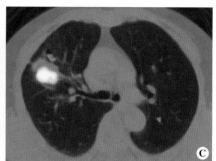

图 4-3-28　肺结核

病例 6

（1）简要病史：男，47 岁；体检发现肺结节。

（2）影像表现：右肺下叶见结节，直径约 15mm，FDG 摄取增高，SUV$_{max}$ 7.9；右肺上叶可见条索状影，未见 FDG 摄取（图 4-3-29）。

（3）影像诊断：右下肺癌可能。

（4）病理诊断（手术）：肺结核球。

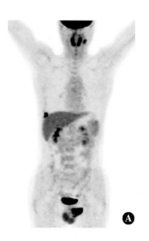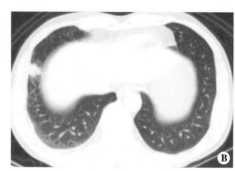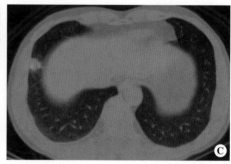

图 4-3-29　肺结核

病例 7

（1）简要病史：男，70 岁；咳嗽、胸闷 4～5 个月。

（2）影像表现：左下肺见直径约 37mm 肿块，边缘欠规整、光滑，浅分叶，内见纤曲、扩张充气支气管和点状钙化，边缘 FDG 摄取增高，SUV$_{max}$ 3.4，邻近胸膜粘连凹陷，周围见多个卫星灶，未见明显 FDG 摄取（图 4-3-30）。

（3）影像诊断：左下肺感染性病变可能（结核？），建议穿刺活检。

（4）病理诊断（穿刺活检）：肺结核。

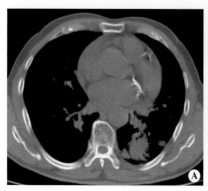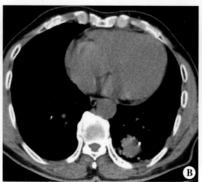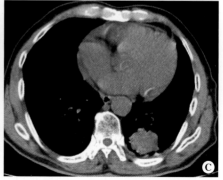

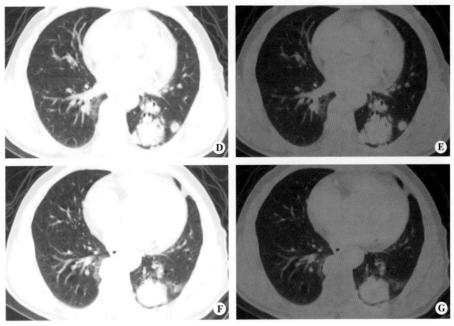

图 4-3-30　肺结核

病例 8

（1）简要病史：男，86 岁；发现肺结节 4 年，每年复查未见明显增大。

（2）影像表现：右肺上叶见一结节，直径约 30mm，周围局部见磨玻璃密度影，边缘毛糙，分叶及胸膜牵扯，FDG 摄取增高，SUV_{max} 7.9；双侧肺门及纵隔见多个淋巴结，最大径约 15mm，SUV_{max} 3.2（图 4-3-31）。

（3）影像诊断：右上肺癌；双侧肺门及纵隔淋巴结炎性增生可能。

（4）病理诊断（手术）：肺结核。

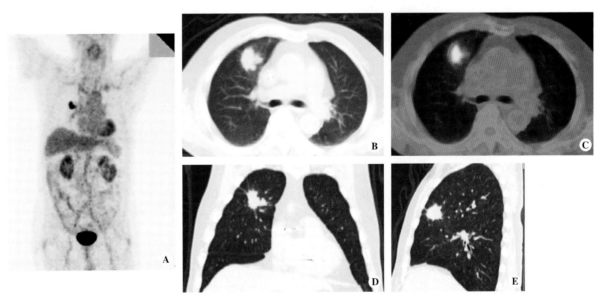

图 4-3-31　肺结核

病例 9

（1）简要病史：男，56 岁；咳嗽、胸闷半年，加重月余。

（2）影像表现：左肺上叶不规则结节，边缘毛糙，可见胸膜粘连及毛刺，大小约 27mm×25mm，内见扩张、纡曲充气支气管，壁尚光滑，FDG 摄取增高，SUV_{max} 4.5；双侧肺门、纵隔及双侧腋窝见小淋巴结，FDG 摄取稍增高，SUV_{max} 1.8（图 4-3-32）。

（3）影像诊断：肺癌可能性大。

（4）病理诊断（穿刺活检）：肺结核。

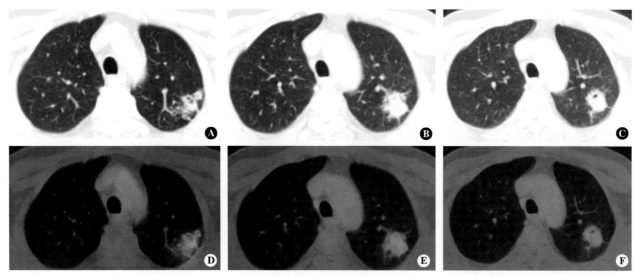

图 4-3-32　肺结核

病例 10

（1）简要病史：男，17 岁；胸痛、不适 3～4 个月，伴间歇性低热。

（2）影像表现：两肺多个大小不等结节、肿块，边缘清晰、尚光整，较大者可见浅分叶，邻近胸膜增厚、粘连，最大者位于右肺下叶，其大小 约 45mm×25mm，FDG 摄 取 均 增 高，SUV_{max} 13.5，右侧胸膜不均匀增厚，右侧胸腔可见积液（图 4-3-33）。

（3）影像诊断：肺结核不除外，建议穿刺活检。

（4）病理诊断：最大病灶穿刺活检考虑活动性肺结核，检出大量抗酸杆菌。

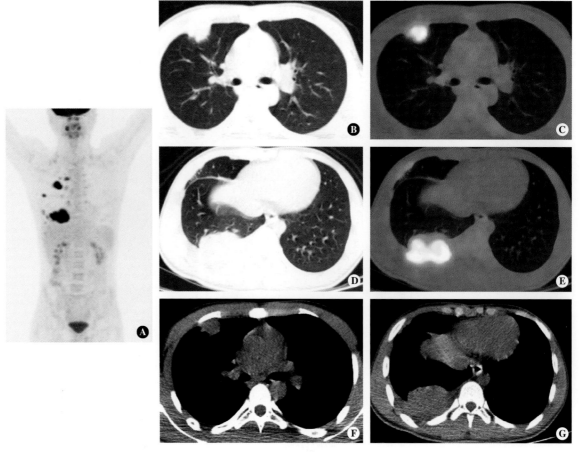

图 4-3-33　肺结核

病例 11

（1）简要病史：男，37 岁；鼻咽癌放、化疗后 1 年，发现肺部斑块。

（2）影像表现：鼻咽部左侧壁黏膜增厚，局部 FDG 摄取增高，SUV$_{max}$ 11.4，左侧咽隐窝消失，咽旁间隙变窄；左肺上叶见不规则斑块，边缘欠规整，大小约 29mm×26mm，FDG 摄取增高，延迟 2 小时显像进一步增高，SUV$_{max}$ 分别为 10.4 和 15.1；周围见小结节和树芽征，未见 FDG 摄取（图 4-3-34）。

（3）影像诊断：左侧鼻咽癌，仍具代谢活性；左肺斑块，感染性病变可能性大，转移不除外。

（4）病理诊断（左肺穿刺活检）：肺结核。

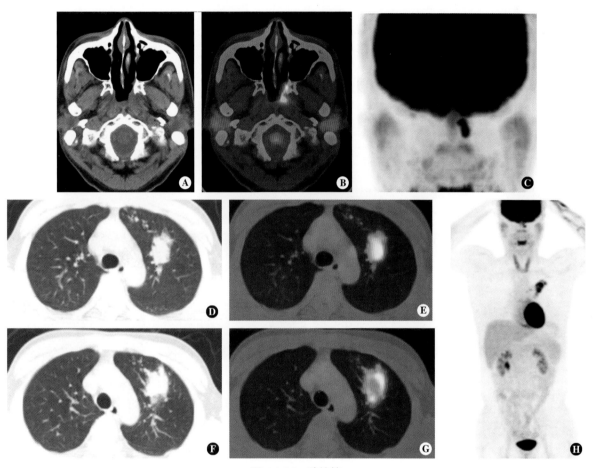

图 4-3-34　肺结核

病例 12

（1）简要病史：男，68 岁；咳嗽 10 余天，偶有痰中带血丝，胸部 CT 发现左上肺占位。

（2）影像表现：左肺上叶见肿块、分叶，FDG 摄取增高，SUV$_{max}$ 15.4；左上叶支气管受累变窄，内缘欠光整，周围见大片状不均匀磨玻璃密度影，局部胸膜粘连牵拉，FDG 摄取均无明显增高；双侧肺门见淋巴结影，FDG 摄取轻度增高，SUV$_{max}$ 3.1（图 4-3-35）。

（3）影像诊断：肺癌并阻塞性肺炎，建议活检。

（4）病理诊断 / 随访结果：CT 引导下穿刺活检考虑肺部肉芽肿性炎症，抗酸染色阳性。抗结核治疗后 1 年 CT 复查，磨玻璃密度影吸收，肿块缩小。

病例 13

（1）简要病史：男，47 岁；咳嗽，胸痛 2 个月左右。CT 发现肺肿块。

（2）影像表现：双侧颈部见淋巴结，最大径约 10mm，FDG 摄取增高，SUV$_{max}$ 7.6；左肺上叶舌段见一肿块，大小约 60mm×38mm，边缘不光整，有毛刺，内含空洞，洞壁尚光整，邻近局部胸膜粘连牵拉，周围见散在点状高密度影，FDG

摄取增高，SUV$_{max}$ 12.4；右肺上叶尖段见一结节影，具毛刺，大小约 20mm×14mm，FDG 摄取增高，SUV$_{max}$ 7.6；肿块周围见小斑片状影，FDG 摄取增高，SUV$_{max}$ 2.8；左侧肺门及纵隔 4、6、8 区见肿大淋巴结，FDG 摄取增高，SUV$_{max}$ 8.9（图 4-3-36）。

（3）影像诊断：结核性病变可能性大，左肺癌并右肺、淋巴结转移不除外，建议活检。

（4）病理诊断（左肺穿刺活检）：肺结核。

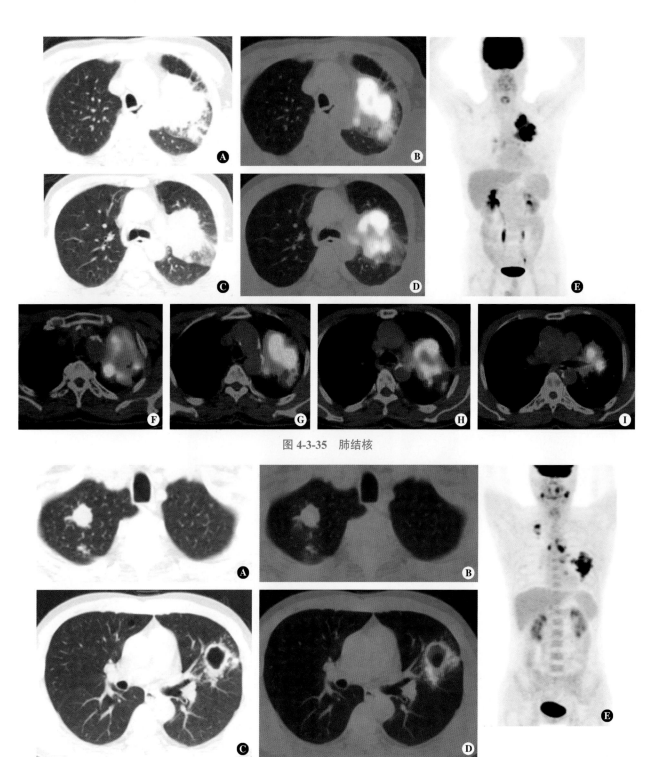

图 4-3-35　肺结核

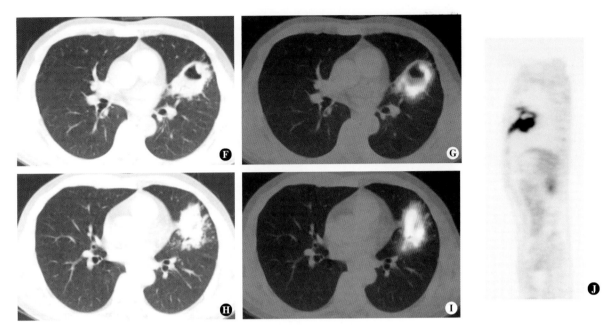

图 4-3-36 肺结核

病例 14

（1）简要病史：男，62岁；体检发现肺癌多发结节；癌胚抗原（CEA）大于 1000ng/ml。

（2）影像表现：右上肺散在多发大小不等结节，大部分集中在尖段和胸膜下，呈簇状，FDG 摄取增高，SUV_{max} 7.3，部分融合，内见扩张、纤曲充气小支气管；另右上肺胸膜下见多个树芽征，右侧胸膜局部不均匀增厚（SUV_{max} 9.4）并少量胸腔积液（图 4-3-37）。

（3）影像诊断：肺结核可能性大，建议穿刺活检。

（4）病理诊断（穿刺活检）：肺结核。

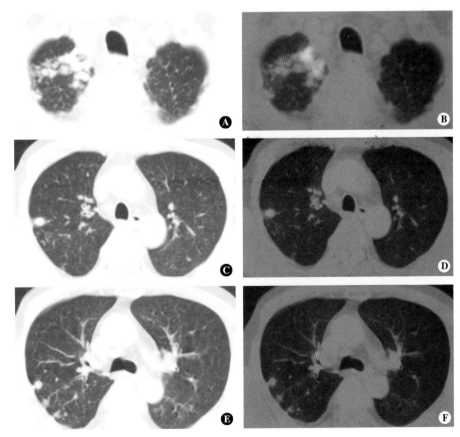

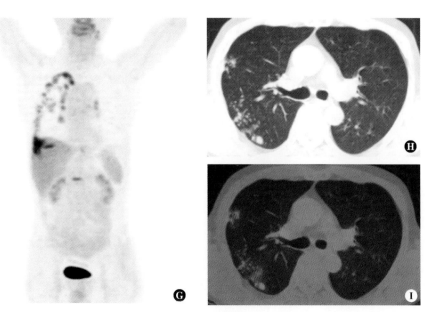

图 4-3-37　肺结核

病例 15

（1）简要病史：男，77 岁；间歇性咯血半年。

（2）影像表现：右肺上叶尖段椎旁结节，直径约 22mm，边缘 FDG 摄取增高，SUV_{max} 12.4；左肺上叶支气管开口处见一不规则肿块，分叶，大小约 31mm×29mm，FDG 摄取增高，SUV_{max} 8.9；

右主支气管狭窄，内缘欠光整，左下肺见斑片状阴影，FDG 摄取稍高（图 4-3-38）。

（3）影像诊断：左肺癌可能；右上肺结核可能，转移不除外；左下肺炎。

（4）病理诊断/随访结果：纤支镜活检考虑左上肺结核。抗结核治疗 1 年后复查，两肺病变均明显缩小。

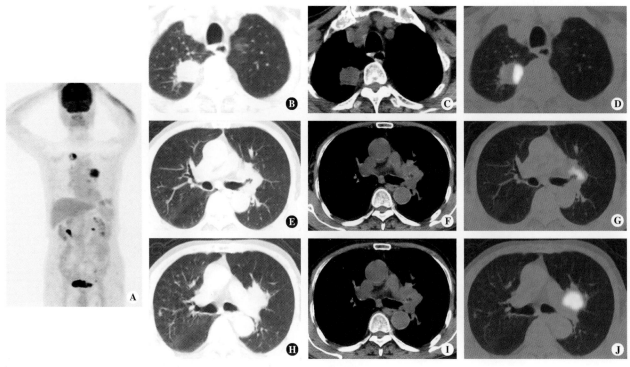

图 4-3-38　肺结核

病例 16

（1）简要病史：女，72 岁；发热 4 ～ 5 天，CT 发现肺占位。

（2）影像表现：肺上叶尖后段见一团块状软组织密度影，密度均匀，边缘欠规则，大小约43mm×45mm，FDG 摄取增高，SUV_{max} 17.0；周围肺实质见斑片状、条索状高密度影及磨玻璃密度影，边缘欠清，肿块侵及纵隔，与主动脉弓后外侧无明显分界；左侧少量胸腔积液（图 4-3-39）。

（3）影像诊断：左上肺肿块，考虑肺癌可能，肉芽肿病变不除外。

（4）病理诊断 / 随访结果：穿刺活检考虑肉芽肿性病变，倾向肺结核。

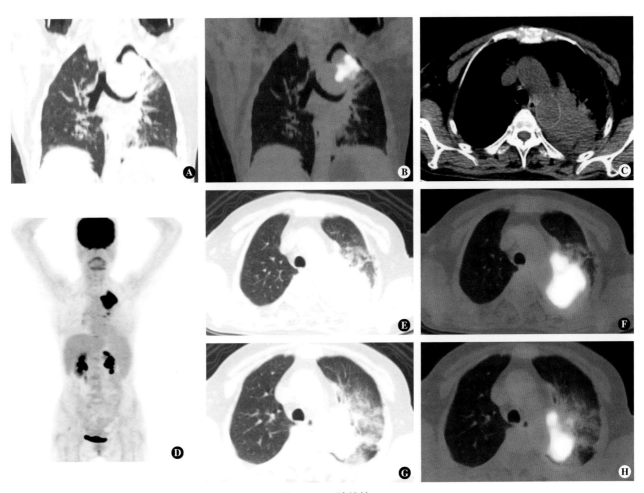

图 4-3-39　肺结核

病例 17

（1）简要病史：男，83 岁；咳嗽伴咯血半年余，伴盗汗，无发热。

（2）影像表现：右肺中叶腺癌切除后改变；右上叶支气管开口处见一不均匀肿块，密度欠均匀，边缘欠清，周边高 FDG 摄取，SUV_{max} 16.2；右肺上叶支气管闭塞并肺实变，双肺门及纵隔见多发淋巴结，最大直径约 14mm，SUV_{max} 6.4；右胸腔积液（图 4-3-40）。

（3）影像诊断：右上肺癌并阻塞性肺炎、肺不张，肺门纵隔淋巴结转移。

（4）病理诊断：肺结核。

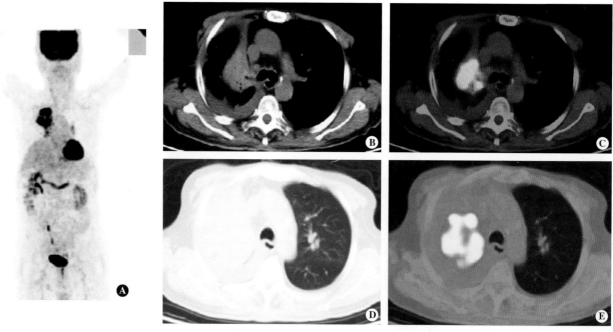

图 4-3-40　肺结核

第四节　肺部其他病变

一、肺尘埃沉着病

【概述】

肺尘埃沉着病又称尘肺，是指因长期吸入有害粉尘而导致的肺泡和气道的慢性损伤。肺尘埃沉着病的诊断有严格的标准，其影像改变包括小圆形结节阴影，不规则结节影，大的块状阴影，胸膜斑，以及肺门和肺纹理改变。临床上以硅沉着病、石棉沉着病和煤工尘肺常见。

胸片是肺尘埃沉着病最常用的影像检查方法，CT 可更清晰地显示病变的细节特征。其影像学表现为圆形、类圆形、边缘整齐或不整齐的致密结节影，病灶多位于中下肺，少数结节可钙化，同时伴有肺纤维化，后期纤维化加重，结节可表现为聚集和融合，也可表现为不规则的条索状阴影，呈网状或蜂窝状改变；大结节阴影直径在 10mm 以上，由小的结节融合或发展而来。肺尘埃沉着病小的结节一般未见 FDG 摄取，大的结节 FDG 摄取和病程有关，早期细胞多，纤维化少，可以表现为较高的 FDG 摄取。纤维化较多的结节往往表现为中间低或无 FDG 摄取，而周围可见不同程度的 FDG 摄取。行 PET/CT 检查的肺尘埃沉着病患者多是要与肺占位性病变鉴别，另外由于肺尘埃沉着病还经常合并肺结核，因此也应加以鉴别。PET/CT 上，肺尘埃沉着病小结节通常无 FDG 摄取；粟粒性肺结核可见弥漫性 FDG 摄取增高；多发性转移结节多大于肺尘埃沉着病结节，可有不同程度的 FDG 摄取；不同于肺癌及结核球，肺尘埃沉着病大的结节一般不形成空洞。有害粉尘接触史是肺尘埃沉着病最重要的诊断依据。

【病例】

病例 1

（1）简要病史：男，61 岁；矿工，肺尘埃沉着病病史，发现肺结节 2 月余；CEA、NSE 在正常范围。

（2）影像表现：两肺弥漫性粟粒样结节，无明显 FDG 摄取，两上肺见少许纤维条索影，左上肺见不规则结节，大小约 30mm×21mm，边缘毛糙，周边 FDG 摄取不均匀增高，SUV_{max} 3.6，邻近胸膜粘连、增厚；纵隔见多发稍大淋巴结，部分钙化，FDG 摄取未见明显增高（图 4-4-1）。

（3）影像诊断：结合病史，考虑硅沉着病改变，合并结核不除外。

（4）随访结果：临床诊断硅沉着病（具职业病诊断资质）。未找到结核性感染相关证据。

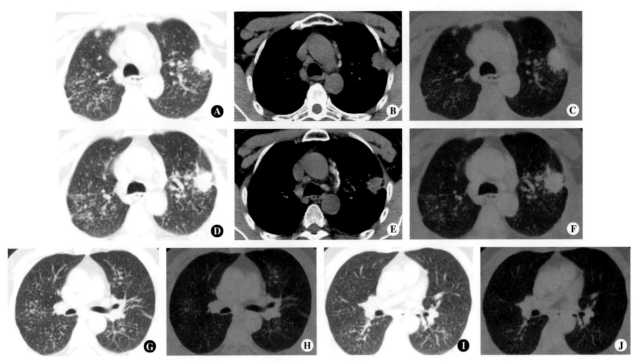

图 4-4-1 硅沉着病

病例 2

（1）简要病史：男，50 岁；水泥厂工作，肺尘埃沉着病病史多年；肺部结节、肿块。

（2）影像表现：两肺散在分布大量粟粒样结节，并两肺近胸膜下散见大致对称分布的结节和团块，形态规整，边缘毛糙，内见斑点状钙化，邻近胸膜粘连、增厚，结节和团块 FDG 摄取增高，

SUV$_{max}$ 6.7；双侧肺门、纵隔可见多发肿大淋巴结，最大者直径约 15mm，内可见斑点状钙化，部分 FDG 摄取稍增高，SUV$_{max}$ 3.4（图 4-4-2）。

（3）影像诊断：符合肺尘埃沉着病改变，合并结核感染不除外。

（4）随访结果：肺尘埃沉着病（具职业病诊断资质）。

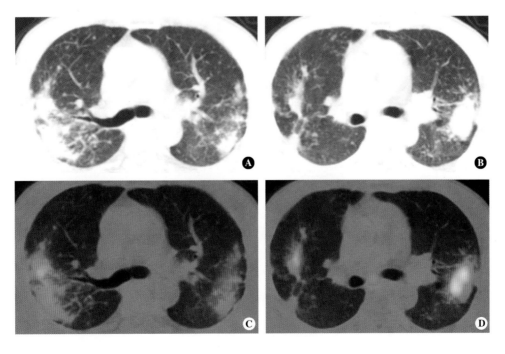

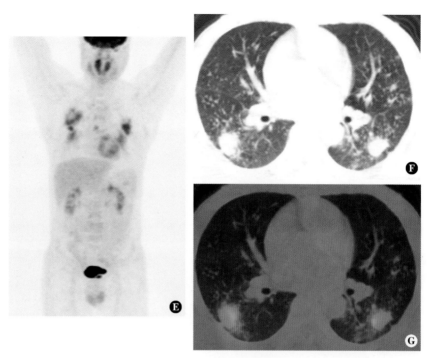

图 4-4-2　肺尘埃沉着病

病例 3

（1）简要病史：男，60 岁；石砚工人，发现肺结节 3 月余。

（2）影像表现：两肺弥漫粟粒样结节，间以纤维条索影；右上肺和左下肺见不规则肿块、结节，部分可见斑点状钙化，FDG 摄取不均匀增高，SUV_{max} 8.7；双侧肺门、纵隔及双侧腋窝见多发肿大淋巴结，FDG 摄取增高，SUV_{max} 5.3；双侧肺门、纵隔见多发肿大淋巴结，FDG 摄取增高，SUV_{max} 5.3（图 4-4-3）。

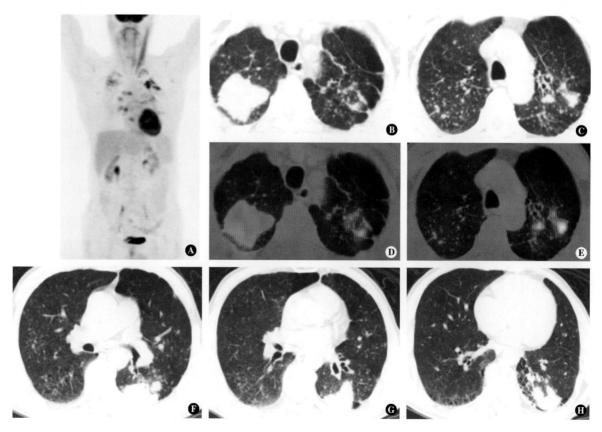

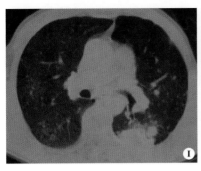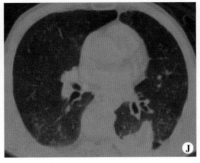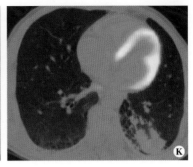

图 4-4-3　肺尘埃沉着病

（3）影像诊断：结合病史，考虑肺尘埃沉着病不除外，建议相关检查和诊断；合并结核不除外。

（4）病理诊断 / 随访结果：结节穿刺抗酸染色阴性。最后诊断为肺尘埃沉着病，合并结核感染可能。

病例 4

（1）简要病史：男，50 岁；双侧气胸反复发作 2 个月，既往在煤矿井下工作多年。

（2）影像表现：两肺见多发团块状、密集结节状和纤维条索样高密度影，稍大结节 FDG 摄取增高，SUV_{max} 10.8；纵隔见多发肿大淋巴结，FDG 摄取增高，SUV_{max} 4.7；左侧见局限性气胸（图 4-4-4）。

（3）影像诊断：结合病史，考虑肺尘埃沉着病可能，建议相关检查和诊断；合并结核不除外。

（4）病理诊断 / 随访结果：确诊煤工尘肺；纤支镜提示慢性炎症。

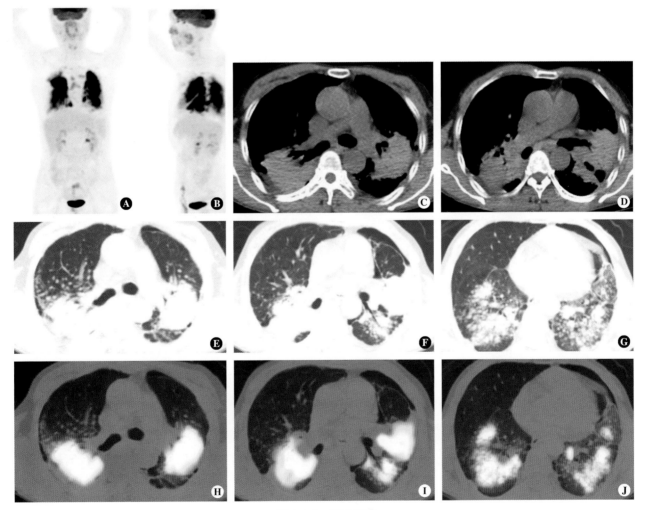

图 4-4-4　煤工尘肺

二、肺朗格汉斯细胞组织细胞增生症

【概述】

肺朗格汉斯细胞组织细胞增生症（pulmonary langerhans cell histiocytosis，PLCH）少见。成人可单独发病，中年人多发，且多为吸烟者。儿童PLCH罕见，且多为全身性疾病的一部分，本部分病例2除肺外，有多处病变。病损主要累及间质，病理表现为以呼吸性细支气管为中心的间质性结节，由朗格汉斯细胞和嗜酸性粒细胞组成，可发展为肺间质纤维化和囊变。患者主要表现为发热、咳嗽、咯血、呼吸困难、乏力、消瘦和盗汗等，部分患者可无症状。CT可表现为多发囊状气腔，囊腔多不规则，囊腔大小及囊壁厚薄不一；CT可见磨玻璃密度影及多发结节影，结节影弥漫性分布，上叶为甚，边缘欠清，可呈粟粒状，结节可合并空洞；肿块多不规则，可呈絮状或绒球状；纵隔、肺门淋巴结肿大；胸膜浸润，可呈不均匀增厚。病变PET/CT呈明显高代谢。

【病例】

病例1

（1）简要病史：男，66岁；咳嗽、胸闷、呼吸困难进行性加重半年，伴间歇性咯血，消瘦。

（2）影像表现：两肺散在绒球状肿块和絮状结节，可见支气管充气征，小结节和较大结节、肿块的边缘FDG摄取增高，SUV_{max} 10.2；病变邻近胸膜间小叶间隔增厚，胸膜牵拉，纵隔、肺门及双侧颈部数个稍大淋巴结，FDG摄取增高，SUV_{max} 5.1（图4-4-5）。

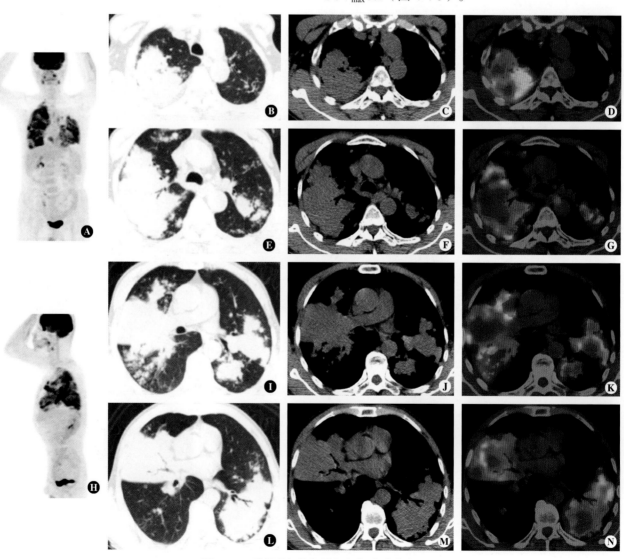

图4-4-5　肺朗格汉斯细胞组织细胞增生症

（3）影像诊断：考虑肺炎性肉芽肿性病变，肺门、纵隔及颈部淋巴结炎性增生。

（4）病理诊断（活检）：肺嗜酸性肉芽肿（肺朗格汉斯细胞组织细胞增生症）。

病例2

（1）简要病史：女，1岁；发现头颈部、背部、腹部红斑，中耳炎月余，偶伴发热。

（2）影像表现：左侧蝶骨大翼，左侧颞骨乳突部，上、下颌骨多发骨质破坏并软组织影形成，边缘不清，较大者约23mm×19mm，FDG摄取增高，SUV_{max} 6.6；双侧颈部多发肿大淋巴结，较大者约 12mm×10mm，FDG 摄取增高，SUV_{max} 2.2；两肺小叶间隔增厚，可见蜂窝状改变，并多发条索状、斑片状影，胸腺 FDG 摄取增高，SUV_{max} 5.8（图 4-4-6）。

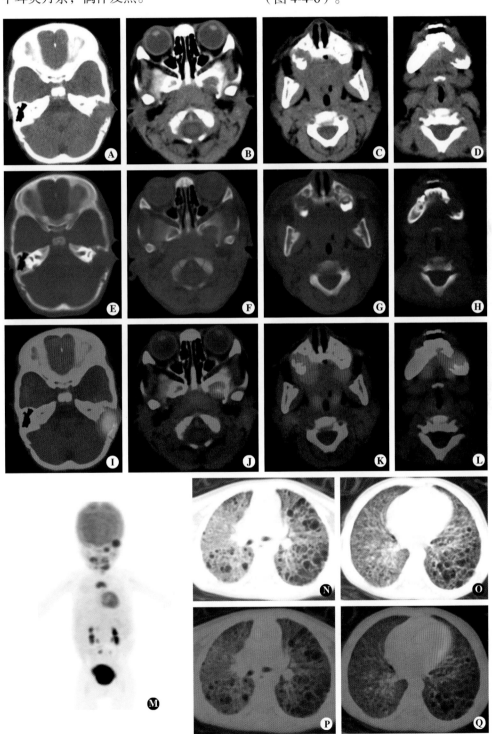

图 4-4-6　朗格汉斯细胞组织细胞增生症

（3）影像诊断：朗格汉斯细胞组织细胞增生症。

（4）病理诊断/随访结果：皮肤活检考虑朗格汉斯细胞组织细胞增生症。

三、肺动静脉畸形

【概述】

肺动静脉畸形（atrial-venous malformation, AVM）为肺血管发育异常，畸形血管可表现为结节或团块，但绝大多数可见供血动脉和引流静脉，不至于与肺恶性肿瘤混淆，更不必行PET/CT检查。

【病例】

（1）简要病史：女，46岁；体检发现肺结节。

（2）影像表现：右下肺见扭曲的血管团，引流入右下肺静脉，供血动脉来自右下肺动脉，单支，FDG摄取未见明显异常（图 4-4-7）。

（3）影像诊断：右下肺动静脉畸形。

（4）随访结果：CT血管造影显示为肺动静脉畸形。

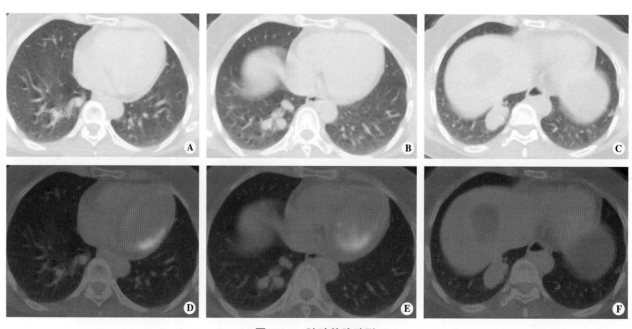

图 4-4-7　肺动静脉畸形

四、肺 隔 离 症

【概述】

肺隔离症为先天性肺发育异常，其特征为异常肺组织由异常的体循环动脉分支供血，可分为叶内型和叶外型两类。叶内型与正常肺组织由共同的胸膜包裹，与支气管相通，常合并感染，出现临床症状；叶外型有单独的异常胸膜包裹，相对独立于正常肺之外，通常不出现临床症状。肺隔离症CT表现为肺内肿块，增强可见异常体循环动脉分支进入肿块供血，主动脉血管造影可确诊本病；PET上病变多无明显FDG摄取增高，合并感染时可见FDG摄取不同程度增高。

【病例】

病例 1

（1）简要病史：女，75岁；体检发现肺结节。

（2）影像表现：左肺下叶前内侧基底段见一软组织密度肿块影，大小约 35mm×41mm×36mm，边缘可见浅分叶征，密度尚均匀，CT值约 36.9Hu，FDG摄取稍增高，SUV_{max} 2.5（图 4-4-8）。

（3）影像诊断：左肺下叶软组织占位，考虑良性病变。

（4）随访结果：外院CT增强扫描，符合肺隔离症诊断。

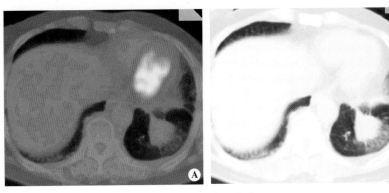

图 4-4-8　肺隔离症

病例 2

（1）简要病史：女，66 岁；发热、咳嗽 3 天。血常规正常，肺肿瘤三项：CA125 83.31U/ml（参考范围 0 ～ 35U/ml），CEA 与 CA153 大致正常。

（2）影像表现：右肺下叶后基底段紧贴纵隔见一不规则囊实性肿块，大小约 51mm×57mm×81mm，密度不均，可见大片条状低密度区及点状密度增高影，增强扫描动脉期见血管影，与腹腔干相连，静脉期病灶见间隔轻度强化，增强前后 CT 值分别为 19Hu、35Hu、31Hu，边缘 FDG 摄取轻度不均匀增高，SUV_{max} 2.9，SUV_{avg} 1.7（图 4-4-9）。

（3）影像诊断：右下肺后基底段肺隔离症（叶内型）；病灶由胃左动脉分支供血。

（4）病理诊断 / 随访结果：右下肺叶切除术后病理显示（右下肺）送检肺组织部分区支气管扩张，部分肺泡上皮支气管化生，间质纤维组织增生伴纤维化，灶性淋巴细胞浸润，平滑肌束排列紊乱，可见红色无定形物质沉积，伴多核巨细胞反应，未见明显的肺动静脉。病变为叶内型肺隔离症。

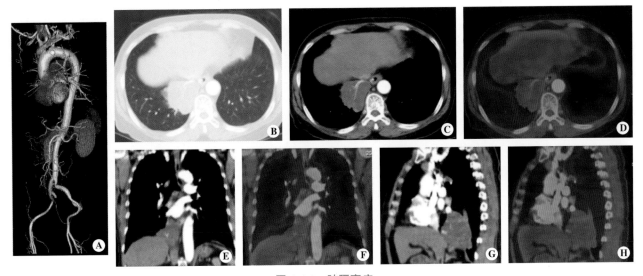

图 4-4-9　肺隔离症

第五章

胸　膜

胸膜病变包括炎症性疾病和肿瘤性疾病等，炎症性疾病常见结核性胸膜炎和化脓性胸膜炎；胸膜肿瘤性疾病较少见，包括胸膜间皮瘤、孤立性纤维瘤、神经纤维瘤、脂肪瘤、平滑肌瘤、淋巴瘤和转移瘤等，其中，转移瘤较多见。胸膜病变的主要症状为发热、胸痛、胸闷、咳嗽及呼吸困难等。

胸膜病变的CT表现常见为胸腔积液、胸膜增厚、胸膜结节或肿块及胸膜钙化等。胸腔积液根据积液量可分为少量、中量和大量积液；胸膜增厚可分为局灶性、多灶性和弥漫性增厚等。胸膜增厚可能是良性病变，也可能是恶性病变所致。通常以下几点提示胸膜增厚多为恶性：①胸膜弥漫性不均匀增厚；②胸膜增厚大于1.5cm；③胸膜呈结节状或肿块状增厚；④胸膜增厚并大量胸腔积液而纵隔固定无明显移位。胸腔积液中找到恶性细胞则能明确诊断，但有时鉴别较为困难，胸腔积液中如未找到恶性细胞，则可进行胸膜穿刺活检。

良性胸膜增厚表现为无或低FDG摄取，也可表现为均匀FDG摄取增高；恶性胸膜病变则呈结节状、斑块状或肿块状均匀或不均匀FDG摄取增高。

胸膜病变应与胸膜外胸壁病变鉴别。胸膜外病变位于壁层胸膜外，通常与胸壁呈钝角，较少沿胸膜发展，壁层胸膜可局部被顶起，肺组织凹陷；胸膜病变通常也与胸壁呈钝角，也可见胸膜结节或肿块突向肺内，部分有蒂，则病变与胸膜呈锐角。胸膜病变常伴或多或少胸腔积液，且病变多沿胸膜发展。

大多数胸腔积液可见稍高FDG摄取，等于或略高于肺本底。胸腔积液的FDG摄取可能与胸腔积液的性质有关，渗出性胸腔积液通常FDG摄取稍高，漏出性胸腔积液则可无FDG摄取。单凭胸腔积液有无FDG摄取不能作为良、恶性胸膜病变的鉴别要点。

第一节　胸膜肿瘤

一、胸膜间皮瘤

【概述】

胸膜间皮瘤可分为局限性和弥漫性。局限性胸膜间皮瘤多起源于脏层胸膜，多为良性，生长较慢，多见于周边胸膜；影像表现为大小不一的圆形或类圆形结节或肿块，边缘光滑可分叶，部分结节或肿块有蒂并突向肺内，结节或肿块密度较均匀，钙化少见。除非胸膜原有钙化，邻近骨质可有吸收，局限性胸膜间皮瘤可呈不同程度FDG摄取，但多较低。弥漫性胸膜间皮瘤均为恶性，病理上分为上皮型、纤维型和混合型；可累及各部位胸膜，但以下部胸膜多见；表现为多发结节状、斑块状或弥漫性胸膜增厚，或胸膜肿块；可伸入肺叶间裂，常伴胸腔积液，部分呈血性。恶性胸膜间皮瘤可伴邻近骨质破坏，胸膜不规则增厚、纵隔固定及大量胸腔积液等有一定特征性；FDG摄取多明显增高。恶性胸膜间皮瘤与肺腺癌组织结构相似，有时难以区别，需免疫组化检查鉴别。

【病例】

病例1

（1）简要病史：男，77岁；前列腺癌术后6年；体检发现纵隔占位性病变可能。

（2）影像表现：右上肺纵隔侧胸膜明显不均匀波浪样增厚，局部呈结节状，FDG 摄取明显增高，SUV_{max} 13.0；右侧内乳区、双侧肺门、纵隔（4R、7、8 区）见多发稍大淋巴结，部分见斑点状钙化，较大者约 10mm×15mm，FDG 摄取增高，SUV_{max} 7.5

（图 5-1-1）。

（3）影像诊断：胸膜恶性间皮瘤可能，结合病史，转移不除外。

（4）病理诊断（胸膜活检）：胸膜间皮瘤。

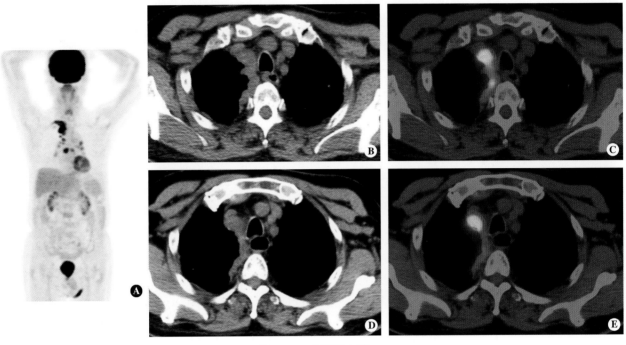

图 5-1-1 胸膜间皮瘤

病例 2

（1）简要病史：男，51 岁；间歇性胸痛 1 月余。

（2）影像表现：左侧胸膜弥漫性不均匀增厚，FDG 摄取增高，SUV_{max} 6.7，部分呈丘状突出，伴

左侧少量胸腔积液和左下肺膨胀不全（图 5-1-2）。

（3）影像诊断：胸膜恶性病变，间皮瘤可能。

（4）病理诊断（胸膜活检）：胸膜间皮瘤。

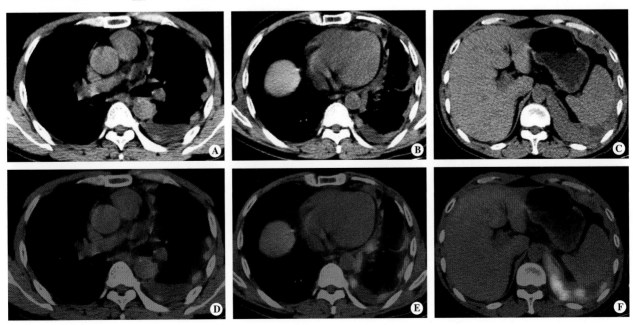

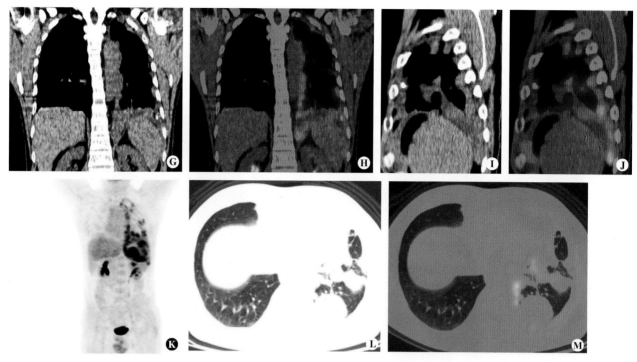

图 5-1-2　胸膜间皮瘤

病例 3

（1）简要病史：男，63 岁；胸痛、盗汗 2 月余，胸闷、腹痛 10 余天。

（2）影像表现：左侧胸膜弥漫性不均匀增厚，

FDG 摄取增高，SUV$_{max}$ 10.9，伴左侧少量胸腔积液（图 5-1-3）。

（3）影像诊断：胸膜恶性病变，间皮瘤可能。

（4）病理诊断（胸膜活检）：胸膜间皮瘤。

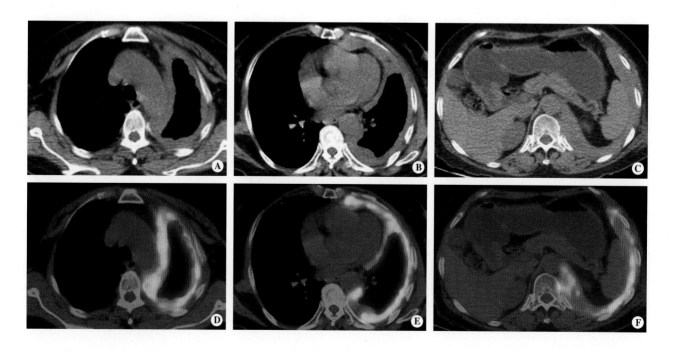

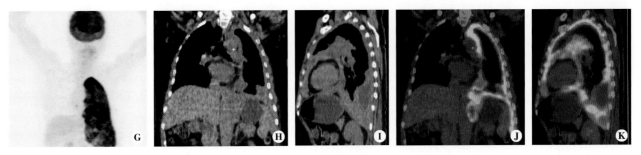

图 5-1-3 胸膜间皮瘤

病例 4

（1）简要病史：男，71 岁；胸痛伴间歇性发热半年余，CT 发现胸壁占位。

（2）影像表现：左肺上叶及右肺下叶可见大片状、斑片状不均匀密度影，无明显 FDG 摄取，右肺中叶、左肺上叶、右肺下叶胸膜下结节，大者直径约 16mm，FDG 摄取增高，SUV_{max} 22.4；

左侧胸壁多发结节状、条块状增厚并左侧肋骨多发骨质破坏，FDG 摄取增高，SUV_{max} 14.2，伴左侧胸腔少量积液；双侧肺门、纵隔可见多个淋巴结影，FDG 摄取增高，SUV_{max} 4.2（图 5-1-4）。

（3）影像诊断：胸膜恶性间皮瘤并肺内转移可能，胸膜转移不除外；肺部感染。

（4）病理诊断 / 随访结果：胸膜活检考虑胸膜间皮瘤。淋巴结、肋骨转移。

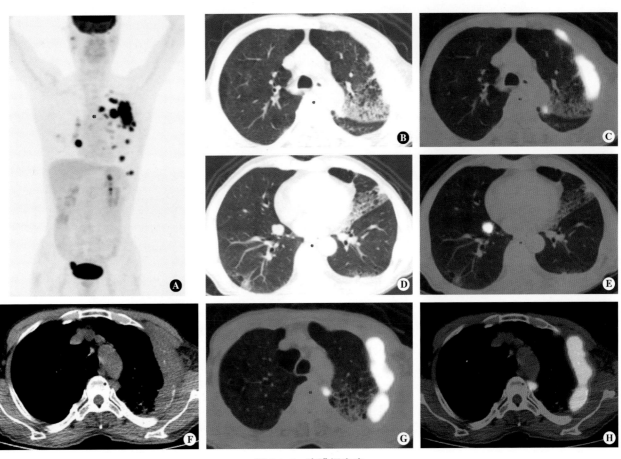

图 5-1-4 胸膜间皮瘤

二、胸膜转移瘤

【概述】

胸膜转移瘤多源于肺腺癌、侵袭性胸腺瘤、乳腺癌等，几乎所有的恶性肿瘤到晚期均可能向胸膜转移。胸膜转移瘤最常见表现为胸腔积液，积液多为血性；其次表现为胸膜增厚，结节或肿块，类似胸膜间皮瘤，增厚的胸膜或胸膜结节、肿块多呈 FDG 高摄取。

胸膜转移瘤与胸膜间皮瘤在影像（包括 PET/CT）上有时可能难以鉴别，因此病史很重要。另外，胸膜转移瘤可能双侧发病，恶性胸膜间皮瘤多单侧发病；胸膜转移瘤多发生在脏层胸膜，病变突向肺内，而恶性胸膜间皮瘤多起源于壁层胸膜，常向胸壁侵犯。

【病例】

病例 1

（1）简要病史：男，58 岁；右侧胸腔积液，胸腔积液中检见腺癌细胞。

（2）影像表现：右侧胸膜略增厚，局部结节状，FDG 摄取增高，SUV$_{max}$ 7.8，右侧胸腔包裹积液，无 FDG 摄取（图 5-1-5）。

（3）影像诊断：结合病史，考虑胸膜恶性病变，转移可能。

（4）随访结果：右侧胸膜转移瘤。

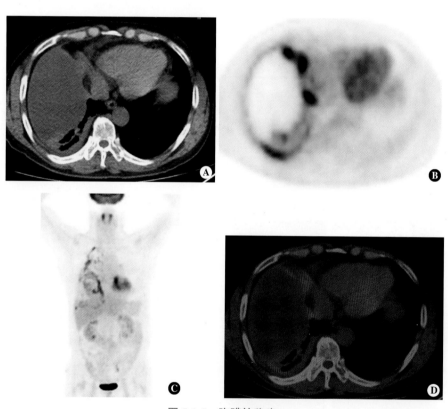

图 5-1-5　胸膜转移瘤

病例 2

（1）简要病史：男，58 岁；咳嗽、咳痰，胸闷 1 月余；胸腔积液 CEA 67.02ng/ml（参考范围 0～5ng/ml）。

（2）影像表现：左侧胸膜弥漫性不均匀、结节状增厚，FDG 摄取增高，SUV$_{max}$ 12.8，左侧胸腔见少量积液；左锁骨上窝、双侧肺门、纵隔（4、5 区）及腹膜后腹主动脉旁见多发淋巴结，FDG 摄取轻度增高，SUV$_{max}$ 6.8（图 5-1-6）。

（3）影像诊断：结合病史，考虑胸膜恶性病变，转移可能；淋巴结转移。

（4）随访结果：胸腔镜胸膜活检提示腺癌；免疫组化考虑胸膜转移瘤。左锁骨上窝、双侧肺门、纵隔（4、5 区）、腹膜后及腹主动脉旁淋巴结转移。

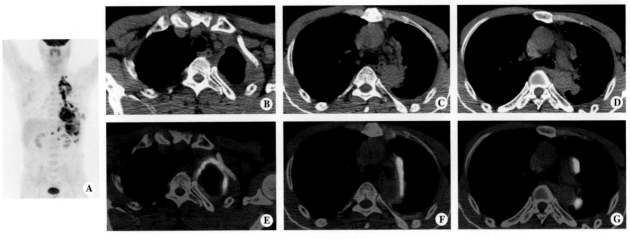

图 5-1-6 胸膜转移瘤

病例 3

（1）简要病史：女，17 岁；鼻咽癌治疗后半年，胸痛。

（2）影像表现：左侧胸膜不均匀增厚，局部呈丘状、结节状，FDG 摄取增高，SUV_{max} 12.1，

左侧肺门及纵隔可见肿大淋巴结，最大直径约 16mm，FDG 摄取增高，SUV_{max} 12.4（图 5-1-7）。

（3）影像诊断：结合病史，考虑胸膜恶性病变，转移。

（4）随访结果：临床确诊左侧胸膜及淋巴结转移。

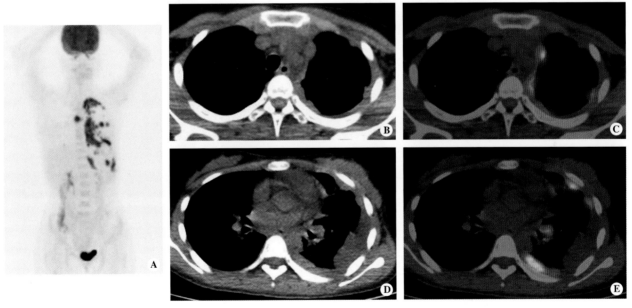

图 5-1-7 胸膜转移瘤

病例 4

（1）简要病史：男，40 岁；反复上腹部胀痛伴恶心、呕吐半年，再发 10 天入院，考虑胆囊多发结石并胆囊炎，行内镜胆囊切除；1 个月后胸闷伴咳嗽半月。

（2）影像表现：右下肺胸膜明显不均匀增厚，脏层为甚，FDG 摄取明显增高，SUV_{max} 10.5，伴

右侧胸腔中量积液，右下肺膨胀不全（图 5-1-8）。

（3）影像诊断：胸膜恶性病变，间皮瘤可能，转移不除外。

（4）病理诊断 / 随访结果。在其他医院行胸膜活检：某一医院考虑腺癌，另一医院考虑胸膜间皮瘤，之后在胸腔积液细胞学检查时发现鳞癌细胞。确诊胸膜转移瘤。

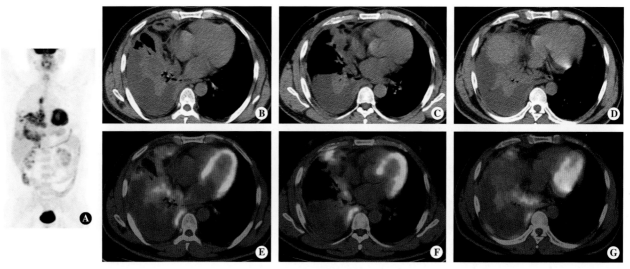

图 5-1-8　胸膜转移瘤

病例 5

（1）简要病史：男，58 岁；双侧胸腔积液。

（2）影像表现：右侧胸膜增厚，局部呈结节状，FDG 摄取增高，SUV$_{max}$ 6.0；右侧胸腔大量积液，部分包裹，无 FDG 摄取，伴右下肺膨胀不全，FDG 摄取增高，SUV$_{max}$ 4.5；右侧肺门、纵隔、右侧腋窝、腹膜后见多发肿大淋巴结，FDG 摄取增高，SUV$_{max}$ 5.9（图 5-1-9）。

（3）影像诊断：结合病史，考虑胸膜恶性病变，转移可能。

（4）病理诊断 / 随访结果：胸腔积液中检见腺癌细胞；胸膜转移瘤。

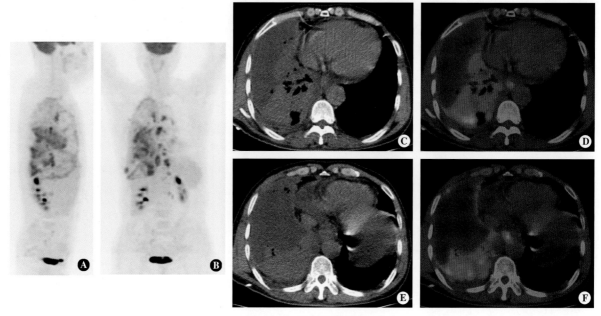

图 5-1-9　胸膜转移瘤

病例 6

（1）简要病史：女，55 岁；右胸壁酸痛 1 年余，9 年前肝胆恶性肿瘤术后。

（2）影像表现：右侧胸膜（包括叶间裂）明显不均匀增厚，局部呈结节状，部分肋骨受侵蚀破坏，FDG 摄取明显增高，SUV$_{max}$ 16.5，伴右侧少量胸腔积液；纵隔（2R、4R、4L、6、7 区）见多发稍大淋巴结，较大者约 9mm×12mm，FDG 摄取稍增高，SUV$_{max}$ 3.0（图 5-1-10）。

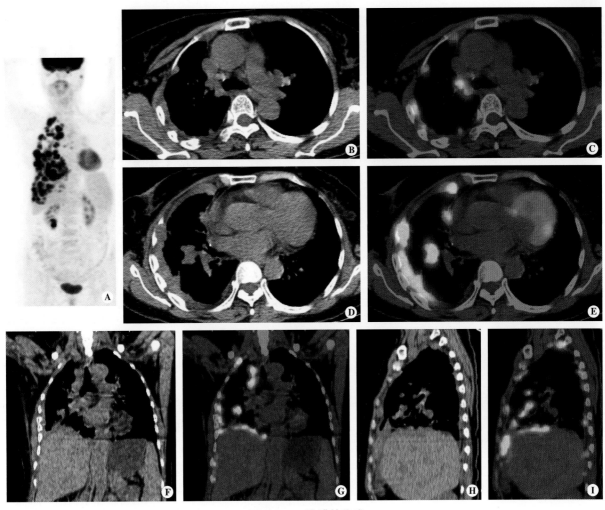

图 5-1-10　胸膜转移瘤

（3）影像诊断：胸膜恶性病变，结合病史，转移可能。

（4）病理诊断（胸膜活检）：胆管癌右胸膜转移。

病例 7

（1）简要病史：男，44 岁；胸壁腺泡状软组织肉瘤术后 3 年，胸闷、咳嗽 3 月余，伴胸痛，加重 2 周。

（2）影像表现：右侧胸膜明显弥漫性不均匀增厚，FDG 摄取明显增高，SUV_{max} 7.6，伴右侧胸腔中量积液，右下肺膨胀不全；右侧肺门、纵隔内腔静脉旁、右侧内乳区可见多发肿大淋巴结，大者约 12mm×10mm，FDG 摄取增高，SUV_{max} 4.1（图 5-1-11）。

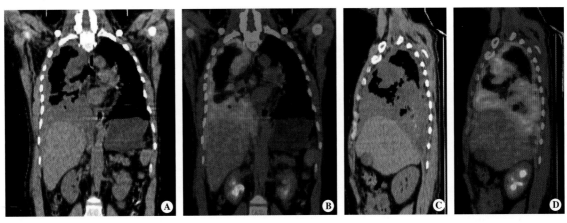

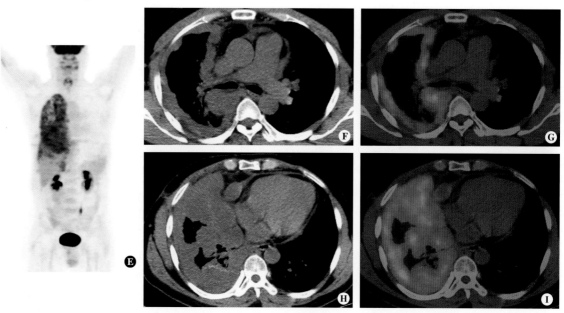

图 5-1-11　胸膜转移瘤

（3）影像诊断：胸膜恶性病变，结合病史，考虑转移。

（4）病理诊断（胸膜活检）：胸膜转移瘤。

第二节　胸膜非肿瘤性病变

一、结核性胸膜炎

【概述】

结核性胸膜炎通常分为干性胸膜炎、渗出性胸膜炎和结核性脓胸三型。该病 CT 表现为胸腔积液、积脓，液气胸，可形成局部包裹，晚期可形成胸膜增厚、粘连和钙化。胸膜增厚多较均匀，一般不超过 1cm，增厚胸膜面多较光滑，少见结节或肿块状增厚，病变可单侧亦可为双侧。

结核性胸膜炎均可见明显高 FDG 摄取，但摄取通常多呈不均匀性。

【病例】

病例 1

（1）简要病史：男，71 岁；活动后气促不适 3 月余，结核抗体阳性，肿瘤全套及胸腔积液 CEA 正常。

（2）影像表现：右侧胸膜（包括叶间裂）明显不均匀增厚，局部呈结节状，FDG 摄取明显增高，SUV_{max} 9.5，伴右侧少量胸腔积液；右肺上叶见簇状磨玻璃密度小结节，间以实性小结节，FDG 摄取增高，SUV_{max} 5.3；右侧肺门、腋窝、锁骨上窝及纵隔（2R、4R、7 区）、肝门区、腹膜后、心包前可见多发肿大淋巴结，最大者约 23mm×19mm，FDG 摄取增高，SUV_{max} 11.8（图 5-2-1）。

（3）影像诊断：胸膜恶性病变可能，淋巴结转移可能；肺部感染性病变。

（4）病理诊断：两次胸膜活检均为胸膜结核。

病例 2

（1）简要病史：女，73 岁，发热、咳嗽 2 月余伴胸腔积液。

（2）影像表现：右肺见大片状、多发小片状、结节状高密度影，FDG 摄取从无到明显增高，SUV_{max} 12.0，同侧纹理增多、增粗、紊乱；右侧胸膜不均匀增厚，FDG 摄取增高，SUV_{max} 10.3，并局部包裹积液（图 5-2-2）。

（3）影像诊断：右肺结核，并胸膜炎。

（4）病理诊断/随访结果：两次胸穿，第一次未检见肿瘤细胞、结核杆菌；第二次检测发现结核杆菌，未检见肿瘤细胞。确诊右肺结核并胸膜结核。

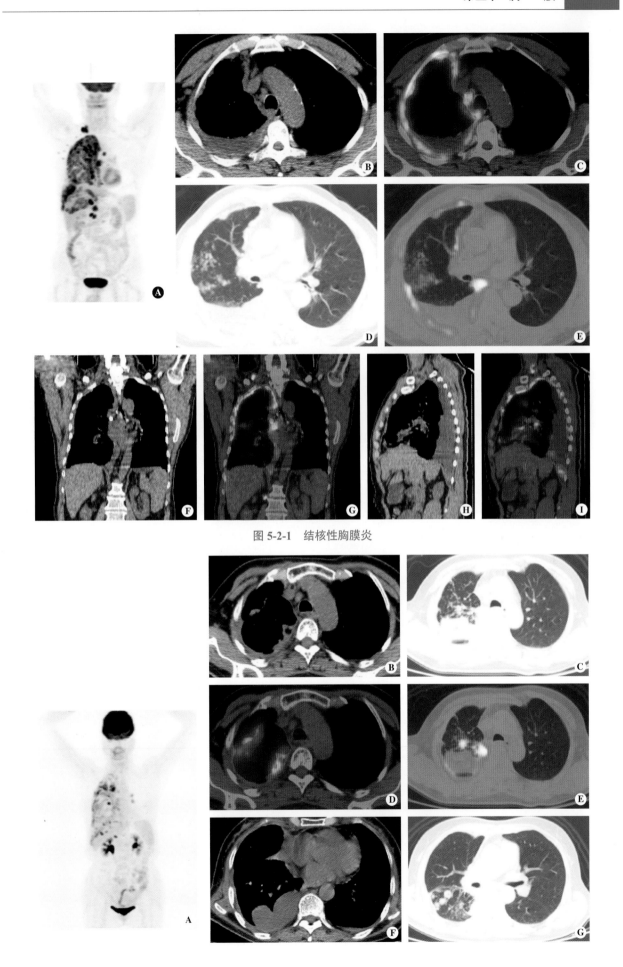

图 5-2-1 结核性胸膜炎

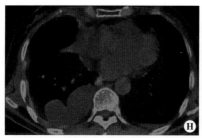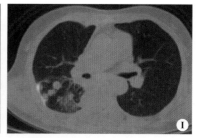

图 5-2-2　结核性胸膜炎

病例 3

（1）简要病史：男，82 岁；发热 20 余天，体温 38.8℃左右；CT 示右侧大量胸腔积液，胸腔积液多次查癌细胞阴性，胸腔积液细胞学和染色体检查发现大量红细胞及较多淋巴细胞，未见恶性细胞，有核细胞和淋巴细胞比例较高；结核抗体（-）。

（2）影像表现：右侧胸膜（包括叶间裂）弥漫性较均匀稍增厚，FDG 摄取明显增高，SUV$_{max}$ 26.3，伴大量胸腔积液，无 FDG 摄取，右肺膨胀不全（图 5-2-3）。

（3）影像诊断：结核性胸膜炎可能。

（4）病理诊断 / 随访结果：胸膜穿刺发现纤维组织增生伴少量凝固性坏死。抗结核治疗后，症状明显好转。胸膜结核。

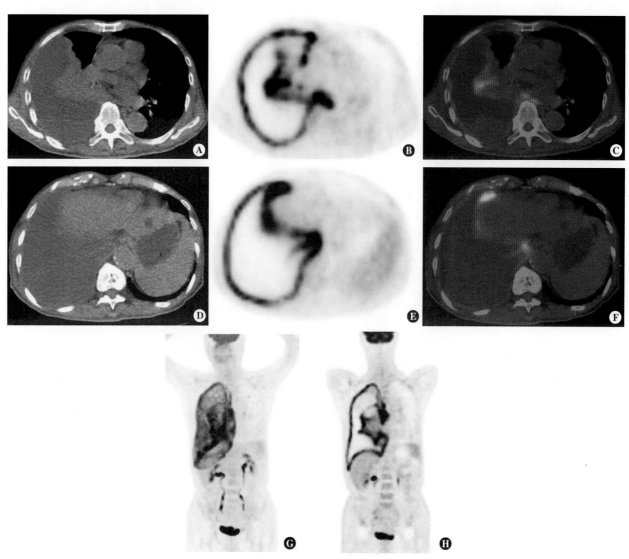

图 5-2-3　结核性胸膜炎

G 为 PET MIP 图像；H 为 PET 冠状位断层图像

二、脓　胸

【概述】

脓胸 CT 表现一般较典型，不必行 PET/CT 检查。非机化型脓胸壁一般呈高代谢，而机化和坏死部分通常无 FDG 摄取。

【病例】

病例 1

（1）简要病史：男，78 岁；脓胸 2～3 年。

（2）影像表现：右侧胸腔可见巨大类圆形软组织不均匀密度影，壁可见条块状、斑片状钙化及线状钙化，无明显 FDG 摄取，纵隔结构稍向左侧移位，右侧胸膜增厚、钙化（图 5-2-4）。

（3）影像诊断：慢性脓胸，机化。

（4）随访结果：临床考虑慢性脓胸；未处理。

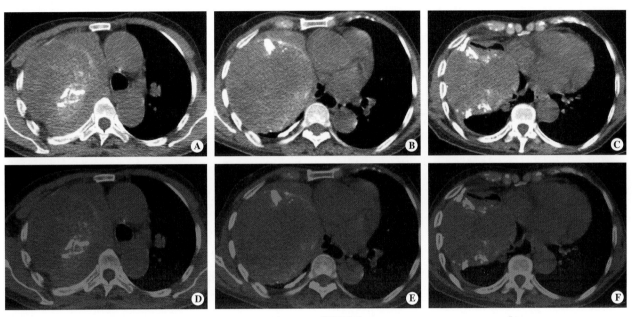

图 5-2-4　慢性脓胸

病例 2

（1）简要病史：男，64 岁；左肺癌术后 12 年，近 3 个月声音沙哑，喉镜示声带麻痹。

（2）影像表现：左侧胸壁呈术后改变，胸膜增厚，胸腔可见胸膜包裹的混杂密度影，部分液性，无 FDG 摄取（图 5-2-5）。

（3）影像诊断：考虑脓胸包裹机化。

（4）病理诊断：胸腔镜检查示慢性脓胸，机化。

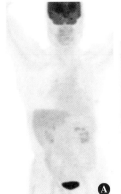
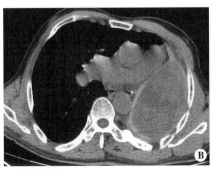
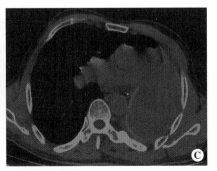

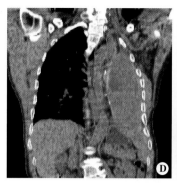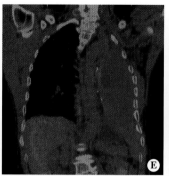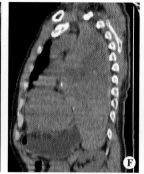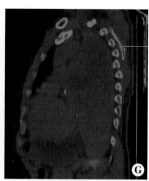

图 5-2-5 慢性脓胸

三、嗜酸性粒细胞增多性胸膜炎

【概述】

嗜酸性粒细胞增多性胸膜炎不是一种独立的疾病，临床少见，可见于寄生虫感染性疾病等。影像学上其胸膜改变无特异性，表现为胸膜增厚、结节，胸腔积液常见。血和胸腔积液中嗜酸性粒细胞增多明显，胸膜活检可见嗜酸性粒细胞浸润。

【病例】

（1）简要病史：女，52 岁；胸痛半年伴胸闷 1 月余；血常规检查示嗜酸性粒细胞增多（1.8×10^9/L），占白细胞百分比为 22%；右侧血性胸腔积液，检见大量淋巴细胞，未见恶性细胞，结核抗体（+）；血清 CA125 升高 [83U/ml（参考范围 0～35U/ml）]。抗炎、抗结核治疗 10 天；胸膜活检见大量嗜酸性粒细胞浸润。

（2）影像表现：右侧胸膜增厚、粘连，FDG 摄取明显增高，SUV$_{max}$ 21.5，邻近肺野见散在磨玻璃密度影，右侧胸腔积液；左肺舌段见结节样高密度影，FDG 摄取增高，SUV$_{max}$ 4.1；心包后方胸主动脉旁见两个淋巴结，FDG 摄取增高，SUV$_{max}$ 8.3；L$_5$ 椎体、双侧髂骨、右股骨颈局灶性 FDG 摄取增高，CT 扫描相应部位部分髓腔密度减低（图 5-2-6）。

（3）影像诊断：左侧胸膜增厚粘连，考虑恶性可能（间皮瘤？）；胸主动脉旁淋巴结，L$_5$ 椎体、双侧髂骨、右股骨转移可能；左肺结节，转移不除外。

（4）随访结果：多家医院会诊，最后诊断为嗜酸性粒细胞增多性胸膜炎。

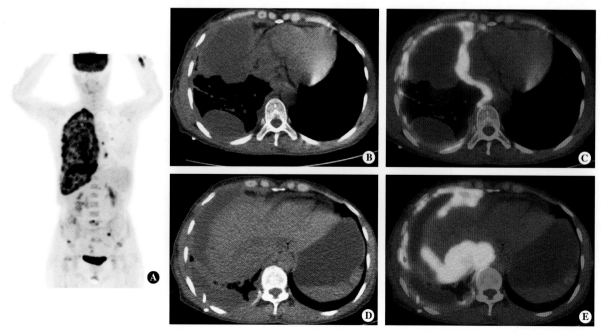

图 5-2-6 嗜酸性粒细胞增多性胸膜炎

第一节 纵隔肿瘤

一、胸 腺 瘤

【概述】

胸腺瘤是前纵隔最常见的肿瘤，起源于未退化的胸腺组织，多见于成人，儿童较少见，女性略多于男性。胸腺瘤病理上分为侵袭性和非侵袭性两类，非侵袭性胸腺瘤包膜完整；侵袭性胸腺瘤包膜多不完整，并向周围结构侵犯。WHO 将胸腺瘤分为 4 个组织学分型：A 型、AB 型、B 型和 C 型；B 型又分为 B1、B2、B3 3 个亚型。C 型为胸腺癌，A 型和 AB 型为良性，B 型和 C 型为恶性。大多数胸腺瘤临床多偶然发现，无明显临床症状，少数胸腺瘤因压迫或侵袭邻近组织结构而引起咳嗽、胸痛、呼吸困难等，部分患者有重症肌无力表现。

胸腺瘤多位于前上纵隔，A 型、AB 型和 B1 型 CT 表现多呈圆形或不规则形，A 型密度均匀，包膜完整；AB 型呈囊实性密度，包膜亦完整；B1 型多出现囊变，包膜不完整；B2 型呈分叶状轮廓；B3 型和 C 型大多数不规则，包膜破坏，可侵及邻近胸膜、心包等结构，并出现胸腔积液和心包积液。良性者多位于胸腺一侧，钙化较少；恶性者常伴胸膜转移至同侧，表现为胸膜增厚和结节，较大者向纵隔两侧生长；增强扫描胸腺瘤实性部分可见轻、中度较均匀强化；胸腺瘤实性部分 MR T_1WI 呈低信号，T_2WI 呈高信号；胸腺瘤 PET/CT 检查 FDG 摄取视胸腺瘤的病理类型而异，一般而言，良性胸腺瘤无明显 FDG 摄取或呈较低程度 FDG 摄取，恶性胸腺瘤则呈高 FDG 摄取。

胸腺瘤应与胸内甲状腺肿、畸胎瘤、淋巴瘤等鉴别。胸内甲状腺肿密度较高，多跨过胸廓入口向颈部延伸，较大者可挤压气管，可有钙化，增强扫描强化较胸腺瘤明显；畸胎瘤亦常见于前纵隔，但发病位置稍低于胸腺瘤，囊性多见，肿块内常见脂肪密度和骨、牙、钙化等，发病年龄也较胸腺瘤小；淋巴瘤最常见于青少年，其次为老年人，病变多位于血管前间隙或气管周围，可以是多发淋巴结肿大，或融合成块并包绕周围结构，多向双侧生长，分叶明显，也可为巨大肿块，密度多较均匀，坏死较少见，极少钙化。

【病例】

病例 1

（1）简要病史：女，60 岁；胸痛 3 月余。

（2）影像表现：前中上纵隔偏右侧见一不规则软组织肿块，边缘欠光整、分叶，部分包绕升主动脉和上腔静脉，内见斑点状钙化，肿块最长径约 66mm，FDG 摄取不均匀增高，SUV_{max} 2.8；右肺下叶紧贴胸膜处见不规则肿块，边缘欠光整、分叶，局部胸膜粘连牵拉，最长径约 79mm，FDG 摄取增高，SUV_{max} 2.9；右肺上叶尚可见散在磨玻璃密度影，FDG 摄取轻度增高，SUV_{max} 1.0；右侧少量胸腔积液（图 6-1-1）。

（3）影像诊断：胸腺瘤，胸膜种植。

（4）病理诊断（穿刺活检）：胸腺瘤。

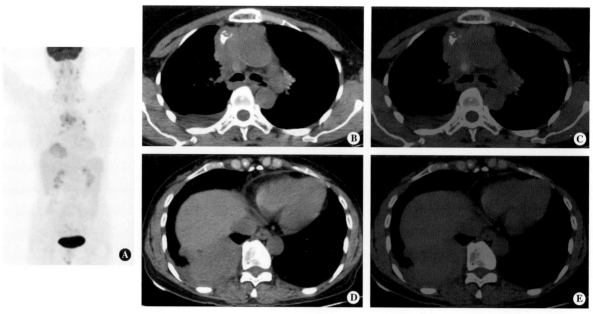

图 6-1-1　胸腺瘤

病例 2

（1）简要病史：男，76 岁；间歇性胸痛 2 月余，近期伴咳嗽。

（2）影像表现：前中上纵隔见不规则软组织肿块，大小约 44mm×38mm，边缘欠光整、分叶，内见点样钙化，部分与主动脉弓分界欠清，FDG 摄取不均匀稍增高，SUV_{max} 2.9（图 6-1-2）。

（3）影像诊断：侵袭性胸腺瘤。

（4）病理诊断（手术）：胸腺瘤。

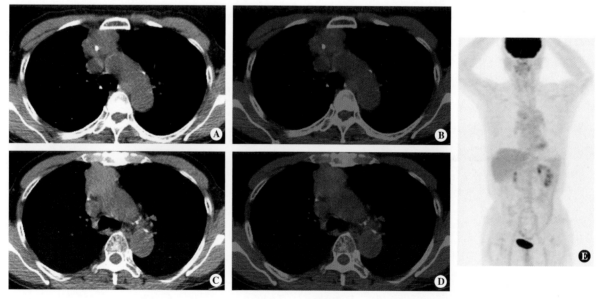

图 6-1-2　胸腺瘤

病例 3

（1）简要病史：男，51 岁；四肢乏力 2 月余，加重伴咀嚼肌乏力 1 个月。活检考虑胸腺瘤。

（2）影像表现：前中纵隔肿块，大小约 44mm×34mm，边缘欠光整、浅分叶，与纵隔胸膜及升主动脉前缘界限欠清，FDG 摄取增高，SUV_{max} 3.4；右侧胸膜增厚，局部呈结节状，SUV_{max} 3.1；纵隔内另见多发淋巴结，最大者约 15mm×12mm，SUV_{max} 2.3；胸骨体下段及右肩胛骨外侧缘下方见局灶性溶骨性破坏，SUV$_{max}$ 2.7（图6-1-3）。

（3）影像诊断：侵袭性胸腺瘤，胸膜、胸骨、

右肩胛骨转移。

（4）随访结果：胸腺瘤伴胸膜、胸骨、右肩胛骨转移。

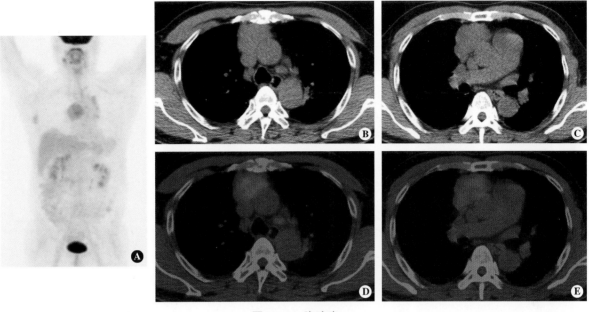

图 6-1-3 胸腺瘤

病例 4

（1）简要病史：男，31岁；3个月前无诱因痰中带血，再发并胸闷10余天；CT发现纵隔占位。

（2）影像表现：前纵隔见不规则软组织密度影，边缘不规整，并绕大血管生长，与之界限不清，FDG摄取增高，SUV$_{max}$ 4.6；左肺上叶胸膜下见多个大小不等结节，FDG摄取稍高，SUV$_{max}$ 2.8（图6-1-4）。

（3）影像诊断：侵袭性胸腺瘤，胸膜种植。

（4）病理诊断（手术）：胸腺癌，倾向低分化。

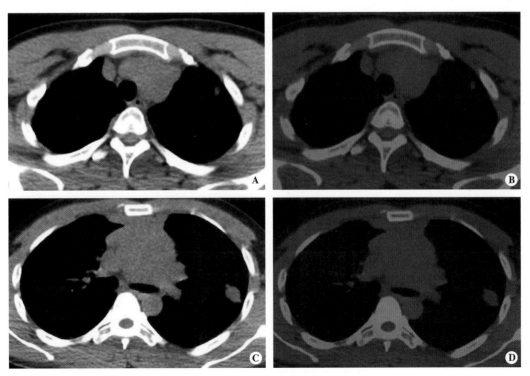

图 6-1-4 胸腺瘤

病例 5

（1）简要病史：男，68 岁；间歇性胸痛半年。

（2）影像表现：前上纵隔见一巨大不规则肿块，密度不均匀，内见多个低密区并部分合并斑片状高密度影，可见点样钙化，边缘欠光整、分叶，与升主动脉、上腔静脉前缘无明显分界，最长径约 89mm，FDG 摄取不均匀增高，SUV$_{max}$ 3.0；双侧肺门及纵隔 7 区可见数个肿大淋巴结，FDG 摄取增高，SUV$_{max}$ 2.5；纵隔和左前胸膜不均匀增厚，局部呈结节状，FDG 摄取稍高，左肺内见条片状影与增厚胸膜粘连（图 6-1-5）。

（3）影像诊断：侵袭性胸膜瘤并坏死、出血。

（4）病理诊断（活检）：胸腺瘤。

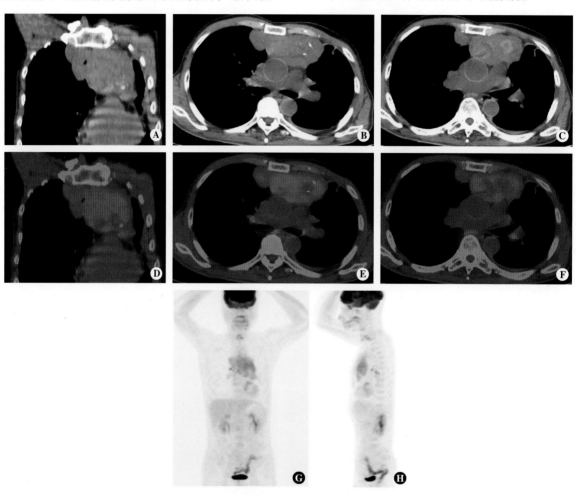

图 6-1-5　胸腺瘤

病例 6

（1）简要病史：男，71 岁；偶感胸闷，发现纵隔肿块 1 周。

（2）影像表现：前中上纵隔见一不规则肿块，边界清晰，边缘欠光整，大小约 50mm×72mm，FDG 摄取不均匀增高，SUV$_{max}$ 8.2（图 6-1-6）。

（3）影像诊断：胸腺瘤。

（4）病理诊断（手术）：良性胸腺瘤。

病例 7

（1）简要病史：女，56 岁；发现颈部淋巴结肿大 2 周。

（2）影像表现：前中纵隔肿块，大小约 65mm×44mm，前上纵隔多发肿大淋巴结，部分融合，FDG 摄取增高，SUV$_{max}$ 15.8；双侧腋窝亦可见多发肿大淋巴结，最大者约 14mm×10mm，部分 FDG 摄取稍增高；左肺下叶前基底段可见一小结节，直径约 9mm，FDG 摄取稍增高，SUV$_{max}$ 1.6（图 6-1-7）。

（3）影像诊断：侵袭性胸腺瘤。

（4）病理诊断：左锁骨上淋巴结穿刺考虑转移性未分化癌；胸膜活检考虑恶性胸腺瘤。

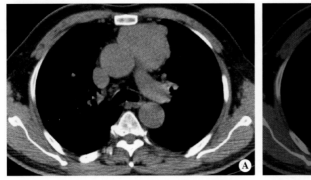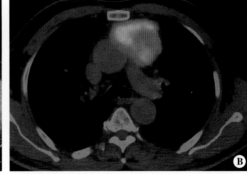

图 6-1-6 胸腺瘤

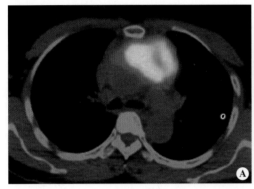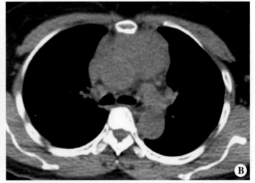

图 6-1-7 胸腺瘤

病例 8

（1）简要病史：男，69 岁；外伤后致右胸痛 6 天，检查发现纵隔肿物 6 天。

（2）影像表现：右前纵隔可见不规则囊实性肿物，大小约 69mm×91mm×115mm，内可见少许致密结节影，肿物与邻近胸膜、纵隔分界不清，FDG 摄取增高，SUV_{max} 7.0；纵隔 2、4 区，右肺门可见多发淋巴结，较大者约 11mm×22mm，FDG 摄取增高，SUV_{max} 6.8；右侧胸膜局部增厚，FDG 摄取增高，SUV_{max} 2.6，右侧胸腔积液（图 6-1-8）。

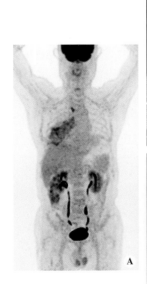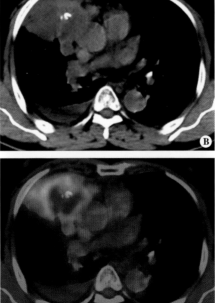

图 6-1-8 胸腺瘤

（3）影像诊断：右前纵隔肿物伴钙化，代谢增高，考虑恶性胸腺瘤可能性大；纵隔及右肺门多发淋巴结伴代谢增高，考虑转移瘤；右侧胸膜增厚伴胸腔积液及代谢增高考虑胸膜转移。

（4）病理诊断：A 型胸腺瘤，肿物大小 110mm×80mm×47mm。

病例 9

（1）简要病史：男，65 岁；持续性前胸壁痛 1 年余，加重 3 个月并后胸壁痛。

（2）影像表现：前中纵隔偏右侧见不规则软组织密度影，边缘不光滑，内见点样钙化，与上腔静脉前缘及升主动脉右缘分界不清，FDG 摄取增高，SUV$_{max}$ 16.7；右侧内乳淋巴结肿大，FDG 摄取增高，SUV$_{max}$ 6.0；右侧胸膜局灶性结节状增厚（含斜裂），右第 10、11 后肋破坏，FDG 摄取增高，SUV$_{max}$ 11.6，并右侧胸腔包裹性积液（图 6-1-9）。

（3）影像诊断：胸腺癌，胸膜、骨、淋巴结转移可能性大。

（4）病理诊断／随访结果：穿刺活检＋免疫组化考虑胸腺癌；胸膜、骨、淋巴结转移。

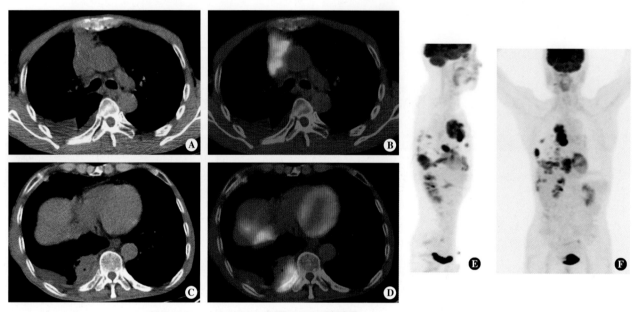

图 6-1-9　胸腺癌

病例 10

（1）简要病史：男，48 岁；自觉胸闷、胸痛 20 余天。

（2）影像表现：前纵隔见不规则软组织密度影，分叶，大小约 92mm×43mm，FDG 摄取增高，SUV$_{max}$ 7.5，病灶部分与升主动脉分界不清；右侧胸膜不均匀增厚，FDG 摄取增高，SUV$_{max}$ 5.4，右侧胸腔积液（图 6-1-10）。

（3）影像诊断：侵袭性胸腺瘤。

（4）病理诊断／随访结果：手术病理考虑胸腺瘤。3 年后回访患者一般情况良好。

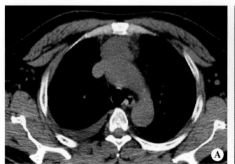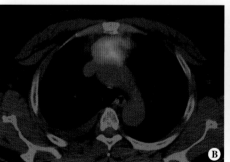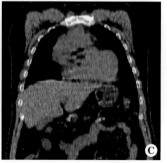

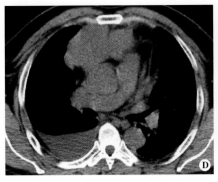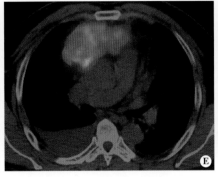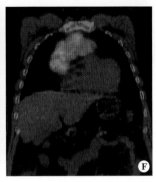

图 6-1-10　胸腺瘤

病例 11

（1）简要病史：女，53 岁；胸闷、乏力伴呼吸困难半月余。

（2）影像表现：前中纵隔肿块，并绕大血管生长，边缘欠光整，FDG 摄取增高，SUV_{max} 5.6，心包及左胸腔积液（图 6-1-11）。

（3）影像诊断：侵袭性胸腺瘤。

（4）病理诊断（活检）：胸腺瘤。

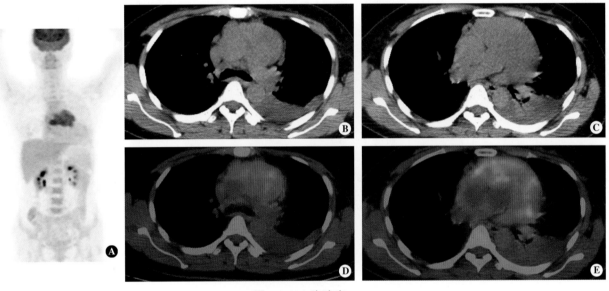

图 6-1-11　胸腺瘤

病例 12

（1）简要病史：女，50 岁；宫颈癌治疗后半年复查。

（2）影像表现：宫颈未见明显异常，FDG 摄取亦未见明显增高；前上纵隔偏左侧见一大小约 40mm×22mm 结节，边缘欠光整，略分叶，密度尚均匀，FDG 摄取增高，SUV_{max} 5.4（图 6-1-12）。

（3）影像诊断：胸腺瘤可能性大。

（4）病理诊断（手术）：B2 型胸腺瘤。

病例 13

（1）简要病史：女，70 岁；反复胸痛数月余，经抗炎治疗，无好转。

（2）影像表现：前中纵隔见大片不规则混杂密度影，内见斑点样钙化，边缘不清，与邻近纵隔胸膜、主动脉和心包粘连，FDG 摄取增高，SUV_{max} 8.9；纵隔（4R、5 区）及左侧腋窝、左锁骨上窝见多发淋巴结，部分融合，FDG 摄取增高，SUV_{max} 8.5（图 6-1-13）。

（3）影像诊断：胸腺癌可能性大。

（4）病理诊断 / 随访结果。前上纵隔穿刺：细胞学检查见恶性肿瘤细胞，倾向低分化癌；病理检查纤维组织见异常细胞，符合低分化癌。放、化疗后 3 个月，病变变小，代谢活性明显减低，考虑肿瘤基本灭活。一年半后，病变复发加重。

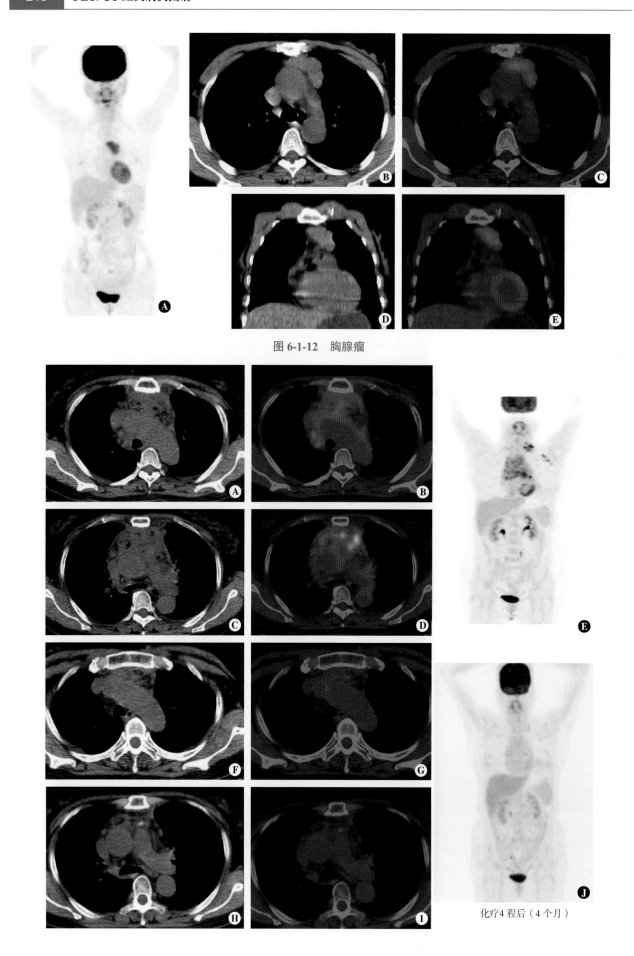

图 6-1-12　胸腺瘤

化疗4 程后（4 个月）

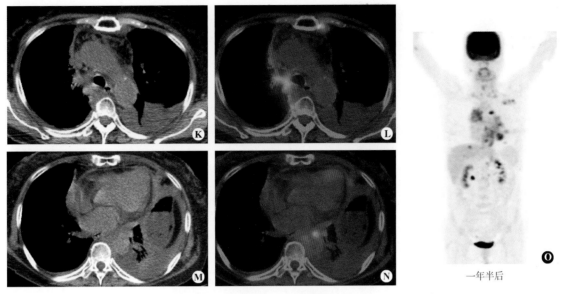

图 6-1-13　胸腺癌

病例 14

（1）简要病史：女，27 岁；腰痛不适 1 月余。

（2）影像表现：右侧胸膜不均匀弥漫性增厚，FDG 摄取增高，SUV_{max} 13.0，右侧胸腔积液并少许积气；两肺胸膜下见多发大小不等结节，边缘清晰，较大者位于右侧，大小约 16mm×18mm，邻近前纵隔胸膜，周围脂肪间隙密度增高、模糊，右肺大部分结节 FDG 摄取增高，SUV_{max} 13.2，左肺结节未见明显 FDG 摄取；纵隔（3A、4R 区）及右侧心膈角区见多发小、稍大淋巴结，较大者直径约 11mm，FDG 摄取稍增高，SUV_{max} 2.6（图 6-1-14）。

（3）影像诊断：胸膜恶性病变，间皮瘤可能。

（4）病理诊断（穿刺活检）：右前纵隔胸膜下结节，胸腺癌；右侧胸膜纤维结缔组织中见少许异型细胞团。

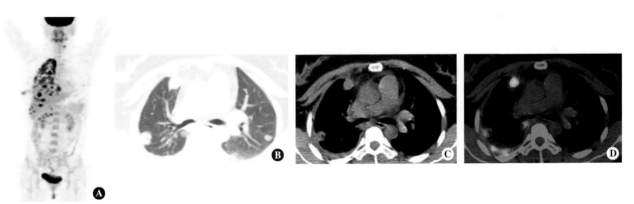

图 6-1-14　胸腺癌

病例 15

（1）简要病史：男，81 岁；胸痛 2 月余。

（2）影像表现：前上纵隔左侧见大小 45mm×22mm 结节，边缘欠光滑，FDG 摄取不均匀稍增高，SUV_{max} 3.1，突向肺内，邻近局部胸膜增厚；左侧胸膜另见 3 个大小不同的丘状突起，边缘光滑，较大者约 35mm×21mm，FDG 摄取不同程度增高，SUV_{max} 4.0，左斜裂增厚，左侧少量胸腔积液（图 6-1-15）。

（3）影像诊断：侵袭性胸腺瘤，胸膜转移。

（4）病理诊断/随访结果：纵隔结节活检考虑胸腺瘤。治疗后 1 年，局部病变稍增大，代谢活性稍减低。

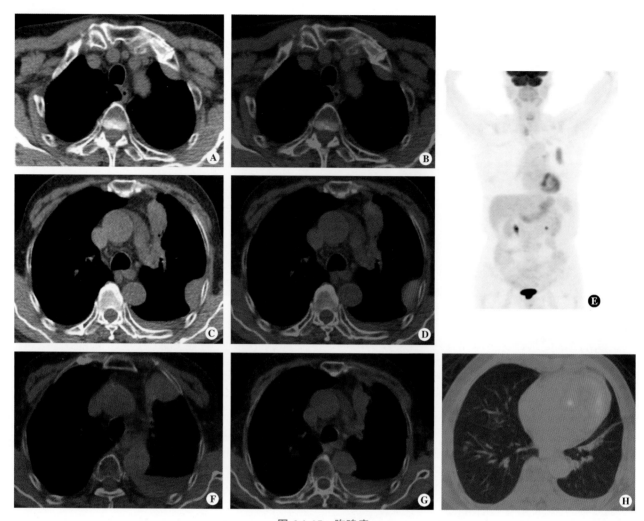

图 6-1-15　胸腺瘤

A～E 为治疗前；F～H 为治疗后 1 年，病变增大，代谢活性稍减低

二、纵隔淋巴瘤

【概述】

纵隔常见肿瘤包括纵隔淋巴瘤、胸腺瘤、生殖细胞瘤及神经源性肿瘤。胸腺瘤多位于前中上纵隔，淋巴瘤多位于前中纵隔，生殖细胞瘤多位于前纵隔，后纵隔多为神经源性肿瘤。胸廓内甲状腺有时也表现为纵隔内结节或肿块。

淋巴瘤分为霍奇金淋巴瘤（Hodgkin lymphoma，HL）和非霍奇金淋巴瘤（non-Hodgkin lymphoma，NHL）。纵隔淋巴瘤分为原发性和继发性。HL 可发生于各年龄段，但青少年多见；NHL 多发生于老年，较 HD 晚，40～70 岁多见。

淋巴瘤通常累及前纵隔和中纵隔，纵隔淋巴瘤 CT 表现为纵隔淋巴结肿大，单发或多发，多发部分可融合，融合成块状者边缘可呈分叶状，亦可为巨大不规则肿块，呈浸润性生长，局部可包绕血管等但不侵袭。纵隔淋巴瘤密度均匀或不均匀，内可见斑片低密度区，增强呈持续性中等程度强化，坏死区不强化；继发性淋巴瘤可见纵隔外淋巴结肿大、脾淋巴瘤或骨改变等；HL 多为单中心性，累及淋巴结多呈连续性，而 NHL 可为多中心发病，病变可呈跳跃性。

纵隔淋巴瘤均表现为不同程度 FDG 摄取，大多数淋巴瘤 FDG 摄取明显增高。

纵隔淋巴瘤需与胸腺瘤、畸胎瘤等鉴别。胸腺瘤多位于前上中纵隔，呈圆形或椭圆形，可分叶、囊变，可伴有钙化，侵袭性胸腺瘤常伴有胸膜转移；畸胎瘤可有脂肪组织和骨骼、牙齿等。

【病例】

病例 1

（1）简要病史：女，54 岁；咳嗽、胸闷、背痛月余。

（2）影像表现：后纵隔见一巨大肿块，大小约 69mm×121mm×188mm，边缘清晰、欠光整，上自胸廓入口，下至膈上，气管受压前移，部分包绕主动脉弓和降主动脉，部分包绕胸段脊柱前部，FDG 摄取明显增高，SUV$_{max}$ 9.6；双侧颈部、腹膜后见多发大小不等淋巴结，FDG 摄取增高，SUV$_{max}$ 3.6（图 6-1-16）。

（3）影像诊断：后纵隔肿块、颈部及腹膜后淋巴结，考虑淋巴瘤可能性大。

（4）病理诊断：纵隔肿块穿刺活检考虑纵隔小 B 细胞淋巴瘤。

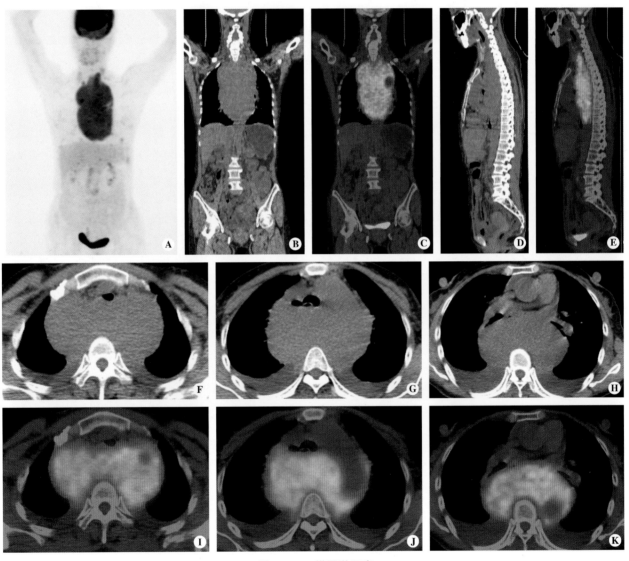

图 6-1-16 纵隔淋巴瘤

病例 2

（1）简要病史：女，25 岁；胸闷、气喘、乏力进行性加重 3 月余；CT 示纵隔占位。

（2）影像表现：前中、上纵隔见巨大肿块，密度欠均匀，边界尚清、欠光整，大小约 88mm×109mm，FDG 摄取浓聚，SUV$_{max}$ 18.9；升主动脉、主动脉弓、气管、支气管受挤压、后移，左主支气管变窄，左肺上叶见阻塞性炎症；右侧心膈角区见一肿大淋巴结，大小约 8mm×19mm，FDG 摄取增高，SUV$_{max}$ 10.2；左侧胸腔少量积液（图 6-1-17）。

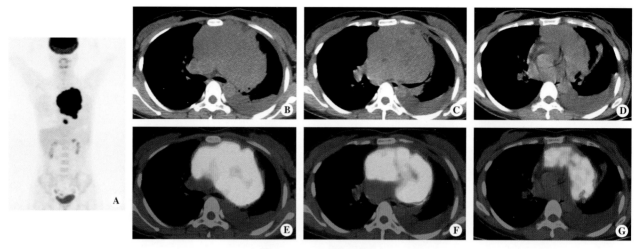

图 6-1-17　纵隔淋巴瘤

（3）影像诊断：前纵隔肿块，考虑恶性肿瘤，淋巴瘤可能性大。

（4）病理诊断（手术）：纵隔弥漫性大 B 细胞淋巴瘤。

病例 3

（1）简要病史：女，53 岁；胸闷 2 周；纵隔淋巴结肿大并心包积液。

（2）影像表现：右颈部、双侧肺门、纵隔、右锁骨上窝、肝门区、腹膜后见多发肿大淋巴结，最大者约 47mm×33mm，FDG 摄取增高，SUV_{max} 4.8；心包少量积液（图 6-1-18）。

（3）影像诊断：淋巴瘤；心包积液。

（4）病理诊断（活检）：淋巴瘤。

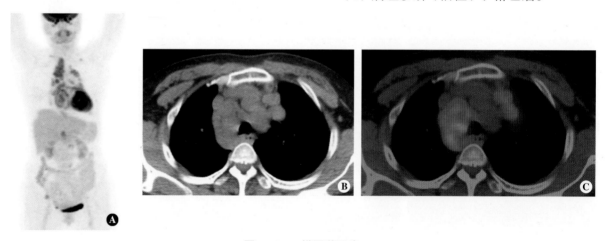

图 6-1-18　纵隔淋巴瘤

病例 4

（1）简要病史：男，55 岁；间歇性咳嗽、胸闷 2 周余；CT 发现纵隔肿瘤。

（2）影像表现：上腔静脉后、气管前、主动脉弓右侧见巨大不规则肿块，大小约 87mm×68mm，FDG 摄取增高，SUV_{max} 5.6；上前纵隔左侧胸膜下见多个小淋巴结，FDG 摄取稍高（图 6-1-19）。

（3）影像诊断：上肿块和淋巴结，考虑淋巴瘤可能性大。

（4）病理诊断（手术）：纵隔结外黏膜相关淋巴组织边缘区 B 细胞淋巴瘤。

病例 5

（1）简要病史：男，7 岁；腹痛 20 余天，发现颈部淋巴结逐渐增大。

（2）影像表现：纵隔胸腺区见不规则巨块软组织密度影，边缘大部分清晰，尚光整，FDG 摄取明显增高，SUV_{max} 5.9；纵隔结构受挤压、后移，双侧胸腔可见积液，左侧胸膜可见增厚，FDG 摄取增高，SUV_{max} 2.0；双侧颈部见大小不等多发肿大淋巴结，部分融合，SUV_{max} 3.7（图 6-1-20）。

（3）影像诊断：淋巴瘤。 化疗半年后痊愈。

（4）病理诊断/随访结果：非霍奇金淋巴瘤。

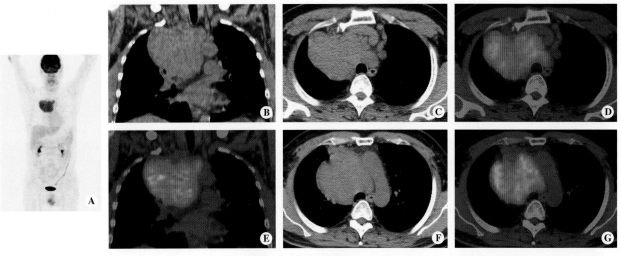

图 6-1-19 纵隔淋巴瘤

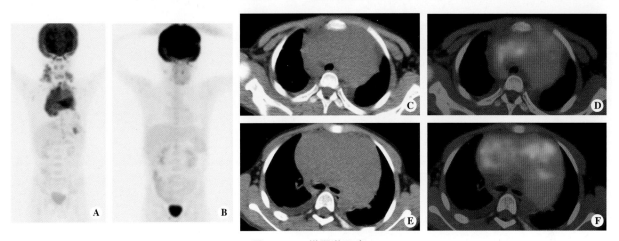

图 6-1-20 纵隔淋巴瘤

B 为化疗半年后

病例 6

（1）简要病史：男，75 岁；右颈部包块半月余。

（2）影像表现：右颈部、右侧腋窝、左锁骨上窝、纵隔（2R、4R、5、7 区）双侧肺门、左侧盆腔内多发淋巴结肿大，部分融合成团，并见点状钙化，FDG 摄取增高，SUV$_{max}$ 30.5（图 6-1-21）。

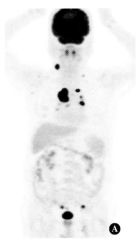

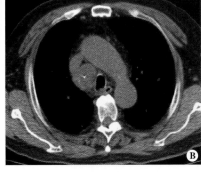

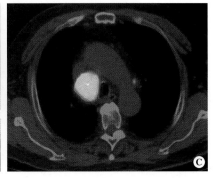

图 6-1-21 纵隔淋巴瘤

（3）影像诊断：淋巴瘤可能。

（4）病理诊断：弥漫大 B 细胞淋巴瘤。

病例 7

（1）简要病史：男，22 岁；发现淋巴结肿大 1 周，活检病理示霍奇金淋巴瘤。

（2）影像表现：右颈部、双侧锁骨上窝、右侧肺门、纵隔、脾门区、腹膜后见多发肿大淋巴结，

部分融合，最大者约 94mm×70mm，FDG 摄取增高，SUV_{max} 19.3；脾脏明显肿大，内可见多个类圆形低密度影，最大者约 64mm×57mm，FDG 摄取增高，SUV_{max} 16.6（图 6-1-22）。

（3）影像诊断：符合淋巴瘤改变。

（4）随访结果：霍奇金淋巴瘤；化疗效果不理想。

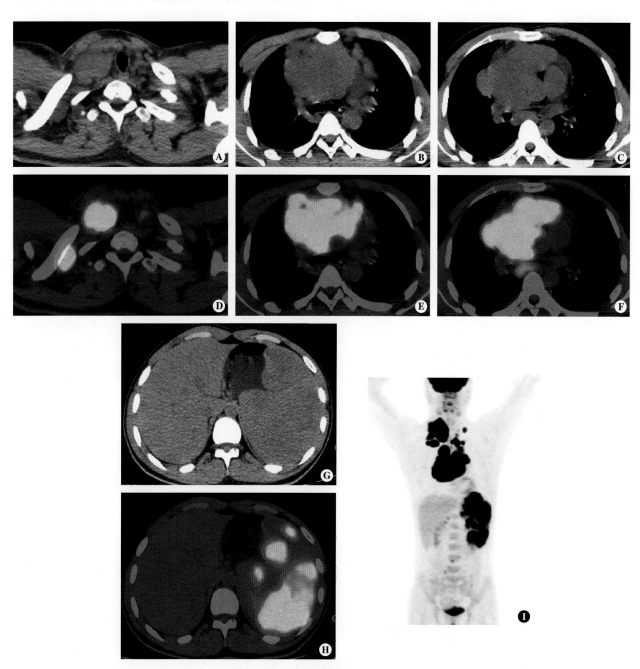

图 6-1-22 纵隔淋巴瘤

病例 8

（1）简要病史：女，36 岁；胸闷，发现纵隔

肿块 1 周。

（2）影像表现：前上纵隔见不规则软组织密

度肿块，边缘尚清、欠光整，FDG 摄取明显增高，SUV$_{max}$ 19.3，内见直径约 17mm 囊状低密度影（图 6-1-23）。

（3）影像诊断：胸腺瘤可能，纵隔淋巴瘤不除外。

（4）病理诊断（活检）：纵隔淋巴瘤。

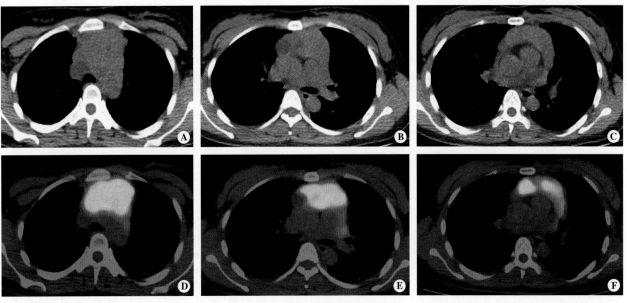

图 6-1-23 纵隔淋巴瘤

三、纵隔畸胎瘤

【概述】

畸胎瘤是由 2 个或 3 个胚层的几种不同类型的组织构成的实体肿瘤，可发生于体内多个位置，如颅内、纵隔和盆腔等，包括成熟型、未成熟型和恶性畸胎瘤。纵隔畸胎瘤占纵隔生殖源性肿瘤的 60%～70%，且纵隔部位的畸胎瘤大部分为良性，80% 以上发生于纵隔的血管前间隙。畸胎瘤可发生于各年龄段，但以儿童和青少年居多，无明显性别差异。良性或早期恶性畸胎瘤临床症状不明显，病变较大，压迫或侵袭周围组织时可引起咳嗽、胸痛、呼吸困难等。偶有肿瘤穿破支气管树，患者咳出豆渣样囊内容物，或毛发、牙齿等。

畸胎瘤 CT 主要表现为前纵隔的肿块，多突向纵隔一侧生长，少部分可向纵隔双侧生长。成熟囊性畸胎瘤典型表现为有完整包膜、边界清晰的混杂密度肿块，内含液体及脂肪、钙化、骨骼或牙齿等。肿瘤边缘可见弧形或环形钙化，病变周围脂肪间隙清晰，增强扫描囊壁可轻中度强化。实性畸胎瘤表现为软组织密度肿块，内含脂肪、钙化等，包膜多完整，边缘形态多样、欠规则，增强扫描实性软组织呈轻中度强化。恶性畸胎瘤表现为实性或囊实性肿块，边缘不规整、分叶，明显挤压周围组织结构，可包绕大血管生长，内可见液体、钙化等，脂肪、牙齿、骨骼组织罕见，增强扫描软组织呈轻中度强化。

成熟畸胎瘤少见 FDG 摄取，侵袭性 / 恶性畸胎瘤软组织成分 FDG 摄取增高，特别是实性软组织瘤体 FDG 摄取明显增高。

【病例】

病例 1

（1）简要病史：女，79 岁；全身骨痛半个月，外院 CT 疑骨转移可能。

（2）影像表现：右纵隔内见巨大囊实性肿块，大部分突向右胸腔内，大小约 110mm×96mm×135mm，边缘清晰，局部胸膜牵拉，实性部分 FDG 摄取增高，SUV$_{max}$ 13.4；右附件区见类圆形混杂密度结节和卵圆形结节，边缘清晰，大者约 58mm×67mm，其内可见脂肪、斑点状及弧线状钙化，无明显 FDG 摄取；全身多发骨质破坏，FDG 摄取明显增高，SUV$_{max}$ 19.5（图 6-1-24）。

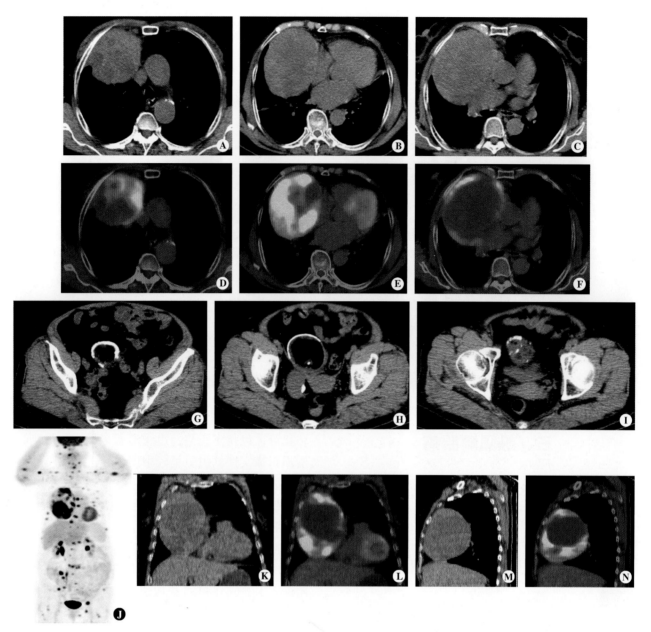

图 6-1-24　纵隔畸胎瘤

（3）影像诊断：纵隔恶性畸胎瘤可能；多发骨转移。右卵巢成熟畸胎瘤。

（4）病理诊断 / 随访结果：纵隔肿块活检考虑纵隔侵袭性畸胎瘤。多发骨转移。

病例 2

（1）简要病史：男，21 岁；右侧胸痛 8 天，外院 CT 示纵隔占位。

（2）影像表现：前中纵隔内可见巨大多房囊样混杂密度影，大小约 160mm×120mm，内可见脂肪样低密度影，囊壁及实性部分 FDG 摄取增高，SUV_{max} 6.1，纵隔及右侧肺门大血管等

结构受压向左下移位，右侧胸腔及心包可见积液（图 6-1-25）。

（3）影像诊断：纵隔畸胎瘤可能。

（4）病理诊断（手术）：纵隔恶性畸胎瘤。

病例 3

（1）简要病史：女，46 岁；胸闷 2 月余；CT 发现纵隔肿块。

（2）影像表现：前纵隔左侧见巨大囊实性肿块，囊性为主，部分边缘与肺动脉主干及心包无明显界限，大部分突向左胸腔，边缘尚光整，实性部分 FDG 摄取与纵隔血池相仿，SUV_{max} 1.9；

左侧胸腔少量积液（图 6-1-26）。

（3）影像诊断：纵隔生殖细胞瘤可能。

（4）病理诊断（手术）：纵隔成熟畸胎瘤。

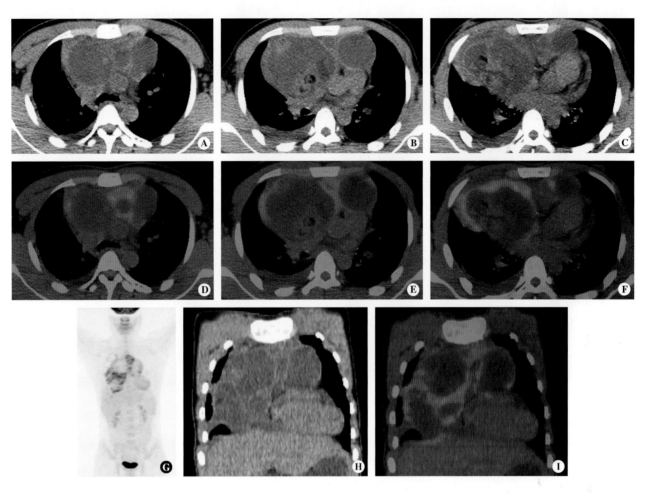

图 6-1-25　纵隔畸胎瘤

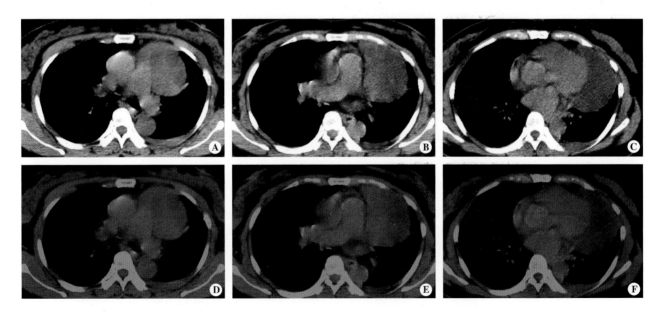

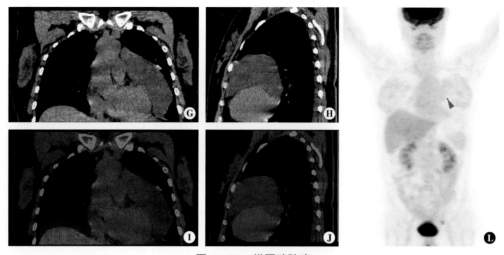

图 6-1-26 纵隔畸胎瘤
箭示稍高 FDG 摄取

四、纵隔内胚窦瘤（卵黄囊瘤）

【概述】

内胚窦瘤多见于睾丸、卵巢，其次可见于骶尾部，发生于纵隔者非常罕见。儿童和青壮年多见，男性多于女性。发生于纵隔者临床常表现为咳嗽、胸痛和呼吸困难。CT 表现为前纵隔较大软组织肿块，多偏侧生长，瘤内可见坏死、囊变或钙化，病灶边缘不规则，常侵及周围心包、大血管；增强可见中、高度不均匀强化。PET/CT 可见肿瘤实性部分明显高 FDG 摄取。

纵隔内胚窦瘤需与淋巴瘤、侵袭性胸腺瘤等鉴别。淋巴瘤多见于青少年，甲胎蛋白（AFP）不增高，可见纵隔或全身多发淋巴结肿大，淋巴结也可融合成块，较大者中间也可发生坏死，增强扫描强化多呈轻度增高，部分可见"冰冻纵隔"征象。侵袭性胸腺瘤多见于成年人，AFP 亦不高，胸腺瘤常见胸膜播散，实性部分增强多呈均匀强化。

【病例】

（1）简要病史：男，21 岁；胸痛 10 余天，CT 表现为右肺占位，咳嗽、咳痰少，痰中带血丝，伴发热，体温最高 39℃，易出汗，抗炎治疗 1 周余。无手术外伤，无结核、肝炎病史。

（2）影像表现：右侧纵隔内见巨大环形 FDG 摄取异常增高影，大小约 125mm×86mm× 138mm，边缘部 SUV_{max} 10.1，SUV_{avg} 7.8；中央部 FDG 摄取缺损，CT 于上述部位见一巨大软组织肿块，病灶中央见更低密度液化坏死区，边缘 CT 值约 36.5Hu，中央部 CT 值约 21.7Hu，病灶与心脏右缘分界不清（图 6-1-27）。

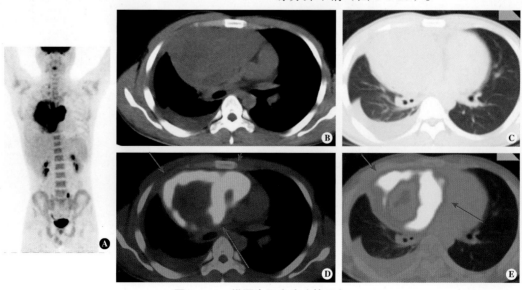

图 6-1-27 纵隔内胚窦瘤（箭示）

（3）影像诊断：右侧纵隔内巨大环形高代谢占位，伴中央液化坏死，恶性病变可能性大，不除外纵隔脓肿，建议活检。

（4）病理诊断：开胸探查，病灶呈豆腐渣样，考虑内胚窦瘤（恶性生殖细胞瘤）。

五、纵隔肉瘤

【概述】

纵隔肉瘤少见，包括纤维肉瘤、脂肪肉瘤、淋巴肉瘤、平滑肌肉瘤等。脂肪肉瘤可见不均匀脂肪密度，其余大多缺乏特征性改变。本部分病例纵隔肉瘤在纵隔间隙呈匍匐性生长，呈明显高FDG摄取。

【病例】

（1）简要病史：女，53岁；因二度Ⅰ、Ⅱ型房室传导阻滞入院；上腹部CT平扫＋增强发现肝内多发等、低密度病灶，考虑转移。

（2）影像表现：纵隔内见软组织块影，呈匍匐性、侵袭性生长，包绕升主动脉、肺动脉、累及胸膜、心包，FDG摄取明显增高，SUV_{max} 35.5；肝内多发FDG摄取不同程度增高灶，SUV_{max} 30.1，同机CT扫描相应部位部分密度稍低，部分呈等密度；右下腹部肠系膜淋巴结肿大，FDG摄取增高，SUV_{max} 19.3（图6-1-28）。

（3）影像诊断：侵袭性胸腺瘤可能，肝、肠系膜淋巴结转移；淋巴瘤不除外。

（4）病理诊断/随访结果：纵隔穿刺活检考虑纵隔肉瘤。

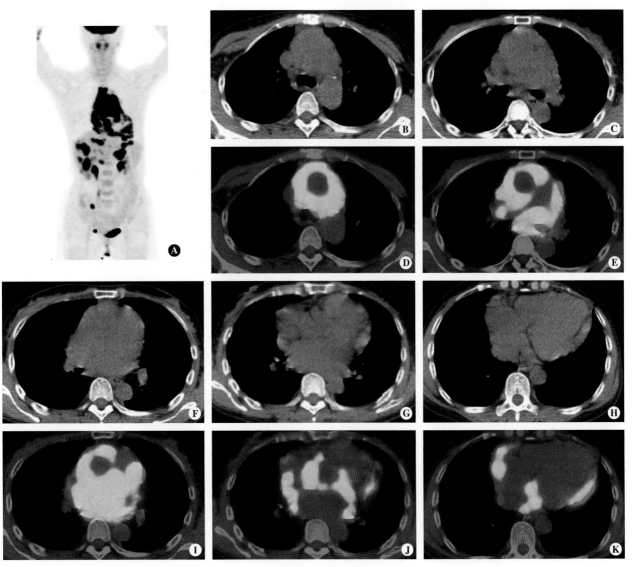

图 6-1-28　纵隔肉瘤

第二节　心脏、心包及大血管病变

一、心脏肉瘤

【概述】

心脏恶性肿瘤中，原发性少见，多为肉瘤，包括血管肉瘤和横纹肌肉瘤等。心脏横纹肌肉瘤是原发于心肌组织的恶性肿瘤，临床极罕见，发病高峰年龄为 30 ～ 40 岁，无明显性别差异。右心房相对发病较多。临床可表现为发热、乏力及相关瓣膜区杂音等。部分患者可出现血液回流受阻，引起全身水肿，也可引起血管栓塞，特别是肺、脑栓塞。心脏彩超可见肿瘤呈均匀低回声，边缘清或欠清，邻近心壁运动降低，彩色多普勒血流显像可见肿瘤内少量血流。CT 可见心肌软组织肿块，边缘欠清，与心肌广基底接触，可突向心腔或心包腔，累及心包可见心包增厚，增强可见肿瘤轻度不均匀强化。

右心房横纹肌肉瘤要注意与心房黏液瘤鉴别，心房黏液瘤多带蒂，突向心房，不累及心包。纵隔血管肉瘤罕见，发生于心包内的更罕见，影像不易诊断；心脏其他肉瘤更少见，且影像学不易互相鉴别。

【病例】

病例 1

（1）简要病史：男，76 岁；胸闷、胸痛、颈静脉怒张、下肢水肿 1 年余，加重月余。彩超提示右心房肿瘤。

（2）影像表现：右心房内见不均匀稍高密度肿块，充满右心房，边缘欠光整、分叶，FDG 摄取不均匀增高，呈不规则壳状，SUV$_{max}$ 6.4，累及下腔静脉胸段；心包中少量积液（图 6-2-1）。

（3）影像诊断：右心房肿块，代谢不均匀增高，考虑恶性肿瘤可能性大；心包积液。

（4）病理诊断：右心房多形性横纹肌肉瘤。

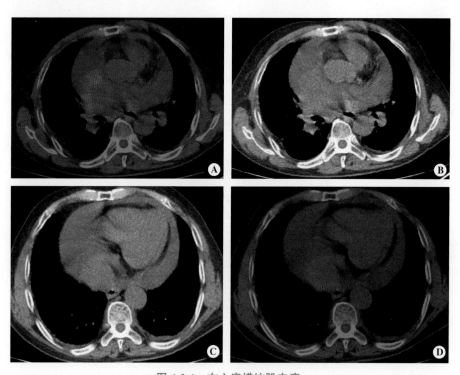

图 6-2-1　右心房横纹肌肉瘤

病例 2

（1）简要病史：男性，46 岁；胸闷 21 个月。

（2）影像表现：右心房旁见一不规则稍低密度影，最大截面约 26mm×21mm，增强扫描见

轻度强化，PET/CT 见结节状 FDG 摄取增高，SUV$_{max}$ 6.2（图 6-2-2）。

（3）影像诊断：恶性肿瘤可能性大，建议活检以确诊。

（4）病理诊断（手术）：右心房血管肉瘤。

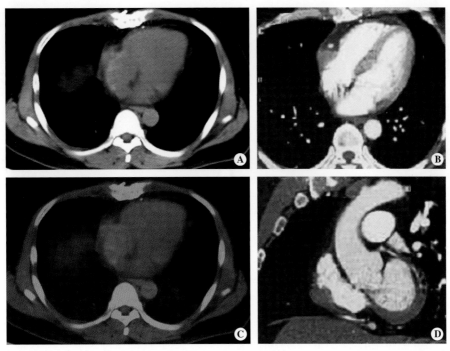

图 6-2-2 右心房肉瘤

二、心脏良性肿瘤

【概述】

心脏肿瘤根据其发生的特点可分为原发性和继发性，根据性质可分为良性和恶性。心脏原发性肿瘤 70% 以上为良性，其中黏液瘤和脂肪瘤最多见。心房肿瘤多呈腔内型，心室肿瘤则多侵及壁间，心包肿瘤绝大部分为继发性。

心脏原发性良性肿瘤中，心脏黏液瘤最常见，其次为心脏纤维瘤。心脏纤维瘤多见于婴幼儿和青年人，无明显性别差异。大多数心脏纤维瘤临床症状不明显，部分可有心律异常，CT 多见于左心室后壁，呈等密度或稍高密度，密度大致均匀，

但可见少许点样钙化。本部分病例 PET/CT 无明显 FDG 摄取。

【病例】

（1）简要病史：男，19 岁；突发晕厥 1 次，心电图提示室上速，MRI 提示心脏占位性病变。

（2）影像表现：左心室后下壁见一类圆形稍高密度影，边缘欠清，大小约 29mm×41mm，未见明显 FDG 摄取增高，内可见点样钙化（绿箭）（图6-2-3）。

（3）影像诊断：心肌良性肿瘤可能（左心室壁纤维瘤？）。

（4）随访结果：随访时未活检和手术，多家合医院影像会诊考虑左心室壁纤维瘤可能性大。

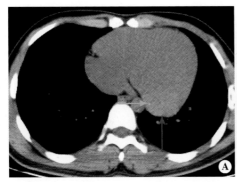

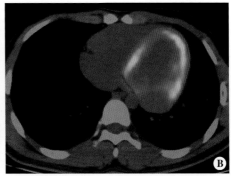

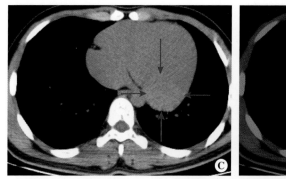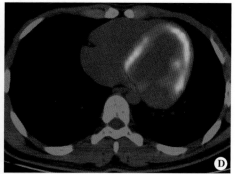

图 6-2-3　心脏良性肿瘤

红箭示肿瘤，绿箭示钙化

三、心包转移瘤

【概述】

心包转移瘤较心脏原发性肿瘤常见，临床上以肺癌、淋巴瘤、乳腺癌等转移多见，可表现为心包结节、肿块，或心包结节状、弥漫性不均匀增厚，伴心包积液，积液可为血性。心包转移瘤早期多无明显症状，当伴心包积液时，可有心脏压塞症状，如胸闷、气闭、胸痛、颈静脉怒张等。心包转移瘤 CT 可见心包结节或肿块，心包增厚，常伴肺门、纵隔淋巴结肿大；FDG 摄取多呈不同程度增高。心包转移瘤应与结核性心包炎鉴别，结核性心包炎常常表现为心包内侧面较光整，增厚多较均匀，较少伴肺门纵隔淋巴结肿大，常合并肺结核和胸腔积液。

【病例】

病例 1

（1）简要病史：男，61 岁；左上肺癌根治术后 1 年余。

（2）影像表现：左心室旁见团块状软组织肿块，边缘欠清，与左心室及大血管分界不清，肿块大小约 67mm×54mm，FDG 摄取增高，SUV_{max} 9.0；双肾可见多个结节状稍高密度影，边缘欠清，较大者约 27mm×25mm，FDG 摄取增高，SUV_{max} 7.6；右侧肾上腺见结节状稍增粗，FDG 摄取轻度增高，SUV_{max} 2.4（图 6-2-4）。

（3）影像诊断：结合病史，考虑左侧心包、肾转移。右肾上腺建议随访。

（4）随访结果：3 个月后随访，临床确诊心包转移瘤，且 MRI 增强提示肝脏转移可能。

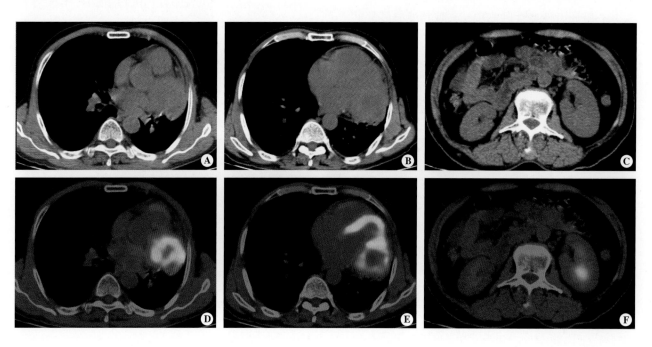

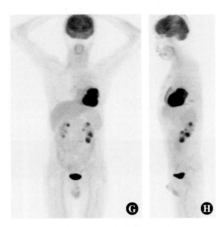

图 6-2-4　心包转移瘤

病例 2

（1）简要病史：男，67 岁；咳嗽、胸闷月余，发现多浆膜腔积液 1 周左右。

（2）影像表现：左肺下叶见团块状高密度影，边缘不清，大小约 46mm×45mm，FDG 摄取增高，SUV_{max} 19.3；左肺下叶支气管欠通畅，两肺下叶可见膨胀不全，右颈部、右锁骨上下窝、双侧肺门及纵隔、右侧肋膈角可见多发肿大淋巴结，边缘不清，部分融合成团，较大者约 37mm×21mm，FDG 摄取增高，SUV_{max} 15.5；心包可见不规则增厚，脂肪间隙模糊，FDG 摄取增高，SUV_{max} 16.7；双侧胸腔、心包可见积液（图 6-2-5）。

（3）影像诊断：考虑左下肺癌，双侧肺门、纵隔、右锁骨上下窝、右颈部淋巴结和心包转移。

（4）病理诊断/随访结果：淋巴结活检考虑转移瘤。临床诊断为淋巴结和心包转移。

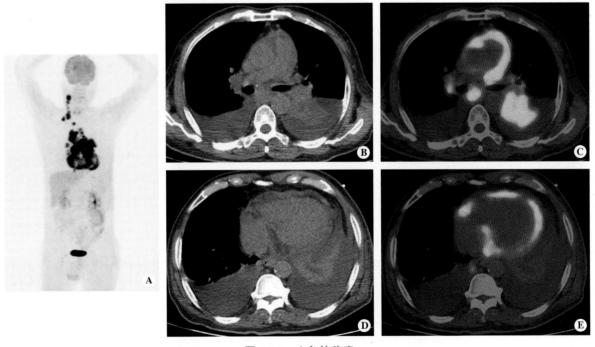

图 6-2-5　心包转移瘤

四、心包结核

【概述】

心包结核表现为心包积液和心包增厚，心包增厚均匀或不均匀，但少见结节状，FDG 摄取增高。

【病例】

病例 1

（1）简要病史：女，60 岁；腹部不适 4 个月，

CA125 增高。

（2）影像表现：心包明显不均匀增厚，FDG 摄取明显增高，SUV_{max} 14.9；双侧锁骨上窝、纵隔及左侧腋窝见肿大淋巴结，FDG 摄取增高，SUV_{max} 12.1；腹膜后见肿大淋巴结，FDG 摄取增高，SUV_{max} 3.8；双侧胸腔及盆腔少量积液，FDG 摄取稍高（图 6-2-6）。

（3）影像诊断：考虑结核性多浆膜炎和淋巴结结核。

（4）病理诊断（手术）：结核性心包炎。

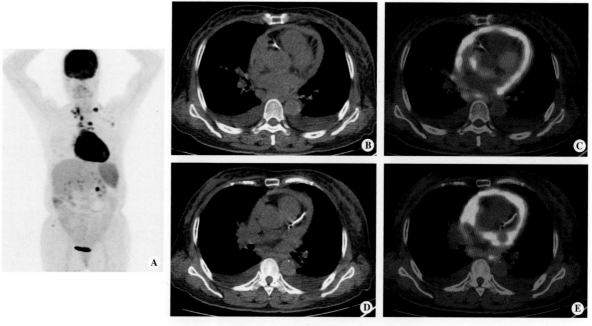

图 6-2-6　结核性心包炎

病例 2

（1）简要病史：男，42 岁；全身水肿月余；颈部淋巴结肿大。

（2）影像表现：心包明显不均匀增厚，FDG 摄取明显增高，SUV_{max} 7.4；右锁骨上窝及纵隔见多发淋巴结，最大及 FDG 摄取最高者位于右锁骨上窝，直径约 14mm，SUV_{max} 4.3；右上肺见条片状影，未见明显 FDG 摄取；双侧胸腔及盆腔少量积液，FDG 摄取稍高（图 6-2-7）。

（3）影像诊断：考虑结核性多浆膜炎和淋巴结结核。

（4）病理诊断（心包手术）：结核性心包炎。

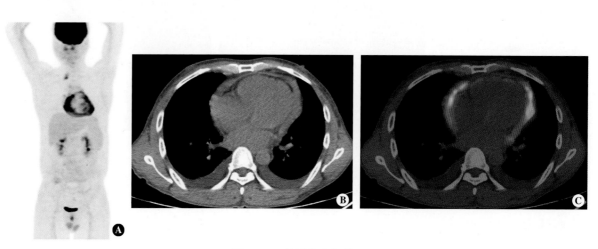

图 6-2-7　结核性心包炎

五、多发性大动脉炎

【概述】

大动脉炎是指主动脉及其主要分支的慢性、进行性、非特异性炎性自身免疫性疾病，以头臂血管、肾动脉、胸腹主动脉及肠系膜上动脉为好发部位，常多部位累及，可引起不同部位动脉狭窄、闭塞等。本病多见于年轻女性，临床症状因部位而异，可有发热、局部疼痛及相应部位缺血症状。根据病变累及部位可大致分为头臂动脉型，胸主、腹主动脉型，主动脉肾动脉型及广泛型。大动脉炎 CT 可见动脉管壁不均匀增厚及管腔的狭窄和梗阻，常累及大血管。因炎症改变，PET/CT 上病变显示为管壁代谢活性增高，FDG 摄取增高程度与炎症活动度相关。大动脉炎多因不明原因发热而行 PET/CT 检查。

【病例】

病例1

（1）简要病史：女，69 岁；全身水肿、贫血 5 个月

（2）影像表现：升主动脉、主动脉弓、降主动脉、腹主动脉、双侧髂总动脉、双侧锁骨下动脉内壁见明显放射性浓聚影，呈厚度不均匀的长管状，CT 见动脉血管壁不均匀增厚，并于部分血管壁上见钙化影（图 6-2-8）。

（3）影像诊断：考虑多发性大动脉炎。

（4）随访结果：临床诊断为多发性大动脉炎；激素治疗后症状改善。

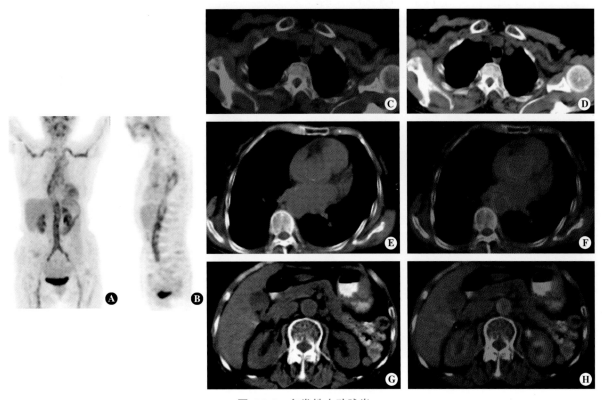

图 6-2-8　多发性大动脉炎

病例2

（1）简要病史：女，53 岁；不明显原因发热月余。

（2）影像表现：双侧颈总动脉，锁骨下动脉，头臂干，主动脉弓，升、降主动脉，腹主动脉及双侧髂总动脉管壁弥漫性 FDG 摄取增高，SUV_{max} 4.2（图 6-2-9）。

（3）影像诊断：考虑多发性大动脉炎。

（4）随访结果：根据 PET/CT 提示，临床进行相关检查后，考虑多发性大动脉炎；治疗后发热控制。

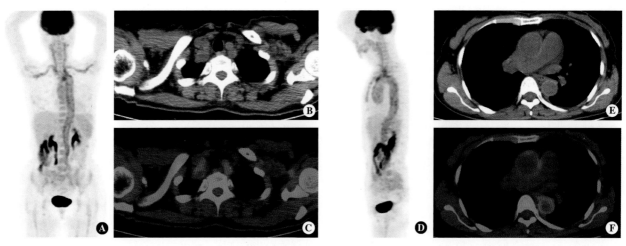

图 6-2-9　多发性大动脉炎

病例 3

（1）简要病史：女，34 岁；间歇性发热 1 年余，体温最高 38.5℃，伴背痛不能睡眠。

（2）影像表现：升主动脉、主动脉弓、胸主动脉上段、双侧颈总动脉、左锁骨下动脉管壁 FDG 摄取较均匀增高，SUV$_{max}$ 2.9；管外壁尚光整，管腔未见明显狭窄，纵隔未见增大淋巴结

（图 6-2-10）。

（3）影像诊断：结合病史，考虑多发性大动脉炎。

（4）随访结果：主动脉造影血管未见明显异常，临床确诊为多发性大动脉炎。激素治疗后半年后，发热控制，背痛减轻。

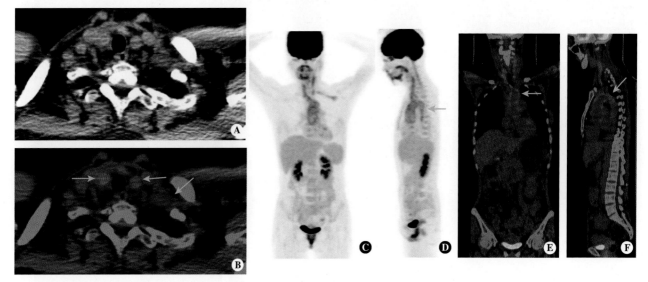

图 6-2-10　多发性大动脉炎（箭示）

病例 4

（1）简要病史：女，48 岁；不明原因发热半年；B 超可见腹膜后淋巴结肿大。

（2）影像表现：主动脉弓及降主动脉（至左心房水平）、腹主动脉（膈下至髂动脉分叉水平）

管壁不均匀增厚，最厚约 14mm，FDG 摄取明显增高，SUV$_{max}$ 13.1，血管腔稍变窄（图 6-2-11）。

（3）影像诊断：考虑多发性大动脉炎。

（4）随访结果：临床确诊多发性大动脉炎，治疗后发热控制，但出现下肢偶发刺痛感、头晕。

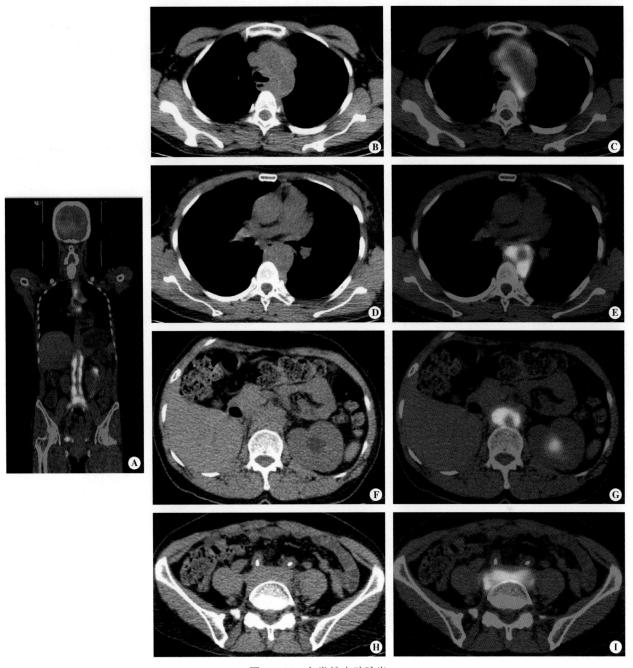

图 6-2-11　多发性大动脉炎

病例 5

（1）简要病史：男，52 岁；下肢阵发性刺痛，CT 平扫发现腹膜后肿块。

（2）影像表现：L_2 椎体下缘至 L_5 下缘腹主动脉及髂总动脉周围（前外侧为主）见厚薄不一软组织密度影包绕，最厚约 12mm，FDG 摄取增高，SUV_{max} 7.8（图 6-2-12）。

（3）影像诊断：考虑多发性大动脉炎。

（4）随访结果：2 年后增强 CT 复查，病情无明显变化，相应段血管狭窄较 CT 平扫显示更清晰。

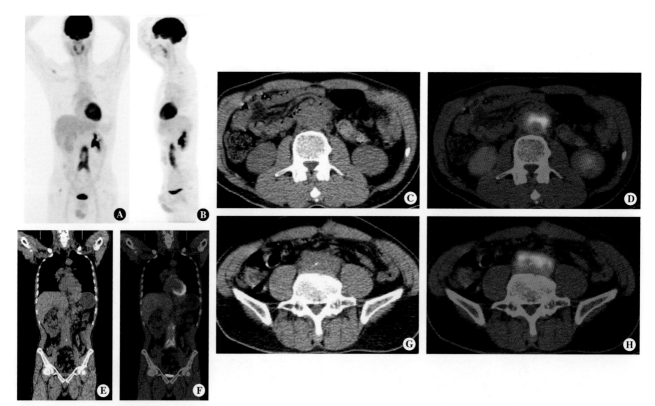

图 6-2-12　多发性大动脉炎

六、急性肺动脉栓塞

【概述】

急性肺动脉栓塞表现为肺动脉血管腔内高密度影（本部分病例病变呈稍低密度）。肺动脉栓塞通常不强化，无明显 FDG 摄取，而癌栓可有强化，FDG 摄取通常增高。急性肺动脉栓塞需与肺动脉内膜肉瘤鉴别，后者增强有不均匀低中度强化，FDG 摄取可有不同程度增高。

【病例】

（1）简要病史：男，66 岁；肺癌术后 2 年，脑转移伽玛刀术后 4 个月，近 1 个月反复胸闷，CT 增强示肺动脉栓塞。

（2）影像表现：右肺癌术后改变，术区可见斑片状、条索状影，局部胸膜粘连牵拉；右侧肺门及纵隔可见稍大淋巴结，较大者约 10mm×9mm，FDG 摄取轻度增高，SUV$_{max}$ 2.1；右肺动脉干内见三角形等低密度影，无明显 FDG 摄取（图 6-2-13）。

（3）影像诊断：右肺癌术后，肺门纵隔淋巴结考虑炎性增生；右肺动脉血栓形成或栓塞可能。

（4）随访结果：临床结合影像资料诊断为右肺动脉干栓塞（抗凝治疗后症状稍好转，随访时未手术）。

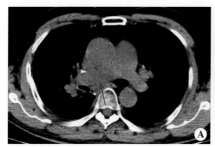
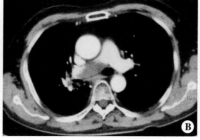
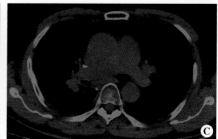

图 6-2-13　肺动脉栓塞（箭示）

七、上腔静脉癌栓

【概述】

上腔静脉癌栓多来源于头面部恶性肿瘤和肺癌，发病率较下腔静脉癌栓低，临床表现为上腔静脉阻塞综合征。增强 CT 可见上腔静脉充盈缺损或完全阻断，癌栓有不同程度强化，多不均匀；PET/CT 示癌栓 FDG 摄取多明显增高。

【病例】

（1）简要病史：男，56 岁；咳嗽、咯血 1 月余。

（2）影像表现：右肺门旁见不规则分叶状肿块，纵隔 2R、4R、4L 区见多发肿大淋巴结，两者界限不清，FDG 摄取增高，SUV_{max} 15.9；上腔静脉（平 $T_5 \sim T_8$ 椎体上缘）及右肺动脉内见放射性浓聚影，SUV_{max} 15.2，腔内呈等密度；右肺另见多个结节和右上肺大片状影，FDG 摄取稍高或不高；右腋窝淋巴结大小约 24mm×50mm，SUV_{max} 9.7（图 6-2-14）。

（3）影像诊断：肺癌并阻塞性炎症；上腔静脉和右肺动脉癌栓；右腋窝淋巴结转移。

（4）病理诊断 / 随访结果：右腋窝淋巴结穿刺活检考虑转移性未分化癌（小细胞型）。CT 增强考虑上腔静脉和肺动脉癌栓。

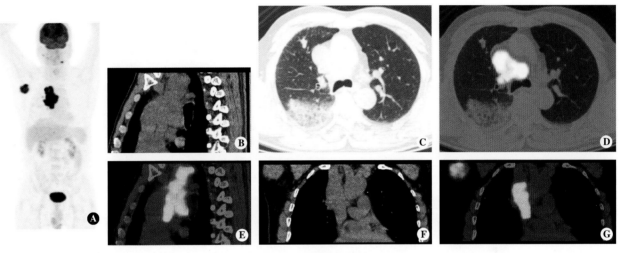

图 6-2-14　上腔静脉癌栓

八、肺动脉癌栓

【概述】

肺动脉癌栓 CT 表现为肺动脉内低密度充盈缺损，动脉管壁不光整、凹凸不平，增强可见不均匀强化，PET/CT 显示 FDG 摄取明显增高。

【病例】

（1）简要病史：男，54 岁；咳嗽、咳痰、咯血 1 月余，发热。2 年前外院胸片发现肺部空洞，考虑脓肿。

（2）影像表现：左肺下叶见空洞病灶，洞壁厚薄不均，洞壁欠光整，病灶大小约 31mm×46mm，FDG 摄取增高，SUV_{max} 5.2；邻近斜裂及胸膜牵拉凹陷，左肺动脉干及分支内见铸形稍低密度影，FDG 摄取增高，SUV_{max} 9.3（图 6-2-15）。

（3）影像诊断：考虑肺癌并肺动脉癌栓。

（4）病理诊断：肺腺癌；肺动脉癌栓。

九、真菌性肺动脉炎

【概述】

真菌性肺动脉炎极为罕见，本部分病例 CT 表现类似肺动脉栓塞，但栓塞一般 FDG 摄取不明显，癌栓则表现为实性高 FDG 摄取，注意两者鉴别。本部分病例炎性肺动脉管壁则表现为管状 FDG 摄取增高。

【病例】

（1）简要病史：女，67 岁；胸闷、气促 7 月余，加重 1 月余，怀疑肺动脉栓塞，抗凝治疗效果欠佳。

（2）影像表现：肺动脉主干及右心室入口处见片状稍低密度影，FDG 摄取增高，SUV_max 9.8。

（3）影像诊断：肺动脉主干及右心室入口处病灶，恶性肿瘤可能性大，建议活检以确诊（图 6-2-16）。

（4）病理诊断（手术）：真菌性肺动脉炎。

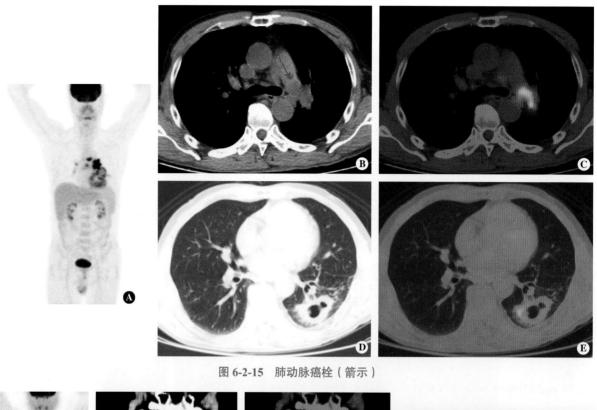

图 6-2-15 肺动脉癌栓（箭示）

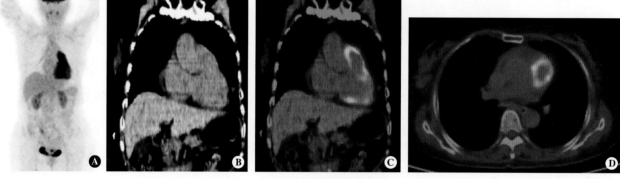

图 6-2-16 真菌性肺动脉炎

第三节 结 节 病

【概述】

结节病是一种多系统、非干酪性、肉芽肿性自身免疫性疾病，可累及全身各器官，如心、脑等，最常见于肺和淋巴结，发病以中青年为主，女性稍多于男性。组织学上，结节病表现为受累器官存在紧密聚集的非坏死性肉芽肿，内包含上皮样细胞或多核巨细胞，周围常有淋巴细胞浸润。结节病临床表现与受累器官和病损程度相关，如肺部病变可有咳嗽、呼吸困难等；皮肤病变可有皮下结节、丘疹、结节性红斑等，淋巴结肿大最常见。CT 典型表现为肺门对称性肿大淋巴结，边缘清晰，密度均匀，大多无融合趋势，纵隔淋巴结肿大多位于 7 区和 2R、4R 区，可有钙化；肺部表现为沿支气管血管束和胸膜下分布的小结节，可呈串珠状，最常见于近肺门区。

【病例】

病例1

（1）简要病史：男，68岁；周身多处淋巴结肿大4年，胸闷、咳嗽10余天。

（2）影像表现：双侧颈部及锁骨区见多发肿大淋巴结，较大者直径约23mm，PET示相应部位FDG摄取增高影，SUV$_{max}$ 7.1；双侧腮腺密度增高，其内见结节状FDG摄取异常增高影，SUV$_{max}$ 8.6；左肺上叶见片状高密度影，PET示相应部位FDG摄取增高影，SUV$_{max}$ 6.3；两肺见多发高密度小结节，以及斑索状及网格状磨玻璃密度影；纵隔及两肺门、双侧内乳区及膈上、双侧腋窝、双侧上肢皮下见多发肿大淋巴结，PET示相应部位FDG摄取异常增高影，SUV$_{max}$ 6.9；双侧胸腔内见液体密度影，脾脏体积增大，腹腔、腹膜后、盆腔及双侧髂血管旁、左侧腹股沟多发肿大淋巴结，较大者直径约53mm，SUV$_{max}$ 7.7（图6-3-1）。

（3）影像诊断：全身多发淋巴结肿大，考虑结节病。

（4）病理诊断/随访结果：淋巴结活检病理示结节病（4年前开始出现全身淋巴结增大现象，起初主要集中于颈部，穿刺提示良性病变）。

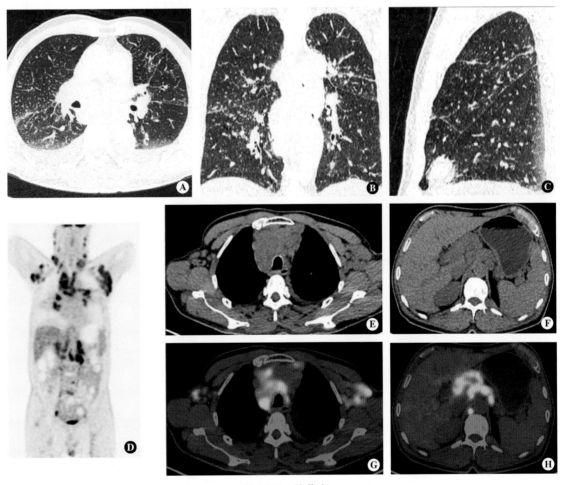

图6-3-1 结节病

病例2

（1）简要病史：女，46岁；声嘶月余，喉镜发现左侧声带麻痹，CT发现纵隔淋巴结肿大及肺部结节。

（2）影像表现：肺门、纵隔淋巴结肿大，大致对称，最大径约16mm，无融合，其中1枚见点样钙化，FDG摄取增高，SUV$_{max}$ 7.0；两肺多个微结节，未见FDG摄取（图6-3-2）。

（3）影像诊断：肺门、纵隔对称淋巴结肿大，代谢活性增高，并两肺多发微结节，考虑结节病可能。

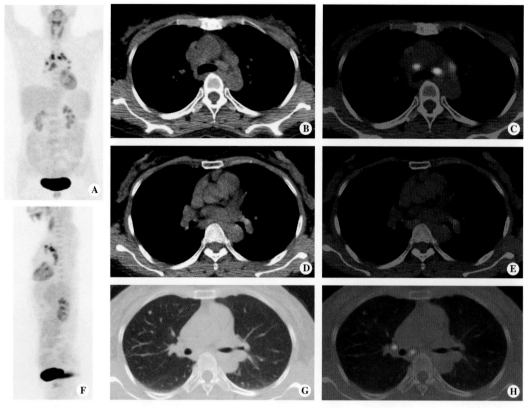

图 6-3-2　结节病

（4）病理诊断：纵隔淋巴结纤支镜活检考虑结节病。

病例 3

（1）简要病史：女，43 岁；体检发现双侧肺门及纵隔多发肿大淋巴结，无咳嗽、咳痰，无发热、盗汗。

（2）影像表现：两肺门及纵隔见对称性结节状FDG 摄取异常增高影，最大者约 42mm×20mm，SUV_{max} 16.3，SUV_{avg} 11.6，CT 于上述部位见多发肿大淋巴结影，密度均匀，边缘清晰（图 6-3-3）。

（3）影像诊断：两肺门及纵隔多发高代谢淋巴结影，考虑结节病可能性大。

（4）病理诊断：纵隔淋巴结纤支镜活检考虑淋巴结结节病。

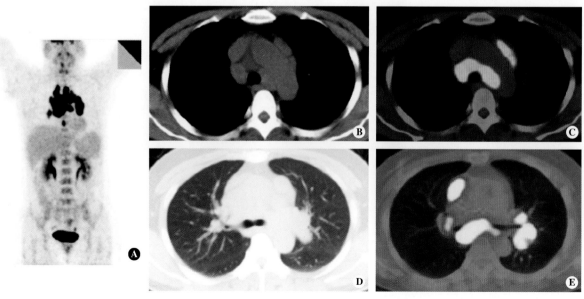

图 6-3-3　结节病

第一节 食管病变

一、食 管 癌

【概述】

食管位于 C_6 椎体下缘水平，接续于口咽，沿后纵隔下行，穿过膈肌食管裂孔，约在 T_{11} 水平与胃贲门相连。根据解剖部位，食管分为颈段、胸段和腹内段。腹内段最短，胸段最长，胸段在奇静脉弓下缘和下肺静脉水平上又可分为上、中、下三段；胸中下段为食管癌好发部位，病理上以鳞癌最常见，腺鳞癌、腺癌等少见。食管癌发病年龄多在 40 岁以上，男性明显多于女性。早期可无症状，之后出现吞咽梗阻感或吞咽困难，呈进行性加重，为食管癌的主要临床表现，有时有胸骨后不适、疼痛或异物感。

早期食管癌病变较表浅，尚未导致食管壁可见的增厚（正常食管壁厚度一般小于 5mm），CT不易发现病变，但中晚期食管癌在 CT 上能有较典型的表现。中晚期食管癌依据其 CT 表现分为 3 种类型：①管壁增厚，可为管周的一部分，也可为全周，管腔呈偏心性或中央性狭窄、闭塞，长度不一；②结节或肿块，起自管壁，向腔内生长，或同时向腔外生长，管腔多呈偏心性狭窄、闭塞；③溃疡形成，在前两型的基础上，肿瘤表面局部坏死脱落、凹凸不平，或中心坏死破溃，溃疡局部可能有空气或食物存留。肿瘤突破食管纤维膜并向外侵及，表现为食管周围脂肪间隙消失，亦可侵及邻近纵隔大血管、气管、心包、膈神经及胸椎；亦可表现为相应器官受压、推移、变形，或与此粘连，分界不清，或造成邻近组织结构破坏；溃疡穿通可形成瘘管，与纵隔、气管或胸膜腔连通；肿瘤梗阻以上食管可扩张或伴食物潴留。食管癌均有不同程度的 FDG 摄取，并且大多数食管癌表现为 FDG 摄取明显增高，因而无论是早期还是中晚期食管癌，PET 较 CT 能更早地作出诊断，甚至有些食管镜尚未发现的病变，PET/CT 亦能显示。

PET/CT 可以很好地评价食管癌的局部淋巴结转移和远处转移，食管癌淋巴结转移可以单向，也可以双向，多向锁骨上窝和颈淋巴结转移，且以右侧常见。胸中段食管癌还常常有肺门淋巴结转移，胸中下段病变可向贲门旁淋巴结转移，胸下段或腹内段食管癌常向腹腔内淋巴结转移，纵隔内淋巴结转移则常与病变同侧。淋巴结转移也可呈跳跃性。远处转移以肺、肝、骨、脑多见。

【病例】

病例 1

（1）简要病史：男，72 岁；呛咳、咽异物及吞咽梗阻感月余。

（2）影像表现：颈段食管壁肿块，伴浅溃疡形成，与气管后壁界限不清，长约 36mm，FDG摄取增高，SUV_{max} 11.9，管腔变窄；右肺门见 2 个淋巴结，SUV_{max} 6.9（图 7-1-1）。

（3）影像诊断：食管癌；右肺门淋巴结炎性可能，转移不除外。

（4）病理诊断：食管癌。

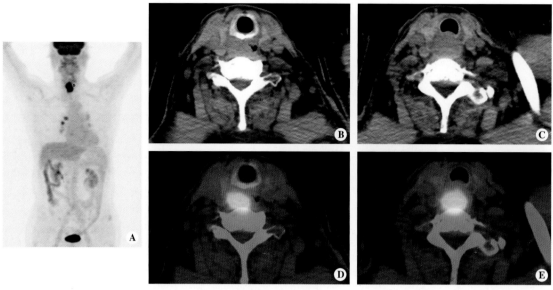

图 7-1-1　食管癌

病例 2

（1）简要病史：男，63 岁；吞咽困难进行性加重 2 个月左右。

（2）影像表现：颈段食管壁增厚，局部突入气管，管腔变窄，长约 34mm，FDG 摄取增高，SUV_{max} 13.7（图 7-1-2）。

（3）影像诊断：食管癌。

（4）病理诊断：食管癌。

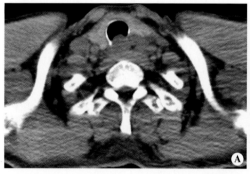

图 7-1-2　食管癌

病例 3

（1）简要病史：男，66 岁；声嘶 2 月余，CT 示纵隔占位。

（2）影像表现：食管胸上段管壁增厚，FDG 摄取增高，SUV_{max} 11.6；右锁骨上、下窝可见多发肿大淋巴结，最大径约 17mm，SUV_{max} 15.8（图 7-1-3）。

（3）影像诊断：食管癌，淋巴结转移。

（4）病理诊断：食管癌。

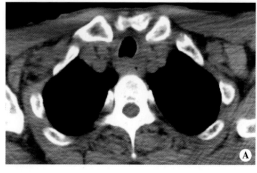
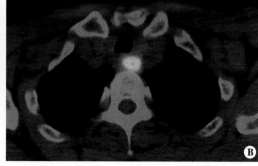

图 7-1-3　食管癌

病例 4

（1）简要病史：男，38岁；发现右颌下淋巴结肿大1周，穿刺活检疑转移性鳞癌。

（2）影像表现：食管颈段管壁稍厚，FDG摄取明显增高，SUV$_{max}$ 12.4；邻近食管旁、锁骨上窝及右侧胸锁乳突肌内侧见多发肿大淋巴结，最大径约28mm，FDG摄取增高，SUV$_{max}$ 17.9（图7-1-4）。

（3）影像诊断：食管癌，淋巴结转移。

（4）病理诊断：食管鳞癌。

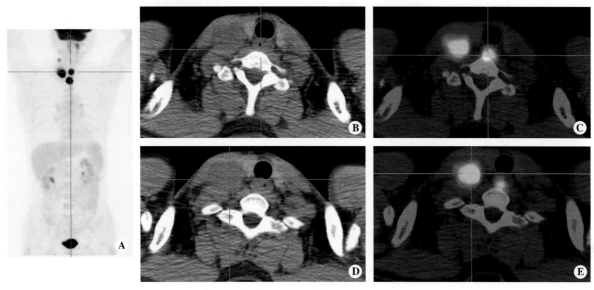

图 7-1-4 食管癌

病例 5

（1）简要病史：男，66岁；吞咽异物感、梗阻2月余。内镜活检病理确诊食管鳞癌。

（2）影像表现：食管颈段、胸上段管壁均匀增厚，长约45mm，FDG摄取增高，SUV$_{max}$ 19.8；病变右旁、双侧锁骨上窝及右颈部多发肿大淋巴结，SUV$_{max}$ 13.9（图7-1-5）。

（3）影像诊断：食管癌，淋巴结转移。

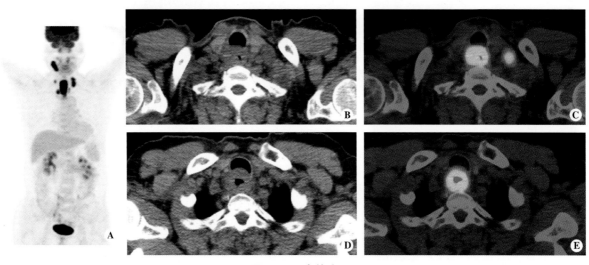

图 7-1-5 食管癌

病例 6

（1）简要病史：女，68岁；左颈部淋巴结肿大，活检提示转移性鳞癌，查原发灶。

（2）影像表现：食管胸上段后壁见结节样增厚，部分突向管腔，FDG摄取增高，SUV$_{max}$ 4.0；左锁骨上窝、腔静脉后及两肺门多发淋巴结肿大，

SUV$_{max}$ 8.1（图 7-1-6）。

（3）影像诊断：食管癌伴淋巴结转移可能性大。

（4）病理诊断/随访结果：第一次食管镜未发

现病变。PET/CT 检查后再次行食管镜检，活检病理确诊为食管鳞癌。

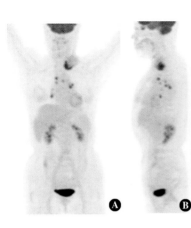
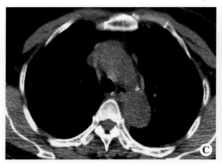
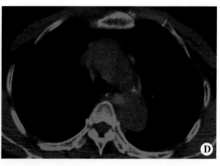

图 7-1-6　食管癌

病例 7

（1）简要病史：男，63 岁；左锁骨上窝淋巴结肿大 1 月余，疑转移。

（2）影像表现：食管胸中段左侧壁局部增厚，管腔狭窄，长约 23mm，FDG 摄取增高，SUV$_{max}$ 13.7；其上段食管扩张，病变周围脂肪间隙尚清晰，

气管左旁及左锁骨上窝各见一淋巴结，大小分别为 19mm×15mm、20mm×19mm，FDG 摄取均增高，SUV$_{max}$ 分别为 6.3 和 8.1（图 7-1-7）。

（3）影像诊断：食管癌，淋巴结转移。

（4）病理诊断：食管低分化鳞癌，淋巴结转移。

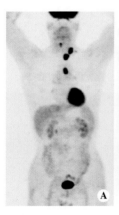
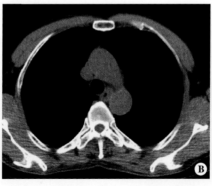
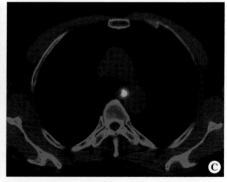

图 7-1-7　食管癌

病例 8

（1）简要病史：男，72 岁；胸痛、吞咽梗阻感 4 月余，伴呕吐。食管镜活检示食管鳞癌。

（2）影像表现：食管胸上中段管壁肿块，内见溃疡形成（CT 显示为大腔），长约 86mm，FDG 摄取增高，SUV$_{max}$ 12.6，管腔狭窄，推向左前；右锁骨上窝见淋巴结，长径约 16mm，SUV$_{max}$ 4.0（图 7-1-8）。

（3）影像诊断：食管癌，右锁骨上窝淋巴结转移。

（4）随访结果：食管癌，淋巴结转移增多。

病例 9

（1）简要病史：女，80 岁；背痛，吞咽梗阻感 4 个月。

（2）影像表现：食管胸中下段管壁肿块，长约 60mm，FDG 摄取增高，SUV$_{max}$ 12.9，伴大溃疡形成，管腔受压变窄；降主动脉后见直径约 12mm 淋巴结，SUV$_{max}$ 5.9（图 7-1-9）。

（3）影像诊断：食管癌，淋巴结转移。

（4）病理诊断：食管癌（CT 提所示食管左边 的腔为溃疡）。

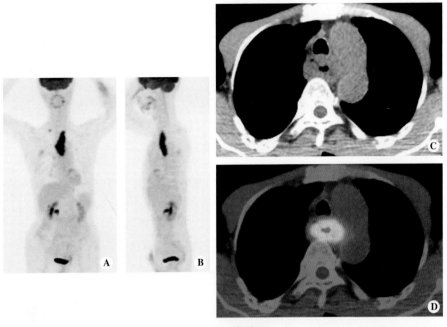

图 7-1-8 食管癌

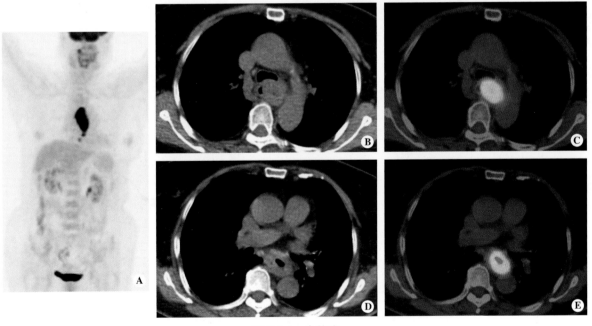

图 7-1-9 食管癌

病例 10

（1）简要病史：男，58 岁；吞咽不适，偶有梗阻感半月余。

（2）影像表现：食管胸下段局部 FDG 摄取增高，长约 16mm（图 7-1-10）。

（3）影像诊断：食管癌可能性大。

（4）病理诊断：食管中分化鳞癌。

病例 11

（1）简要病史：男，67 岁；吞咽困难，进行性加重 1 个月。

（2）影像表现：食管胸中下段管壁肿块，长约 58mm，FDG 摄取增高，SUV_{max} 11.8，伴小溃疡形成，管腔变窄（图 7-1-11）。

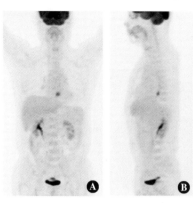
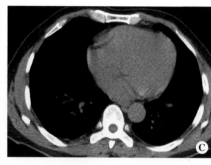
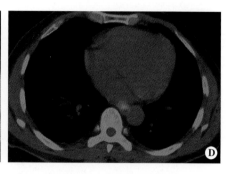

图 7-1-10　食管癌

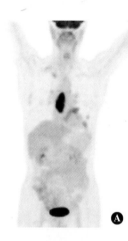
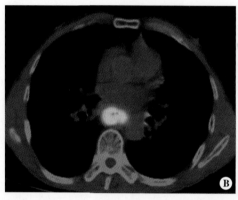
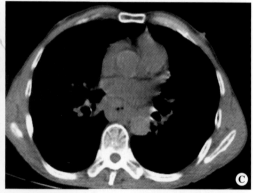

图 7-1-11　食管癌

（3）影像诊断：食管癌。

（4）病理诊断：食管鳞癌（CT 提示食管右边的腔为溃疡）。

病例 12

（1）简要病史：男，60 岁；吞咽困难 1 个月左右，伴背痛，双下肢水肿，右颈部包块。颈部穿刺示转移性鳞癌。

（2）影像表现：食管胸中下段管壁增厚，长约 50mm，FDG 摄取增高，SUV_{max} 18.8；右锁骨上窝淋巴结肿大，中心坏死，贲门旁肿大淋巴结，SUV_{max} 18.0；右肺多个结节，FDG 摄取增高，SUV_{max} 5.3（图 7-1-12）。

（3）影像诊断：食管癌，淋巴结肺转移。

（4）病理诊断（内镜活检）：食管鳞癌，淋巴结转移。

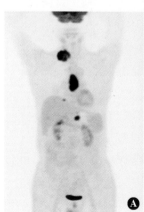
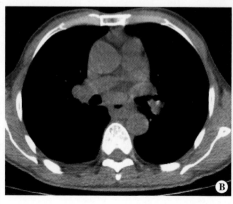
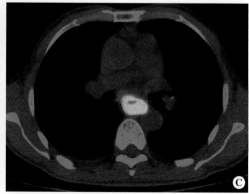

图 7-1-12　食管癌

病例 13

（1）简要病史：男，74 岁；吞咽困难 2 周余；内镜活检确诊食管鳞癌。

（2）影像表现：食管胸下段长约 43mm 肿块，主要向管腔内生长，FDG 摄取增高，SUV$_{max}$ 19.1，中间坏死并溃疡形成，管腔变窄（图 7-1-13）。

（3）影像诊断：食管癌。

（4）病理诊断：食管鳞癌。

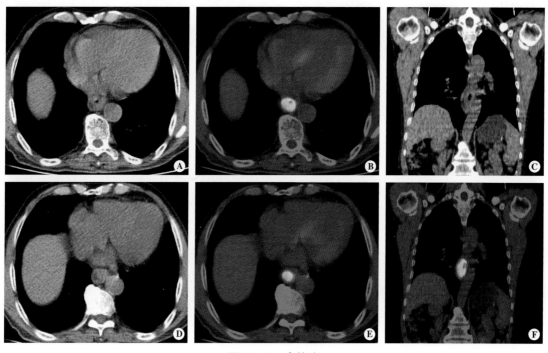

图 7-1-13　食管癌

病例 14

（1）简要病史：男，77 岁；胸背部疼痛半年余，吞咽困难 2 月余。

（2）影像表现：食管胸下段管壁明显增厚，长约 63mm，管腔明显变窄、堵塞，FDG 摄取明显增高，SUV$_{max}$ 15.3，周围脂肪间隙消失；右锁骨上窝、左上气管旁、腔静脉后、隆突下及贲门旁多发肿大淋巴结，SUV$_{max}$ 10.1（图 7-1-14）。

（3）影像诊断：食管癌，淋巴结转移。

（4）病理诊断：食管鳞癌，淋巴结转移。

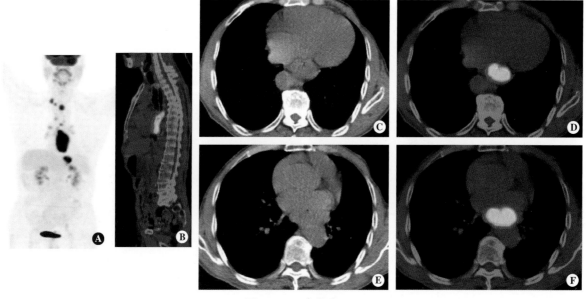

图 7-1-14　食管癌

病例 15

（1）简要病史：男，67岁；吞咽梗阻感2月余。

（2）影像表现：食管胸下段偏右侧管壁结节样增厚，长约28mm，FDG摄取增高，SUV$_{max}$ 11.8（图7-1-15）。

（3）影像诊断：食管癌。

（4）病理诊断：食管中分化鳞癌。

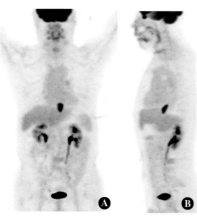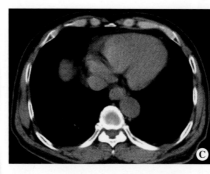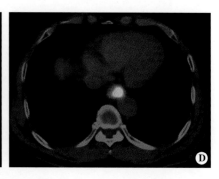

图 7-1-15 食管癌

病例 16

（1）简要病史：女，65岁；食管中段鳞癌支架置入术后，再次出现吞咽困难。

（2）影像表现：食管支架置入，支架入口软组织覆盖，FDG摄取明显增高，SUV$_{max}$ 11.1；支架周围FDG摄取稍高，无明显软组织增厚；支架出口见软组织不全覆盖，FDG摄取增高，SUV$_{max}$ 4.3；双侧肺门、纵隔及腹膜后见多个淋巴结，SUV$_{max}$ 4.4（图7-1-16）。

（3）影像诊断：食管癌支架置入，支架口肿瘤堵塞；淋巴结转移。

（4）病理诊断：食管中段鳞癌。食管镜检示支架入口肿瘤增生覆盖，出口活检亦为肿瘤组织。

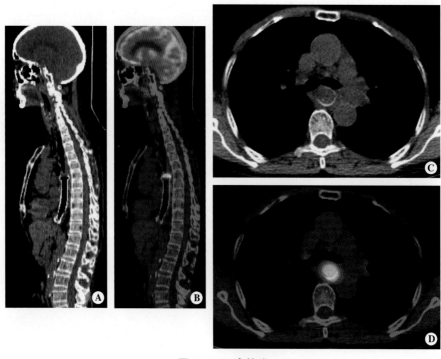

图 7-1-16 食管癌

病例 17

（1）简要病史：男，62岁；腹痛月余，CT疑肝转移。

（2）影像表现：食管胸下段后壁肿块，向管腔内外生长，FDG摄取增高，SUV$_{max}$ 9.2；管腔变窄，纵隔血管前、腔静脉后、右锁骨上窝及左侧腋窝、肝胃韧带多发肿大淋巴结，SUV$_{max}$ 6.7；肝弥漫性分布低密度结节，SUV$_{max}$ 8.7（图7-1-17）。

（3）影像诊断：考虑食管癌，肝转移。

（4）病理诊断：食管鳞癌。

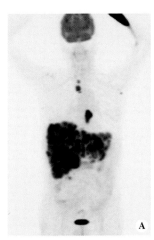
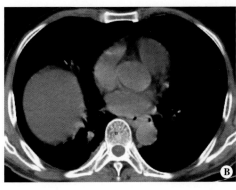
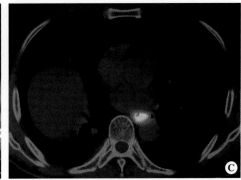

图 7-1-17 食管癌

病例 18

（1）简要病史：男，61岁；腹痛2周余。

（2）影像表现：食管裂孔段见管壁局部增厚，向腔内突出，FDG摄取增高，SUV$_{max}$ 1.23；其旁、腹膜后、纵隔、右肺门见多发肿大淋巴结，SUV$_{max}$ 39.4（图7-1-18）。

（3）影像诊断：食管癌可能；淋巴结转移。

（4）病理诊断：食管腺癌。

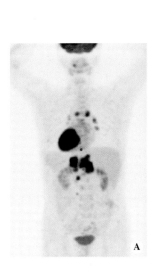
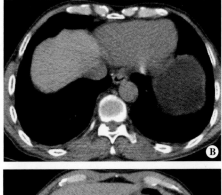
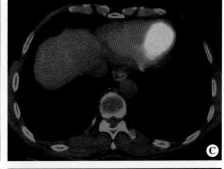
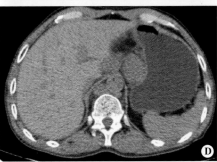
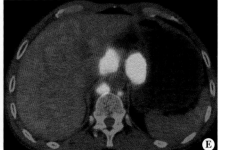

图 7-1-18 食管癌

二、食 管 肉 瘤

【概述】

食管肉瘤少见，多发于中老年男性，包括纤维肉瘤、平滑肌肉瘤、横纹肌肉瘤和血管肉瘤等。其中，纤维肉瘤多见，其次为平滑肌肉瘤。平滑肌肉瘤根据生长方式可分为息肉型和浸润型，息肉型起源于黏膜肌层，较常见，向管腔内生长；浸润型起源于固有肌层，较少见，呈管壁浸润性生长。食管肉瘤临床表现为不同程度的吞咽困难，吞咽困难程度不一定与肿块大小呈正比，与食管癌吞咽困难进行性加重有所不同，食管肉瘤吞咽困难一般发生较晚，时轻时重；也可出现胸痛、腹痛、胸骨后烧灼感等。

食管肉瘤多发生于胸中、下段，CT 表现为管腔内肿物，基底较宽，或食管壁不均匀增厚，食管周围脂肪间隙部分模糊，管腔堵塞变窄，上段食管扩张。食管钡餐检查，食管肉瘤表现类似于平滑肌瘤、食管癌，或纵隔肿块。食管肉瘤 PET/CT 可表现为 FDG 摄取不同程度增高，坏死较少见。

食管肉瘤应与平滑肌瘤、食管癌鉴别，影像学检查多数时候较难区别，确诊主要依赖病理。

【病例】

病例 1

（1）简要病史：男，62 岁；吞咽困难 2 月余，CEA 为 4.05ng/ml（参考范围 0 ～ 3.4ng/ml）。

（2）影像表现：食管胸下段右后壁软组织肿块，向腔内生长，长约 52mm，FDG 摄取明显增高，SUV_{max} 18.4；管腔明显变窄，隆突下及双侧肺门见多发淋巴结，SUV_{max} 3.7（图 7-1-19）。

（3）影像诊断：食管癌；纵隔、肺门淋巴结，考虑炎性增生可能性大。

（4）病理诊断：食管低分化平滑肌肉瘤或纤维肉瘤，癌肉瘤待排；结合免疫组化考虑平滑肌肉瘤。

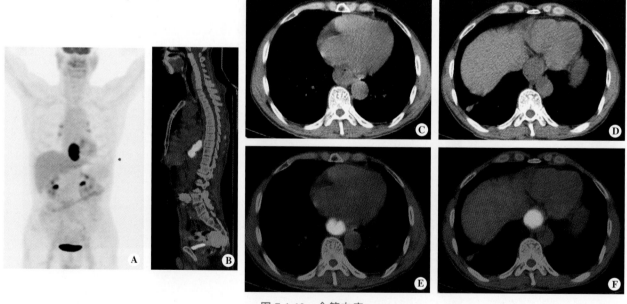

图 7-1-19　食管肉瘤

病例 2

（1）简要病史：男，67 岁；发现肺部肿块 2 周余。

（2）影像表现：右肺上叶见软组织密度肿块，大小约 55mm×40mm，FDG 摄取增高，SUV_{max} 9.7，边缘欠光整，与邻近胸膜粘连，中央可见坏死；右锁骨上窝、纵隔右上气管旁各见一肿大淋巴结，较大者长径约 13mm，FDG 摄取增高，SUV_{max} 7.8；食管胸下段见稍低密度软组织结节，向腔内生长，直径约 22mm，FDG 摄取增高，SUV_{max} 5.8，其上段食管稍扩张（图 7-1-20）。

（3）影像诊断：右上肺肿块，考虑恶性；纵隔及锁骨上淋巴结，考虑转移；食管腔内结节，考虑恶性。

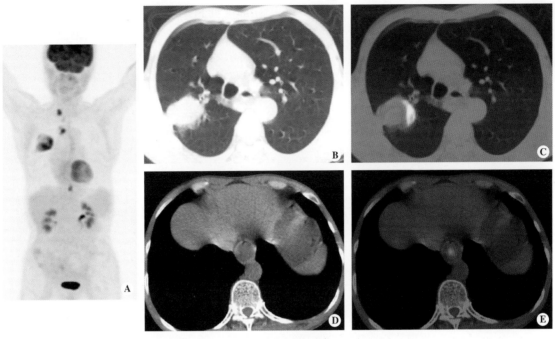

图 7-1-20　食管肉瘤

（4）病理诊断：食管镜活检，考虑食管肉瘤。

三、食管平滑肌瘤

【概述】

食管平滑肌瘤为食管最常见的良性肿瘤，可发生于食管任何部位，但中段较多见，可无明显临床症状，部分表现为吞咽梗阻。CT 表现为圆形或类圆形软组织肿块，突向腔内或腔外，边缘光滑，与周围组织界限清晰，邻近食管壁无侵蚀破坏，增强扫描可有轻度强化。食管平滑肌瘤 PET/CT 示 FDG 摄取无明显增高或轻度增高。

食管平滑肌瘤应与食管癌鉴别：食管平滑肌瘤可表现为腔内分叶状肿块，或沿管壁的马蹄铁样肿块，食管肿块多呈菜花状，可有溃疡，食管黏膜可摊平，但无破坏；食管癌常导致食管梗阻，上段扩张。

【病例】

病例 1

（1）简要病史：男，54 岁；体检胃镜示食管下段距门齿 28cm 处见 10mm×10mm 外压性隆起。

（2）影像表现：食管胸上段（主动脉弓上水平）见管壁局限性偏心增厚，最大层面约 11mm×6mm，CT 值 35.8Hu，FDG 摄取未见明显增高（图 7-1-21）。

（3）影像诊断：食管胸上段管壁局限性增厚，代谢未见明显增高，考虑良性病变。

（4）病理诊断（内镜活检）：食管平滑肌瘤。

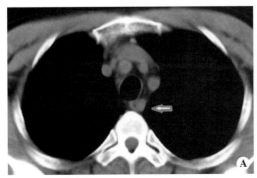
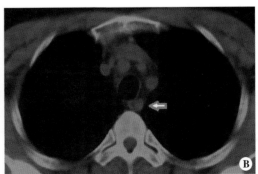

图 7-1-21　食管平滑肌瘤（箭示）

病例 2

（1）简要病史：男，35 岁；因"体检发现食管肿物 11 天"入院　无手术史。

（2）影像表现：食管胸下段（$T_8 \sim T_{10}$ 水平）见一不规则团块状软组织密度影，大小约 50mm×37mm×53mm，边缘清晰，肿块凸向管腔内，其内密度较均匀，CT 值约 42.3Hu，PET 于上述部位见 FDG 摄取轻度增高，SUV_{max} 3.6，SUV_{avg} 2.9；双侧肺门及纵隔未见肿大淋巴结及 FDG 摄取异常浓聚灶（图 7-1-22）。

（3）影像诊断：食管胸下段（$T_8 \sim T_{10}$ 水平）轻度高代谢肿块，良性或低度恶性肿瘤可能性大。

（4）病理诊断（手术）：（食管肿瘤）梭形细胞肿瘤，结合免疫组化，符合平滑肌瘤。

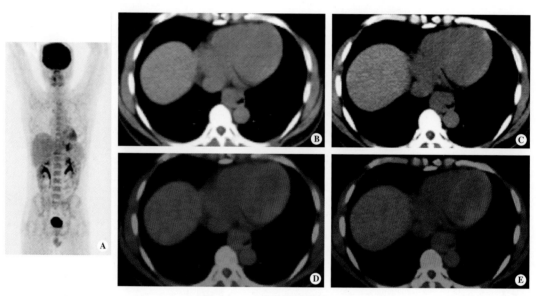

图 7-1-22　食管平滑肌瘤

第二节　胃病变

一、胃　癌

【概述】

胃癌起源于胃黏膜上皮，是常见的恶性肿瘤，发病年龄多大于 50 岁，男性多于女性。胃癌按病程大致分为早期胃癌和进展期胃癌：早期胃癌局限于黏膜和黏膜下层，临床症状多不明显、不典型；进展期胃癌可表现为上腹部不适、胃痛、腹胀及纳差等，晚期可有体重减轻、贫血等。胃癌的临床症状与其发生部位相关。胃癌可发生于胃任何部位，但胃窦部最常见，约占胃癌的半数。绝大多数为腺癌。

胃癌常见 CT 表现为：①胃壁增厚，多呈不均匀性，胃壁局部较僵硬，增厚的胃壁可呈局限性或弥漫性，黏膜面凹凸不平；依肿瘤浸润深度不同，浆膜面可光整，或不光整，侵及周围脂肪间隙可表现为脂肪密度增高，脂肪间隙模糊；累及周围器官可表现为粘连，与之分界不清。②突向胃腔内的结节或肿块，结节或肿块可表现为孤立的隆起，也可为增厚胃壁局部明显突出的一部分，结节或肿块不光整，呈分叶或菜花状，可以伴溃疡。③溃疡，为腔内溃疡，表现为增厚、突向胃腔内的胃壁或结节，肿块表面凹陷，边缘不规则，底部凹凸不平，溃疡口周围可有堤状隆起——环堤。④胃腔狭窄，胃壁常呈非对称性增厚、僵硬，因此狭窄亦多呈非对称性。

增强 CT 胃癌组织可有明显强化。部分早期胃癌 PET/CT，可表现为无或低 FDG 摄取，多数早期胃癌及进展期胃癌均表现为高 FDG 摄取。

胃癌应与炎症、良性溃疡及其他肿瘤鉴别，鉴别主要依赖 CT 表现，并结合临床。大多数胃炎表现为胃壁弥漫性 FDG 摄取增高，但胃壁无明显增厚；小的良性溃疡 CT 上不易与恶性溃疡鉴别，较大的良性溃疡 FDG 摄取亦明显增高，但胃壁增厚不如恶性肿瘤明显，且多无结节或肿块，溃疡口部一般无环堤征象，不表现为腔内溃疡。另外，胃癌胃壁增厚应与正常收缩的胃壁鉴别，正常的胃壁无论黏膜面还是浆膜面，一般较为光滑，充盈良好的胃壁通常幽门管处较厚。

右体重下降 5kg 以上，无任何明显不适。体检 B 超发现腹膜后淋巴结肿大。胃镜活检示低分化腺癌。

（2）影像表现：胃体胃壁显著增厚（小弯侧为主），伴巨大溃疡，FDG 摄取明显增高，SUV_max 16.6；胃腔狭窄，肝胃韧带及邻近腹膜后多发肿大淋巴结，部分融合，SUV_max 19.4（图 7-2-1）。

（3）影像诊断：胃癌，淋巴结转移。

（4）病理诊断：胃低分化腺癌。

【病例】

病例 1

（1）简要病史：男，80 岁；消瘦，1 个月左

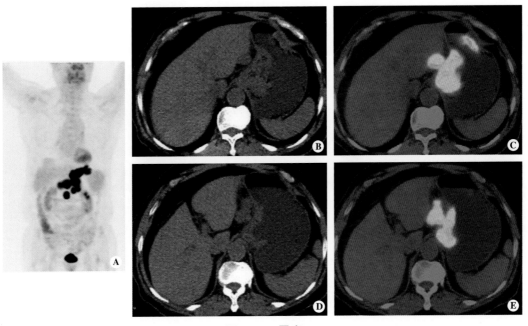

图 7-2-1 胃癌

病例 2

（1）简要病史：男，47 岁；上腹饱胀感月余。

（2）影像表现：贲门部肿块，长径约 43mm，

FDG 摄取增高，SUV_max 7.9，边缘尚清晰，分叶（图7-2-2）。

（3）影像诊断：贲门癌。

（4）病理诊断：贲门癌。

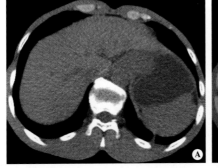
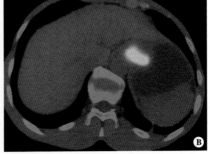

图 7-2-2 贲门癌

病例 3

（1）简要病史：男，77 岁；右上腹不适、疼痛 3 个月；胸部 CT 发现肺结节。

（2）影像表现：右肺下叶背段见直径约 23mm 结节，边缘欠光整，具毛刺，FDG 摄取明显增高，SUV_max 23.9；隆突下食管右旁见一肿大淋巴结，

SUV~max~ 13.2；贲门、胃小弯侧胃壁增厚，并溃疡形成，溃疡面凹凸不平，FDG 摄取增高，SUV~max~ 6.4；升结肠见息肉样小结节，突向肠腔，SUV~max~ 15.9（图 7-2-3）。

（3）影像诊断：胃底、贲门癌；肺转移，原发性肺癌不除外；纵隔淋巴结转移；升结肠腺瘤可能。

（4）病理诊断（胃镜活检）：胃底、贲门低分化腺癌。

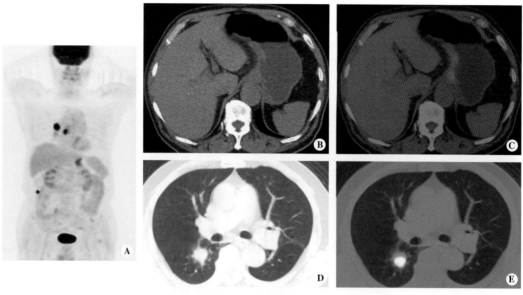

图 7-2-3　胃底贲门癌

病例 4

（1）简要病史：男，61 岁；上腹部疼痛不适 1 月余；CT 示肝内、腹膜后淋巴结多发转移。

（2）影像表现：贲门壁不均匀增厚，并溃疡形成，表面凹凸不平，FDG 摄取明显增高，

SUV~max~ 12.7；肝内多发低密度小结节，边缘欠清，FDG 摄取环形增高，SUV~max~ 11.3；胰体后淋巴结，SUV~max~ 10.5；右第 11 后肋局部破坏并软组织稍增厚，SUV~max~ 9.0（图 7-2-4）。

（3）影像诊断：胃癌，肝、淋巴结转移。

（4）病理诊断：贲门癌。

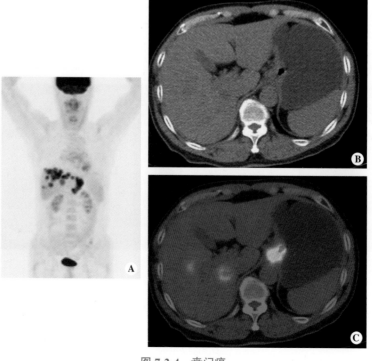

图 7-2-4　贲门癌

病例 5

（1）简要病史：男，70 岁；吞咽梗阻感 3 周。

（2）影像表现：食管末段、贲门壁不均匀增厚，FDG 摄取明显增高，SUV$_{max}$ 12.2；双侧锁骨上、下窝，纵隔，肝门区及腹膜后多发肿大淋巴结，SUV$_{max}$ 9.3；肝Ⅷ段直径 25mm 结节，右肾上腺直径 18mm 结节，SUV$_{max}$ 分别为 3.1 和 7.3（图 7-2-5）。

（3）影像诊断：食管、贲门癌，肝、淋巴结转移，右肾上腺转移不除外。

（4）病理诊断：贲门癌。

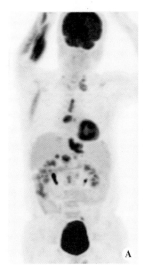
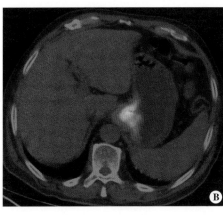
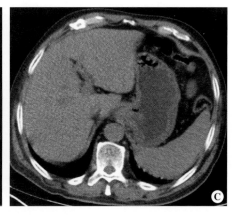

图 7-2-5　贲门癌

病例 6

（1）简要病史：男，71 岁；间歇性腹胀、腹痛半年左右，加重 2 月余。胃镜活检示胃腺癌。

（2）影像表现：胃小弯侧胃壁半球形肿块，厚约 30mm，突向胃腔内，表面溃疡，底部凹凸不平，FDG 摄取增高，SUV$_{max}$ 6.2；肠系膜上静脉、脾静脉近段、门脉主干（2.4cm）及分支增粗，密度稍低，边缘凹凸不平，FDG 摄取增高，SUV$_{max}$ 5.9，食管下段静脉及脾静脉曲张（图 7-2-6）。

（3）影像诊断：胃癌并门脉系癌栓。

（4）随访结果：胃腺癌，复查 MRI 亦考虑门脉癌栓。

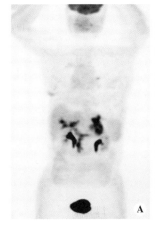
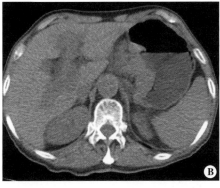
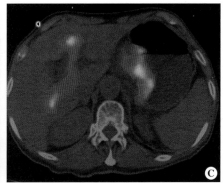

图 7-2-6　胃癌

病例 7

（1）简要病史：男，74 岁；上腹痛、不适 10 余天，呈饥饿痛，进食后饱胀不适，无黑便；胃镜示胃体溃疡。

（2）影像表现：胃体小弯侧胃壁稍增厚，表面凹凸不平，FDG 摄取增高，SUV$_{max}$ 3.1（图 7-2-7）。

（3）影像诊断：结合病史，考虑胃癌。

（4）病理诊断：胃体低分化腺癌。

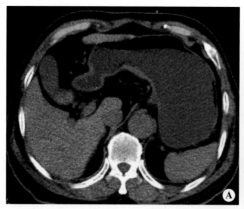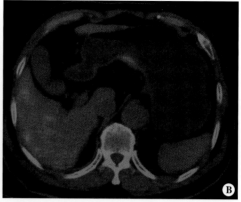

图 7-2-7　胃癌

病例 8

（1）简要病史：女，82 岁；上腹部不适，纳差，乏力 2 周。

（2）影像表现：胃窦胃壁增厚，表面欠光整，FDG 摄取增高，SUV$_{max}$ 2.5；双侧肺门及纵隔 4R 区多发淋巴结，最长径约 12mm，SUV$_{max}$ 7.7（图 7-2-8）。

（3）影像诊断：胃癌可能性大；肺门、纵隔淋巴结，考虑炎性增生。

（4）病理诊断：胃窦部中低分化腺癌。

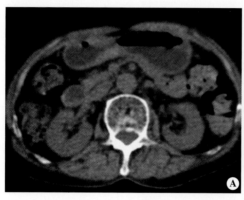

图 7-2-8　胃癌

病例 9

（1）简要病史：女，72 岁；1 个月前无明显诱因出现饭后腹胀伴恶心、呕吐，稍有烧灼感，休息后缓解，偶有反酸、嗳气。

（2）影像表现：胃小弯壁结节，直径约 13mm，FDG 摄取增高，SUV$_{max}$ 7.4（图 7-2-9）。

（3）影像诊断：胃癌可能性大。

（4）病理诊断（手术）：胃中分化腺癌。

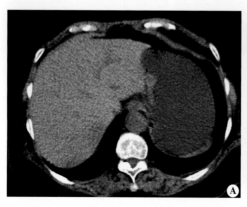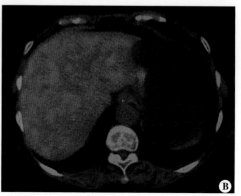

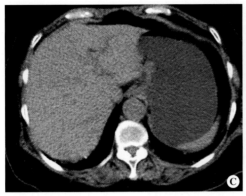
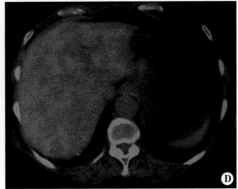

图 7-2-9　胃癌

病例 10

（1）简要病史：男，66 岁；胃溃疡术后 16 年，上腹部不适、腹胀、隐痛、呕吐胆汁 2 月余。

（2）影像表现：胃次全切除，残胃大弯侧胃壁不均匀增厚，FDG 摄取增高，SUV$_{max}$ 9.3；胃周、脾门、腹膜后多发肿大淋巴结，SUV$_{max}$ 10.3（图 7-2-10）。

（3）影像诊断：胃癌，淋巴结转移。

（4）病理诊断：残胃低分化腺癌。

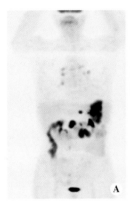
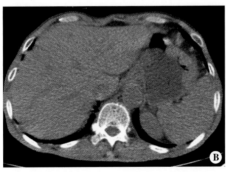
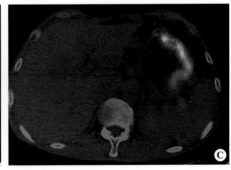

图 7-2-10　胃癌

病例 11

（1）简要病史：男，77 岁；确诊胃癌 2 周。

（2）影像表现：胃体胃壁弥漫性不均匀增厚，FDG 摄取增高，SUV$_{max}$ 10.5；腹腔内及腹膜后，左锁骨上窝及纵隔内 5、6 区见多发肿大淋巴结，SUV$_{max}$ 13.4，部分融合；肝内多发大小不等低密度结节，FDG 摄取增高或环状增高，SUV$_{max}$ 6.3；两侧胸膜下及两肺内见多个小结节影，FDG 摄取增高，SUV$_{max}$ 9.1；C$_3$ 椎弓根，右侧第 2、6 肋，右侧髂骨见 FDG 摄取局灶性增高，SUV$_{max}$ 6.07（图 7-2-11）。

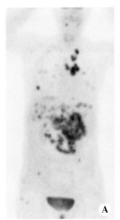
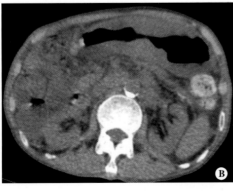
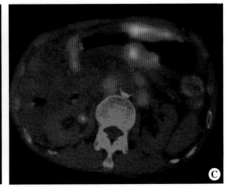

图 7-2-11　胃癌

（3）影像诊断：胃癌，肝、肺、淋巴结及骨转移。

（4）病理诊断：胃低分化腺癌。

病例 12

（1）简要病史：男，53 岁；体检发现肿瘤标志物增高，CA50 36.80U/ml，CA199 669.9U/ml，

CA242 116.5U/ml。

（2）影像表现：胃角胃壁增厚，结节状突向腔内外，表面溃疡，FDG 摄取增高，SUV$_{max}$ 6.8（图 7-2-12）。

（3）影像诊断：胃癌。

（4）病理诊断：胃角中分化腺癌。

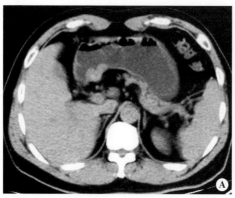
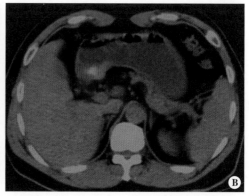

图 7-2-12　胃癌

病例 13

（1）简要病史：男，66 岁；上腹部隐痛、饱胀感 4 月余。

（2）影像表现：胃窦部肿块，长径约 23mm，FDG 摄取增高，SUV$_{max}$ 11.4；两肺散在多发直径

1 ～ 3mm 微结节，多数中间伴点样钙化，无明显 FDG 摄取（图 7-2-13）。

（3）影像诊断：胃癌，广泛肺转移。

（4）病理诊断/随访结果：胃镜活检考虑胃癌（胃窦部），发现贲门亦有癌变。回顾 PET/CT 检查，贲门仍然未见明显异常改变。

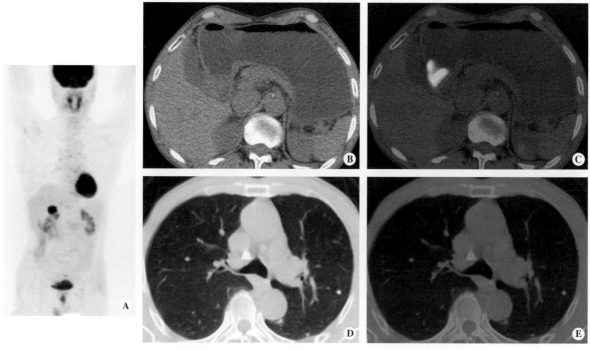

图 7-2-13　胃癌

病例 14

（1）简要病史：男，66 岁；发现鼻咽肿物，性质等定。

（2）影像表现：纵隔见巨大融合淋巴结，中心坏死，FDG 摄取增高，SUV_{max} 23.8；右肺上叶小结节，SUV_{max} 11.8；胃体大弯侧胃壁结节样增厚，约 11mm，FDG 摄取增高，SUV_{max} 7.6，表面欠光整（图 7-2-14）。

（3）影像诊断：胃体胃癌可能；纵隔淋巴结转移；右肺结节，考虑恶性，转移可能。

（4）病理诊断：胃癌。

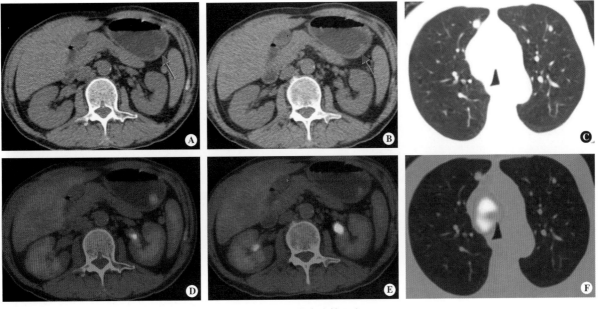

图 7-2-14 胃癌（箭示）

病例 15

（1）简要病史：男，70 岁；腹痛月余伴腹胀。

（2）影像表现：胃窦部肿块样增厚，约 20mm，表面溃疡，FDG 摄取增高，SUV_{max} 6.2；腹膜后、肠系膜及左锁骨上窝多发肿大淋巴结，SUV_{max} 8.2（图 7-2-15）。

（3）影像诊断：胃癌，淋巴结转移。

（4）病理诊断：胃癌。

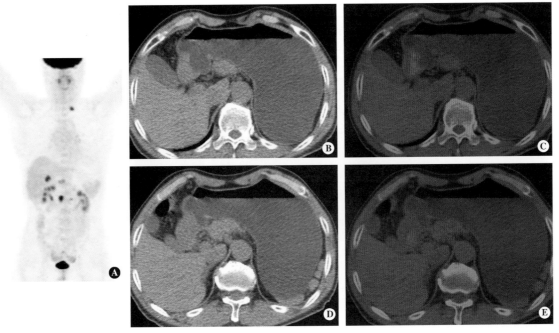

图 7-2-15 胃癌

病例 16

（1）简要病史：女，49 岁；全身多处骨痛 3 至 4 个月。

（2）影像表现：胃大弯胃壁局部增厚，并溃疡，FDG 摄取增高，SUV~max~ 4.9；胸骨柄及右髋臼局灶性骨破坏和多骨局灶性骨密度增高，部分 FDG 摄取增高，SUV~max~ 4.8；肺多发结节，无 FDG 摄取；右侧胸腔积液（图 7-2-16）。

（3）影像诊断：胃癌可能性大；骨转移，肺转移可能。

（4）病理诊断：胃癌。

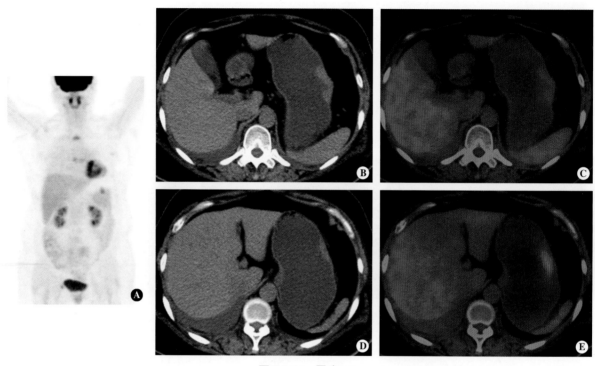

图 7-2-16　胃癌

病例 17

（1）简要病史：女，66 岁；反复头晕 3 年余，加重 10 天；上腹部 CT 示胃窦癌。8 年糖尿病病史。

（2）影像表现：胃窦部胃壁肿块，胃腔偏心性变窄，FDG 摄取增高，SUV~max~ 10.6（图 7-2-17）。

（3）影像诊断：胃窦胃癌。

（4）病理诊断：胃癌。

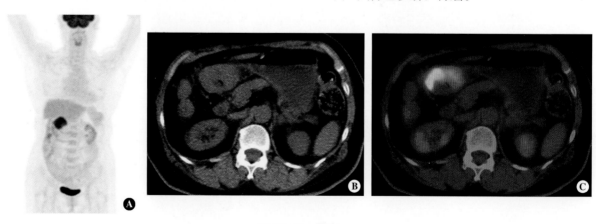

图 7-2-17　胃癌

病例 18

（1）简要病史：男，61 岁；胃痛、胃胀、纳差、消瘦 3 月余。

（2）影像表现：胃体大弯侧巨大肿块，边缘不规则，FDG 摄取明显增高，SUV$_{max}$ 6.8；胃腔明显狭窄，肝胃韧带及腹膜后见多发肿大淋巴结，FDG 摄取稍高；双侧肺门及纵隔多发淋巴结，SUV$_{max}$ 9.7；少量腹腔积液（图 7-2-18）。

（3）影像诊断：胃癌，胃周淋巴结转移，肺门、纵隔淋巴结转移不除外。

（4）病理诊断：胃癌。

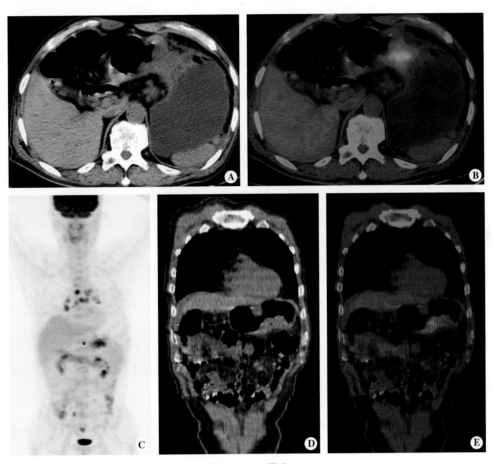

图 7-2-18　胃癌

病例 19

（1）简要病史：女，82 岁；头晕 1 月余，加重 1 周，重度贫血；胃镜示胃角溃疡（恶性）。

（2）影像表现：胃角巨大肿块伴溃疡形成，FDG 摄取增高，SUV$_{max}$ 15.3；肝门区，腹主动脉旁多发肿大淋巴结，SUV$_{max}$ 11.7（图 7-2-19）。

（3）影像诊断：结合病史，考虑胃癌，淋巴结转移。

（4）病理诊断：胃低分化腺癌。

病例 20

（1）简要病史：女，80 岁；肝区痛月余，加重数天；B 超发现肝转移。

（2）影像表现：胃体小弯侧肿块，厚约28mm，FDG 摄取增高，SUV$_{max}$ 14.4；肝内弥漫性分布大小不等低密度结节，FDG 摄取增高，多呈环形，SUV$_{max}$ 14.5（图 7-2-20）。

（3）影像诊断：考虑胃癌，肝转移。

（4）病理诊断：胃癌。

病例 21

（1）简要病史：男，77 岁；2 型糖尿病 3 年，头痛 1 年，近两三个月腹痛。

（2）影像表现：胃体胃壁广泛不均匀增厚，表面不规则，FDG 摄取增高，SUV$_{max}$ 6.1（图 7-2-21）。

（3）影像诊断：考虑胃癌。

（4）病理诊断：胃癌。

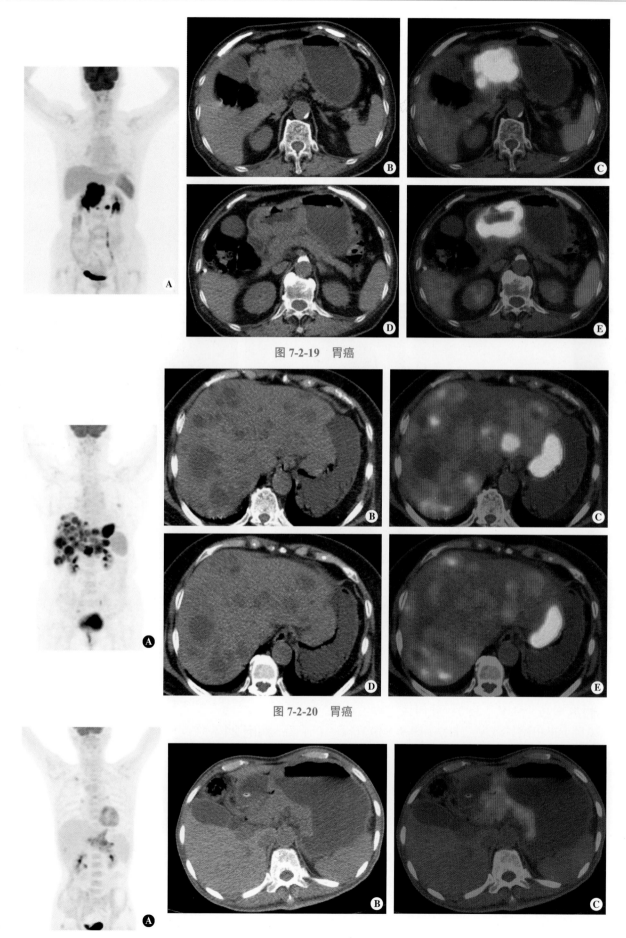

图 7-2-19　胃癌

图 7-2-20　胃癌

图 7-2-21　胃癌

病例 22

（1）简要病史：男，68 岁；胃癌术后 3 年，发现肺结节。

（2）影像表现：残胃大弯侧胃壁巨大肿块，大小约 146mm×74mm，FDG 摄取增高，SUV_{max} 9.4（图 7-2-22）。

（3）影像诊断：胃癌术后复发？胃间质瘤？

（4）病理诊断 / 随访结果：胃癌复发。

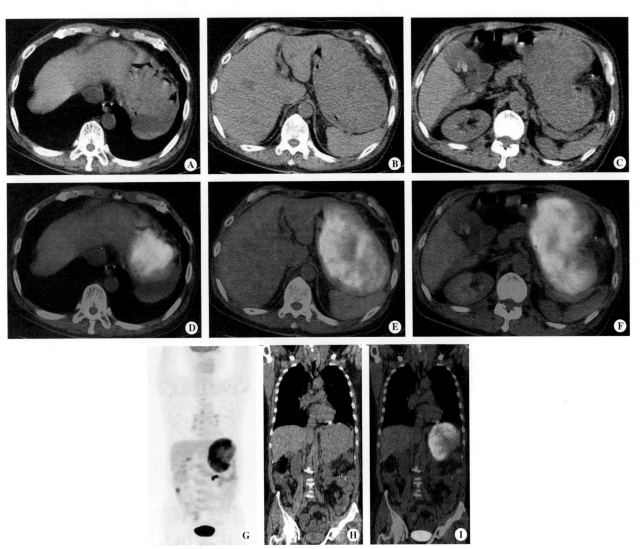

图 7-2-22　胃癌复发

病例 23

（1）简要病史：男，69 岁；结核性胸膜炎治疗后 6 年余，现 AFP 和 CEA 升高，分别为 90.2ng/ml 和 25.47ng/ml。

（2）影像表现：胃部分通过扩大的膈食管裂孔疝入胸腔，胃角紧邻膈下，胃角胃壁局部增厚，表面欠光整，FDG 摄取增高，SUV_{max} 6.8（图 7-2-23）。

（3）影像诊断：胃癌可能性大。

（4）病理诊断：胃角中分化管状腺癌。

病例 24

（1）简要病史：女，85 岁；下腹痛 2 天，B 超提示盆腔包块。

（2）影像表现：胃窦部肿块，FDG 摄取明显增高，SUV_{max} 23.5，胃体部胃腔狭窄，胃壁稍厚，FDG 摄取稍高；肝右叶及尾状叶低密度结节，SUV_{max} 13.9；大网膜不均匀增厚，肠系膜见多个小结节，SUV_{max} 12.4；左侧附件结节，SUV_{max} 24.2；纵隔及左锁骨上窝多个淋巴结，SUV_{max} 4.1；右卵巢囊肿（图 7-2-24）。

（3）影像诊断：胃癌，肝、腹膜、淋巴结、卵巢转移。

（4）病理诊断：胃癌（胃窦部活检确诊，体部未见恶性细胞）。

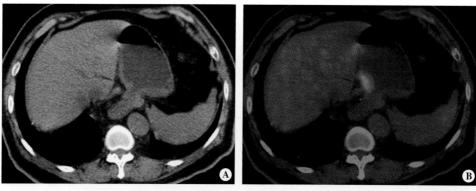

图 7-2-23　胃癌

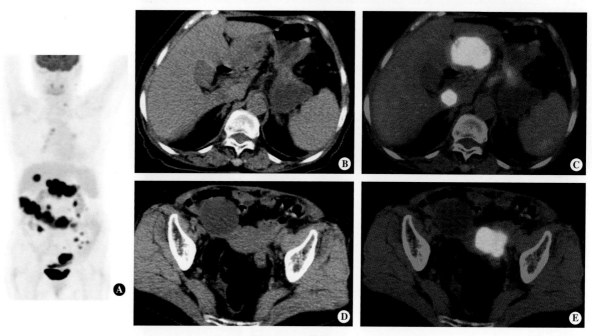

图 7-2-24　胃癌

病例 25

（1）简要病史：男，50 岁；胃部不适。

（2）影像表现：胃窦部小弯侧胃壁稍增厚，FDG 摄取稍高（图 7-2-25）。

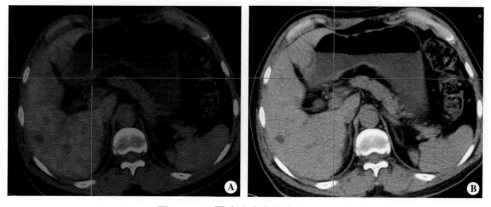

图 7-2-25　胃癌（十字线中心示）

（3）影像诊断：胃窦胃壁稍厚，内面欠光整，代谢活性稍高，建议胃镜检查。

（4）病理诊断（手术）：胃中低分化腺癌。

病例 26

（1）简要病史：男，54岁；上腹部隐痛数月，加重1周；CEA > 1500ng/ml，CA125 181.2U/ml；B超发现肝内多发结节，考虑转移。胃镜示胃窦部及十二指肠溃疡，肠镜未见异常。

（2）影像表现：胃幽门部及十二指肠近端不规则肿块，表面欠光整，FDG摄取增高，SUV_{max} 3.7；肝内多发低密度结节，大小不等，SUV_{max} 5.7（红箭头）；肺内散在多发大小不等的环状病变和小结节，部分FDG摄取稍高，SUV_{max} 1.9；腹膜后多个稍大淋巴结，SUV_{max} 3.5（图 7-2-26）。

（3）影像诊断：结合病史，考虑胃癌可能，肝、肺、淋巴结转移。

（4）病理诊断：再次胃镜活检提示胃低分化腺癌。

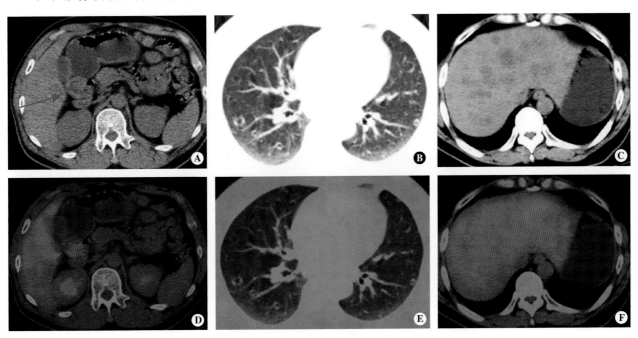

图 7-2-26　胃癌
箭示胃幽门不规则肿块

病例 27

（1）简要病史：女，62岁；上腹痛、不适，加重1周。

（2）影像表现：胃窦胃壁增厚，局部呈结节状，FDG摄取增高，SUV_{max} 6.5；周围可见数个小淋巴结，FDG摄取稍高；肝内见多个大小不等低密度影，边缘较清，FDG摄取呈环状增高，SUV_{max} 8.6（图 7-2-27）。

（3）影像诊断：结合病史，考虑胃癌，淋巴结、肝转移。

（4）病理诊断：胃黏液腺癌。

病例 28

（1）简要病史：男，76岁；吞咽困难，胸骨痛月余。胃镜示贲门口黏膜增生。

（2）影像表现：胃底部分经膈食管裂孔疝入胸腔，疝囊内贲门、胃壁增厚，局部FDG摄取增高，SUV_{max} 11.9，长约50mm（图 7-2-28）。

（3）影像诊断：胃膈食管裂孔疝，疝囊内贲门、胃底胃癌。

（4）病理诊断：胃腺癌。

病例 29

（1）简要病史：女，80岁；腹痛、腹胀、纳差，加重半月余。

（2）影像表现：胃体部小弯侧、胃窦胃壁局部明显增厚，FDG摄取增高，SUV_{max} 4.7（图 7-2-29）。

（3）影像诊断：胃癌可能性大。

（4）病理诊断：胃体、胃窦部高级别上皮内瘤变。

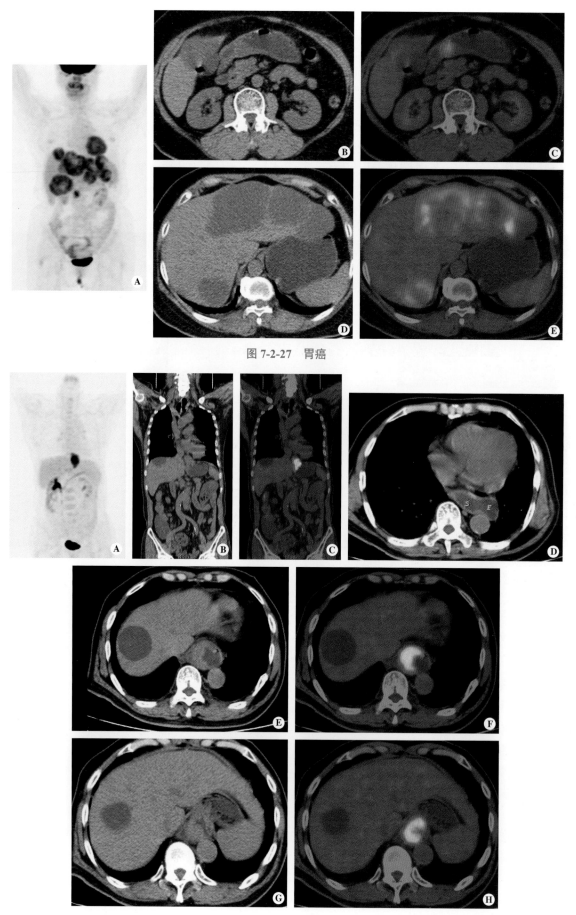

图 7-2-27　胃癌

图 7-2-28　胃癌

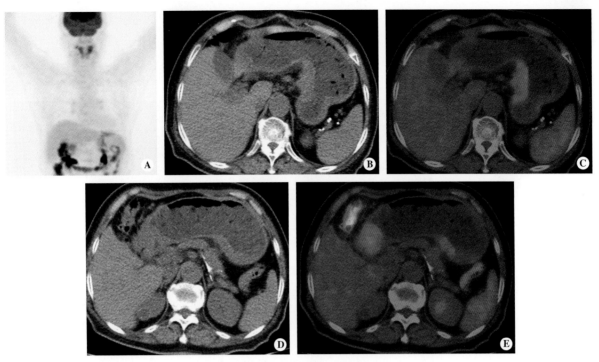

图 7-2-29　胃高级别上皮内瘤变

二、胃淋巴瘤

【概述】

消化道淋巴瘤以胃和结肠多见，食管及小肠淋巴瘤极少见。消化道淋巴瘤分为原发性和继发性，其中原发性淋巴瘤相对少见。在所有消化道淋巴瘤中，B 细胞淋巴瘤多见，其中弥漫大 B 细胞淋巴瘤最常见，其次为结外边缘区黏膜相关 B 细胞淋巴瘤。

胃原发性淋巴瘤起源于黏膜下淋巴组织，是胃部最常见的非上皮性恶性肿瘤，好发年龄为 45 ~ 65 岁，男性略多于女性，病因不明，可能与胃幽门螺杆菌感染有关。临床症状多为胃部不适、腹胀、纳差、腹痛，极少数可出现上消化道出血。

胃淋巴瘤根据 CT 表现可分为胃壁增厚型、黏膜肥厚型、胃壁结节或肿块型。胃壁增厚型多表现为胃壁弥漫性或局限性增厚，胃壁增厚均匀或欠均匀，边缘多欠光滑，但胃壁仍柔软，能扩张，胃腔无明显梗阻；黏膜肥厚型表现为胃黏膜呈脑回样增粗，常伴胃壁增厚；胃壁结节或肿块型表现为局部胃壁单发或多发结节，或肿块状，部分可呈息肉状。尽管病理上，胃淋巴瘤常表现为黏膜表面溃疡，且往往多发，但因为溃疡较表浅，因而影像上不易发现。

PET/CT 检查时，胃淋巴瘤的 FDG 摄取视病变累及范围和病理类型而异。病变累及范围小，浸润深度浅，FDG 摄取无明显增高或稍高；反之，则 FDG 摄取明显增高。边缘区黏膜相关 B 细胞淋巴瘤 FDG 摄取可无明显增高，也可轻中度增高，弥漫大 B 细胞淋巴瘤则多呈高 FDG 摄取。

胃淋巴瘤应注意与胃癌鉴别：胃癌通常呈局灶性，如累及较大范围，常使胃表现为皮革状；而胃淋巴瘤常侵及较大范围，表现为弥漫性增厚，但胃壁无明显僵硬，扩张度良好。溃疡型胃癌多表现为腔内巨大溃疡，胃淋巴瘤尽管也多有黏膜溃疡，但影像上少见。结节或肿块型胃淋巴瘤多数胃黏膜面较光滑，而胃癌黏膜表面常凹凸不平。绝大多数胃癌表现为高 FDG 摄取，而相当一部分胃黏膜相关淋巴瘤 FDG 摄取无明显增高。胃淋巴瘤病变周围脂肪间隙多较清晰，而胃癌邻近脂肪间隙密度多会增高、模糊。

【病例】

病例 1

（1）简要病史：男，67 岁；胸闷 10 余天；CT 示肺微小结节。

（2）影像表现：胃体远段小弯侧胃壁不均匀增厚，突向腔内，最厚处约 13mm，FDG 摄取增高，SUV_{max} 15.8，表面凹陷；右肺上叶小结节，未见 FDG 摄取（图 7-2-30）。

（3）影像诊断：胃癌（溃疡型）可能性大；右肺小结节，无代谢活性，建议随访。

（4）病理诊断：胃弥漫大 B 细胞淋巴瘤。

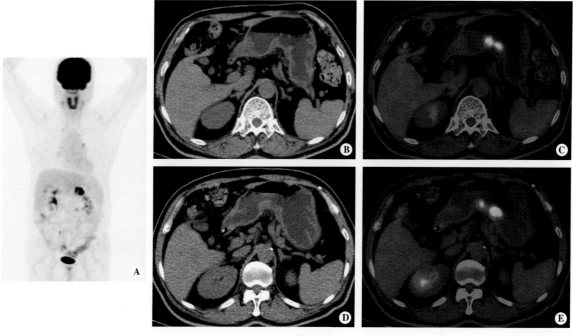

图 7-2-30　胃淋巴瘤

病例 2

（1）简要病史：女，74 岁；确诊胃弥漫大 B 细胞淋巴瘤，治疗前全身评估。

（2）影像表现：胃窦小弯侧胃壁见不规则增厚，FDG 摄取增高，SUV_{max} 11.5；周围脂肪间隙见多个稍大淋巴结，较大者约 8mm×12mm，SUV_{max} 6.2（图 7-2-31）。

（3）影像诊断：结合病史，考虑胃淋巴瘤。

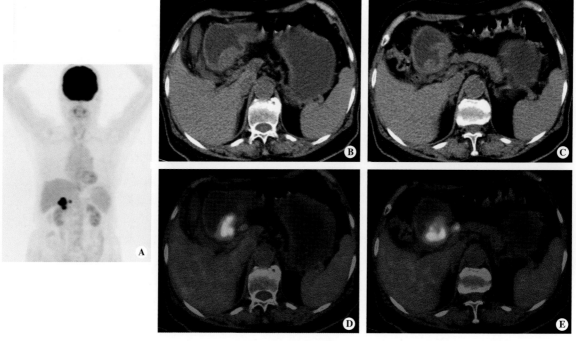

图 7-2-31　胃淋巴瘤

病例 3

（1）简要病史：女，55 岁；上腹部不适半年，进食明显，10 天前呕血 1 次，量 200～500ml，解黑便 1 次，约 200ml。

（2）影像表现：胃底后方胃壁见不规则增厚，FDG 摄取增高，SUV$_{max}$ 15.5，内缘凹凸不平（图 7-2-32）。

（3）影像诊断：结合病史，考虑胃淋巴瘤。

（4）病理诊断：胃弥漫大 B 细胞淋巴瘤。

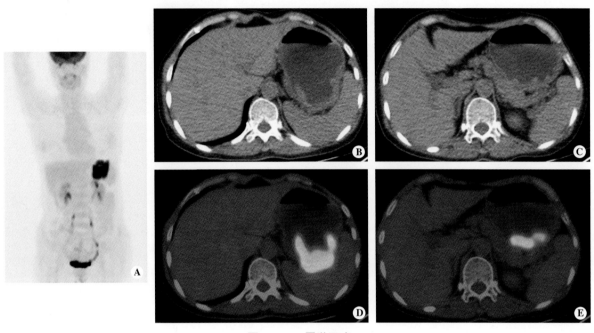

图 7-2-32　胃淋巴瘤

病例 4

（1）简要病史：女，51 岁；上腹部不适 2 月余。

（2）影像表现：胃窦胃壁见不规则增厚，大弯侧明显，呈肿块状隆起，厚约 18mm，FDG 摄取增高，SUV$_{max}$ 35，表面光整（图 7-2-33）。

（3）影像诊断：结合病史，考虑胃淋巴瘤。

（4）病理诊断：胃弥漫大 B 细胞淋巴瘤。

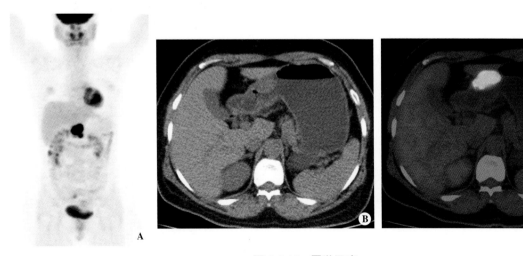

图 7-2-33　胃淋巴瘤

病例 5

（1）简要病史：女，67 岁；腹胀、腹痛、纳差不适 4 月余。

（2）影像表现：胃体胃壁弥漫性增厚，边缘欠光整，FDG 摄取增高，SUV_{max} 22.3；胃周见多个淋巴结，部分 FDG 性摄取稍增高；左第 1～2 肋间和剑突左旁内乳淋巴结，FDG 摄取增高，

SUV_{max} 3.9（图 7-2-34）。

（3）影像诊断：胃淋巴瘤。

（4）病理诊断：胃弥漫大 B 细胞淋巴瘤。

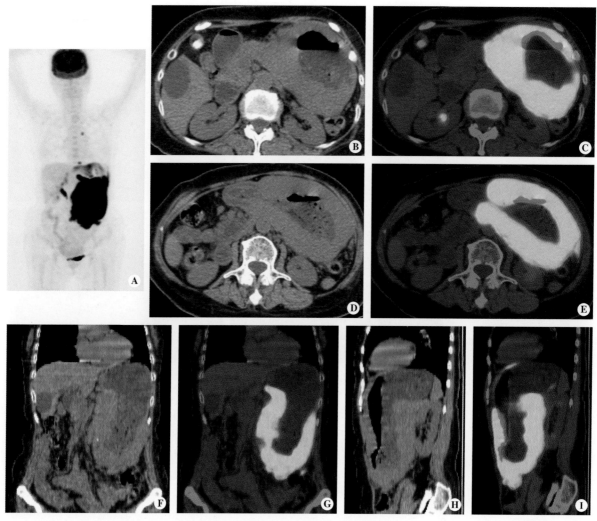

图 7-2-34   胃淋巴瘤

病例 6

（1）简要病史：女，59 岁；胃淋巴瘤化疗后 1 年余，发现腹部包块 1 个月。

（2）影像表现：右肺上叶后段见一结节，边缘尚清，FDG 摄取增高，SUV_{max} 7.2；胃淋巴瘤化疗后，胃窦胃壁明显增厚，FDG 摄取增高，SUV_{max} 11.5；胃旁见数个 FDG 摄取增高结节，SUV_{max} 8.1（图 7-2-35）。

（3）影像诊断：考虑胃淋巴瘤复发，肺淋巴瘤可能。

（4）病理诊断（胃体活检）：弥漫大 B 细胞

淋巴瘤，生发中心来源。

病例 7

（1）简要病史：女，63 岁；胃部不适、纳差半年，近有腹痛、嗳气。

（2）影像表现：胃底、体胃壁见广泛不均匀增厚，部分呈结节状，FDG 摄取明显增高，SUV_{max} 18.5；右侧肺门及纵隔见多发肿大淋巴结，SUV_{max} 5.6；右侧锁骨肩峰端局灶性骨质破坏，FDG 摄取增高，SUV_{max} 7.2（图 7-2-36）。

（3）影像诊断：淋巴瘤可能性大。

（4）病理诊断：胃非霍奇金淋巴瘤。

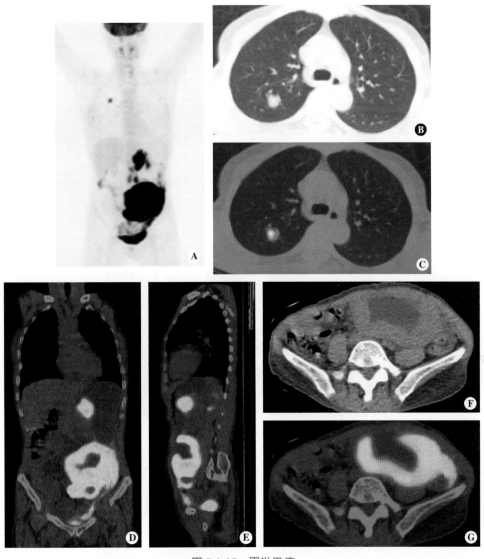

图 7-2-35　胃淋巴瘤

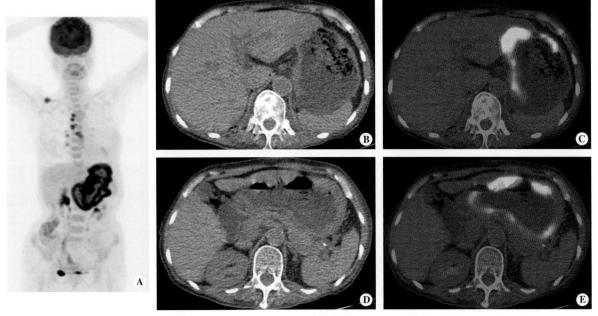

图 7-2-36　胃淋巴瘤

病例 8

（1）简要病史：女，65 岁；上腹痛 1 月余。

（2）影像表现：胃体胃壁不均匀增厚，局部明显，FDG 摄取不均匀增高，SUV~max~ 7.5（图 7-2-37）。

（3）影像诊断：胃淋巴瘤。

（4）病理诊断：胃弥漫大 B 细胞淋巴瘤。

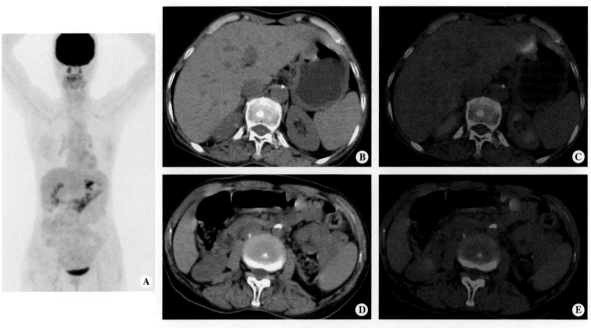

图 7-2-37   胃淋巴瘤

病例 9

（1）简要病史：女，63 岁；上腹部烧灼感、嗳气半年。

（2）影像表现：胃体胃壁弥漫性稍增厚，边缘呈波浪状凹凸不平，FDG 摄取增高，SUV~max~ 5.6（图 7-2-38）。

（3）影像诊断：结合病史，符合淋巴瘤改变。

（4）病理诊断：胃角部活检提示非霍奇金淋巴瘤，淋巴组织结外边缘区黏膜相关 B 细胞淋巴瘤。

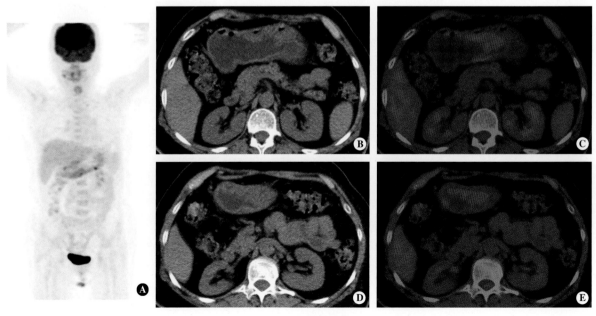

图 7-2-38   胃淋巴瘤

三、胃平滑肌瘤

【概述】

胃平滑肌瘤多见于中年人，是起源于平滑肌组织的良性肿瘤，是常见的间质性良性胃部肿瘤，多发生于胃底、胃体等部位，根据生长方式可分为胃内型、胃外型、混合型。造成胃平滑肌瘤的病因现在并不明确，患者会出现消化道出血、腹痛、腹部包块等症状，目前主要是手术治疗，无须进行特殊药物治疗，及时、有效的治疗患者一般预后良好。CT上病变多为球形或半球形，基底较宽并逐渐移行于正常黏膜，边缘光滑，多位于胃体上部，常发生出血、囊变及坏死。

【病例】

（1）简要病史：女，43岁；反复剑突下疼痛半年余，加重3周。

（2）影像表现：胃底部胃壁见一结节状软组织肿块影，边缘清晰，向胃腔内突起，大小约16mm×21mm×17mm，密度尚均匀，CT值约29Hu，其边缘可见高密度银夹影，PET于上述部位见FDG摄取稍增高，SUV_{max} 2.8，SUV_{avg} 2.3（图7-2-39）。

（3）影像诊断：胃底部胃壁软组织密度占位性病变，代谢轻微增高，考虑胃底部肿瘤，其内见高密度影，建议活检。

（4）病理诊断：胃底部肿物活检结合免疫组化标记结果，符合胃平滑肌瘤。免疫组化：平滑肌肌动蛋白（SMA）（+），结蛋白（+），S-100（−），CD17（−），CD34（−），DOG1（−），Ki67 < 1%（+）。

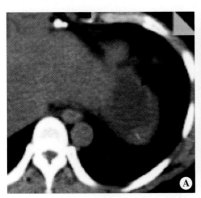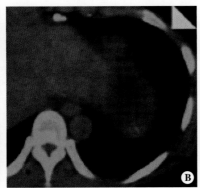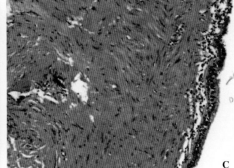
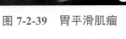

图7-2-39 胃平滑肌瘤

四、胃十二指肠溃疡和胃炎

【概述】

胃十二指肠溃疡与胃酸、蛋白酶的消化作用密切相关。胃溃疡好发于胃小弯和幽门部，后壁多于前壁；十二指肠溃疡好发于球部，前壁多于后壁。胃溃疡一般直径多在5～25mm，十二指肠球部溃疡直径多在5mm左右。胃十二指肠溃疡好发年龄为20～50岁，男性多于女性。临床上，溃疡常见症状为嗳气、反酸、上腹痛。胃溃疡多呈餐后痛，而十二指肠溃疡多表现为饥饿痛。CT上，溃疡可表现为胃、十二指肠壁增厚，黏膜面粗糙，胃、十二指肠壁不全缺损、凹陷，胃小弯侧溃疡可见对侧大弯侧切迹，瘢痕愈合后胃、十二指肠腔变窄；活动性溃疡通常表现为高FDG摄取，PET/CT上有时与胃、十二指肠恶性肿瘤或胃溃疡恶变难以鉴别。

【病例】

病例1

（1）简要病史：男，61岁；腹痛、反酸反复发作半年余。

（2）影像表现：胃窦部胃壁增厚，伴溃疡形成，底部凹凸不平，FDG摄取稍增高，SUV_{max} 3.8；右肺门及纵隔4R区可见肿大淋巴结，SUV_{max} 9.8（图7-2-40）。

（3）影像诊断：胃癌可能，右肺门、纵隔淋巴结炎性增生可能，转移不除外。

（4）病理诊断/随访结果：胃溃疡。治疗后1年复查，溃疡愈合。

病例 2

（1）简要病史：女，78 岁；腹痛月余查因。

（2）影像表现：胃体小弯侧胃壁增厚，表面欠光整，与胰体、尾部分界欠清，SUV$_{max}$ 4.7（图 7-2-41）。

（3）影像诊断：胃癌不除外。

（4）病理诊断 / 随访结果：胃镜 2 次 11 块组织活检考虑胃溃疡。半年后随访，治疗后患者症状好转。

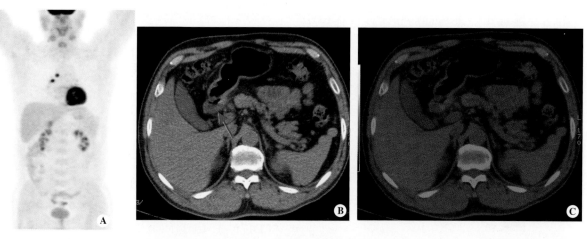

图 7-2-40　胃溃疡（箭示）

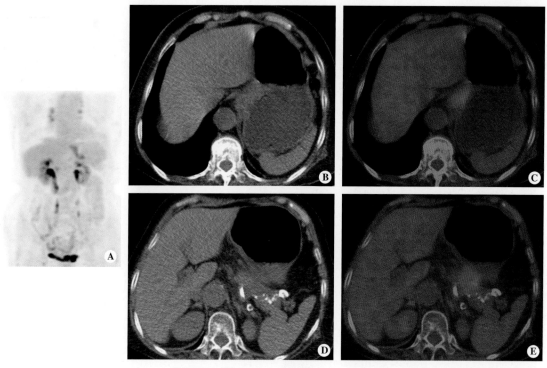

图 7-2-41　胃溃疡

病例 3

（1）简要病史：男，67 岁；脐上腹部隐痛，反酸半年，CEA 增高。

（2）影像表现：十二指肠球部可见肿块，伴溃疡形成，球部管腔不清，FDG 摄取增高，SUV$_{max}$ 3.6（图 7-2-42）。

（3）影像诊断：十二指肠恶性病变不除外。

（4）病理诊断：十二指肠球部巨大溃疡。

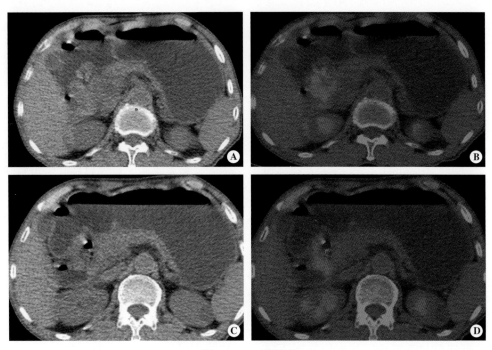

图 7-2-42　胃溃疡

病例 4

（1）简要病史：男，63 岁；胃原位癌术后 5 年余，胃镜见新生物，肿瘤标志物正常。

（2）影像表现：残胃体胃壁不均匀增厚，表面欠光整，FDG 摄取增高，SUV_{max} 5.7，胃腔狭窄（图 7-2-43）。

（3）影像诊断：残胃癌可能。

（4）病理诊断：（残胃黏膜）中度慢性炎症

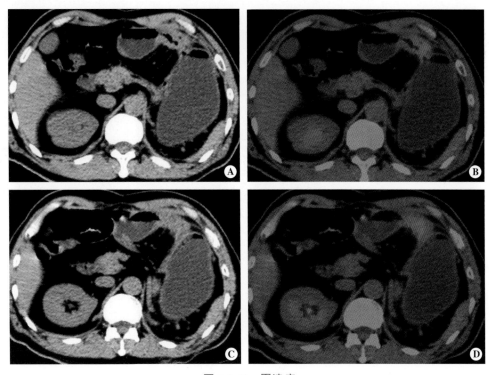

图 7-2-43　胃溃疡

五、巨大胃黏膜肥厚症

【概述】

巨大胃黏膜肥厚症少见，病因不明，可能与炎症、理化因素、营养不均衡等有关，多见于中老年男性，临床可表现为腹胀、嗳气、腹痛、腹泻等症状，消化不良可致消瘦、贫血和水肿等。CT 表现为胃黏膜明显增厚、增粗，呈蚓状或脑回状，黏膜沟增深，如有较深溃疡，亦可见；PET/CT 检查表现为类似胃炎性改变，可见 FDG 摄取轻度增高。

【病例】

（1）简要病史：女，60 岁；头晕、头痛，疑脑转移，发现肺结节 1 周。

（2）影像表现：左肺下叶后基底段胸膜下结节，边缘欠光整，大小约 22mm×17mm，FDG 摄取增高，SUV_{max} 8.6，与胸膜广基底相连；两肺另见散在小结节，较大者直径约 8mm，部分 FDG 摄取轻度增高，SUV_{max} 3.0，以及散在斑片状、条索状影，局部胸膜粘连，左肺下叶胸膜下见囊状透亮区；右侧肾上腺区见局灶性 FDG 摄取增高，长径约 10mm，SUV_{max} 8.6；左侧侧脑室旁见结节状稍高密度影，大小约 19mm×17mm，FDG 摄取增高，SUV_{max} 7.3；周围见轻度水肿，双侧顶枕叶可见片状低密度影，胃黏膜可见广泛脑回样肥厚，突向胃腔，FDG 摄取增高，SUV_{max} 3.5，胃腔狭窄（图 7-2-44）。

（3）影像诊断：左下肺癌，肺内转移不除外，肺部感染，肺大疱；脑转移，右肾上腺转移，纵隔淋巴结转移可能；巨大胃黏膜肥厚症。

（4）病理诊断：胃镜见胃黏膜皱襞明显增粗、迂曲，呈脑回状，部分可呈结节状或息肉状隆起，黏膜沟增深，黏膜表面可见糜烂。病理考虑巨大胃黏膜肥厚症。

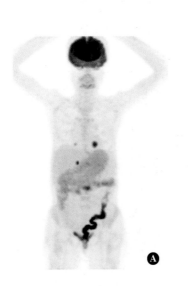
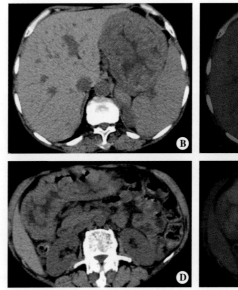
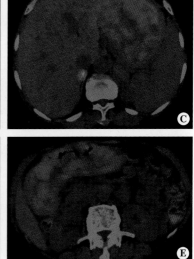

图 7-2-44　巨大胃黏膜肥厚症

第三节　小肠病变

一、小肠癌及壶腹周围癌

【概述】

小肠分为十二指肠、空肠和回肠。小肠肿瘤少见，约占消化道肿瘤的 10%，其中半数以上为良性，消化道良性肿瘤约 1/4 发生在小肠。小肠原发性恶性肿瘤极少见，约占胃肠道恶性肿瘤的 1%。较常见的小肠恶性肿瘤有腺癌、恶性胃肠间质瘤、平滑肌肉瘤、类癌及淋巴瘤等。小肠腺癌主要发生于十二指肠和空肠近段，其中以十二指乳头周围多见，约占近半数。小肠腺癌可有腹痛、腹部包块、出血、肠梗阻等临床症状。十二指肠癌可能有黄疸、发热，空、回肠癌可能导致大便习惯改变及邻近组织器官压迫症状。

小肠癌 CT 可表现为类圆形软组织结节或肿块，可分叶，肿块密度均匀或伴斑片样低密度坏死区；肿块在梗阻充盈的小肠内可表现为充盈缺损；浸润性生长的小肠癌沿肠壁浸润性生长，肠壁可呈环形、半环形或不规则增厚。小肠癌可侵犯周围肠管、胰头，产生粘连、梗阻，引起胆道和胰管扩张，出现"双管征"；CT 增强扫描肿瘤可呈轻中度强化。PET/CT 上，小肠癌一般呈高 FDG 摄取，摄取程度与肿瘤大小相关，一般肿瘤越大，FDG 摄取越高，但合并坏死则降低 FDG 摄取。

【病例】

病例 1

（1）简要病史：女，64 岁；胃部不适数月，胃镜检查发现十二指肠降部对合溃疡 20mm×25mm/15mm×8mm，活检病理示中分化腺癌。

（2）影像表现：十二指肠降部肠壁不均匀增厚，FDG 摄取增高，SUV$_{max}$ 5.6，肠腔狭窄，外壁尚光整，周围脂肪间隙清晰（图 7-3-1）。

（3）影像诊断：结合病史，考虑十二指肠癌。

（4）病理诊断（手术）：十二指肠中低分化腺癌。

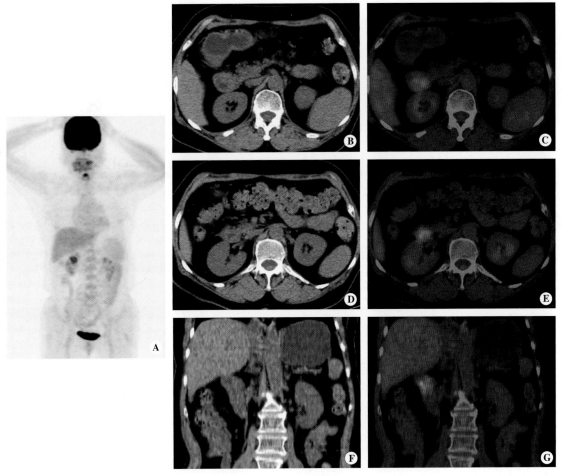

图 7-3-1　十二指肠癌

病例 2

（1）简要病史：男，64 岁；腹胀，纳差，间歇性腹痛月余；CA199 明显增高［760.40U/ml（参考范围 0～37U/ml）］；胃镜活检提示十二指肠癌；支架置入后。

（2）影像表现：十二指肠乳头部肠壁局部明显增厚，肠腔闭塞，FDG 摄取增高，SUV$_{max}$ 16.8；内见支架，肠外壁与周围脂肪间隙分界模糊欠清，邻近腹膜后见多个大小不等淋巴结，SUV$_{max}$ 4.8；两肺满面大小不等的环状和实性小结节，FDG 摄取增高，SUV$_{max}$ 3.5；T$_3$ 椎体 FDG 摄取明显增高，SUV$_{max}$ 5.9，无明显骨破坏（图 7-3-2）。

（3）影像诊断：十二指肠癌，淋巴结、肺、椎体转移。

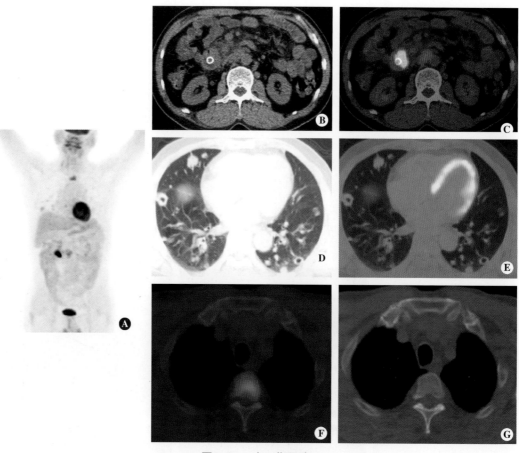

图 7-3-2　十二指肠癌

病例 3

（1）简要病史：男，75 岁；发现肺部结节 1 周。

（2）影像表现：右下肺肺门旁结节，大小约 36mm×32mm，密度尚均匀，FDG 摄取增高，SUV$_{max}$ 13.2；双侧肺门及纵隔见多发稍大淋巴结，SUV$_{max}$ 3.6；十二指肠球部肠壁不均匀增厚，FDG 摄取增高，SUV$_{max}$ 12.8，外侧壁边缘欠光整（图 7-3-3）。

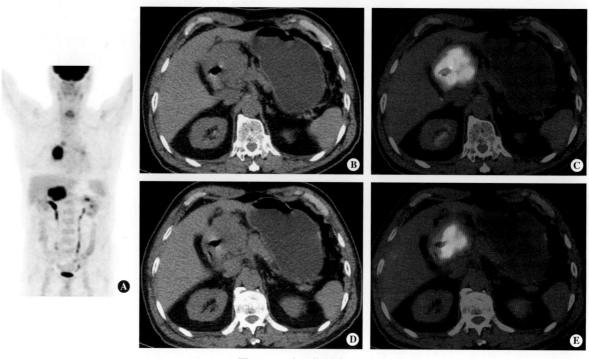

图 7-3-3　十二指肠癌

（3）影像诊断：十二指肠球部恶性病变可能性大，肺转移可能，肺门、纵隔淋巴结转移。

（4）病理诊断：胃镜活检示十二指肠球部腺癌。

病例 4

（1）简要病史：男，76 岁；黑便、乏力半年；

内镜十二指肠乳头部活检：中分化癌。

（2）影像表现：十二指肠降部、水平部增粗，边缘毛糙，FDG 摄取增高，SUV_{max} 8.4；周围脂肪间隙模糊，病变周围、升结肠脾曲旁及主动脉旁见多发肿大淋巴结，SUV_{max} 14.1；胆囊切除、肝内部分胆管扩张积气（图 7-3-4）。

（3）影像诊断：十二指肠癌，淋巴结转移。

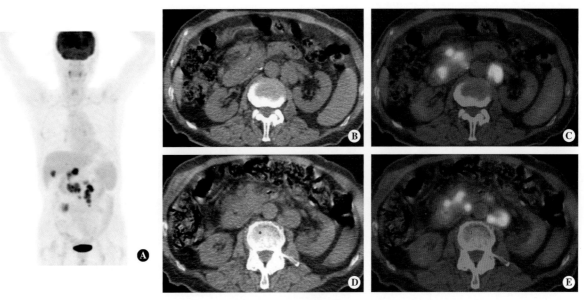

图 7-3-4　十二指肠癌

病例 5

（1）简要病史：男，74 岁；腹部不适 20 余天，B 超疑肝占位。

（2）影像表现：十二指肠壁不均匀增厚，

FDG 摄取明显增高，SUV_{max} 11.9，外壁欠光整；邻近及腹主动脉旁、心膈角、下腔静脉旁见多发肿大淋巴结，SUV_{max} 5.5；左肾上腺结节状增粗，FDG 摄取增高，SUV_{max} 3.4（图 7-3-5）。

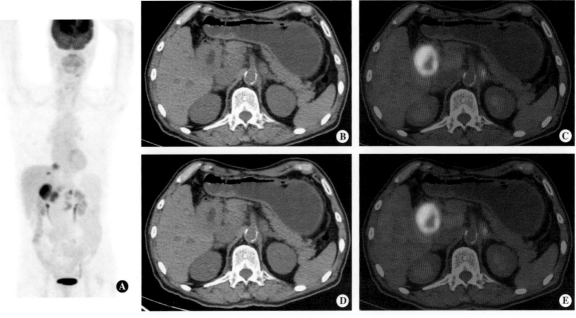

图 7-3-5　十二指肠癌

（3）影像诊断：十二指肠癌，淋巴结转移，左肾上腺转移不除外。

（4）病理诊断（活检）：十二指肠癌。

病例6

（1）简要病史：女，52岁；"肝门胆管癌"术后1年。

（2）影像表现：十二指肠球部管壁明显肿厚，

FDG 摄取增高，SUV$_{max}$ 7.1；与邻近肝脏及胰腺分界不清，邻近见淋巴结肿大，SUV$_{max}$ 4.7；肝内外胆管扩张（图 7-3-6）。

（3）影像诊断：胆管癌复发侵及十二指肠球部。

（4）病理诊断：病理及免疫组化提示十二指肠腺癌。

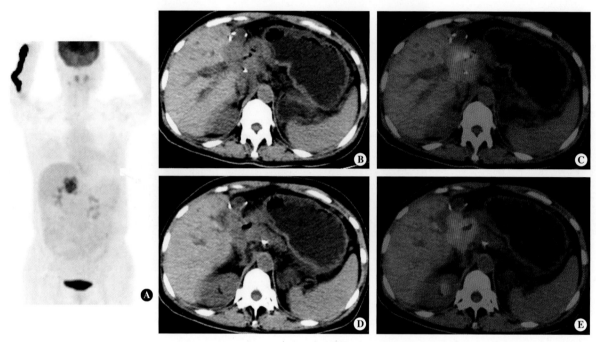

图 7-3-6　十二指肠癌

附　壶腹周围癌

壶腹区包括 Vater 壶腹、Oddi 括约肌、胆总管远端及十二指肠乳头。狭义的壶腹癌仅指 Vater 壶腹癌，但起源于胆总管远段 1/3 黏膜上皮、壶腹部总管的上皮及十二指肠乳头部腺体的恶性肿瘤，其临床表现有许多的相似性，因而统称为壶腹周围癌。壶腹周围癌与胰头癌有较多共同临床表现，如腹痛、黄疸、间歇性发热、寒战、腹胀、消化不良及消瘦等。

壶腹周围癌 CT 表现为壶腹部圆形或类圆形结节，可部分或全部突向十二指肠腔，呈现胆总管末段管壁不规则增厚；增强结节有不同程度强化；通常合并胆道扩张、胰管扩张，胆总管末端可见鼠尾状狭窄、截断等。壶腹周围癌通常表现为高 FDG 摄取。

壶腹周围癌的鉴别诊断：双管征，胆总管末

端癌一般表现为扩张的胆总管和胰管相互并行，并在壶腹部靠近聚拢；胰头癌则表现为胰头水平扩张的胆总管和胰管相互分离，距离增宽，其中有可能见肿瘤分隔，壶腹癌或十二指肠乳头癌引起的胆管梗阻常在胰头水平以下，扩张的双管平行，早期壶腹癌、胆总管末端癌可显示扩张的胆总管末端与十二指肠形成相交的双环征；十二指肠乳头癌可表现为降部内侧的内切实心圆，胰头癌可导致十二指肠黏膜下层和肌层水肿，使黏膜层与浆膜层由低密度水肿带明显分开，从而形成双层同心环征；壶腹癌和十二指肠癌强化较明显，在乳头部可见突出在肠腔的强化结节，胆总管末端癌有延迟强化特点，动脉期在明显强化的胰腺实质背景下呈低密度，但门脉期强化明显，延迟期强化会缓慢下降，胰腺癌乏血供，强化不明显，胰头可增大。

病例 7

（1）简要病史：男，71 岁；乏力、消瘦半年；腹部 CT 示十二指肠乳头区占位并胆系轻度扩张，考虑肿瘤可能性大；肝功能异常。

（2）影像表现：十二指肠乳头区见软组织结节随扩张的胆管突向肠腔，FDG 摄取增高，SUV_{max} 3.6，肝内外胆管扩张，胰管稍扩张（图 7-3-7）。

（3）影像诊断：Vater 壶腹癌。

（4）病理诊断：壶腹癌。

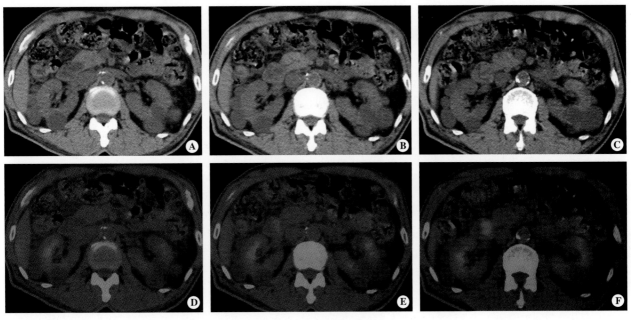

图 7-3-7　Vater 壶腹癌

病例 8

（1）简要病史：男，71 岁；确诊十二指肠乳头癌，经内镜逆行性胰胆管造影术（ERCP）后，查转移。

（2）影像表现：十二指肠乳头区可见软组织结节，FDG 摄取增高，SUV_{max} 9.8，周围脂肪间隙尚清楚；腹膜后及左锁骨上窝可见多发肿大淋巴结，最大者约 24mm×19mm，SUV_{max} 12.3；肝右叶后段可见一类圆形低密度影，大小约 31mm×25mm，SUV_{max} 11.0（图 7-3-8）。

（3）影像诊断：十二指肠乳头癌，淋巴结、肝转移。

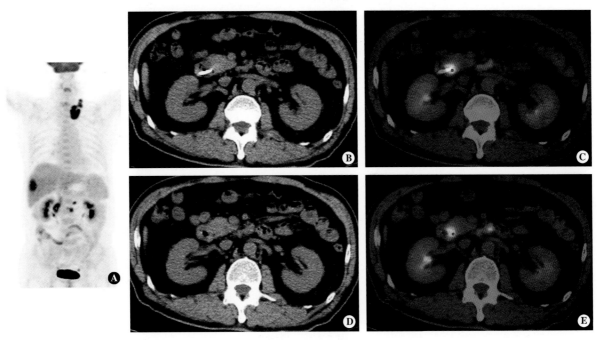

图 7-3-8　十二指肠癌

病例 9

（1）简要病史：女，64 岁；腹痛月余，伴全身瘙痒月余。

（2）影像表现：肝左叶见块状影，突出肝轮廓外，密度欠均匀，FDG 摄取增高，SUV_{max} 4.2；十二指肠乳头区见腔内结节影，直径约 13mm，FDG 摄取增高，SUV_{max} 8.3，肝内外胆管及胰管扩张（图 7-3-9）。

（3）影像诊断：十二指肠乳头癌或壶腹癌可能性大，肝转移可能性大。

（4）病理诊断（手术）：壶腹癌。

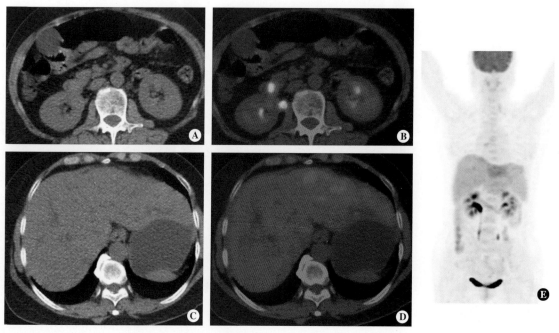

图 7-3-9　Vater 壶腹癌

病例 10

（1）简要病史：男，53；肝区不适 2 月余；B 超提示肝内多发占位性病变，考虑转移。

（2）影像表现：肝内多发大小不等低密度灶，边缘欠清，最大直径约 52mm，FDG 摄取增高，SUV_{max} 11.8；腹腔左侧空肠见一长约 60mm 节段性肠壁增厚，FDG 摄取增高，SUV_{max} 7.8，肠腔变窄，周围脂肪间隙尚清晰（图 7-3-10）。

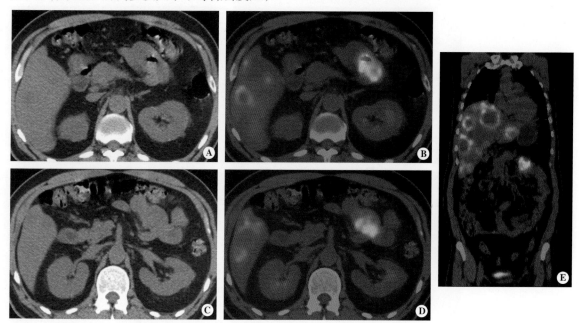

图 7-3-10　空肠癌

（3）影像诊断：小肠恶性肿瘤，肝转移。

（4）病理诊断/随访结果：4个月后小肠梗阻，行姑息性手术，病理示空肠低分化腺癌。

病例11

（1）简要病史：男，70岁；左胸痛半个月，胸部CT发现肺结节，考虑肺癌。

（2）影像表现：左上肺见不规则肿块，大小约45mm×42mm，FDG摄取增高，SUV_{max} 19.5，

与邻近胸膜广基底粘连，内见低密度坏死；右上肺胸膜下见小结节，SUV_{max} 11.1；左肺肿大淋巴结，SUV_{max} 7.3；左上腹空肠节段性肠管增粗，肠壁增厚，长约40mm，FDG摄取增高，SUV_{max} 15.8；邻近肠系膜根部见肿大淋巴结，SUV_{max} 14.8（图7-3-11）。

（3）影像诊断：空肠癌，淋巴结转移，肺转移。

（4）病理诊断：左肺穿刺活检考虑转移，免疫组化示消化道或胆道来源可能。

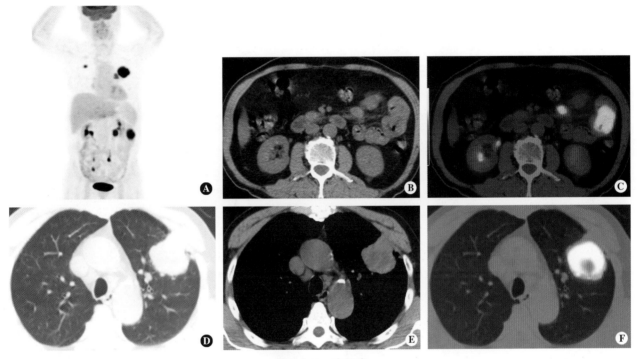

图 7-3-11 空肠癌

病例12

（1）简要病史：女，65岁；腹痛1周；CT示右肾高密度结节，小肠肿瘤可能。

（2）影像表现：空肠起始段肠管增粗、扭曲及粘连，FDG摄取增高，SUV_{max} 11.3；肠腔狭窄，周围脂肪间隙模糊，周围并见多个淋巴结，FDG摄取增高（图7-3-12）。

（3）影像诊断：空肠癌，淋巴结转移

（4）病理诊断：空肠低分化腺癌。

病例13

（1）简要病史：女，43岁；小肠癌术后3年，

现感腹部疼痛。

（2）影像表现：双侧肺门、纵隔见多发小淋巴结，FDG摄取轻度增高，SUV_{max} 4.6；小肠恶性肿瘤术后，中腹部小肠肠壁明显增厚并软组织肿块形成，边缘欠清，FDG摄取增高，SUV_{max} 12.6（图7-3-13）。

（3）影像诊断：结合病史，考虑小肠肿瘤复发；纵隔及肺门淋巴结，考虑炎性增生，转移不除外，建议随访。

（4）随访结果：内镜探查，确诊肿瘤复发并多发腹膜粟粒状转移。

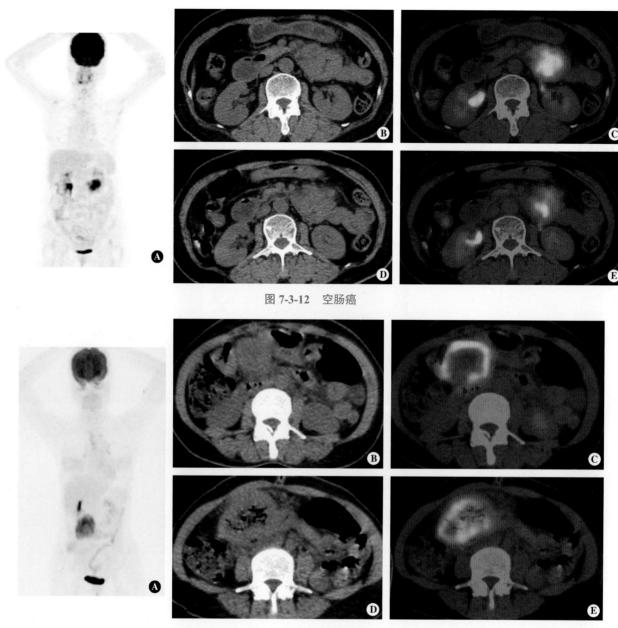

图 7-3-12　空肠癌

图 7-3-13　小肠癌复发

二、小肠淋巴瘤

【概述】

小肠淋巴瘤少见，多发生于回肠，十二指肠和空肠较少，早期症状不明显，晚期可有发热、腹痛、腹泻等症状。原发性小肠淋巴瘤原发于小肠壁淋巴组织，几乎所有的原发性小肠淋巴瘤均为非霍奇金淋巴瘤，B 细胞型；继发性小肠淋巴瘤为全身淋巴瘤的一部分，临床以继发性小肠淋巴瘤多见。

小肠淋巴瘤多沿管腔长轴生长，CT 表现为节段性、多节段性或弥漫性肠壁增厚，长短不一，

增厚多累及整个肠圈，均匀或不均匀，呈管状，管壁稍僵直，肠腔可狭窄，亦可见肠管张力减低、扩张。小肠淋巴瘤亦可表现为结节和肿块，但相对较少见，多伴肠壁节段性增厚，结节和肿块同样可单发或多发，密度均匀或不均匀，可伴坏死；增强多呈轻中度强化，FDG 摄取多增高，FDG 摄取与病变侵及的范围和程度及淋巴瘤类型有关，黏膜相关淋巴组织淋巴瘤 FDG 摄取相对较低。

小肠淋巴瘤主要应与小肠癌和平滑肌瘤鉴别。小肠癌多呈肿块或结节状，病变肠管与正常肠管分界较明显，肠壁较僵硬，周围脂肪间隙模糊；小肠平滑肌瘤多单发，肠壁不僵硬，FDG 摄取稍

增高，一般明显低于淋巴瘤和腺癌；增强小肠癌和平滑肌瘤强化更明显。

【病例】

病例1

（1）简要病史：男，56岁；腹痛1个月。

（2）影像表现：回肠远端近回盲部肠壁增厚，FDG摄取增高，SUV$_{max}$ 12.2；腹膜后见多发肿大淋巴结，最大者直径约22mm，FDG摄取增高，SUV$_{max}$ 15.2（图7-3-14）。

（3）影像诊断：小肠恶性病变，淋巴结转移可能。

（4）病理诊断：回肠弥漫大B细胞淋巴瘤。

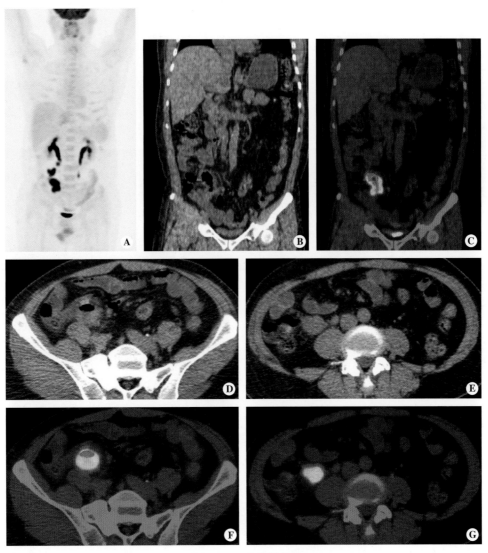

图 7-3-14 回肠淋巴瘤

病例2

（1）简要病史：男，41岁；右肺边缘区B细胞淋巴瘤切除术后6年。

（2）影像表现：左上肺主动脉弓旁、左下肺胸膜下见不规则斑片状阴影，内见充气支气管，广基底与胸膜粘连，FDG摄取稍增高，SUV$_{max}$ 2.4；空肠近端降结肠旁及回肠远端局部肠壁增厚，FDG摄取增高，SUV$_{max}$ 3.4（图7-3-15）。

（3）影像诊断：结合病史考虑肺、小肠淋巴瘤。

（4）病理诊断（空肠）：结外边缘区B细胞淋巴瘤。

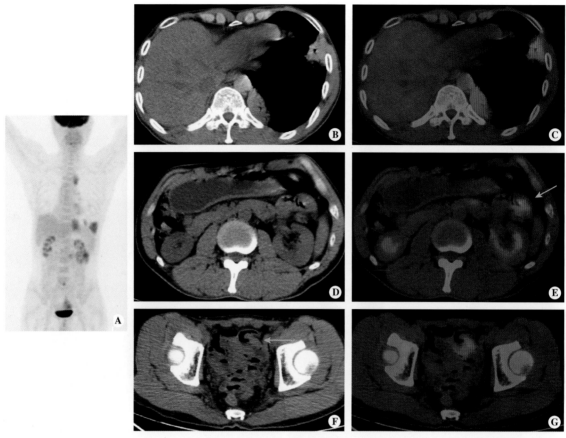

图 7-3-15　空肠淋巴瘤（箭示）

病例 3

（1）简要病史：女，50 岁；腹痛月余；CT 疑十二指肠癌。

（2）影像表现：腹腔内十二指肠降部、水平部和升部、多节段空肠和回肠、降结肠中下段见 FDG 摄取增高，SUV$_{max}$ 8.6；部分肠壁节段性不均匀环状增厚，以十二指肠明显，最厚处约 12mm；肠系膜根部及肠壁间见多发淋巴结，大者直径约 25mm，FDG 摄取增高，SUV$_{max}$ 7.6；腹膜后见多发小淋巴结，较大者直径约 7mm，SUV$_{max}$ 1.6（图 7-3-16）。

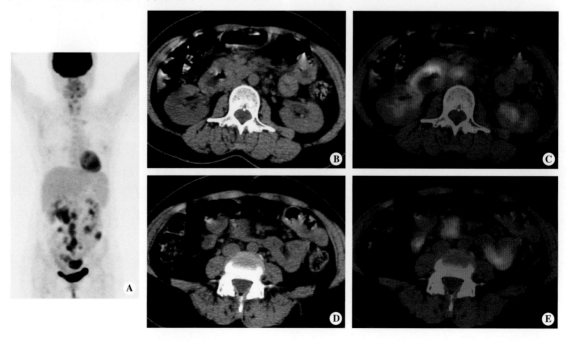

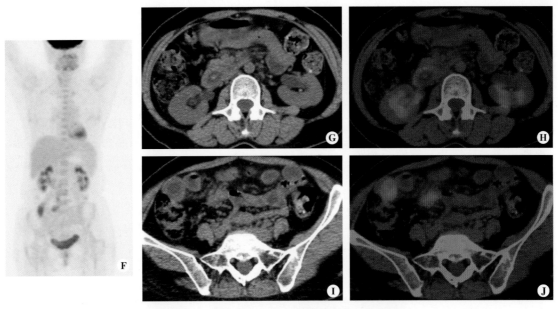

图 7-3-16　十二指肠淋巴瘤
A～E 为化疗前；F～J 为化疗后 3 个月复查

（3）影像诊断：淋巴瘤可能性大。

（4）病理诊断：十二指肠型滤泡性淋巴瘤。

病例 4

（1）简要病史：男，49 岁；颈部淋巴结肿大查因。

（2）影像表现：左侧鼻咽顶后壁明显增厚，咽隐窝狭窄，FDG 摄取增高，SUV$_{max}$ 10.4；双侧颈部及颌下、左锁骨上窝、左侧腋窝、双侧肺门及纵隔、腹膜后、腹盆腔、双侧盆壁、双侧腹股沟可见多发肿大淋巴结，边缘欠清，部分融合成团，最大者约 29mm×22mm，FDG 摄取增高，SUV$_{max}$ 10.9；回肠肠壁可见多发弥漫性增厚、肠腔狭窄、周围脂肪浸润并周围多发淋巴结，FDG 摄取增高，SUV$_{max}$ 15.6；脾脏体积增大，FDG 摄取不高，腹盆腔少量积液（图 7-3-17）。

（3）影像诊断：淋巴瘤可能性大。

（4）病理诊断（淋巴结）：弥漫大 B 细胞淋巴瘤。

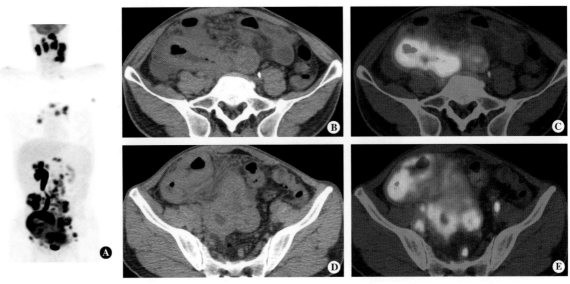

图 7-3-17　小肠淋巴瘤

三、小肠脂肪瘤

【概述】

小肠脂肪瘤是源自小肠黏膜下或浆膜下脂肪组织的良性肿瘤，单发常见，无特殊临床表现。有时可能引起不全性肠梗阻。小肠脂肪瘤也可能导致肠套叠、出血性坏死、局部肠黏膜腺体腺瘤样或错构瘤样增生等。CT上表现多较典型，为结节状、卵圆形脂肪密度影，增强扫描无强化。

【病例】

（1）简要病史：女，61岁；发热1周，体温38℃左右。

（2）影像表现：双侧颈部、锁骨上窝、腋窝、肺门及纵隔、肝门区、腹膜后、肠系膜根部、双侧盆壁及腹股沟多发肿大淋巴结，边缘欠清，较大者约 13mm×11mm，FDG 摄取增高，SUV_{max} 5.9；脾脏体积增大，FDG 摄取增高，SUV_{max} 5.3；双上臂肌间可见多个 FDG 摄取增高灶，直径约 7mm，SUV_{max} 2.9；小肠内可见 3 个脂肪密度结节，左下腹者可见双环征，未见异常 FDG 摄取（图 7-3-18）。

（3）影像诊断：风湿免疫性疾病可能，建议淋巴结活检。小肠多发性淋巴瘤并肠套叠。

（4）病理诊断：淋巴结活检为炎生增生；小肠套叠手术病理诊断为脂肪瘤。

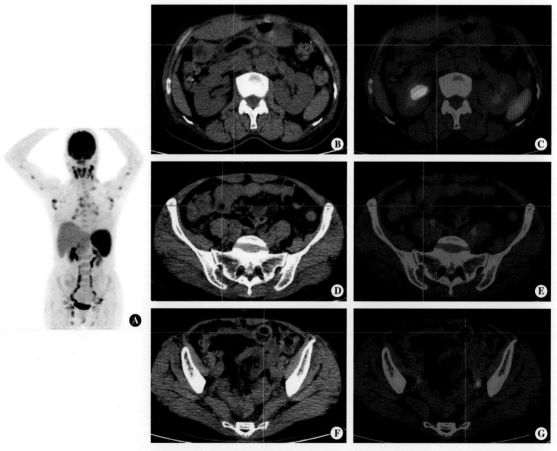

图 7-3-18　小肠多发脂肪瘤并肠梗阻（十字线中心示）

第四节　大肠病变

一、结直肠癌

【概述】

结直肠癌是最常见的胃肠道恶性肿瘤之一，发病率仅次于胃癌和食管癌，好发于中老年人，40～70岁常见，男性稍多于女性。结直肠癌患者可有家族病史，临床早期无明显症状，中晚期可表现为腹痛、腹泻、便血、黏液便，以及排便习惯改变、肠梗阻、腹部包块等，直肠癌可引起直肠刺激症状。

早期结肠癌 CT 可表现为肠壁局灶性增厚，或突向肠腔的息肉状小结节，周围肠壁正常；中晚期多表现为肠壁环状或半环状均匀或不均匀增厚，边缘欠光整，肠腔狭窄，肠壁僵硬，肠壁周围脂肪间隙模糊，也可表现为肠壁偏侧性结节或肿块，可分叶或呈菜花状，突向肠腔，突向腔内的结节通常基底较宽，附着于肠壁；另外，结肠癌可多发，多发性结肠癌常呈息肉样隆起或局部肠腔狭窄；增强扫描肿瘤病变明显强化。PET/CT 上，结肠癌多表现为明显高 FDG 摄取。

结肠癌应与结肠息肉等良性病变鉴别。菜花状或分叶状肿块，结节呈广基底与肠壁附着，肠壁明显增厚，肠壁周围有浸润改变等提示恶性病变。

【病例】

病例 1

（1）简要病史：男，85 岁；出现类癌综合征 4 月余。

（2）影像表现：升结肠中段肠壁增厚，FDG 摄取增高，SUV_{max} 12.8；管腔变窄，周围脂肪间隙稍模糊，肺门及纵隔（腔静脉后、降突下）淋巴结肿大，SUV_{max} 4.6（图 7-4-1）。

（3）影像诊断：升结肠癌，肺门、纵隔淋巴结转移不除外。

（4）病理诊断：升结肠癌。

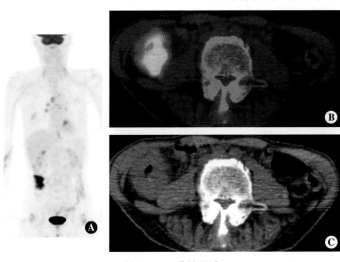

图 7-4-1　升结肠癌

病例 2

（1）简要病史：女，68 岁；自觉腰部疼痛伴活动障碍 2 月余，肠镜示占位，除外转移。

（2）影像表现：升结肠起始段肠壁增厚，外壁毛糙、欠光整，肠腔狭窄，FDG 摄取增高，SUV_{max} 21.8，周围脂肪间隙尚清晰（图 7-4-2）。

（3）影像诊断：升结肠癌。

（4）病理诊断：升结肠癌。

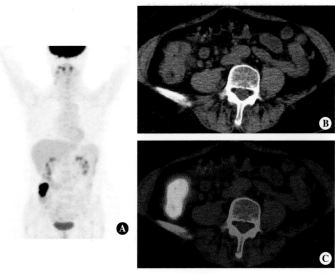

图 7-4-2　升结肠癌

病例 3

（1）简要病史：男，61 岁；右侧腰痛 2 个月余。

（2）影像表现：升结肠下段不规则肿块，FDG 摄取增高，SUV$_{max}$ 6.9，周围脂肪间隙模糊，

累及邻近小肠和右侧输尿管上段，致右输尿管上段及肾盂扩张积水（图 7-4-3）。

（3）影像诊断：升结肠癌。

（4）病理诊断：升结肠高分化腺癌。

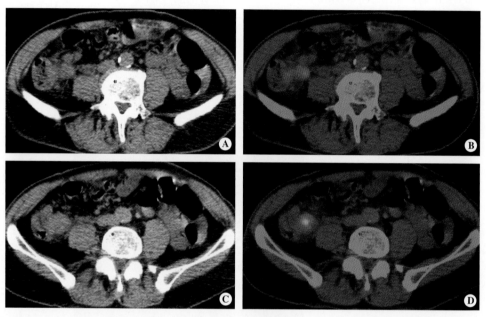

图 7-4-3　升结肠癌

病例 4

（1）简要病史：女，71 岁；咳嗽、胸闷，加重半个月；CT 疑肺占位。

（2）影像表现：两肺多发粟粒样结节、不规则小结节和条片状影，下肺为甚，沿支气管血

管束分布，FDG 摄取增高，SUV$_{max}$ 6.5；双侧胸腔少量积液，双侧肺门、纵隔多发肿大淋巴结，SUV$_{max}$ 4.5；结肠肝曲肠壁偏侧性增厚，FDG 摄取增高，SUV$_{max}$ 9.0，病变侧周围脂肪稍模糊（图 7-4-4）。

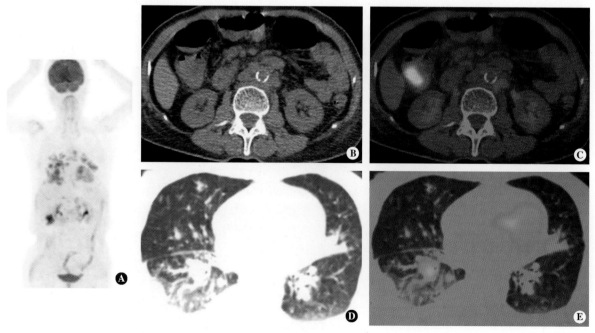

图 7-4-4　结肠癌并肺转移

（3）影像诊断：结肠癌，肺、淋巴结转移。

（4）病理诊断：结肠癌。

病例5

（1）简要病史：女，66岁；腹痛月余，CT提示肝癌。

（2）影像表现：肝内见多发低密度巨块，

占肝体积大部分，内见等密度间隔，边缘和间隔FDG摄取增高，SUV$_{max}$ 4.9；降结肠节段性肠壁增厚，FDG摄取增高，SUV$_{max}$ 10.8；局部肠管狭窄，周围脂肪间隙稍模糊，并见多个小淋巴结，FDG摄取稍高（图7-4-5）。

（3）影像诊断：降结肠癌，肝转移。

（4）病理诊断：结肠中低分化腺癌。

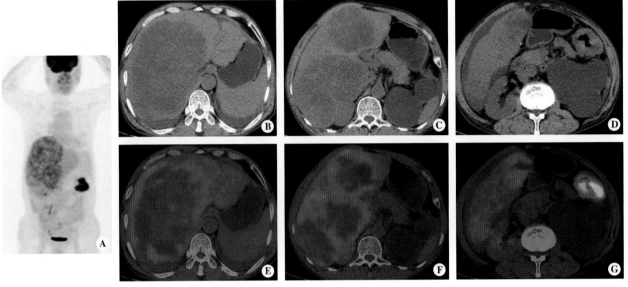

图 7-4-5 降结肠癌并肝转移

病例6

（1）简要病史：男，74岁；肝区不适2月余；腹部CT发现肝多发性结节，考虑转移。

（2）影像表现：肝内多发大小不等低密度结节，最大者直径约58mm，FDG摄取增高，SUV$_{max}$ 20.0；横结肠左半部肠壁不规则增厚，呈肿块状突向肠腔，肠壁僵硬，黏膜面凹凸不平（图7-4-6）。

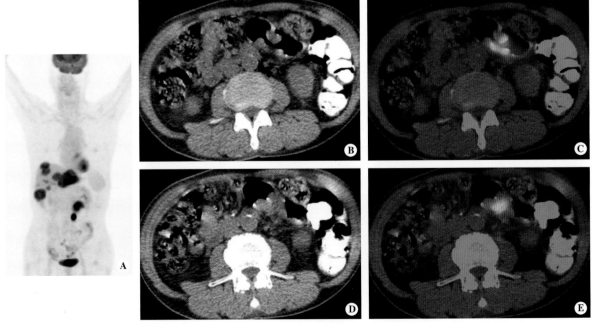

图 7-4-6 横结肠癌

（3）影像诊断：横结肠癌，肝转移。

（4）病理诊断：横结肠癌。

病例 7

（1）简要病史：男，77 岁；腹胀不适 1 周；肠镜不能通过脾曲。

（2）影像表现：结肠脾曲肿块，FDG 摄取增高，SUV$_{max}$ 4.6，周围脂肪间隙稍模糊，近端肠管明显扩张，远端肠管塌陷（图 7-4-7）。

（3）影像诊断：脾曲结肠癌可能性大。

（4）随访结果：5 天后，因肠破裂，当地医院手术确诊脾区结肠癌。

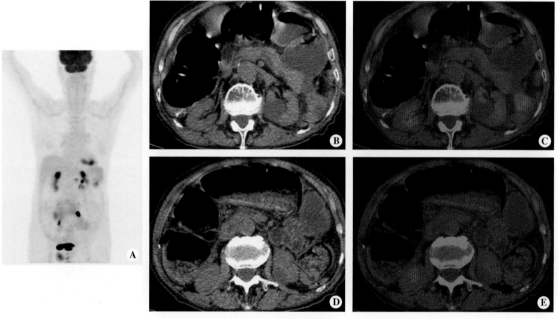

图 7-4-7　脾曲结肠癌

箭示肠管远端塌陷

病例 8

（1）简要病史：女，65 岁；胃癌根治术后 11 年，CEA、CA199、AFP 正常。

（2）影像表现：右肺下叶可见巨大类圆形软组织肿块，呈分叶状，大小约 65mm×58mm，

FDG 摄取增高，SUV$_{max}$ 7.2；邻近胸膜增厚、粘连，降结肠局部肠管明显增厚，管腔变窄，FDG 摄取增高，SUV$_{max}$ 9.9，外壁欠光整，周围脂肪间隙尚清晰；垂体增大，大小约 18mm×18mm×23mm，SUV$_{max}$ 4.7（图 7-4-8）。

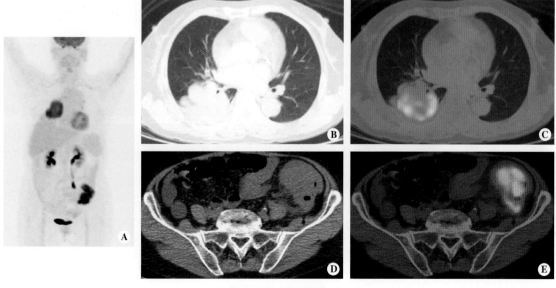

图 7-4-8　降结肠癌

（3）影像诊断：降结肠癌；肺转移可能；垂体腺瘤可能，转移不除外。

（4）病理诊断：肠镜示中分化管状腺癌，肺鳞癌（肺部肿块彩超引导下穿刺细胞学检查见癌细胞）。

病例 9

（1）简要病史：男，72 岁；下腹痛、不适月余；肠镜示乙状结肠癌。

（2）影像表现：乙状结肠节段性肠壁增厚，长约 60mm，FDG 摄取增高，SUV_{max} 16.5；邻近腹膜后见数个小淋巴结，代谢活性稍高，SUV_{max} 4.5（图 7-4-9）。

（3）影像诊断：乙状结肠癌，淋巴结转移不除外。

（4）病理诊断：乙状结肠癌，淋巴结未见转移。

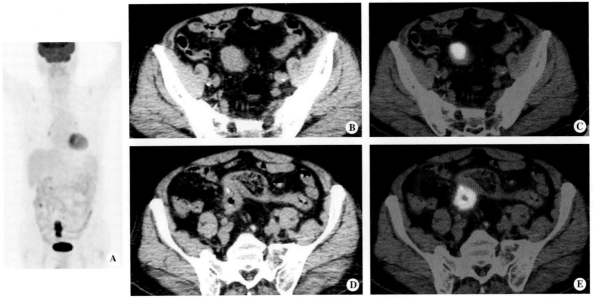

图 7-4-9　乙状结肠癌

病例 10

（1）简要病史：男，58 岁；大便性状改变 1 周余。

（2）影像表现：乙状结肠肠壁稍厚，FDG 摄取明显增高，SUV_{max} 20.2，肠外壁尚光整，周围脂肪间隙清晰（图 7-4-10）。

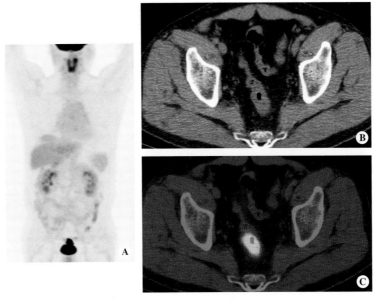

图 7-4-10　乙状结肠癌

（3）影像诊断：乙状结肠癌。

（4）病理诊断：乙状结肠癌。

病例 11

（1）简要病史：男，86 岁；肠梗阻 1 周。

（2）影像表现：乙状结肠直肠移行处肠壁增厚，肠腔狭窄，FDG 摄取增高，SUV$_{max}$ 8.8，周围脂肪间隙尚清晰；腹膜后见一淋巴结，大小约 11mm×13mm，SUV$_{max}$ 4.5（图 7-4-11）。

（3）影像诊断：乙状结肠癌，淋巴结转移。

（4）病理诊断：乙状结肠癌。

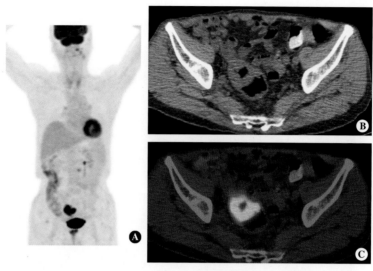

图 7-4-11　乙状结肠癌

病例 12

（1）简要病史：女，49 岁；大便带血 40 余天。

（2）影像表现：乙状结肠带蒂结节，突向肠腔，FDG 摄取增高，SUV$_{max}$ 6.3，肠壁外脂肪间隙清晰（图 7-4-12）。

（3）影像诊断：乙状结肠癌可能性大。

（4）病理诊断：乙状结肠癌。

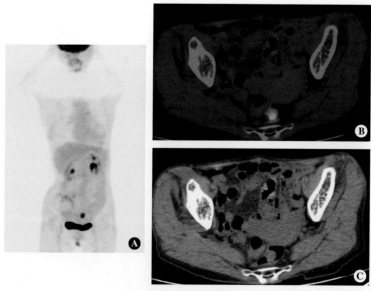

图 7-4-12　乙状结肠癌

病例 13

（1）简要病史：女，70 岁；肩背部疼痛半年余，伴胸闷不适，MRI 提示 N$_{6、7}$ 椎体、T$_{1、2}$ 椎体骨转移，ECT 胸椎浓聚提示骨恶性病变。CEA 27.36ng/

ml（参考范围 0 ～ 4.7ng/ml）；CA199 ＞ 1000U/ml（参考范围 0 ～ 37U/ml；CA125 38.830U/ml（参考范围 0 ～ 35U/ml）；CY211 5.66ng/ml（参考范围 0.1 ～ 3.3ng/ml）。

（2）影像表现：乙状结肠管壁偏心性不均匀增厚，FDG 摄取增高，SUV$_{max}$ 21.8；管腔变窄，其近端管腔扩张，C$_5$ ～ T$_3$ 椎体及其附件骨质破坏，FDG 摄取增高，SUV$_{max}$ 10.5；左腋窝可见多发肿大淋巴结，最大者约 11mm×10mm，SUV$_{max}$ 2.3；T$_{12}$ 下缘水平腔静脉右侧小淋巴结，SUV$_{max}$ 5.8（图 7-4-13）。

（3）影像诊断：乙状结肠癌，肝、淋巴结转移。

（4）病理诊断：乙状结肠癌。

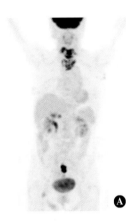
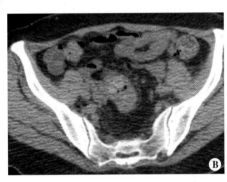
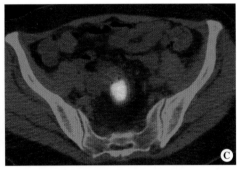

图 7-4-13　乙状结肠癌

病例 14

（1）简要病史：女，66 岁；发现肺部结节 1 周，考虑转移；CEA、CA199 略增高。

（2）影像表现：乙状结肠起始段管壁局部偏侧性增厚，FDG 摄取增高，延迟显像进一步增高，SUV$_{max}$ 分别为 16.0 和 18.2；管腔偏心性狭窄，两肺多发小结节，部分呈环状，FDG 摄取增高，SUV$_{max}$ 7.1；肝多发囊肿，肝Ⅷ段囊肿间见稍低密度结节，SUV$_{max}$ 6.3（图 7-4-14）。

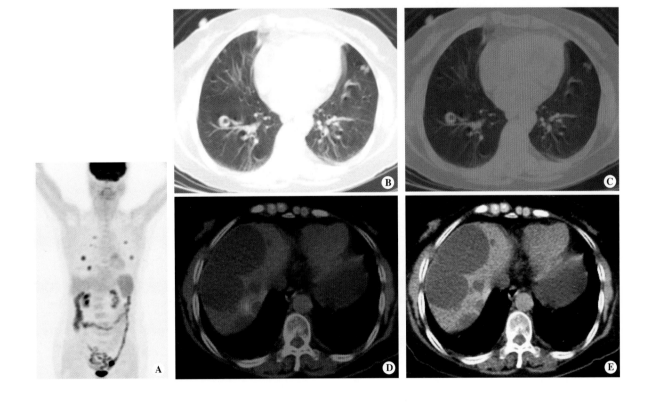

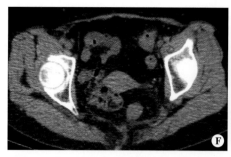
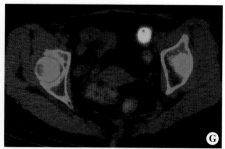

图 7-4-14 乙状结肠癌并肝、肺转移

（3）影像诊断：乙状结肠癌，合并肝、肺转移。

（4）病理诊断（肠镜活检）：乙状结肠癌。

病例 15

（1）简要病史：男，71 岁；便秘，大便性状改变 1 月余；肛门指检疑直肠癌。

（2）影像表现：直肠壁增厚，管腔偏心性狭窄，外壁欠光整，FDG 摄取明显增高，SUV_{max} 39.1，周围脂肪间隙尚清晰（图 7-4-15）。

（3）影像诊断：直肠癌。

（4）病理诊断：直肠癌。

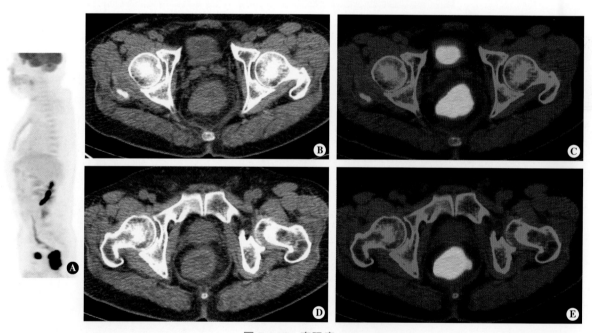

图 7-4-15 直肠癌

病例 16

（1）简要病史：女，86 岁；便血 1 周；肺癌术后 4 年。

（2）影像表现：直肠壁不均匀增厚，黏膜面凹凸不平，外壁尚光整，FDG 摄取增高，SUV_{max} 6.5；右肺下叶不规则肿块，局部 FDG 高，SUV_{max} 4.6（图 7-4-16）。

（3）影像诊断：直肠癌可能性大；肺部肿块，恶性不除外。

（4）病理诊断：直肠癌。

病例 17

（1）简要病史：女，58 岁；大便偶有血半月余；肠镜示距肛门 10cm 处见菜花状肿块影。

（2）影像表现：直肠壁偏侧性增厚，FDG 摄取增高，SUV_{max} 20.8，管腔偏心性狭窄，管外壁略欠光整，周围脂肪间隙清晰（图 7-4-17）。

（3）影像诊断：直肠癌。

（4）病理诊断：直肠中分化腺癌。

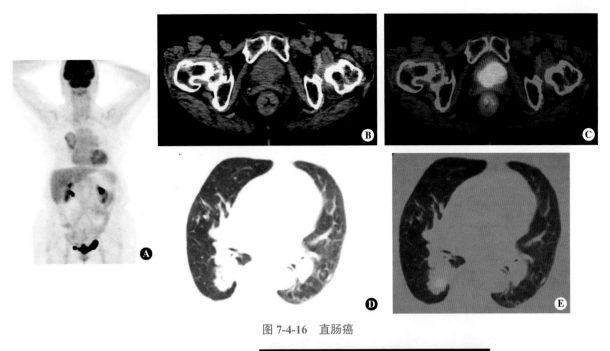

图 7-4-16　直肠癌

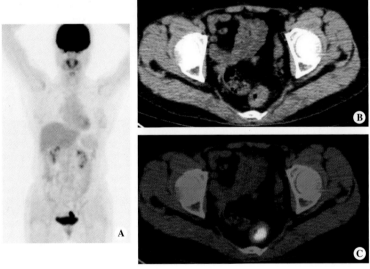

图 7-4-17　直肠癌

病例 18

（1）简要病史：男，66 岁；临床确诊直肠癌，术前检查。

（2）影像表现：直肠后壁弧形增厚，FDG 摄取增高，SUV_{max} 17.1，周围脂肪间隙清晰，两肺散在多个小结节，部分合并点状钙化，无明显 FDG 摄取（图 7-4-18）。

（3）影像诊断：直肠癌，肺转移不除外。

（4）病理诊断：直肠癌。

病例 19

（1）简要病史：女，72 岁；体检。

（2）影像表现：直肠后壁见菜花状结节，广基底，FDG 摄取增高，SUV_{max} 10.1（图 7-4-19）。

（3）影像诊断：考虑直肠癌。

（4）病理诊断：直肠癌。

病例 20

（1）简要病史：女，47 岁；腹痛月余。

（2）影像表现：横结肠近肝曲见长约 50mm 的狭窄，直肠肠壁增厚，肠腔狭窄，FDG 摄取均增高，SUV_{max} 9.7，肠外壁尚光滑，周围脂肪间隙尚清晰（图 7-4-20）。

（3）影像诊断：直肠癌；横结肠恶性肿瘤不

除外，建议肠镜检查。

（4）病理诊断：横结肠、直肠中分化腺癌。

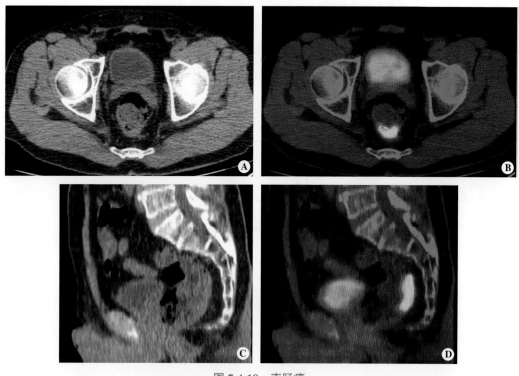

图 7-4-18　直肠癌

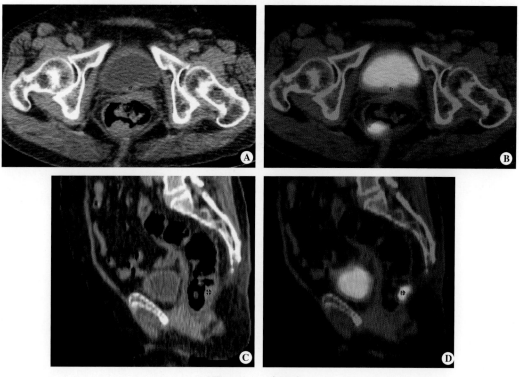

图 7-4-19　直肠癌

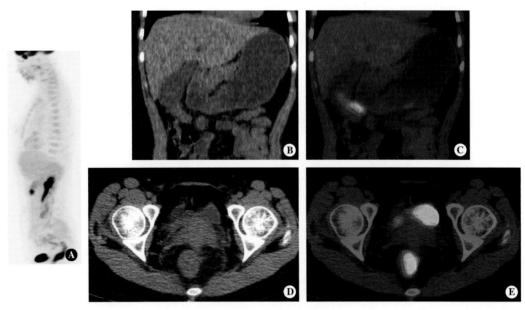

图 7-4-20 结肠和直肠癌

病例 21

（1）简要病史：男，70 岁；确诊直肠中分化腺癌，术前行 PET/CT 全身评估。

（2）影像表现：直肠壁部分略不均匀增厚，

直肠 FDG 摄取增高，SUV$_{max}$ 11.2，直肠外壁光整，周围脂肪间隙清晰（图 7-4-21）。

（3）影像诊断：结合病史，符合直肠癌改变。

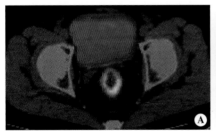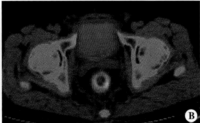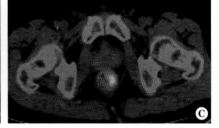

图 7-4-21 直肠癌

病例 22

（1）简要病史：男，51 岁；大便次数增多 2 月余。

（2）影像表现：直肠略增粗，FDG 摄取明显增高，长约 38mm；SUV$_{max}$ 20.1；周围见数个小淋巴结，SUV$_{max}$ 4.9；肝内 II 和 V 段见 2 个低密度小结节，SUV$_{max}$ 8.0（图 7-4-22）。

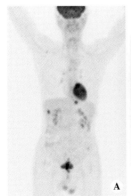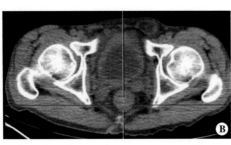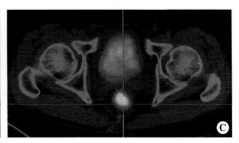

图 7-4-22 直肠癌

（3）影像诊断：直肠癌，淋巴结、肝转移。

（4）病理诊断（肠镜活检）：直肠中分化管状腺癌。

病例 23

（1）简要病史：女，62 岁；确诊直肠癌肝转移，6 个疗程化疗后。

（2）影像表现：直肠左侧壁弧形增厚，FDG 摄取增高，SUV_{max} 7.9；腔外壁尚光整，周围脂肪间隙清晰，肝内弥漫性分布大小不等低密度结节，FDG 环状增高，SUV_{max} 6.3（图 7-4-23）。

（3）影像诊断：直肠癌并肝多发转移。

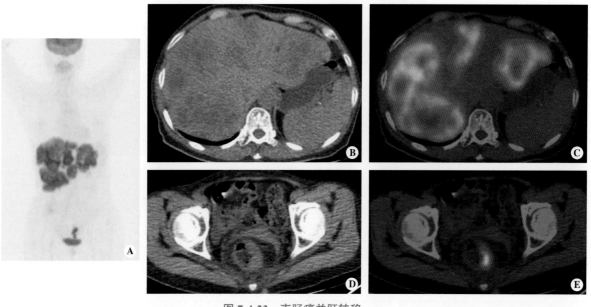

图 7-4-23　直肠癌并肝转移

病例 24

（1）简要病史：男，83 岁；结肠癌支架置入后 4 个月，腹痛。

（2）影像表现：乙状结肠增粗，肠壁明显增厚，外壁欠光整，FDG 摄取增高，SUV_{max} 8.9；腔内见支架，部分被软组织充填，盆腔见多发小淋巴结，FDG 摄取增高，SUV_{max} 5.6（图 7-4-24）。

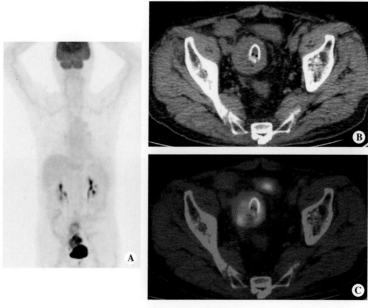

图 7-4-24　直肠癌

（3）影像诊断：结肠癌支架术后，部分癌组织填充，并淋巴结转移。

（4）病理诊断：结肠癌头端部分堵塞。

病例 25

（1）简要病史：男，60 岁；结肠镜示距肛门70cm 中分化管状腺癌，100cm、60cm 管状腺瘤（低级别上皮内瘤变）。

（2）影像表现：横结肠偏右侧，降结肠各见局灶性 FDG 摄取增高灶，SUV_{max} 16.1，结肠管壁及周围脂肪间隙均未见明显异常，延迟 2 小时显像，FDG 摄取均增高（图 7-4-25）。

（3）影像诊断：结合病史，考虑结肠多发性腺瘤，部分癌变可能。

（4）病理诊断：结肠中分化管状腺癌。

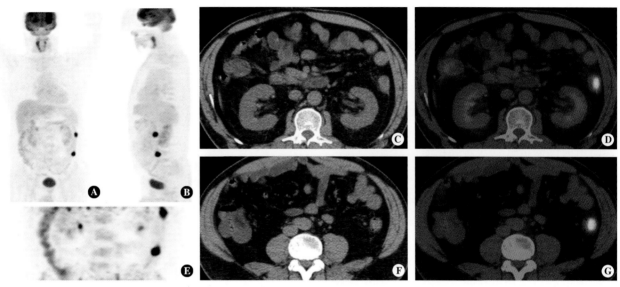

图 7-4-25　结肠癌
E 为延迟 2 小时显像

病例 26

（1）简要病史：男，70 岁；左下腹疼痛 2 月余；结肠镜示降结肠癌待排；活检病理考虑结肠高级别上皮内瘤变。

（2）影像表现：降结肠乙状结肠交界段肠壁增厚，肠腔狭窄，长约 50mm，FDG 摄取增高，SUV_{max} 18.2（图 7-4-26）。

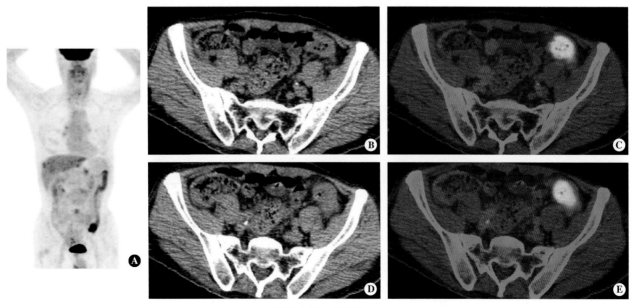

图 7-4-26　结肠癌

（3）影像诊断：结肠癌可能性大。

（4）病理诊断（术后）：高级别上皮内瘤变。

二、结直肠淋巴瘤

【概述】

大肠原发性淋巴瘤多发生于回盲部，继发性淋巴瘤多发生于乙状结肠及直肠。结直肠淋巴瘤以弥漫大 B 细胞淋巴瘤多见，临床以腹痛、腹泻、血便常见。结直肠淋巴瘤 CT 可表现为弥漫性或节段性肠壁增厚，亦可表现为肠壁结节或肿块，肠腔可狭窄，病变肠壁与正常肠管壁无明显界限；大多数肠管扩张良好，无明显僵硬，尽管肠镜可见多发性溃疡，但因溃疡较表浅，CT 往往不易显示；当淋巴瘤可见结节或肿块时，可有浅分叶，与肠壁接触基底通常较宽。与胃、小肠淋巴瘤一样，结直肠淋巴瘤的 FDG 摄取与肿瘤的累及范围和病理类型有关，但多数结直肠淋巴瘤在发现时即表现为高 FDG 摄取。

结直肠淋巴瘤应与结直肠癌鉴别。结直肠癌临床上可引起肠梗阻症状，淋巴瘤亦可致大便性状改变，但较少引起肠梗阻；结直肠癌病变较局限，淋巴瘤可以是多节段性甚或弥漫性；结直肠癌病变部位肠壁通常较僵硬，扩张度差，而淋巴瘤病变肠管壁通常扩张良好；结直肠淋巴瘤周围脂肪间隙多数较清晰，而结直肠癌周围脂肪间隙密度可增高，较模糊。

【病例】

病例 1

（1）简要病史：男，54 岁；腹痛月余，加重 1 周。

（2）影像表现：回盲部见软组织肿块影，大小约 42mm×37mm，FDG 摄取明显增高，SUV_{max} 13.7，肠壁增厚，边缘欠光整，肠腔变窄，周围脂肪间隙尚清楚；脾 FDG 摄取弥漫性稍增高，SUV_{max} 2.6；双侧肺门、纵隔见多个稍大淋巴结影，较大者约 10mm×11mm，部分 FDG 摄取轻度增高，SUV_{max} 3.1（图 7-4-27）。

（3）影像诊断：结肠恶性病变，淋巴瘤可能，结肠癌不除外。

（4）病理诊断：升结肠弥漫大 B 细胞淋巴瘤。

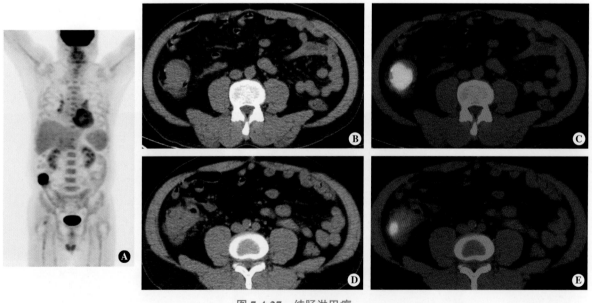

图 7-4-27　结肠淋巴瘤

病例 2

（1）简要病史：男，42 岁；口腔溃疡。

（2）影像表现：结肠肝曲肠壁不均匀增厚，FDG 摄取增高，SUV_{max} 10.5；邻近脂肪间隙模糊，右侧腹膜增厚，FDG 摄取增高，SUV_{max} 8.9（图 7-4-28）。

（3）影像诊断：结合病史，考虑结肠淋巴瘤可能，结肠癌不除外。

（4）病理诊断：结肠 NK/T 细胞淋巴瘤。

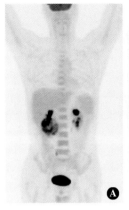
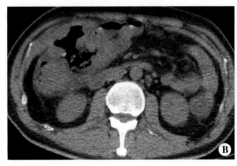
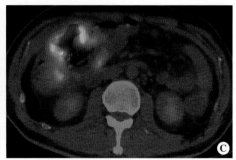

图 7-4-28 结肠淋巴瘤

病例 3

（1）简要病史：女，65 岁；直肠淋巴瘤化疗 3 个疗程后 1 个月复查。

（2）影像表现：双侧颈部多发淋巴结肿大，

FDG 摄取增高，SUV_{max} 13.6；直肠壁不均匀增厚，FDG 摄取增高，SUV_{max} 17.8；直肠旁见两个大小不同淋巴结，SUV_{max} 3.6（图 7-4-29）。

（3）影像诊断：结合病史，符合淋巴瘤改变。

（4）病理诊断：直肠淋巴瘤。

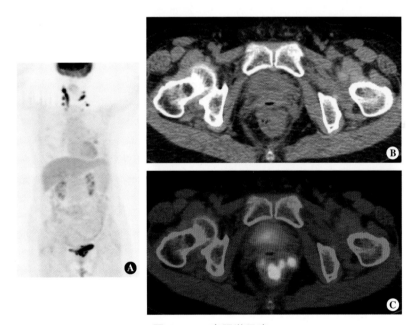

图 7-4-29 直肠淋巴瘤

病例 4

（1）简要病史：男，63 岁；胃癌术后 10 年；腹痛 2 月余。

（2）影像表现：胃肠吻合未见明显异常，升结肠及回盲部肠壁弥漫性增厚，最厚处约 20mm，FDG 摄取明显增高，SUV_{max} 33.0；周围脂肪间隙内

及腹膜后见多发淋巴结，较大者约 8mm×12mm，无明显 FDG 摄取；右侧腰大肌前方见一淋巴结，边缘清晰，大小约 17mm×30mm，FDG 摄取增高，SUV_{max} 29.3（图 7-4-30）。

（3）影像诊断：淋巴瘤可能性大。

（4）病理诊断：升结肠弥漫大 B 细胞淋巴瘤。

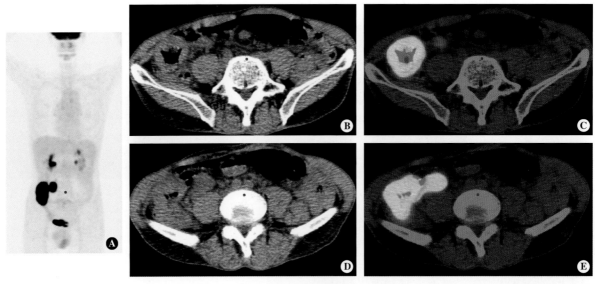

图 7-4-30　结肠淋巴瘤

三、乙状结肠源性上皮样炎性肌纤维母细胞肉瘤

【概述】

上皮样炎性肌纤维母细胞肉瘤（epthelioidinflammatory myofibroblastic sarcoma，EIMS）是炎性肌纤维母细胞瘤（inflammatory myofibroblastic tumor，IMT）中的一个少见亚型，临床罕见，与其他 IMT 一样，好发于腹腔，特别是肠系膜和腹膜。不同于其他 IMT，EIMS 具有高度侵袭性，常转移至肝、肺、淋巴结等。

病理上，EIMS 可分为肿瘤细胞致密区及疏松区，致密区富含成纤维细胞或肌纤维母细胞，疏松区富含黏液。EIMS 由于肿瘤间质水肿和黏液样变，CT 上常呈低密度，增强扫描不强化，而肿瘤致密区则因富含肿瘤细胞而明显强化；PET/CT 检查中，肿瘤致密区 FDG 摄取明显增高，疏松区则 FDG 摄取较低，因而 FDG 摄取不均匀。

【病例】

（1）简要病史：女，55 岁；腹胀不适、消瘦 3 个月。

（2）影像表现：左侧盆腔髂窝区可见多个低密度结节融合的巨大肿块，大小约 104mm×68mm×115mm，密度不均，边缘分叶，FDG 摄取不均匀增高，SUV_{max} 17.3，与乙状结肠及左侧附件区分界不清楚（图 7-4-31）。

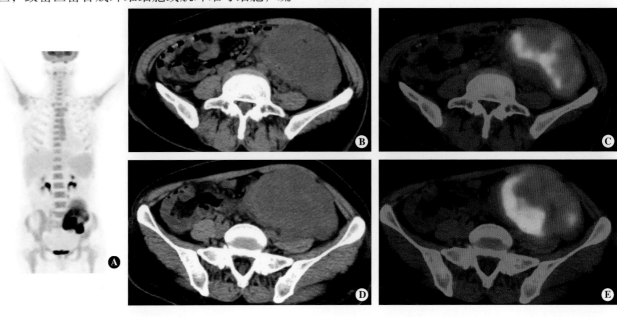

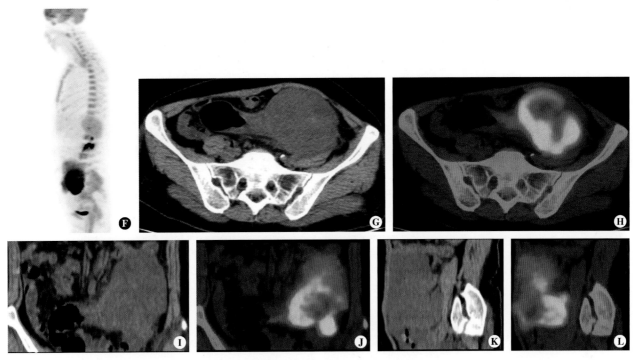

图 7-4-31 乙状结肠源性上皮样炎性肌纤维母细胞肉瘤

（3）影像诊断：左盆腔肿块，考虑恶性，卵巢癌可能。

（4）病理诊断（手术）：乙状结肠源性上皮样炎性肌纤维母细胞肉瘤。

四、结直肠息肉和腺瘤

【概述】

结直肠息肉较常见，广义的息肉指从黏膜表面突出到肠腔的病变。息肉可分为肿瘤性、错构瘤性、化生性和炎性等；息肉既可单发，也可多发。肿瘤性息肉包括腺瘤和腺瘤病。腺瘤分为管状腺瘤、绒毛状腺瘤和混合性腺瘤 3 种，根据腺上皮不典型增生的程度，将其分为：轻度，异型性较小，累及上皮层的下 1/3；中度，累及上皮层的下 2/3；重度，异型性较大，累及上皮的 2/3 以上。腺瘤性息肉和家族性息肉病常多发，有恶变倾向。大多数结直肠息肉可无明显临床症状，部分可有腹痛或隐痛、便血、黏液便、大便习惯改变等。

结直肠息肉 CT 多表现为肠腔内结节，表面尚光整，基底可呈蒂状或广基底附着肠壁，肠壁一般无明显增厚，外壁光整。PET/CT 检查中，部分息肉可表现为不同程度 FDG 摄取，特别是腺瘤样息肉，增生性或炎性息肉多数未见明显 FDG 摄取，高 FDG 摄取不能作为有无恶变的依据。

【病例】

病例 1

（1）简要病史：男，55 岁；便秘 3 月余，肛门指检疑直肠癌。

（2）影像表现：直肠腔内软组织结节，FDG 摄取增高，SUV_{max} 12.4，管腔变窄，管外壁光整，周围脂肪间隙清晰（图 7-4-32）。

（3）影像诊断：直肠癌。

（4）病理诊断（手术）：高级别绒毛管状腺瘤。

病例 2

（1）简要病史：男，95 岁；腹部隐痛，间歇性低热月余。

（2）影像表现：升结肠 2 个肠壁结节，广基底，突向腔内，外壁尚光整，FDG 摄取增高，SUV_{max} 12.0（图 7-4-33）。

（3）影像诊断：升结肠息肉可能，恶性不除外。

（4）病理诊断/随访结果：肠镜病理考虑升结肠腺瘤样息肉。2 年后 PET/CT 复查病变无明显改变。

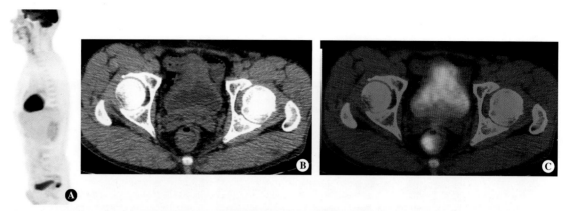

图 7-4-32　直肠腺瘤

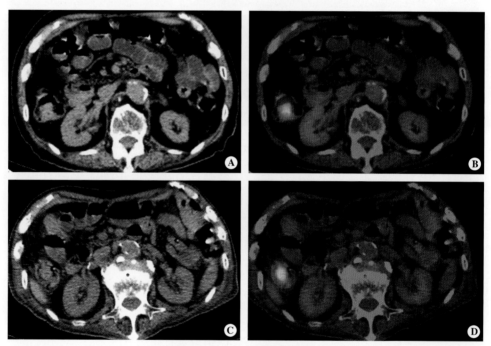

图 7-4-33　结肠腺瘤样息肉

病例 3

（1）简要病史：男，53 岁；B 超疑肝占位。

（2）影像表现：直肠近肛门左后壁小结节，

FDG 摄取增高，SUV$_{max}$ 7.3（图 7-4-34）。

（3）影像诊断：直肠高代谢结节，建议指检。

（4）病理诊断（手术）：息肉。

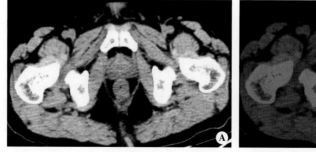

图 7-4-34　结肠息肉

病例 4

（1）简要病史：男，69 岁；体检。

（2）影像表现：乙状结肠肠管局部增粗，内 FDG 局灶性增高，延迟 2 小时显像进一步增高，

SUV$_{max}$ 分别为 10.5 和 16.5（图 7-4-35）。

（3）影像诊断：乙状结肠局部肠管增粗，内部

局灶性代谢活性增高，建议肠镜，除外占位性病变。

（4）病理诊断/随访结果：结肠息肉。

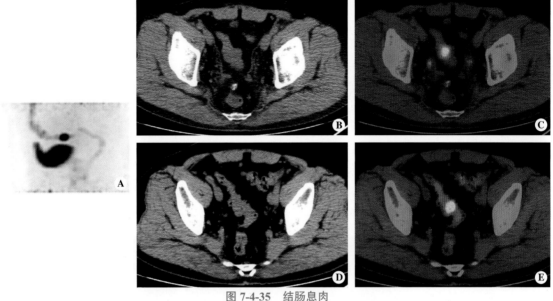

图 7-4-35 结肠息肉

D、E 为延迟 2 小时显像

病例 5

（1）简要病史：男，76 岁；发现肺部结节 3 天。

（2）影像表现：右肺下叶结节影，大小约 20mm×20mm，具毛刺和分叶，并邻近胸膜牵扯，FDG 摄取增高，SUV$_{max}$ 7.1；结肠见多个大小不等

结节，FDG 摄取增高，SUV$_{max}$ 13.5，肠腔未见明显狭窄，肠外壁光滑（图 7-4-36）。

（3）影像诊断：肺癌；结肠考虑多发性息肉可能，恶变不除外。

（4）病理诊断：肺鳞癌，结肠多发性息肉（无恶变）。

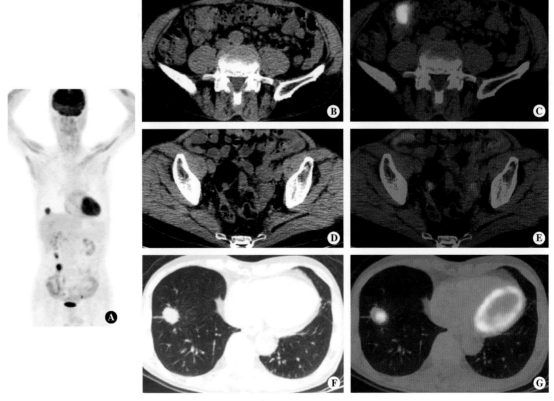

图 7-4-36 结肠息肉

五、结肠脂肪瘤

【概述】

结肠脂肪瘤少见，多位于右半结肠，国外报道尤以盲肠好发。结肠脂肪瘤根据位置可分为浆膜下型、壁间型和黏膜下型，其中黏膜下型多见。浆膜下型和壁间型大多数临床症状不明显，肿瘤较大时则可有腹胀、腹部不适感，甚或疼痛；黏膜下型早期亦可无明显临床症状，或有腹泻、黏液便等表现，较大则可引起肠梗阻、肠套叠。结肠脂肪瘤典型 CT 表现为肠腔内或肠壁间脂肪密度结节或肿块。PET/CT 上，脂肪瘤无明显 FDG 摄取，

但脂肪瘤周围的肠管因炎性反应可表现为节段性 FDG 摄取增高。

【病例】

（1）简要病史：女，30 岁；腹痛、腹胀 3 天，CT 示肠梗阻。

（2）影像表现：降结肠中段腔内见直径约 32mm 脂肪密度结节，无明显 FDG 摄取；其上约 30mm 处见结肠套叠，肠壁增厚，FDG 摄取增高，SUV_{max} 5.8，其上肠梗阻（图 7-4-37）。

（3）影像诊断：结肠脂肪瘤，肠套叠，肠梗阻。

（4）病理诊断（手术）：结肠脂肪瘤，肠套叠，肠梗阻。

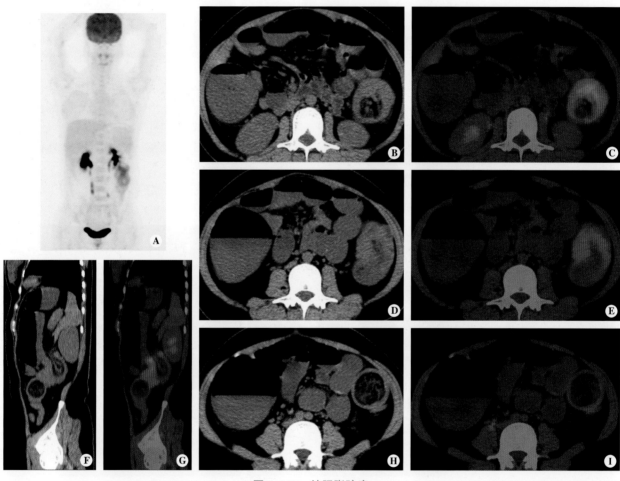

图 7-4-37　结肠脂肪瘤

六、狼疮性胃肠炎

【概述】

系统性红斑狼疮以成年女性多见，25% ～

50% 的患者可累及胃肠道表现出相应症状，即狼疮性胃肠炎。其发病机制可能是胃肠道壁免疫复合物堆积引起的补体活化，血管炎、血栓等导致胃肠壁缺血、水肿、坏死，甚至穿孔。该病临床表现为腹痛、恶心、呕吐和腹泻、消瘦等。CT 表

现为胃肠壁黏膜水肿增厚、黏膜紊乱、边缘毛糙，横断面可见同心圆状改变，增强可见黏膜和浆膜层中等程度强化，黏膜下层无强化，横断面同心圆征更典型；部分可能会有溃疡甚或穿孔改变。该病CT表现缺乏特异性，需结合临床和实验室检查。PET/CT检查示胃肠壁炎性改变可有轻度FDG摄取增高。

【病例】

（1）简要病史：女，32岁；间歇性腹痛、恶心、呕吐并腹泻1月余。

（2）影像表现：左侧附件区可见不规则结节，边缘不规整，直径约44mm，FDG摄取稍增高，

SUV_{max} 2.1；双侧输尿管及双肾盂轻度扩张、积水；腹部脂肪密度增高，欠均匀，FDG摄取无明显增高；幽门部胃壁稍增厚，小肠、结肠肠壁可见弥漫性水肿增厚，部分肠壁FDG摄取轻度增高，SUV_{max} 3.1，横断面呈同心圆状；腹盆腔可见大量积液（图7-4-38）。

（3）影像诊断：左侧卵巢占位可能；胃肠、腹膜炎性改变；大量腹腔积液。

（4）病理诊断/随访结果：腹腔镜左侧卵巢切除示纤维瘤。临床诊断狼疮性胃肠炎（抗核抗体阳性，红细胞、白细胞、血红蛋白降低，补体C_3和C_4降低，血沉加快，尿β_2微球蛋白升高）。

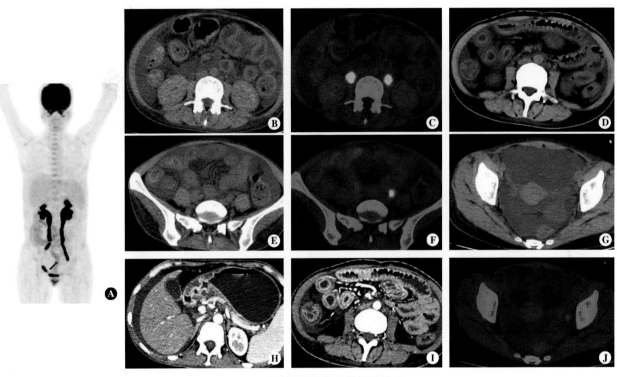

图 7-4-38　狼疮性胃肠炎并卵巢纤维瘤

箭示纤维瘤

第五节　胃肠道间质瘤

【概述】

胃肠道间质瘤是最常见的间叶源性肿瘤，多发于中老年人，平均发病年龄60岁，40岁以下发病少见。胃肠道间质瘤总体发病率无明显性别差异，但小肠间质瘤更多见于女性。胃为胃肠道间质瘤最常见的发病部位，小肠其次，

结直肠少见，食管极少见，尽管肠系膜、网膜和腹膜后亦可发病，但更为罕见。胃肠道间质瘤病理上分为良性、潜在恶性和恶性3级；肿瘤风险性分级为极低度风险、低度风险、中度风险和高度风险4级。小肠间质瘤恶性程度最高，易发生腹膜后、肠系膜间淋巴结转移，食管间质瘤恶性程度较低。胃肠道间质瘤的症状与肿瘤的发病部位和大小有关，无明显特异性，发生于食管的间质瘤可有吞咽梗阻感，胃肠道

间质瘤较小时多无临床症状，最常见的症状是腹部不适、隐痛和胃肠道出血，小肠较大肿瘤亦可出现不全性肠梗阻征象。

胃肠道间质瘤发生于胃、肠壁的黏膜下、肌层或浆膜下，CT 表现多呈圆形或类圆形，肿瘤可位于腔内，跨壁或腔外。低度风险者边缘较光整，密度较均匀，肿瘤呈延时强化，静脉期强化明显，无明显 FDG 摄取或呈轻中度 FDG 摄取；高度风险者病变较大，通常直径大于 60mm，边缘可出现分叶，或侵犯邻近组织或器官，密度不均匀，肿瘤内可出现坏死、囊变或出血等。无论风险程度高低，胃肠道间质瘤均可出现钙化，但低度风险者更常见，钙化量一般都不多，表现为少许点、线样钙化，且多位于肿瘤附着胃肠壁处，可呈弧线状。肿瘤坏死如与胃肠道相通则肿瘤内可出现

液平，肿瘤实性部分强化明显，高度风险胃肠道间质瘤通常表现为中高度 FDG 摄取。

【病例】

病例 1

（1）简要病史：女，60 岁；体检发现肝、脾低密度影。

（2）影像表现：胃贲门下方小弯侧见一软组织结节，突向胃腔，大小约 22mm×19mm；肝Ⅶ段见小低密度影，脾上极见低密度小结节；均无明显 FDG 摄取（图 7-5-1）。

（3）影像诊断：胃良性病变，间质瘤？肝囊肿、脾血管瘤可能。

（4）病理诊断：胃间质瘤。

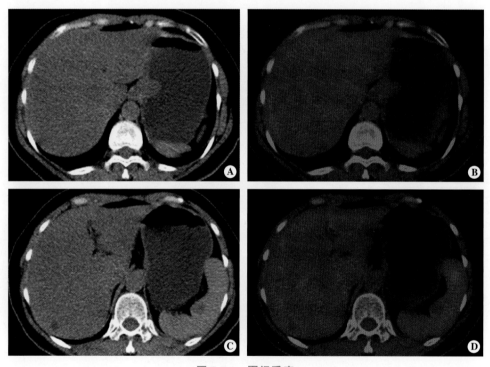

图 7-5-1　胃间质瘤

病例 2

（1）简要病史：男，84 岁；体检发现纵隔淋巴结肿大。

（2）影像表现：双侧肺门及纵隔Ⅳ区淋巴结肿大，FDG 摄取增高，SUV$_{max}$ 9.3；胃窦部见一壁结节，大小约 19mm×15mm，未见明显 FDG 摄取（图 7-5-2）。

（3）影像诊断：胃良性病变可能性大，平滑

肌瘤？间质瘤？纵隔淋巴结炎性增生可能性大。

（4）病理诊断：胃间质瘤。

病例 3

（1）简要病史：男，57 岁；咳嗽 2 月余；CT 发现肺结节。

（2）影像表现：左肺上叶尖后段见一结节，边缘清晰、欠光整，浅分叶，大小约 25mm×31mm，FDG 摄取增高，SUV$_{max}$12.7，密度不均

匀，其内见多发小空泡；邻近胸膜牵拉凹陷，右锁骨下窝、纵隔内（2R、3、4、5、7区）及左肺门见多发肿大淋巴结，较大者约 15mm×19mm，FDG 摄取增高，SUV_{max} 7.5；胃体大弯侧胃壁见梭形肿块，突向腔内，壁尚光整，内部密度欠均匀，

可见斑片状坏死，附着胃壁处见线样钙化，肿块 FDG 摄取不均匀增高，SUV_{max} 4.4（图 7-5-3）。

（3）影像诊断：左上肺癌，纵隔淋巴结转移；胃间质瘤。

（4）病理诊断：胃间质瘤；肺腺癌。

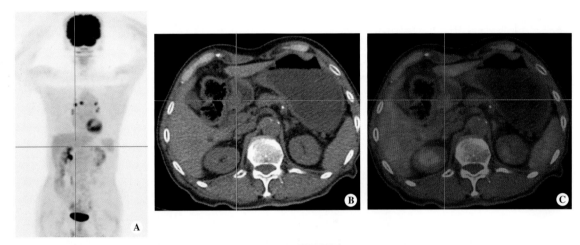

图 7-5-2　胃间质瘤

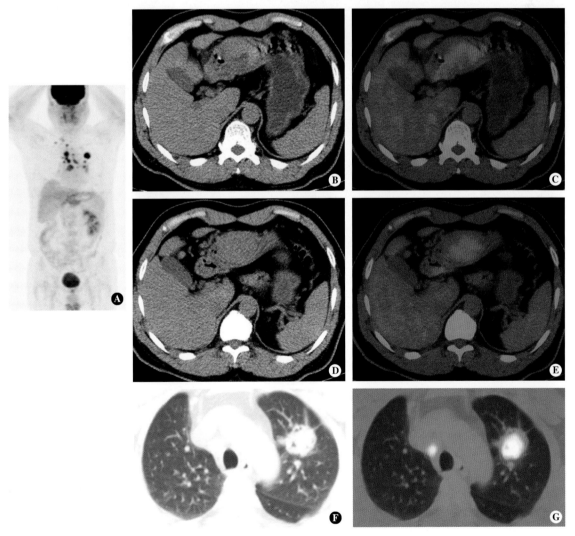

图 7-5-3　胃间质瘤并肺癌

病例 4

（1）简要病史：女，80 岁；发现胸腔积液 1 周，胸腔积液中找见腺癌细胞。

（2）影像表现：胃底部大弯侧见一肿块，突向腔内，广基底附着于胃壁，大小约 71mm×53mm×66mm，壁光整，密度欠均匀，内见低密度坏死区，附着胃壁处见少许斑点状、短线样钙化，实性部分 FDG 摄取不均匀增高，SUV_{max} 2.2；右肺中叶呈大片实变密度影，支气管狭窄，外侧段支气管截断，FDG 摄取不均匀增高，SUV_{max} 10.5；右肺门、纵隔多发肿大淋巴结，SUV_{max} 6.3（图 7-5-4）。

（3）影像诊断：结合病史，考虑肺癌并淋巴结转移；胃内肿块考虑胃间质瘤。

（4）病理诊断（胃镜活检）：胃间质瘤。

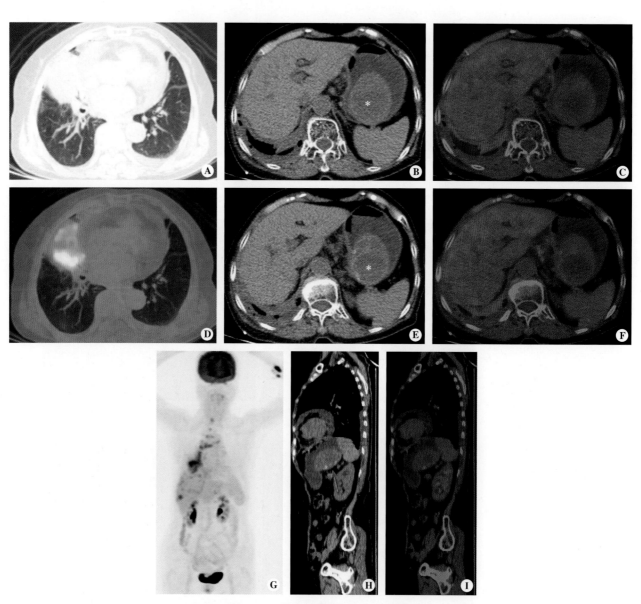

图 7-5-4　胃间质瘤（箭示）并肺癌
*示坏死

病例 5

（1）简要病史：女，70 岁；腹胀、不适月余。

（2）影像表现：胃底部见一肿块，广基底附着于胃壁，直径约 62mm，边缘光整，表面浅分叶，FDG 摄取不均匀稍增高，SUV_{max} 4.8（图 7-5-5）。

（3）影像诊断：胃间质瘤。

（4）病理诊断：胃间质瘤。

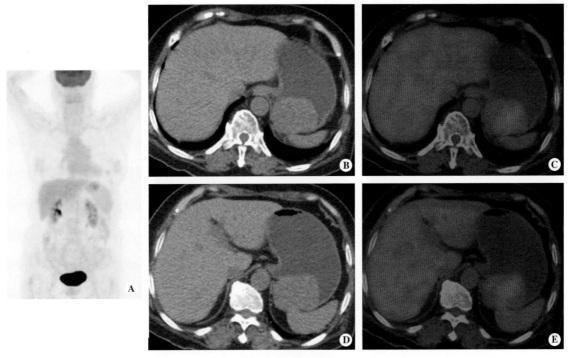

图 7-5-5　胃间质瘤

病例 6

（1）简要病史：女，62 岁；发现腹部包块 3 月余，伴阵发性腹痛，加重 1 周。

（2）影像表现：十二指肠、空肠移行区可见巨大不规则囊实性混杂密度包块，大小约 125mm×

87mm，实性部分 FDG 增高，SUV_{max} 7.8，内可见少量气体，部分与邻近空肠分界不清（图 7-5-6）。

（3）影像诊断：小肠恶性肿瘤。

（4）病理诊断（手术）：十二指肠、空肠间质瘤，高危。

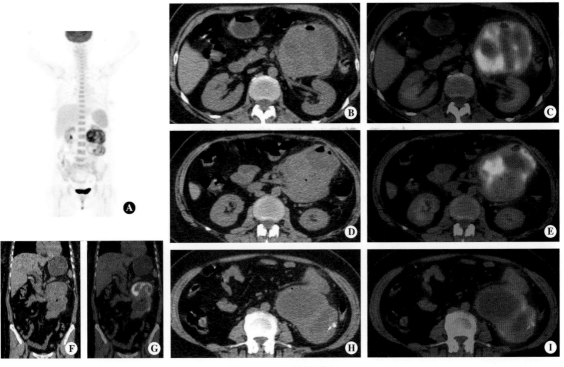

图 7-5-6　小肠间质瘤

病例 7

（1）简要病史：女，75 岁，间断性腹部不适，以下腹部为著，放散至骶尾部，并出现血便，无腰背痛。

（2）影像表现：CT 示直肠内类圆形软组织密度肿物，边缘光滑，向前突出，大小约 59mm×51mm×50mm，CT 值约 34Hu；PET 示相应部位 FDG 摄取异常增高影，SUV$_{max}$ 16.0；子宫及双侧附件术后改变（图 7-5-7）。

（3）影像诊断：直肠占位性病变，间质瘤可能。

（4）病理诊断：（盆腔）穿刺结果为直肠间质瘤。免疫组化：CD117（+），CD34（+），DOG-1（+），Ki67（2%）。

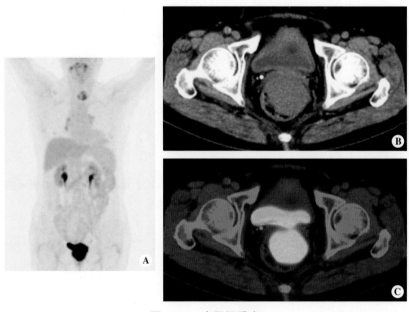

图 7-5-7　直肠间质瘤

病例 8

（1）简要病史：女，60 岁；腹胀，饭后加重，排便及排气后缓解，伴腹泻。

（2）影像表现：CT 示腹腔、盆腔肠管旁多发混杂密度肿块影，大者约 46mm×58mm，与肠管分界不清，局部囊变，CT 值 40～52Hu，PET 示 FDG 摄取增高，SUV$_{max}$ 5.4；CT 示膈下、腹腔、肠系膜区、盆腔内结节影，较大者约 19mm×23mm，CT 值约 49Hu，PET 示相应部位 FDG 摄取轻度增高，SUV$_{max}$ 1.95（图 7-5-8）。

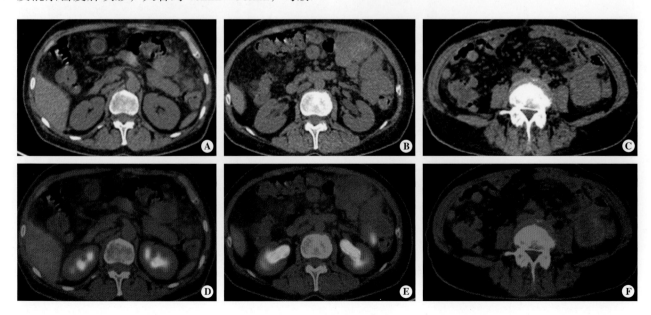

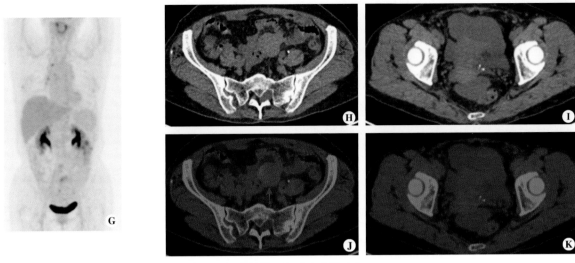

图 7-5-8　多发性胃肠间质瘤（箭示）

（3）影像诊断：腹腔、盆腔肠管旁多发囊实性肿块，间叶组织来源可能；左上腹膜转移；腹腔及盆腔多发淋巴结转移。

（4）病理诊断：腹腔（穿刺）组织形态学及免疫组化结果符合胃肠间质瘤。

第八章

肝胆胰脾

第一节　原发性肝肿瘤

一、肝　癌

【概述】

原发性肝癌是最常见且恶性程度最高的恶性肿瘤之一，起源于肝细胞或肝内胆管细胞，病因不明，全世界超过半数的原发性肝癌发生在我国。临床上肝细胞肝癌占原发性肝癌的90%以上；肝内胆管细胞癌是指发生于胆管二级分支以远肝内胆管上皮细胞的恶性肿瘤，占肝原发恶性肿瘤的10%～20%，占胆管癌的5%～10%；混合型肝细胞肝癌罕见。早期肝癌临床症状不明显，中晚期肝癌可表现为腹痛、腹胀、纳差、黄疸、消瘦等，肝癌破裂可表现为急腹症。国内肝细胞肝癌患者多有乙肝病毒感染史，丙肝病毒与肝癌亦密切相关，大多数原发性肝细胞肝癌患者常常有肝硬化史，肝硬化发展为肝癌通常依次经过肝细胞及间质的增生—不典型增生—肝癌这一演变过程。肝硬化基础上发生的肝癌多为大结节型。另外，嗜酒和摄入黄曲霉素B1也是原发性肝癌的重要危险因素。肝细胞肝癌根据大体形态可分为巨块型、结节型、巨块结节混合型及弥漫结节型。原发性肝细胞肝癌男性明显多于女性，30～50岁为高发年龄段。

肝细胞肝癌CT常见合并肝硬化表现，大多数肝细胞肝癌表现为巨块型，直径＞50mm，多呈圆形，部分可见边缘密度更低的假包膜，亦可见部分巨块型肝癌并发瘤周子灶，呈巨块结节型；结节型肝细胞肝癌表现为肝内多个低密度结节，直

径均＜50mm，结节可部分融合，边缘呈分叶状；弥漫结节型则表现为肝内弥漫性分布大小不等结节，直径＜10mm。小肝癌通常指单个癌灶直径或两个癌灶直径之和＜30mm；病灶多表现为低密度结节或肿块，较大的肝癌肿块或结节可合并坏死，呈脐样、裂隙样或中心不规则斑片状，也可有出血改变，表现为低密度区的斑片状高密度影。肝癌细胞脂肪变性多位于周围，也可表现为更低密度区；在发生脂肪变性的肝内，肝癌病灶可能表现为稍高密度影，应与残存的肝岛鉴别。肝细胞肝癌可有斑点或条片状钙化，但极少见。肝细胞肝癌MRI T_1WI 为稍低信号，巨块型信号多不均匀，出血坏死可表现为稍高信号，坏死则为更低信号；T_2WI 表现为稍高信号，压脂可呈略高信号；肝细胞肝癌多由肝动脉供血，增强扫描典型表现为快进快出强化类型，肿瘤周围、内可见供血动脉分支，有时可见动静脉瘘。

PET/CT上，肝细胞肝癌FDG摄取与肿瘤的大小和分化程度有关，大多数小的肝细胞肝癌FDG摄取未见明显增高，高分化的肝细胞肝癌大多数表现为FDG摄取无明显增高或稍增高，肝癌细胞内葡萄糖-6-磷酸酶高表达是肝细胞肝癌表现为低FDG摄取的重要因素之一；分化程度较低的较大病灶则可表现为高FDG摄取。

肝吸虫感染、血吸虫感染、肝内胆管结石、先天性胆管变异等是胆管细胞癌发病的危险因素。胆管细胞癌常见于60岁以上老人，男性略多于女性；肝内胆管细胞癌根据生长方式不同分为肿块型、管周浸润型、管内生长型和混合型。肝内胆管细胞癌CT上同样肿块型最多见，多位于肝外周，呈膨胀性生长，通常肝左叶发病多于肝右叶，

肿块形态不规则或呈分叶状，低密度，无包膜，周围常见扩张的胆管，病灶所处肝叶或肝段可有萎缩；肿块型增强扫描常呈慢进慢出型，早期呈周边环状强化，延迟增强为明显强化；管周浸润型表现为受累管壁不均匀增厚，管腔狭窄，远端扩张，增强扫描呈条状或分支状；管内生长型胆管内可见乳头状或菜花状肿物，一般基底较宽，可有一定程度强化。近肝边缘的胆管细胞癌有时可见肝包膜凹陷，肝内胆管细胞癌有时可见肝内、外胆管结石。肝内胆管细胞癌 MRI T_1WI 呈低信号，T_2WI 呈高信号。PET/CT 检查中，肝内胆管细胞癌大多数表现为高 FDG 摄取。

原发性肝癌应与肝腺瘤、肝再生结节、肝局灶性结节样增生、肝血管瘤等鉴别。肝腺瘤、肝再生结节等 PET/CT 常表现为低 FDG 摄取；低 FDG 摄取的肝癌则应结合 CT 或 MRI 增强检查综合判断，特别是小肝癌，CT 或 MRI 增强对病灶的定性明显优于 ^{18}F-FDG PET/CT；原发性肝癌还应与继发性肝癌鉴别。

【病例】

病例 1

（1）简要病史：男，60 岁；反复上腹部隐痛 1 年，AFP 正常，CEA 7.5μg/L，CA199 27.99U/ml，体检 B 超示肝右叶近胆囊处结节，肝癌可能，CT 平扫＋增强示局限性脂肪肝。

（2）影像表现：肝右叶胆囊窝附近见直径 22mm 低密度结节，FDG 摄取稍高，SUV_{max} 3.3（图 8-1-1）。

（3）影像诊断：肝癌不除外。

（4）病理诊断（手术）：原发性肝细胞肝癌。

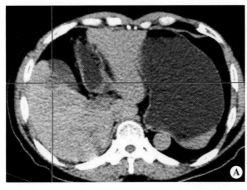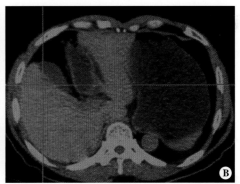

图 8-1-1　肝细胞肝癌

病例 2

（1）简要病史：男，42 岁；AFP 增高（27.76ng/ml）；CT 示肝内低密度影。

（2）影像表现：肝 V 段见低密度结节，大小约 38mm×28mm，边缘尚清，未见明显 FDG 摄取增高，肝内外胆管无扩张（图 8-1-2）。

（3）影像诊断：肝内低密度结节，代谢活性无明显增高，不除外肝癌，建议结合影像增强检查。

（4）病理诊断（手术）：肝细胞肝癌。

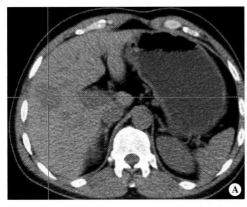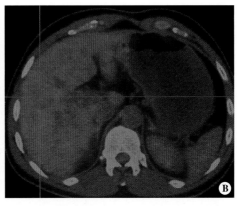

图 8-1-2　肝细胞肝癌（十字线中心示）

病例 3

（1）简要病史：男，47 岁；体检发现肝结节。

（2）影像表现：肝叶比例失调，边缘不光滑；肝Ⅵ段见类圆形稍低密度结节，直径约 43mm，

FDG 摄取稍增高，SUV$_{max}$3.2，略高于肝本底；脾大（图 8-1-3）。

（3）影像诊断：肝硬化，脾大；肝癌可能性大。

（4）病理诊断（手术）：肝细胞肝癌。

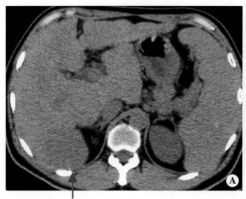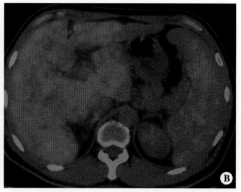

图 8-1-3　肝细胞肝癌（箭示）

病例 4

（1）简要病史：男，69 岁；1 周前无明显诱因出现高热、寒战，体温最高 39.3℃，无恶心、呕吐，无腹痛、腹胀，白细胞降低，AFP、CEA、CA199、CA125 均在正常范围。

（2）影像表现：肝右叶轮廓凹凸不平，内见不均匀低密度巨型肿块，大小约 10mm×87mm，边缘欠清，FDG 摄取无明显增高（图 8-1-4）。

（3）影像诊断：肝癌可能性大。

（4）病理诊断（手术）：肝结节型肝细胞肝癌（小梁状型，高分化）。

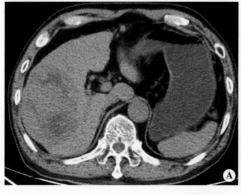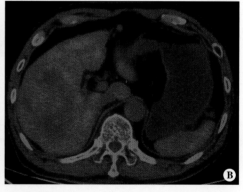

图 8-1-4　肝细胞肝癌

病例 5

（1）简要病史：男，43 岁；右上腹隐痛、不适半年余；CT 发现肝肿块，考虑肝癌。

（2）影像表现：肝内见 73mm×63mm 低密度肿块，边缘尚清，未见明显 FDG 摄取增高，SUV$_{max}$2.9（图 8-1-5）。

（3）影像诊断：肝内低密度肿块，代谢活性无明显增强，结合增强 CT，考虑肝癌可能。

（4）病理诊断（穿刺活检）：肝细胞肝癌。

病例 6

（1）简要病史：男，62 岁；咳嗽、胸痛月余。

（2）影像表现：左肺上叶不规则块状影，大小约 27mm×22mm，可见分叶及毛刺，内见狭窄支气管，FDG 摄取增高，SUV$_{max}$8.9；肝Ⅵ段见一不均匀低密度肿块，边缘欠清，大小约 48mm×49mm，FDG 摄取无明显增高，SUV$_{max}$2.0（图 8-1-6）。

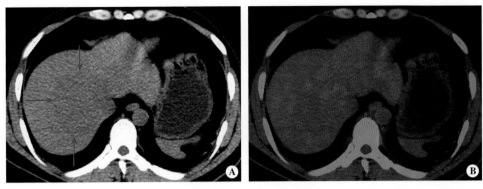

图 8-1-5　肝细胞肝癌（箭示）

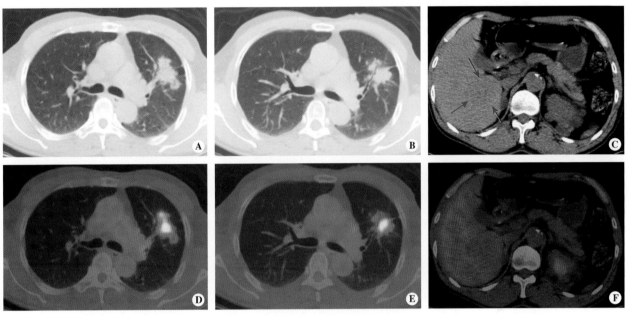

图 8-1-6　肝细胞肝癌并肺腺癌（箭示）

（3）影像诊断：左肺癌，肝癌不除外。

（4）病理诊断（穿刺活检）：肝细胞肝癌，肺腺癌。

病例 7

（1）简要病史：男，41 岁；确诊肝细胞肝癌，肝移植前。

（2）影像表现：肝左叶见一巨大肿块，大小约 124mm×101mm，密度不均匀，内可见片状低密度区及小结节状稍高密度影，FDG 局部摄取稍增高，SUV_{max} 2.9；右叶后段尚可见类椭圆形略低密度影，大小约 18mm×12mm，FDG 摄取增高，SUV_{max} 3.4（图 8-1-7）。

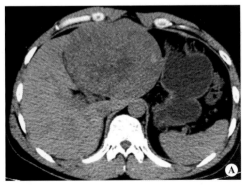
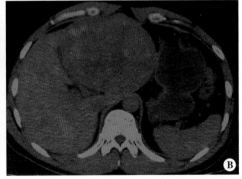

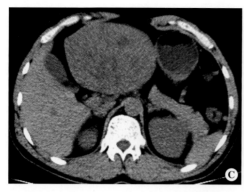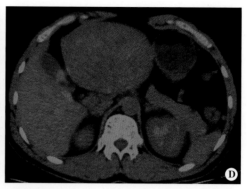

图 8-1-7　肝细胞肝癌

（3）影像诊断：肝癌。

（4）病理诊断：肝细胞肝癌。

病例 8

（1）简要病史：男，62 岁；腹痛、腹胀伴消瘦半月余，当地医院 CT 检查疑肝占位、脾大，胃镜示食管静脉曲张。

（2）影像表现：肝体积稍减小，肝叶比例失调，轮廓欠光整，肝顶部见一 56mm×45mm 肿块，无明显包膜，边缘 FDG 摄取增高，SUV_{max} 4.1；脾增大；腹膜后主动脉旁、左锁骨上窝见大量肿大淋巴结，SUV_{max} 5.6；两肺多个胸膜下微结节，无 FDG 摄取（图 8-1-8）。

（3）影像诊断：肝硬化，脾大；肝癌，淋巴结转移，肺转移可能。

（4）随访结果：AFP 持续增高，最高 > 1000ng/ml，临床确诊肝癌。

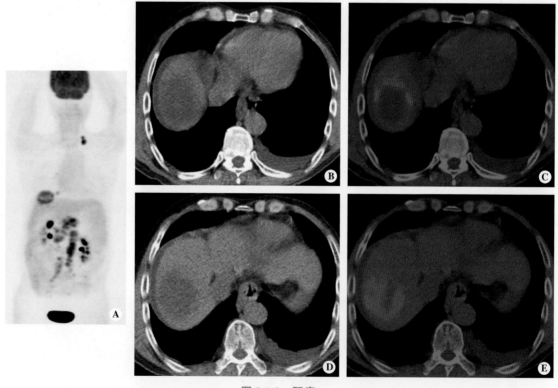

图 8-1-8　肝癌

病例 9

（1）简要病史：男，57 岁；体检 B 超发现脂肪肝，肝内结节，疑肝肿瘤。

（2）影像表现：肝密度普遍减低，内见 2 个稍高密度结节，FDG 摄取明显增高，SUV_{max} 7.4（图 8-1-9）。

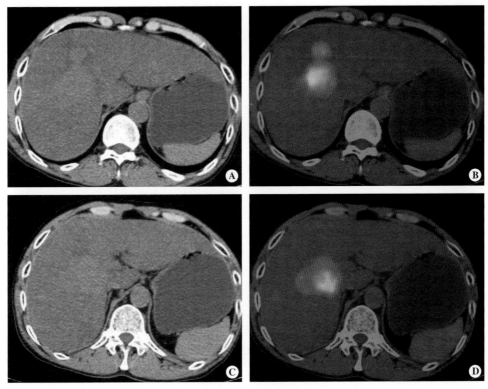

图 8-1-9　肝细胞肝癌

（3）影像诊断：脂肪肝；肝内结节，考虑肝癌。

（4）病理诊断（穿刺活检）：肝细胞肝癌。

病例 10

（1）简要病史：男，56 岁；肝硬化多年，CT 发现肝结节。

（2）影像表现：肝缩小，密度稍高，边缘欠光整，肝 Ⅵ 段见低密度结节，见包膜，直径约 39mm，FDG 摄取增高，SUV$_{max}$ 4.1；脾增大；两肺散见多个实性或环状小结节，未见明显 FDG 摄取（图 8-1-10）。

（3）影像诊断：结节型肝癌、肺转移；肝硬化，脾大。

（4）病理诊断（手术）：肝细胞肝癌。

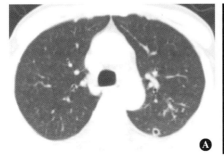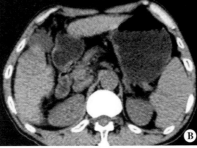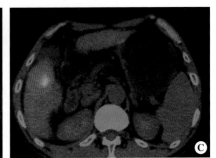

图 8-1-10　肝细胞肝癌

病例 11

（1）简要病史：男，35 岁；患肝硬化肝癌，介入治疗后。

（2）影像表现：肝脏体积缩小，表面不光整，右叶见 2 个类圆形低密度结节，大小约 48mm× 34mm、34mm×25mm、34mm×25mm，FDG 摄取增高，SUV$_{max}$ 9.7，较大者内可见点状高密度影；脾大（图 8-1-11）。

（3）影像诊断：肝硬化，脾大；肝癌。

（4）病理诊断：肝细胞肝癌。

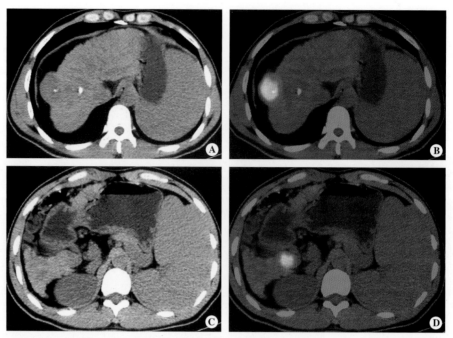

图 8-1-11　肝癌

病例 12

（1）简要病史：男，60岁；左下肢疼痛、麻木、乏力半个月；腰椎 MRI 提示 L_5 左后上方 T_1 低、T_2 高信号，考虑血管瘤可能性大；肝 CT 平扫示肝左叶占位，考虑肝癌。

（2）影像表现：肝左叶稍低密度结节，大小约 34mm×42mm，局部稍突出，FDG 摄取增高，SUV_{max} 4.9；L_5 后缘骨质破坏，并见软组织结节突向椎管，FDG 摄取稍高，SUV_{max} 4.1（图 8-1-12）。

（3）影像诊断：结节型肝癌，骨转移可能性大。

（4）病理诊断：肝细胞肝癌。

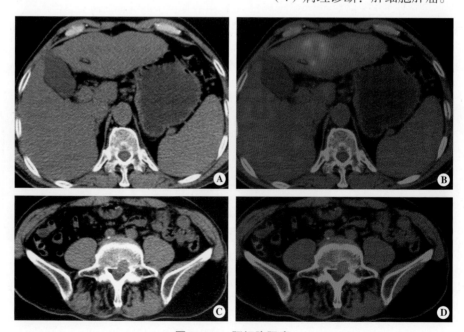

图 8-1-12　肝细胞肝癌

病例 13

（1）简要病史：男，56岁；确诊肝癌患者，术前。

（2）影像表现：肝左叶肿块，密度稍低，欠均匀，最大横截面约 85mm×66mm，FDG 摄取稍高于肝本底，SUV_{max} 5.2（图 8-1-13）。

（3）影像诊断：肝癌。

（4）病理诊断：肝细胞肝癌。

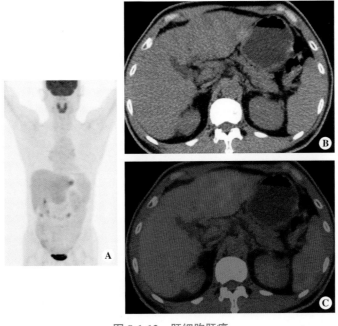

图 8-1-13　肝细胞肝癌

病例 14

（1）简要病史：女，66 岁；腹胀不适，纳差 3 月余，B 超、CT 发现右肝占位。

（2）影像表现：肝右叶见不均匀稍低密度巨大团块，可见包膜，大小约 150mm×120mm，内见更低密度影，FDG 摄取稍增高，SUV_{max} 4.2，肝周少量积液；肝左叶见直径 31mm 结节，无 FDG 摄取（图 8-1-14）。

（3）影像诊断：肝癌可能性大；左肝囊肿可能。

（4）随访结果：临床确诊肝癌。

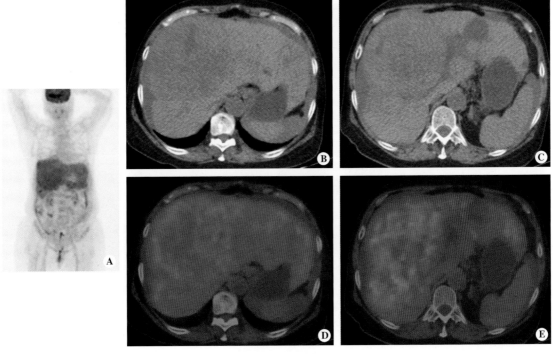

图 8-1-14　肝癌

病例 15

（1）简要病史：男，52 岁；腹部隐痛，腹胀，纳差 3 月余，疑肝癌。

（2）影像表现：肝左叶增大，呈大片状低密度影，FDG 摄取明显不均匀增高，SUV_{max} 12.4；肝内另见多发散在小圆形低密度影，边缘欠清，

FDG 摄取稍增高，SUV_{max} 3.2；门静脉左支内见稍低密度影，大小约 15mm×12mm，FDG 摄取增高，SUV_{max} 5.9；两肺多发小结节，最大者直径约 15mm，部分 FDG 摄取增高，SUV_{max} 4.5（图 8-1-15）。

（3）影像诊断：巨块型肝癌，门脉左支癌栓，肺转移（左输尿管结石并肾积水）。

（4）随访结果：临床确诊肝癌。

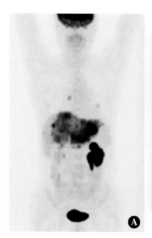
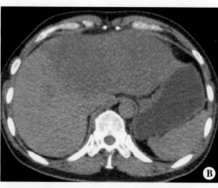
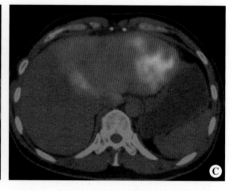

图 8-1-15 肝癌

病例 16

（1）简要病史：男，38 岁；肝区偶感疼痛 4 月余；CT 示肝内占位，AFP 正常。

（2）影像表现：肝脏见巨大类圆形低密度影，

边缘清晰，部分可见包膜，密度不均匀，内可见更低密度影，FDG 摄取不均匀增高，SUV_{max} 4.5（图 8-1-16）。

（3）影像诊断：肝癌。

（4）随访结果：临床确诊肝癌。

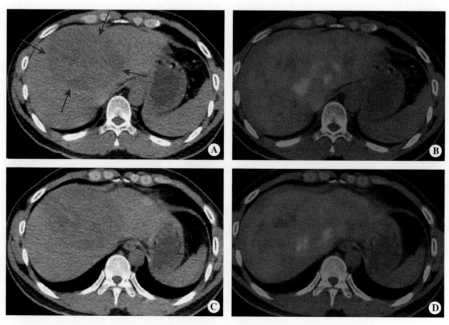

图 8-1-16 肝癌（箭示）

病例 17

（1）简要病史：女，62岁；肝区痛4月余，CT示肝占位，AFP增高。

（2）影像表现：肝顶部巨大低密度肿块，边缘欠清，FDG摄取增高，SUV$_{max}$ 11.3；肝内另散见多个小低密度结节，SUV$_{max}$ 4.7；肝门及腹膜后多个淋巴结，SUV$_{max}$ 4.5；多个椎体或附件、左侧肩胛骨、多根肋骨、左侧坐骨多发性局灶性骨质破坏，FDG摄取增高，SUV$_{max}$ 12.4（图8-1-17）。

（3）影像诊断：巨块型肝癌，淋巴结、骨转移。

（4）随访结果：临床确诊巨块型肝癌，淋巴结、骨转移。

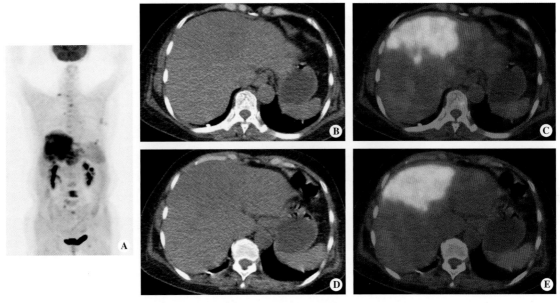

图 8-1-17 巨块型肝癌

病例 18

（1）简要病史：男，61岁；右上腹阵发性疼痛10余天，加重影响睡眠4天；当地医院B超检查示肝内占位，肝癌可能性大；MRI示肝内弥漫性占位性病变，考虑原发性肝癌；腹部CT示肝内多发占位，考虑多发性肝癌或肝右叶肝癌并多发子灶，门脉左支及下腔入心房处癌栓；AFP大于1210ng/ml，CA199 76.42U/ml。

（2）影像表现：肝脏增大，边缘欠光整，肝叶比例失调；肝内见多发低密度影，最大者在右叶，FDG摄取不均匀增高，SUV$_{max}$ 6.2；门脉左支及近端主干粗细不均，FDG摄取增高，SUV$_{max}$ 3.7；下腔静脉近心段FDG摄取增高，SUV$_{max}$ 7.4，长约46mm（图8-1-18）。

（3）影像诊断：肝癌，门脉及下腔静脉癌栓。

（4）随访结果：临床确诊为肝癌，门脉及下腔静脉癌栓。

病例 19

（1）简要病史：男，38岁；腹胀不适2月余；CT示肝占位。

（2）影像表现：左肝巨大稍低密度肿块，边缘不清，中央见更低密度坏死区，FDG摄取呈不规则环状增高，SUV$_{max}$ 14.8；门脉左右支不均匀增粗，FDG摄取增高；脾增大（图8-1-19）。

（3）影像诊断：肝癌（左腹股沟区为尿液，非淋巴结）。

（4）病理诊断：肝细胞肝癌。

病例 20

（1）简要病史：女，61岁；腹痛2月余；CT示肝内多发结节，考虑转移。

（2）影像表现：肝内弥漫性分布大小不等低密度结节，最大者直径约14mm，FDG摄取增高，SUV$_{max}$ 11.2；腹膜后见肿大淋巴结，大小约24mm×18mm，边缘模糊不清，SUV$_{max}$ 8.2（图8-1-20）。

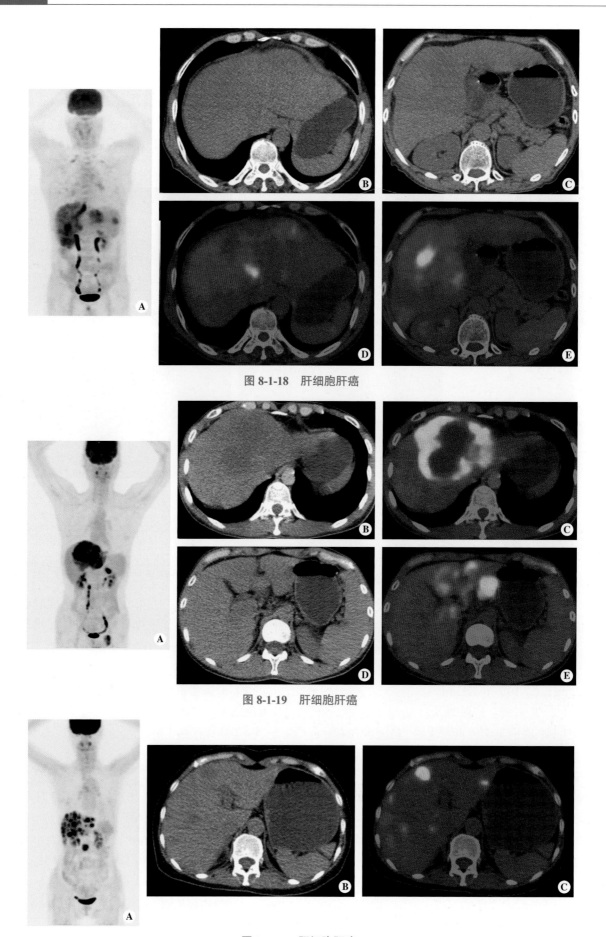

图 8-1-18　肝细胞肝癌

图 8-1-19　肝细胞肝癌

图 8-1-20　肝细胞肝癌

（3）影像诊断：肝癌，淋巴结转移。

（4）病理诊断（穿刺活检）：肝细胞肝癌。

病例 21

（1）简要病史：男，38 岁；肝区痛 2 个月，AFP 7100ng/ml。

（2）影像表现：肝右叶体积增大，可见巨大类圆形不均匀低密度影，境界欠清，局部可见包膜，中央见更低密度，大小约 130mm×120mm，边缘 FDG 摄取不均匀增高，SUV_{max}5.6（图 8-1-21）。

（3）影像诊断：肝癌。

（4）随访结果：临床确诊肝癌。

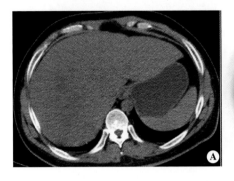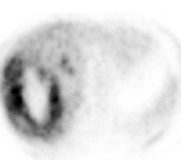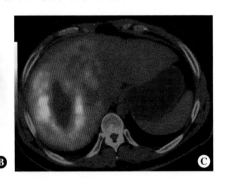

图 8-1-21 肝癌

病例 22

（1）简要病史：男，27 岁；肝硬化多年，肝区不适月余，CT 示肝癌。

（2）影像表现：肝缩小，边缘不光滑，肝叶比例失调，肝左叶见低密度肿块，FDG 摄取不均匀增高；门脉扩张，胃底、脾门静脉曲张；脾大（图 8-1-22）。

（3）影像诊断：肝硬化，门脉高压，脾大；肝癌。

（4）随访结果：临床确诊肝癌。

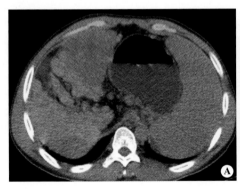

图 8-1-22 肝癌

病例 23

（1）简要病史：男，26 岁；干咳，腹胀不适月余；CT 示肺转移。

（2）影像表现：肝大，肝内见多发大小不等低密度结节，左叶为甚，呈融合趋势，右肝以包膜下为主，FDG 摄取明显增高，SUV_{max}6.4；弥漫性分布大小不等小结节，FDG 摄取增高，SUV_{max}6.5（图 8-1-23）。

（3）影像诊断：肝癌，肺转移。

（4）病理诊断（穿刺活检）：肝细胞肝癌。

病例 24

（1）简要病史：女，76 岁；肝区痛，不适 5～6 个月，加重月余。

（2）影像表现：肝内弥漫多发低密度类圆形病变，边缘欠清，部分趋近融合，最大者约 48mm×43mm，FDG 摄取明显增高，SUV_{max}20.3，病灶致肝局部轮廓突出（图 8-1-24）。

（3）影像诊断：肝癌可能性大。

（4）随访结果：临床确诊肝癌。

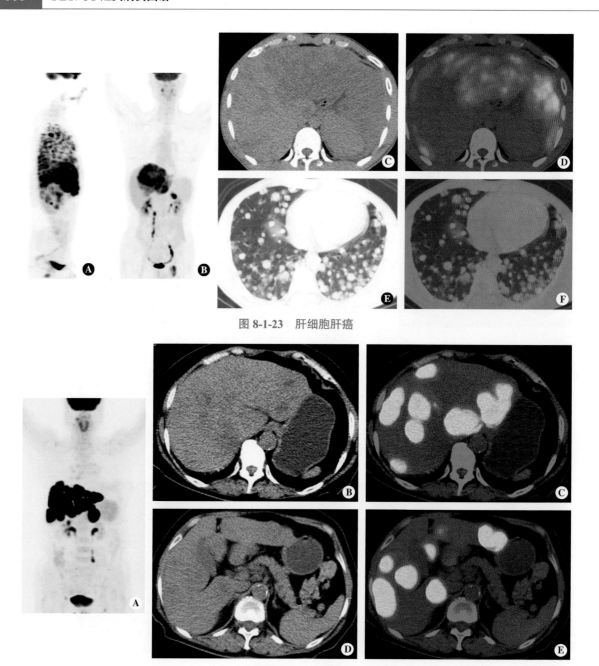

图 8-1-23　肝细胞肝癌

图 8-1-24　肝癌

病例 25

（1）简要病史：男，64 岁；腹胀、呃逆 2 周。B 超、CT 发现肝占位，AFP 476ng/ml。

（2）影像表现：两肺散见多发亚厘米级结节，部分 FDG 摄取稍增高；肝 Ⅳ 段见直径约 38mm 结节，局部突出轮廓外，FDG 摄取不均匀稍增高，SUV_{max} 2.9；左髂骨溶骨性破坏，并巨大软组织肿块，FDG 摄取不均匀增高，SUV_{max} 7.3（图 8-1-25）。

（3）影像诊断：髂骨肉瘤可能性大，并肝、肺转移。

（4）病理诊断：肝细胞肝癌。

病例 26

（1）简要病史：男，76 岁；右上腹胀痛伴发热不适 1 月余。

（2）影像表现：肝左叶见一不均匀低密度影，边缘欠清，大小约 71mm×79mm，FDG 摄取环状增高，SUV_{max} 17.8；其下见多房囊状影，大小约 96mm×75mm，与低密度病变边界欠清，肝内胆管稍扩张；脾脏不大，FDG 摄取增高，SUV_{max} 3.8（图 8-1-26）。

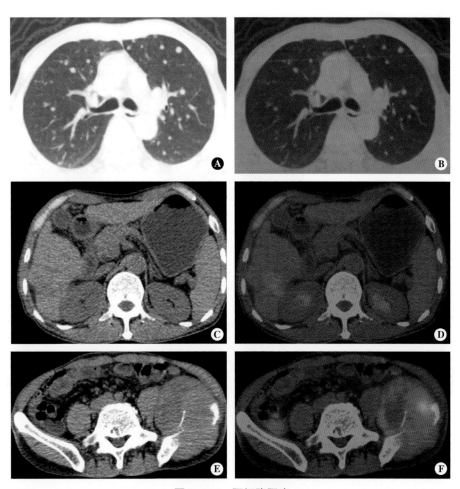

图 8-1-25 肝细胞肝癌

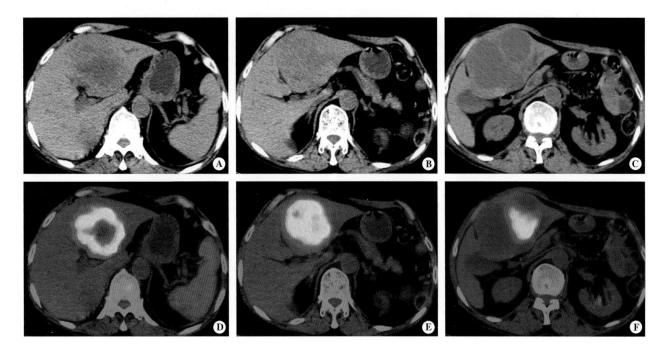

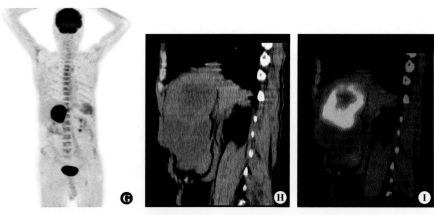

图 8-1-26　肝细胞肝癌

（3）影像诊断：肝脓疡可能，肝癌不除外，建议穿刺活检。

（4）病理诊断（手术）：左肝富于中性粒细胞肝细胞肝癌，Edmondson 分级Ⅳ级。

病例 27

（1）简要病史：女，55 岁；上腹不适 3 月余；

CT 发现肝内占位。

（2）影像表现：肝左叶见低密度影，大小约 43mm×29mm，内见点状高密度影，FDG 摄取不均匀环状增高，SUV_{max} 8.5；右肾下段结石伴右肾、输尿管积水（图 8-1-27）。

（3）影像诊断：肝内胆管细胞癌可能性大。

（4）病理诊断（手术）：肝内胆管细胞癌。

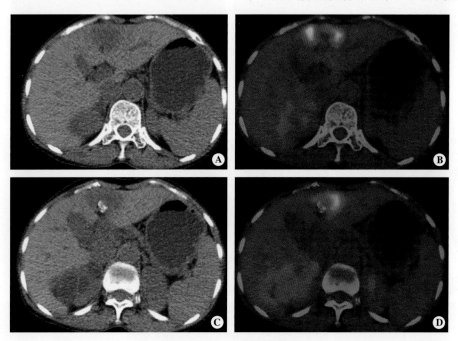

图 8-1-27　肝内胆管细胞癌

病例 28

（1）简要病史：女，66 岁；反复咳嗽、胸闷及消瘦 20 余天；CT 示双肺多发阴影，左上肺结节影。

（2）影像表现：肝门偏右侧见大小约 47mm×36mm 肿块，密度欠均匀，FDG 摄取增高，SUV_{max} 9.6；肝内胆管轻度扩张，腹膜后及肝胃带、双侧

肺门、纵隔及双侧锁骨上窝见多发肿大淋巴结，SUV_{max} 10.7；两肺胸膜下多发微、小结节影，左上肺见大片不均匀实变影，均未见明显 FDG 摄取（图 8-1-28）。

（3）影像诊断：肝内胆管癌，淋巴结转移，肺转移可能性大；左上肺炎症。

（4）病理诊断（穿刺活检）：肝内胆管细胞癌。

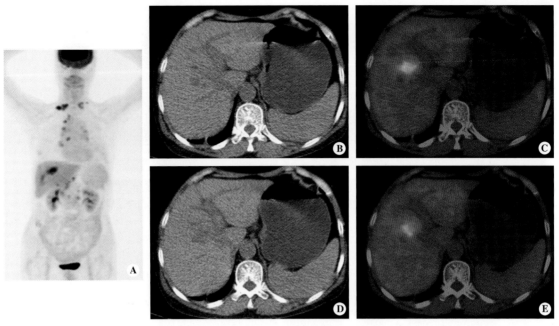

图 8-1-28 肝内胆管细胞癌

病例 29

（1）简要病史：女，75 岁；右上腹不适 10 余天；CT 发现肝内结节，疑转移。

（2）影像表现：肝 Ⅶ 段见类圆形低密度影，直径约 35mm，边缘 FDG 摄取增高，SUV_{max} 7.0（图 8-1-29）。

（3）影像诊断：结节型肝癌可能性大。

（4）病理诊断 / 随访结果：肝穿刺活检倾向胆管腺瘤。CT 复查肝内转移，13 个月后患者死亡。

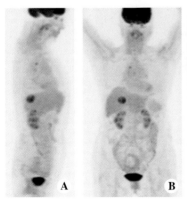
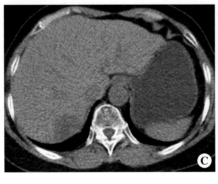
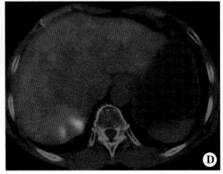

图 8-1-29 肝内胆管细胞癌

病例 30

（1）简要病史：男，62 岁；右上腹隐痛 4 月余。

（2）影像表现：肝右叶巨大低密度肿块，达肝门右侧，边缘欠清，FDG 摄取不均匀增高，SUV_{max} 6.9，周围肝内胆管扩张（图 8-1-30）。

（3）影像诊断：肝内胆管细胞癌可能性大。

（4）病理诊断（活检）：肝内胆管细胞癌。

病例 31

（1）简要病史：男，36 岁；低热、肝部隐痛 1 周；CT 疑肝占位。

（2）影像表现：肝左叶体积缩小，可见斑片状低密度区，边缘欠清，FDG 摄取增高，SUV_{max} 10.2；左肝内胆管见条状高密度影，部分肝内胆管积气（图 8-1-31）。

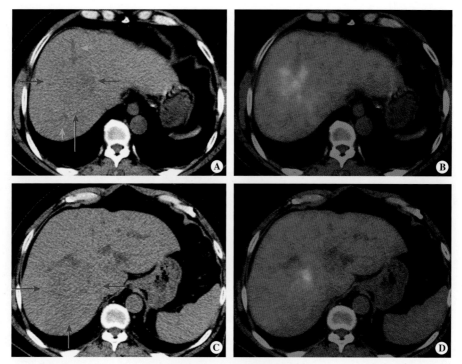

图 8-1-30　肝内胆管细胞癌

红箭示癌灶，绿箭示扩张胆管

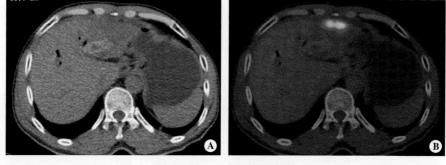

图 8-1-31　肝内胆管细胞癌

（3）影像诊断：肝内胆管细胞癌；肝内胆管结石，积气。

（4）病理诊断（手术）：肝内胆管细胞癌。

病例 32

（1）简要病史：男，69 岁；上腹痛 4 月余，CA199 大于 1000U/ml。

（2）影像表现：肝左叶略萎缩，内见片状稍低密度影，边缘欠清，FDG 摄取增高，SUV$_{max}$ 5.9，左肝内胆管扩张（图 8-1-32）。

（3）影像诊断：肝内胆管细胞癌可能性大。

（4）病理诊断：肝内胆管细胞癌。

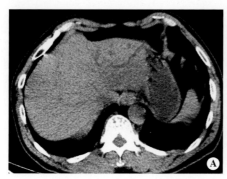
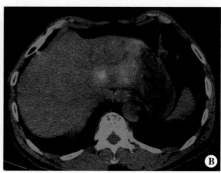

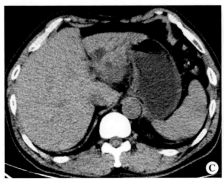
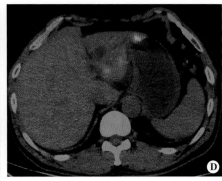

图 8-1-32 肝内胆管细胞癌

病例 33

（1）简要病史：女，56 岁；咳嗽、发热 10 余天，AFP 5.45ng/ml，CEA 75.22ng/ml（参考范围 0～6ng/ml），CA125 374.00μ/ml（参考范围 0～35μ/ml），CA199 188.60μ/ml（参考范围 0～39μ/ml）。

（2）影像表现：肝右叶低密度灶，边缘不清，边缘 FDG 摄取环状增高；肝内另见多个低密度结节，FDG 摄取增高，SUV_{max} 12.0；门脉边缘凹凸不平，

FDG 摄取增高，SUV_{max} 7.0；小网膜及腹膜后多发淋巴结，SUV_{max} 10.8；双侧肺门及纵隔淋巴结，SUV_{max} 6.3；左下肺肋膈角胸膜不均匀增厚，FDG 摄取增高，SUV_{max} 5.5，并可见少量胸腔积液（图 8-1-33）。

（3）影像诊断：肝癌，门脉癌栓，小网膜及腹膜后淋巴结转移，双侧肺门及纵隔淋巴结转移可能，左侧胸膜转移不除外。

（4）病理诊断（活检）：肝内胆管细胞癌。

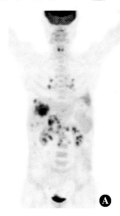
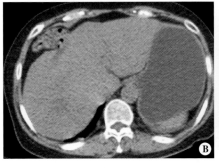
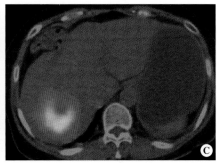

图 8-1-33 肝内胆管细胞癌

病例 34

（1）简要病史：男，60 岁；腹胀、腹部不适 3 月余。

（2）影像表现：肝左叶见类圆形不均匀低密度影，大小约 64mm×53mm，FDG 摄取增高，

SUV_{max} 14.1；肝门区、腹膜后及盆腔可见多个肿大淋巴结，最大者约 22mm×19mm，FDG 摄取增高，SUV_{max} 6.0；大网膜、肠系膜多处不均匀增厚，FDG 摄取增高，SUV_{max} 8.2，腹腔、盆腔及左胸腔可见积液（图 8-1-34）。

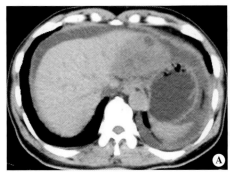
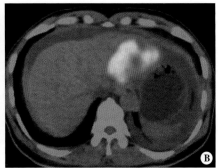

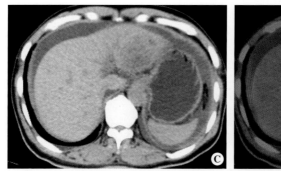
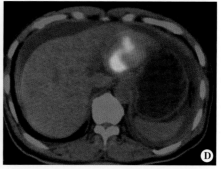

图 8-1-34　肝内胆管细胞癌

（3）影像诊断：左肝内胆管细胞癌并淋巴结、腹膜转移。

（4）病理诊断（活检）：肝内胆管细胞癌。

病例 35

（1）简要病史：女，85 岁；上腹痛 2 周，既往有胆囊炎、冠心病史。体检发现右上腹压痛明显，可触及肿大胆囊；AFP 2.2ng/ml（参考范围 0 ~ 7ng/ml），CEA 49.72ng/ml（参考范围 0 ~ 5.5ng/ml），CA199 > 1000U/ml（参考范围 0 ~ 27U/ml）。

（2）影像表现：肝脏体积缩小，肝内见大片状不均匀低密度影，边缘不清，FDG 摄取明显增高，SUV$_{max}$ 11.8；肝内尚可见多个圆形低密度影，SUV$_{max}$ 5.1；脾增大，胆囊增大，内见多个环状高密度影（图 8-1-35）。

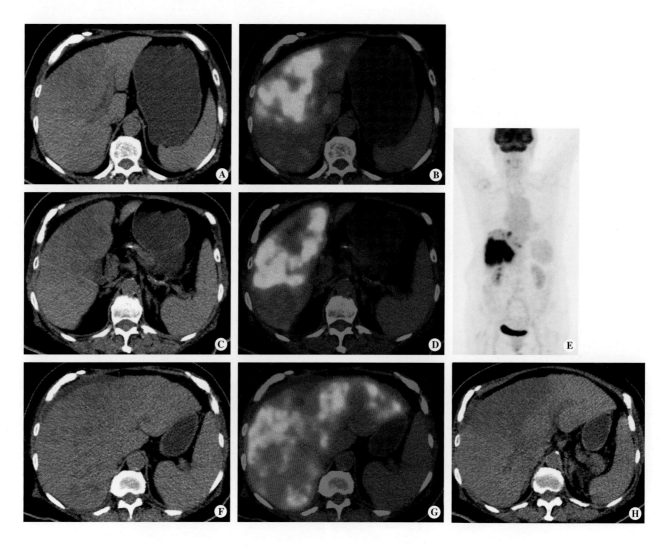

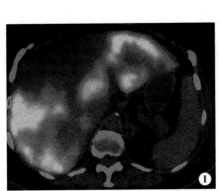
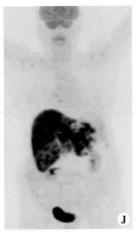

图 8-1-35　肝内胆管细胞癌

F～J 为治疗两个半月后

（3）影像诊断：肝硬化，脾大；肝癌；胆囊多发结石。

（4）病理诊断/随访结果：活检示胆管细胞癌。治疗两个半月后，原病变部位 FDG 摄取减低，但余肝弥漫性 FDG 摄取增高，肝大，部分肝内胆管略扩张。

病例 36

（1）简要病史：女，48 岁；体检发现肝结节。

（2）影像表现：肝左外叶见一结节状低密度影，直径约 35mm，密度尚均匀，FDG 摄取增高，SUV_{max} 13.5（图 8-1-36）。

（3）影像诊断：肝癌可能性大。

（4）病理诊断（手术）：中分化胆管细胞癌。

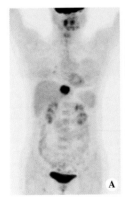
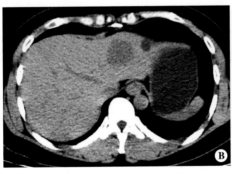
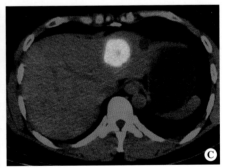

图 8-1-36　肝内胆管细胞癌

病例 37

（1）简要病史：女，69 岁；上腹部胀痛 2 年，近来加重；CEA 63.55ng/ml（参考范围 0～6.5ng/ml），CA125 262.50U/ml（参考范围 0.1～35U/ml），CA199 大于 1000U/ml（参考范围 0.1～27U/ml）。

（2）影像表现：肝Ⅵ段见一不均匀低密度团块影，中间密度更低，大小约 42mm×38mm，边缘不清，FDG 摄取环状增高，SUV_{max} 6.9；邻近肝内胆管扩张，腹膜后及肝门区见数个肿大淋巴结

影，FDG 摄取增高，SUV_{max} 6.2（图 8-1-37）。

（3）影像诊断：肝内胆管细胞癌，淋巴结转移。

（4）病理诊断：肝内胆管细胞癌。

病例 38

（1）简要病史：男，65 岁；上腹部不适 3 月余；CT 疑肝内胆管细胞癌。

（2）影像表现：肝Ⅳ段见巨块状不均匀低密度影，边缘欠清，大小约 59mm×89mm，FDG 摄取增高，SUV_{max} 10.2，肝包膜凹陷（图 8-1-38）。

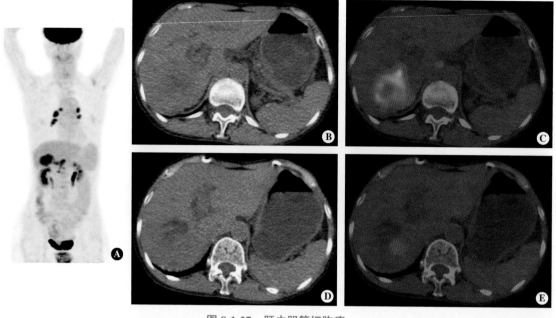

图 8-1-37　肝内胆管细胞癌

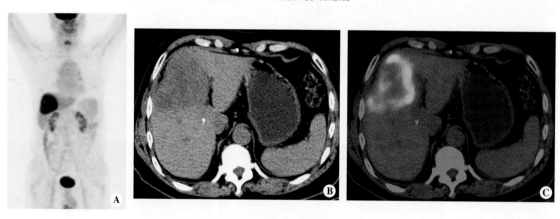

图 8-1-38　肝内胆管细胞癌

（3）影像诊断：肝癌，胆管细胞癌可能性大。

（4）病理诊断（手术）：肝内胆管细胞癌。

二、先天性肝内胆管扩张并肝癌

【概述】

先天性肝内胆管扩张又称卡罗利病（Caroli disease），临床较少见，特征为肝内胆管囊样扩张，常多发，通常在儿童或青少年时期发现，女性略多于男性。为胆道结石、胆道感染所致，临床症状如腹痛、发热及寒战等，反复胆道感染患者可能有黄疸，甚至胆汁性肝硬化。先天性肝内胆管扩张与多囊肝的区别在于囊肿是否与胆道相通。另外，目前多数学者认为本病不同于先天性胆管

扩张症，是一种独立的疾病，先天性胆管扩张症几乎均合并胰胆管合流异常。先天性肝内胆管扩张可以合并肝癌，但发病率较低，且多在成年后。

【病例】

病例 1

（1）简要病史：男，76 岁；上腹痛 20 余天；B 超示肝囊肿，肝占位；CT 示肝占位；MRI 提示肝囊肿。

（2）影像表现：肝内弥漫性分布多发大小不等囊状低密度影，最大者约 37mm×29mm，位于左肝，无 FDG 摄取，肝内胆管扩张，并与囊肿相通；肝内另见多个大小不等、边缘欠清、密度不均的低密度影，最大者位于肝Ⅷ段，大小

约 48mm×35mm，FDG 摄取增高，大者中间坏死，SUV$_{max}$ 9.9；肝门、胰头后、腹主动脉旁及纵隔见多发肿大淋巴结，SUV$_{max}$ 11.0；胆囊内见 14mm×19mm 的致密影；两肺多发大小不等结节，最大者直径约 12mm，多位于胸膜下，FDG 摄取增高，SUV$_{max}$ 5.3（图 8-1-39）。

（3）影像诊断：先天性肝内胆管扩张，并发肝内胆管细胞癌；肝门、腹膜后、纵隔淋巴结转移；肺转移，胆囊结石。

（4）病理诊断：肝内胆管细胞癌。

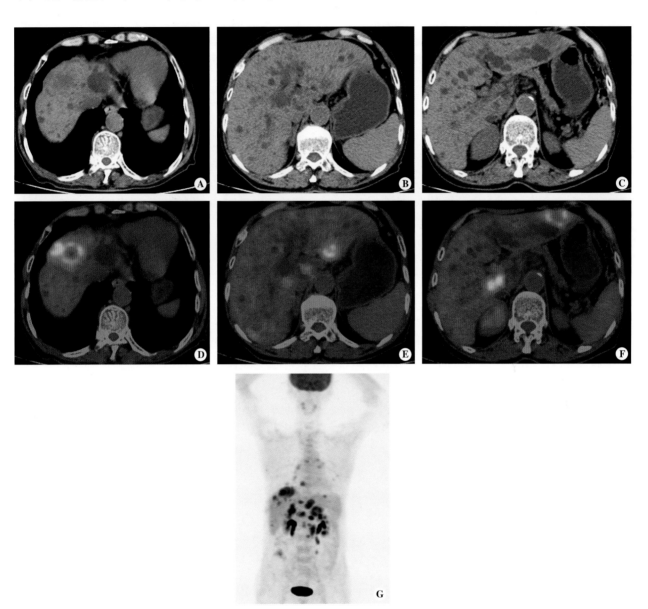

图 8-1-39　先天性肝内胆管扩张并肝内胆管细胞癌

病例 2

（1）简要病史：男，75 岁；右上腹痛 2 月余；CT 示右肝巨大占位性病变。

（2）影像表现：肝脏体积略变小，边缘凹凸不平，肝叶比例失调，肝裂增宽，肝内胆管多发囊状或串珠状扩张；右肝见一巨大肿块，有包膜，内见低密度坏死区，FDG 摄取增高，SUV$_{max}$ 8.1；边缘旁可见点状钙化，胆囊内见多发小点状致密影；脾大；肺门及纵隔多发肿大淋巴结，SUV$_{max}$ 8.5，伴多发点状钙化（图 8-1-40）。

（3）影像诊断：肝硬化，脾大；右肝癌；先天性肝内胆管扩张；胆囊结石；纵隔、肺门淋巴结炎性增生可能。

（4）病理诊断：肝细胞肝癌。

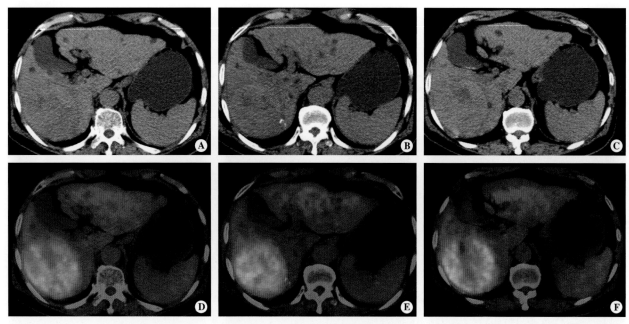

图 8-1-40　先天性肝内胆管扩张并肝癌

三、肝内胆管囊腺癌

【概述】

　　绝大多数胆管囊腺癌都发生于肝内，肝内胆管囊腺癌罕见，多见于中年女性，可由肝内胆管囊腺瘤恶变而来。本病早期无明显特异性临床症状，起病缓慢，病程较长，后期临床表现以腹部不适、腹部包块为主，可有腹痛，疼痛多较轻，但囊肿破裂可引起剧烈腹痛。

　　本病 CT 表现为边缘清晰的囊实性改变，囊性为主，囊壁厚薄不均，可见乳头状实性成分突向囊腔内或壁结节，多有房隔，偶见囊壁和 / 或房隔钙化，病变一般均较大，直径可达几十厘米；增强实性部分或房隔动脉期明显强化，门脉期或延迟期可持续强化。PET/CT 显示实性部分 FDG 摄取明显增高，厚房隔摄取稍高，囊壁及囊腔液性部分未见明显 FDG 摄取。

　　肝内胆管囊腺癌应与胆管囊腺瘤、胆管内乳头状黏液腺瘤、肝包虫病等鉴别。肝内胆管囊腺癌与胆管囊腺瘤鉴别较困难，囊腺瘤囊壁及分隔多纤细，囊内实性成分少；胆管内乳头状黏液腺瘤通常可见病变与胆管交通；肝包虫病多发生在疫区，可见飘带征、籽囊，囊壁钙化等特征性表现。

【病例】

病例 1

　　（1）简要病史：女，66 岁；咳嗽、咳血痰 3 周。

　　（2）影像表现：肝右叶可见一类圆形囊实性占位，边缘清晰，大小约 76mm×70mm，其中实性部分 FDG 摄取增高，SUV_{max} 5.4；两肺可见多发斑片状、片状磨玻璃密度影，以左肺为甚，左侧局部可见 FDG 摄取增高，SUV_{max} 8.1（图 8-1-41）。

　　（3）影像诊断：肝脏恶性病变，囊腺癌或间叶源性肿瘤可能；肺转移不除外，肺部感染。

　　（4）随访结果：多家医院 MRI、CT 影像学诊断均考虑囊腺癌可能性大。无病理结果，患者在 PET/CT 检查后 4 个月左右去世。

病例 2

　　（1）简要病史：女，62 岁；右上腹胀，自觉有包块 3 月余。

　　（2）影像表现：肝左叶可见一囊实性占位，大小约 106mm×83mm，边缘清晰，其内密度欠均匀，可见分隔，实性部分 FDG 摄取增高，SUV_{max} 8.5（图 8-1-42）。

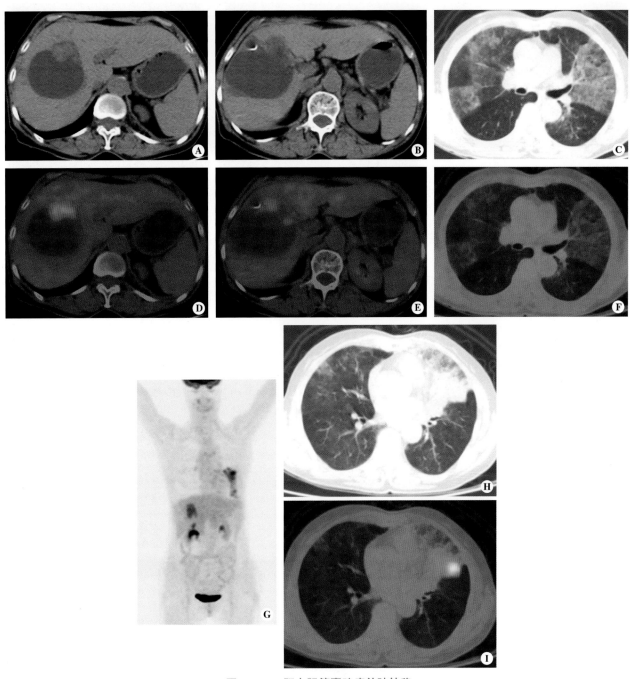

图 8-1-41　肝内胆管囊腺癌并肺转移

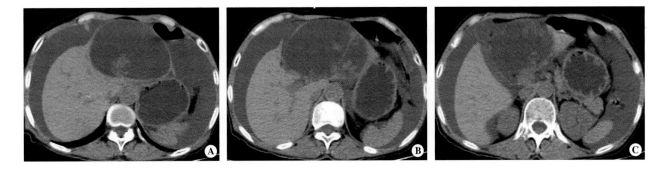

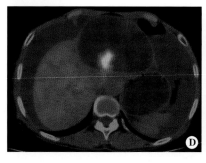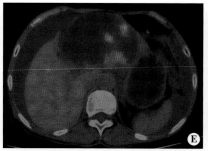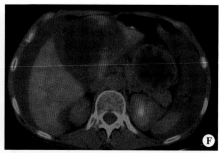

图 8-1-42 肝内胆管囊腺癌

（3）影像诊断：肝内恶性病变，囊腺癌或间叶组织源性肿瘤。

（4）病理诊断（手术）：肝囊腺癌。

四、肝淋巴瘤

【概述】

肝淋巴瘤分为原发性和继发性，原发性肝淋巴瘤罕见，晚期霍奇金淋巴瘤和非霍奇金淋巴瘤均可浸润肝脏。无论肝原发性淋巴瘤还是继发性淋巴瘤，病灶均可表现为单发或多发。CT 可见病变多呈低密度，多数表现为直径 < 30mm 的结节，边缘清晰，无明显坏死，少有出血、钙化；病变 MRI T_1WI 呈低信号，T_2WI 呈高信号；增强多无或呈轻度强化。肝淋巴瘤通常表现为高 FDG 摄取。无论是 CT、MRI 还是 PET/CT，原发性肝淋巴瘤与肝转移的影像表现均有一定的重叠，鉴别较为困难，本部分病例 2 肝原发性弥漫大 B 细胞淋巴瘤与肝转移的 PET/CT 表现几乎一样：多发，密度不均匀，中间见更低密度坏死区，FDG 摄取环状增高。

【病例】

病例 1

（1）简要病史：女，48 岁；肝区疼痛半月余，CT 发现肝占位；穿刺活检示弥漫大 B 细胞淋巴瘤。

（2）影像表现：肝右前叶及左外叶各见一团块状稍低密度影，边缘欠清，大小分别为 66mm×78mm、46mm×65mm，右叶者密度不均匀，内见小斑片状低密度影，FDG 摄取均增高，SUV_{max} 27.2；肝门区及胰头 – 下腔静脉间隙见多发稍大淋巴结影，较大者约 8mm×13mm，FDG 摄取稍增高，SUV_{max} 2.5，肝内、外胆管无扩张（图 8-1-43）。

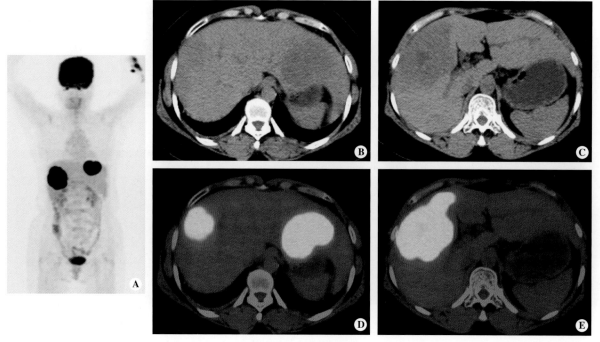

图 8-1-43 肝淋巴瘤

（3）影像诊断：结合病史，考虑肝淋巴瘤改变。

（4）病理诊断（穿刺活检）：肝弥漫大 B 细胞淋巴瘤。

病例 2

（1）简要病史：男，68 岁；前列腺增生反复尿潴留 9 天，入院发现肝结节，疑转移。

（2）影像表现：肝内可见多个大小不等类圆形低密度影，最大者约 50mm×34mm，密度不均匀，中心密度更低，FDG 摄取增高，SUV_{max}12.8（图 8-1-44）。

（3）影像诊断：肝内恶性病变，转移瘤可能。

（4）病理诊断（穿刺活检）：肝弥漫大 B 细胞淋巴瘤。

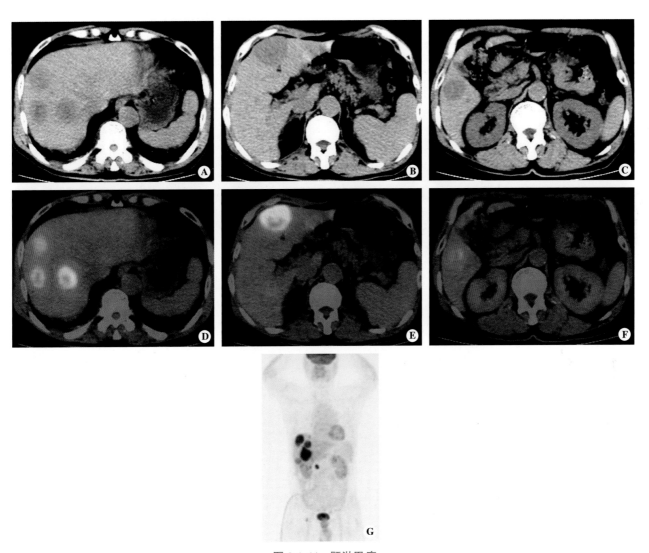

图 8-1-44　肝淋巴瘤

五、肝母细胞瘤

【概述】

肝母细胞瘤为儿童期原发性肝恶性肿瘤，多见于 3 岁以下儿童，以肝右叶多见。肝母细胞瘤可分为肿块型、多结节型和弥漫小结节型，单发多见，患者 AFP 可增高，但病变与乙肝和肝硬化无关，临床症状可有腹痛、腹胀、纳差、腹腔积液和消瘦等。CT 表现为低或等密度结节或肿块，边缘清晰或欠清，肿块密度常不均匀，可伴裂隙状或不规则斑片状坏死和斑点状钙化；增强扫描动脉期强化，但多数略低于正常肝组织，门脉期强化不明显，呈低密度，坏死区无强化；MRI 平扫呈实性肿块，类圆形，可分叶，T_1WI 多呈不均匀低、等信号，T_2WI 多呈不均匀高信号，肿瘤可有假包膜。肝母细胞瘤少见，成人肝母细胞瘤更为罕见。本部分病例肝母细胞瘤 FDG 摄取明显均匀增高。

肝母细胞瘤应与肝细胞肝癌鉴别。肝母细胞瘤患者通常没有肝硬化基础，外生型多见，钙化多见，CT 平扫或增强见肿瘤密度均较肝实质低。

【病例】

（1）简要病史：男，53 岁；体检发现肝结节；AFP 1353.9ng/ml。

（2）影像表现：肝Ⅶ段见一团块状低密度影，边缘尚清，大小约 58mm×41mm，周围胆管可见稍扩张，FDG 摄取增高，SUV_{max} 8.6（图 8-1-45）。

（3）影像诊断：肝癌可能性大。

（4）病理诊断（手术）：肝母细胞瘤。

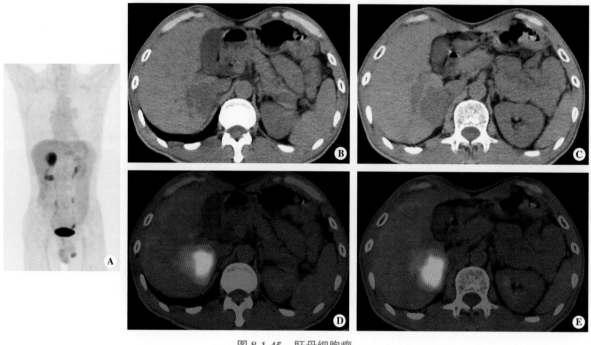

图 8-1-45   肝母细胞瘤

六、肝肉瘤样癌

【概述】

肝肉瘤样癌极罕见，多见于中老年人，恶性程度高，进展快，预后差，临床表现无特异性。CT 表现为肝内囊实性低密度肿块，低密度区可有分隔，病变通常无瘤周子灶，增强扫描动脉期实性部分可见环状强化；MRI 表现为 T_1WI 等或低信号，中间信号可更低，T_2WI 呈高信号，中间信号可更高；PET/CT 表现为高 FDG 摄取。

【病例】

（1）简要病史：男，50 岁；无明显诱因出现右上腹痛，伴后背部疼痛。

（2）影像表现：CT 示肝右前叶上段低密度肿物影，大小约 47mm×59mm，CT 值约 37Hu，PET 示相应部位 FDG 摄取异常增高，SUV_{max} 28.7；肝右后叶下段见低密度结节影，直径约 20mm，PET 未见 FDG 摄取异常增高；腹膜后及肝门区见多发肿大淋巴结，较大者约 38mm×31mm，PET 示相应部位 FDG 摄取异常增高，SUV_{max} 38.3；L_3 椎体 FDG 摄取局部增高，骨质未见明显破坏（图 8-1-46）。

（3）影像诊断：肝右前叶上段肿物，考虑肝癌；腹膜后及肝门区淋巴结转移，L_3 骨转移可能。

（4）病理诊断：肝（Ⅴ、Ⅷ段）肉瘤样癌伴坏死，（16 组）淋巴结（+）；免疫组化：CK（+），CK8/18（+），CK19（部分+），CK7（部分+），CD10（部分+），Glypican-3（少量+），波形蛋白（+），Ki67（40%），IN-1（+），CD34（示毛细血管）。

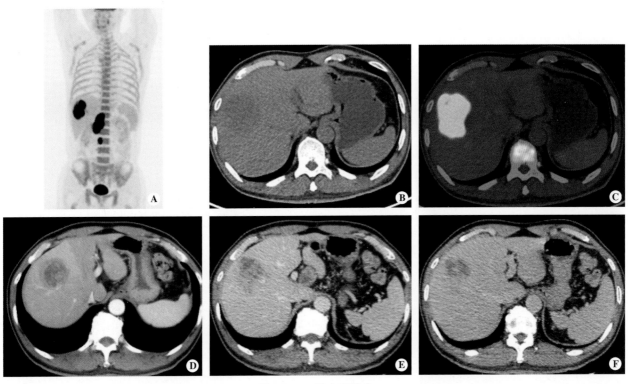

图 8-1-46　肝肉瘤样癌

第二节　肝转移瘤

【概述】

肝脏同时接受门静脉和肝动脉双重血供，血流丰富，几乎全身所有的恶性肿瘤均可向肝脏转移，但最常见者为消化道恶性肿瘤。肺癌、乳腺癌、食管癌、肾上腺癌，以及泌尿系统和生殖系统的恶性肿瘤也常向肝转移。肝转移途径包括血行转移、淋巴转移、直接浸润和经腹膜种植。肝是全身恶性肿瘤最常见的转移部位之一，仅次于淋巴结。肝转移小至数毫米，大至 5cm 以上，且多发多见，可呈结节状、肿块状或弥漫全肝的结节。

肝转移瘤 CT 平扫通常表现为大小不等的低密度结节或肿块，可单发或多发，低密度病灶中心部分可显示更低密度坏死区，呈分层同心圆样，小部分中心甚至可出现坏死、液化及囊变；另有少数肝转移瘤表现为等密度或稍高密度；部分肿瘤患者化疗后，出现肝脏损伤及脂肪变，转移病灶表现为高密度，应与残存的肝岛鉴别。MRI 平扫，肝转移瘤 T_1WI 呈低信号，合并出血或坏死、黏液滞留时，则可表现为等或高信号；T_2WI 呈高信号，纤维性或凝固性坏死区可为低信号；增强扫描，动脉期肿瘤可表现为一过性强化，少数可呈持续性强化，门脉期肝实质强化，而肿瘤不强化，呈低密度；MRI 特异性对比剂超顺磁性氧化铁因能被正常肝组织的网状内皮系统吸收，缩短肝脏的弛豫时间，因而肝实质信号降低，而肿瘤信号相对较高。PET/CT 检查，绝大多数肝转移瘤表现为高 FDG 摄取，PET/CT 可较 CT 更早、更全面地发现肝转移灶。

肝转移瘤可有钙化表现，发生钙化性转移的原发性肿瘤常见于结肠癌、胃癌、胰腺癌和卵巢癌等，钙化可呈点状、斑片状或条状。钙化的机制与肺转移钙化相似，如局部变性坏死引起的营养不良性钙化，钙磷代谢异常引起的转移性钙化等。

肝转移瘤应与原发性肝癌、血管瘤、肝结核等鉴别。CT 或 MRI 增强扫描一般能较好地区别肝转移瘤与原发性肝癌、肝血管瘤；肝结核应密切结合临床和病史判断。

【病例】

病例 1

（1）简要病史：女，51 岁；卵巢癌术后 2 年。

（2）影像表现：肝顶部见一类圆形低密度结

节，直径约 16mm，边缘 FDG 摄取轻度增高，SUV$_{max}$ 3.4（图 8-2-1）。

（3）影像诊断：肝转移瘤。

（4）随访结果：CT 随访半年，肝顶部病灶增大，临床确诊肝转移瘤。

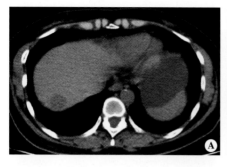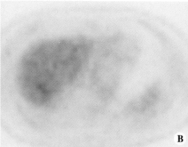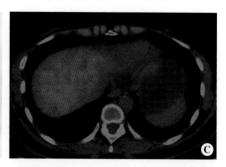

图 8-2-1　肝转移瘤

病例 2

（1）简要病史：男，64 岁；结肠癌术后近 2 年。

（2）影像表现：肝顶部局灶性 FDG 摄取稍增高，SUV$_{max}$ 3.8，直径约 13mm，密度未见明显异常（图 8-2-2）。

（3）影像诊断：肝转移瘤可能性大。

（4）随访结果：临床 CT 随访确诊肝转移瘤。

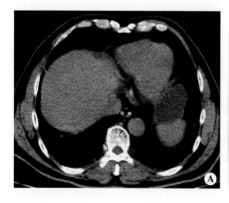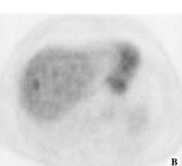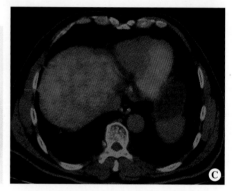

图 8-2-2　肝转移瘤（箭示）

病例 3

（1）简要病史：男，50 岁；直肠癌术后 2 年。

（2）影像表现：肝右叶可见一类圆形低密度影，大小约 38mm×33mm，FDG 摄取增高，SUV$_{max}$ 11.5，局部肝缘内凹（图 8-2-3）。

（3）影像诊断：肝转移瘤。

（4）病理诊断：确诊肝转移瘤。

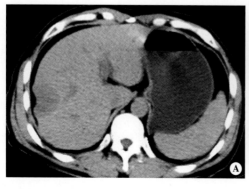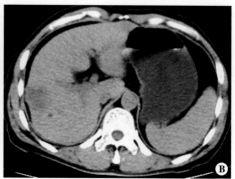

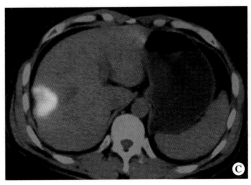
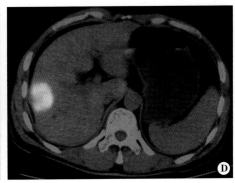

图 8-2-3 肝转移瘤

病例 4

（1）简要病史：男，64 岁；确诊乙状结肠癌 1 周。

（2）影像表现：乙状结肠肠壁明显不均匀增厚，局部软组织肿块形成，FDG 摄取增高，SUV_{max} 6.9；周围脂肪间隙模糊，可见数个 FDG 高摄取小淋巴结；右肝Ⅷ段见局灶性 FDG 摄取增高，大小约 19mm×15mm，SUV_{max} 5.1，密度未见明显异常（图 8-2-4）。

（3）影像诊断：乙状结肠癌，肠周淋巴结、肝转移。

（4）随访结果：乙状结肠癌，治疗后 2 个月复查 CT，肝转移病灶增多。

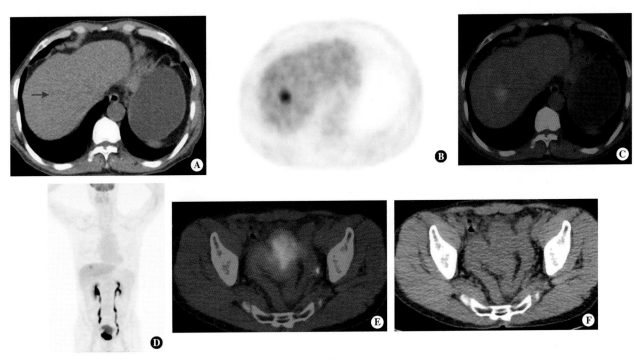

图 8-2-4 肝转移瘤（箭示）

病例 5

（1）简要病史：女，68 岁；结肠癌术后一年半左右。

（2）影像表现：肝Ⅵ段包膜下见类圆形低密度影，边缘欠清，直径约 21mm，FDG 摄取增高，SUV_{max} 6.1；肝缘欠光整，肝内另见多个无 FDG 摄取小囊样低密度影（图 8-2-5）。

（3）影像诊断：结肠癌术后，考虑肝转移瘤；肝多发囊肿。

（4）病理诊断：肝转移瘤。

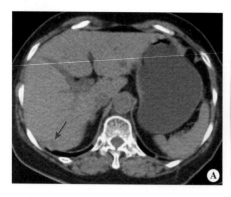
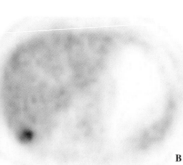
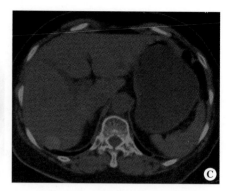

图 8-2-5　肝转移瘤（箭示）

病例 6

（1）简要病史：男，61 岁；乙状结肠癌术后9 月。

（2）影像表现：乙状结肠癌术后吻合口较厚，局部结节状，FDG 摄取增高，SUV$_{max}$ 9.4；左旁见数个 FDG 高摄取微小结节，SUV$_{max}$ 2.6；肝左叶见类圆形低密度影，大小约 47mm×43mm，FDG 摄取增高，SUV$_{max}$ 10.2（图 8-2-6）。

（3）影像诊断：结肠癌复发，周围淋巴结、肝转移。

（4）病理诊断 / 随访结果：确诊结肠癌复发，并肝转移瘤。

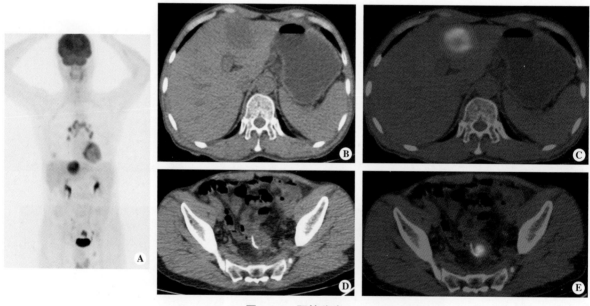

图 8-2-6　肝转移瘤

病例 7

（1）简要病史：男，59 岁；肺鳞癌术后一年半。

（2）影像表现：肝左叶可见类圆形低密度影，边缘不清，直径约 25mm，FDG 摄取增高，SUV$_{max}$ 4.8（图 8-2-7）。

（3）影像诊断：肝转移瘤。

（4）随访结果：免疫治疗 + 化疗后肝内病灶消失。

病例 8

（1）简要病史：男，56 岁；小肠平滑肌肉瘤术后近 2 年。

（2）影像表现：肝 VI 段见椭圆形低密度影，边缘尚清，大小约 52mm×37mm，FDG 摄取增高，SUV$_{max}$ 6.5（图 8-2-8）。

（3）影像诊断：肝转移瘤。

（4）随访结果：临床确诊肝转移瘤。

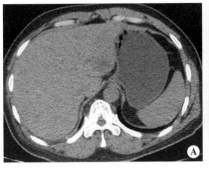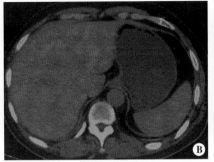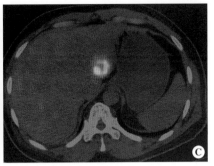

图 8-2-7 肝转移瘤

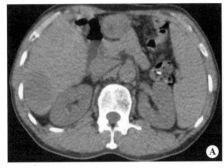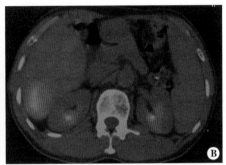

图 8-2-8 肝转移瘤

病例 9

（1）简要病史：男，66 岁；肝区胀痛 4 月余。

（2）影像表现：降结肠肠壁明显不均匀增厚，FDG 摄取增高，SUV_{max} 10.8；肝内见多个巨大类圆形低密度影，其内密度欠均匀，部分融合呈花瓣状，边缘 FDG 摄取增高，SUV_{max} 4.9（图 8-2-9）。

（3）影像诊断：降结肠癌，肝转移。

（4）病理诊断 / 随访结果：降结肠癌。肝转移瘤。

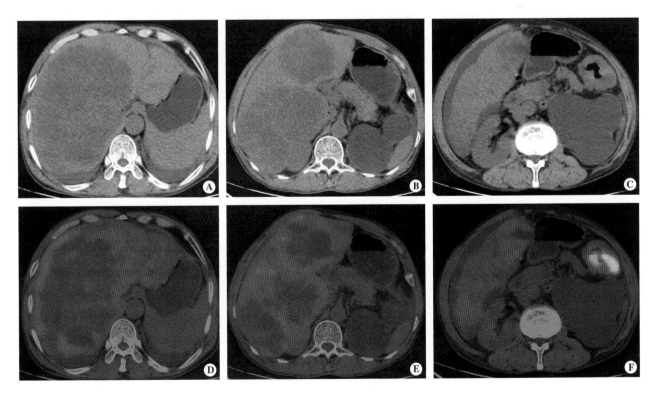

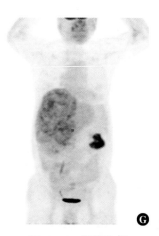

图 8-2-9　肝转移瘤

病例 10

（1）简要病史：女，79 岁；体检发现肝占位 1 周。

（2）影像表现：直肠上端略增粗，FDG 偏右侧局灶性摄取增高，SUV_{max}13.5；左叶可见类圆形低密度影，直径约 47mm，FDG 摄取增高，SUV_{max}10.2，肝内另见多发囊肿（图 8-2-10）。

（3）影像诊断：直肠癌肝转移；肝多发囊肿。

（4）病理诊断 / 随访结果：直肠癌。肝转移瘤。

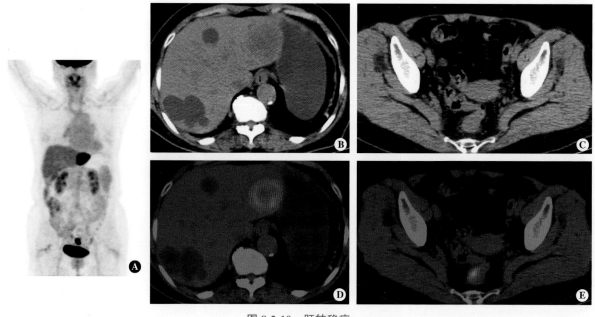

图 8-2-10　肝转移瘤

病例 11

（1）简要病史：男，75 岁；半个月前因发热检查，确诊乙状结肠癌。

（2）影像表现：乙状结肠肠壁不均匀增厚，长约 32mm，FDG 摄取增高，SUV_{max}4.9；肝脏增大，表面凹凸不平，内弥漫大小不等类圆形低密度影，最大者约 46mm×43mm，呈融合趋势，FDG 摄取增高，SUV_{max}6.8；两肺野见多个小结节，FDG 摄取稍增高，SUV_{max} 4.5（图 8-2-11）。

（3）影像诊断：乙状结肠癌，肝、肺转移。

病例 12

（1）简要病史：男，76 岁；直肠癌术后 1 年复查。

（2）影像表现：肝左叶外侧包膜下见小片状稍低密度影，长径约 9mm，FDG 摄取增高，SUV_{max} 6.6；肝内另见无 FDG 摄取囊肿（图 8-2-12）。

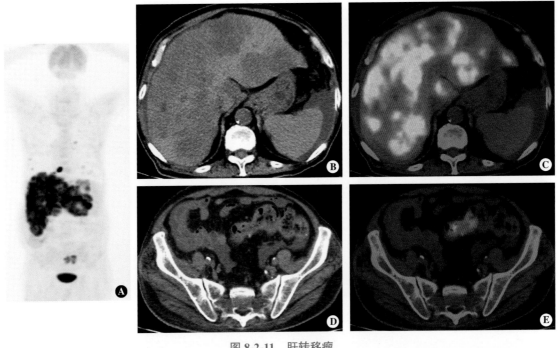

图 8-2-11 肝转移瘤

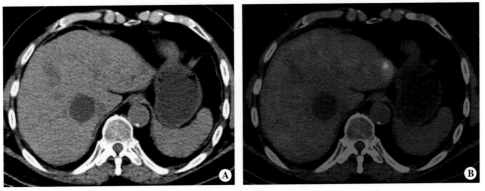

图 8-2-12 肝转移瘤（箭示）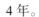

（3）影像诊断：肝转移瘤；肝囊肿。

（4）随访结果：确诊肝转移瘤。

病例 13

（1）简要病史：女，62 岁；乳腺癌术后 3 ～

4 年。

（2）影像表现：肝密度弥漫性减低，右叶包膜下见一更低密度结节，边缘呈环状线样稍高密度影，大小约 42mm×33mm，FDG 摄取不均匀增高，SUV_{max} 5.2（图 8-2-13）。

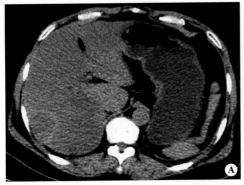

图 8-2-13 肝转移瘤

（3）影像诊断：脂肪肝，考虑肝转移瘤。

（4）随访结果：确诊肝转移瘤。

病例 14

（1）简要病史：男，83 岁；胃癌术后一年半。

（2）影像表现：胃次全切；肝左叶可见一巨大类圆形低密度影，密度尚均匀，大小约 106mm×74mm，FDG 摄取环状增高，SUV_{max} 8.1（图 8-2-14）。

（3）影像诊断：胃癌术后，肝转移。

（4）随访结果：临床确诊肝转移瘤。

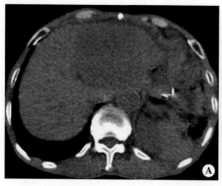

图 8-2-14　肝转移瘤

病例 15

（1）简要病史：男，52 岁；直肠癌术后约一年半。

（2）影像表现：直肠癌术后，肝内可见多个类圆形低密度影，部分内见钙化，最大者约 43mm×32mm，FDG 摄取增高，SUV_{max} 6.3（图 8-2-15）。

（3）影像诊断：直肠癌术后，肝转移。

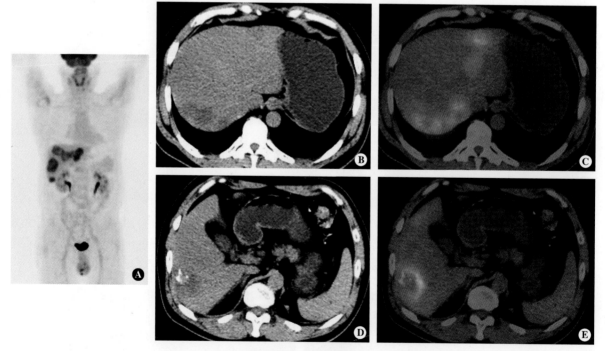

图 8-2-15　肝转移瘤

病例 16

（1）简要病史：女，51 岁；乳腺癌术后、化疗后 1 年余，全身骨痛。

（2）影像表现：左乳腺癌术后，术区未见异常密度及 FDG 摄取浓聚；双侧腋窝及左锁骨上窝可见多发肿大淋巴结，最大者约 23mm×15mm，FDG 摄取增高，SUV_{max} 9.3；肝密度弥漫性减低，平均 CT 值约 14Hu，肝内散见多个大小不等结节，密度与脾相似，最大直径约 14mm，FDG 摄取增高，SUV_{max} 9.0；全身骨骼弥漫性 FDG 摄取增高，SUV_{max} 6.0，多处局部骨质破坏（图 8-2-16）。

（3）影像诊断：乳腺癌术后，肝、骨、淋巴结转移。

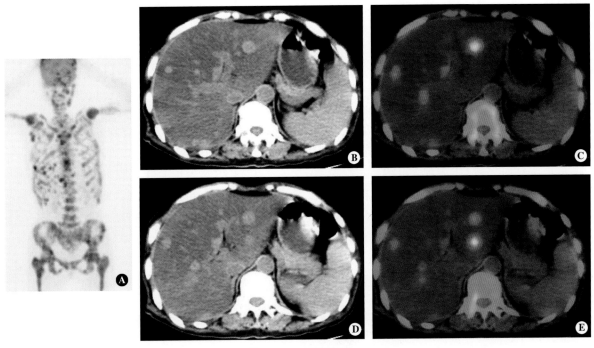

图 8-2-16 肝转移瘤

病例 17

（1）简要病史：男，61 岁；结肠癌手术后 7 年和肝转移瘤介入术后近半年，现右上腹痛 1 周，CT 发现肝转移和肺结节。

（2）影像表现：双侧肺门、纵隔、右侧心膈角可见多发稍大淋巴结，最大者约 17mm×15mm，FDG 摄取稍增高，SUV_{max} 3.4；肝内多个类圆形低密度影，最大者约 92mm×70mm，内可见密集斑点、条状钙化，FDG 摄取增高，SUV_{max} 9.6（图 8-2-17）。

（3）影像诊断：结合病史考虑肝转移瘤仍具代谢活性。

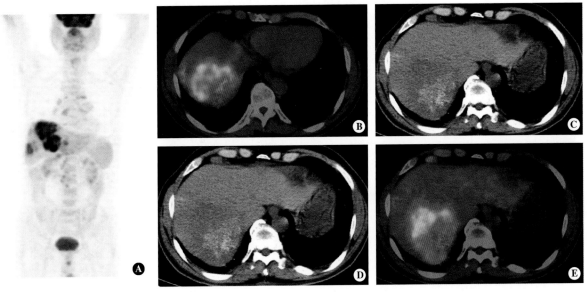

图 8-2-17 结肠癌肝转移介入治疗后

第三节　肝脏其他病变

一、肝血管瘤

【概述】

肝血管瘤是最常见的肝良性肿瘤，多见于 30 岁以上成人，女性多于男性。肝血管瘤病理上分为海绵状血管瘤、硬化性血管瘤、肝血管内皮细胞瘤和毛细胞血管瘤，其中以海绵状血管瘤最为常见。肝海绵状血管瘤 CT 表现为肝内低密度结节或肿块，边缘多数清晰，少数欠清，少部分可有钙化或静脉石。MRI 表现为 T_1WI 低信号，T_2WI 高信号，T_2WI 高信号有明显特异性，表现为肝低信号背景下边缘清晰的异常高信号灶——灯泡征；增强 CT 和 MRI 均表现为快进慢出的向心性强化，增强延迟显像为常规检查。肝海绵状血管瘤通常 FDG 摄取无明显增高，即使延迟显像也无明显增高。肝血管瘤与脾血管瘤影像表现相似，肝、脾血管瘤多发不少见。

【病例】

病例 1

（1）简要病史：女，63 岁；胸痛，发现右肋骨折，无明显外伤史。

（2）影像表现：肝左叶可见类圆形低密度肿块，大小约 79mm×68mm，密度不均匀，内见斑点、斑片状更低密度区，FDG 摄取略低于肝本底，SUV_{max} 2.2（图 8-3-1）。

（3）影像诊断：左肝高分化肝癌不除外。

（4）病理诊断（手术）：肝血管瘤。

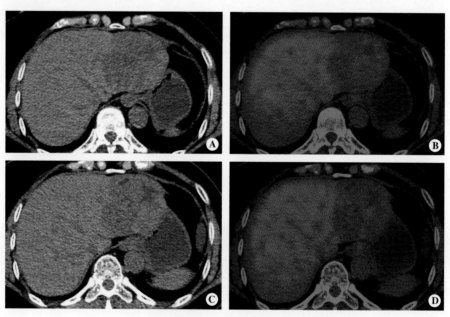

图 8-3-1　肝血管瘤

病例 2

（1）简要病史：女，53 岁；胃淋巴瘤化疗后。

（2）影像表现：胃未见明显异常改变；肝内见多个低密度影，最大者位于肝左外叶，长径约 64mm，FDG 摄取无明显增高，略低于肝本底（图 8-3-2）。

（3）影像诊断：肝血管瘤。

（4）随访结果：CT 增强示肝血管瘤；随访 3 年无明显变化。

病例 3

（1）简要病史：女，55 岁；哮喘患者，右中上腹胀痛 4 天，外院查肝多发肿块。

（2）影像表现：肝左外侧叶及右后叶各见一低密度影，大小分别约 40mm×27mm、61mm×52mm，边缘尚清，密度欠均匀，右叶者中心见更低密度区，FDG 摄取未见增高（图 8-3-3）。

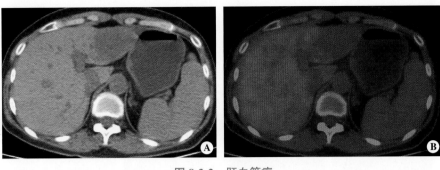

图 8-3-2 肝血管瘤

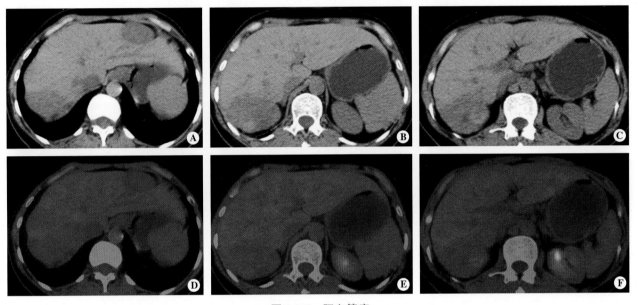

图 8-3-3 肝血管瘤

（3）影像诊断：肝良性病变，血管瘤可能性大。

（4）随访结果：CT 和 MRI 增强示典型肝血管瘤强化；随访 2 年无明显增大。

病例 4

（1）简要病史：男，46 岁；体检 AFP 升高（143.20ng/ml），CT 增强示血管瘤。

（2）影像表现：肝顶部见一类圆形低密度影，边缘尚清，大小约 45mm×34mm，未见明显 FDG 摄取（图 8-3-4）。

（3）影像诊断：肝血管瘤。

（4）随访结果：肝血管瘤，3 年后随访，病变无明显变化。

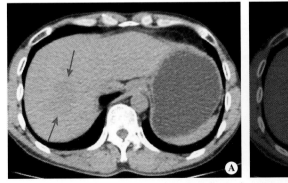
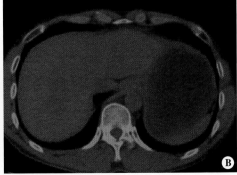

图 8-3-4 肝血管瘤（箭示）

病例 5

（1）简要病史：男，57 岁；近期明显消瘦查因。

（2）影像表现：肝实质内见多个结节状稍低密度影，边缘欠清，较大者约 21mm×23mm，FDG

摄取无明显增高（图 8-3-5）。

（3）影像诊断：肝多发血管瘤。

（4）随访结果：CT 增强示肝血管瘤；随访 2 次无变化。

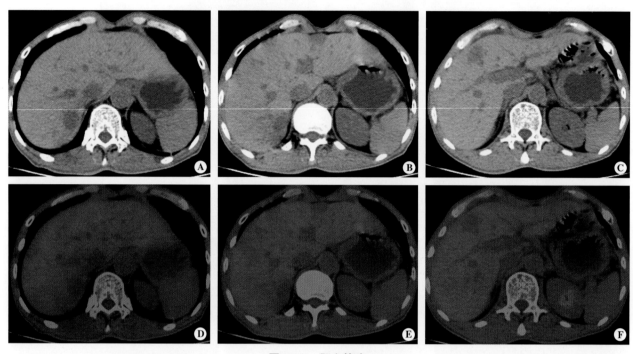

图 8-3-5　肝血管瘤

二、肝 腺 瘤

【概述】

肝腺瘤少见，多见于女性，好发于 15～45 岁，多与口服避孕药有关，常单发，临床可无明显症状，少数可有轻微腹痛、腹胀。肝腺瘤 CT 表现为边缘清晰，无分叶，可见有包膜的等或低密度肿块，易出血，新出血密度较高，陈旧性出血密度欠均匀；增强小腺瘤动脉期明显强化，大腺瘤强化不均匀，并可见穿透腺瘤的血管；腺瘤细胞可含较多脂肪；多数腺瘤 MRI T_1WI 呈低信号，部分可表现为高信

号，压脂可呈低信号，T_2WI 呈高信号，合并出血信号则不均匀。肝腺瘤代谢多不高，PET/CT 显像 FDG 摄取无明显增高。

【病例】

（1）简要病史：女，48 岁；体检 CT 发现肝内低密度结节。

（2）影像表现：右肝见 3 个类圆形低密度结节，边缘清晰，最大者直径约 60mm，密度大致尚均匀，最大者内见更低密度区，三者 FDG 摄取均无明显增高（图 8-3-6）。

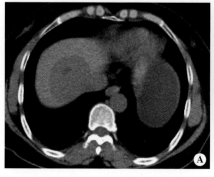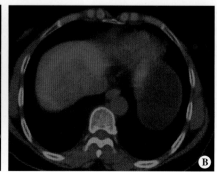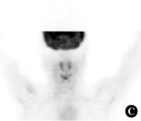

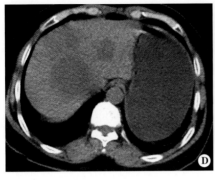
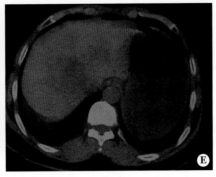
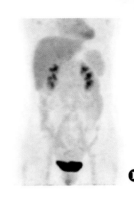

图 8-3-6　肝腺瘤

（3）影像诊断：肝内良性占位性病变。

（4）病理诊断（穿刺）：（最大者）肝腺瘤。

三、肝血管平滑肌脂肪瘤

【概述】

肝血管平滑肌脂肪瘤以肾脏多见，肝脏少见，如发生在肝脏则多位于右肝且多单发。肝血管平滑肌脂肪瘤是起源于肝脏间叶组织的良性肿瘤，病理上由平滑肌细胞、厚壁血管及脂肪细胞组成，根据3种成分比例不同，可分为混合型、脂肪瘤型、肌瘤型、血管瘤型，其中混合型常见。本病发病女性多于男性，青中年好发，且未见恶变报道，通常无明显临床症状，多为体检发现。

肝血管平滑肌脂肪瘤根据肿瘤成分的构成不同，CT表现多样，大多数表现为边缘清晰的低密度病灶，典型者可见病灶内滴状或片状分布的脂肪密度，有特征性；增强病灶呈不均匀强化，病灶内可见迂曲、扩张的血管影。MRI上，病变 T_1WI 和 T_2WI 都可能表现为不均匀高信号，压脂后 T_1WI 信号减低。血管平滑肌脂肪瘤一般无FDG摄取。

肝血管平滑肌脂肪瘤内脂肪成分和肿瘤内纤曲、扩张的血管可与肝癌、肝局灶性结节增生、血管瘤等相鉴别。腺瘤极少数可有脂肪变，但腺瘤多有包膜，血管平滑肌脂肪瘤极少有包膜；脂肪瘤边清，密度较均匀；脂肪肉瘤通常较大，无中心迂曲、扩张的血管。

【病例】

（1）简要病史：女，68岁；体检发现卵巢囊性病变。

（2）影像表现：肝右叶可见类圆形混杂密度影，以及脂肪密度和条索状稍高密度影，边缘清晰，大小约 62mm×46mm，FDG摄取缺损；右侧卵巢小类圆形低密度影，FDG摄取不高（图 8-3-7）。

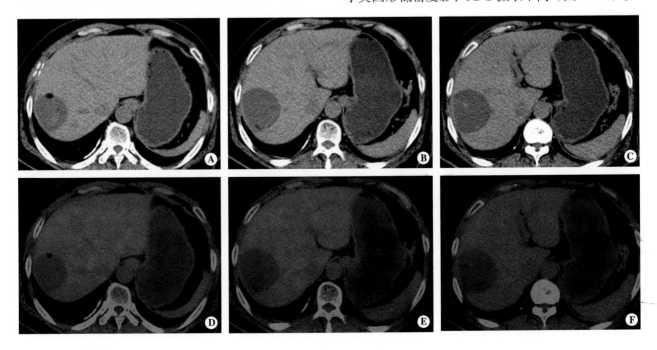

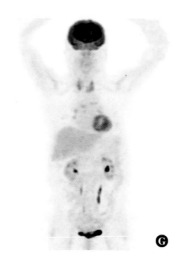

图 8-3-7　肝血管平滑肌脂肪瘤

（3）影像诊断：肝血管平滑肌脂肪瘤；卵巢囊肿。

（4）随访结果：半年后 CT 随访，病变无明显变化。

四、肝上皮样血管内皮瘤

【概述】

肝上皮样血管内皮瘤罕见，为血管源性，恶性程度介于血管瘤与血管肉瘤之间。该病临床症状多不明显，少数可有发热、上腹隐痛等非特异性表现，AFP 检查多为阴性。肝上皮样血管内皮瘤多为多发结节，极少数为单发结节，晚期多发结节可融合成弥漫性病变，病灶常以周围包膜下分布为主。

平扫 CT 见病变常多发，多数在肝周包膜下，呈低密度改变，部分中心密度更低，少数可见点样钙化，邻近包膜下者可见局部肝缘凹陷和包膜皱缩，包膜下可见少许积液。MRI 平扫可见 T_1WI 呈低或等信号，T_2WI 可见典型靶征——核心高信号似液体，周围见低信号环，外围又呈稍高信号（其病理基础为中心密集的纤维黏液样基质伴坏死，周围为增生的肿瘤细胞，外围为肝血窦、小静脉或门脉分支受侵后闭塞导致乏血供），MRI 增强后病变周围增强，而核心和外围则增强不明显，呈低信号，CT 增强门脉期有类似改变。另外，棒棒糖征也是上皮样血管内皮瘤的较特异性征象。肝上皮样血管内皮瘤有沿门静脉、肝静脉播散的倾向，常常会导致肿瘤周围的血管闭塞，增强时有靶征的肿瘤和边缘闭塞的血管支形成所谓的棒棒糖征。肝上皮样血管内皮瘤 FDG 摄取与病变大小和恶性程度有关，病变较大、有恶性倾向者，FDG 摄取明显增高，增高亦多呈环状，为细胞层。

肝上皮样血管内皮瘤应与血管瘤、转移瘤等鉴别。肝上皮样血管内皮瘤病灶位于肝周，多发，邻近肝缘凹陷，包膜皱缩，包膜下少许积液，靶征、棒棒糖征等有助于其诊断。

【病例】

病例 1

（1）简要病史：男，34 岁；反复上腹部疼痛 1 年。

（2）影像表现：肝脏大小、形态正常，肝实质密度减低，低于脾实质密度，肝实质内可见多个大小不等类圆形稍低密度或等密度影，CT 肝脏三期增强扫描动脉期病灶未见明显强化改变，门脉期及延迟期病灶稍强化，但低于肝实质密度，边缘显示较清晰，最大者约 49mm×40mm×40mm；PET/CT 于肝脏内见多个结节状及小块状放射性异常浓聚影，边缘模糊，SUV_{max} 约 4.0，CT 增强所见肝内病灶较 PET/CT 所见病灶数量多且体积大（图 8-3-8）。

（3）影像诊断：肝脏良性病变可能性大，建议定期复查。

（4）病理诊断（活检）：肝上皮样血管内皮瘤。

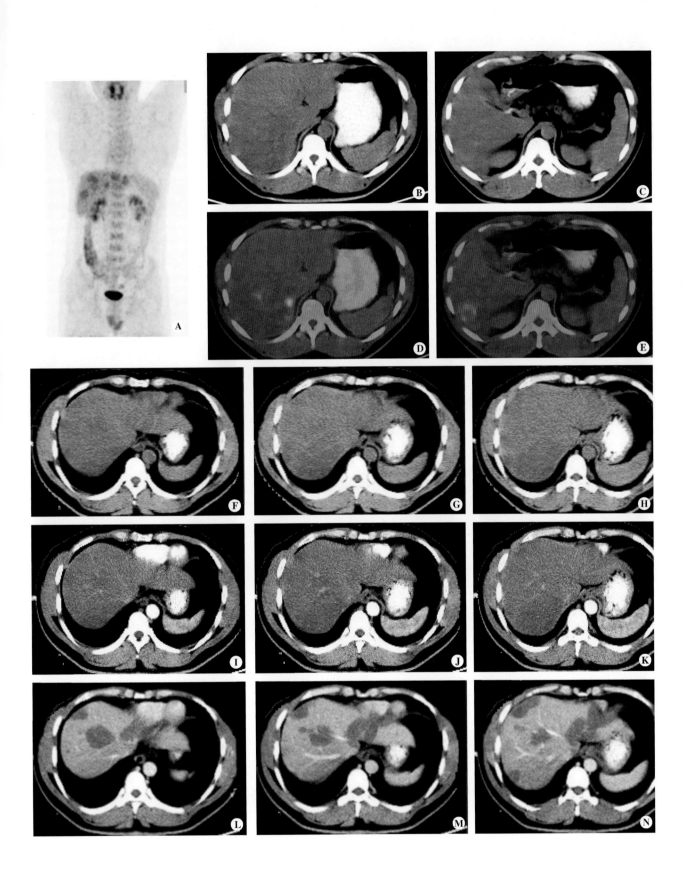

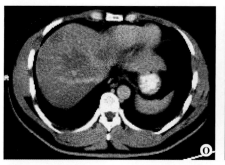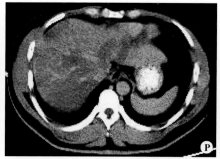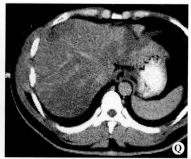

图 8-3-8　肝上皮样血管内皮瘤

F ～ H 为 CT 平扫，I ～ K 为增强动脉期，L ～ N 为增强门脉期，O ～ Q 为增强延迟期

病例 2

（1）简要病史：女，44 岁；右上腹疼痛 4 月余，CT 发现肝内多发低密度灶，增强不明显，MRI 病灶 T_1 低、T_2 高信号。CEA、CA125、CA199、AFP 均在正常范围。

（2）影像表现：双侧甲状腺 FDG 摄取增高，SUV_{max} 4.8；右侧叶见一类圆形不均匀低密度结节，直径约 24mm，FDG 摄取增高，SUV_{max} 6.7；肝内见多个类圆形低密度影，最大者长径约 53mm，FDG 摄取增高，部分呈环状，SUV_{max} 5.3，以包膜下分布为主，肝顶一病灶内见点样钙化密度影（图 8-3-9）。

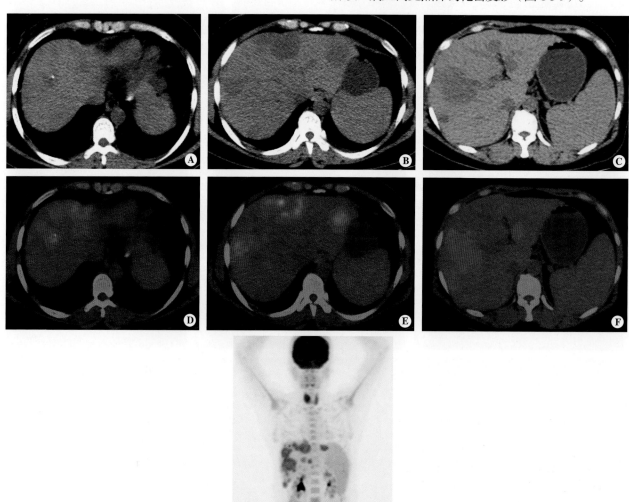

图 8-3-9　肝上皮样血管内皮瘤

（3）影像诊断：肝内恶性病变可能，转移瘤？甲状腺功能异常，右叶结节考虑腺瘤可能，建议超声检查。

（4）病理诊断（活检）：血管源性肿瘤，低度恶性上皮样血管内皮瘤。

病例3

（1）简要病史：男，47岁；体检发现肝内多

发低密度占位性病变。

（2）影像表现：肝内见多个大小不等类圆形低密度结节，最大直径约17mm，部分位于包膜下，并见邻近肝缘凹陷，局限性包膜下少许积液（红箭头），病变中心FDG摄取略低于肝本底，边缘近似肝实质FDG摄取（图8-3-10）。

（3）影像诊断：肝上皮样血管内皮瘤可能。

（4）病理诊断（活检）：肝上皮样血管内皮瘤。

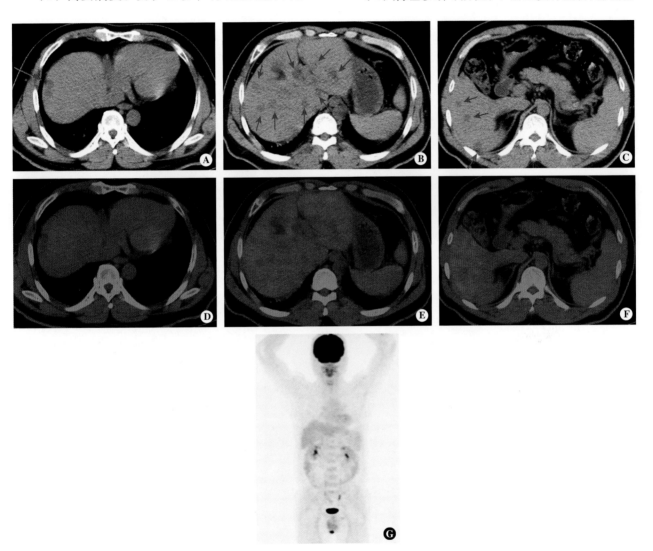

图 8-3-10　肝上皮样血管内皮瘤
蓝箭示病灶，红箭示包膜下积液

五、肝局灶性结节样增生

【概述】

肝局灶性结节样增生（focal nodular hyperplasia，FNH）为肝内仅次于海绵状血管瘤的良性占位性病变，目前认为其发病机制可能与血管畸形或血

管损伤有关。本病好发于年轻女性，但与腺瘤不同，其发生一般与口服避孕药无明显关系。病理可见FNH由正常排列成结节的肝细胞、增生胆管、血管及浸润的炎症细胞组成，病灶中心有星状瘢痕和轮辐状纤维分隔，中心瘢痕可见厚壁供血动脉。临床上常无明显症状。

CT平扫FNH大多数呈稍低密度或等密度结

节，多单发，边缘较清，密度大多均匀，低密度仅少数病变可见，极少见钙化，肝周较大病变可见轮廓突出。增强扫描动脉期明显强化，中心瘢痕不强化，周围可见扩张的动脉，门脉期强化减退，病变与肝实质呈等密度或稍高于肝实质，延迟期中心瘢痕可见轻度强化。MRI 上病变 T_1WI 呈稍低或等信号，T_2WI 呈稍高或等信号，中心瘢痕 T_1WI 呈低信号，T_2WI 呈高信号；MRI 增强与 CT 增强相似。FNH FDG 摄取与肝实质相似。

FNH 应注意与肝海绵状血管瘤、板层样肝癌等鉴别。血管瘤呈向心性强化，大的血管瘤中间可有纤维瘢痕形成，但无延迟强化；板层样肝癌也以青少年好发，但无男女性别差异，且肝左叶多见，病变通常较大（FNH 直径较少超过 5cm），有包膜，影像上可见有分叶，病变中心瘢痕可见点样、条状或星状钙化，病灶强化多不均匀，仅少数中心瘢痕可见延迟强化。

【病例】

病例 1

（1）简要病史：男，52 岁；右腋窝处疼痛 20 余天，触及淋巴结肿大。

（2）影像表现：右侧颈部（Ⅱ区）、锁骨下窝、腋窝、纵隔内（2R、3P、4R、7、9 区）、两肺门及胃窦后方见多发肿大淋巴结，较大者位于右侧腋窝，大小约 21mm×36mm，FDG 摄取增高，SUV_{max} 18.5；肝Ⅷ段包膜下见一团块状不均匀低密度影，大小约 31mm×45mm，边缘欠清，中心见不规则更低密度区，未见明显 FDG 摄取（图 8-3-11）。

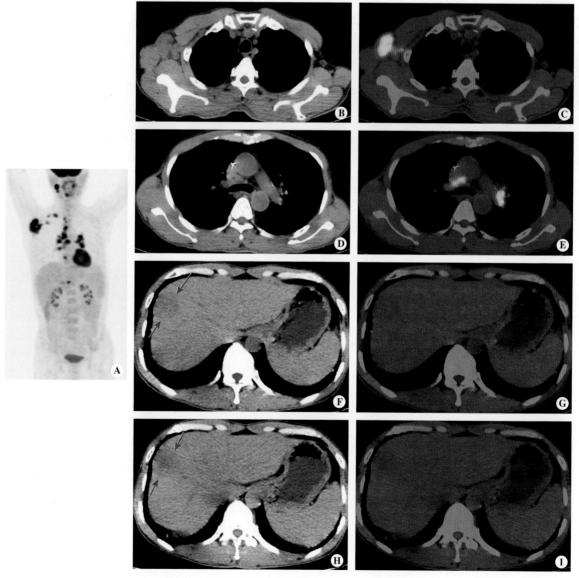

图 8-3-11　肝局灶性结节样增生（箭示）并菊池病

（3）影像诊断：全身多发高代谢活性肿大淋巴结，考虑恶性不除外，淋巴瘤？转移？肝低密度结节，考虑血管瘤不除外。

（4）病理诊断：手术病理考虑肝局灶性结节样增生；腋淋巴结活检考虑组织坏死性淋巴结炎（菊池病）。

病例2

（1）简要病史：女，28岁；体检B超发现肝内异常回声，考虑血管瘤；CT及MRI上腹部平扫＋增强考虑肝局灶增生。

（2）影像表现：肝Ⅶ段见不均匀稍低密度影，直径约26mm，边缘欠清，未见明显FDG摄取（图8-3-12）。

（3）影像诊断：肝右叶低密度结节，代谢活性无明显增高，建议穿刺活检。

（4）病理诊断（手术）：肝局灶性结节样增生。

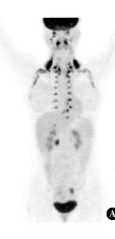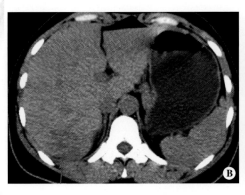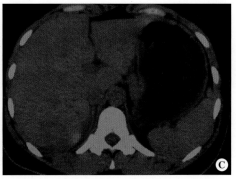

图 8-3-12　肝局灶性结节样增生（箭示）

六、肝 脓 肿

【概述】

肝脓肿是肝内局限性化脓性炎性病变，根据病源不同，大致可分为细菌性、阿米巴性、真菌性三类，其中细菌性最常见。细菌性肝脓肿常见的致病菌为大肠杆菌和金黄色葡萄球菌。细菌主要经胆道感染肝脏，门脉、肝动脉、淋巴道，外伤亦是感染的可能途径。细菌性肝脓肿的临床症状有发热、寒战、肝区痛及肝大等。

CT平扫早期肝脓肿表现为均匀低密度影，边缘欠清，后期脓肿壁逐渐清晰，脓肿壁密度稍高于脓腔，略低于肝实质，部分脓肿可见气体或气-液平面；气体是脓肿可靠的依据，脓肿可呈单房或多房、蜂窝状，增强脓肿壁强化，脓腔不强化，周围充血带亦无明显强化。MRI平扫脓腔呈长 T_1、长 T_2 信号；脓肿壁 T_1WI 信号稍高于脓腔，但低于肝实质，T_2WI 为中等信号；外围水肿带 T_1WI 呈低信号，T_2WI 呈高信号，增强扫描与CT相似。脓肿壁FDG摄取明显增高，脓腔一般无明显FDG摄取，脓肿壁外围水肿带FDG摄取可稍增高，但低于脓肿壁。

【病例】

病例1

（1）简要病史：男，62岁；胆囊结石术后，反复发热半年余，CT发现肝内低密度影。

（2）影像表现：肝脏体积缩小，肝叶比例失调，右叶可见类圆形低密度影，大小约 $50mm \times 39mm$，边缘FDG摄取增高，SUV_{max} 7.5；局部与胸腹壁粘连，右侧第9、10肋间胸壁局部软组织肿胀，FDG摄取增高，SUV_{max} 8.2；肝右叶肝内胆管、胆总管上段可见多个结石，肝内胆管扩张，肝周少许积液；右肺上叶后段可见斑片状密度增高影，边缘欠清，FDG摄取稍增高（图8-3-13）。

（3）影像诊断：肝脓肿可能性大；肝内胆管结石；肺部感染性病变。

（4）随访结果：肝脓肿，抗感染治疗后复查，肝低密度病变明显变小。

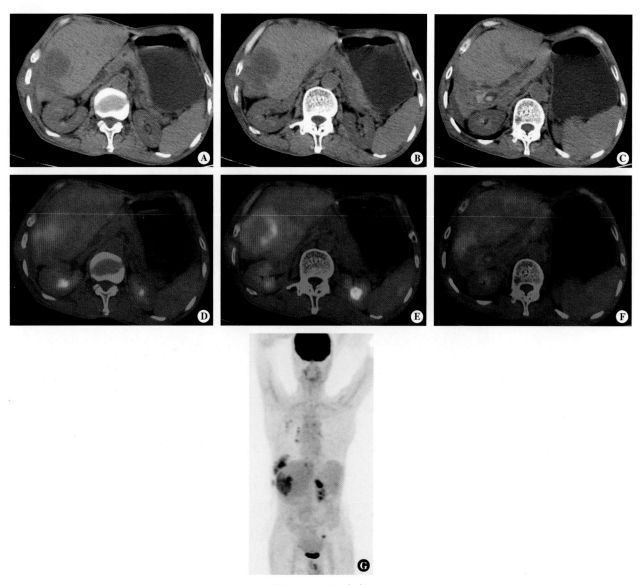

图 8-3-13 肝脓肿

病例 2

（1）简要病史：男，88 岁；发热 1 周。

（2）影像表现：肝Ⅳ段密度减低，边缘欠光整，大小约 68mm×59mm，FDG 摄取不均匀增高，SUV_{max} 5.5（图 8-3-14）。

（3）影像诊断：肝占位性病变不除外。

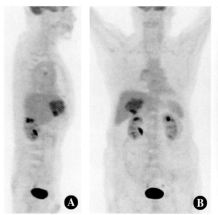
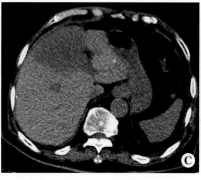
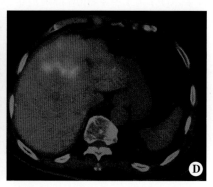

图 8-3-14 肝脓肿

（4）随访结果：抗炎治疗后病变明显减小，复查 CT 呈典型肝脓肿改变。

病例 3

（1）简要病史：男，49 岁；突发高热（39.4℃）3 天，无上腹疼痛；AFP、CEA、CA199、CA125、CA155 均在正常范围；CT 发现肝脏低密度灶，增强扫描动脉期强化不明显，延尺扫描未见向心性强化。

（2）影像表现：肝Ⅷ段低密度灶，大小约 43mm×39mm，边缘分叶样，欠清晰，FDG 摄取不均匀增高，SUV$_{max}$ 5.5；腔静脉前见一淋巴结，SUV$_{max}$ 4.3（图 8-3-15）。

（3）影像诊断：感染性病变可能性大。

（4）随访结果：肝脓肿；1 个月后复查 CT 示肝脓肿呈典型增强表现，抗炎治疗半年后 CT 复查病变明显吸收。

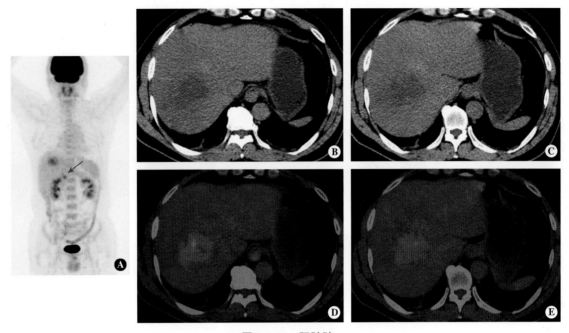

图 8-3-15 肝脓肿
箭示腔静脉前高 FDG 摄取淋巴结

病例 4

（1）简要病史：男，70 岁；发热，体温 39℃ 以上 2 天，伴右上腹胀，经抗炎治疗后，体温逐渐下降，但腹胀无明显改善；既往有 2 次胆道结石手术史；CT 平扫和增强考虑肝脓肿。

（2）影像表现：肝右叶可见大片状不规则低密度影，边缘尚清，FDG 摄取增高，SUV$_{max}$ 6.7，内含气体，胆总管上段及肝内胆管积气扩张（图 8-3-16）。

（3）影像诊断：肝脓肿。

（4）随访结果：肝脓肿；抗炎治疗后，病灶缩小，但发热时有反复。

病例 5

（1）简要病史：男，61 岁；反复发热 1 周；白细胞及中性粒细胞增高，血小板减少；CT 发现肝内低密度影。

（2）影像表现：两肺野可见大片状、结节状密度增高影，部分可见小空洞，以胸膜下分布为主，FDG 摄取增高，SUV$_{max}$ 7.1；肝右叶见类圆形低密度影，大小约 51mm×35mm，边缘 FDG 摄取稍增高，SUV$_{max}$ 3.8（图 8-3-17）。

（3）影像诊断：肺感染性病变，真菌感染不除外；肝脓肿可能，建议抗炎治疗后复查。

（4）病理诊断/随访结果：肺炎克雷伯杆菌感染，败血症；肝脓肿；抗炎治疗后肺、肝病变均消失。

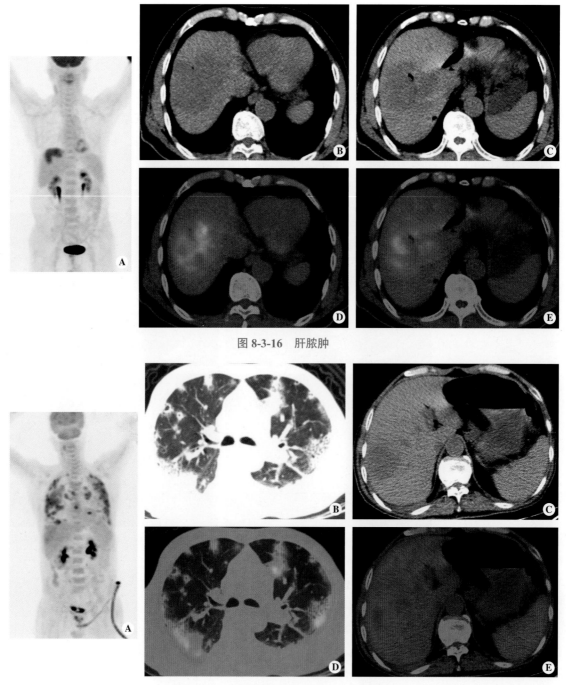

图 8-3-16　肝脓肿

图 8-3-17　肝脓肿并肺部炎症、多发小脓肿

七、肝硬化再生结节

【概述】

肝硬化结节分为再生结节和不典型增生结节（低级别和高级别）。高级别不典型增生结节可发展为小肝癌。再生结节是肝硬化基础上局灶性增生形成的肝实质小岛，直径多不超过 1cm；不典型增生结节中细胞呈低度或高度分化不良。再生结节 CT 平扫呈等密度或稍低密度，增强动脉期强化或不强化，门脉期呈等密度，延迟期可见纤维网格轻度强化，结节呈低密度；MRI 上，T_1WI 呈略高或等信号，T_2WI 呈等或略低信号，增强类似 CT。肝硬化再生结节未见明显 FDG 摄取增高，或轻度 FDG 摄取增高，本部分病例 FDG 摄取较高。

【病例】

病例1

（1）简要病史：男，46岁；发现肝功能异常半年。

（2）影像表现：肝边缘欠光整，右叶膈顶部及胆囊窝旁见结节状、斑片状稍低密度影，边缘欠清，最大层面大小约17mm×30mm，FDG摄取增高，SUV$_{max}$ 6.2（图8-3-18）。

（3）影像诊断：肝恶性病变可能。

（4）病理诊断（手术）：肝硬化再生结节。

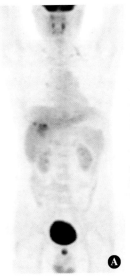
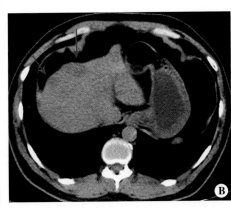
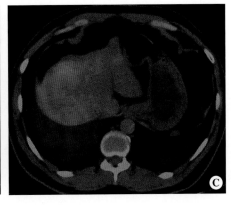

图8-3-18　肝硬化再生结节（箭示）

病例2

（1）简要病史：男，57岁；既往有肝炎病史多年，CT检查发现肝左叶小结节，性质待查。

（2）影像表现（图8-3-19）：肝脏体积明显缩小，边缘凹凸不平，左、右叶比例失调，肝脏左叶外上段见一等密度小结节影，大小约14mm×11mm，CT值约32.9Hu，伴FDG摄取略增高，SUV$_{max}$ 1.4，SUV$_{avg}$ 1.2（背景肝SUV$_{max}$ 1.2，SUV$_{avg}$ 1.0），余肝密度普遍稍减低，CT值介于37.6～42.3Hu

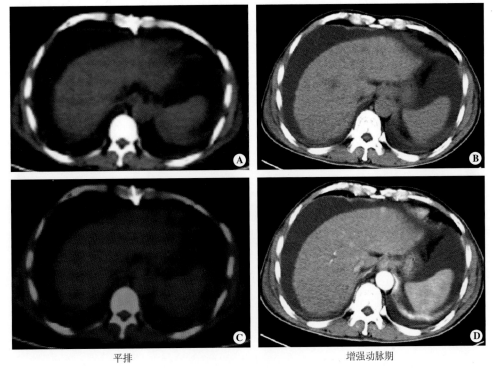

平排　　　　　　　　　　　　　　增强动脉期

图8-3-19　肝硬化再生结节

之间，未见明显占位性病变及 FDG 摄取异常增高灶；脾脏体积增大、增厚，达 6 个肋单元，最厚约 54mm，密度及 FDG 摄取未见明显异常；肝包膜下、脾周、腹腔内及盆腔见大量液性低密度影，CT 值约 4.3Hu，FDG 摄取未见增高。

CT 增强表现：肝实质内见多发结节状低密度影，部分边缘欠清，最大者直径约 16mm，平扫时 CT 值约 56Hu；增强动脉期病灶实性成分中度强化，CT 值约 86Hu；门脉期部分病灶较背景肝为低密度，CT 值约 85Hu，延迟期大部分病灶较背景肝为低密度，CT 值约 55Hu。

（3）影像诊断：肝左叶外上段小结节影，代谢略增高，不除外小肝癌；肝硬化、脾大、门脉高压，伴大量腹腔积液形成；脂肪肝。

（4）病理诊断：全肝切除，病理示①肝炎后肝硬化；②部分区域呈结节性再生性增生改变；③免疫组化：AFP（−），胆管 CK8（+）、CK7（+），肝细胞（+），部分 CK8（+），血管 CD34（+）、F8（+）。

八、肝 结 核

【概述】

肝结核少见，多为继发性，可伴腹腔淋巴结结核、脾结核，发病以青壮年为主，无明显性别差异。肝结核症状有发热，乏力，纳差，肝大，右上腹胀、腹痛，亦可有盗汗、畏寒等。肝结核 CT 平扫表现为肝内多发低密度粟粒样结节或小结节，部分可融合，可有粉末样钙化，邻近肝包膜下病变或浆膜结核可致包膜下局部积液，包膜钙化；CT 增强扫描病灶不强化或呈环状强化，较大融合病灶可呈蜂窝状或多环状强化，部分病灶肝周组织可出现一过性晕状强化；肝结核病灶 FDG 摄取明显增高。

肝结核需与肝转移瘤、多发性血管瘤等鉴别。转移瘤 CT 呈明显环形强化，可见典型靶征，患者通常有原发肿瘤或肿瘤病史；转移瘤 FDG 摄取多表现为环状增高，而结核多呈均匀结节状 FDG 摄取，但仅凭 FDG 摄取增高不能区分结核与转移瘤。血管瘤通常有典型的强化特征，动脉期可见结节状周边强化，延迟呈持续性向心性强化，血管瘤 FDG 摄取一般无明显增高。

【病例】

病例 1

（1）简要病史：男，48 岁；腹痛、腹胀、肝区不适月余；CT 发现肝内多发结节。

（2）影像表现：肝内弥漫性分布圆形或椭圆形低密度结节，边缘欠清，最大者约 43mm×25mm，FDG 摄取均明显增高，SUV$_{max}$ 16.3；右侧第 12 后肋旁见一肿大淋巴结，大小约 14mm×12mm，FDG 摄取增高，SUV$_{max}$ 12.4；双侧肺门、颈部、纵隔及右锁骨上窝可见多发稍大淋巴结，最大者约 14mm×12mm，FDG 摄取稍增高，SUV$_{max}$ 3.7（图 8-3-20）。

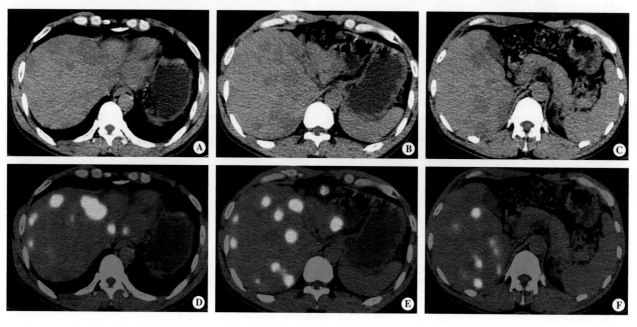

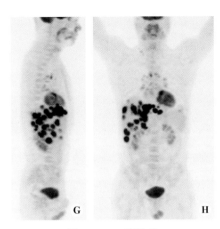

图 8-3-20　肝结核

（3）影像诊断：肝转移瘤可能；肺门、纵隔淋巴结，转移可能。

（4）病理诊断 / 随访结果：肝穿刺活检考虑肝结核。抗结核治疗半年后复查，肝内病变明显减少。

病例 2

（1）简要病史：男，26 岁；甲状腺微小癌术后，CT 发现肝多发结节。

（2）影像表现：肝内多发大小不等稍低密度结节，边缘欠清，最大径约 19mm，FDG 摄取不同程度增高，SUV_{max} 5.4；肝门区和胰头前各见多发淋巴结，最大径约 22mm，FDG 摄取增高，SUV_{max} 13.2（图 8-3-21）。

（3）影像诊断：甲状腺癌术后多发转移可能。

（4）病理诊断（活检）：肝结核。

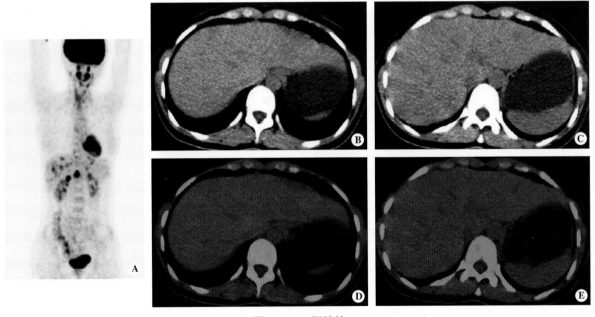

图 8-3-21　肝结核

病例 3

（1）简要病史：男，57 岁；夜间发热，伴消瘦、乏力 3 月余；肝脏穿刺活检考虑结核。

（2）影像表现：右肺上叶和两肺下叶见多发斑片状及条索状影，FDG 摄取稍增高，SUV_{max} 3.6；左锁骨上窝、右腋窝、两肺门、纵隔、双侧内乳区及肝门区、小网膜囊区及腹膜后见多发大小不等淋巴结，最大径约 31mm，FDG 摄取增高，SUV_{max} 11.1；肝脏弥漫结节状、团块状低密度影，FDG 摄取增高，SUV_{max} 12.1（图 8-3-22）。

（3）影像诊断：结合病史，考虑肝、淋巴结结核。

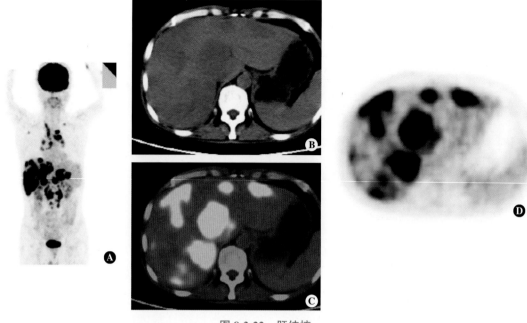

图 8-3-22　肝结核

第四节　肝外胆道病变

一、肝外胆管癌

【概述】

肝外胆管癌按部位可分为：①上段胆管癌，包括左右肝管及汇合部、肝总管的肿瘤，因肿瘤位于肝门区，因而也常称为肝门部癌；②中段胆管癌，指肝总管胆囊管汇合部以下至胆总管中段的肿瘤；③下段胆管癌，为胆总管下段、胰内段和十二指肠壁内段的肿瘤。其中，上段胆管癌最多见。结石和感染、先天性胆管囊状扩张、原发性硬化性胆管炎、华支睾吸虫感染等可能为肝外胆管癌发病的危险因素。无痛性黄疸为胆管癌最常见临床症状，可伴瘙痒和消瘦，少数可有发热。胆管癌男性多于女性，比例约 3：2。

上段胆管癌 CT 表现为肝门部等或低密度结节或肿块，边缘不规则，可分叶，常伴肝内胆管扩张；中段及下段胆管癌表现为胆囊壁不均匀增厚，胆管内结节或胆管区肿块，常伴胆囊扩张和梗阻以上部位胆管扩张。胆管癌影像上可分为肿块型及管壁浸润型，MRI T_1WI 呈低信号，T_2WI 呈高信号，磁共振胰胆管成像（MRCP）可见胆管突然中断或虫蚀状狭窄。增强扫描类似肝内胆管细胞癌，肿块型呈慢进慢出强化，管壁浸润型增厚的管壁呈延迟强化。

PET/CT 检查时，胆管癌大多数呈高 FDG 摄取，部分胆管内乳头状腺癌较小时，FDG 摄取增高不明显。

【病例】

病例 1

（1）简要病史：女，56 岁；腹痛、纳差 2 月余。

（2）影像表现：肝门区见类圆形低密度影，边缘尚清，FDG 摄取增高，$SUV_{max}11.3$，内见点状致密影；肝左叶胆管扩张，腹膜后肠系膜上动脉水平见多个淋巴结，FDG 摄取增高，$SUV_{max}8.9$（图 8-4-1）。

（3）影像诊断：肝门胆管癌，腹膜后淋巴结转移。

（4）病理诊断 / 随访结果：左肝管癌。术后 2 年复查 CA199 ＞ 1000U/ml，腹膜后淋巴结转移。

病例 2

（1）简要病史：男，67 岁；黄疸 20 余天。

（2）影像表现：肝门结节影，直径 18mm，FDG 摄取稍高，上游胆道扩张（图 8-4-2）。

（3）影像诊断：肝门胆管癌可能性大。

（4）病理诊断（手术）：胆总管癌。

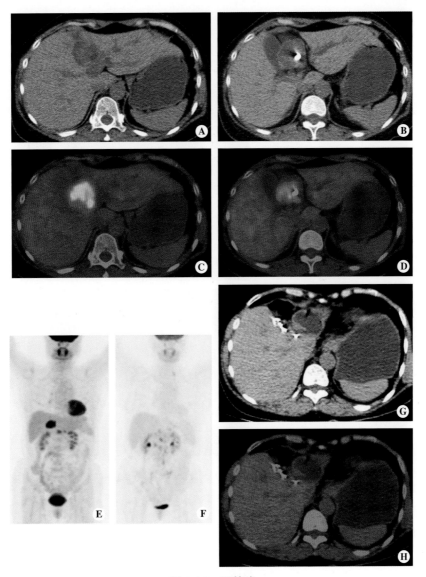

图 8-4-1　肝管癌

F ～ H 为术后 2 年复查

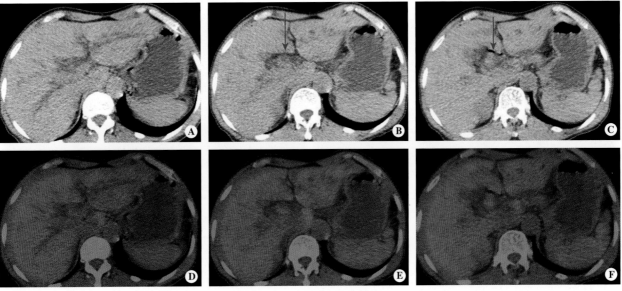

图 8-4-2　胆总管癌（箭示）

病例 3

（1）简要病史：男，59 岁；腹部不适 1 周余。

（2）影像表现：小网膜区见不规则结节，上达肝门，大小约 38mm×36mm，FDG 摄取增高，SUV_{max} 10.1，肝内胆管稍扩张（图 8-4-3）。

（3）影像诊断：胆总管癌。

（4）病理诊断（手术）：胆总管癌。

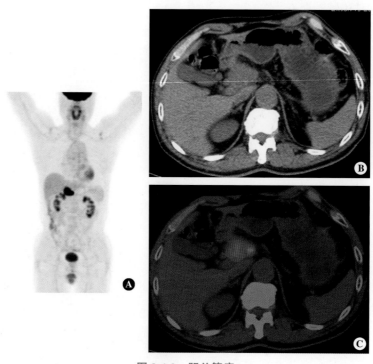

图 8-4-3　胆总管癌

病例 4

（1）简要病史：男，75 岁；黄疸 10 余天，CA199 55.4U/ml；支架置入术后。

（2）影像表现：胰头区见结节状软组织密度影，边缘欠清，大小约 19mm×25mm，FDG 摄取浓聚，SUV_{max} 12.0，十二指肠壁受挤压，胆总管中下段见支架（图 8-4-4）。

（3）影像诊断：胆总管癌可能性大。

（4）病理诊断（手术）：胆总管癌。

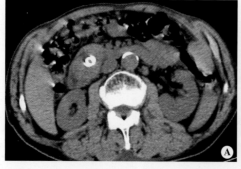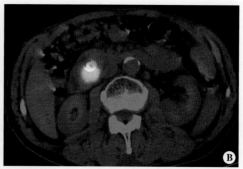

图 8-4-4　胆总管癌

病例 5

（1）简要病史：男，69 岁；腹胀、腰痛 20 余天。外院 CT 检查考虑肝转移瘤，腹膜后及纵隔淋巴结转移。CA199 367.40U/ml。

（2）影像表现：肝脏增大，肝门区见巨块型低密度影，密度欠均匀，大小约 88mm×74mm，边缘 FDG 摄取环状增高，SUV_{max} 14.5；邻近肝内胆管扩张，肝内见多个大小不等类圆形低密度影，边缘欠清，FDG摄取增高，SUV$_{max}$ 15.0；肝门区、肠系膜间、腹膜后主动脉旁及双侧肺门、纵隔各区、左锁骨上窝见多发肿大淋巴结，最大者约22mm×19mm，呈融合趋势，FDG摄取不同程度增高，SUV$_{max}$ 14.5；两肺野散见多个微结节，

FDG摄取未见明显异常（图8-4-5）。

（3）影像诊断：肝门胆管癌，肝内、淋巴结、肺转移。

（4）病理诊断（颈部淋巴结穿刺活检）：转移癌，胆、肠来源可能。

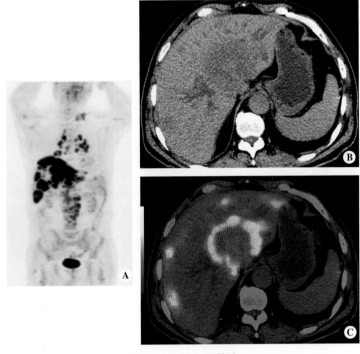

图 8-4-5　肝门胆管癌

病例 6

（1）简要病史：男，56岁；反复发热伴呕吐1个月。

（2）影像表现：肝总管及部分胆总管上段管壁增厚（图8-4-6箭示），FDG摄取增高，SUV$_{max}$ 6.3；双侧锁骨上下窝、双侧肺门及纵隔、肝门区及腹膜后多发肿大淋巴结，较大者约14mm×12mm，FDG摄取增高，SUV$_{max}$ 3.3（图8-4-6）。

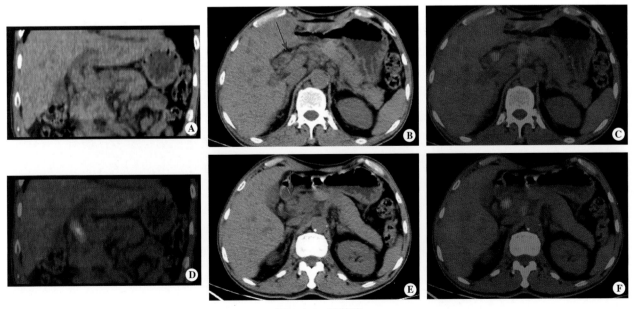

图 8-4-6　胆管癌

（3）影像诊断：肝、胆总管癌，淋巴结转移。

（4）病理诊断（手术）：胆管癌。

病例 7

（1）简要病史：男，52 岁；进行性黄疸 1 月余；CT 示肝左叶肝门区占位，胆管细胞癌可能性大。

（2）影像表现：肝门区、肝左叶见不规则肿块，边缘欠清，FDG 摄取增高，SUV_{max} 12.3；胆总管下段结石，肝内胆管扩张，小网膜多发淋巴结，SUV_{max} 5.4（图 8-4-7）。

（3）影像诊断：肝门胆管癌，伴淋巴结转移。

（4）随访结果：经皮肝穿引流脱落细胞学检查找见癌细胞。

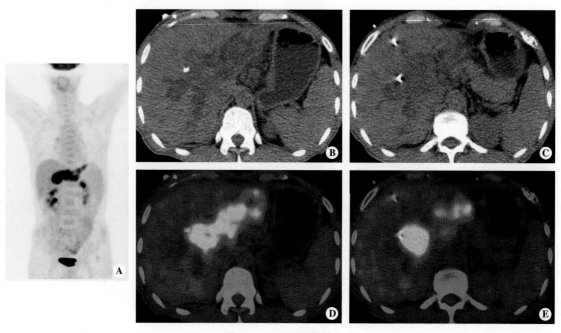

图 8-4-7　肝门胆管癌

二、胆　囊　癌

【概述】

胆囊癌好发于中老年人，女性多于男性。胆囊结石与慢性胆囊炎为胆囊癌发病的可能危险因素，胆囊腺瘤性息肉、胆囊腺肌症被认为是胆囊癌前病变。胆囊癌好发于胆囊底部和颈部，绝大多数为腺癌，少数可为鳞癌。早期胆囊癌无明显临床症状，中晚期胆囊癌可能有腹痛和右肩放射痛，压迫或累及胆道会出现黄疸，也可有腹腔积液或十二指肠梗阻征象。胆囊癌 CT 表现大致可分为 3 种：①胆囊区的肿块；②胆囊腔内结节，通常基底较宽，局部胆囊壁增厚，病变密度低于肝实质；③胆囊壁浸润不均匀增厚，多超过 5mm。胆囊癌可侵及胆囊床，导致肝局部密度减低；胆囊颈部胆囊癌可能累及肝管、胆总管。胆囊癌MRI 与 CT 表现类似，也可大致分型，T_1WI 呈等或低信号，T_2WI 呈高信号；MRCP 可见胆囊内充盈缺损，胆囊壁僵硬及虫蚀样破坏等；增强扫描，胆囊癌可见强化。PET/CT 检查，胆囊癌一般表现为高 FDG 摄取。

【病例】

病例 1

（1）简要病史：男，29 岁；腹痛 5 个月；CA199 持续性升高。

（2）影像表现：胆囊体、颈部移行处局部壁明显增厚，FDG 摄取增高，SUV_{max} 4.8（图 8-4-8）。

（3）影像诊断：胆囊癌可能性大。

（4）病理诊断：胆囊癌。

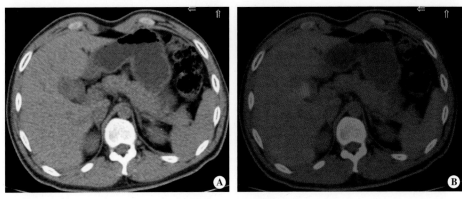

图 8-4-8　胆囊癌

病例 2

（1）简要病史：男，50 岁；右上腹隐痛不适，B 超提示胆囊占位可能。

（2）影像表现：胆囊底部见软组织密度影，大小约 19mm×20mm，FDG 摄取增高，SUV_{max}

12.9；胰颈后见一淋巴结影，大小约 12mm×10mm，FDG 摄取增高，SUV_{max} 3.7；肝 VI 段见 3 个小稍低密度影，边缘欠清，SUV_{max} 3.6（图 8-4-9）。

（3）影像诊断：胆囊癌，肝、腹膜后淋巴结转移可能。

（4）随访结果：临床诊断胆囊癌。

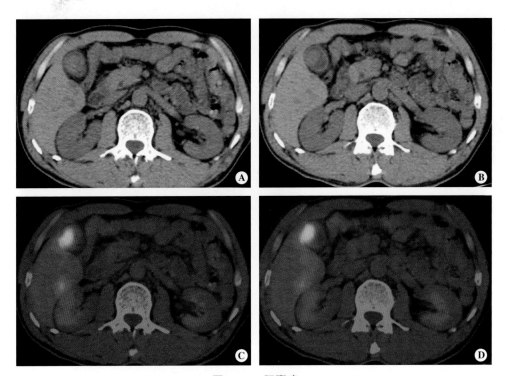

图 8-4-9　胆囊癌

病例 3

（1）简要病史：男，73 岁；自觉肝肋下隐痛 2～3 个月，加重 1 周；CT 诊断为胆囊癌。

（2）影像表现：胆囊体积增大，胆囊底体部见软组织肿块影，密度不均，与邻近肝实质粘连，

边缘欠清，大小约 42mm×55mm，FDG 摄取浓聚，SUV_{max} 14.0；左侧肾上腺结合部见一小结节，大小约 9mm×14mm，未见明显 FDG 摄取（图 8-4-10）。

（3）影像诊断：考虑胆囊癌。

（4）病理诊断：胆囊癌。

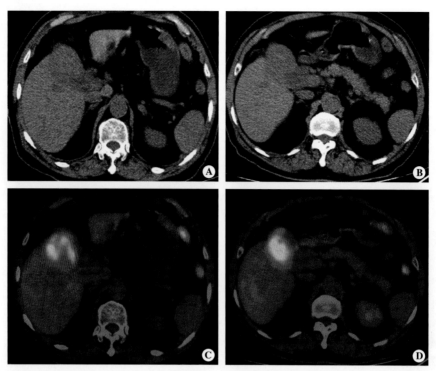

图 8-4-10　胆囊癌

病例 4

（1）简要病史：女，67 岁；腹痛 1 周。

（2）影像表现：胆囊体积不大，密度不均匀，胆囊底体部见软组织密度影，弥漫性 FDG 浓聚，SUV_{max} 12.6，与肝右叶分界欠清；门静脉 FDG 摄取增高，SUV_{max} 7.3；肝内外胆管扩张，胆囊颈部、肝总管及胆总管内见多个致密影，大小约 5mm× 9mm；两肺门及纵隔（1、3A、4R、6 区）见多发稍大淋巴结，较大者约 11mm×12mm，部分 FDG 摄取增高，SUV_{max} 8.5；肝门区、腹膜后及胃窦小弯侧周围脂肪间隙见多发肿大淋巴结，较大者约 10mm× 13mm，FDG 摄取增高，SUV_{max} 8.3（图 8-4-11）。

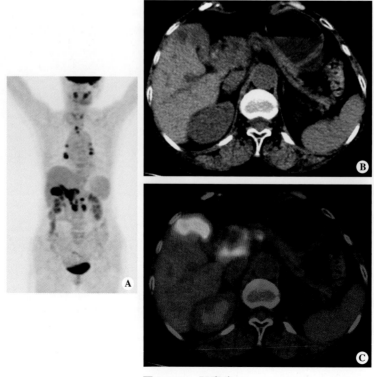

图 8-4-11　胆囊癌

（3）影像诊断：胆囊癌，并淋巴结、门脉转移；胆管结石。

（4）随访结果：临床诊断胆囊癌。

病例5

（1）简要病史：女，44岁；右上腹隐痛不适；彩超考虑胆囊占位和腹膜后实质占位。

（2）影像表现：胆囊体积增大，胆囊底体部见稍低密度团块状软组织密度影，直径约44mm，FDG摄取增高，SUV_{max} 8.3；邻近肝右叶胆囊窝区见低密度影，SUV_{max} 6.6；胰头后见肿大淋巴结，部分融合成团，FDG摄取增高，SUV_{max} 8.1（图8-4-12）。

（3）影像诊断：胆囊癌，腹膜后淋巴结转移。

（4）病理诊断（穿刺活检）：胆囊癌。

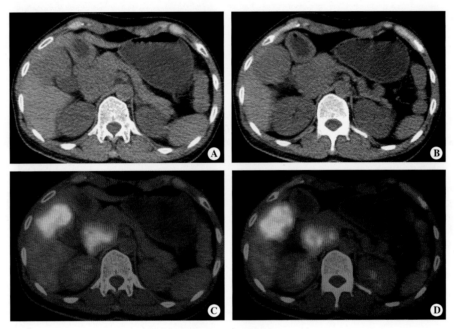

图 8-4-12 胆囊癌

病例6

（1）简要病史：女，71岁；腹胀，肝区不适半个月，伴恶心。

（2）影像表现：胆囊增大，前内侧壁局灶性不均匀增厚，最厚处约9.5mm，FDG摄取增高，SUV_{max} 6.2；周围脂肪间隙不清晰，邻近肝左叶内侧段可见小圆形略低密度影，FDG摄取稍增高，SUV_{max} 3.2；肝门区可见多发肿大淋巴结，最大者约20mm×17mm，FDG摄取增高，SUV_{max} 4.4；C_7左侧椎体及其椎弓根局部骨质破坏，FDG摄取增高，SUV_{max} 5.4（图8-4-13）。

（3）影像诊断：胆囊癌，淋巴结、颈椎转移。

（4）随访结果：临床诊断胆囊癌。

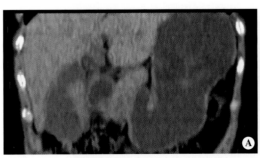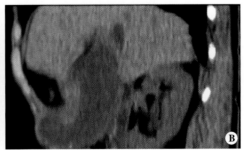

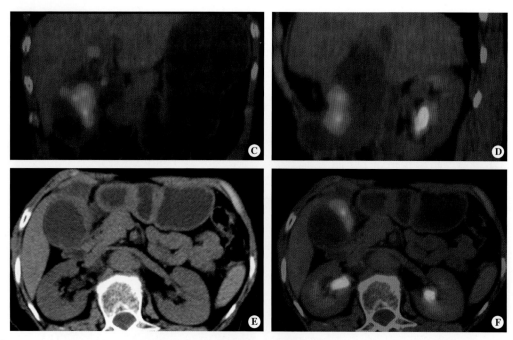

图 8-4-13　胆囊癌

病例 7

（1）简要病史：女，76 岁；腹部不适，B 超提示肝、胆占位。

（2）影像表现：肝内见数个类圆形低密度影，最大者约 57mm×44mm，FDG 摄取不高；胆囊充盈，胆囊底部可见壁增厚，FDG 摄取增高，SUV_{max} 9.9；胆囊另见点状致密影；脐部肿物切除后，脐部周围软组织肿胀，FDG 摄取增高，SUV_{max} 3.7（图 8-4-14）。

（3）影像诊断：胆囊癌可能性大；胆囊结石；肝血管瘤可能性大。

（4）病理诊断/随访结果：胆囊癌。CT 增强示典型肝血管瘤。

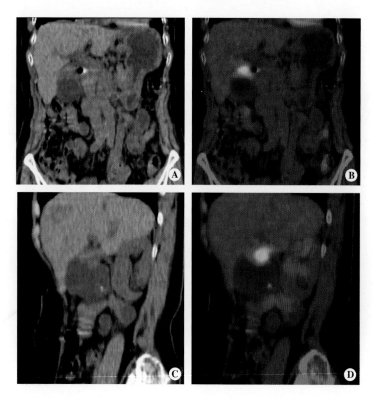

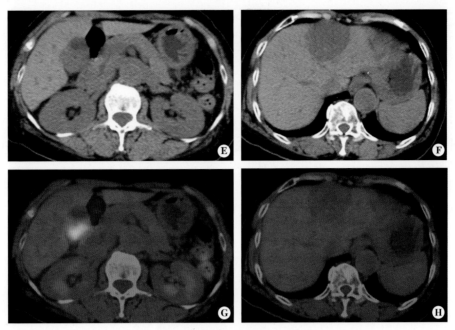

图 8-4-14 胆囊癌

病例 8

（1）简要病史：女，60 岁；CA199 连续增高数月查因。

（2）影像表现：胆囊壁明显不均匀增厚，局部呈结节状，FDG 摄取弥漫性增高，SUV_{max} 13.4；胰颈后方见一肿大淋巴结，直径约 20mm，SUV_{max} 5.6（图 8-4-15）。

（3）影像诊断：胆囊癌，腹膜后淋巴结转移。

（4）病理诊断：胆囊癌。

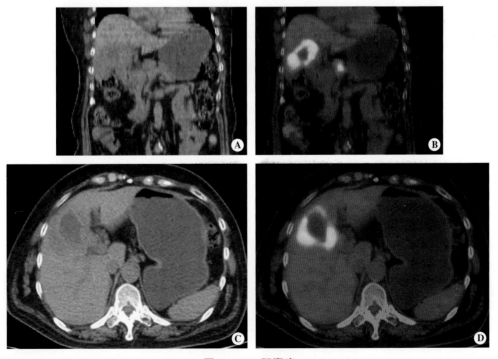

图 8-4-15 胆囊癌

三、胆囊腺肌症

【概述】

胆囊腺肌症是一种原因不明的增生性良性病变，30～60 岁好发，女性多于男性。该病组织学特点是胆囊黏膜和肌层过度增生导致胆囊壁增厚，增生黏膜嵌入肌层形成罗阿氏窦，窦口与胆囊相通，当窦位置较深或窦口窄时易形成胆汁潴留和胆固醇结晶，易并发炎症。

【病例】

病例 1

（1）简要病史：男，67 岁；CA199 增高查因。

（2）影像表现：胆囊体积增大，壁增厚，FDG 摄取增高，SUV_{max} 8.2，以胆囊底部为著；见结节样影，直径约 21mm，FDG 摄取浓聚，SUV_{max} 12.6（图 8-4-16）。

（3）影像诊断：胆囊炎，胆囊底部恶性病变不除外。

（4）病理诊断：胆囊腺肌症并胆囊炎。

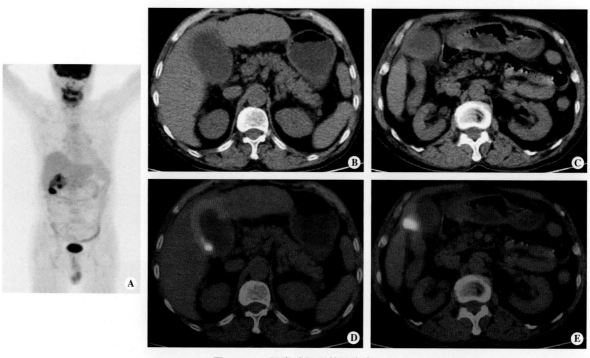

图 8-4-16　胆囊腺肌症并胆囊炎

病例 2

（1）简要病史：女，49 岁；外院体检发现 CA125 180U/ml（正常值＜35U/ml），本院复查 CA125 23.3U/ml（正常值＜10U/ml）。

（2）影像表现：胆囊底部胆囊壁结节状增厚，突向腔内，FDG 摄取增高，SUV_{max} 4.8，SUV_{avg} 2.7；增厚胆囊壁密度不均匀，中间密度稍低，胆囊边缘尚光整，周围脂肪间隙清晰（图 8-4-17）。

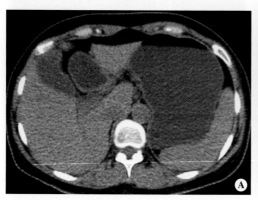

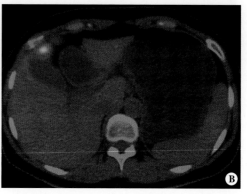

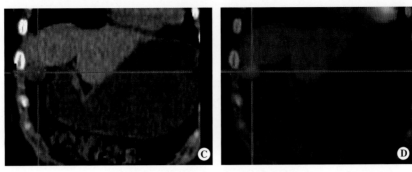

图 8-4-17 胆囊腺肌症（十字线中心示）

（3）影像诊断：胆囊良性病变可能性大，早期胆囊癌不除外，请结合临床。

（4）病理诊断：腹腔镜胆囊摘除，病理示胆囊腺肌症并胆固醇沉着。

病例 3

（1）简要病史：男，69岁；B超疑脾占位，考虑血管瘤可能。

（2）影像表现：脾脏可见类圆形略低密度影，大小约 18mm×15mm，未见明显 FDG 摄取；胆囊充盈，囊壁增厚，FDG 摄取增高，SUV_{max} 5.4，胆总管上段及胆囊管内见结石样高密度影（图 8-4-18）。

（3）影像诊断：胆总管及胆囊管结石，胆囊炎。

（4）病理诊断：胆结石，胆囊炎。

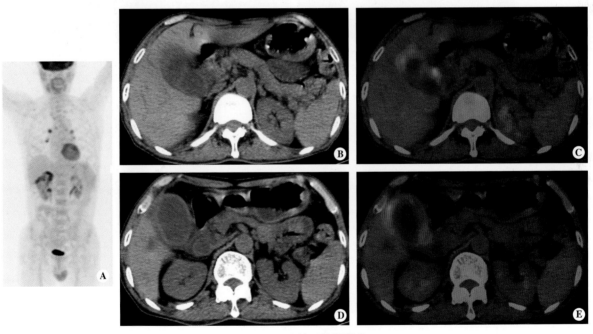

图 8-4-18 胆结石并胆囊炎

四、胆总管结石

【概述】

部分胆总管结石呈等密度，特别是胆总管下段位于胰头部或壶腹部者，可能引起周围组织炎症，导致 FDG 摄取增高，有时与胆总管肿瘤可能混淆，因而应结合影像和临床资料仔细鉴别。

【病例】

病例 1

（1）简要病史：男，69岁；胃窦印戒细胞癌术后 3 年 5 个月。

（2）影像表现：胃窦印戒细胞癌术后改变；胆总管略扩张，胰头区胆总管内见结节状稍低密度影，大小约 12mm×10mm，FDG 摄取增高，

SUV_{max} 5.9；肝左叶小低密度灶，FDG 摄取无明显增高（图 8-4-19）。

（3）影像诊断：胆总管末端占位可能；肝左叶血管瘤可能性大。

（4）病理诊断（手术）：胆总管结石。

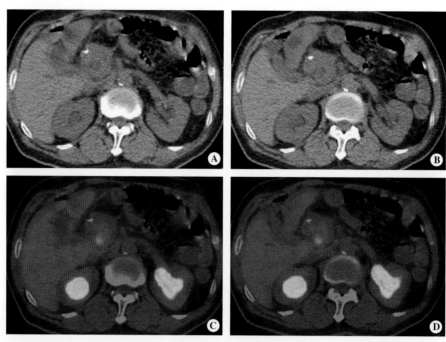

图 8-4-19　胆总管结石

病例 2

（1）简要病史：男，36 岁；右上腹痛，黄疸 5～6 天。

（2）影像表现：肝内胆管、胆总管可见扩张，胆总管末端可见点状软组织密度影，FDG 摄取稍增高，SUV_{max} 2.5（图 8-4-20）。

（3）影像诊断：胆总管末端良性病变可能性大。

（4）病理诊断（手术）：胆总管结石。

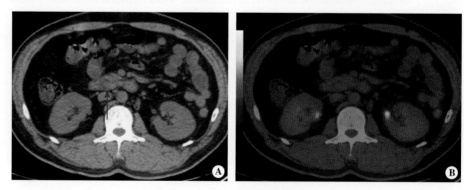

图 8-4-20　胆总管结石（箭示）

第五节　胰腺病变

一、胰　腺　癌

【概述】

胰腺癌是高度恶性肿瘤之一，发病高峰年龄为 40～70 岁，男性多于女性，饮酒、吸烟及慢性胰腺炎为其发病的高危因素。发病部位以胰头、颈部为主，占 60%～70%，胰体部次之，胰尾部最少，还有少数为弥漫性或多灶性。胰腺癌组织病理上分为导管细胞癌和腺泡细胞癌，前者占绝大多数（乏血供），腺泡细胞癌较少见（临床表现为出血坏死）。早期胰腺癌可无症状或仅表现为腹部隐痛，之后可出现腹部胀痛不适、腰背痛，胰头癌可有无痛性黄疸，其中胰体尾癌可有明显腰背痛。

胰腺癌CT平扫可见略低密度或等密度肿块，类圆形，分叶或不规则，界限欠清，较大肿瘤中间可出现坏死，胰腺癌累及胰管、胆总管可引起扩张，同时受累时可见"双管征"。MRI T_1WI 呈低或等信号，T_2WI 呈稍高或混杂信号，脂肪抑制序列更有利于观察病灶；增强扫描早期不强化，密度低于正常强化的胰腺实质，延迟扫描可有缓慢强化。PET/CT 检查，胰腺癌大多数表现为高FDG摄取，少数较小的肿瘤，FDG摄取稍高。

【病例】

病例1

（1）简要病史：男，45岁；腹部隐痛2月余，加重3天。

（2）影像表现：胰头见一不均匀低密度肿块，中间密度更低，边缘欠清，大小约 39mm×35mm，FDG摄取增高，SUV_{max} 7.5，周围脂肪间隙模糊，胰、胆管未见明显扩张（图8-5-1）。

（3）影像诊断：胰头癌。

（4）病理诊断（手术）：胰腺癌。

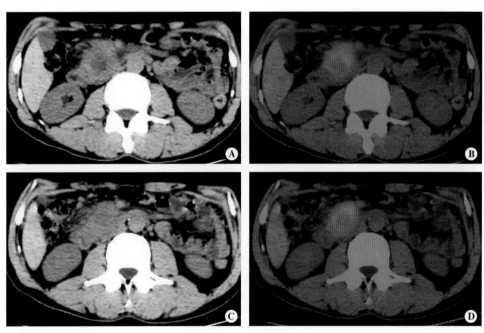

图 8-5-1　胰头癌

病例2

（1）简要病史：男，70岁；腹部及腰背部疼痛2天，临床确诊胰腺炎；CT平扫疑胰腺癌。

（2）影像表现：胰腺钩突见类圆形低密度结节，直径约21mm，FDG摄取明显增高，SUV_{max} 7.5（图8-5-2）。

（3）影像诊断：胰腺癌并胰腺炎。

（4）病理诊断：胰腺癌。

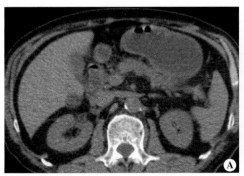
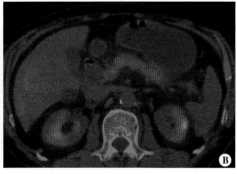

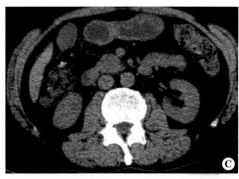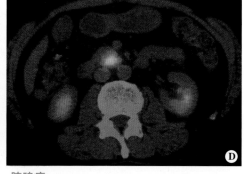

图 8-5-2   胰腺癌

病例 3

（1）简要病史：男，62 岁；下腹痛反复发作，伴稀便，当地医院 CT 检查疑胆囊癌；CEA 及 CA199 显著升高。

（2）影像表现：胰头部低密度结节，直径约 20mm，边缘欠清晰，FDG 摄取增高，SUV_{max} 3.3；胰管轻度扩张，胆总管末端结石，肝内外胆管扩张，

胃、肠前网膜、腹膜多发结节样改变，大小不等，累及右下腹壁腹直肌，可见肿块样改变，内见点样钙化，FDG 摄取增高，SUV_{max} 5.2；腹膜后数个稍大淋巴结，盆腔少量积液，代谢活性均稍高（图 8-5-3）。

（3）影像诊断：胰腺癌，腹膜、网膜、腹壁及腹膜后淋巴结转移。

（4）病理诊断（手术）：胰腺癌，腹腔转移。

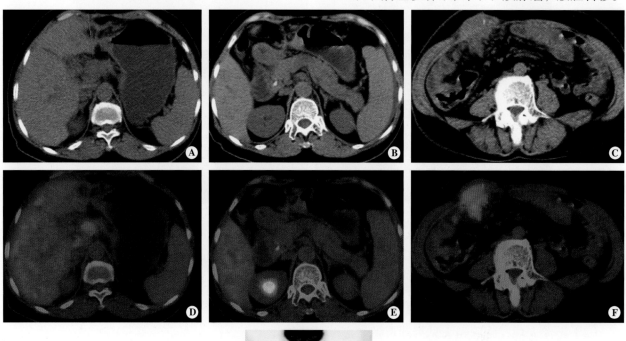

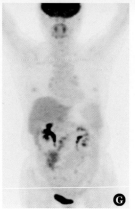

图 8-5-3   胰腺癌（箭示）

病例 4

（1）简要病史：男，47 岁；腹痛 1 周，CA199 190.50（0 ～ 27U/ml），胃窦慢性浅表性胃炎。

（2）影像表现：胰头增大，边缘欠光整，内见稍低密度影，FDG 摄取增高，SUV_max 8.7；胆总管及肝内胆管扩张，胰管未见明显扩张，肝内见 3 个类圆形低密度结节，SUV_max 5.0；左锁骨上窝及腹膜后多个肿大淋巴结，SUV_max 4.3（图 8-5-4）。

（3）影像诊断：胰腺癌，肝、淋巴结转移。

（4）随访结果：临床确诊胰腺癌，肝、淋巴结转移。

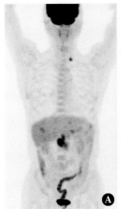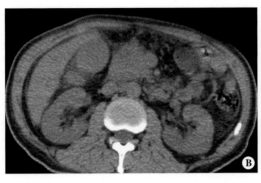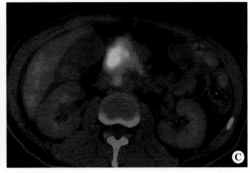

图 8-5-4 胰腺癌

病例 5

（1）简要病史：男，78 岁；腹痛 1 周。

（2）影像表现：胰腺萎缩，其颈部可见类圆形软组织密度影，大小约 28mm×24mm，FDG 摄取增高，SUV_max 6.5（图 8-5-5）。

（3）影像诊断：胰腺癌。

（4）随访结果：胰腺癌。

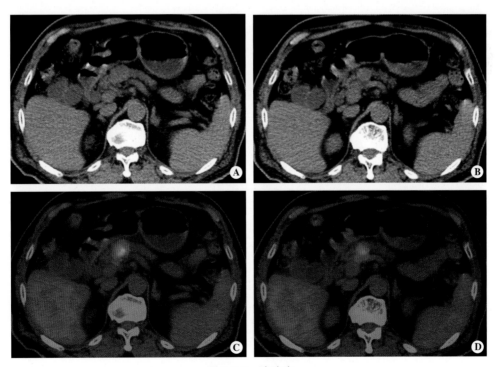

图 8-5-5 胰腺癌

病例 6

（1）简要病史：男，68 岁；左侧腰背部疼痛不适 1 年余，伴明显消瘦（9 个月左右体重下降 10kg 以上）；3 年前确诊糖尿病，未治疗，近半年血糖明显升高，开始接受胰岛素治疗，期间发现 CA199 明显升高（> 700ng/ml）；当地医院 CT 检查诊断为胰腺萎缩，MRI 提示胰腺异常信号。

（2）影像表现：胰腺体尾部结节样增粗，大小约 44mm×35mm，密度欠均匀，FDG 摄取不均匀增高，SUV$_{max}$ 3.1（图 8-5-6）。

（3）影像诊断：胰腺癌可能。

（4）病理诊断（手术）：胰腺癌。

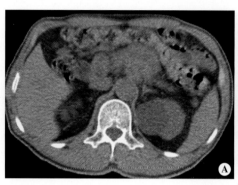
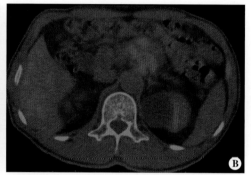

图 8-5-6　胰腺癌

病例 7

（1）简要病史：男，71 岁；反复右上腹痛、不适 1 月余。

（2）影像表现：胰头钩突区可见结节状软组织密度影，边缘欠清，大小约 38mm×39mm，FDG 摄取增高，SUV$_{max}$ 6.1；胰管可见轻度扩张，胰腺体尾部 FDG 摄取增高，SUV$_{max}$ 4.5（图 8-5-7）。

（3）影像诊断：胰头癌并胰腺炎。

（4）病理诊断：胰头癌。

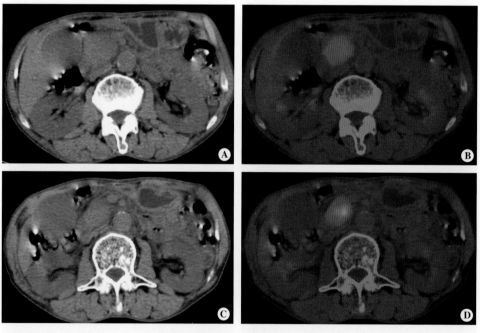

图 8-5-7　胰头癌

病例 8

（1）简要病史：女，74 岁；全身疼痛 4 月余；CT 发现纵隔淋巴结肿大，疑转移。

（2）影像表现：双侧肺门、纵隔及双侧锁骨下窝见多发肿大淋巴结，FDG 摄取增高，SUV$_{max}$ 12.1；胰头低密度肿块，大小约 40mm×34mm，边缘 FDG 摄取不均匀增高，SUV_{max} 8.3；腹膜后数个稍大淋巴结，SUV_{max} 4.5（图 8-5-8）。

（3）影像诊断：胰头癌，腹膜后、纵隔淋巴结转移。

（4）随访结果：临床确诊胰腺癌。

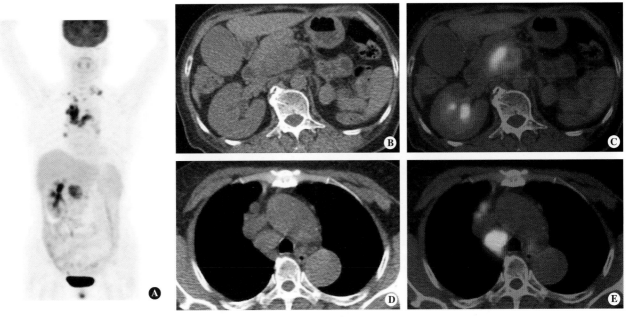

图 8-5-8　胰头癌

病例 9

（1）简要病史：女，65 岁；背痛 1 年余，腹痛数月，伴纳差。

（2）影像表现：胰头部见稍低密度肿块，边缘欠清，大小约 38mm×39mm，中间密度更低，边缘部 FDG 摄取增高，SUV_{max} 6.1；肝门区见数个稍大淋巴结，较大者约 8mm×11mm，SUV_{max} 2.7；肝右前叶及左内叶似见类圆形稍低密度影，较大者直径约 9mm，FDG 摄取增高，SUV_{max} 3.1；胰管、肝内外胆管轻度扩张，呈"双管征"（图 8-5-9）。

（3）影像诊断：胰头癌，肝及肝门淋巴结转移可能。

（4）随访结果：临床确诊胰头癌。

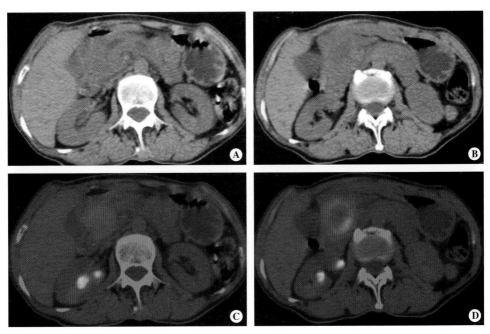

图 8-5-9　胰头癌

病例 10

（1）简要病史：男，85 岁；腹胀，纳差 2～3 个月；CT 示胰腺占位。

（2）影像表现：胰头呈不规则囊实性密度影，大小约 119mm×87mm，实性部分及囊壁 FDG 摄取明显增高，SUV$_{max}$ 27.1，周围组织受压移位，胰体尾胰管显著扩张（图 8-5-10）。

（3）影像诊断：胰腺癌可能性大，伴假性囊肿。

（4）随访结果：临床确诊胰腺癌。

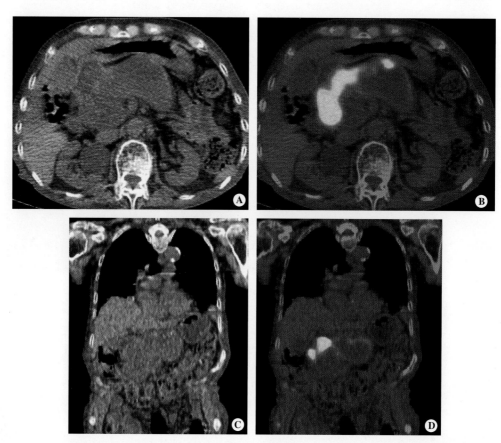

图 8-5-10　胰腺癌

病例 11

（1）简要病史：男，78 岁；上腹不适 2 月余，纳差。

（2）影像表现：胰头增大，欠规则，内见稍低密度影，FDG 摄取增高，SUV$_{max}$ 11.7；肝内弥漫大小不等低密度结节，SUV$_{max}$ 10.3（图 8-5-11）。

（3）影像诊断：胰头癌，肝转移。

（4）随访结果：临床确诊胰腺癌。

病例 12

（1）简要病史：男，79 岁；体检 CA199 大于 1600KU/L；胃镜示胃底部隆起，肠镜示正常。

（2）影像表现：腺尾部见一稍低密度结节，直径约 14mm，界限欠清晰，局部与胃无明显分界，FDG 摄取浓聚，SUV$_{max}$ 9.1，胰体尾部 FDG 摄取增高（图 8-5-12）。

（3）影像诊断：胰尾癌并胰腺炎。

（4）随访结果：临床确诊胰尾癌。

病例 13

（1）简要病史：男，83 岁；腹痛、疲软 3 周左右。

（2）影像表现：胰腺体部结节，突出轮廓外，边缘欠清，大小约 41mm×33mm，FDG 摄取增高，SUV$_{max}$ 8.8，内见一点样钙化，胰尾胰管扩张（图 8-5-13）。

（3）影像诊断：胰腺癌。

（4）病理诊断：胰腺癌。

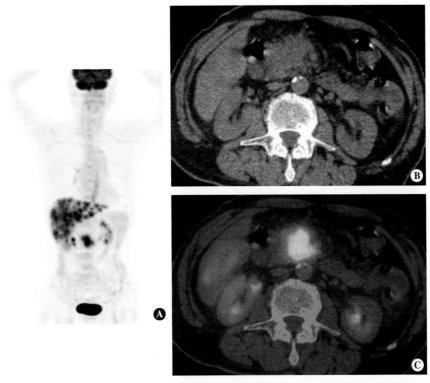

图 8-5-11 胰头癌

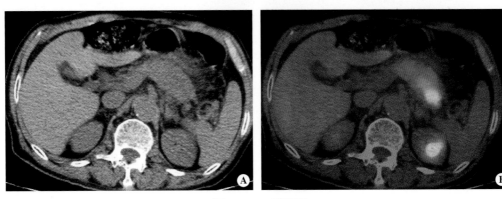

图 8-5-12 胰尾癌

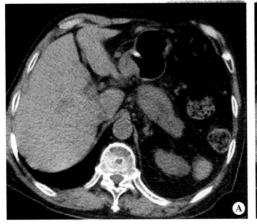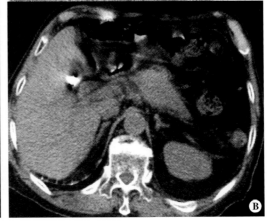

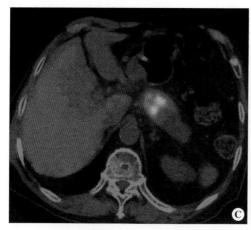
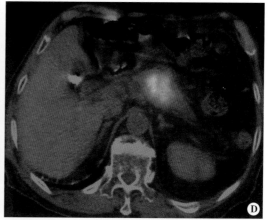

图 8-5-13　胰腺癌

病例 14

（1）简要病史：男，53 岁；体检发现 CA199 增高，B 超示胰尾占位可能。

（2）影像表现：胰尾结节样增粗，大小约 54mm×43mm，内见低密度区，边缘 FDG 摄取增高，SUV_{max} 5.6；周围脂肪间隙尚清晰，并见数个小淋巴结，FDG 摄取未见明显增高（图 8-5-14）。

（3）影像诊断：胰腺癌，淋巴结转移可能。

（4）病理诊断：胰腺癌。

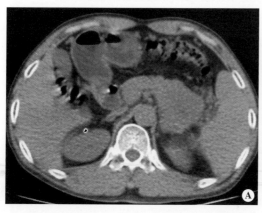

图 8-5-14　胰腺癌

病例 15

（1）简要病史：男，78 岁；腹痛 3 周左右，CA199 增高。

（2）影像表现：胰尾部稍增粗，内见低密度灶，边缘欠清，大小约 29mm×19mm，FDG 摄取呈环状增高，SUV_{max} 3.8；两肺门多个淋巴结，SUV_{max} 1.6；右下肺小结节，直径约 6mm，SUV_{max} 0.9（图 8-5-15）。

（3）影像诊断：胰尾癌；右下肺结节，代谢活性稍高，建议随访；两肺淋巴结，考虑炎性增生。

（4）病理诊断：胰腺癌。

病例 16

（1）简要病史：女，69 岁；腹胀，自觉腹内包块 2 月余。

（2）影像表现：胰尾部囊性病变，大小约 63mm×52mm，壁厚薄不均，可见一点样钙化，FDG 摄取增高，SUV_{max} 10.3；邻近器官受挤压移位，肝内见多个大小不等低密度结节，SUV_{max} 7.2（图 8-5-16）。

（3）影像诊断：胰尾癌，肝转移。

（4）随访结果：临床确诊胰尾癌。

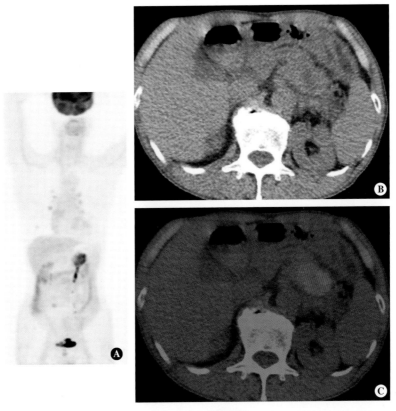

图 8-5-15　胰尾癌

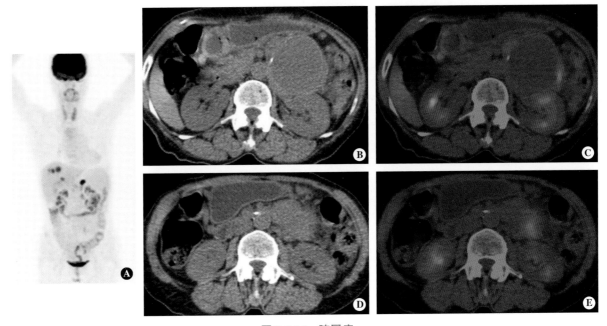

图 8-5-16　胰尾癌

病例 17

（1）简要病史：男，85 岁；全身疼痛数月。

（2）影像表现：胰尾部见类圆形软组织密度影，大小约 32mm×23mm，FDG 摄取增高，

SUV_{max} 18.0；全身骨骼多发局灶性 FDG 摄取增高，SUV_{max} 25.9，部分见溶骨性骨质破坏（图 8-5-17）。

（3）影像诊断：胰腺癌，骨转移。

（4）随访结果：临床确诊胰腺癌，骨转移。

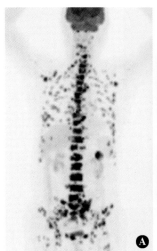

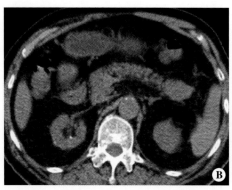

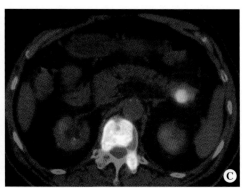

图 8-5-17 胰腺癌

二、慢性胰腺炎

【概述】

慢性胰腺炎是各种原因所致胰腺局部、节段性或弥漫性的慢性进展性炎症，可反复发作，男性多于女性，临床表现为腹痛、腹泻和腹部包块等。慢性胰腺炎 CT 平扫可见胰腺缩小或增大，呈局部或弥漫性，胰管多有扩张，粗细不均，或呈串珠状，可伴胰管结石或胰实质钙化，部分患者可伴假性胰腺囊肿。PET/CT 检查时，慢性胰腺炎可有不同程度 FDG 摄取，但大多数较低，在急性发作或伴假性囊肿时，可有较高 FDG 摄取。

【病例】

病例 1

（1）简要病史：男，45 岁；既往胰腺炎反复发作 3～4 年。

（2）影像表现：胰腺弥漫性增大、结构紊乱，可见不规则囊样改变，内含气体影，周围脂肪间隙模糊不清，囊壁 FDG 摄取增高，SUV_{max} 5.9（图 8-5-18）。

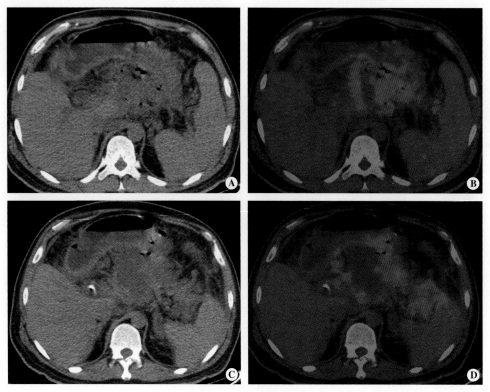

图 8-5-18 慢性胰腺炎

（3）影像诊断：慢性胰腺炎急性发作。

（4）随访结果：慢性胰腺炎；随访1年，时有发作。

病例2

（1）简要病史：男，46岁；腹痛反复发作半年余，CT疑胰尾占位。

（2）影像表现：胰尾增粗，胰管扩张，未见明显FDG摄取增高，胰周脂肪间隙尚清晰（图8-5-19）。

（3）影像诊断：慢性胰腺炎。

（4）随访结果：慢性胰腺炎。随访3年，腹痛仍有发作，血清淀粉酶偶有增高，肿瘤标志物CA199有时略升高。

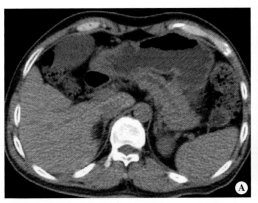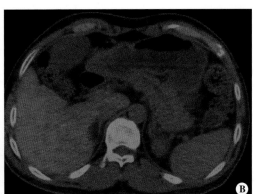

图 8-5-19 慢性胰腺炎

三、自身免疫性胰腺炎

【概述】

自身免疫性胰腺炎（autoimmune pancreatitis，AIP）是由自身免疫机制导致的一类慢性胰腺炎症，是胰腺以自身成分作为抗原，由CD4阳性的辅助细胞识别并进行免疫应答的结果。AIP病因尚不明确，患者常伴有其他自身免疫性疾病，如干燥综合征、原发性硬化性胆管炎（PSC）、系统性红斑狼疮（SLE）、类风湿性关节炎等，也可继发糖尿病，特别是2型糖尿病。一般认为AIP多见于老年男性，本部分病例为老年女性。AIP临床症状多不典型，以上腹隐痛、不适为主，可伴无痛性进行性阻塞性黄疸。诊断AIP主要依赖实验室检查及影像检查，实验室检查可表现为血嗜酸性粒细胞增加、高γ球蛋白血症和（或）血清IgG（或IgG4）升高、自身抗体［抗核抗体（ANA）、抗平滑肌抗体（ASMA）、抗乳铁蛋白抗体（ALF）、抗碳酸酐酶Ⅱ抗体（ACAⅡ）等］阳性，其中ACAⅡ最具诊断意义。

自身免疫性胰腺炎CT表现为胰腺局部或弥漫性肿大，胰腺的羽毛状结构显示不清或消失。胰腺病变MRI T₁WI信号减低，部分患者胰周可出现包膜样结构，T₂WI呈低信号，可能与纤维化及炎症细胞浸润累及胰腺实质周围的脂肪组织、结缔组织有关，钙化或囊肿少见；主胰管常出现不规则狭窄，但狭窄远端一般不扩张，狭窄长度超过2/3以上为弥漫性，低于2/3为局限性；ERCP较MRCP能更清晰地显示主胰管的改变，但MRCP可更好地显示小叶间导管及胆道的改变；胰周脂肪间隙往往清晰，少有渗出；邻近少有肿大淋巴结；相邻血管亦少有受累。组织学检查对AIP的诊断具有重要价值，胰腺活检可见胰腺弥漫性淋巴浆细胞浸润，以及腺泡萎缩、组织间隙纤维化。迄今为止，AIP诊断标准尚未统一，目前有日本标准、韩国标准、亚洲标准和美国标准等。AIP往往伴发一些胰腺外（如唾液腺、甲状腺、肾、胃肠道、淋巴结等）的损害，病理上可表现为与胰腺炎类似的炎性改变。

PET/CT较其他影像学检查能更全面地评估AIP的损害，除肿大的胰腺呈弥漫性或斑片状高放射性摄取外，尚能发现一些胰外病变。目前认为，唾液腺的异常摄取较有特征性，本部分病例发现有纵隔与腋窝淋巴结的炎性增生，高放射性摄取。在PET/CT上，AIP主要需与胰腺癌鉴别：胰腺弥漫性肿大，少有钙化、囊肿，周围少有淋巴结肿大，胰外的器官受累（特别是唾液腺的高放射性摄取）有助于 AIP 的诊断；实验室检查（血清免疫球蛋白、自身抗体、肿瘤标志物等）亦可帮助鉴别，CA 19-9 增高有助于胰腺癌的诊断；胰腺组织学检查比较少用，短期激素治疗有效也可作为鉴别方法之一。

【病例】

（1）简要病史：女，70 岁；上腹部不适、隐痛 2 月余，伴体重减轻；当地医院彩超提示胰头增大，实质回声均匀，考虑胰头占位不除外。

（2）影像表现：胰腺弥漫性肿胀，呈腊肠状，密度尚均匀、无钙化，FDG 摄取均匀增高，SUV_{max} 9.3，SUV_{avg} 5.9；胰腺边缘轮廓及周围脂肪间隙清晰，胆总管轻度扩张，腹腔未见积液；双侧腋窝及纵隔见淋巴结肿大，FDG 摄取增高，SUV_{max} 6.8（图 8-5-20）。

（3）影像诊断：胰腺肿胀，代谢活性增高，考虑胰腺炎；纵隔、腋窝淋巴结肿大，代谢活性增高，考虑炎性增生。

（4）随访结果：①左侧腋窝淋巴结穿刺活检考虑炎性；②存在自身免疫性抗体；③激素治疗有效；④半年后复查 CT，胰腺出现囊变。最终临床确诊为自身免疫性胰腺炎。

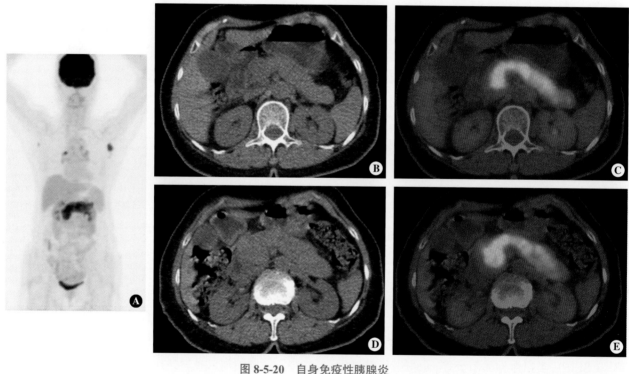

图 8-5-20　自身免疫性胰腺炎

第六节　脾　病　变

一、脾血管瘤

【概述】

脾血管瘤较肝血管瘤少见，两者 CT 和 MRI 表现类似，脾血管瘤 CT 表现为脾内低密度结节或肿块，亦可为等密度，FDG 摄取类似于肝脾本底摄取。

【病例】

（1）简要病史：女，35 岁；反复腹痛数月，加剧 20 余天。

（2）影像表现：脾脏增大，内上缘见肿块，大小约 70mm×75mm，密度欠均匀，局部见斑片状稍低密度影，外缘边界欠清，胃底受压，与脾脏本底 FDG 摄取相仿，SUV_{max} 2.5（图 8-6-1）。

（3）影像诊断：脾良性占位性病变可能性大。

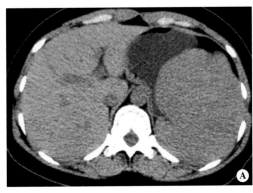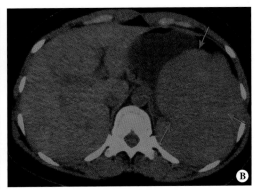

图 8-6-1　脾血管瘤（箭示）

（4）病理诊断/随访结果：手术病理考虑脾脏血管瘤。CT 增强呈渐进性强化，中央低密度影未见明显强化。

二、EBV 相关淋巴组织增殖性疾病

【概述】

EBV 相关淋巴组织增殖性疾病（Epstein-Barr virus association lymphoproliferative disease，EBV+-LPD）是一种非常复杂的疾病谱系，包括多种疾病，如传染性单核细胞增多症（IM）、种痘样水疱病（HV）、虫咬过敏、种痘水疱病样淋巴瘤等。EBV+-LPD 依据被感染的细胞系分为 B 细胞、T 细胞、NK 细胞；按细胞的克隆增殖类型又分为寡克隆、单克隆、多克隆 EBV+-LPD；EBV+-LPD 按细胞分化的恶性程度又分为良性、交界性和恶性 EBV+-LPD；根据免疫功能状态又分为免疫缺陷和非免疫缺陷 EBV+-LPD，前者包括 X 连锁淋巴组织增生性疾病、艾滋病、器官移植后及其他医源性因素所致免疫功能低下或免疫缺陷 EBV+-LPD。EBV+-LPD 临床表现多样，常伴有系统性症状，最常见的是发热、淋巴结肿大、肝脏及脾脏肿大。

【病例】

（1）简要病史：女，15 岁；腹胀，发现脾大 1 个月。

（2）影像表现：脾脏体积明显增大，内可见巨大等密度肿块影，直径约 11.5cm，FDG 摄取略高于本底，SUV_{max} 2.5（图 8-6-2）。

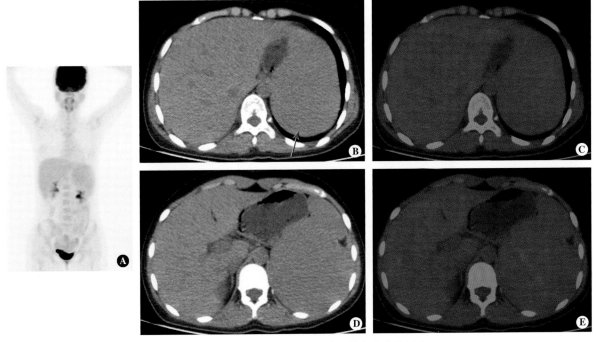

图 8-6-2　EBV 相关淋巴组织增殖性疾病（箭示）

（3）影像诊断：脾良性病变，血管瘤可能。

（4）病理诊断（手术）：EBV 相关淋巴组织增殖性疾病，T 细胞型，2 级。

三、脾淋巴瘤

【概述】

脾淋巴瘤可为全身性淋巴瘤浸润的一部分，也可为脾自身原发性淋巴瘤，以前者较多见；临床可表现为发热、脾区疼痛、脾大、脾区包块等，常合并其他部位淋巴结肿大。脾淋巴瘤 CT 表现为脾弥漫性增大，伴或不伴脾内结节或肿块；脾内类圆形低密度结节，可单发或多发，多发粟粒样结节较常见，结节边缘欠清，也可表现为等密度结节或肿块，个别可有巨大肿块，CT 增强可见强化，但强化程度低于脾实质，因而 CT 增强脾淋巴瘤边缘更清晰。PET/CT 可见脾淋巴瘤有较明显 FDG 摄取。

脾淋巴瘤应注意与脾血管瘤、脾结核等鉴别。血管瘤有典型的增强表现，通常 FDG 摄取无明显增高；脾结核亦可见高 FDG 摄取，但淋巴瘤通常有全身其他部位淋巴结肿大。

【病例】

病例 1

（1）简要病史：女，49 岁；确诊非霍奇金淋巴瘤。

（2）影像表现：脾稍大，内可见类圆形低密度影，大小约 44mm×41mm，FDG 摄取增高，SUV_{max} 9.8；左肾胰之间可见不规则软组织密度影，大小约 38mm×36mm，FDG 摄取增高，SUV_{max} 2.1，边界不清（图 8-6-3）。

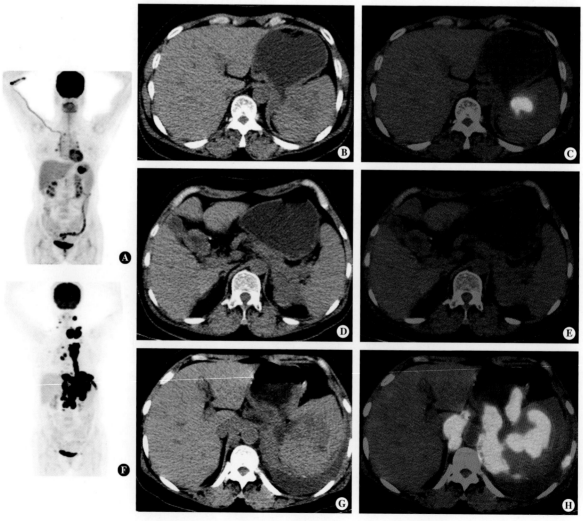

图 8-6-3　脾淋巴瘤
F～H 为化疗后 9 个月

（3）影像诊断：脾淋巴瘤可能。

（4）病理诊断/随访结果：弥漫大 B 细胞淋巴瘤；化疗 9 个月复查病变浸润范围增大。

病例 2

（1）简要病史：女，53 岁；间歇性发热月余；发现腋窝淋巴结和脾大 2 周。

（2）影像表现：双侧颈部、锁骨上窝、腋窝、髂血管旁、腹股沟、纵隔、腹膜后多发肿大淋巴结，大者约 22mm×15mm，FDG 摄取增高，SUV$_{max}$ 9.7；巨脾，FDG 摄取不均匀增高，SUV$_{max}$ 9.3（图 8-6-4）。

（3）影像诊断：淋巴瘤可能性大。

（4）病理诊断/随访结果：脾脏弥漫大 B 细胞淋巴瘤。化疗 5 个月后，肿瘤基本灭活。

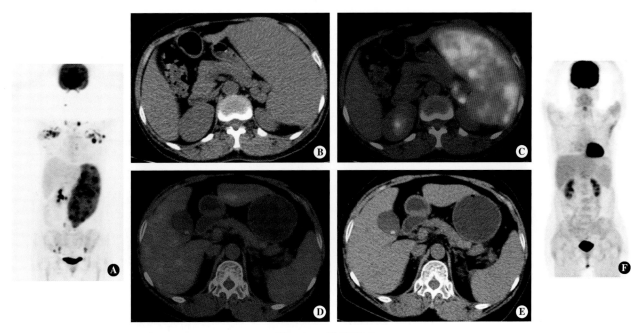

图 8-6-4　脾淋巴瘤
A～C 为治疗前；D～F 为治疗后

病例 3

（1）简要病史：男，57 岁；反复发热月余，体温最高 40℃以上。

（2）影像表现：左颈部、右锁骨上下窝、右侧肺门、纵隔 4R 及 7 区、肋膈角区、腹膜后可见多个大小不等淋巴结，最大者约 34mm×31mm，FDG 摄取增高，SUV$_{max}$ 8.7；脾脏体积明显增大，FDG 摄取增高，SUV$_{max}$ 12.4；右侧肾上腺肿大，可见结节状影，FDG 增高，SUV$_{max}$ 6.7；颅面骨、躯干骨、骨盆、所见四肢骨广泛性 FDG 摄取增高，SUV$_{max}$ 15.7（图 8-6-5）。

（3）影像诊断：恶性病变，淋巴造血系统病变可能性大（白血病？淋巴瘤？），建议骨髓穿刺。

（4）病理诊断（骨髓穿刺）：淋巴瘤。

病例 4

（1）简要病史：男，36 岁；间歇性低热月余，腹胀半个月。

（2）影像表现：双侧颌下、颈部、锁骨上下窝、双侧腋窝、肺门、纵隔、腹膜后、盆腔、双侧腹股沟内多发稍大淋巴结，呈对称性，部分融合成团，FDG 摄取增高，SUV$_{max}$ 7.1；脾脏体积明显增大，FDG 摄取明显增高，SUV$_{max}$ 6.9（图 8-6-6）。

（3）影像诊断：淋巴瘤。

（4）病理诊断（淋巴结活检）：外周 T 细胞淋巴瘤。

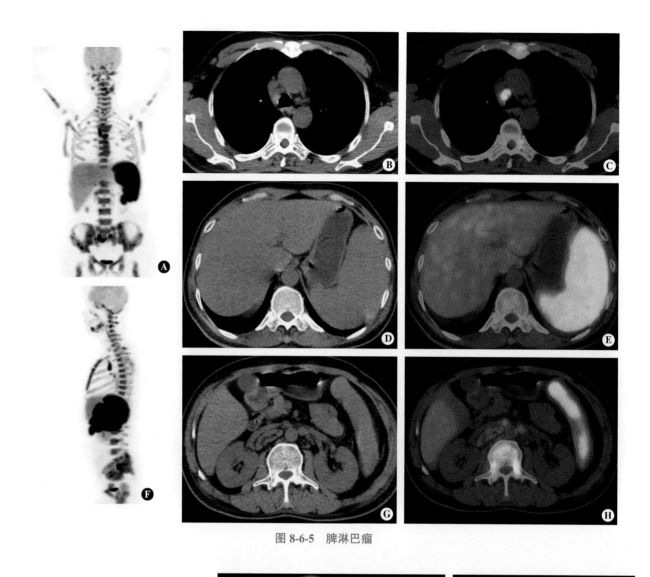

图 8-6-5　脾淋巴瘤

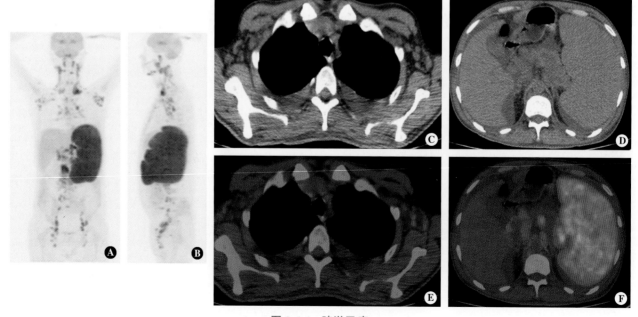

图 8-6-6　脾淋巴瘤

病例5

（1）简要病史：女，22岁；发现淋巴结肿大1个月。

（2）影像表现：双侧颈部及颌下、双侧锁骨上下窝、双侧腋窝、双侧肺门及纵隔、内乳、心膈角、肝门区及腹膜后、腹盆腔、双侧腹股沟区多发肿大淋巴结，大致呈对称性，最大者约32mm×27mm，FDG摄取增高，SUV_{max} 7.1；脾脏增大，FDG摄取增高，SUV_{max} 3.6（图8-6-7）。

（3）影像诊断：淋巴瘤。

（4）病理诊断：外周T细胞淋巴瘤。

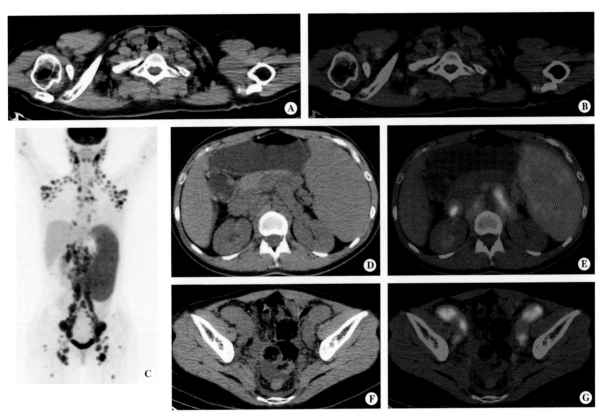

图8-6-7　脾淋巴瘤

四、脾 结 核

【概述】

脾结核多经血行播散感染，临床表现为发热、盗汗、乏力和消瘦等，发热多为低热，贫血亦常见。CT表现为脾内低密度结节，多发或单发，大小不等，增强可见环状强化，少数可见结核性脓肿；PET/CT可见病灶或病灶边缘FDG摄取增高。脾结核应与脾淋巴瘤、转移瘤等鉴别，但有时较困难。

【病例】

（1）简要病史：男，33岁；间歇性发热近半年，低热，无盗汗。

（2）影像表现：脾大，内见大小约71mm×64mm囊实性病变，边缘欠清，局部突出脾轮廓之外，周围FDG摄取环状增高，SUV_{max} 3.8（图8-6-8）。

（3）影像诊断：脾恶性肿瘤可能。

（4）病理诊断：脾结核。

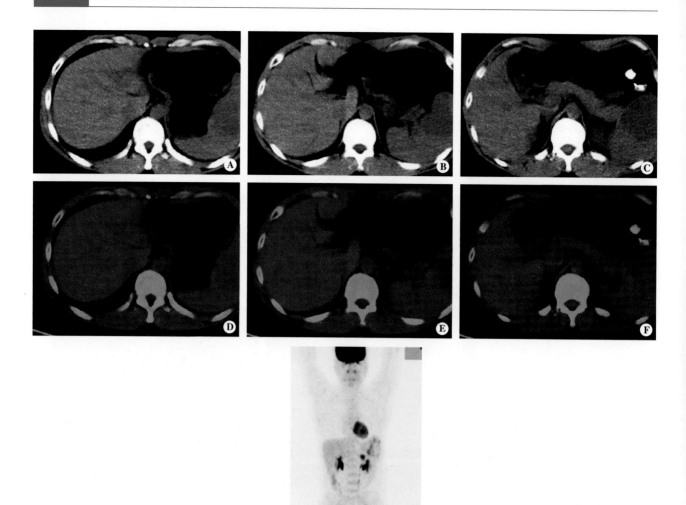

图 8-6-8　脾结核

五、脾 梗 死

【概述】

　　脾动脉是无交通的终末动脉，且为动脉终末循环，因而梗死发生率高于其他器官。血液病、二尖瓣疾病、房颤、骨髓增生性疾病等易发生脾梗死，尤其是合并门脉高压脾肿大时。脾梗死患者多数可无临床症状，部分可有左上腹、心前区或左下胸部疼痛，可向左肩背部、左上臂放射，疼痛随呼吸、体位改变而改变，梗死有自愈倾向。急性期脾梗死 CT 表现为尖向脾门、底近脾外缘的三角形或楔形低密度区，增强无强化；慢性期可见瘢痕引起脾缘收缩，密度也逐渐恢复。PET/CT 上梗死灶无 FDG 摄取，病变周围脾实质 FDG 摄取可增高，可能为充血、肿胀所致。

【病例】

　　（1）简要病史：男，55 岁；左上腹疼痛，全身不适 2～3 个月。

　　（2）影像表现：脾脏体积明显增大，FDG 摄取弥漫性增高，SUV$_{max}$ 9.5；外缘局部密度楔形减低，FDG 摄取缺损；胸壁软组织 FDG 摄取不均匀稍高，SUV$_{max}$ 2.6；左侧胸腔少量积液，肱、股骨近端，椎骨，骨盆骨髓 FDG 摄取稍高（图 8-6-9）。

　　（3）影像诊断：脾大，脾梗死；胸壁软组织、骨髓高代谢活性，建议结合临床，除外造血系统疾病。

　　（4）随访结果：临床未明确脾大病因；脾梗死。

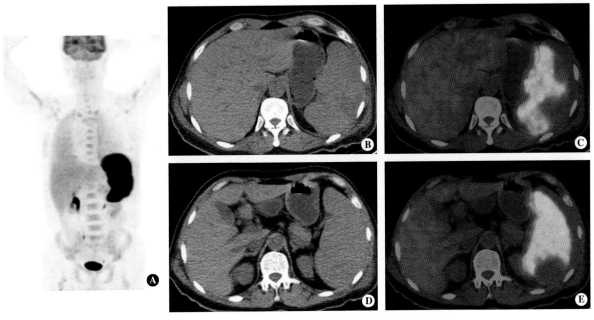

图 8-6-9 脾梗死

第九章

女性生殖器官

第一节 卵巢病变

一、卵巢癌

【概述】

卵巢癌是女性三大恶性肿瘤之一，早期症状多不明显，诊断较困难，患者就诊时多数已是晚期，常见症状为腹痛、月经不调、绝经后子宫出血、腹盆腔包块及积液等。卵巢癌病因不明，晚婚晚育、不育者患卵巢癌风险相对较高。卵巢癌有3种常见病理类型：①上皮癌，占卵巢癌的大多数；②恶性生殖细胞肿瘤，较少见，如无性细胞瘤和胚胎癌；③恶性性索间质肿瘤，少见，恶性程度低。

卵巢癌影像学检查主要以B超、CT和MRI等为主。CT检查发现上皮来源的卵巢癌多呈囊实性，边缘欠光整，可见分叶。卵巢癌中最常见的是浆液性囊腺癌和黏液性囊腺癌。浆液性囊腺癌，少房或单房，实性者少见，可有砂粒状或斑块样钙化；黏液性囊腺癌，多呈多房样改变，内可见较大结节。其他如透明细胞癌和恶性Brenner瘤（移行细胞癌）、腺癌也可表现为囊实性，但一般以实性者居多；透明细胞癌边缘较清晰，可伴内膜病变；腺癌肿块边缘多不清，密度不均。增强扫描，卵巢癌囊壁、分隔及实性部分可见明显强化，以实性部分强化明显。卵巢癌突破包膜易发生腹膜腔转移，腹腔积液常见。黏液性卵巢肿瘤可在腹腔直接转移，形成假性黏液瘤。

大多数卵巢癌囊壁和实性部分FDG摄取增高，其中以实性部分为著，囊性部分多未见FDG摄取。

卵巢癌应与卵巢转移瘤，子宫、输卵管恶性肿瘤侵及卵巢等鉴别。

【病例】

病例1

（1）简要病史：女，52岁；盆部隐痛、不适1个月，B超疑卵巢肿瘤。

（2）影像表现：右附件区可见一团块状囊实性密度影，边缘欠清，内缘与子宫界限不清，直径约30mm，实性部分大小约9mm×7mm，FDG摄取增高，SUV_{max} 6.7；腹膜后可见多发肿大淋巴结，最大者约14mm×16mm，FDG摄取增高，SUV_{max} 8.3；盆腔内可见少量积液（图9-1-1）。

（3）影像诊断：右侧卵巢癌，淋巴结转移。

（4）病理诊断（腹腔镜探查）：右侧卵巢癌。

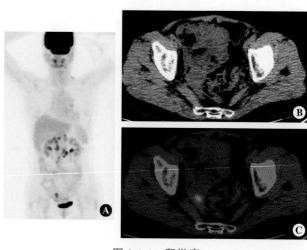

图 9-1-1 卵巢癌

病例2

（1）简要病史：女，48岁；胸闷伴呼吸困难2月余，胸腔积液检见腺癌细胞，CA125为70.90U/

ml（参考范围 0～30.2U/ml）。

（2）影像表现：右侧胸膜增厚，纵隔胸膜上可见 2 个结节状软组织密度影，FDG 摄取稍增高，SUV_{max} 3.6；右侧胸腔可见积液，右附件区可见囊实性混杂密度影，大小约 40mm×27mm，实性部分 FDG 摄取增高，SUV_{max} 8.1，境界欠清（图 9-1-2）。

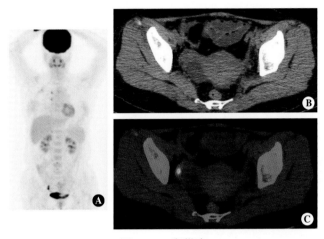

图 9-1-2 卵巢癌

（3）影像诊断：右侧卵巢癌可能性大，胸腔转移可能。

（4）病理诊断（腹腔镜手术）：卵巢囊腺癌。

病例 3

（1）简要病史：女，49 岁；发现腹部包块月余。

（2）影像表现：双侧卵巢区可见结节或肿块，边缘尚清，大者位于右侧，可见囊腔内壁结节，肿块大小约 78mm×91mm，FDG 摄取增高，SUV_{max} 9.6；子宫旁另见数个小淋巴结，FDG 摄取轻度增高，SUV_{max} 2.5（图 9-1-3）。

（3）影像诊断：双侧卵巢癌可能性大，淋巴结转移不除外。

（4）病理诊断（手术）：双侧卵巢癌，淋巴结未见转移。

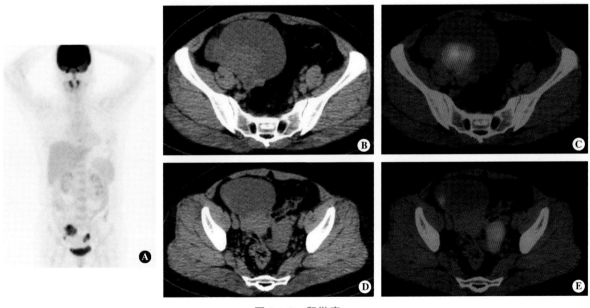

图 9-1-3 卵巢癌

病例 4

（1）简要病史：女，80 岁；下腹坠胀感 2 月余。

（2）影像表现：盆腔见多个大小不等囊状病变，右侧可见一囊实性病变，局部壁增厚，与右侧附件无明显界限，囊壁 FDG 摄取增高，SUV_{max} 16.2；子宫稍大，腹、盆腔及腹股沟未见明显肿大淋巴结（图 9-1-4）。

（3）影像诊断：右侧卵巢囊腺癌。

（4）病理诊断（手术）：右侧卵巢囊腺癌。

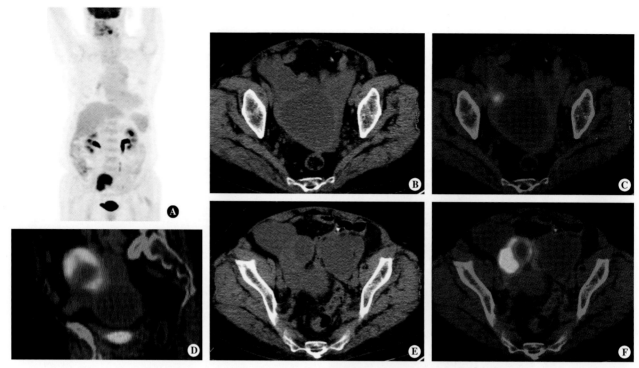

图 9-1-4　卵巢癌

病例 5

（1）简要病史：女，52 岁；发现卵巢癌 4 年，化疗后。

（2）影像表现：双侧卵巢区可见不规则囊实性密度影，边缘欠清，实性部分 FDG 摄取明显增高，SUV_{max} 20.6（图 9-1-5）。

（3）影像诊断：卵巢癌化疗后仍具高活性。

（4）病理诊断（腹腔镜手术）：双侧卵巢癌。

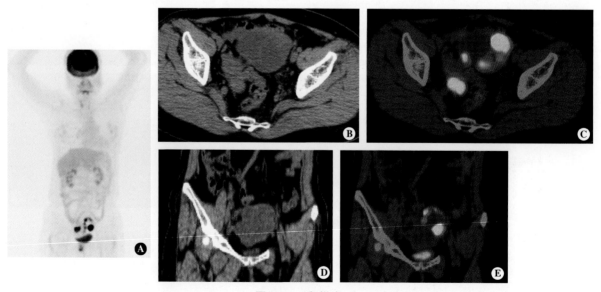

图 9-1-5　卵巢癌

病例 6

（1）简要病史：女，31 岁；CA125、CA199、CA153 明显增高，B 超示左侧附件肿块。

（2）影像表现：左附件区可见不规则囊性密度影，可见壁结节，与子宫分界不清，大小约 104mm×91mm，实性部分 FDG 摄取增高，SUV_{max} 12.8；左侧腹股沟区、双侧髂血管旁、腹膜后可见多发肿大淋巴结，最大者约 13mm×9mm，FDG 摄取增高，SUV$_{max}$ 4.1（图 9-1-6）。

（3）影像诊断：卵巢癌可能性大，淋巴结转移。

（4）病理诊断 / 随访结果：化疗 4 个疗程后淋巴结减少、变小，病灶变化不明显。手术切除后病理考虑卵巢癌。

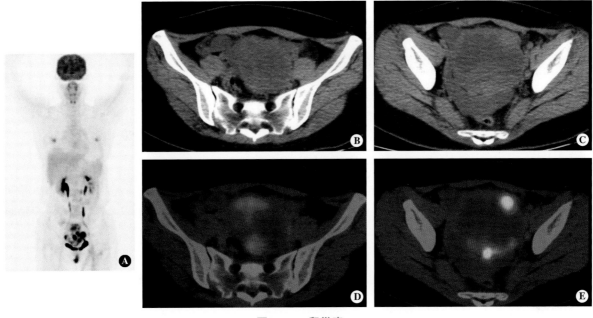

图 9-1-6　卵巢癌

病例 7

（1）简要病史：女，39 岁；自觉下腹部坠胀感月余，近期 B 超提示卵巢占位。

（2）影像表现：子宫左后方见类圆形囊实性肿块，大小约 790mm×610mm，实性部分欠规则，FDG 摄取明显增高，SUV$_{max}$ 6.6；右附件区见稍低密度影，FDG 摄取不高（图 9-1-7）。

（3）影像诊断：左侧卵巢癌可能性大；右侧卵巢囊肿不除外。

（4）病理诊断（手术）：左侧卵巢癌。右侧卵巢未见异常。

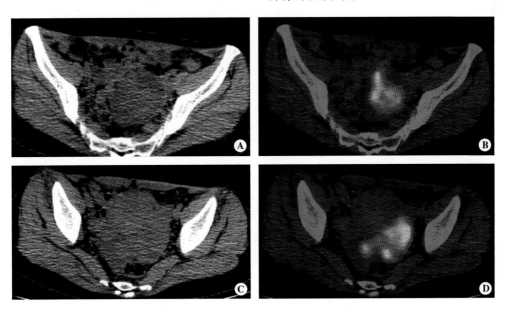

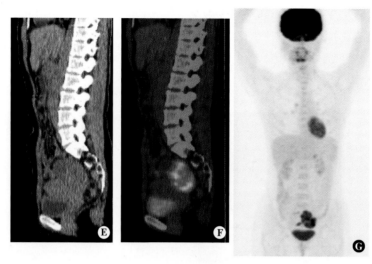

图 9-1-7 卵巢癌

病例 8

（1）简要病史：女，71 岁；中上腹隐痛 20 余天。

（2）影像表现：双侧附件区可见类圆形软组织密度影，左右肿块大小分别为 41mm×35mm、34mm×26mm，边缘尚清楚，FDG 摄取无明显增高（红箭头），与子宫（绿箭头）无明显界限（图 9-1-8）。

（3）影像诊断：卵巢恶性肿瘤。

（4）病理诊断（手术）：双侧卵巢中 - 低分化腺癌，子宫受侵及，大网膜转移。

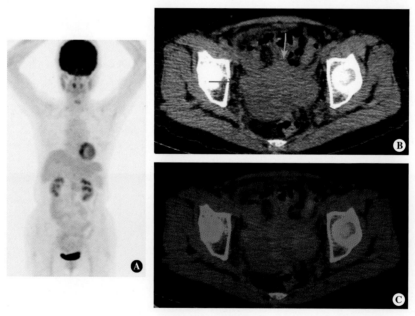

图 9-1-8 卵巢癌
红箭示卵巢癌，绿箭示子宫

病例 9

（1）简要病史：女，73 岁；腹胀，纳差月余，超声提示腹腔积液。

（2）影像表现：右附件区见不规则分叶状结节，大小约 26mm×24mm，局部与乙状结肠粘连，FDG 摄取增高，SUV_{max} 7.5；大网膜呈饼状不均匀增厚，肠系膜广泛增厚、粘连，FDG 摄取增高，SUV_{max} 9.2；腹腔大量积液（图 9-1-9）。

（3）影像诊断：右卵巢癌并腹膜腔转移可能性大。

（4）病理诊断（手术）：右卵巢癌，与乙状结肠粘连。

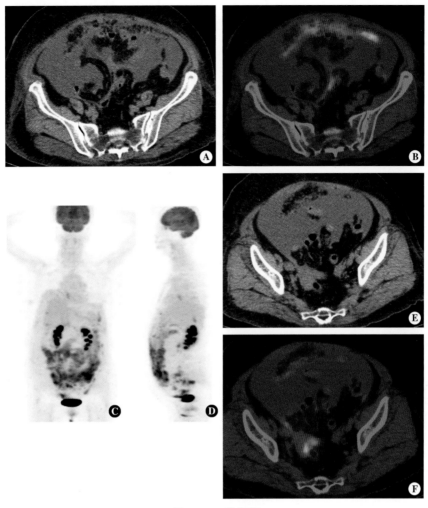

图 9-1-9　卵巢癌

病例 10

（1）简要病史：女，50 岁；腹腔积液中找见腺癌细胞。

（2）影像表现：子宫左后方见条块状不均匀软组织密度影，与子宫界限不清，FDG 摄取明显增高，SUV$_{max}$ 11.2；局部大网膜呈不均匀饼状增厚，局部腹膜不均匀斑片样增厚，FDG 摄取增高，SUV$_{max}$ 6.8；纵隔、腹膜后见多发稍大淋巴结，FDG 摄取增高，SUV$_{max}$ 4.9（图 9-1-10）。

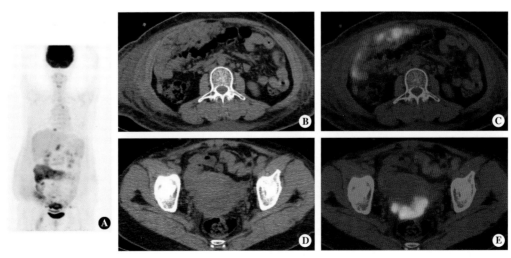

图 9-1-10　卵巢癌

（3）影像诊断：左卵巢癌并腹膜腔转移可能。

（4）病理诊断（手术）：双侧卵巢腺癌，与子宫粘连、浸润。

病例 11

（1）简要病史：女，40 岁；腹胀，腹部包块 5 个月。

（2）影像表现：盆腔可见巨大囊实性密度影，最大径约 210mm，实性部分 FDG 摄取增高，SUV_{max} 4.3；子宫受压移位，与子宫、左侧卵巢分界不清，骶前可见类圆形稍低密度影，边缘不清，FDG 摄取轻度增高（图 9-1-11）。

（3）影像诊断：左侧卵巢癌。

（4）病理诊断：左侧卵巢透明细胞癌，右侧卵巢未累及；子宫腺肌症。

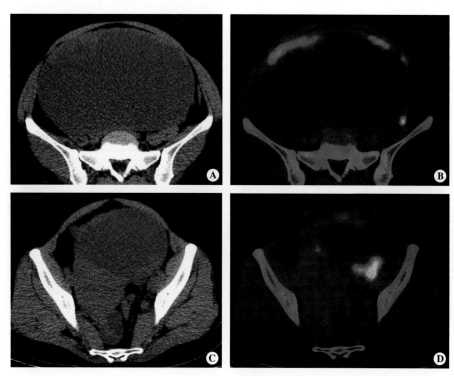

图 9-1-11　卵巢癌

病例 12

（1）简要病史：女，74 岁；下腹痛 2 月余；B 超提示双侧卵巢病变。

（2）影像表现：左附件区见软组织密度结节，大小约 47mm×44mm，FDG 摄取增高，SUV_{max} 8.4；右附件区囊实性病变，大小约 42mm×39mm，实

性部分 FDG 摄取增高，SUV_{max} 4.6（图 9-1-12）。

（3）影像诊断：左侧卵巢癌，右侧卵巢囊腺瘤可能。

（4）病理诊断（手术）：左侧卵巢癌，右侧囊腺瘤。

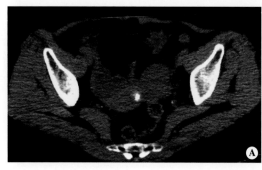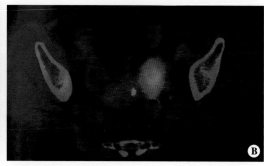

图 9-1-12　卵巢癌

二、卵巢 Brenner 瘤

【概述】

卵巢 Brenner 瘤又称移行细胞瘤，在所有卵巢上皮肿瘤中最少见，分为良性、交界性和恶性，该病发病年龄多在 50 岁以上，恶性者通常较良性者发病年龄更大。该病临床症状多不典型，多单侧发病。恶性者预后较差。

良性 Brenner 瘤 CT 上多表现为囊性或囊实性，壁薄，有或无分隔，交界性多呈实性；恶性 Brenner 瘤可见囊壁厚薄不均或壁结节；瘤内可有斑点样钙化；增强实性部分和分隔可呈中度强化。

本病可合并囊腺瘤或癌。PET 显示实性部分 FDG 摄取增高，提示恶性可能。

【病例】

（1）简要病史：女，51 岁；腹痛 4 月余。

（2）影像表现：盆腔右侧见不规则囊实性密度影，大小约 65mm×49mm，囊壁不均匀增厚，囊壁和实性部分 FDG 摄取增高，SUV_{max} 9.8；腹腔大量积液，FDG 摄取稍高，SUV_{max} 2.4，腹膜见结节状增厚，SUV_{max} 2.1（图 9-1-13）。

（3）影像诊断：卵巢癌，腹膜转移。

（4）病理诊断（手术）：右侧卵巢恶性 Brenner 瘤。

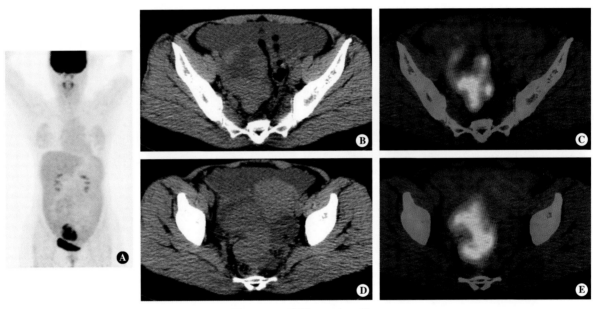

图 9-1-13　卵巢 Brenner 瘤

三、卵巢畸胎瘤

【概述】

卵巢生殖细胞瘤约占卵巢肿瘤的 20%，多见于儿童和育龄妇女，发病年龄越小，恶性几率越高。95% 的卵巢生殖细胞瘤为成熟囊性畸胎瘤。畸胎瘤多数可无明显临床表现，部分肿瘤较大者可有腹痛、腹胀，检查可发现盆腔包块。成熟畸胎瘤 CT 表现多呈囊性，囊壁可见一个或多个实性或囊实性突起（头结节），内可见特征性脂肪密度、钙化或牙齿，囊内可见脂 - 液分层现象，钙化多位于头结节上，有时可见脂样小球体浮于囊液内形成的浮球征。成熟畸胎瘤囊壁及头结节 FDG 摄

取均无明显增高；未成熟畸胎瘤可表现为实性，脂肪及钙化较少，FDG 摄取增高。

【病例】

病例 1

（1）简要病史：女，41 岁；发现盆腔包块 1 周。

（2）影像表现：盆腔内子宫右后方见一团块状混杂密度影（脂肪、钙化及实性密度），与子宫后壁粘连，部分突入子宫 - 直肠陷凹，大小约 40mm×55mm，未见明显 FDG 摄取（图 9-1-14）。

（3）影像诊断：盆腔成熟畸胎瘤。

（4）病理诊断（腹腔镜手术）：右卵巢良性畸胎瘤。

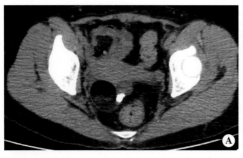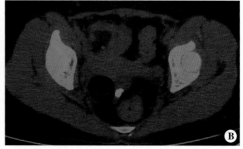

图 9-1-14　卵巢畸胎瘤

病例 2

（1）简要病史：女，13 岁；滑膜肉瘤术后。

（2）影像表现：右侧盆腔可见类圆形肿块影，边缘清晰，大小约 47mm×45mm，密度不均匀，内见脂肪密度、软组织密度及骨样高密度影，局部可见 FDG 摄取轻度增高，SUV_{max} 1.2，余未见异常高代谢病变（图 9-1-15）。

（3）影像诊断：盆腔成熟性畸胎瘤。

（4）病理诊断：右卵巢良性畸胎瘤。

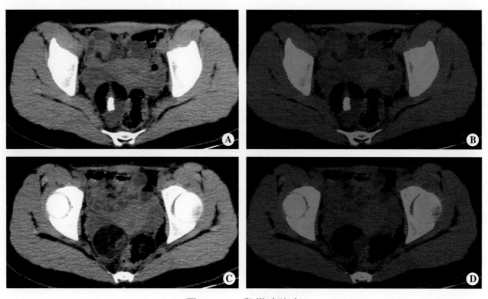

图 9-1-15　卵巢畸胎瘤

四、卵巢转移瘤

【概述】

卵巢转移瘤常见的原发部位是胃肠道、子宫、输卵管及乳腺等，其中胃癌和乳腺癌卵巢转移占全部卵巢转移瘤的绝大多数。Krukenberg 瘤为一类特殊的卵巢转移瘤 - 印戒细胞癌转移，为癌细胞侵及浆膜表面时种植于卵巢，约 70% 来源于胃癌。卵巢转移瘤临床症状往往不典型，类似于原发性恶性肿瘤，如腹痛、月经不调等。

CT 检查见卵巢转移瘤多为实性，部分亦可为囊实性，且以实性为主；转移多为双侧性，边缘多欠清；实性肿瘤中间密度欠均匀，可伴坏死；囊实性者实性部分不规则，可呈团块状，囊内可有厚薄不均、完全或不完全的房隔。CT 增强扫描，实性部分、囊壁及分隔可见中度或明显强化。

PET/CT 显示卵巢转移瘤呈不同程度 FDG 摄取，印戒细胞癌由于细胞内含有较多黏液，FDG 摄取可相对较低。

就卵巢转移瘤本身来说，其 PET/CT 表现往往与原发性卵巢癌表现相似，PET/CT 不足以鉴别两者，通常要结合病史来判断。另外，PET/CT 是全身检查，有可能发现临床未注意到的原发性恶性肿瘤。

【病例】

病例 1

（1）简要病史：女，50 岁；胃癌术后 2 年。

（2）影像表现：右附件区肿块，大小约 50mm× 29mm，FDG 摄取增高，SUV$_{max}$ 2.4；胃癌术区未见明显异常代谢活性增高（图 9-1-16）。

（3）影像诊断：结合病史，考虑右附件转移瘤可能。

（4）病理诊断（腹腔镜切除术后）：右附件转移瘤。

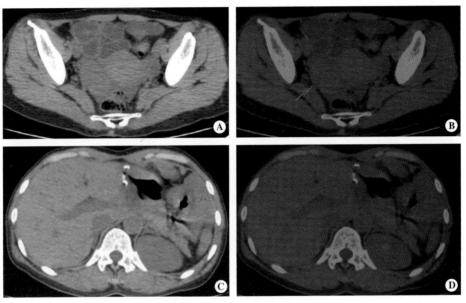

图 9-1-16 卵巢转移瘤

箭示右卵巢转移瘤

病例 2

（1）简要病史：女，57 岁；下腹坠胀 2 个月；左附件区可扪及一直径约 5cm 包块，活动性差，右附件区扪及约孕 4 个月大小包块，有压痛；CA125 增高［375.9U/ml（参考范围 0 ～ 30U/ml）］；B 超提示盆腔包块。

（2）影像表现：盆腔内见巨大囊实性肿块影，大小约 132mm×103mm，实性部分 FDG 摄取稍增高，SUV$_{max}$ 3.4；周围组织受压移位，与子宫界限不清，盆腔内可见积液；胃肠道及其他部位未见明显异常高代谢活性病变（图 9-1-17）。

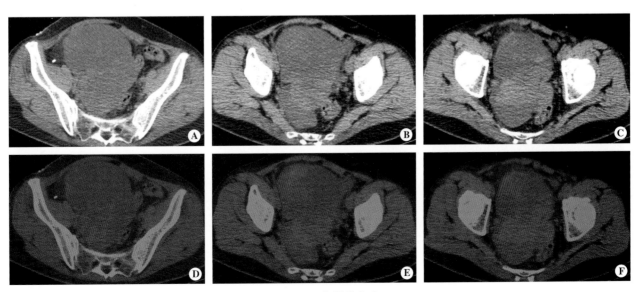

图 9-1-17 卵巢转移瘤

（3）影像诊断：卵巢癌可能性大。

（4）病理诊断（手术）：右侧卵巢转移，印戒细胞癌，左侧卵巢正常。

病例 3

（1）简要病史：女，50 岁；胃癌术后近 2 年。

（2）影像表现：子宫左旁见不均匀密度肿块，大小约 30mm×35mm，FDG 摄取增高，SUV_{max}

8.1，与子宫边界欠清；腹腔内脾门前及中腹部可见结节状影，边缘欠清，FDG 摄取增高，SUV_{max} 4.1（图 9-1-18）。

（3）影像诊断：卵巢转移可能性大，腹腔淋巴结转移可能。

（4）病理诊断：5 个月后病变增大，手术病理示卵巢转移癌。

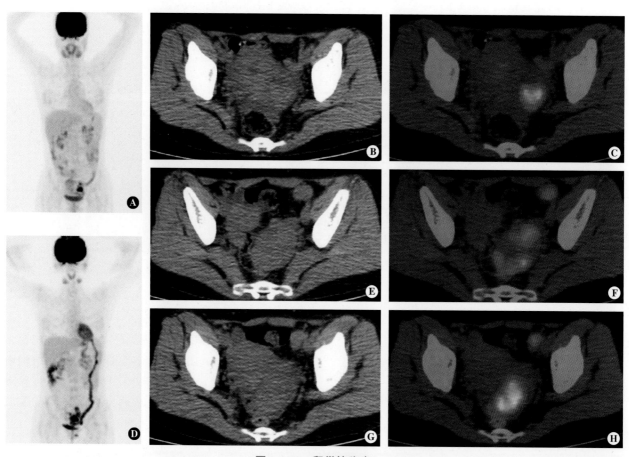

图 9-1-18　卵巢转移瘤

D～H 为 5 个月后

病例 4

（1）简要病史：女，73 岁；左半结肠癌术后 3 年，腹腔转移，化疗后 2 个月。

（2）影像表现：左半横结肠呈术后改变，吻合口处未见明显 FDG 浓聚；左锁骨上窝、腹膜后、双侧髂血管旁及盆腔见多发稍大淋巴结，较大者约 10mm×14mm，部分 FDG 摄取稍增高，

SUV_{max} 2.8；右附件区和子宫体部分别见一囊实性肿块，边缘欠清，大小分别约 76mm×79mm 和 59mm×66mm，实性部分 FDG 摄取增高，SUV_{max} 分别为 8.3 和 6.5，子宫受压（图 9-1-19）。

（3）影像诊断：结肠癌术后，右侧卵巢和子宫种植转移，多发淋巴结转移。

（4）病理诊断：卵巢转移瘤。

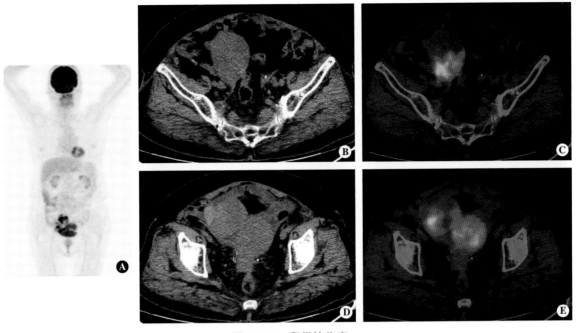

图 9-1-19　卵巢转移瘤

五、附　件　炎

【概述】

附件炎临床上并不少见，但因附件炎而行 PET/CT 检查者极少，多为偶然发现。附件炎临床症状亦不典型，CT 表现为附件结构欠清，边缘欠清晰，与周围结构界限不明，可有输卵管积水。活动性炎症 PET 可表现为 FDG 摄取增高。局灶性代谢活性增高者不易与附件恶性肿瘤鉴别。

【病例】

（1）简要病史：女，47 岁；发现右乳包块 1 周。

（2）影像表现：右乳局灶性 FDG 摄取增高，大小约 15mm×12mm，SUV$_{max}$ 6.8，同层 CT 显示密度未见明显异常；右附件区见囊样改变，大小约 40mm×26mm，壁结节 FDG 摄取增高，SUV$_{max}$ 6.8（图 9-1-20）。

（3）影像诊断：乳腺癌可能性大；右附件肿瘤可能，恶性不除外（转移？）。

（4）病理诊断（手术）：右乳癌；右附件炎症。

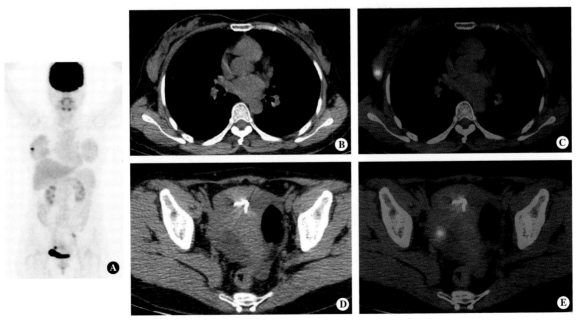

图 9-1-20　乳腺癌并附件炎

六、卵巢囊肿并扭转

【概述】

　　卵巢扭转临床少见，成人可因囊肿所致，临床症状为急性发作下腹痛。卵巢囊肿可合并出血、坏死。卵巢囊肿并扭转 CT 可表现为囊实性病变，实性部分位于近子宫角端，部分切面可呈 "8" 字形或螺旋状。本部分病例扭转部分 FDG 摄取稍增高。本病需与卵巢肿瘤鉴别，典型临床症状和影像表现有助于鉴别诊断，但有时也易混淆。

【病例】

　　（1）简要病史：女，50 岁；腹痛 4 天。
　　（2）影像表现：左侧腹腔内见一巨大囊实性肿块，与左侧附件无明显分界，横断位近子宫层面呈螺旋状，最大层面约 11.1cm×17.6cm，实性部分冠、矢状位呈葫芦状，FDG 摄取增高，SUV_{max} 3.3，周围脂肪间隙模糊，肠管明显受挤压、移位（图 9-1-21）。
　　（3）影像诊断：左侧附件良性肿瘤可能，卵巢扭转不除外。
　　（4）病理诊断：左侧卵巢囊肿并出血、坏死，扭转 720°。

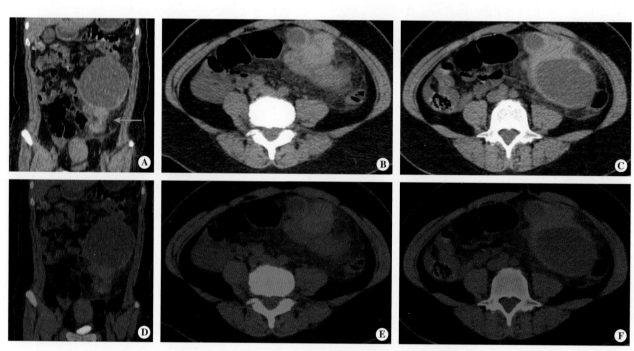

图 9-1-21　卵巢囊肿并扭转
箭示扭转部位

七、卵 巢 囊 肿

【概述】

　　卵巢囊肿可表现为囊性或囊实性病变，FDG 摄取一般无明显增高，功能性囊肿或合并炎症可表现为局部代谢活性增高，有时与恶性肿瘤不易区分。卵巢囊性病变应注意与卵泡区别，卵泡为育龄妇女排卵前改变，呈明显高代谢，对称或不对称。

【病例】

病例 1

　　（1）简要病史：女，16 岁；CA199 升高查因。
　　（2）影像表现：子宫形态、结构尚可，宫腔增宽，其内见液性密度影，子宫体底部 FDG 摄取增高，SUV_{max} 4.5；左附件区见囊实性混杂密度影，边缘欠清，大小约 15mm×22mm，右附件区见囊性密度影，大小约 19mm×20mm，FDG 摄取局灶性增高，SUV_{max} 分别为 8.9、7.5；盆腔内可见少许积液（图 9-1-22）。

（3）影像诊断：左侧卵巢囊实性改变，右侧卵巢囊性改变，考虑囊肿可能，囊腺瘤不除外。

（4）病理诊断（手术）：右卵巢黄体囊肿，左系膜囊肿。

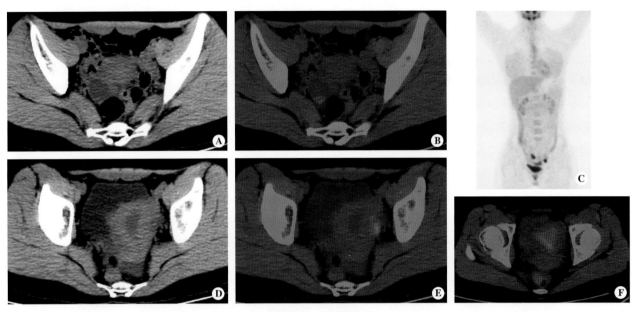

图 9-1-22 卵巢囊肿

病例 2

（1）简要病史：女，56 岁；CA199 升高查因。

（2）影像表现：右附件区结构显示欠清，可见囊实性肿块，大小约 54mm×30mm，FDG 摄取增高，SUV_{max} 2.4；左附件区囊性病变，直径约 30mm，无明显 FDG 摄取（图 9-1-23）。

（3）影像诊断：右侧卵巢囊腺瘤可能，左侧卵巢囊肿。

（4）病理诊断（手术）：右侧卵巢子宫内膜异位样囊肿；左侧卵巢黄体囊肿。

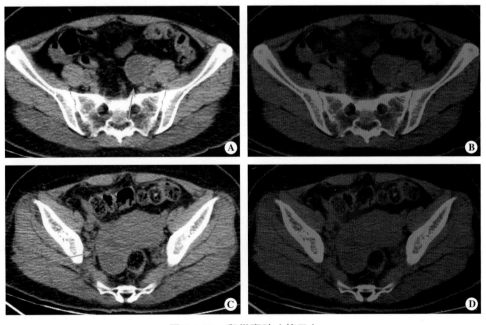

图 9-1-23 卵巢囊肿（箭示）

八、输卵管癌

【概述】

输卵管癌很少见，早期可无明显症状，稍晚可出现下腹痛、阴道排液及盆腔附件区包块。输卵管癌 CT 可见输卵管增粗、附件区结节或肿块，增强扫描可见强化。本部分病例 FDG 摄取增高。输卵管癌不易与卵巢癌区别。

【病例】

（1）简要病史：女，49 岁；腹胀半月余；腹腔积液中检见癌细胞。

（2）影像表现：右附件区见囊实性结节，FDG 摄取增高，SUV$_{max}$ 8.3；大网膜及部分腹膜增厚，腹盆腔大量积液，FDG 摄取增高（左侧腹横肌见局灶性 FDG 摄取增高）（图 9-1-24）。

（3）影像诊断：右侧附件恶性肿瘤并腹腔转移可能（左侧腹横肌局灶性代谢增高，不除外转移）。

（4）病理诊断（手术）：右输卵管癌。

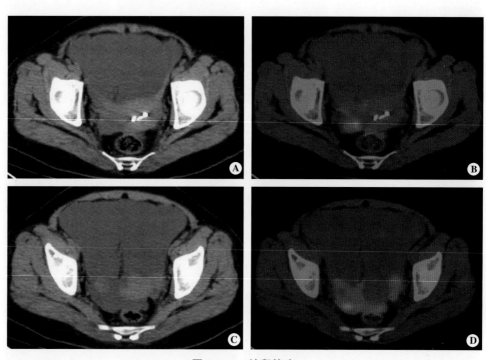

图 9-1-24　输卵管癌

第二节　子宫病变

一、子宫内膜癌

【概述】

子宫内膜癌发病率次于宫颈癌，好发于围绝经期与绝经后女性。该病临床表现为绝经后的阴道流血或未绝经者不规则阴道流血（浆液性或浆液血性），以及白带增多、腹痛等。

子宫内膜癌较小时，CT 尚难发现，当肿瘤侵及子宫肌层时，CT 增强扫描可见强化低于正常肌层、呈稍低密度的结节或肿块，侵及宫颈可致宫颈增大、阻塞，出现宫腔积液，累及宫旁组织可使周围脂肪间隙模糊，密度增高，或显示膀胱、直肠粘连等。MRI 显示子宫内膜癌优于 CT，当肿瘤局限于内膜时，MRI 表现可正常，或内膜增厚；当肿瘤侵及肌层时，T$_2$WI 可见中等信号肿瘤破坏内膜与肌层的界面，联合带低信号中断，肿瘤可侵入内外肌层；累及宫颈管时，T$_2$WI 上低信号宫颈纤维基质带中断；侵及周围结构可产生相应信号改变。

早期子宫内膜癌 PET/CT 检查可能观察不到 FDG 摄取增高，内膜增厚后可表现为明显高 FDG 摄取。

子宫内膜癌应与癌肉瘤、侵袭性葡萄胎及黏膜下肌瘤等鉴别，影像诊断有时较困难，确诊需子宫内膜诊刮。癌肉瘤间质成分较多，血供丰富，增强检查强化程度与子宫肌组织相仿，MRI 部分可见瘤内血管流空信号；内膜癌增强检查强化低于子宫肌层，MRI 很少见血管流空信号，癌肉瘤与内膜癌代谢活性均增高，差异不明显；侵袭性葡萄胎表现为子宫肌层增厚，宫腔内呈混合密度影，增强呈低度强化，在低度强化病变中可能会发现囊样改变；黏膜下肌瘤密度与子宫肌层相仿或略高，FDG 摄取低于内膜癌。

【病例】

病例 1

（1）简要病史：女，60 岁；外伤后左臀部疼痛 3 周，阴道少量分泌物半年。

（2）影像表现：子宫体积不大，后倾后屈，内膜增厚，边缘欠清，FDG 摄取增高，SUV$_{max}$ 5.2；骶骨左翼可见局灶性骨质密度增高，FDG 摄取增高，SUV$_{max}$ 3.5（图 9-2-1）。

（3）影像诊断：子宫内膜癌；骶骨转移可能。

（4）病理诊断：子宫内膜癌。

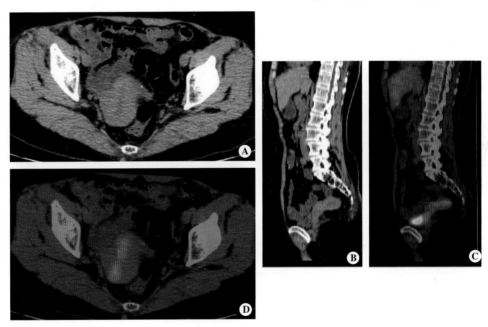

图 9-2-1　子宫内膜癌

病例 2

（1）简要病史：女，64 岁；阴道间歇性出血多年；CA199 升高查因。

（2）影像表现：子宫体积不大，子宫腔内局灶性 FDG 摄取明显增高，SUV$_{max}$ 19.6，大小约 16mm×14mm，附件形态、结构正常，未见异常密度及 FDG 浓聚影（图 9-2-2）。

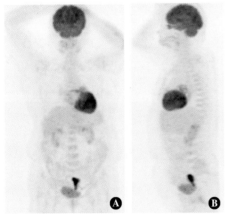
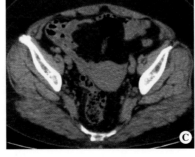
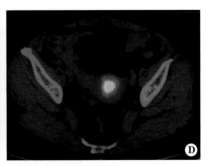

图 9-2-2　子宫内膜癌

（3）影像诊断：子宫恶性病变可能性大。

（4）病理诊断：子宫内膜癌。

病例 3

（1）简要病史：女，72 岁；阴道不规则流血半年；分段诊刮病理考虑宫腔子宫内膜样腺癌 Ⅱ 级，颈管可见血块内少许腺癌细胞；CT 可见子宫增大，宫腔内密度不均，考虑内膜癌。未见肿大淋巴结。

（2）影像表现：子宫后倾，宫腔内见不规则局灶性 FDG 摄取增高，SUV_{max} 10.9，宫腔密度未见明显异常，腹、盆腔未见明显肿大淋巴结（图 9-2-3）。

（3）影像诊断：结合病史，考虑子宫内膜癌。

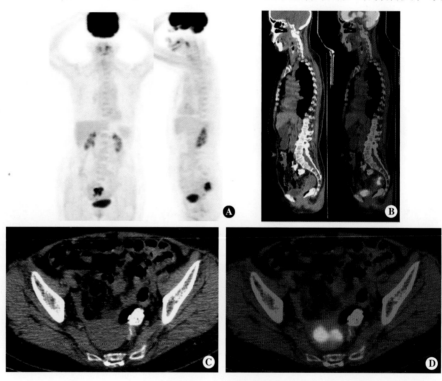

图 9-2-3　子宫内膜癌

病例 4

（1）简要病史：女，62 岁；阴道出血 10 余天。

（2）影像表现：子宫增大，外形欠规则，子宫壁增厚，最厚约 22mm，FDG 摄取增高，SUV_{max} 12.8，子宫腔密度稍减低伴少量积气，附件形态、结构正常（图 9-2-4）。

（3）影像诊断：子宫恶性肿瘤。

（4）病理诊断（手术）：子宫内膜癌。

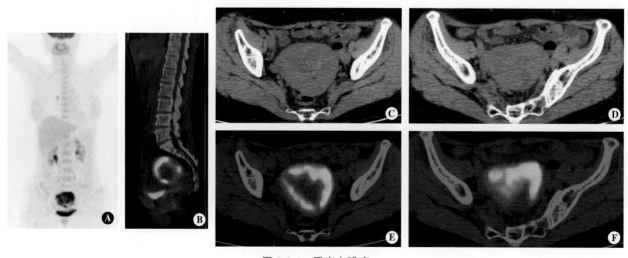

图 9-2-4　子宫内膜癌

病例 5

（1）简要病史：女，53 岁；阴道异常分泌物 20 余天。

（2）影像表现：子宫后倾，宫腔内（宫底—宫体—宫颈部）见不规则块状、结节状 FDG 摄取异常增高影，范围约 31mm×23mm×44mm，SUV_{max} 介于 3.8～5.7，SUV_{avg} 介于 3.4～4.3，CT 于上述部位见稍低、等密度影，其内密度欠均匀，CT 值约 36.3Hu，边缘不清，局部向子宫底（前上方）及宫颈（右后方）生长，并突破浆膜层，子宫周围脂肪间隙模糊不清；盆腔内见少量积液（图 9-2-5）。

（3）影像诊断：子宫恶性肿瘤可能性大，建议诊括。

（4）病理诊断（宫腔镜检查及刮诊）：Ⅱ型子宫内膜癌。

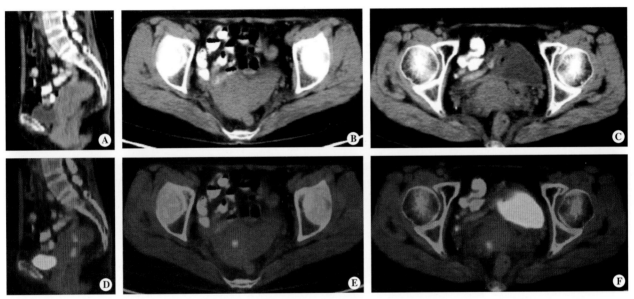

图 9-2-5　子宫内膜癌

病例 6

（1）简要病史：女，52 岁；宫内诊刮考虑子宫内膜癌。

（2）影像表现：子宫体积明显增大，内见一团块状 FDG 摄取增高影，大小约 54mm×67mm 34mm，SUV_{max} 6.7，SUV_{avg} 5.7，CT 于上述部位见子宫内膜明显增厚，CT 值约 34.5Hu，病灶内密度不均匀，宫颈及邻近组织未见明显侵犯，膀胱明显受压；另子宫内见结节状软组织影，最大者约 28mm×20mm，CT 值约 41.4Hu，FDG 摄取未见异常增高（图 9-2-6）。

（3）影像诊断：子宫内高代谢团块，符合子宫内膜癌；子宫多发肌瘤。

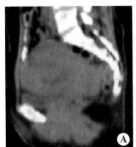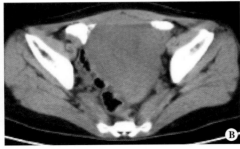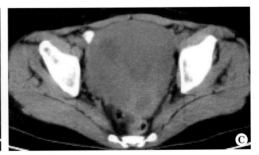

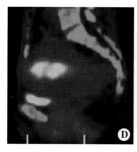
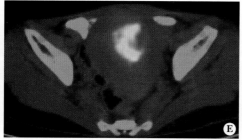
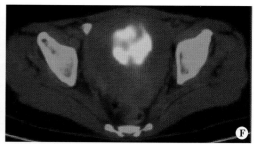

图 9-2-6　子宫内膜癌

病例 7

（1）简要病史：女，52 岁；阴道间歇性少量流血 2 个月；诊括示子宫内膜癌。

（2）影像表现：子宫形态不规整，腔内见局灶性 FDG 摄取增高，SUV_{max} 9.2；肌壁间尚见多个类圆形等密度影，最大者约 23mm×20mm；

左侧卵巢区可见圆形囊性低密度影，直径约 27mm，均未见 FDG 摄取；盆腔及双侧腹股沟区未见肿大淋巴结；全身骨骼见多发局灶性 FDG 摄取增高，SUV_{max} 41.2，少部分合并溶骨性破坏（图 9-2-7）。

（3）影像诊断：子宫内膜癌，广泛骨转移。

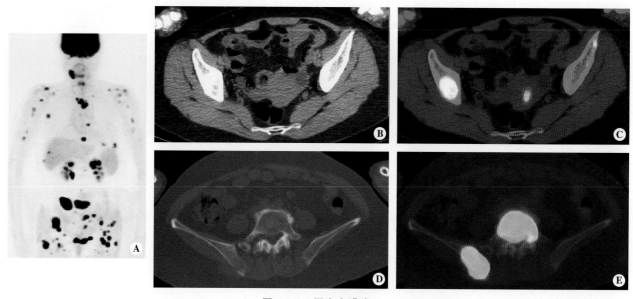

图 9-2-7　子宫内膜癌

二、子宫肉瘤

【概述】

子宫肉瘤恶性程度高，较少见，来源于子宫内膜间质、肌层内结缔组织和子宫平滑肌，其中子宫平滑肌肉瘤最常见，癌肉瘤则含癌和肉瘤 2 种成分，一般预后差。盆腔接受放疗、长期使用他莫昔芬等药物可能是子宫肉瘤发病的高危因素；子宫肉瘤多见于 30～50 岁的妇女，好发年龄为 50 岁左右；肉瘤可见于子宫各个部位，但宫体部

较宫颈部常见。子宫肉瘤病理上可分为平滑肌肉瘤、内膜间质肉瘤、未分化肉瘤，以及腺肉瘤、横纹肌肉瘤、多形性肉瘤等类型；临床表现为阴道排液伴组织样物排出、阴道不规则出血、腹痛及盆部包块等，无特异性。

子宫肉瘤 CT 平扫表现为子宫增大，可见结节和肿块，呈分叶状，密度均匀或不均匀，内可见纤维样间隔、包膜，可伴坏死，增强可见中等程度强化或明显强化。MRI T_1WI 呈等或混杂等低信号，T_2WI 呈高或混杂信号，增强可见不均匀强化。PET/CT 检查时，不同类型的子宫肉瘤可有不同程度的 FDG 摄取，多数呈较高的 FDG 摄取。子宫肉瘤影像上不易与子宫内膜癌、淋巴瘤等鉴别。

【病例】

病例1

（1）简要病史：女，41 岁；不规则阴道出血和分泌物增加 1 月余。

（2）影像表现：子宫增大，密度欠均匀，边缘欠光整，呈分叶状，大小约 99mm×94mm，FDG 摄取不均匀增高，SUV$_{max}$ 7.3（图 9-2-8）。

（3）影像诊断：子宫平滑肌肉瘤。

（4）病理诊断：子宫平滑肌肉瘤。

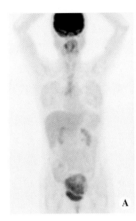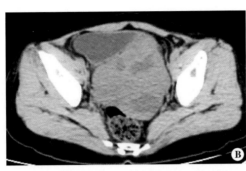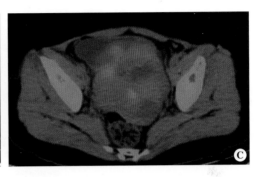

图 9-2-8 子宫平滑肌肉瘤

病例2

（1）简要病史：女，53 岁；阴道流血，伴全身疼痛 1 月余。

（2）影像表现：子宫体积增大，右前壁明显不均匀增厚，大小约 76mm×73mm，FDG 摄取增高，SUV$_{max}$ 16.9；宫腔内可见不规则稍低密度影，未见明显 FDG 摄取（图 9-2-9）。

（3）影像诊断：子宫恶性肿瘤。

（4）病理诊断：子宫多形性肉瘤。

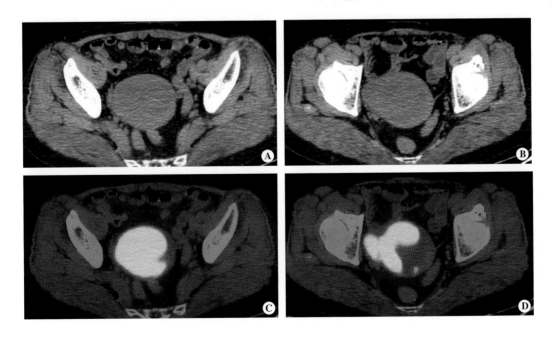

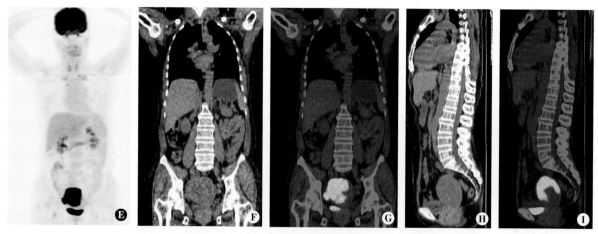

图 9-2-9　子宫肉瘤

病例 3

（1）简要病史：女，53 岁；阴道血性分泌物 2 周余。

（2）影像表现：子宫后倾后屈，宫腔内见稍低密度结节，大小约 24mm×18mm，边缘欠清，FDG 摄取增高，SUV$_{max}$ 12.4（图 9-2-10）。

（3）影像诊断：子宫内膜癌。

（4）病理诊断：子宫内膜癌肉瘤。

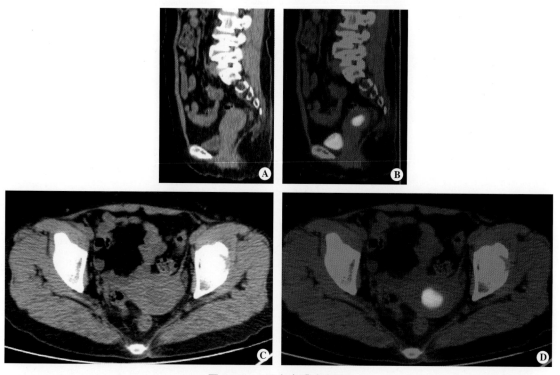

图 9-2-10　子宫内膜癌肉瘤

病例 4

（1）简要病史：女，63 岁；下腹部胀感月余，B 超提示子宫肿瘤可能。

（2）影像表现：子宫左前壁结节，大小约 24mm×23mm，未见明显 FDG 摄取；子宫右侧可见类圆形软组织密度影，大小约 98mm×54mm，密度不均匀，FDG 摄取稍不均匀增高，SUV$_{max}$ 2.2（图 9-2-11）。

（3）影像诊断：子宫右侧肿块（红箭头），考虑子宫恶性肿瘤，肌瘤恶变可能；左前壁结节，考虑肌瘤可能（粉红箭头）。

（4）病理诊断（手术）：子宫平滑肌肉瘤，子宫肌瘤。

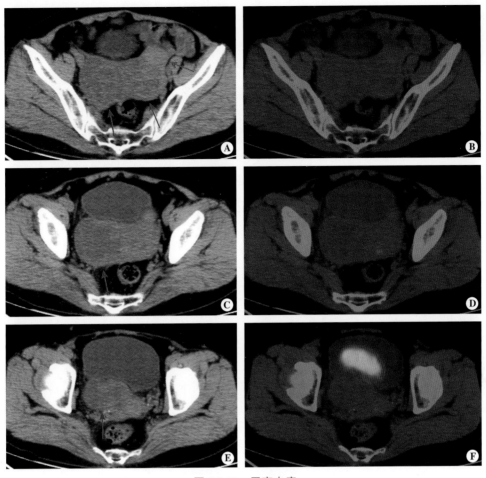

图 9-2-11 子宫肉瘤

病例 5

（1）简要病史：女，32 岁；子宫肿物切除术后 3 年余（宫颈管子宫内膜间质结节），不规则阴道流血 1 月余。

（2）影像表现：子宫增大，形态失常，见多发等或低密度肿物影，形态不规则，子宫旁见多发蚯蚓状、结节状血管影，病变与肠管分界不清，FDG 摄取增高，SUV$_{max}$ 6.6；左附件区见一囊性肿物影，囊液密度尚均匀，内见分隔，厚薄欠均匀，大小约 56mm×72mm×107mm，囊壁 FDG 摄取轻度增高，SUV$_{max}$ 1.6（图 9-2-12）。

（3）影像诊断：子宫多发肿物代谢增高，下腔静脉、双侧髂总静脉、髂内静脉、宫旁血管扩张、实变，代谢增高，首先考虑良性病变或低度恶性肿瘤，以静脉内血管平滑肌瘤病累及上述血管可能性大；左附件区囊性肿物囊壁代谢增高，考虑卵巢上皮来源肿瘤（黏液性囊腺瘤？）。

（4）病理诊断：宫颈、宫颈管肿物及宫内刮出物考虑子宫内膜间质肿瘤，符合低级别子宫内膜间质肉瘤。

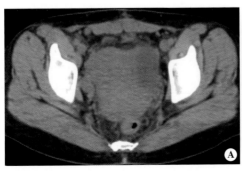
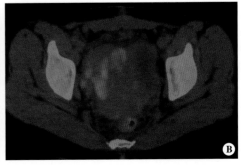

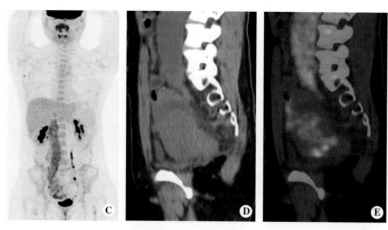

图 9-2-12 子宫肉瘤

病例 6

（1）简要病史：女，68 岁；尿频 2 个月，阴道流血 4 天。

（2）影像表现：中下腹腔内见一不规则巨块状 FDG 摄取不同程度增高影，大小约 104mm×168mm×195mm，SUV$_{max}$ 介于 2.9 ～ 10.2，SUV$_{avg}$ 介于 2.7 ～ 7.5，CT 于上述部位见异常软组织肿块影，其内密度不均匀，CT 值介于 29.1 ～ 42.8Hu，其内可见散在结节状稍高密度影，肿块与子宫分界不清，压迫相邻膀胱。双侧附件显示不清（图 9-2-13A、B、D、E）。

（3）影像诊断：中下腹腔内不规则巨块状高代谢病灶，考虑为子宫原发性恶性肿瘤。

（4）病理诊断：术中送检（全子宫＋双附件）见梭形细胞恶性肿瘤伴显著坏死，符合平滑肌肉瘤，肿瘤弥漫性侵犯整个子宫体，局部侵犯至宫颈黏膜下层，宫颈鳞状上皮黏膜下层未见肿瘤侵犯。双侧输卵管及卵巢、双侧宫旁血管软组织均未见肿瘤侵犯。HE 染色（×100）活跃的核分裂象（图 9-2-13C）和肿瘤性坏死（图 9-2-13F）是诊断平滑肌肉瘤的重要指标。

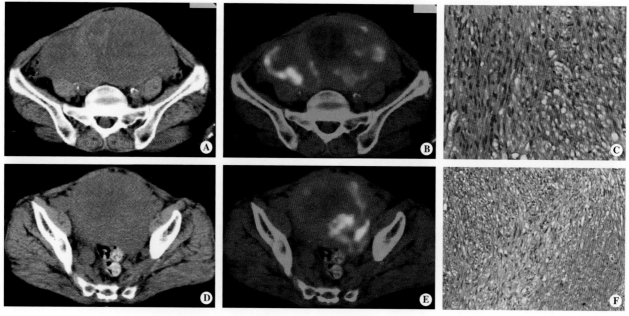

图 9-2-13 子宫肉瘤

三、宫颈癌

【概述】

女性生殖系统恶性肿瘤包括宫颈癌、卵巢癌、子宫内膜癌及肉瘤等，其中前三者常见，约占女性生殖系统恶性肿瘤的95%，宫颈癌为最常见。宫颈癌好发于30岁以上女性，平均发病年龄约50岁，农村发病率高于城市。高危型人乳头状瘤病毒（HPV）感染是宫颈癌的主要危险因素，性行为和分娩次数与宫颈癌发病也密切相关。病理上，宫颈癌约80%为鳞癌，余下约20%为腺癌、腺鳞癌等；肿瘤可在子宫颈管内壁浸润，表现为内生型，也可呈结节状、菜花状突起于宫颈管，呈外生型，或者向宫颈管内壁浸润、坏死，形成溃疡型。宫颈癌主要临床症状为不规则阴道出血、白带增多及接触性出血。

浸润型宫颈癌CT平扫早期表现为宫颈对称或不对称性增大，直径超过35mm，边缘可光整，宫颈管壁有时可见稍低密度影；宫颈管阻塞可有宫腔积液，之后肿瘤向宫颈旁浸润，宫颈局部或全部外缘不规则、凹凸不平、模糊，可见肿块，周围脂肪间隙密度增高；肿瘤可侵及膀胱、直肠及盆壁。内生型宫颈癌可见宫颈管扩张、积气，内可见广基底、结节状或菜花状肿物。早期肿瘤局限于宫颈管壁内时，CT增强扫描可见病灶较宫颈壁强化低，呈低密度，坏死部分无强化，肿瘤浸润宫颈管壁或呈外生型生长时肿瘤可有不同程度强化，均匀或不均匀。MRI平扫显示病变呈类圆形或不规则肿块，T_1WI呈低信号，T_2WI呈均匀或不均匀高信号，宫颈结合带可中断，宫腔可扩张，宫颈旁组织可见条状高信号；肿瘤扩散成像呈高信号，高于癌旁组织和宫颈管壁。

PET/CT检查，宫颈癌呈高FDG摄取。

【病例】

病例1

（1）简要病史：女，63岁；阴道分泌物2个月左右。

（2）影像表现：子宫颈壁增厚，外壁局部欠光整，FDG摄取明显增高，SUV_{max} 11.2，与直肠、膀胱界限清晰，附件形态、结构正常，未见异常密度及FDG浓聚；胃窦胃壁FDG摄取增高，SUV_{max} 4.8，局部壁厚薄不均（图9-2-14）。

（3）影像诊断：宫颈癌；胃窦部胃壁高代谢活性，建议胃镜检查。

（4）病理诊断：宫颈癌；胃镜示慢性浅表性胃炎。

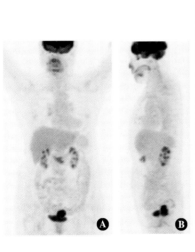
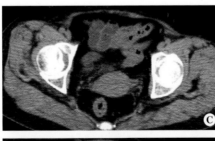
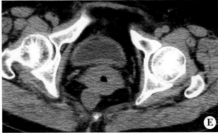
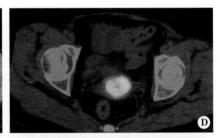
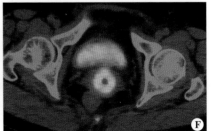

图9-2-14　宫颈癌

病例 2

（1）简要病史：女，38 岁；阴道不规则流血 2 周余。

（2）影像表现：宫颈后壁不均匀增厚，FDG 摄取明显增高，SUV_{max} 11.5；双侧盆腔各见一肿大淋巴结，大小约 17mm×15mm，FDG 摄取增高，SUV_{max} 7.2（图 9-2-15）。

（3）影像诊断：宫颈癌可能性大。

（4）病理诊断：宫颈癌。

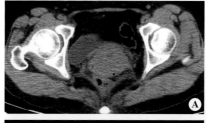
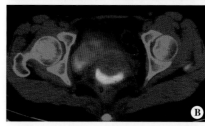
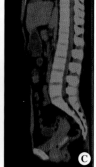

图 9-2-15　宫颈癌

病例 3

（1）简要病史：女，83 岁；阴道不规则流血 4 月余，伴下腹坠胀。

（2）影像表现：子宫颈偏侧性肥厚，FDG 摄取不均匀增高，SUV_{max} 13.2，向上侵及宫体，左输

尿管累及、粘连，并扩张（图 9-2-16）。

（3）影像诊断：宫颈癌。

（4）病理诊断：宫颈癌。

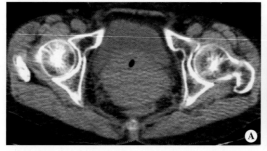

图 9-2-16　宫颈癌

病例 4

（1）简要病史：女，60 岁；大便异常 2 周；指检触及直肠肿块。

（2）影像表现：子宫右侧可见类圆形软组织

密度影，大小约 49mm×38mm，密度不均匀，内可见低密度影，FDG 摄取增高，SUV_{max} 18.6，侵及直肠右侧壁，致右侧壁增厚，管腔变窄（图 9-2-17）。

（3）影像诊断：宫颈癌，侵及直肠。

（4）病理诊断：宫颈癌。

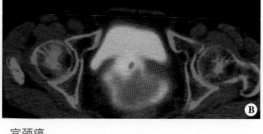

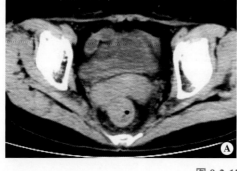

图 9-2-17　宫颈癌

病例 5

（1）简要病史：女，46 岁；阴道不规则流血 2 个月左右。

（2）影像表现：宫颈不均匀增粗，边缘欠光

整，密度欠均匀，FDG 摄取增高，SUV_{max} 21.9（图 9-2-18）。

（3）影像诊断：宫颈癌。

（4）病理诊断：宫颈癌。

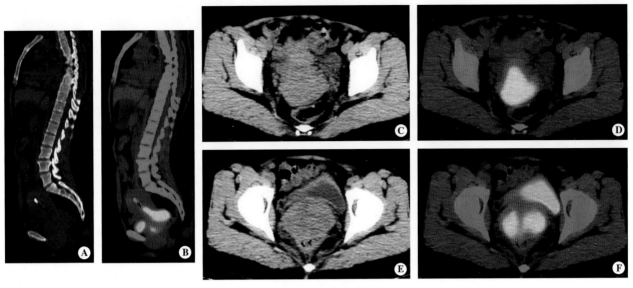

图 9-2-18　宫颈癌

病例 6

（1）简要病史：女，68 岁；5 年前行子宫肌瘤切除术；现发现宫颈腺癌 II 级伴鳞状化生。

（2）影像表现：子宫切除，宫颈残端增粗，管壁增厚，部分侵及膀胱后壁，FDG 摄取明显增高，SUV_{max} 16.8（图 9-2-19）。

（3）影像诊断：宫颈癌。

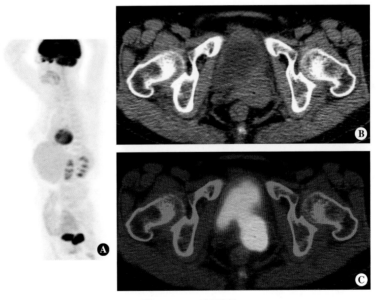

图 9-2-19　宫颈癌

病例 7

（1）简要病史：女，46 岁；阴道不规则流血 3 月余。

（2）影像表现：子宫增大，宫颈、腔内可见气体影，壁明显肥厚，与周围组织分界欠清，脂肪间隙模糊，FDG 摄取明显增高，SUV_{max} 18.5；双侧盆壁可见软组织密度影，最大者直径约 19mm，边缘欠清，FDG 摄取增高，SUV_{max} 11.4（图 9-2-20）。

（3）影像诊断：宫颈癌。

（4）病理诊断：宫颈癌。

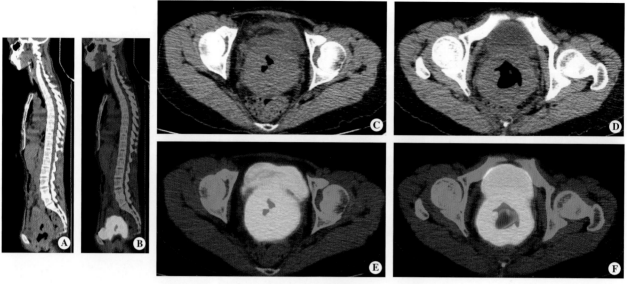

图 9-2-20   宫颈癌

病例 8

（1）简要病史：女，54 岁；腰痛月余，MRI
示 L₃ 椎体转移。

（2）影像表现：宫颈局部密度稍低，FDG 摄
取增高，SUV_max 10.2；L₅ 椎体前缘骨质破坏，并

软组织肿块形成，FDG 摄取增高，SUV_max 22.5，
中间并坏死；双侧肺门可见多发肿大淋巴结，
SUV_max 4.9（图 9-2-21）。

（3）影像诊断：宫颈癌，骨转移，肺门淋巴结，
转移待排。

（4）病理诊断：宫颈癌。

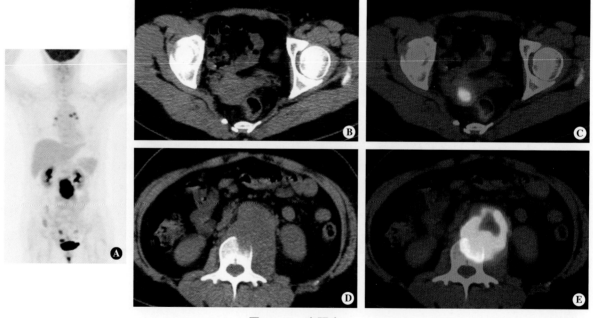

图 9-2-21   宫颈癌

病例 9

（1）简要病史：女，65 岁；阴道流血及排液
20 余天，CA125 2246U/ml。

（2）影像表现：宫颈内可见类圆形稍低软组
织密度影，大小约 68mm×30mm，FDG 摄取增高，
SUV_max 8.5；网膜、肠系膜多处不均匀增厚，部分
呈结节状，最大者约 40mm×39mm，FDG 摄取增高，

SUV$_{max}$ 7.3；腹腔、盆腔内可见积液（图 9-2-22）。

（3）影像诊断：宫颈癌，腹膜、肠系膜转移。

（4）病理诊断：宫颈腺癌Ⅱ级，并呈乳头状结构。

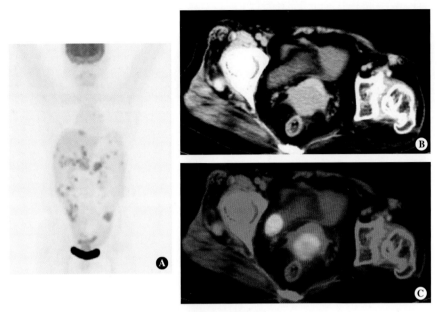

图 9-2-22　宫颈癌

病例 10

（1）简要病史：女，37 岁；阴道镜检疑宫颈癌。

（2）影像表现：宫颈后壁见结节状稍高密度影，边缘欠清，大小约 28mm×27mm，FDG 摄取明显增高，SUV$_{max}$ 8.3（图 9-2-23）。

（3）影像诊断：考虑宫颈癌。

（4）病理诊断：宫颈癌。

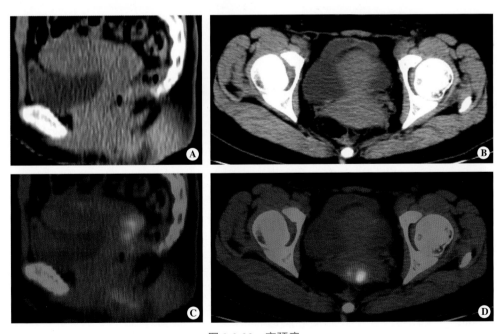

图 9-2-23　宫颈癌

病例 11

（1）简要病史：女，57 岁；宫颈乳头状非角化鳞状细胞癌放疗后半年余，现 CA125 66.8U/ml，鳞状细胞癌抗原（SCC）55.69ng/ml，HPV 11.72pg/ml。

（2）影像表现：宫颈肥厚，长约 17mm，FDG 摄取增高，SUV$_{max}$ 17.9；两肺散在多个微、小结节，左下肺胸膜下者较大（17mm×13mm），SUV$_{max}$ 16.0（图9-2-24）。

（3）影像诊断：宫颈癌化疗后，代谢活性仍

较高；肺转移。

（4）病理诊断：宫颈癌。

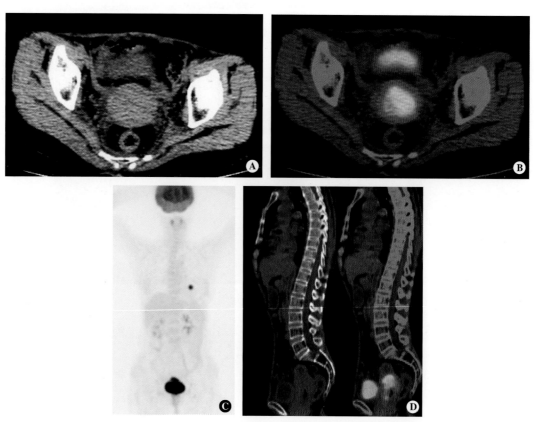

图 9-2-24　宫颈癌

四、宫颈神经内分泌癌

【概述】

宫颈神经内分泌癌少见，影像上与鳞癌、腺癌不易区别，确诊靠活检。PET/CT 检查，神经内分泌癌呈高 FDG 摄取，小细胞神经内分泌癌可能早期即有转移。

【病例】

病例 1

（1）简要病史：女，47岁；下腹胀痛、阴道流血20余天。CT示肺转移。

（2）影像表现：子宫增大，壁增厚，最厚约47mm，FDG摄取增高，SUV$_{max}$ 22.0；双侧盆腔及腹膜后可见多发肿大淋巴结，最大者约36mm×24mm，FDG摄取增高，SUV$_{max}$ 15.7；两

肺可见多个结节，FDG摄取增高，SUV$_{max}$ 5.4；右侧肺门、纵隔可见多发肿大淋巴结，最大者约20mm×15mm，FDG摄取增高，SUV$_{max}$ 14.2；右侧耻骨破坏，周围见软组织肿胀，肌间隙欠清，FDG摄取增高，SUV$_{max}$ 13.4（图9-2-25）。

（3）影像诊断：子宫恶性肿瘤，肉瘤可能，肺、淋巴结、骨转移。

（4）病理诊断（活检）：宫颈神经内分泌癌伴鳞状细胞分化。

病例 2

（1）简要病史：女，43岁；月经异常2月余。

（2）影像表现：宫颈可见类圆形低密度影，边缘欠清，大小约18mm×17mm，FDG摄取明显增高，SUV$_{max}$ 8.9（图9-2-26）。

（3）影像诊断：宫颈癌。

（4）病理诊断（手术）：宫颈神经内分泌癌。

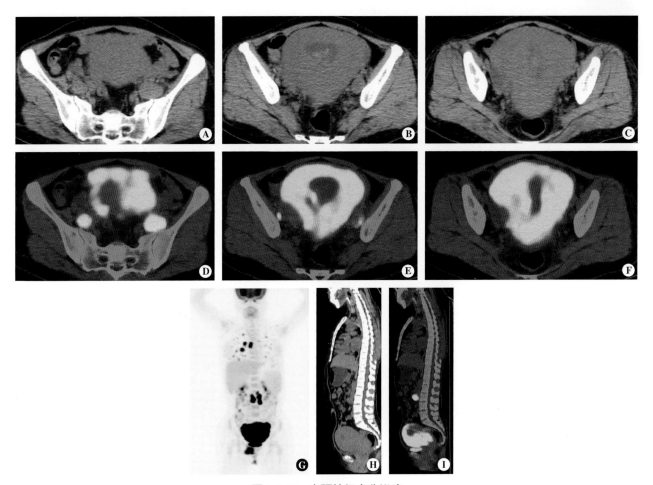

图 9-2-25　宫颈神经内分泌癌

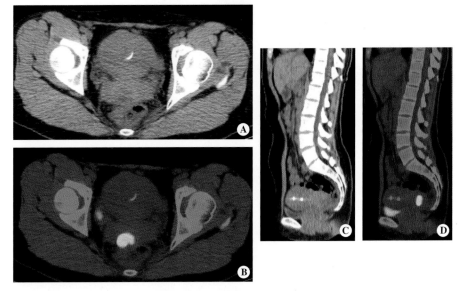

图 9-2-26　宫颈神经内分泌癌

病例 3

（1）简要病史：女，55 岁；间歇性阴道少量血性分泌物 2 周。

（2）影像表现：宫颈左侧壁稍低密度影，边缘欠清，FDG 摄取稍高，SUV_{max} 3.2（图 9-2-27）。

（3）影像诊断：宫颈癌可能。

（4）病理诊断：宫颈神经内分泌癌。

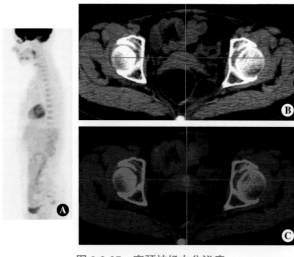

图 9-2-27　宫颈神经内分泌癌

五、子宫淋巴瘤

【概述】

原发性子宫淋巴瘤罕见，大多数为全身淋巴瘤的一部分，且主要为非霍奇金淋巴瘤，其中绝大多数为弥漫大 B 细胞淋巴瘤。子宫淋巴瘤好发于中老年妇女，以宫颈部常见。局部临床症状类似于宫颈癌或子宫癌，也可有淋巴瘤其他症状，如发热、淋巴结肿大等。

子宫淋巴瘤 CT 平扫可表现为宫颈肥厚、增粗，子宫壁增厚，子宫增大，部分可见软组织肿块，密度大多均匀，少数可见小的坏死。子宫淋巴瘤 MRI 检查优于 CT，可见子宫增大，病变 T_1WI 呈等或等低信号，T_2WI 呈均匀或不均匀稍高信号，黏膜层和结合带通常可保持完整，无明显中断、

破坏；增强扫描病变多呈较均匀强化，较大病变中间可见坏死，不强化。PET/CT 检查，子宫淋巴瘤多呈高 FDG 摄取。

子宫淋巴瘤应与宫颈癌、子宫癌、子宫肌瘤、子宫腺肌病等鉴别，这些病变均可导致子宫增大。宫颈癌在 MRI 上可见子宫颈的四层结构模糊、破坏，黏膜和结合带中断；子宫内膜癌子宫黏膜和结合带同样有破坏、中断；子宫肌瘤可有包膜、钙化，黏膜下肌瘤可致黏膜扭曲，但连续无中断，宫腔可闭塞，FDG 摄取通常低于恶性肿瘤，与子宫肌层相似或略高；子宫腺肌病 MRI 可见不同期的出血灶，可有不同程度 FDG 摄取，可能与生理周期相关。

【病例】

病例 1

（1）简要病史：女，69 岁；阴道分泌物 3 个月。

（2）影像表现：子宫颈明显增粗，边缘尚光整，FDG 摄取增高，SUV_{max} 4.7，向上累及子宫，向下达阴道上壁 1/3；双侧肺门及纵隔（4R、5、7 区）可见多发肿大淋巴结，最大者约 13mm×12mm，FDG 摄取增高，SUV_{max} 5.7；直肠、乙状结肠移行处 FDG 摄取增高，SUV_{max} 4.8（图 9-2-28）。

（3）影像诊断：宫颈癌可能，纵隔淋巴结转移不除外；直肠、乙状结肠移行处生理性摄取或炎症。

（4）病理诊断（宫颈活检）：B 细胞淋巴瘤。

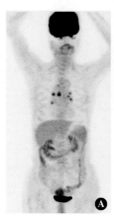
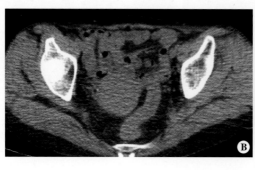
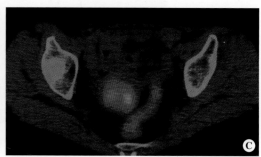

图 9-2-28　宫颈 B 细胞淋巴瘤

病例 2

（1）简要病史：女，50 岁；下腹坠胀感 4 月余，

伴阴道分泌物增加。

（2）影像表现：子宫增大，密度欠均匀，内

见坏死，大小约 89mm×100mm×109mm，FDG 摄取明显不均匀增高，SUV_{max} 8.9；腹膜后及左侧盆腔髂血管旁见多发肿大淋巴结，较大者约 11mm×17mm，FDG 摄取明显增高，SUV_{max} 9.5；左侧肱骨头 FDG 摄取增高，SUV_{max} 3.5，未见骨质破坏（图 9-2-29）。

（3）影像诊断：子宫恶性肿瘤，内膜癌或肉瘤可能，并淋巴结转移；左肱骨头转移不除外。

（4）病理诊断：子宫 B 细胞淋巴瘤。

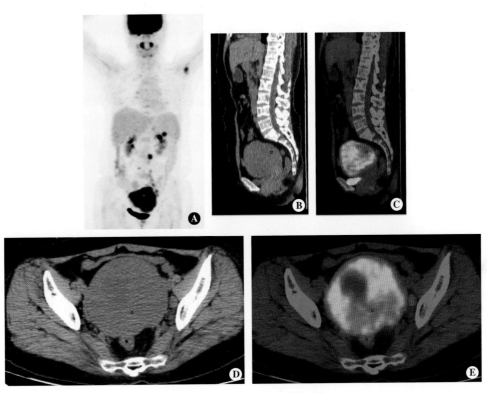

图 9-2-29 子宫 B 细胞淋巴瘤

六、子宫肌瘤

【概述】

子宫肌瘤是最常见的女性生殖系统肿瘤，多见于育龄妇女；根据生长部位可分为肌壁间肌瘤、浆膜下肌瘤和黏膜下肌瘤，其中肌壁间肌瘤最多见。子宫肌瘤 CT 平扫可表现为子宫均匀或分叶状增大，可见局灶性低或等密度结节或肿块，边缘光整，内有变性、坏死、钙化时，密度不均匀；子宫周围脂肪间隙清晰，增强可见明显强化。子宫肌瘤 MRI 表现为子宫体积增大，外形不规则，局部隆起，T_1WI 呈等或稍低信号，T_2WI 呈明显低信号，如有变性、坏死，则信号不均匀，但边缘清晰，增强可见不同程度强化。子宫肌瘤大多数呈现出与肌层相同的 FDG 摄取，部分表现为稍高于子宫肌层的 FDG 摄取。

子宫肌瘤应与子宫腺肌病鉴别。肌瘤多有假包膜，呈圆形，边缘清晰，无变性时肌瘤 MRI T_2WI 为均匀低信号，信号强度低于结合带；有变性时 T_2WI 可见斑片状高信号。MRI 因可清晰显示子宫内膜、结合带和肌层，可对子宫腺肌病做出明确诊断。

【病例】

病例 1

（1）简要病史：女，47 岁；腰痛半年，近 2 周加重，MRI 提示腰椎转移可能。

（2）影像表现：右侧乳腺内上象限见结节影，边缘清晰、欠光整，密度不均匀，大小约 13mm×20mm，内见斑点状钙化，FDG 摄取增高，SUV_{max} 4.8；右侧腋窝见一肿大淋巴结，大小约 15mm×17mm，FDG 摄取增高，SUV_{max} 3.3；子宫底部后壁见一结节，前界欠清，大小约 32mm× 33mm，FDG 摄取增高，SUV_{max} 4.1（图 9-2-30）。

（3）影像诊断：右乳腺癌，右侧腋窝淋巴结转移。子宫肌瘤。

（4）病理诊断：乳腺导管癌，子宫肌瘤。

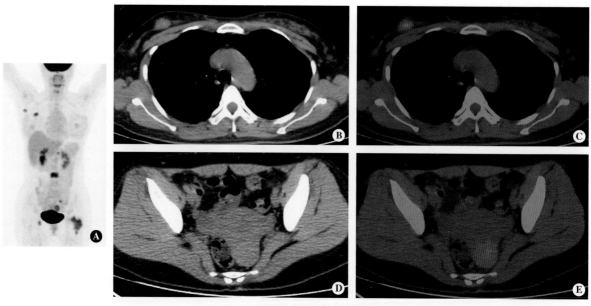

图 9-2-30　乳腺导管癌并子宫肌瘤

病例 2

（1）简要病史：女，39 岁；B 超提示子宫占位，肌瘤可能。

（2）影像表现：子宫左后壁见直径约 26mm 的类圆形等密度结节，右侧见类圆形肿块，不均匀稍低密度，直径约 50mm，FDG 摄取不均匀增高，SUV_{max} 4.3（图 9-2-31）。

（3）影像诊断：子宫肌瘤（2 个）。

（4）病理诊断：子宫肌瘤。

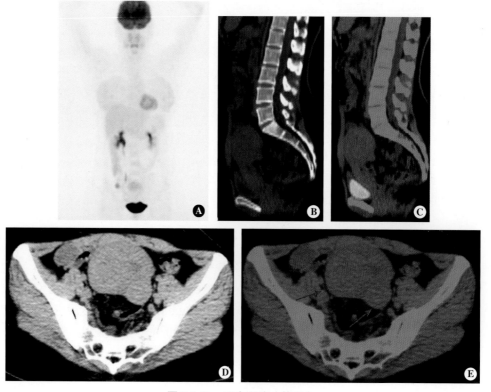

图 9-2-31　子宫肌瘤（箭示）

病例3

（1）简要病史：女，70岁；右上腹痛1周；肠镜提示结肠癌。

（2）影像表现：升结肠上段局部肠壁增厚，肠腔狭窄，长约20mm，FDG摄取增高，SUV_{max} 5.7；周围脂肪间隙尚清，右附件区可见类圆形软组织密度影，边缘尚清，大小约61mm×46mm，FDG摄取增高，SUV_{max} 3.4（图9-2-32）。

（3）影像诊断：升结肠癌；右侧附件良性肿瘤，阔韧带肌瘤可能。

（4）病理诊断（手术）：结肠癌；子宫右侧阔韧带肌瘤。

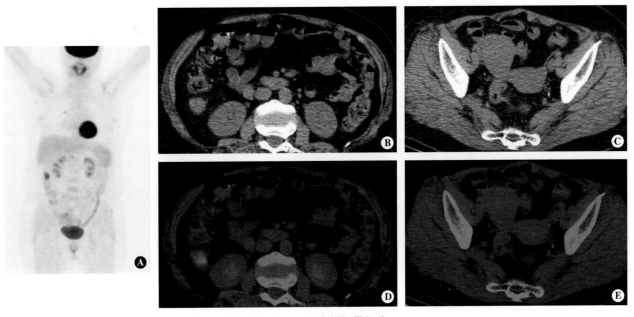

图9-2-32　子宫阔韧带肌瘤

七、子宫腺肌病

【概述】

子宫腺肌病为异位的内膜及间质向肌层浸润性生长，伴随周围肌层细胞的代偿性肥大和增生，多发生于30～50岁的经产妇女，多次妊娠和分娩、人工流产及慢性子宫内膜炎等是子宫腺肌病发病高危因素。子宫腺肌病根据生长方式可分为局限型和弥漫型2种，典型临床症状为痛经。该病CT表现为子宫体增大，子宫壁局部或弥漫性均匀性增厚；增强后可见不均匀强化，其内可见斑点状不强化灶；CT对小病灶显示不明确。MRI可显示子宫增大，T_2WI示子宫结合带增厚（超过12mm），并可有与结合带等信号的肿块，边缘欠清，其中可见多发散在斑点状及小囊状高信号；有些在T_1WI亦表现为高信号者提示为出血，子宫内膜缘可呈梳齿状。子宫腺肌病可有不同程度FDG摄取，摄取程度可能与生理周期和病变范围有关。

【病例】

病例1

（1）简要病史：女，38岁；体检示肿瘤标志物增高。

（2）影像表现：子宫体积增大，其右侧壁内可见多处结节状FDG摄取增高影，SUV_{max} 8.2，最大者约30mm×28mm；右附件区可见囊性管状低密度影，未见FDG摄取（图9-2-33）。

（3）影像诊断：子宫恶性病变可能；输卵管积液可能。

（4）病理诊断（手术）：子宫内膜腺肌病；右输卵管积水。

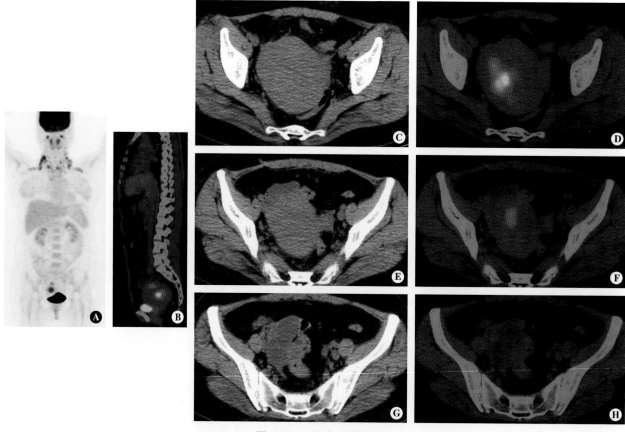

图 9-2-33　子宫腺肌病

病例 2

（1）简要病史：女，47 岁；临床诊断为肠易激综合征；多次检查示 CA125 升高（238.6 ～ 802.0U/ml）。

（2）影像表现：子宫体积明显增大，最大层面大小约 95mm×116mm，边缘欠光整，略呈波浪状，宫颈肥厚，FDG 摄取未见明显增高（图 9-2-34）。

（3）影像诊断：子宫肌瘤可能。

（4）病理诊断（手术）：子宫腺肌病。

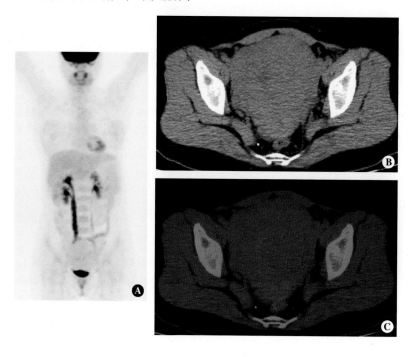

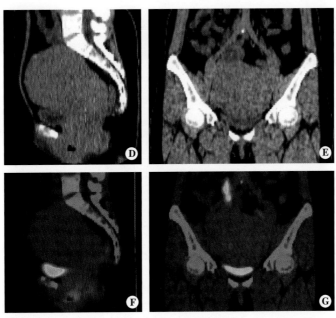

图 9-2-34　子宫腺肌病

第三节　阴道病变

一、阴道内胚窦瘤（卵黄囊瘤）

【概述】

内胚窦瘤可发生于卵巢、宫颈、阴道及外阴，阴道内胚窦瘤极罕见，多发生于2岁以下的婴幼儿，早期可无临床症状，随着肿瘤发展可出现阴道排液、出血等，检查可见无蒂、质脆的新生物，多附着于阴道后上壁。本部分病例 PET/CT 示 FDG 摄取轻度增高。

【病例】

（1）简要病史：女，7月龄；阴道内新生物，临床诊断为内胚窦瘤。

（2）影像表现：阴道内见一条块状 FDG 摄取异常浓聚灶，大小约 29mm×28mm×43mm，SUV_{max} 3.3，SUV_{avg} 2.9，CT 于上述部位见条块状稍低密度影，CT 值约 25.3Hu，内密度欠均匀，向上长入盆腔内，边缘尚清（图 9-3-1）。

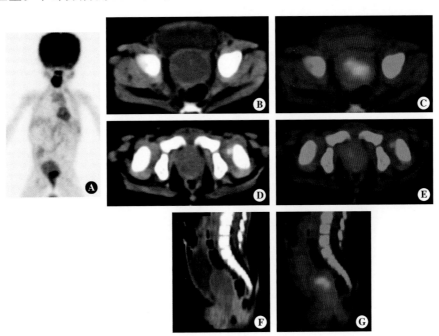

图 9-3-1　阴道内胚窦瘤

（3）影像诊断：阴道内条块状高代谢灶，符合卵黄囊瘤。

（4）病理诊断：阴道内胚窦瘤（卵黄囊瘤）。

二、阴道黑色素瘤

【概述】

阴道黑色素瘤起源于阴道黏膜，多发生于40～50岁中年妇女，临床可表现为阴道分泌物增加、出血及腹股沟淋巴结肿大等，病变生长快，易早期转移和播散，一般阴道检查基本可明确诊断。PET/CT 主要用于评估肿瘤的大小、深度、侵及范围和全身转移情况。和其他部位黑色素瘤一样，阴道黑色素瘤均表现为明显高 FDG 摄取。

【病例】

病例 1

（1）简要病史：女，51 岁；确诊阴道黑色素瘤 1 周。

（2）影像表现：阴道后壁近宫颈处结节样增厚，FDG 摄取增高，密度稍低，边缘欠清晰，伴阴道、宫颈少量积气（图 9-3-2）。

（3）影像诊断：结合病史，考虑阴道黑色素瘤。

（4）病理诊断（手术）：阴道黑色素瘤。

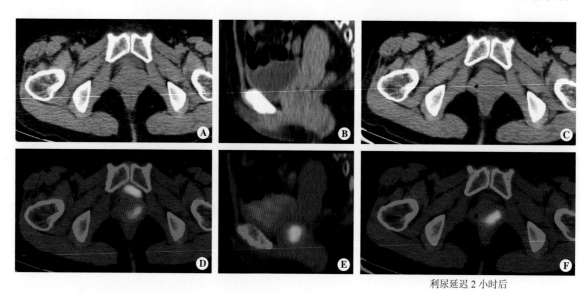

利尿延迟 2 小时后

图 9-3-2　阴道黑色素瘤

病例 2

（1）简要病史：女，32 岁；发现右腹股淋巴结肿大 20 余天。

（2）影像表现：阴道后下壁可见稍低密度影，边缘欠清，大小约 19mm×20mm，FDG 摄取增高，SUV_{max} 11.8；双侧腹股沟区、右侧髂血管旁及腹膜后见串珠状肿大淋巴结，最大者约 23mm×12mm，FDG 取增高，SUV_{max} 6.2（图 9-3-3）。

（3）影像诊断：阴道恶性肿瘤可能，淋巴结转移。

（4）病理诊断：阴道恶性黑色素瘤。

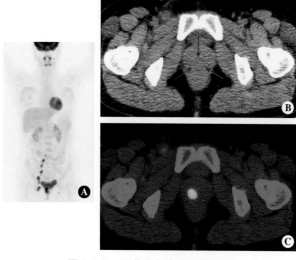

图 9-3-3　阴道黑色素瘤（箭示）

第一节 肾脏病变

一、肾 癌

【概述】

肾肿瘤是泌尿系统较常见的肿瘤，多为恶性，包括源自肾实质的肾细胞癌、肾母细胞瘤和发生于肾盂肾盏的移行上皮肿瘤。

肾细胞癌（简称肾癌）中透明细胞癌、乳头状癌和嫌色细胞癌占绝大多数，其中透明细胞癌占肾癌 75% 以上，多单发，其他类型少见。肾癌多发生于中老年男性，临床主要表现为血尿、腰部疼痛和腹部肿块等。

肾透明细胞癌 CT 平扫可表现为肾内结节，边缘欠清，局部轮廓可突出，呈等或稍低密度，偶可呈略高密度，较大者呈肿块状，可伴坏死、囊变、出血及钙化。实性部分 MRI 多表现为 T_1WI 稍低或等信号，T_2WI 高或稍高信号，DWI 高信号；含微量脂质成分的肾透明细胞癌，同反相位序列检查时，反相位信号明显降低。多数肾癌富血供，于皮髓质期强化明显，强化不均匀，实质期降低；部分可伴肾静脉或下腔静脉癌栓。

肾透明细胞癌 FDG 摄取与大小和病理核分级有关，直径 < 3cm 者，一般 FDG 摄取无明显增高；而直径 > 3cm 者，FDG 摄取呈不同程度增高。FDG 摄取也与核分级有关，核 I、II 级者 FDG 摄取类似于肾实质，核 III 级者多数可增高，核 IV 级者往往 FDG 摄取明显增高。

【病例】

病例 1

（1）简要病史：男，83 岁；冠心病入院，CT 检查发现右肾占位。

（2）影像表现：右肾下极见类椭圆形等密度结节，大小约 46mm×37mm，边缘尚清晰，略欠光滑，FDG 摄取增高，SUV_{max} 4.2（图 10-1-1）。

（3）影像诊断：右肾癌。

（4）病理诊断（手术）：右肾透明细胞癌。

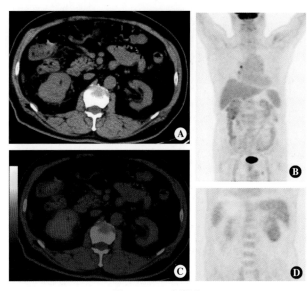

图 10-1-1 右肾癌

病例 2

（1）简要病史：男，47 岁；体检发现左肾结节。

（2）影像表现：左肾外侧见一等密度结节，大小约 24mm×21mm，局部突出皮质外，FDG 摄取无明显增高（图 10-1-2）。

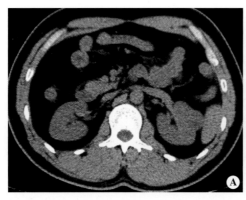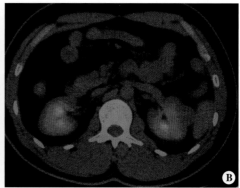

图 10-1-2　肾癌

（3）影像诊断：肾癌可能（透明细胞癌？）。

（4）病理诊断（手术）：左肾透明细胞癌。

病例 3

（1）简要病史：女，44 岁；体检发现右肾占位。

（2）影像表现：右肾增大，下极外后侧可见

一类圆形稍低密度肿块，大小约 64mm×55mm，FDG 摄取与肾实质比未见明显增高，SUV_{max} 2.9（图 10-1-3）。

（3）影像诊断：右肾癌。

（4）病理诊断：右肾透明细胞癌，核 Ⅱ 级。

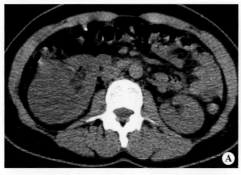

图 10-1-3　右肾癌

病例 4

（1）简要病史：男，48 岁；3 天前突然无诱因无痛性血尿 1 次，并排出血块。

（2）影像表现：右肾中下极巨大肿块，直径

约 65mm，密度尚均匀，FDG 摄取与肾实质比无明显增高，SUV_{max} 2.9；肾盂、肾盏内见结石（图 10-1-4）。

（3）影像诊断：右肾癌。

（4）病理诊断：右肾透明细胞癌，核 Ⅲ 级。

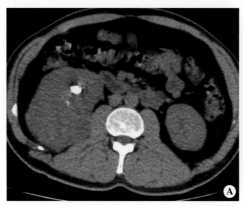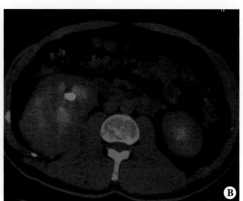

图 10-1-4　右肾癌

病例 5

（1）简要病史：男，45 岁；无痛性全程血尿 4 天，伴条状血块。

（2）影像表现：右肾外侧肿块，大小约 72mm×88mm，周边呈不均匀 FDG 摄取增高，SUV_{max} 11.4；左肾静脉近肾段增粗，FDG 摄取增高；腹膜后见数个小淋巴结，FDG 摄取稍高；右肺胸膜下见两个小结节，无明显 FDG 摄取（图 10-1-5）。

（3）影像诊断：右肾癌，右肾静脉癌栓可能；腹膜后淋巴结、右肺转移不除外。

（4）病理诊断：右肾透明细胞癌，核 III 级，部分 IV 级。

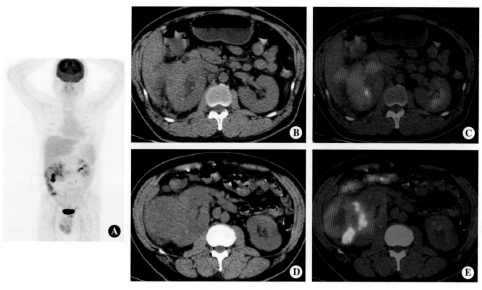

图 10-1-5 右肾癌

病例 6

（1）简要病史：男，67 岁；1 个月前发现右肾肿块，考虑肾癌；右侧臀部发现占位，病理示透明细胞癌。

（2）影像表现：右肾上极见一巨大肿块影，直径约 82mm，密度不均，内见坏死和条片状高密度出血，边缘见一点样钙化，推挤周围结构，FDG 摄取呈环状不均匀增高，SUV_{max} 11.8；两肺散见多发大小不等结节，FDG 摄取增高，SUV_{max} 4.3；右肺门、纵隔 VII 区见肿大淋巴结，FDG 摄取稍高，SUV_{max} 3.5（图 10-1-6）。

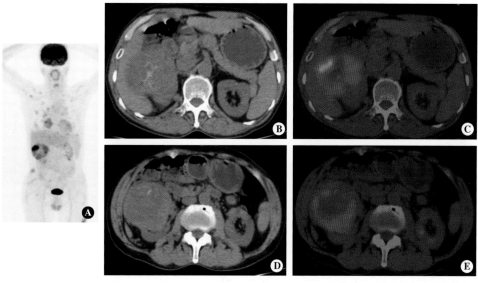

图 10-1-6 右肾癌

（3）影像诊断：考虑右肾癌，肺、纵隔淋巴结转移。

（4）病理诊断：右肾透明细胞癌。

病例 7

（1）简要病史：男，59 岁；发现肺结节 1 周。

（2）影像表现：左肾见一肿块，浅分叶，密度欠均匀，可见低密度及边缘点样钙化，肿块大小约

81mm×69mm，FDG 摄取增高，SUV$_{max}$ 3.7；两肺多发大小不等结节，最大者位于左肺上叶，大小约 25mm×29mm，浅分叶，FDG 摄取增高，SUV$_{max}$ 5.9，余未见明显 FDG 摄取；纵隔 6 区见肿大淋巴结，大小约 32mm×16mm，SUV$_{max}$ 3.8（图 10-1-7）。

（3）影像诊断：左肾癌，肺、纵隔淋巴结转移。

（4）病理诊断/随访结果：肾穿刺活检考虑左肾透明细胞癌。肺、纵隔淋巴结转移。

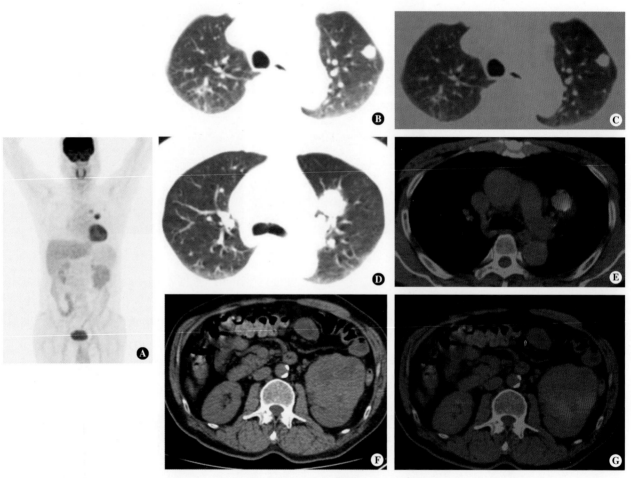

图 10-1-7　左肾癌

病例 8

（1）简要病史：男，72 岁；腹胀 2 月余，发现肺部多发结节，左肾肿块。

（2）影像表现：双侧颈动脉鞘旁、腋窝见多发稍大淋巴结，最大者约 9mm×16mm，FDG 摄取稍增高，SUV$_{max}$ 2.3；两肺散见多发大小不等结节，边清，最大者约 22mm×23mm，FDG 摄取增高，SUV$_{max}$ 2.9；双侧肺门见多发稍大淋巴结，

最大者约 6mm×11mm，FDG 摄取增高，SUV$_{max}$ 4.9；左肾见一巨大囊性病变，最大层面大小约 129mm×204mm，局部可见壁增厚和壁结节，FDG 摄取增高，SUV$_{max}$ 3.7，邻近脏器受压移位（图 10-1-8）。

（3）影像诊断：左肾癌囊变或囊腺癌，两肺、纵隔淋巴结转移；颈部、腋窝淋巴结考虑炎性增生。

（4）病理诊断（手术）：左肾癌。

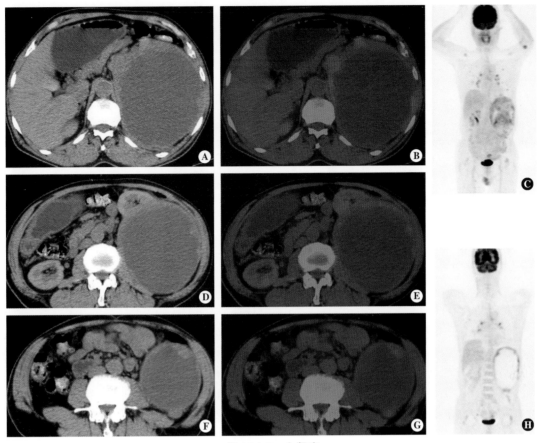

图 10-1-8　左肾癌
C 为 PET MIP；H 为 PET 冠状位

病例 9

（1）简要病史：女，71 岁；腹胀、腹部包块 5 月余。

（2）影像表现：右肾外侧见一巨大囊实性肿块，边缘尚清，突向肝内，边缘实性部分 FDG 摄取增高，SUV_{max} 11.0，周围组织受压移位，肾向内移（图 10-1-9）。

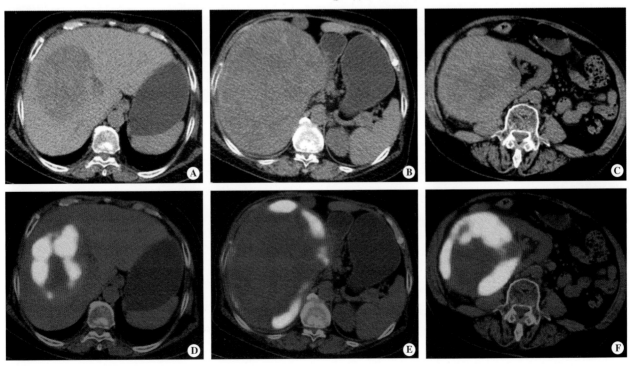

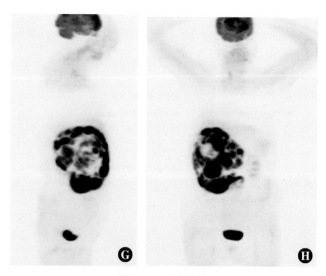

图 10-1-9　右肾癌

（3）影像诊断：右肾癌。

（4）病理诊断（手术）：右肾囊腺癌。

病例 10

（1）简要病史：男，67 岁；胆囊术中发现右肾占位，同时切除部分组织活检示乳头状癌囊性变。

（2）影像表现：右肾外侧皮质密度欠均匀，可见不规则结节，局部稍突出，无明显 FDG 摄取（图 10-1-10）。

（3）影像诊断：结合病史，考虑右肾癌。

（4）病理诊断：右肾乳头状癌囊性变。

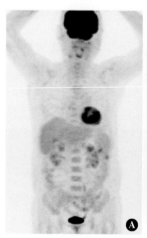
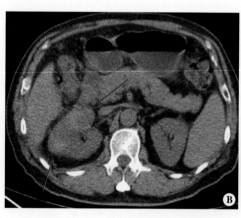
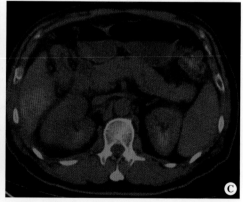

图 10-1-10　右肾癌
箭示肾实质略高密度结节

病例 11

（1）简要病史：男，34 岁；左腰胀痛 10 月余，加重 1 个月。

（2）影像表现：右肾见巨大囊性病变，大小约 91mm×85mm，局部壁厚，可见壁结节，FDG 摄取增高，SUV_{max} 13.6；腹膜后腹主动脉旁多发淋巴结，FDG 摄取增高，SUV_{max} 5.1；全身广泛骨骼局灶性 FDG 摄取增高，SUV_{max} 15.8，相应多处溶骨性破坏（图 10-1-11）。

（3）影像诊断：肾囊腺癌，淋巴结、骨转移。

（4）随访结果：髂骨穿刺见恶性肿瘤细胞；肾囊腺癌，淋巴结、骨转移。

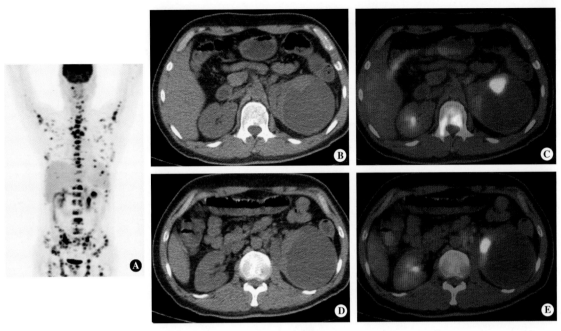

图 10-1-11 肾癌

病例 12

（1）简要病史：男，54 岁；咳嗽月余；CT 发现肺结节、右肾结节，考虑肾癌肺转移。

（2）影像表现：左下肺降主动脉旁见类圆形结节，密度尚均匀，边缘欠光整，大小约 52mm×47mm，与降主动脉及左下肺静脉界限欠清，左肺下叶支气管变窄，FDG 摄取明显增高，SUV_{max} 15.5；双侧肺门及纵隔 5、6 区可见多发肿大淋巴结，最大者约 16mm×10mm，FDG 摄取稍增高，SUV_{max} 6.8；右肾外侧见一等密度结节，直径约 30mm，突出肾外，边缘欠光整，FDG 摄取无明显增高（图 10-1-12）。

（3）影像诊断：左下肺癌，纵隔淋巴结转移；右肾癌（透明细胞？）可能性大。

（4）病理诊断（手术）：左下肺鳞癌；右肾小细胞癌。

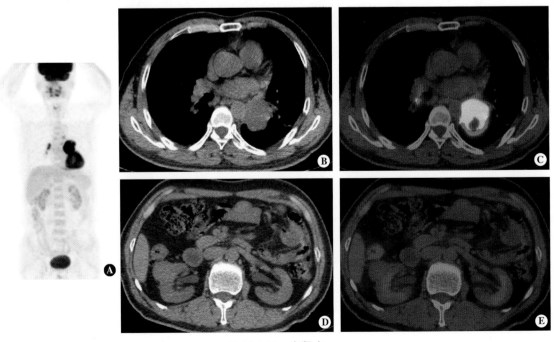

图 10-1-12 右肾癌

病例 13

（1）简要病史：男，53岁；1年前无明显诱因间断性中段血尿，淡红色，无血块，不伴疼痛，无尿频、尿急，20余天前咳嗽后右腰部出现胀痛。

（2）影像表现：右肾增大呈巨块状，密度欠均匀，内见钙化，边缘欠光整，周围FDG摄取增高，

SUV$_{max}$ 20.5，局部与肝右叶、下腔静脉界限欠清；两肺见多个大小不等结节影，边缘尚清，FDG摄取增高，SUV$_{max}$ 18.1；纵隔内见肿大淋巴结，部分融合成团，FDG摄取增高，SUV$_{max}$ 22.8（图10-1-13）。

（3）影像诊断：右肾癌，腹膜后、纵隔淋巴结及肺转移。

（4）病理诊断：右肾腺癌。

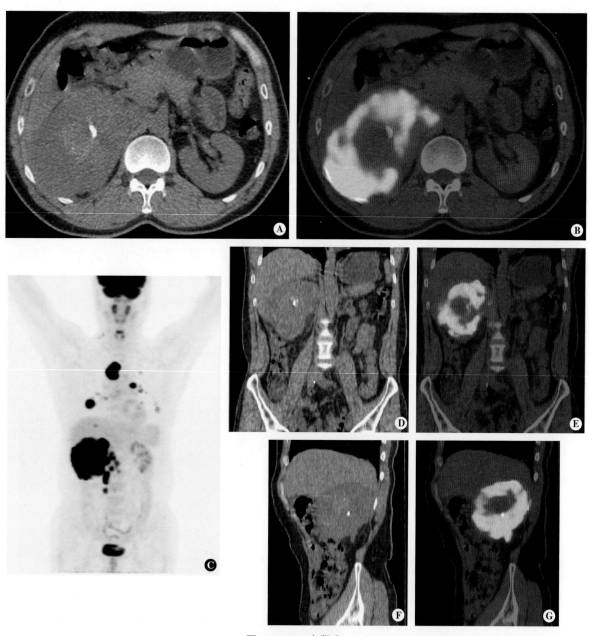

图 10-1-13　右肾癌

病例 14

（1）简要病史：女，63岁；反复血尿20余天。

（2）影像表现：左肾肿块，密度欠均匀，边缘欠规整，大小约54mm×47mm，FDG摄取增高，SUV$_{max}$ 9.8；左肾实质密度弥漫性增高，右肱骨上

段及左股骨上段髓腔内可见结节状软组织影，FDG摄取增高，SUV$_{max}$ 23.4；全身尚可见多发骨质破坏，FDG摄取增高，SUV$_{max}$ 7.9；两肺见多发小结节，FDG摄取增高，SUV$_{max}$ 6.9（图10-1-14）。

（3）影像诊断：左肾癌，肺、骨转移。肾CTA检查示左肾皮质高密度，考虑造影剂残留可能。

（4）病理诊断（活检）：左肾癌。

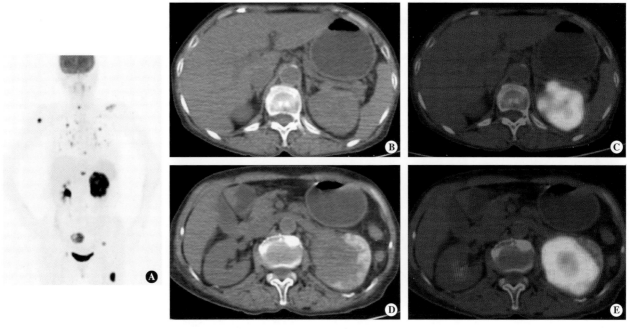

图 10-1-14　左肾癌

病例 15

（1）简要病史：女，50岁；半年前头皮高分化鳞癌切除，现感左侧腰痛10余天；CT示左肾癌并右侧肾上腺、腹膜后淋巴结转移；胃镜示胃底间质瘤。

（2）影像表现：左肾增大变形，呈巨块状，轮廓不规整，内见环形钙化，FDG摄取明显增高，SUV$_{max}$ 45.3，与左侧膈脚、腹主动脉、左肾上腺、胰腺及部分胃体分界欠清；腹膜后主动脉左侧见多发肿大淋巴结，最大者约19mm×16mm，FDG摄取均增高，SUV$_{max}$ 31.8；右肾上腺呈结节样，大小约24mm×16mm，FDG摄取增高，SUV$_{max}$ 32.9；胃贲门部见小结节，大小约11mm×9mm，突向胃腔，SUV$_{max}$ 31.6（图10-1-15）。

（3）影像诊断：结合病史，考虑胃间质瘤；左肾癌可能，左肾转移不除外；腹膜后淋巴结、右肾上腺转移。

（4）病理诊断/随访结果：左肾活检考虑左肾腺癌。临床确诊腹膜后淋巴结、右肾上腺转移。

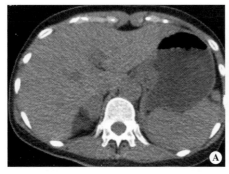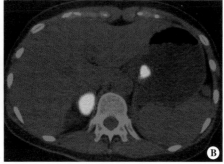

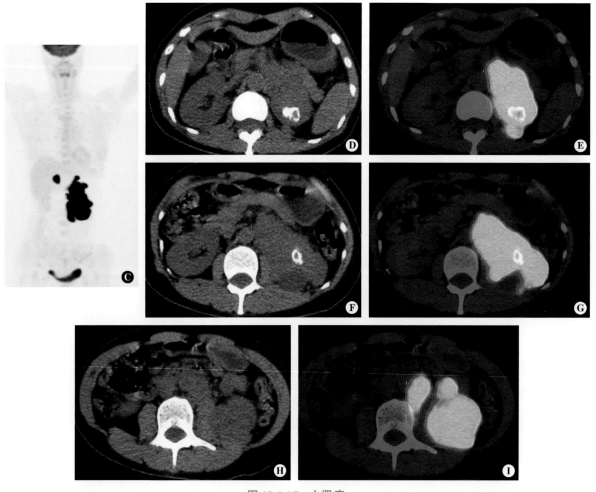

图 10-1-15 左肾癌

病例 16

（1）简要病史：男，64 岁；咯血 1 月余；CT 示左上肺分叶状结节，考虑肺癌。

（2）影像表现：左上叶主动脉弓旁见一大小约 36mm×22mm 结节，边缘分叶、短毛刺，FDG 摄取增高，SUV$_{max}$ 13.2；纵隔未见肿大淋巴结，左肾下极见一不均匀低、等密度肿块，大小约 58mm×54mm，未见明显 FDG 摄取（图 10-1-16）。

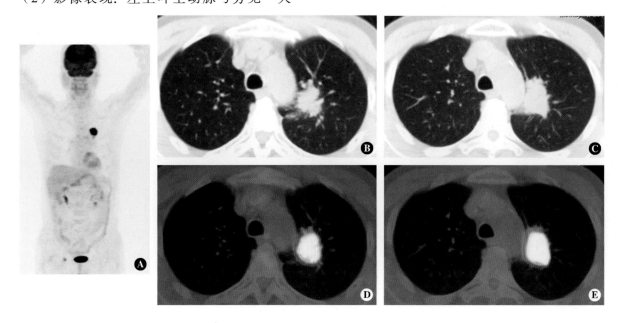

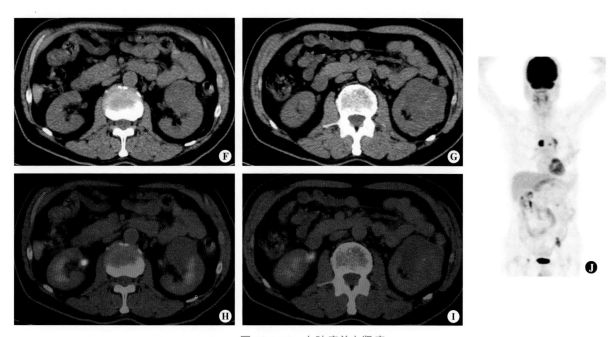

图 10-1-16 左肺癌并左肾癌

J 为术后 5 个月左右，纵隔淋巴结、骨、左侧腰方肌转移

（3）影像诊断：左上肺癌；左肾癌。

（4）病理诊断：2 周后左上肺切除，病理示浸润型肺腺癌。1 个月后左肾切除，病理示左肾透明细胞癌。

二、肾 转 移 癌

【概述】

肾转移癌的原发性肿瘤多见于肺、乳腺及消化道等，无明显特异症状。肾转移癌 CT 上呈等或稍高密度结节或肿块，小病灶边缘多光整，密度均匀；较大病灶边缘欠光整，可侵及周围组织，可伴低密度坏死区；增强扫描时有中等程度或明显强化。

肾转移癌绝大多数呈 FDG 高摄取，极少数小的转移灶 FDG 摄取未见明显增高。

【病例】

病例 1

（1）简要病史：男，66 岁；食管癌术后 1 年。

（2）影像表现：食管胸上段 - 胃吻合，吻合口 FDG 摄取稍高；左肾前肿块，大小约 53mm×62mm，边缘欠光整，FDG 摄取增高，SUV_{max} 26.4，与左肾上腺及左肾实质局部无明显界限；左肾边缘欠光整，其上后部见条状稍高密度影，包绕肾周，FDG 摄取增高，SUV_{max} 8.4；右侧第 7 前肋骨皮质局部稍厚，髓腔密度增高，FDG 摄取增高，SUV_{max} 11.3；右颈部 Ⅳ 区及左颈部 Ⅱ 区见数个稍大淋巴结，较大者约 11mm×13mm，FDG 摄取增高，SUV_{max} 6.9；声门上喉前部局灶性 FDG 摄取增高，SUV_{max} 15.2（图 10-1-17）。

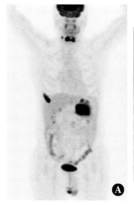
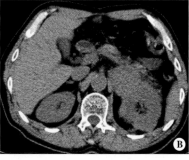
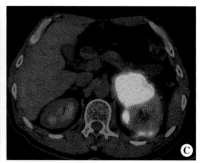

图 10-1-17 肾转移癌

（3）影像诊断：考虑食管癌术后，右第 7 肋、左肾（和肾上腺？）转移，颈部淋巴结转移可能；喉前壁局灶性代谢活性增高，建议喉镜检查。

（4）随访结果：全身转移病灶增加，拒绝治疗，4 个月后死亡。

病例 2

（1）简要病史：男，48 岁；右下肢骨肉瘤术后 1 年，发现肺结节。

（2）影像表现：右侧大腿肌肉萎缩，残端局部 FDG 摄取增高，SUV_max 7.3；两肺见多个结节，最大者约 22mm×17mm，部分 FDG 摄取增高，SUV_max 8.8；左肾可见类圆形等密度结节，大小约 32mm×29mm，FDG 摄取明显增高，SUV_max 18.0（图 10-1-18）。

（3）影像诊断：骨肉瘤术后，肺、左肾转移；右下肢残端炎性改变可能。

（4）随访结果：右下肢骨肉瘤术后，化疗 3 个月 CT 复查病灶无明显变化。

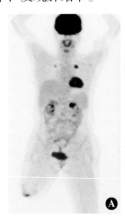
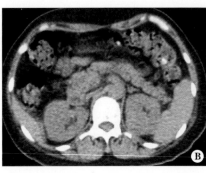
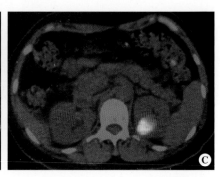

图 10-1-18　肾转移癌

病例 3

（1）简要病史：男，63 岁；右肺癌术后 2 年余。

（2）影像表现：左肾上下极、右肾见多个类圆形不均匀稍低密度结节，边缘欠清，FDG 摄取增高，SUV_max 18.0；利尿延迟 2 小时扫描，FDG 摄取进一步增高，SUV_max 22.7；腹膜后腹主动脉旁见串珠状肿大淋巴结，FDG 摄取增高，SUV_max 18.7（图 10-1-19）。

（3）影像诊断：双肾、腹膜后淋巴结转移。

（4）随访结果：双肾、腹膜后淋巴结转移；半年后患者去世。

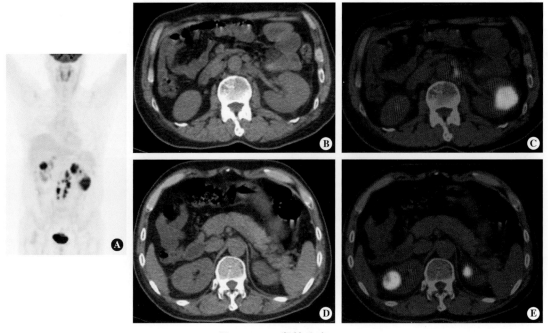

图 10-1-19　肾转移癌

病例 4

（1）简要病史：男，65 岁；左肺鳞癌治疗 1 年后。

（2）影像表现：左肺门见类圆形软组织密度影，大小约 39mm×31mm，FDG 摄取增高，SUV_{max} 10.8，伴上叶不张；左肾中部见等密度小结节，直径约 15mm，突出肾轮廓外，FDG 摄取增高，SUV_{max} 13.3（图 10-1-20）。

（3）影像诊断：左肺鳞癌伴肺不张；左肾转移。

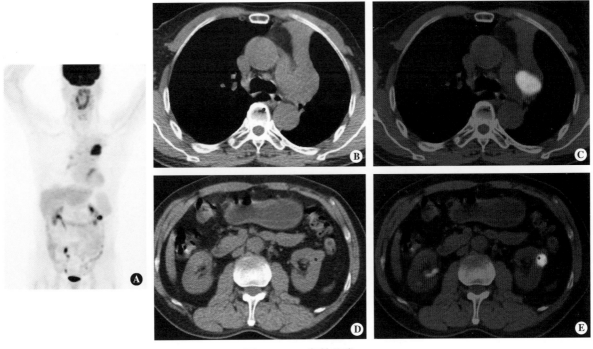

图 10-1-20　肾转移癌

三、肾母细胞瘤

【概述】

肾母细胞瘤好发于儿童，且绝大多数在 10 岁以下发病，3 岁左右为发病高峰，亦有少数见于成人，多为单侧，极个别可见于双侧。目前认为肾母细胞瘤起源于肾胚基细胞。肾母细胞瘤临床多表现为腹部包块，光滑质硬，固定无压痛，多为偏侧，较大者可致腹部左右不对称，亦可表现为邻近器官的压迫症状，如腹痛、恶心、呕吐、下肢水肿等，也可见发热、消瘦等全身症状；实验室检查常有 AFP 增高，患儿常有不同程度贫血。

肾母细胞瘤 CT 扫描见病变多位于肾上极，发现时肿瘤多较大，呈圆形，易坏死、囊变、出血，少见钙化，呈弧线形或斑片状高密度影；肿瘤边缘常有假包膜，界限清晰，可侵及肾内或输尿管，典型征象为残肾征，与残肾界面锐利，肿瘤极少跨中线生长。MRI T_1WI 呈等或稍低信号，T_2WI 呈不均匀高信号，包括更高的斑片状出血信号，肿瘤包膜呈等信号；增强扫描轻度不均匀强化，强化程度低于残肾，包膜可强化。肾母细胞瘤实性部分均表现为 FDG 摄取增高，多为中等程度摄取，SUV_{max} 多在 4～8 之间。

肾母细胞瘤需与肾细胞癌、肾透明细胞肉瘤、恶性肾横纹肌瘤及神经母细胞瘤鉴别。肾细胞癌在儿童中较少见，6 岁前极少见，其发病年龄一般大于肾母细胞瘤，且肿瘤多不规则，无明显包膜，瘤体内钙化相对较多见，转移灶内钙化亦有助于肾细胞癌诊断。肾透明细胞肉瘤钙化常见，呈粗砂粒或斑块状，易发生早期骨转移，肾母细胞瘤罕有骨转移。恶性肾横纹肌瘤罕见，常位于肾中心或肾门区，瘤体较大，分叶，可有肾包膜下出血，边缘欠清，可伴甲状旁腺素增高和高钙血症。神经母细胞瘤多起源于肾上腺或椎旁神经节。

【病例】

病例 1

（1）简要病史：女，11 个月；发现腹部胀大

1月余。

（2）影像表现：右肾前见一巨大肿块，轮廓尚清晰，大小约 11.1cm×12.3cm×10.3cm，密度不均匀，其内见多发斑片状稍低密度及低密度影，肿块呈不均匀 FDG 摄取，实性部分 FDG 摄取增高，SUV$_{max}$ 4.3，与右肾无明显边界，右肾受压后移、外旋（图 10-1-21）。

（3）影像诊断：肾母细胞瘤可能性大。

（4）病理诊断（手术）：横纹肌瘤型肾母细胞瘤。

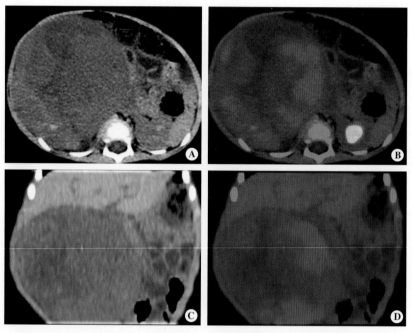

图 10-1-21　肾母细胞瘤

病例 2

（1）简要病史：男，1岁；发现腹部包块 2 个月。

（2）影像表现：右肾见一巨大肿块，囊实性，边缘清晰，与残肾界面锐利，边缘实性部分 FDG 摄取增高，SUV$_{max}$ 4.4（图 10-1-22）。

（3）影像诊断：右肾母细胞瘤可能性大。

（4）病理诊断（手术）：肾母细胞瘤。

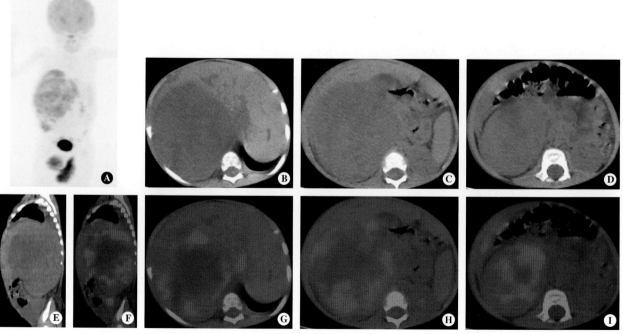

图 10-1-22　右肾母细胞瘤

四、肾血管平滑肌脂肪瘤

【概述】

肾血管平滑肌脂肪瘤又称肾错构瘤，是一种良性肿瘤，由血管、平滑肌及脂肪以不同比例构成。该病多数无明显临床症状，常偶然发现，较大者可表现为腰部酸胀，破裂时可有血尿和疼痛。

血管平滑肌脂肪瘤典型的 CT、MRI 表现是肿瘤含脂肪成分，CT 表现为低密度，MRI T_1WI 和 T_2WI 均为高信号，脂肪抑制序列信号减低；乏脂性肿瘤，CT 不易与其他占位性病变鉴别，MRI T_2WI 可表现均匀稍低信号或混杂少许点片状高信号；肿瘤呈楔状伸入肾实质有一定特征性。

多数肾血管平滑肌脂肪瘤 FDG 摄取与肾实质相似。

【病例】

病例 1

（1）简要病史：女，49 岁；发现肺部结节 1 周。

（2）影像表现：甲状腺左叶见类圆形低密度影，大小约 14mm×13mm，FDG 摄取明显增高，SUV_{max} 15.6；左锁骨上窝可见多发淋巴结，最大者约 10mm×9mm，FDG 摄取稍增高，SUV_{max} 2.7；左肺下叶后基底段见一类圆形软组织密度影，浅分叶，直径约 25mm，FDG 摄取轻度增高，SUV_{max} 1.3；左肺下叶背段紧贴降主动脉另见一结节，大小约 15mm×10mm，FDG 摄取增高，SUV_{max} 5.1；左肺门见肿大淋巴结，FDG 摄取增高，SUV_{max} 6.2；右肾下极见类圆形稍高密度结节，边缘欠光整，局部可见脂肪密度，大小约 36mm×29mm，FDG 摄取增高，SUV_{max} 6.7（图 10-1-23）。

（3）影像诊断：甲状腺左叶结节，代谢活性增高，考虑恶性可能；考虑左锁骨上窝、左肺门淋巴结转移；左肺下叶背段小结节，代谢活性增高，恶性不除外；左肺下叶后基底段结节，良性可能性大；右肾结节，血管平滑肌脂肪瘤可能。

（4）病理诊断 / 随访结果：6 个月后回访，右肾结节穿刺活检示错构瘤；肺结节暂未处理。

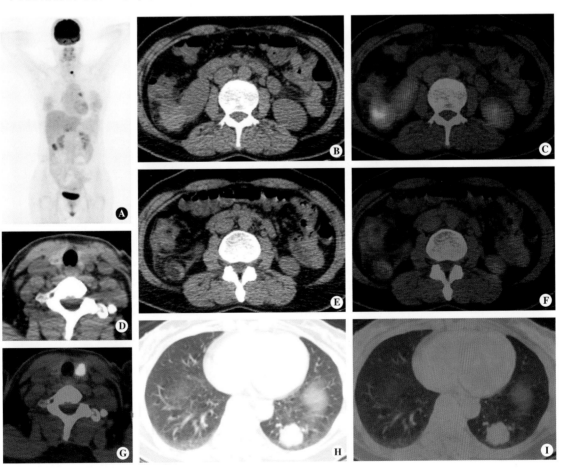

图 10-1-23　肾血管平滑肌脂肪瘤

病例 2

（1）简要病史：男，47 岁；10 天前因车祸行 B 超检查，发现右肾占位，考虑肾癌。

（2）影像表现：右肾下极外侧见直径约 50mm 肿块，密度欠均匀，内见低密度区，FDG 摄取类似肾实质（图 10-1-24）。

（3）影像诊断：肾癌可能。

（4）病理诊断（手术）：右肾血管平滑肌脂肪瘤。

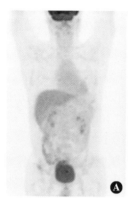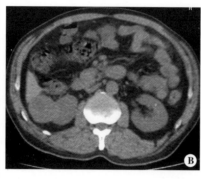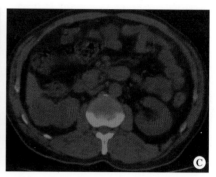

图 10-1-24　肾血管平滑肌脂肪瘤

五、肾淋巴瘤

【病例】

（1）简要病史：男，55 岁；腰胀、腰痛伴间歇性发热 5～6 个月。

（2）影像表现：双肾明显增大，右侧最大层面大小约 175mm×128mm，FDG 摄取增高，SUV$_{max}$ 10.5；与周围肠管、胰腺、腰大肌分界不清楚，肝脏受压，颈部、腋窝、腹膜后、盆腔及腹股沟区可见多个右侧口咽部、双侧肿大淋巴结，最大者约 32mm×28mm，FDG 摄取增高，SUV$_{max}$ 8.8（图 10-1-25）。

（3）影像诊断：淋巴瘤。

（4）病理诊断：弥漫大 B 细胞淋巴瘤。

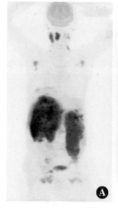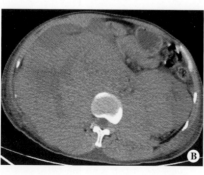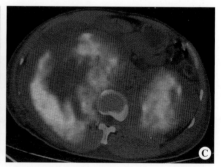

图 10-1-25　肾淋巴瘤

第二节　肾盂癌、输尿管病变

一、肾盂癌、输尿管癌

【概述】

肾盂癌发生于肾盂或肾盏上皮，多为移行上皮细胞癌，亦有少数为鳞癌或腺癌；输尿管癌发生于输尿管上皮，也多为移行上皮细胞癌。肾盂癌、输尿管癌临床症状最常见为无痛性血尿，血块或肿瘤堵塞尿路可引起腰酸、腰胀，甚至绞痛。

肾盂癌 CT 表现为肾盂内软组织密度结节或肿块，密度较均匀；MRI T$_1$WI 呈等或稍低信号，T$_2$WI 呈稍高信号；肿瘤多为乏血供性，强化不明显；肿瘤较大可侵及肾实质或周围组织。输尿管癌 CT 可表现为管壁不均匀增厚、增粗或结节，沿输尿管生长，可浸润输尿管周围组织，CT 尿路造影（CTU）或磁共振尿路造影（MRU）可显示梗阻部位及上游积水征象。移行上皮癌可同时出现在肾盂、输尿管和膀胱。

肾盂癌、输尿管癌多呈高代谢活性，FDG 摄取明显增高。

【病例】

病例 1

（1）简要病史：男，83 岁；反复无痛性肉眼血尿 8 个月，CT 和 MRI 均示右肾盂肿瘤。

（2）影像表现：右肾盂及输尿管上段纡曲扩张，呈软组织密度结节状改变，最大截面约 27mm×20mm，FDG 摄取增高，SUV_{max} 19.4；右肾盏见点状致密影，右肾积水，双侧肺门及纵隔见多个淋巴结，最大者约 15mm×13mm，部分钙化（图 10-2-1）。

（3）影像诊断：右肾盂、输尿管癌；右肾结石、积水；肺门、纵隔淋巴结转移可能性大。

（4）病理诊断：右肾盂菜花状尿路上皮癌（移行上皮癌，移行细胞癌 III 级）；输尿管下段移行上皮癌（本例输尿管下段当时未注意到，术后复习发现右侧输尿管下段粗于左侧，且代谢活性增高，与尿液的放射性不易区别）；半年后诊断为膀胱乳头状移行上皮癌。

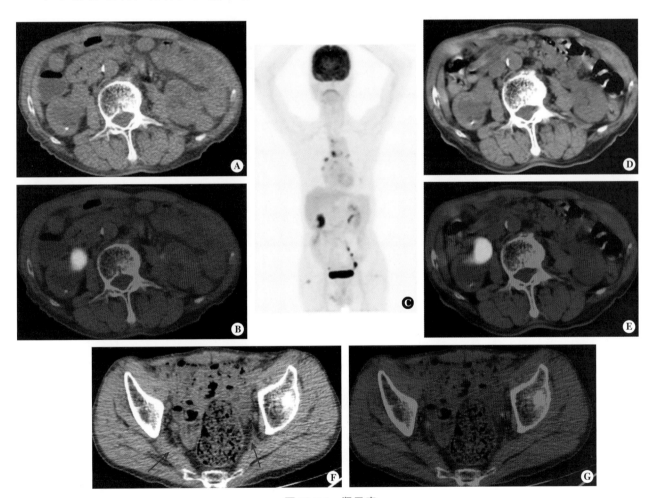

图 10-2-1 肾盂癌

箭示右侧病变与左侧正常输尿管对比；A、B 为常规显像；D、E 为利尿延迟 2 小时

病例 2

（1）简要病史：男，50 岁；间歇性肉眼血尿 1 周。

（2）影像表现：左肾盂内见类圆形等密度影，大小约 30mm×28mm，FDG 摄取增高，SUV_{max} 13.2（图 10-2-2）。

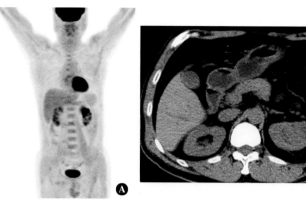
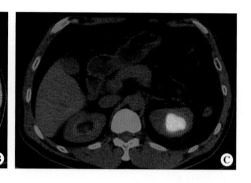

图 10-2-2　左肾盂癌

（3）影像诊断：左肾盂癌。

（4）病理诊断（手术）：左肾盂癌。

病例 3

（1）简要病史：男，86 岁；右侧腰痛 10 余天。

（2）影像表现：右肺下叶胸膜下见软组织密度肿块和结节，肿块分叶，大小约 58mm×45mm，

FDG 摄取均增高，SUV_{max} 4.7；右侧肺门可见多个肿大淋巴结，FDG 摄取增高，SUV_{max} 12.1；右侧胸膜多处不均匀增厚，FDG 摄取增高，SUV_{max} 8.5；右肾盂见不规则软组织影，大小约 30mm×22mm，FDG 摄取增高，SUV_{max} 8.1（图 10-2-3）。

（3）影像诊断：右肾盂癌，肺转移可能性大。

（4）病理诊断：右肾盂移行细胞癌。

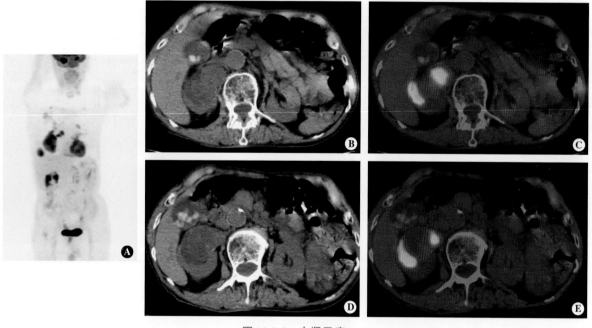

图 10-2-3　右肾盂癌

病例 4

（1）简要病史：男，56 岁；发现颈部淋巴结肿大半月余。

（2）影像表现：左侧颈部、锁骨上下窝、腋窝、右肺门、腹膜后、双侧髂血管旁及右侧髂窝见多发肿大淋巴结，部分融合，最大者约 22mm×45mm，

FDG 摄取增高，SUV_{max} 9.5；左输尿管平 L_5 椎体水平呈结节状，FDG 摄取增高，SUV_{max} 8.1，以上输尿管及肾盂扩张积水（图 10-2-4）。

（3）影像诊断：左输尿管癌并淋巴结转移可能性大；淋巴瘤不除外。

（4）病理诊断：输尿管镜检病理示输尿管移行上皮癌；左锁骨上窝淋巴结穿刺活检示转移癌。

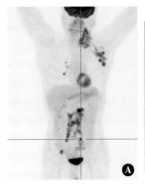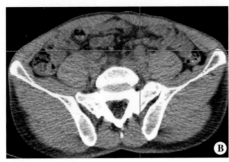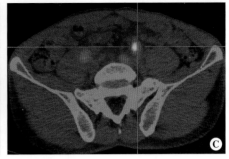

图 10-2-4　左侧输尿管移行上皮癌

病例 5

（1）简要病史：女，49 岁；左腰酸胀 2 月余，CT 考虑腹膜后占位。

（2）影像表现：左侧输尿管髂血管分叉水平处（L₄ 椎体水平）见结节状软组织密度影，边缘欠清，大小约 20mm×41mm，FDG 摄取增高，SUV_{max} 7.7，继发以上层面左肾盂及输尿管上段扩张、积水，子宫宫腔近宫颈部 FDG 摄取局灶性稍增高，SUV_{max} 2.7（图 10-2-5）。

（3）影像诊断：左输尿管癌可能性大；子宫局灶性代谢活性增高，建议进一步检查。

（4）病理诊断：左输尿管鳞癌；子宫内膜样腺癌，Ⅱ级。

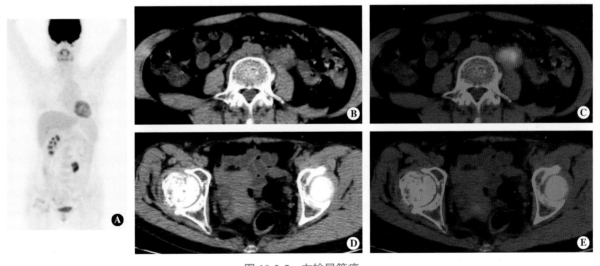

图 10-2-5　左输尿管癌

病例 6

（1）简要病史：男，58 岁；腰酸、腰痛 1 周，尿潜血（+++）。

（2）影像表现：L₄ 椎体上缘至 L₅ 椎体中间水平右输尿管增粗，呈梭状，最大截面直径约 26mm，FDG 摄取增高，SUV_{max} 7.3；边缘模糊，内见低密度窄管腔（红箭头），与邻近下腔静脉界限不清，病变向上延伸，形成不规则条块，与输尿管并行，右肾盂、输尿管上段轻度扩张，病变周围见多个小淋巴结，FDG 摄取增高；左肾静脉增粗，边缘模糊、毛糙，FDG 摄取增高，左肾血管周围脂肪内见斑片状、条状高密度影；双侧颈部及双侧腋窝见多发大小不等淋巴结，FDG 摄取增高，SUV_{max} 4.7（图 10-2-6）。

（3）影像诊断：右输尿管癌；周围淋巴结转移，侵及下腔静脉，左肾静脉癌栓可能；双侧腋窝及颈部淋巴结，考虑炎性增生可能，转移不除外。

（4）病理诊断：右输尿管移行上皮癌。

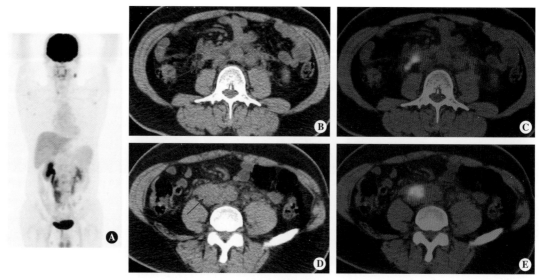

图 10-2-6　右输尿管癌

箭示输尿管腔变窄

二、肾盂脂肪瘤

【概述】

肾盂脂肪瘤为肾脏的良性肿瘤,由分化成熟的脂肪细胞构成,除间质小血管外无其他成分,未见平滑肌细胞;肾皮质部正常,肾小球结构正常,未发现异常细胞及组织;肾盂被覆上皮由于受压变为单层立方上皮,靠近瘤组织边缘肾髓质集合小管受挤压;文献少有报道。肾盂脂肪瘤 CT 显示脂肪密度为其特征,有时其 CT 征象难以与肾癌、肾盂癌、肾平滑肌脂肪瘤区别而易误诊。

【病例】

(1)简要病史:男,51 岁;体检发现纵隔淋巴结肿大。

(2)影像表现:纵隔见数个小淋巴结,未见明显 FDG 摄取;左肾盂内见巨大脂肪密度肿块,大小约 32mm×27mm,未见明显 FDG 摄取(图 10-2-7)。

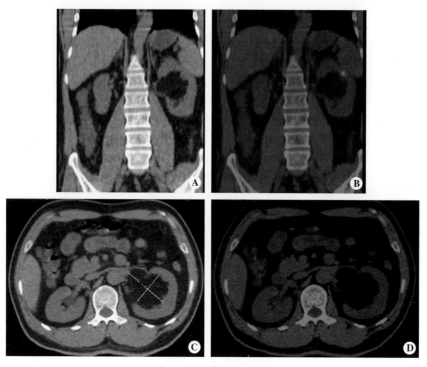

图 10-2-7　肾盂脂肪瘤

（3）影像诊断：纵隔淋巴结炎性增生；左肾盂脂肪瘤。

第三节 膀胱癌和脐尿管病变

一、膀胱癌

【概述】

膀胱癌是泌尿系统最常见的恶性肿瘤，包括尿路上皮癌、鳞癌和腺癌等，其中尿路上皮癌最多见，占90%以上。膀胱癌多见于中老年人，男性明显多于女性（男性发病率为女性的3～4倍），好发于三角区。最常见临床症状为无痛性血尿。

膀胱癌CT表现为膀胱壁不均匀增厚，向腔内突出的结节或肿块，部分或向腔外突出。MRI T_1WI呈等或稍低信号，T_2WI呈稍高信号；增强可见明显强化；可浸润或侵及膀胱周围组织结构。

膀胱癌绝大多数代谢活性增高，呈FDG高摄取，泌尿系统病变利尿延迟显像更有利于病变的观察。

【病例】

病例1

（1）简要病史：男，69岁；反复肉眼血尿2年余；CT提示膀胱肿瘤，盆腔肿块，不除外转移。

（2）影像表现：膀胱右壁软组织密度结节，突向腔内，FDG摄取增高，SUV_{max} 29.0，延迟利尿显像SUV_{max} 19.2；盆壁左侧髂内外血管间见一类圆形肿块影，大小约41mm×38mm，FDG稍增高，SUV_{max} 2.6（图10-3-1）。

（3）影像诊断：膀胱癌，并盆腔转移可能性大。

（4）病理诊断（膀胱镜）：膀胱癌。

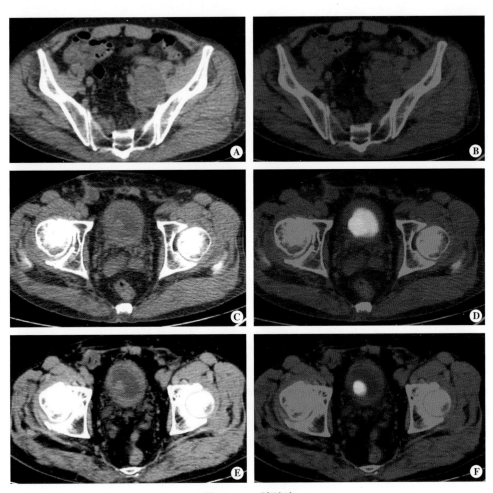

图 10-3-1 膀胱癌

E、F为利尿、延迟2小时后

病例 2

（1）简要病史：男，60 岁；膀胱镜示膀胱鳞癌，前列腺浸润。

（2）影像表现：膀胱右输尿管开口处及右输尿管末端不规则肿块，FDG 摄取增高，SUV$_{max}$ 9.3；肿块侵及右侧精囊腺，致右侧精囊腺明显肿大，FDG 摄取增高，肿块与前列腺右外侧带界限欠清（图 10-3-2）。

（3）影像诊断：膀胱癌，侵及右侧精囊腺和前列腺。

（4）病理诊断：膀胱鳞癌，前列腺浸润。

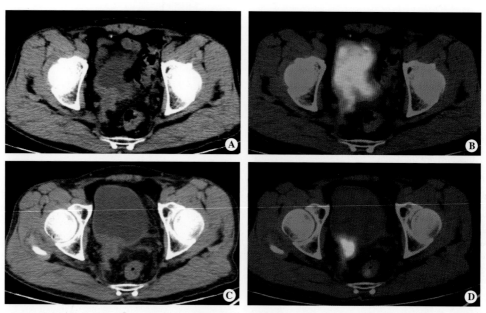

图 10-3-2　膀胱癌
A、B 为常规显像；C、D 为利尿、延迟 2 小时显像

病例 3

（1）简要病史：男，74 岁；肉眼血尿 10 余天。

（2）影像表现：膀胱左后壁增厚，并见菜花状结节，大小约 47mm×26mm，FDG 摄取明显增高，SUV$_{max}$ 17.1；S$_1$ 椎体局部密度增高，FDG 摄取增高，SUV$_{max}$ 9.5；右侧肺门及纵隔多发肿大淋巴结，最大者约 16mm×14mm，FDG 摄取稍增高，SUV$_{max}$ 5.3（图 10-3-3）。

（3）影像诊断：膀胱癌；骶骨转移；右肺门淋巴结，转移不除外。

（4）病理诊断（膀胱镜）：膀胱癌。

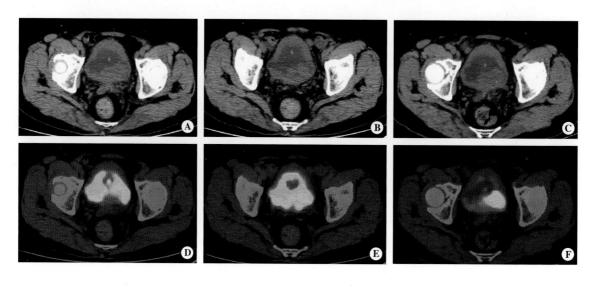

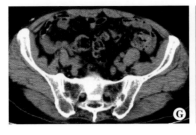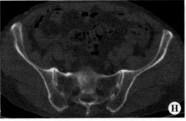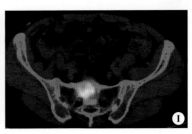

图 10-3-3　膀胱癌

病例 4

（1）简要病史：女，72 岁；近 1 周发现肉眼血尿 3 次。

（2）影像表现：膀胱右前壁结节状增厚，突向腔内外，大小约 29mm×24mm，FDG 摄取增高，SUV_{max} 23.9；盆腔左前方见直径约 11mm 小结节，FDG 摄取增高，SUV_{max} 9.6（图 10-3-4）。

（3）影像诊断：膀胱癌，盆腔转移。

（4）病理诊断（手术）：浸润性膀胱癌。

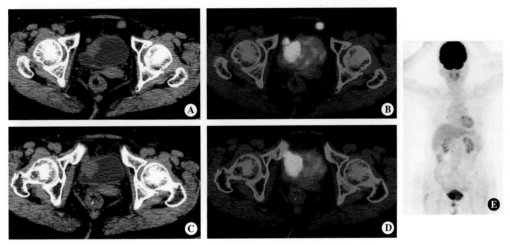

图 10-3-4　膀胱癌

病例 5

（1）简要病史：男，72 岁；两年前开始多次发现小便潜血阳性，1 周前突发大量肉眼血尿。

（2）影像表现：膀胱右壁明显不均匀增厚，FDG 摄取增高，SUV_{max} 13.1；右侧髂血管旁及腹膜后见多发肿大淋巴结，最大者直径约 15mm，FDG 摄取增高，SUV_{max} 3.7（图 10-3-5）。

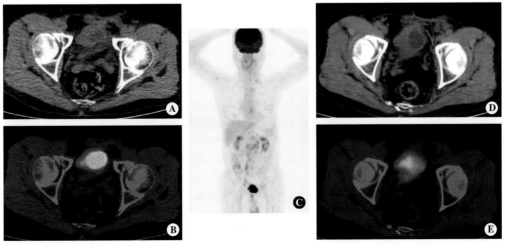

图 10-3-5　膀胱癌

A、B 为常规显像；D、E 为利尿、延迟 2 小时

（3）影像诊断：膀胱癌，淋巴结转移。

（4）病理诊断（膀胱镜检＋手术）：膀胱癌。

病例 6

（1）简要病史：男，65 岁；膀胱癌术后 2 年；CT 发现膀胱壁结节。

（2）影像表现：膀胱后壁增厚，见结节状影，

直径约 18cm，FDG 摄取增高，SUV_{max} 16.2；左侧髂血管旁见肿大淋巴结，直径约 12mm，FDG 摄取增高，SUV_{max} 3.4（图 10-3-6）。

（3）影像诊断：膀胱癌术后复发。

（4）病理诊断（膀胱镜检＋手术）：膀胱癌术后复发。

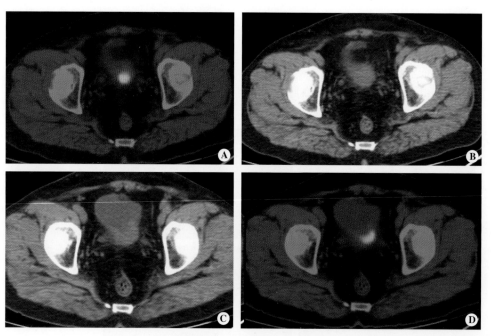

图 10-3-6　膀胱癌术后复发

A、B 为常规显像；C、D 为利尿、延迟 2 小时显像

病例 7

（1）简要病史：男，53 岁；膀胱肿瘤术后 5 年，终末血尿 3 天；膀胱镜示膀胱后底壁肿瘤隆起，表面不光滑，活检病理示尿路上皮癌。

（2）影像表现：膀胱壁增厚，后壁局灶性 FDG 摄取增高，SUV_{max} 12.5（图 10-3-7）。

（3）影像诊断：膀胱癌术后复发。

（4）病理诊断：膀胱癌术后复发。

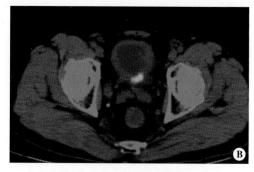

图 10-3-7　膀胱癌术后复发

B 为利尿、延迟 2 小时显像

病例 8

（1）简要病史：男，67 岁；膀胱癌术后 1 年，血尿 2 周。

（2）影像表现：膀胱左前壁不均匀增厚，边缘见点状钙化，FDG 摄取不均匀结节状增高，SUV_{max} 11.6（图 10-3-8）。

（3）影像诊断：膀胱癌术后复发。

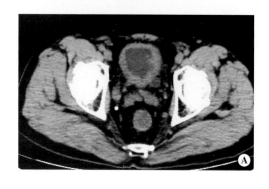

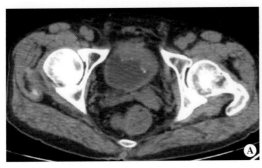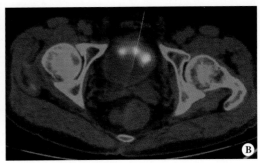

图 10-3-8　膀胱癌术后复发

（4）病理诊断（膀胱镜）：膀胱癌术后复发。

二、膀胱平滑肌瘤

【概述】

膀胱平滑肌瘤较少见，但其为膀胱最常见的非上皮良性肿瘤，各年龄段均可发病，以 50～70 岁多见，女性明显多于男性。膀胱平滑肌瘤依发病部位可分为黏膜下型、浆膜下型及膀胱壁间型，其中黏膜下型最常见。膀胱平滑肌瘤临床最常见症状为尿路梗阻，部分患者可有膀胱刺激征、血尿等，少数患者可没有明显症状。膀胱平滑肌瘤CT 表现为膀胱壁增厚或突向腔内的结节或肿块，边缘及膀胱壁光整，无膀胱壁浸润，周围脂肪间隙清晰。MRI T_1WI 呈等或稍高信号，T_2WI 呈高信号；但低于尿液信号；MRI 可更清晰地显示病变位置和膀胱壁有无浸润，增强扫描，病变可有较明显强化。PET/CT 检查时可见稍高 FDG 摄取。

【病例】

（1）简要病史：女，25 岁；因"盆腔肿块性质待查"就诊。

（2）影像表现：盆腔内膀胱右后下壁旁见一类圆形软组织肿块影，大小约 32mm×42mm×39mm，CT 值约 41.9Hu，PET 于上述部位见 FDG 摄取稍增高，SUV_{max} 约 3.4，SUV_{avg} 约 2.1；注射呋塞米后延迟扫描示 FDG 摄取进一步增高，SUV_{max} 4.7，SUV_{avg} 3.4；病灶紧贴膀胱右后壁，与子宫及宫颈部分界较清晰（图 10-3-9）。

（3）影像诊断：良性或低度恶性肿瘤，肌肉或纤维组织来源可能。

（4）病理诊断（手术）：膀胱平滑肌瘤。

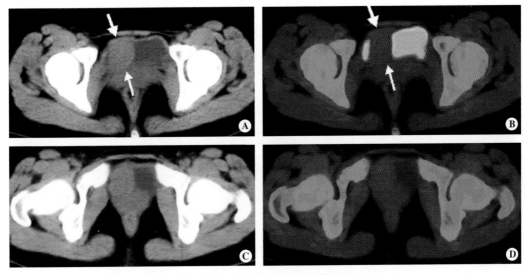

图 10-3-9　膀胱平滑肌瘤（箭示）

三、脐尿管癌

【概述】

脐尿管是胚胎时期连接膀胱与脐的管道，出生时多已闭合，形成脐正中韧带，位于脐正中襞内，如出生时全部或部分未闭合，则形成脐尿管漏或脐尿管憩室、窦道、囊肿等。脐尿管癌极少见，可发生于脐尿管的各段，但多发于下段、膀胱顶部和前壁。脐尿管癌临床症状因发生部位各异，未侵及膀胱黏膜者，发病隐匿或无症状，可有下腹痛，或触及包块；侵及膀胱黏膜者可有血尿、黏液尿及膀胱刺激征等。

脐尿管癌 CT 表现为下腹部肿块，可呈囊实性，与膀胱前壁分界不清，可向膀胱腔内外突出，特别是沿膀胱前间隙（Retzius 间隙）向脐延伸，多数可见点状钙化；囊实性者囊壁厚薄不均，邻近膀胱壁可增厚，增强实性部分可有中度以上强化。脐尿管癌恶性程度高，本部分病例发现时即已广

泛转移，病变实性部分 FDG 摄取增高。

脐尿管癌主要应与膀胱癌鉴别。膀胱癌好发于后壁及三角区，多向腔内生长，或壁呈浸润性增厚，多是实性，极少钙化。

【病例】

（1）简要病史：男，30岁；发现颈部包块1个月。

（2）影像表现：膀胱前上壁见类似锥形囊实性肿块，尖朝前上，长径约43mm，边缘 FDG 摄取增高，SUV$_{max}$ 4.9；左侧颈部、双侧盆壁、左腹股沟区见多发肿大淋巴结，其内密度不均匀，可见坏死，颈部最大（大小约32mm×36mm），FDG 摄取增高，SUV$_{max}$ 8.2；右臀部皮下脂肪内见结节状密度影，直径约18mm，FDG 摄取增高，SUV$_{max}$ 6.1；寰枢椎、L$_4$ 椎体、骶骨、双侧坐骨及耻骨可见局灶性骨质破坏，FDG 摄取增高，SUV$_{max}$ 4.8（图10-3-10）。

（3）影像诊断：脐尿管癌。

（4）病理诊断：脐尿管癌。

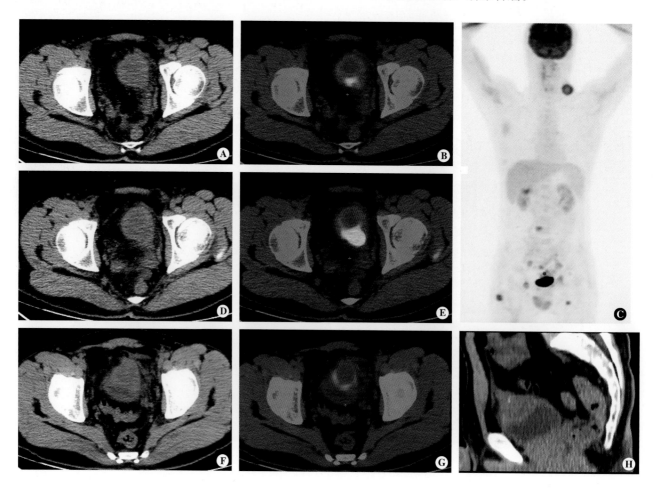

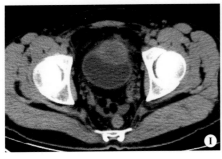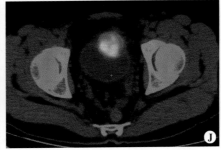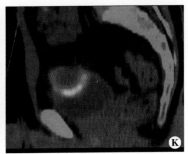

图 10-3-10 脐尿管癌

F ～ K 为利尿、延迟 2 小时后显像

四、腺性膀胱炎

【概述】

腺性膀胱炎是一种少见的膀胱移行上皮化生性或增殖性病变,多见于中老年人,女性多于男性。腺性膀胱炎发生发展过程可概括为:移行上皮单纯性增生,以 Brunn 芽的方式向黏膜下生长,形成 Brunn 巢,然后 Brunn 巢中心发生囊变,导致囊性膀胱炎,囊被覆移行上皮,当囊腔内出现分泌黏液的上皮,即转为腺性膀胱炎。本病病因不明,但反复感染、结石等慢性刺激可能为诱发因素,临床表现以膀胱刺激征如尿频、尿痛、尿急为主,可有血尿和排尿困难等,常合并尿路感染。病变好发于三角区,CT 可见膀胱壁增厚,有斑块状或乳突状隆起,腔内表面毛糙,外壁光整;增强一般无明显强化。本部分病例未见病变 FDG 摄取增高,本病可癌变,膀胱癌通常呈明显高 FDG 摄取。

【病例】

(1)简要病史:男,47 岁;腺性膀胱炎电灼并膀胱灌注术后 3 年。

(2)影像表现:膀胱壁弥漫性均匀增厚(约 1.5cm),FDG 摄取未见增高(图 10-3-11)。

(3)影像诊断:膀胱壁弥漫性均匀增厚,代谢未见增高,符合腺性膀胱炎改变。

(4)病理诊断(膀胱三角区活检):腺性膀胱炎。

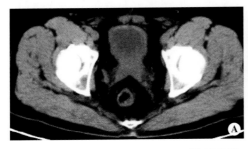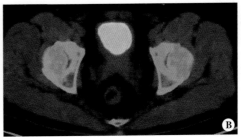

图 10-3-11 腺性膀胱炎

第十一章

男性生殖系统

第一节　前列腺、精囊腺病变

一、前列腺癌

【概述】

前列腺癌分为两大类：一类起源于上皮细胞，如腺癌、鳞癌和移行上皮癌；另一类为非上皮细胞来源，如肉瘤、淋巴瘤等。来源于前列腺腺泡上皮的腺癌占前列腺癌的95%以上。前列腺癌多见于中老年人，70%～75%的前列腺癌起源于外周带，其余25%～30%起源于移行区，起源于中央区的较少见，多继发于外周带的肿瘤侵犯。10%左右的前列腺癌可为多灶性。

局限于包膜内的前列腺癌密度与正常前列腺相仿，因此CT平扫不易发现，增强密度差异也不大，如癌灶含有较多黏液，密度可减低；当外周带肿瘤较大，突出于包膜轮廓外，则可见前列腺轮廓局部突出、分叶；当肿瘤突破包膜，侵及周围结构，则可见膀胱壁不光整，精囊角不对称，以及脂肪间隙密度增高或软组织影。外周带前列腺癌MRI T$_2$WI上表现为高信号区内的低信号结节或肿块，但不具特异性；MRI不易发现移行区的前列腺肿瘤，DWI在前列腺癌中的应用价值仍不确定。MRS研究发现，枸橼酸盐（Cit）在前列腺外周带含量比较高，而前列腺癌好发于外周带，因此Cit分泌减少，胆碱（Cho）减少，（Cho+Cre）/Cit＞2有助于前列腺癌诊断。MRI动态增强可显示病灶早期快速强化。

大多数前列腺癌表现为局灶性或弥漫性高FDG摄取，少部分病灶未见明显FDG摄取增高，即使已出现全身广泛转移。

【病例】

病例1

（1）简要病史：男，80岁；颈部淋巴结肿大。

（2）影像表现：前列腺增大，略呈分叶状，内见点状钙化，右叶局灶性FDG摄取稍增高，SUV$_{max}$ 3.6；腹膜后、右肺门、左锁骨上窝多发肿大淋巴结，部分融合，最大者约31mm×27mm，SUV$_{max}$ 3.1；多个椎体及其附件、双侧多根肋骨局灶性FDG摄取稍增高，SUV$_{max}$ 3.6（相应部分髓腔密度稍减低）（图11-1-1）。

（3）影像诊断：前列腺增生肥大、钙化，前列腺癌可能，多发淋巴结转移；多骨转移可能性大。建议活检和前列腺特异性抗原（PSA）检查。

（4）随访结果：活检+PSA考虑前列腺癌。

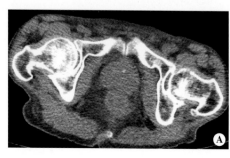
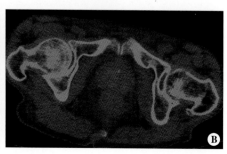

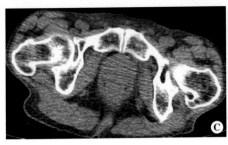
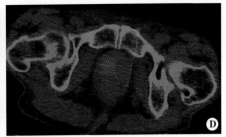

图 11-1-1　前列腺癌

病例 2

（1）简要病史：男，65 岁；消瘦 10 余天。

（2）影像表现：双侧肺门及纵隔见多发大小不等淋巴结，FDG 摄取增高，SUV_{max} 3.8；前列腺右外侧带见稍低密度结节，大小约 16mm×13mm，FDG 明显增高，SUV_{max} 4.6（图 11-1-2）。

（3）影像诊断：前列腺癌；纵隔淋巴结考虑增生，转移不除外。

（4）病理诊断：前列腺癌。

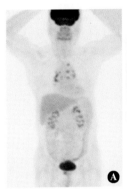
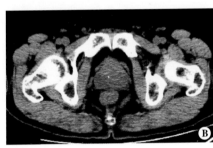
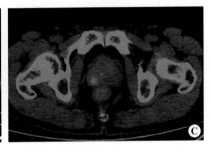

图 11-1-2　前列腺癌

病例 3

（1）简要病史：男，73 岁；MR 疑骨转移。

（2）影像表现：前列腺双后外侧带局部轮廓稍突出，密度稍低，FDG 摄取增高，SUV_{max} 7.7；双侧髂血管旁见数个小淋巴结，最大者直径约 8mm，FDG 摄取稍高，SUV_{max} 2.1；脐尿管内见小点状致密影，全身骨骼未见明显骨质异常和代谢活性异常（图 11-1-3）。

（3）影像诊断：前列腺癌；盆腔淋巴结转移不除外；脐尿管结石。

（4）病理诊断：前列腺癌。

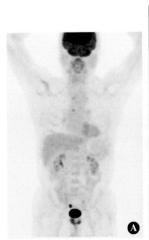
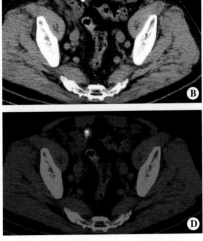
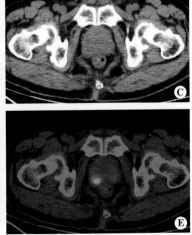

图 11-1-3　前列腺癌

病例 4

（1）简要病史：男，64 岁；确诊前列腺癌，术前评估。

（2）影像表现：前列腺明显增大，边缘欠光整，FDG 摄取明显增高，以移行带为甚，SUV_{max} 8.5，相应部位密度稍高；左侧股骨上段可见成骨性骨质破坏，FDG 摄取增高，SUV_{max} 4.4；两肺见多发大小不等结节，边清，最大者约 13mm×10mm，FDG 摄取稍高，SUV_{max} 2.4（图 11-1-4）。

（3）影像诊断：前列腺癌，肺、骨转移。

（4）随访结果：PSA + 游离 PSA 明显增高，临床诊断为前列腺癌，肺、骨转移。

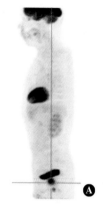
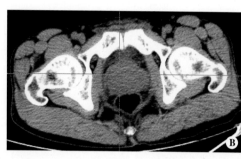
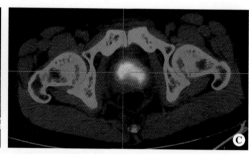

图 11-1-4　前列腺癌

病例 5

（1）简要病史：男，83 岁；腹股淋巴结肿大查因。

（2）影像表现：前列腺增大，可见点状钙化，右叶轮廓稍突出，与右侧精囊腺分界欠清，可见不规则团块状 FDG 摄取增高影，SUV_{max} 4.3；右侧腹股沟、盆腔、腹膜后大血管旁、纵隔（3A、4R、4L 区）、双侧锁骨上窝见多发肿大淋巴结，部分融合，FDG 摄取增高，SUV_{max} 8.8；脊柱多个椎体及骨盆诸骨、双侧多根肋骨、肩胛骨多发斑片状、点状密度增高影，部分骨质破坏，相应部位大部分 FDG 摄取增高，SUV_{max} 5.0（图 11-1-5）。

（3）影像诊断：前列癌，多发淋巴结及骨转移。

（4）病理诊断 / 随访结果：前列腺癌。随访确诊骨转移。

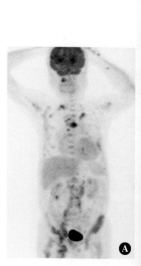
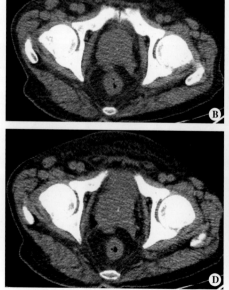
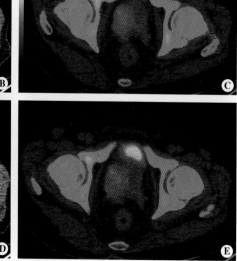

图 11-1-5　前列腺癌

病例6

（1）简要病史：男，82岁；冠心病史，发现两肺广泛结节2周。

（2）影像表现：前列腺增大，欠规整，可见不规则软组织肿块，大小约58mm×54mm，FDG摄取增高，SUV_{max} 12.7，与精囊腺及直肠、膀胱均分界不清；盆腔及腹膜后可见多发肿大淋巴结，最大直径约21mm，FDG摄取增高，SUV_{max} 11.1；两肺弥漫性分布大小不等类圆形结节，最大直径约31mm，FDG摄取增高，SUV_{max} 8.3；肝左叶可见一类圆形稍低密度影，直径约10mm，FDG摄取增高，胸骨柄，L_2、L_4、L_5椎体，S_2右翼，右侧髋臼及耻骨局部见结节状密度增高影，SUV_{max} 8.5（图11-1-6）。

（3）影像诊断：前列腺癌，广泛转移。

（4）病理诊断：前列腺中分化腺癌。

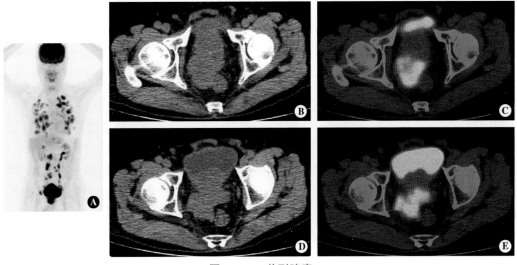

图11-1-6　前列腺癌

病例7

（1）简要病史：男，70岁；颈部疼痛月余；MR提示颈椎骨质破坏。

（2）影像表现：前列腺增大，边缘分叶欠规整，后及右外侧见稍低密度区，大小约62mm×49mm，FDG摄取增高，SUV_{max} 6.8，与双侧精囊腺无明显界限；盆腔及左侧腹股沟区可见多发肿大淋巴结，最大者约54mm×44mm，FDG摄取增高，SUV_{max} 4.2；斜坡右侧及C_3、L_2椎体骨质破坏，FDG摄取局灶性增高，SUV_{max} 6.3（图11-1-7）。

（3）影像诊断：前列腺癌，盆腔、左腹股沟淋巴结转移；斜坡右侧及C_3、L_2椎体骨转移。

（4）病理诊断：前列腺中分化腺癌。

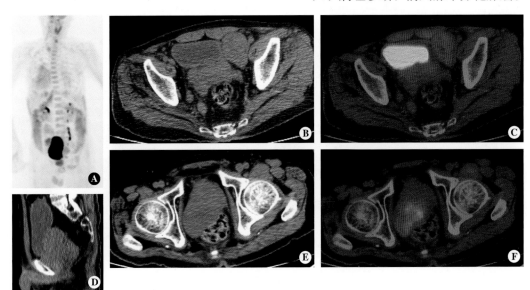

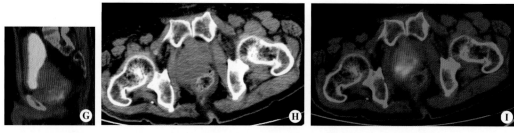

图 11-1-7　前列腺癌

二、前列腺肉瘤

【概述】

前列腺肉瘤罕见，可发生于不同年龄人群，成人前列腺肉瘤较前列腺癌发病更早。前列腺肉瘤起源于间叶组织，病理上可分为平滑肌肉瘤、横纹肌肉瘤、纤维肉瘤和梭形细胞肉瘤，以及脂肪肉瘤、骨肉瘤、黏液肉瘤等。横纹肌肉瘤多见于儿童，平滑肌肉瘤和梭形细胞肉瘤多见于成人。前列腺肉瘤临床表现主要为排尿困难，多为晚期，常导致尿潴留，也可引起便秘、排便困难。前列腺肉瘤 CT 平扫呈均匀等或稍高密度，较大肿瘤可出现坏死，增强可见均匀或不均匀强化；前列腺肉瘤 MRI 表现为前列腺弥漫性增大，外周带和中央带界限不清，肿瘤多呈分叶状，T₁WI 可见内部低信号，T₂WI 可见明显中高混杂信号。本部分病例前列腺肉瘤 PET 检查呈欠均匀稍高 FDG 摄取，高于前列腺组织和肌肉。

【病例】

（1）简要病史：男，59 岁；尿频，排尿困难 1～2 年，加重伴下腹坠胀感 3 月余。

（2）影像表现：前列腺体积明显增大，边缘尚光滑，腺体后 1/2 段可见巨大软组织密度影，密度略高于前列腺组织，大小约 117mm×92mm，FDG 摄取不均匀增高，SUV_{max} 4.2，周围组织受压移位（图 11-1-8）。

（3）影像诊断：前列腺增生并前列腺癌。

（4）病理诊断（穿刺）：前列腺低级别间质肉瘤。

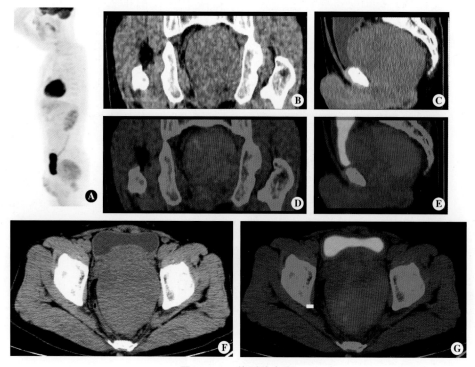

图 11-1-8　前列腺肉瘤

三、精囊腺淋巴瘤

男性泌尿生殖系统淋巴瘤占所有结外型淋巴瘤的 8.4%，多为继发，常发生于中老年人，其中精囊腺淋巴瘤更为罕见。

【病例】

（1）简要病史：男，59 岁；右上腹胀痛 1 周；上腹、盆腔 CT 平扫＋增强示右侧精囊腺占位，分叶，中度强化；右肾积水。

（2）影像表现：右侧精囊腺明显增大，大小约 40mm×28mm，FDG 摄取增高，SUV_{max} 16.8，边缘欠光滑，前缘与膀胱后壁粘连、分界不清；双侧髂血管旁见多发肿大淋巴结，最大者约 33mm×22mm，SUV_{max} 24.2；左肾下极见直径约 22mm 结节，突出肾皮质外，SUV_{max} 17.0（图 11-1-9）。

（3）影像诊断：精囊腺癌、双侧髂血管旁淋巴结和左肾转移。

（4）病理诊断：精囊腺淋巴瘤（弥漫大 B 细胞淋巴瘤）。

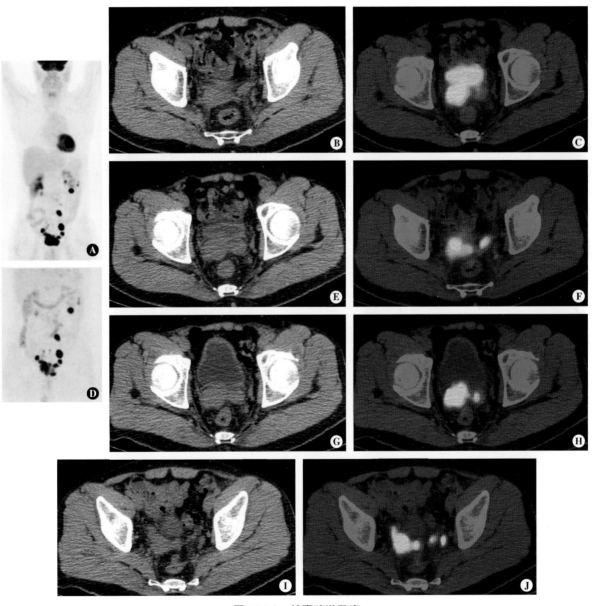

图 11-1-9　精囊腺淋巴瘤

G～J 为利尿、延迟 2 小时后显像

第二节　睾丸肿瘤

一、睾丸生殖细胞瘤

【概述】

睾丸肿瘤较少见，有两个年龄段为发病高峰，25～35 岁为第一高峰，主要为睾丸原发性肿瘤；71～90 岁为第二高峰，以淋巴瘤和转移瘤为主。睾丸原发性肿瘤包括精原细胞瘤和非精原细胞瘤，精原细胞瘤约占 60%。胚胎性癌很少见，但发病率在生殖细胞瘤中仅次于精原细胞瘤，不少混合性生殖细胞瘤含胚胎性癌成分，其他非精原细胞瘤罕见。睾丸肿瘤的常见症状为无痛性睾丸肿大，可伴坠胀感，疼痛可向腹股沟放射。精原细胞瘤睾丸表面光滑、质硬；睾丸内多结节则可能为胚胎癌或畸胎瘤。单纯精原细胞瘤血清 AFP 不增高，非精原细胞瘤或混合性生殖细胞瘤超过 60% 的患者 AFP 增高；精原细胞瘤和非精原细胞瘤患者的人绒毛膜促性激素（HCG）均可能增高，但非精原细胞瘤更常见，特别是进展期。极少数睾丸生殖细胞瘤可累及双侧。

精原细胞瘤质均，可分叶，右侧略多见，CT 显示睾丸增大、结节，密度多较均匀；MRI 上

T_2WI 呈均匀低信号，可见多少不一的瘤内纤维间隔，粗细不均；增强分隔强化高于瘤组织，部分肿瘤边缘可有包膜。

混合性生殖细胞瘤是睾丸非精原细胞瘤中最常见的肿瘤类型，CT 密度多示不均匀，MRI 信号混杂，实性部分 T_1WI 呈稍低信号，T_2WI 呈稍高信号，可伴出血、坏死、钙化、脂肪等。

在目前所发现的睾丸生殖细胞瘤中，FDG 摄取均明显增高。

【病例】

（1）简要病史：男，66 岁；颈部淋巴结肿大，活检提示未分化癌。

（2）影像表现：左侧睾丸肿大，密度欠均匀，内可见类圆形软组织密度结节，边缘欠光整、清晰，直径约 22mm，FDG 摄取增高，SUV_{max} 8.6；左颈部、锁骨上窝、上纵隔、腋窝可见多发肿大淋巴结，部分融合，边缘欠清，最大者约 51mm×42mm，FDG 摄取增高，SUV_{max} 22.1（图 11-2-1）。

（3）影像诊断：睾丸生殖细胞瘤可能性大，左颈部、腋、纵隔淋巴结转移。

（4）病理诊断（睾丸切除）：混合性生殖细胞瘤。

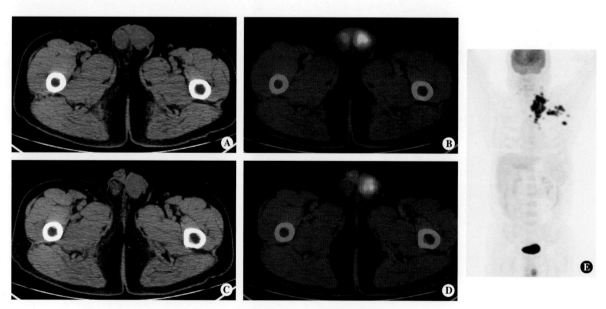

图 11-2-1　睾丸生殖细胞瘤

二、睾丸淋巴瘤

【概述】

原发性睾丸淋巴瘤较少见，多为全身性淋巴瘤的一部分，年龄大于 60 岁的睾丸肿瘤患者中，睾丸淋巴瘤约占半数，且以弥漫大 B 细胞淋巴瘤为主。

睾丸淋巴瘤 CT 显示密度均匀，MRI 信号均匀、边清，T_1WI 和 T_2WI 均呈稍低信号，可有轻度强化。

睾丸淋巴瘤应与精原细胞瘤、结核鉴别。肿瘤内分隔强化对精原细胞瘤较有特征性；睾丸结核可见环形强化，MRI 示病变结构模糊，T_2WI 信号混杂，以低信号为主。

【病例】

（1）简要病史：男，42 岁；胸骨痛 1 周，左侧睾丸肿胀 4 个月伴左侧腰胀 1 个月；B 超提示睾丸炎。

（2）影像表现：胸骨柄左侧骨质破坏，并软组织结节，FDG 摄取增高，SUV_{max} 14.1；左侧睾丸肿胀，睾丸头端见结节，大小约 19mm×14mm×14mm，FDG 摄取增高，SUV_{max} 10.8；左精索静脉增粗，呈串珠状，左精索静脉、肾静脉汇合处见结节样改变，与邻近腹膜后肿大淋巴结融合，FDG 摄取均增高，SUV_{max} 15.3（图 11-2-2）。

（3）影像诊断：左睾丸生殖细胞瘤可能性大；精索静脉、左肾静脉癌栓，腹膜后淋巴结、胸骨转移。

（4）病理诊断：左睾丸弥漫大 B 细胞淋巴瘤。

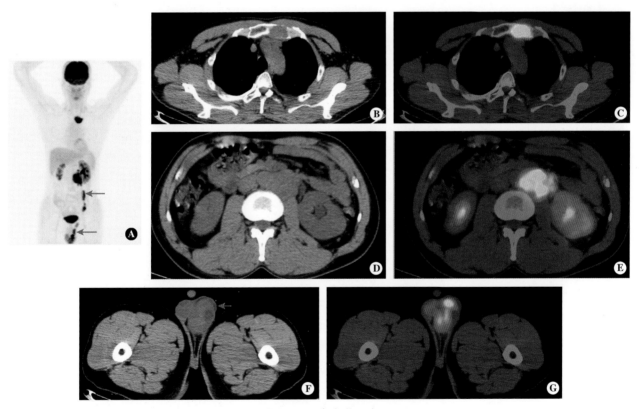

图 11-2-2　睾丸淋巴瘤
箭示睾丸和精索静脉淋巴瘤

第十二章

腹膜腔和腹膜后间隙

第一节　腹膜腔和腹膜病变

一、腹膜原发性浆液性腺癌

【概述】

腹膜原发性浆液性腺癌是指发生于腹膜，呈弥漫性、浸润性或局限性生长的恶性肿瘤，临床少见，起源于米勒管，仅见于女性，症状亦无特异性，可有腹痛、腹胀或腹腔积液。肿瘤标志物检测 CA125 通常明显增高，CA199 也会增高。CT 平扫主要表现为腹膜、网膜的弥漫性、多灶性或局限性不均匀或结节状增厚，增强可见不均匀强化。PET/CT 检查呈 FDG 摄取增高；PET/CT 上，

本病不易与腹膜转移瘤鉴别，应结合 CA125、CA199、CEA 进行分析；结核性腹膜炎 PET/CT 上大多数 FDG 摄取较恶性腹膜肿瘤或腹膜转移低。本病亦常被误诊为卵巢癌。

【病例】

（1）简要病史：女，65 岁；肿瘤标志物升高查因。CA125 1430U/ml，CA199 118.3U/ml，AFP、CEA 正常。肠镜未见异常。

（2）影像表现：腹主动脉及髂血管旁见多个淋巴结，最大者约 16mm×15mm，FDG 摄取增高，SUV_{max} 3.3；大网膜右侧见不规则斑块状增厚，子宫左旁可见结节状软组织密度影，FDG 摄取增高，SUV_{max} 4.4，边界不清楚（图 12-1-1）。

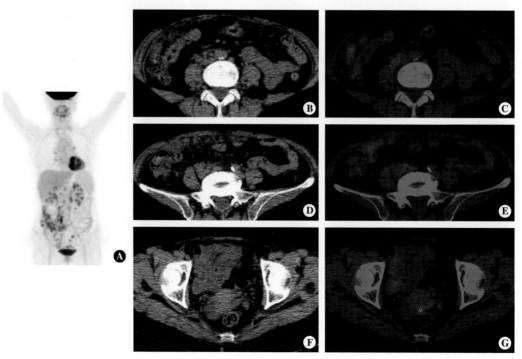

图 12-1-1　腹膜原发性浆液性腺癌

（3）影像诊断：左侧卵巢癌伴转移可能。

（4）病理诊断（手术）：腹膜原发性浆液性腺癌，卵巢正常。

二、腹膜透明细胞癌

【概述】

腹膜透明细胞癌可以原发，亦可为卵巢或肾等透明细胞癌转移。原发性腹膜透明细胞癌罕见，多见于女性，病因不明。有关原发性腹膜透明细胞癌的组织来源，目前主要有两种学说：①女性腹膜起源于卵巢外的具有中肾旁管分化潜能的间皮层，即第二米勒系统学说；②胚胎期性腺迁移途中残留的卵巢组织发生恶变。原发性腹膜透明细胞癌临床早期可无明显症状，中晚期可表现为腹部肿块、腹痛及腹胀等。

本部分病例 CT 平扫表现为腹腔肿块，密度欠均匀，可见坏死，肿块边缘多清晰，可有分叶；增强扫描可见明显强化。MRI T_1WI 呈等或低信号，T_2WI 呈高或稍高信号，DWI 呈高信号，类似肾透明细胞癌。PET/CT 示肿块呈不均匀明显高 FDG 摄取。

腹膜透明细胞癌与腹腔内其他恶性肿瘤往往不易鉴别。

【病例】

（1）简要病史：女，54 岁；原发性腹膜透明细胞癌切除并结肠造瘘术 27 个月后，MRI 复查发现右下腹肿块。

（2）影像表现：右下腹见一巨块，形态欠规整，大小约 114mm×70mm×84mm，密度不均匀，内见斑驳低密度区，FDG 摄取不均匀增高，SUV_{max} 7.9；右腰大肌浸润，与之无明确边界，腹膜及腹膜后未见肿大淋巴结（图 12-1-2）。

（3）影像诊断：右下腹肿块，代谢活性增高，结合病史，考虑腹膜肿瘤（透明细胞癌）复发。

（4）病理诊断（手术）：腹膜透明细胞腺癌。

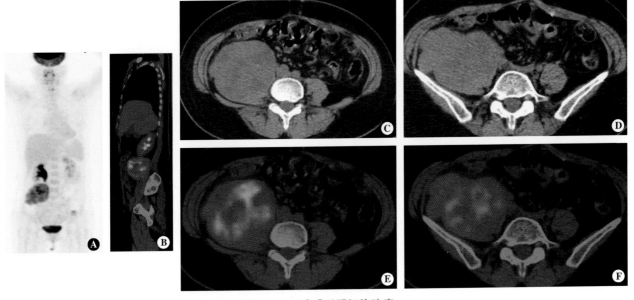

图 12-1-2　腹膜透明细胞腺癌

三、腹膜后脂肪肉瘤

【概述】

原发性腹膜后恶性肿瘤以脂肪肉瘤最常见，其多见于成年男性，40～70 岁为高发年龄段，好发于肾周脂肪组织，易沿腹膜和组织器官间隙生长，通常多不规则。早期腹膜后脂肪肉瘤无明显临床症状，肿瘤较大时可压迫邻近器官产生相应症状，如食欲减退、恶心、呕吐、腹胀、腰酸、腰痛等。脂肪肉瘤可分为 5 个病理类型：分化良好的脂肪肉瘤、黏液性脂肪肉瘤、多形性脂肪肉瘤、圆细胞形脂肪肉瘤及去分化型脂肪肉瘤，后三者为高度恶性肿瘤。脂肪肉瘤 CT 平扫的影像表现与病理组织学类型相关，可分为实体型、混合型及假囊肿型；脂肪肉瘤主要表现为腹膜后的肿块，典型表现为脂肪密度影内有软组织密度影或软组织密度肿块内含脂肪密度影；肿瘤分化程度越高，脂肪成分越多；肿块内可有钙化，无论何种类型，肿块常不规则，可有分叶，包膜亦常见，肿块可推移、挤压周围组织或器官；CT 增强扫描可见肿块实性成分强化，多不均匀，混合型可见渐进性强化，硬化性脂肪肉瘤强化多不明显。MRI 抑脂或同反相位序列可发现肿瘤内的脂肪成分。PET/CT 检查，脂肪肉瘤可见不同程度 FDG 摄取，去分化脂肪肉瘤内的去分化成分可见明显高 FDG 摄取。

腹膜后脂肪肉瘤应注意与平滑肌肉瘤、纤维肉瘤等鉴别。平滑肌肉瘤多实性，瘤体较小，可囊变或坏死，易侵犯周围组织及结构，实性部分可强化，较脂肪肉瘤明显；纤维肉瘤亦呈实性，增强扫描强化明显、均匀。

【病例】

（1）简要病史：男，58 岁；腹胀不适数天；CT 发现右上腹占位。

（2）影像表现：右腹部巨大不规则肿块，呈明显分叶状，密度尚均匀，CT 值约 26Hu，FDG 摄取不均匀增高，SUV_{max} 4.9，包绕右肾，与右肾及部分肠管、下腔静脉分界欠清，并见少许点样钙化；邻近右侧胸壁见 22mm×13mm 梭形结节，SUV_{max} 2.4；腹腔内及腹膜后未见明显肿大淋巴结，腹腔内无明显积液（图 12-1-3）。

（3）影像诊断：腹膜后恶性肿瘤，考虑间叶组织源性可能性大，右胸壁结节，考虑转移。

（4）病理诊断（手术）：腹膜后去分化型脂肪肉瘤。

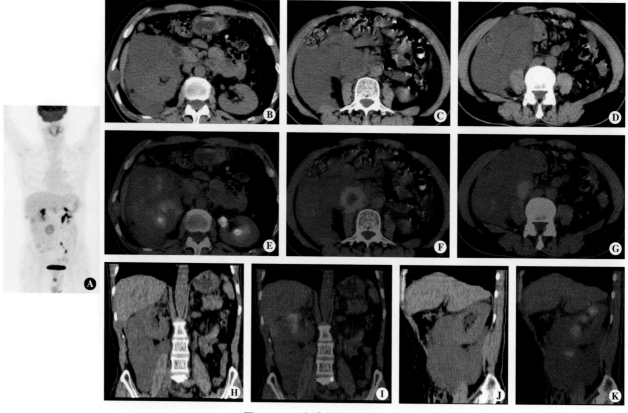

图 12-1-3　腹膜后脂肪肉瘤

四、盆腔血管肉瘤

【概述】

血管肉瘤少见，好发于中老年人，男性明显多于女性。血管肉瘤多见于四肢和腹膜后、股骨等，其发生可能与放疗、合成激素治疗史，或氯乙烯、砷接触史有关。血管肉瘤临床表现为肿块，以及周围组织的推挤和压迫症状，可伴疼痛。CT 平扫显示为实性或囊实性肿块，增强扫描可见实性部分明显不均匀强化。本部分病例为盆腔血管肉瘤，实性部分FDG摄取稍增高，类似或稍高于肝脾摄取。

【病例】

（1）简要病史：男，59岁；发现盆腔包块4月余，手术活检病理示血管肉瘤，部分切除。

（2）影像表现：盆腔可见巨大软组织肿块影，大小约105mm×86mm，密度不均匀，内可见坏死，实性部分FDG摄取稍增高，SUV_{max} 1.2；周围组织受压移位，上缘与肠管无明确界限；肝内可见多个类圆形低密度影，最大者约44mm×27mm，部分内可见点样钙化，FDG摄取稍增高，SUV_{max} 3.3；两肺胸膜下散见多个小结节，未见明显FDG摄取（图12-1-4）。

（3）影像诊断：结合病史，考虑盆腔血管肉瘤复发，肝、肺转移。

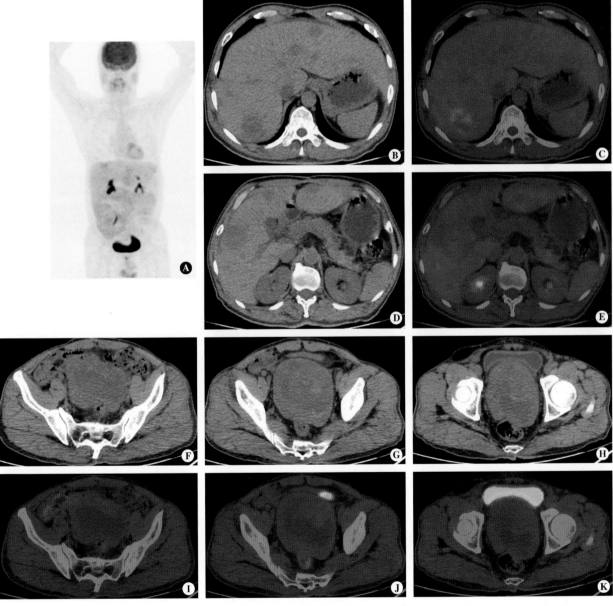

图 12-1-4　盆腔血管肉瘤

五、腹膜淋巴瘤样上皮癌

【概述】

淋巴瘤样上皮癌是一种好发于鼻咽部的未分化癌，偶见于鼻咽以外的器官。本部分病例发生于腹膜，呈结节状，FDG 摄取明显增高，邻近腹膜后有多个淋巴结，不易与淋巴结转移、淋巴瘤等区别。

【病例】

（1）简要病史：女，42 岁；体检发现腹部包块 2 月余。

（2）影像表现：肝门区肿块，大小约 40mm×30mm，腹膜后可见多发肿大淋巴结，部分融合，FDG 摄取明显增高，SUV_{max} 14.9（图 12-1-5）。

（3）影像诊断：腹部恶性病变，淋巴瘤可能，淋巴结转移不除外。

（4）病理诊断（手术）：肝门区腹膜包块，淋巴瘤样上皮癌；腹膜后淋巴结，转移性低分化腺癌。

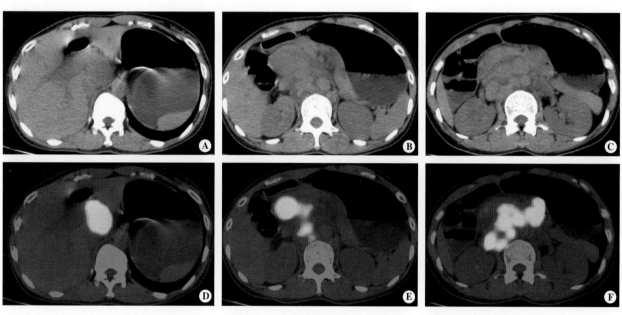

图 12-1-5　腹膜淋巴瘤样上皮癌

六、腹膜间皮瘤

【概述】

腹膜间皮瘤与胸膜间皮瘤类似，起源于间皮，临床罕见，多发生于 40 岁以上者，男性多于女性；临床可有腹痛、腹胀等。腹膜间皮瘤根据良恶性可分为良性、交界性和恶性。CT 平扫，病变可呈弥漫性或局限性，弥漫性表现为腹膜不规则增厚，可呈板层样改变，包绕腹内脏器，腹膜可见弥漫性分布的结节、肿块；局限性表现为实性、囊实性肿块，囊壁通常厚薄不均，可见壁结节；多数患者可有腹腔积液；CT 增强扫描可见增厚的腹膜和实性部分明显强化。恶性间皮瘤通常呈明显高

FDG 摄取，良性或交界性间皮瘤可表现为不同程度 FDG 摄取。

【病例】

病例 1

（1）简要病史：男，67 岁；中下腹部阵痛 1 月余。

（2）影像表现：腹膜上可见多个大小不等结节状软组织密度影，最大者约 72mm×75mm×81mm，PET 于相应部位见结节状 FDG 异常浓聚影，SUV_{max} 12.6；PET 于肝包膜上可见多发结节状 FDG 异常浓聚影，最大者约 17mm×15mm×18mm，SUV_{max} 8.5，CT 于相应部位见片状稍低密度影（图 12-1-6）。

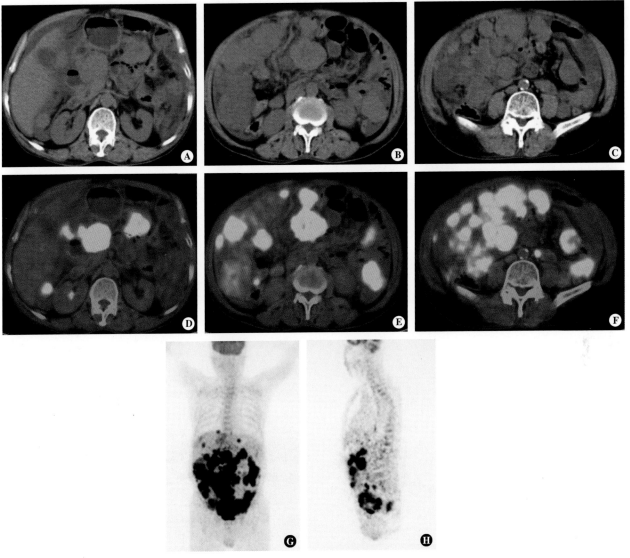

图 12-1-6　腹膜间皮瘤

（3）影像诊断：腹膜上多发结节状高代谢灶，结合临床病史，考虑为恶性间皮瘤病灶；肝包膜上多发结节状高代谢灶，考虑为转移灶。

（4）病理诊断（穿刺活检）：腹腔恶性间皮瘤。

病例 2

（1）简要病史：女，45 岁；下腹胀 1 月余，发现盆腔包块 34 天。

（2）影像表现：盆腔见多发囊实性肿块影，界限不清，密度不均，大小约 52mm×92mm×91mm，FDG摄取增高，SUV_{max} 14.8，肿物与子宫、盆腔肠管及膀胱后壁分界不清；肝左外叶上段见一低密度结节影，边缘不清，大小约 41mm×35mm，FDG 摄取呈环状增高，SUV_{max} 9.15；腹盆腔腹膜可见增厚，肝周可见数个结节影，压迫肝周，呈"扇贝征"，FDG 摄取增高，SUV_{max} 4.3；腹腔及腹膜后见多发软组织密度结节影，大者约 32mm×28mm，FDG 摄取增高，SUV_{max} 8.4；右侧寰枕关节见一高密度影，边缘模糊，直径约 4mm，FDG 摄取增高，SUV_{max} 4.2；双肺多发高 FDG 摄取结节，SUV_{max} 3.6；纵隔 7 区及左侧肺门淋巴结，SUV_{max} 8.3（图 12-1-7）。

（3）影像诊断：两侧附件区肿物，考虑符合恶性间皮瘤表现，子宫、膀胱及盆腔肠管受侵待排；双肺多发结节、纵隔 7 区及左侧肺门淋巴结、肝左外叶及肝周结节、腹盆腔腹膜增厚、腹腔及腹膜后多发结节，均考虑为转移瘤；右侧寰枕关节结节，性质待定，炎性病变？转移？

（4）病理诊断（盆腔肿物活检）：腹膜恶性间皮瘤。

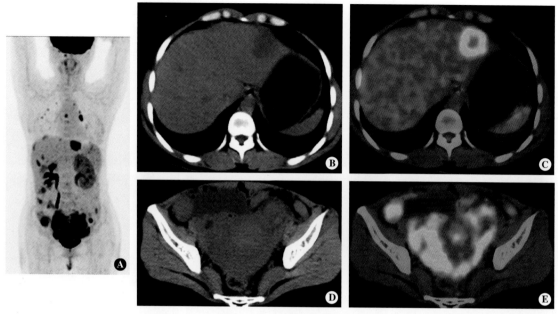

图 12-1-7　腹膜间皮瘤

病例 3

（1）简要病史：男，58 岁；腹痛腹胀 1 月余。

（2）影像表现：肝包膜、脾包膜、大网膜上及肠间隙见多发结节状、条状 FDG 摄取增高影，SUV_{max} 6.8，SUV_{avg} 5.6，CT 示上述部位明显增厚，最厚者约 22mm，CT 值约 35.5Hu；空肠壁上见一结节状 FDG 摄取增高影，大小约 12mm×11mm，SUV_{max} 4.0，SUV_{avg} 3.1，延迟后 SUV_{max} 3.8，SUV_{avg} 2.8，CT 于上述部位见一等密度结节影，CT 值约 21.5Hu；肠系膜见多发结节状 FDG 摄取增高影，最大者约 4mm×5mm，SUV_{max} 1.4，SUV_{avg} 1.0，CT 于上述部位见多发肿大淋巴结影（图 12-1-8）。

（3）影像诊断：肝包膜、脾包膜、大网膜上、肠间隙及空肠壁上多发高代谢灶，考虑为感染性病变，结核可能性大；肠系膜多发小淋巴结，代谢稍高，考虑为炎性增生可能。

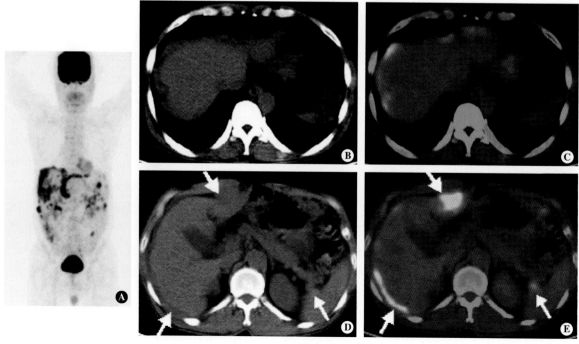

图 12-1-8　腹膜间皮瘤

箭示腹膜多处增厚，局部呈结节状

（4）病理诊断（手术探查活检）：腹膜恶性间皮瘤。

病例4

（1）简要病史：男，37岁；腹胀不适20余天。

（2）影像表现：腹盆腔腹膜、大网膜及肠系膜见弥漫性条片状、团块状FDG摄取异常增高影，SUV_{max} 7.0，SUV_{avg} 6.1，CT于上述部位见弥漫性软组织增厚，CT值约33.8Hu；腹膜后、肠系膜根部及右腹股沟见多个结节状FDG摄取异常增高影，最大者约15mm×9mm，SUV_{max} 4.3，SUV_{avg} 3.3，CT于上述部位见多发肿大淋巴结影

（图12-1-9）。

（3）影像诊断：腹盆腔腹膜、大网膜及肠系膜弥漫性高代谢肿块，考虑为恶性病变，原发性腹膜癌可能性大；腹膜后、肠系膜根部及右腹股沟多发淋巴结转移。

（4）病理诊断：穿刺组织数条；送检组织中间多边形细胞呈铺砖样及条索样分布，细胞胞质丰富，局部呈泡沫细胞样，并见局灶细胞坏死；免疫组化标记：细胞角蛋白（CK）（+），上皮膜抗原（EMA）（+），黑色素细胞（MC）（+），Ki67（+）；诊断为腹膜恶性间皮瘤。

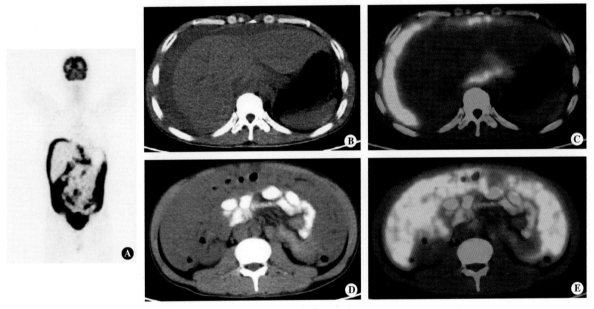

图12-1-9　腹膜间皮瘤

七、肠系膜平滑肌肉瘤

【概述】

平滑肌肉瘤发生部位以消化道和子宫常见，腹膜罕见，其临床症状无特异性，多因腹痛就诊。平滑肌肉瘤CT多呈圆形或分叶状，可坏死、囊变，边缘多清晰，累及周围器官则局部边界欠清，增强扫描实性部分强化，实性部分PET显示FDG摄取增高。

【病例】

（1）简要病史：男，65岁；肠系膜平滑肌肉瘤术后1年，右侧上腹部不适1个月。

（2）影像表现：腹部平滑肌肉瘤术后，CT于腹部肠系膜内见多个软组织密度结节影，边缘清晰，以左侧腹部为多，最大者约71mm×26mm×24mm，PET于相应部位见结节状异常浓聚影，SUV_{max} 6.6；CT于肝脏内见多个结节状及大块状低密度影，边缘欠清，最大者约91mm×78mm×43mm，PET于相应部位见块状异常浓聚影，SUV_{max} 8.7（图12-1-10）。

（3）影像诊断：腹部平滑肌肉瘤术后，腹部肠系膜内多个结节状高代谢病灶，考虑为肿瘤复发病灶；肝脏内多个高代谢病灶，考虑为肝脏多发转移灶。

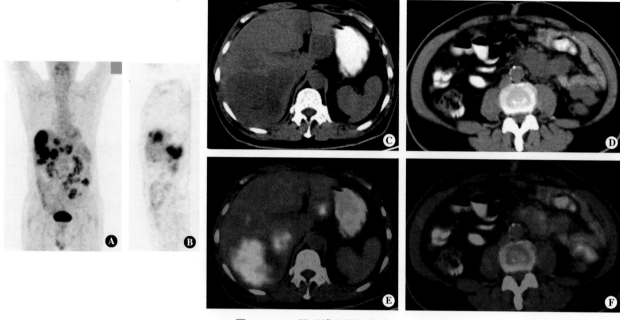

图 12-1-10　肠系膜平滑肌肉瘤

（4）病理诊断：肠系膜平滑肌肉瘤。

八、腹膜假黏液瘤

【概述】

腹膜假黏液瘤是发生于腹腔壁层、大网膜及肠壁浆膜面的黏液性肿瘤，发生率较低，女性高于男性，多为中老年人发病。腹膜假黏液瘤病理特征为腹腔内黏液性腹腔积液或黏液性囊性肿瘤，与阑尾黏液性囊肿、卵巢黏液性囊腺瘤或囊腺癌等有关，黏液也可来源于胃肠道、胆道及胰腺病变。根据黏液的来源，腹膜假黏液瘤可分为中间型、低度恶性型和高度恶性型三型。腹膜假黏液瘤一般病史较长，临床表现无特异性，可有腹痛、腹胀、肠粘连及肠梗阻症状等。

腹膜假黏液瘤 CT 平扫示黏液性腹腔积液密度高于胃内的未兑造影剂的液体，肝、脾表面常见假黏液瘤挤压形成的"扇贝征"，肠管通常向中央聚集。PET/CT 显示假黏液瘤 FDG 摄取明显不同程度增高。

腹膜假黏液瘤应与结核性腹膜炎等鉴别，黏液性腹腔积液密度高于水，肝、脾边缘"扇贝征"、代谢活性增高可资与其他积液鉴别。

【病例】

病例 1

（1）简要病史：女，65 岁；腹胀半年余，加重 1 个月。

（2）影像表现：肝周、脾周及盆腔见中等量积液，密度高于胃内液体，部分似结节状在肝边缘形成压迹，FDG 摄取增高，SUV_{max} 4.1；肝胃韧带、腹腔内见多个类圆形结节，FDG 摄取增高，SUV_{max} 5.7；右附件区及子宫直肠间隙见不规则团块状软组织密度影，FDG 摄取增高，SUV_{max} 5.8（图 12-1-11）。

（3）影像诊断：腹膜假黏液瘤可能；卵巢癌可能。

（4）病理诊断（腹腔镜）：腹膜假黏液瘤；右卵巢腺癌。

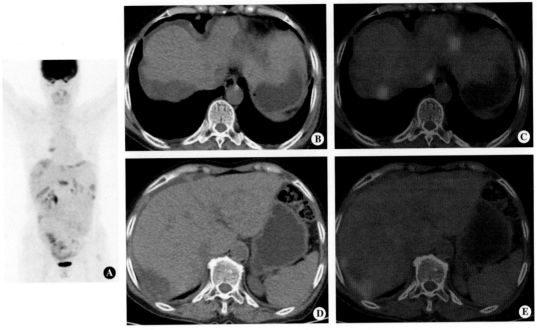

图 12-1-11 腹膜假黏液瘤

病例 2

（1）简要病史：男，75 岁；腹痛 3 ~ 4 个月，加重月余。

（2）影像表现：肝内可见数个类圆形稍低密度影，边缘欠清，最大者约 54mm×46mm，密度不均匀，可见坏死，FDG 摄取呈环状增高，SUV_{max} 3.1；肝周、盆腔见多发不规则囊样改变，囊内密度高于胃内液体，FDG 摄取增高，欠均匀，SUV_{max} 5.6；肝边缘见多发弧形压迹，呈"扇贝样"改变，回盲部结构不清，腹膜后及腹、盆腔可见多发结节影，FDG 摄取增高，SUV_{max} 2.9（图 12-1-12）。

（3）影像诊断：腹膜假黏液瘤可能性大。

（4）病理诊断：手术探查见腹腔大量黏液，呈果冻样；阑尾与周围结构粘连，未见肿瘤；病理未见恶性细胞。

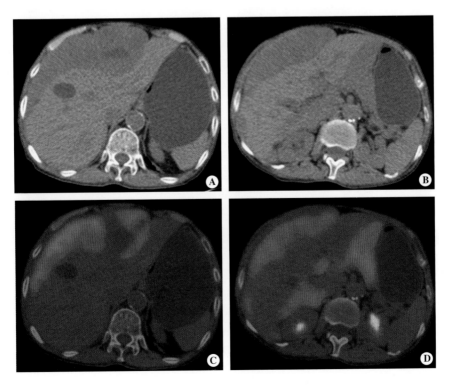

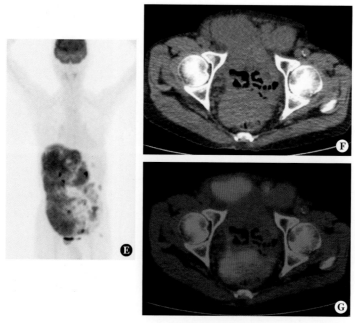

图 12-1-12　腹膜假黏液瘤

病例 3

（1）简要病史：男，61 岁；发现腹腔包块 2 周。

（2）影像表现：肝胃间贲门旁见类圆形肿块，大小约 52mm×41mm，边缘大多清晰、光整，后方与贲门、左膈脚边缘欠清，密度均匀、稍低于肝实质，无 FDG 摄取；腹膜后左肾门水平主动脉旁见一长形结节，大小约 32mm×22mm，密度欠均匀，实性部分 FDG 摄取稍增高，SUV_{max} 3.6，前缘紧贴左肾动脉（图 12-1-13）。

（3）影像诊断：肝胃间结节，考虑良性病变；腹膜后结节，考虑良性可能，神经源性肿瘤可能。

（4）病理诊断（手术）：腹腔囊肿，内见酱色果冻样物。

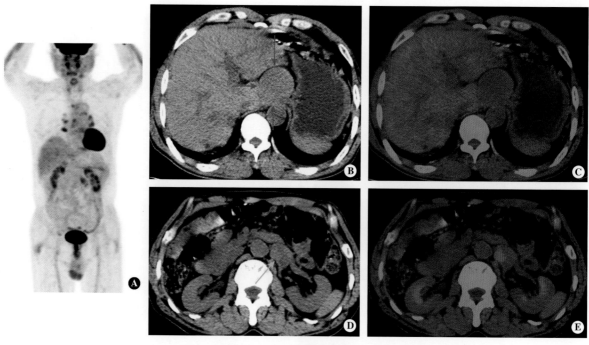

图 12-1-13　腹膜假黏液瘤

红箭示含黏液成分，绿箭示壁结节样改变

病例 4

（1）简要病史：男，55 岁；腹部不适，发现盆腔肿块半月余。

（2）影像表现：盆腔偏右侧见不规则囊实性密度影，边缘欠清，最大层面大小约 59mm×81mm，FDG 摄取不均匀增高，SUV_{max} 15.3，与邻近肠管、右侧髂腰肌、输尿管下段分界欠清，继发以上层面右肾及输尿管扩张、积液（图 12-1-14）。

（3）影像诊断：盆腔偏右侧不规则囊实性密度影，代谢增高，考虑恶性（肉瘤？）并侵犯邻近肠管、右侧输尿管下段及髂腰肌，右肾及输尿管扩张、积液（左输尿管结石）。

（4）病理诊断（手术）：腹腔假黏液瘤。

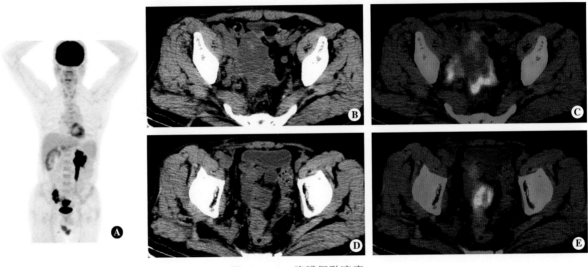

图 12-1-14　腹膜假黏液瘤

九、腹腔坏死性肉芽肿性炎

【概述】

肉芽肿性炎是慢性感染伴肉芽组织增生，部分可发生坏死，以结核感染最为常见，多发生于肺内，腹腔内的肉芽肿性炎少见。肉芽肿性炎 CT 表现为软组织肿块，边缘多不规整，欠清晰，密度不均匀；PET/CT 显示 FDG 摄取增高，坏死无 FDG 摄取。本部分病例合并多发淋巴结肿大，与恶性肿瘤伴转移不易区别。

【病例】

（1）简要病史：男，28 岁；检查发现肝脏占位半月余。

（2）影像表现：右锁骨上窝见数个淋巴结影，边缘不清，大者约 15mm×9mm（PET 测量），FDG 摄取增高，SUV_{max} 8.0；右侧肺门区见一结节，大小约 24mm×20mm，FDG 摄取增高，SUV_{max} 10.3；纵隔 1、2、4、7 区及两侧肺门见淋巴结，FDG 摄取增高，SUV_{max} 7.4；肝门区见多发稍低密度肿物、结节影，与肝尾状叶、胰头分界欠清，大者约 54mm×44mm，FDG 摄取增高，SUV_{max} 10.5；腹主动脉旁多发淋巴结，FDG 摄取增高，SUV_{max} 9.0（图 12-1-15）。

（3）影像诊断：右侧肺门区结节代谢增高，肝门区及腹主动脉旁、纵隔及两侧肺门、右锁骨上窝多发淋巴结代谢增高，多考虑淋巴瘤广泛浸润，与转移瘤待鉴别。

（4）病理诊断：（腹腔肿物）坏死性肉芽肿性炎。

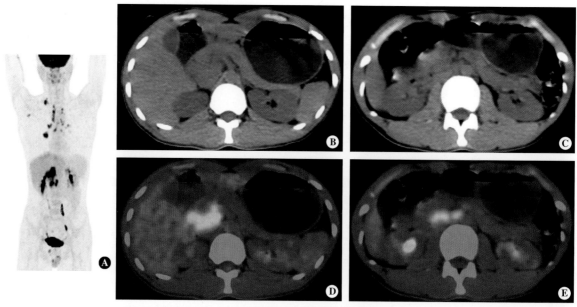

图 12-1-15　腹腔坏死性肉芽肿性炎

十、腹膜转移瘤

【概述】

腹膜转移瘤是腹膜最常见的肿瘤，原发肿瘤多为胃、结肠、卵巢、胰腺、胆道或子宫等起源的恶性肿瘤，转移方式主要为邻近组织、器官直接播散、蔓延，以及种植转移、血行转移和淋巴道转移等。腹膜转移瘤 CT 平扫主要表现为腹腔积液；大网膜、肠系膜、腹膜局灶性、多灶性或弥漫性不均匀增厚，呈污渍状、结节状、条块状或片状，网膜可见网膜饼，系膜可见星状肿块；腹膜腔脂肪间隙密度增高、模糊；大网膜、肠系膜、肠管可有粘连等；增厚的结节、斑片状肿物增强扫描可强化。腹膜转移瘤 PET/CT 检查可见大网膜、

肠系膜及腹膜明显 FDG 摄取，但弥漫性粟粒性腹膜转移瘤一般不易显示明显 FDG 摄取；转移所致腹腔积液部分可有不同程度 FDG 摄取，部分无明显 FDG 摄取，仅凭腹腔积液有无 FDG 摄取，不能作为良、恶性肿瘤的鉴别依据。

【病例】

病例 1

（1）简要病史：女，78 岁；腹痛、腹胀 20 余天，腹腔积液中检见癌细胞，偏向腺癌；CA125 260.7ng/ml，CA199 58.4U/ml。

（2）影像表现：网膜、肠系膜广泛不均匀增厚，FDG 摄取增高，SUV_{max} 6.8；腹腔、盆腔内可见大量积液，未见明显 FDG 摄取（图 12-1-16）。

（3）影像诊断：结合病史，考虑腹膜转移瘤。

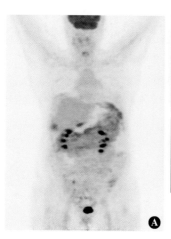
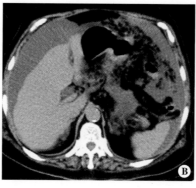
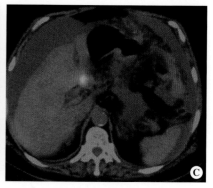

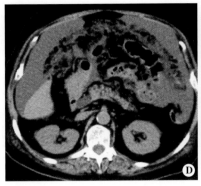
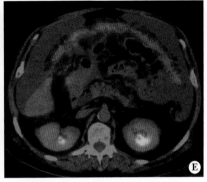

图 12-1-16 腹膜转移瘤

病例 2

（1）简要病史：女，70 岁；腹胀、纳差、乏力 2 月余；腹腔积液检见腺癌细胞。

（2）影像表现：大网膜、肠系膜等腹膜广泛不均匀增厚、粘连，FDG 摄取增高，SUV$_{max}$ 10.6；双侧锁骨上窝、纵隔 2R 区及腹腔内见数个稍大淋巴结，最大者直径约 16mm，FDG 摄取增高，SUV$_{max}$ 4.8（图 12-1-17）。

（3）影像诊断：结合病史，考虑腹膜、淋巴结转移。

（4）病理诊断（腹腔镜）：腹膜转移瘤。

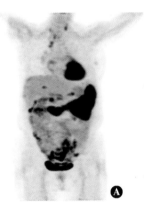
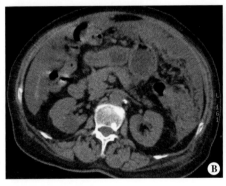
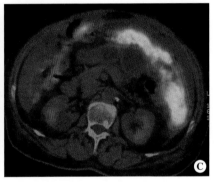

图 12-1-17 腹膜转移瘤

病例 3

（1）简要病史：女，67 岁；胆囊结石腹腔镜切除术后 40 余日，腹胀、尿少 10 余天；CA199 716.8U/ml（参考范围 0 ~ 27U/ml），AFP（–）。

（2）影像表现：网膜、肠系膜、部分肠管壁 FDG 摄取增高，SUV$_{max}$ 8.2；网膜增厚，肠管聚集，腹腔可见中等量积液，无明显 FDG 摄取（图 12-1-18）。

（3）影像诊断：腹膜转移性病变可能性大。

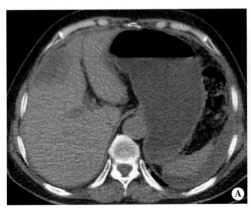
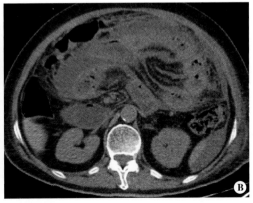

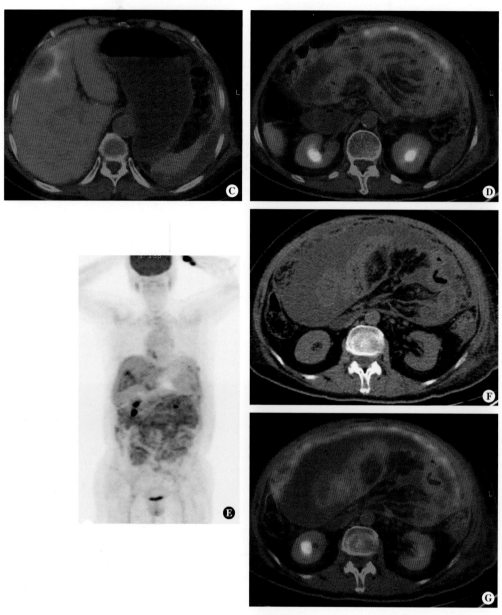

图 12-1-18　腹膜转移瘤

（4）病理诊断：剖腹探查术见腹壁、腹腔广泛结节，大网膜水肿增厚，布满结节样物；肠管等腹腔脏器充血、水肿、粘连，肠间见纤维样物质包绕淡黄色果冻样和水样渗液。病理考虑腹腔网膜组织和脱落组织转移性低分化癌；假黏液瘤。

病例 4

（1）简要病史：女，53 岁；卵巢癌术后 1 年；腹痛、腹胀并肛门停止排气排便 10 余天，无发热，伴呕吐胃内容物 2 天；下腹隆起、压痛，无反跳痛，移动性浊音阴性。

（2）影像表现：大网膜及肠系膜不均匀增厚，部分呈结节状，FDG 摄取增高，SUV_{max} 9.8；腹盆腔部分肠管积气积液扩张，腹膜后及肝肾间可见多个淋巴结，最大者直径约 9mm，FDG 摄取稍增高，SUV_{max} 3.2（图 12-1-19）。

（3）影像诊断：腹膜转移；肠粘连、梗阻。

（4）病理诊断：腹腔转移瘤。

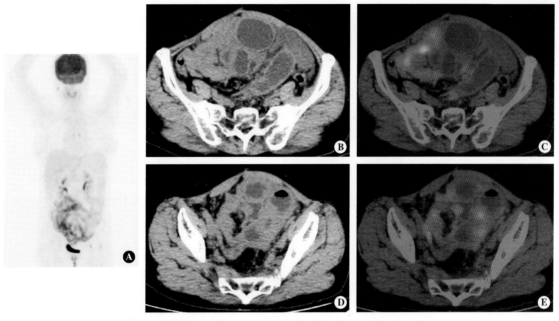

图 12-1-19　腹膜转移瘤

十一、腹腔淋巴瘤

【病例】

病例1

（1）简要病史：女，29岁；反复发热 2～3 个月。

（2）影像表现：鼻咽部见软组织肿块影，大小约 26mm×38mm，FDG 摄取浓聚，SUV_{max} 23.1；双侧咽隐窝变窄，咽旁间隙尚清晰，双侧筛窦及右侧上颌窦内填充等、稍低密度影，FDG 摄取增高，SUV_{max} 8.7；甲状腺左叶见一稍低密度结节，边缘欠清，大小约 5mm×9mm，FDG 摄取增高，SUV_{max} 6.7；右侧颈部皮下、纵隔 1 区、肝门区、小网膜囊区、腹膜后、肠系膜、右侧髂血管旁及盆腔见多发肿大淋巴结，边缘欠清，部分相互融合，较大者约 13mm×21mm，FDG 摄取增高，SUV_{max} 15.3；右侧胸膜（T_9 椎体旁）结节状增厚，FDG 摄取增高，SUV_{max} 14.9；胃壁不均匀增厚，FDG 摄取增高，SUV_{max} 20.3；周围脂肪间隙消失，大网膜、肠系膜及盆底腹膜弥漫性增厚，FDG 摄取增高，SUV_{max} 19.6；回盲部及部分回肠 FDG 摄取增高，SUV_{max} 18.1；腹盆腔内可见积液（图 12-1-20）。

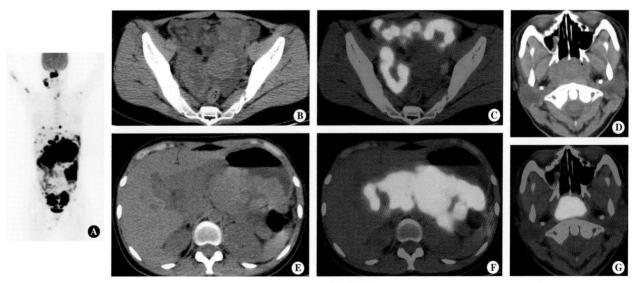

图 12-1-20　腹腔淋巴瘤

（3）影像诊断：淋巴瘤。

（4）病理诊断：右颈部淋巴结穿刺病理活检考虑 11q 染色体异常的伯基特（Burkitt）淋巴瘤。

病例 2

（1）简要病史：男，48 岁；发现腹膜后淋巴结肿大 3 个月。

（2）影像表现：左侧腹腔内见多个肿大淋巴结，融合成团，与胰腺体尾部、肾脏、胃分界不清，FDG 摄取增高，SUV$_{max}$ 20.6（图 12-1-21）。

（3）影像诊断：腹腔淋巴瘤。

（4）病理诊断（手术）：腹腔弥漫大 B 细胞淋巴瘤。

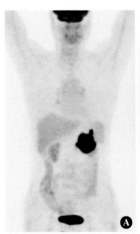
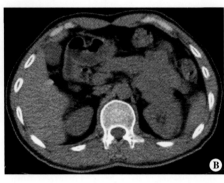
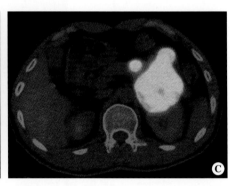

图 12-1-21　腹腔淋巴瘤

病例 3

（1）简要病史：男，62 岁；腹部不适 1 月余，临床检查后考虑淋巴瘤。

（2）影像表现：上腹部可见多个结节融合成团，大小约 86mm×49mm，呈分叶状，与肝门、胰腺及邻近肠管分界不清，FDG 摄取不均匀增高，SUV$_{max}$ 10.2（图 12-1-22）。

（3）影像诊断：腹腔淋巴瘤。

（4）病理诊断（手术）：非霍奇金淋巴瘤。

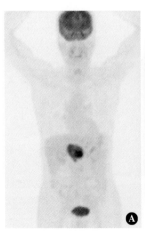
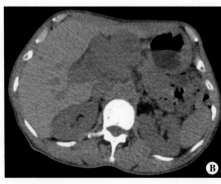
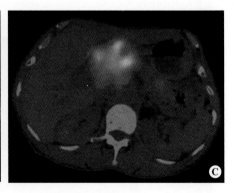

图 12-1-22　腹腔淋巴瘤

病例 4

（1）简要病史：男，43 岁；确诊伯基特淋巴瘤，治疗前全身情况评估。

（2）影像表现：大网膜、肠系膜广泛不均匀增厚，FDG 摄取增高，SUV$_{max}$ 6.1；左侧额骨骨质破坏，下牙槽、双侧下颌骨、胸骨、肋骨、肱骨头、

肩胛骨、脊椎及其附件、骨盆、股骨上段多处骨髓密度局灶性欠均匀，FDG 摄取增高，SUV$_{max}$ 3.9

（图 12-1-23）。

（3）影像诊断：结合临床，考虑腹腔淋巴瘤。

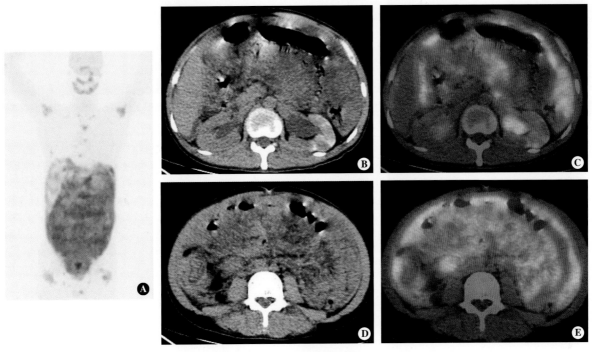

图 12-1-23　腹腔淋巴瘤

第二节　结核性腹膜炎

【概述】

结核性腹膜炎是腹膜炎中最常见的类型，多发于中青年，女性多于男性。结核性腹膜炎常为从输卵管结核、肠结核蔓延、播散而来，也可为血行播散而来。该病病理分为：渗出型、粘连型及干酪型三型。结核性腹膜炎起病缓慢，临床症状可有腹痛、腹胀、腹泻等，亦可有结核中毒症状；体检腹壁可呈柔韧感，可有轻压痛等。

结核性腹膜炎 CT 平扫示中、少量腹腔积液，腹腔积液密度较高，壁腹膜均匀，呈线状增厚，腹膜呈结节样改变；肠系膜脂肪密度增高，呈条状或结节状增厚；大网膜早期表现为污迹样增厚，进展期呈孤立结节样增厚，后期相互融合形成"网膜饼征"；肠系膜血管可扩张增粗，肠管可有粘连、聚集，边缘可呈梳状排列；增强扫描增厚的腹膜、网膜可明显强化；可有肠系膜根部、腹膜后、脾门等部位淋巴结肿大，增强可见环状强化。

PET/CT 显像，结核性腹膜炎多呈中等程度FDG 摄取，少数可呈明显高 FDG 摄取。

结核性腹膜炎应与癌性腹膜炎鉴别。结核性腹膜炎腹腔积液密度较高，呈中、少量，腹膜增厚多较均匀，FDG 摄取常为中、低程度；癌性腹膜炎腹腔积液常为大量，密度较低，腹膜增厚多呈结节状、块状，FDG 摄取常明显增高。结核性腹膜炎可有肺结核表现，癌性腹膜炎可表现为原发性肿瘤表现。结核性腹膜炎通常多见于中青年女性，癌性腹膜炎通常发生于中老年人。结核性腹膜炎淋巴结肿大，可见环状强化；癌性淋巴结可均匀强化。

【病例】

病例 1

（1）简要病史：男，68 岁；腹胀 1 月余。

（2）影像表现：腹腔肠系膜及网膜可见增厚，肠间脂肪间隙模糊，FDG 摄取稍增高，SUV$_{max}$ 2.4，肠管受挤压，腹腔内见大量腹腔积液，代谢活性稍高（图 12-2-1）。

（3）影像诊断：结核性腹膜炎。

（4）随访结果：抗结核治疗半年，临床症状明显改善，腹腔积液吸收。1 年后腹部 CT 平扫未见明显异常。

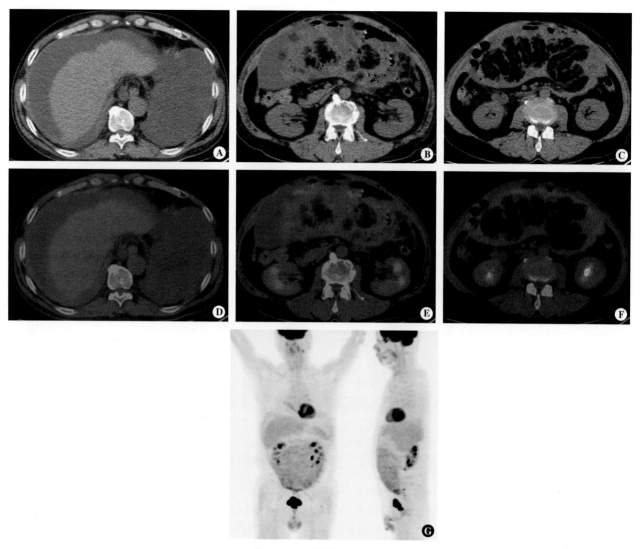

图 12-2-1　结核性腹膜炎

病例 2

（1）简要病史：女，73 岁；腹痛 2 周。

（2）影像表现：腹盆腔内大网膜、网膜囊及肠系膜可见广泛性稍增厚，肠管聚集，间隙模糊，FDG 摄取增高，SUV_{max} 3.8，腹盆腔可见大量积液，无代谢活性（图 12-2-2）。

（3）影像诊断：腹膜结核可能，建议行腹腔积液细胞学检查，除外恶性。

（4）随访结果：结核性腹膜炎；抗结核治疗后复查，症状明显好转，腹腔积液基本吸收。

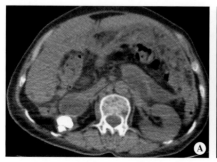
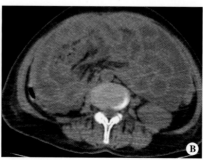
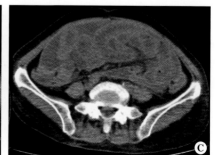

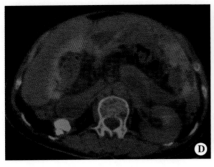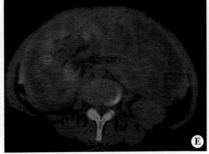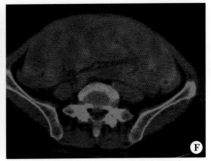

图 12-2-2　结核性腹膜炎

病例 3

（1）简要病史：女，47 岁；腹胀 3 月余，CA125 逐渐增高，最近检查大于 300U/ml。

（2）影像表现：双侧内乳区、右心膈角区多个稍大淋巴结，较大者约 11mm×8mm，FDG 摄取增高，SUV_{max} 5.1；右肺上叶后段见斑片状密度增高影，FDG 摄取稍高于肺本底，SUV_{max} 1.3，边缘欠清，与邻近胸膜粘连；右侧胸腔少量积液，大、小网膜，肠系膜广泛不均匀增厚，大网膜为甚，FDG 摄取增高，SUV_{max} 8.4；腹盆腔、小网膜囊大量积液，FDG 摄取增高，SUV_{max} 2.8（胃内液体 0.5）；壁腹膜外壁较光滑，部分肠管聚集，脂肪间隙密度增高（图 12-2-3）。

（3）影像诊断：结核病（肺、淋巴结、胸腹膜）。

（4）病理诊断（网膜活检）：结核性腹膜炎。

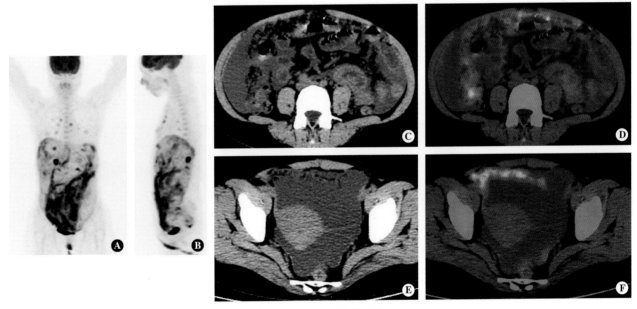

图 12-2-3　结核性腹膜炎

病例 4

（1）简要病史：女，60 岁；不全肠梗阻 1 周。

（2）影像表现：双侧胸腔少量、腹盆腔大量积液，无明显 FDG 摄取；大网膜明显增厚，密度增高，腹膜、肠系膜 FDG 摄取增高，SUV_{max} 7.4；部分肠管聚集，壁腹膜外壁尚光滑（图 12-2-4）。

（3）影像诊断：结核性胸、腹膜炎。

（4）病理诊断（手术）：结核性腹膜炎。

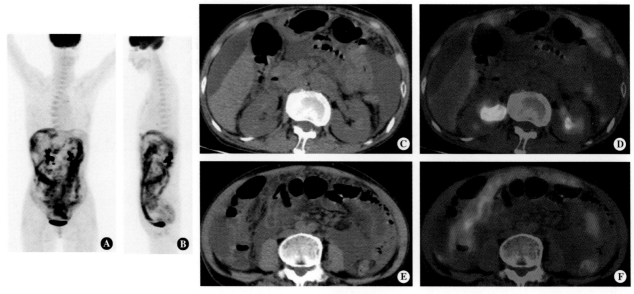

图 12-2-4　结核性腹膜炎

病例 5

（1）简要病史：女，66 岁；腹胀不适、纳差 2～3 个月，胸腹腔积液查因。

（2）影像表现：腹腔内少量积液；腹膜、网膜及肠系膜增厚，可见污渍状改变，FDG 摄取不均匀增高，以肝周腹膜为甚，SUV$_{max}$ 11.6；右侧胸膜局部稍增厚，FDG 摄取稍高，SUV$_{max}$ 3.4；右侧胸腔可见少量积液，右肺门及纵隔见数个小淋巴结，FDG 摄取稍高，SUV$_{max}$ 3.2（图 12-2-5）。

（3）影像诊断：结核性腹膜炎，右侧胸膜炎。

（4）随访结果：腹腔积液考虑结核性可能，但未检见结核杆菌；抗结核治疗半年后复查腹腔积液吸收，症状有所改善。

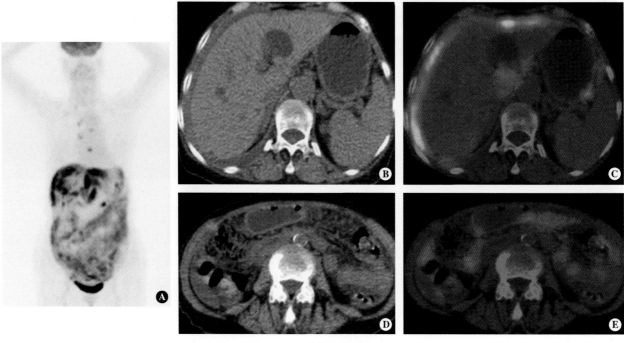

图 12-2-5　结核性腹膜炎

第三节　下腔静脉系和门静脉系癌栓

【概述】

静脉癌栓常见于门静脉、下腔静脉和肾静脉。门静脉癌栓多见于肝癌；肾静脉癌栓多见于肾癌、肾上腺癌等；下腔静脉癌栓多见于肝癌、肾癌等，肝静脉癌栓和肾静脉癌栓向中心延伸可达下腔静脉。下腔静脉癌栓常起源于肿瘤所在部位的静脉，由远向近心端发展，可止于右心房，癌栓血供丰富，较少侵及静脉壁。癌栓根据近心端所处的解剖位置可分为三型：肝后型（癌栓位于肝后下腔静脉内但未超过膈肌），肝上型（癌栓已超过膈肌但未进入右心房），心内型（癌栓已进入右心房）。下腔静脉癌栓通常发展较慢，常常有丰富的侧支循环，症状不明显，中重度静脉阻塞可有下肢水肿、恶心、纳差等，完全阻塞可引起继发性巴德 - 基亚里（Budd-Chiari）综合征。

下腔静脉癌栓 CT 平扫示下腔静脉增宽，管腔内可见稍低密度，少数为等密度的充盈缺损，管腔可见偏心性狭窄或堵塞，增强静脉壁可强化，癌栓可不强化。

门静脉癌栓 CT 表现为静脉增粗，管壁粗细不均，静脉内可见低密度充盈缺损，增强扫描癌栓可强化；门静脉癌栓一般为逆行生长，先累及近肿瘤的门脉分支，然后向左右支、主干及肠系膜上和脾静脉延伸，癌栓动脉期 CT 可提前显像，可显示癌栓供血动脉和动静脉瘘。

静脉癌栓 MRI T_1WI 呈低或等信号，T_2WI 呈高信号，弥散受限呈高信号。PET/CT 显像示癌栓呈明显高 FDG 摄取。

静脉癌栓应与血栓鉴别：血栓密度较高，多呈偏心性，可有钙化，游离缘多较光滑，静脉如增粗，多较均匀；血栓 MRI T_1WI 多呈高信号，无强化表现，头端可较光整；癌栓头端多凹凸不平，增强时有管壁侵蚀。

【病例】

病例 1

（1）简要病史：男，68 岁；右上牙龈恶性肿瘤术后 1 周，病理考虑髓系肉瘤。

（2）影像表现：牙龈癌术后，术区软组织稍肿胀，FDG 摄取增高，SUV_{max} 6.2；右肺中下叶见多发结节，较大者约 9mm×16mm，FDG 摄取稍增高，SUV_{max} 2.5；右侧胸腔、心包腔少量积液，双侧肾上腺见不规则团块状软组织密度影，边缘清晰，右侧较大者约 28mm×45mm，FDG 摄取增高，SUV_{max} 25.2；右肾实质见多个结节影，较大者直径约 17mm，FDG 摄取增高，SUV_{max} 19.3；下腔静脉增宽（T_{12} 椎体下缘至 L_5 椎体上缘水平），腔内见条状稍低密度影，FDG 摄取增高，SUV_{max} 13.6；正常管腔明显变窄，呈弧线状，C_2、C_3、$T_8 \sim T_{10}$、T_{12}、L_1、L_2、L_5、S_1、C_5、T_4 椎体及附件，左侧锁骨肩峰端，左侧髋骨及右侧髋臼前缘见不同程度骨质破坏，部分局部见软组织影形成，FDG 摄取增高，SUV_{max} 20.5（图 12-3-1）。

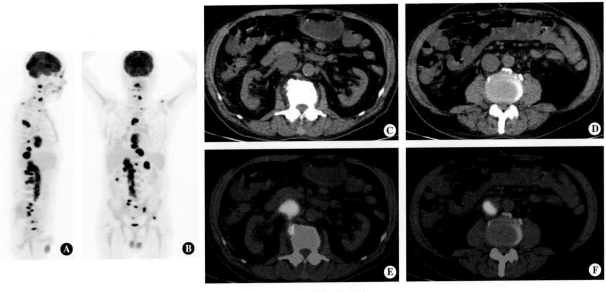

图 12-3-1　下腔静脉癌栓

（3）影像诊断：考虑牙龈癌术后，双侧肾上腺、右肾多发骨转移瘤，下腔静脉癌栓。

病例 2

（1）简要病史：男，71 岁；半个月内间断性全程肉眼血尿 3 次。

（2）影像表现：两肺散在多个小结节，较大者直径约 8mm，FDG 摄取稍增高，SUV_{max} 2.0；右肺上叶见斑片状不均匀高密度影，内见支气管充气征，FDG 摄取增高，SUV_{max} 7.7；双肺门及纵隔多发稍大淋巴结，较大者约 9mm×12mm，FDG 摄取增高，SUV_{max} 5.5；左侧肾静脉干及分支增粗，下腔静脉内见稍低密度条状影，FDG 摄取增高，SUV_{max} 6.0；左肾体积增大，左肾中下极见团块状软组织肿块影，密度不均匀，边缘欠清，大小约 55mm×75mm，FDG 摄取增高，SUV_{max} 10.0；腹膜后见多发稍大淋巴结，较大者直径约 10mm，部分 FDG 摄取增高，SUV_{max} 3.7（图 12-3-2）。

（3）影像诊断：左肾癌，肾静脉和下腔静脉癌栓，肺，腹膜后、肺门和纵隔淋巴结转移。

（4）病理诊断/随访结果：左肾穿刺病理考虑肾细胞癌，倾向透明细胞亚型。肾静脉和下腔静脉癌栓。

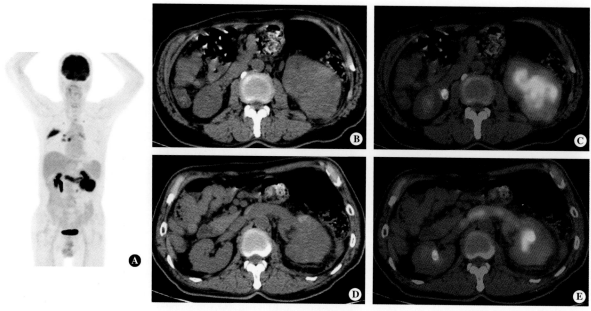

图 12-3-2　肾静脉和下腔静脉癌栓

病例 3

（1）简要病史：男，45 岁；10 个月前发现肝内占位，基因检测拟诊肝胆管细胞癌，射波刀及介入治疗后。

（2）影像表现：肝胆管细胞癌治疗后，肝内可见多发结节状、类圆形低密度影，边缘欠清，最大者约 72mm×62mm，FDG 摄取增高，SUV_{max} 4.7；门脉主干不均匀增粗，FDG 摄取增高，SUV_{max} 4.3；胃贲门旁、肝门区、胰头旁、腹膜后见多发肿大淋巴结，最大者直径约 34mm，FDG 摄取增高，SUV_{max} 6.8；左肾可见不规则稍高密度团块影，大小约 51mm×60mm，FDG 摄取增高，SUV_{max} 6.2；并左肾静脉不均匀增粗，FDG 摄取增高，SUV_{max} 8.3；右侧股骨上段、左侧髂骨、L_4 左侧附件、T_8 椎体、T_4 椎体、C_7 椎体、胸骨、右侧第 3 肋骨及胸肋关节可见多发局灶性骨质破坏，部分可见软组织影形成，大者约 60mm×40mm，FDG 摄取明显增高，SUV_{max} 5.3（图 12-3-3）。

（3）影像诊断：肝恶性肿瘤治疗后，肝内、左肾多发骨骼和淋巴结转移瘤；门静脉主干和左肾静脉癌栓。

（4）随访结果：约半年后患者死亡。

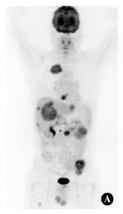
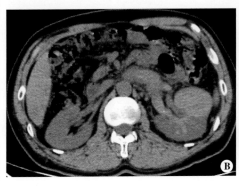
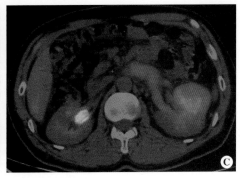

图 12-3-3　左肾静脉和门静脉癌栓

病例 4

（1）简要病史：男，70 岁；进行性消瘦近半年，伴腰痛月余。

（2）影像表现：左肾上腺区见不规则肿块，密度欠均匀，局部与胰尾、胃底分界欠清，大小约 54mm×42mm，FDG 摄取增高，SUV_{max} 16.4；腹膜后及 T_{12} 椎体旁多个淋巴结影，较大者约 28mm×15mm，FDG 摄取增高，SUV_{max} 14.6；下腔静脉（右肾水平）、左肾静脉密度欠均匀，

FDG 摄取增高，SUV_{max} 15.4；左侧第 6 肋骨、T_{12} 椎体及附件、L_4 椎体及附件、骶骨右翼、右侧股骨上段 FDG 摄取增高，SUV_{max} 8.9，部分骨质破坏（图 12-3-4）。

（3）影像诊断：腹膜后恶性肿瘤，左肾上腺癌可能；左肾静脉和下腔静脉癌栓，腹膜后淋巴结、多骨转移。

（4）随访结果：CT 增强考虑癌栓，但腹膜后占位性质未明确。

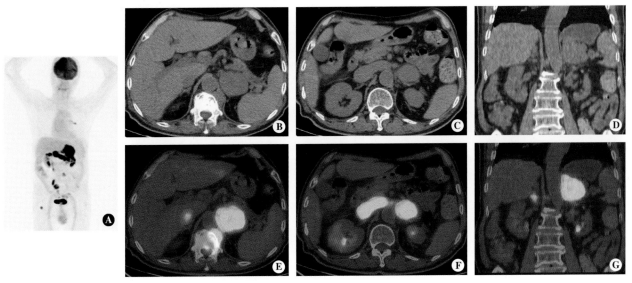

图 12-3-4　肾静脉和下腔静脉癌栓

病例 5

（1）简要病史：女，59 岁；肝区隐痛、不适 3 月余。

（2）影像表现：肝右叶见不均匀低密度肿块，边缘欠清，FDG 摄取增高，SUV_{max} 4.0；门静

脉右支不均匀增粗，FDG 摄取增高，SUV_{max} 6.3（图 12-3-5）。

（3）影像诊断：肝癌并门静脉右支癌栓。

（4）病理诊断/随访结果：肝癌。MR 增强考虑门静脉栓塞（癌栓）。

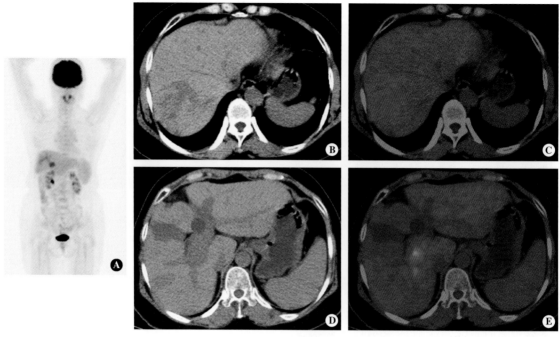

图 12-3-5　门静脉癌栓

病例 6

（1）简要病史：女，44 岁；肾癌术后 4 月余。

（2）影像表现：右肾癌术后，右肾区见串珠状结节，侵及下腔静脉，下腔静脉扩张，管腔内见不规则低密度影，长约 30mm，FDG 摄取增高，SUV$_{max}$ 6.6；脐上水平下腔静脉右旁见淋巴结，直径约 15mm，SUV$_{max}$ 5.6（图 12-3-6）。

（3）影像诊断：右肾癌术后复发，淋巴结转移，并下腔静脉癌栓。

（4）随访结果：多次超声复查病灶增大。

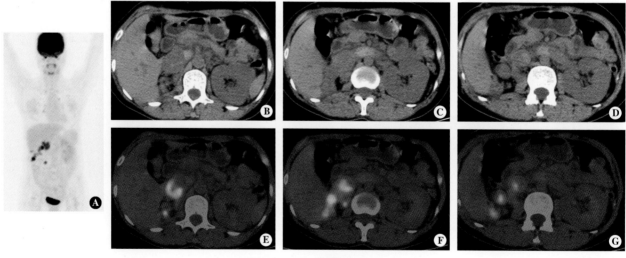

图 12-3-6　下腔静脉癌栓

第四节　肾上腺病变

一、肾上腺皮质癌

【概述】

肾上腺皮质癌是发生于肾上腺皮质的恶性肿瘤，临床较为少见，发病年龄大致有两个高峰：小于 5 岁的幼儿和 40～50 岁的成年人，男女比例约 1：1.5。肾上腺皮质癌发现时肿瘤体积往往较大，肿瘤内可有出血和坏死，易突破肾筋膜呈浸润性生长，侵及周围组织和器官。无功能性肾上腺皮质癌早期可无明显症状，之后可有肿块及邻近组织器官的浸润和压迫症状；

功能性肾上腺皮质癌可表现为内分泌功能紊乱，常表现为库欣综合征。肾上腺皮质癌易早期转移，转移部位常见于淋巴结、肝、肺、骨等，临床常因转移而发现原发病变。

肾上腺皮质癌 CT 表现为圆形、类圆形或不规则形，通常肿瘤较大，小者边缘可光整、清晰，大者欠清或部分欠清、毛糙；小者内部密度可均匀，大者一般伴有坏死，部分可有出血、钙化，因而密度多不均匀。MRI 上，肾上腺皮质癌信号不均，实性部分 T_1WI 呈等或稍低信号，T_2WI 呈高信号，囊变部分呈长 T_1、长 T_2 信号；增强扫描，肿瘤实性部分明显强化，延迟扫描强化程度下降较缓慢。右侧肾上腺皮质癌易侵及下腔静脉形成癌栓。

肾上腺皮质癌 PET 检查表现为高 FDG 摄取，摄取程度不一，且多不均匀，较大的肿瘤 SUV_{max} 较高。

肾上腺皮质癌应与肾上腺嗜铬细胞瘤、肾上腺神经母细胞瘤等鉴别，有时仅凭影像表现较难区分，应充分结合病史和年龄综合判断。

【病例】

病例 1

（1）简要病史：男，52 岁；体检发现右肾上腺肿块。

（2）影像表现：右肾上腺球形肿块，密度不均，其内见斑片状稍低密度影，边缘尚清，局部欠光整，直径约 11.2cm，FDG 摄取不均匀增高，SUV_{max} 6.9；周围脏器受压移位，下腔静脉局部被包埋，节段性 FDG 摄取增高，SUV_{max} 6.7；右肺门小淋巴结，SUV_{max} 4.4（图 12-4-1）。

（3）影像诊断：肾上腺癌并下腔静脉癌栓，右肺门淋巴结转移可能。

（4）病理诊断（活检）：肾上腺皮质癌。

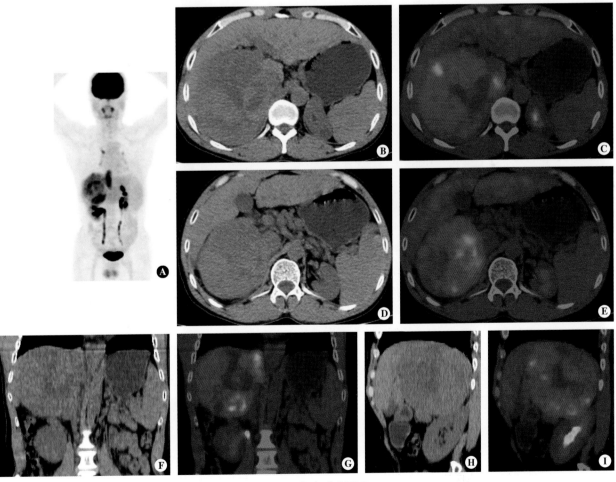

图 12-4-1 肾上腺皮质癌

病例 2

（1）简要病史：女，39 岁；停经半年，发现左下腹包块 4 个月。

（2）影像表现：左肾上腺见类椭圆形肿块，大小约 48mm×32mm×50mm，边缘光整，密度均匀，局部与左肾皮质、左膈脚无明显界限，FDG 摄取增高，SUV_{max} 4.4；左肾上极及脾内侧周围见短条状钙化；左中下腹部腹腔、盆腔腹膜、肠系膜 FDG 摄取弥漫性增高伴大量积液，SUV_{max} 6.8，子宫未见明显异常，附件区未见明显肿块（图 12-4-2）。

（3）影像诊断：左肾上腺癌可能性大，腹腔转移可能；卵巢源性肿瘤不除外。

（4）病理诊断：子宫、左侧附件切除术后病理考虑肾上腺皮质癌转移。

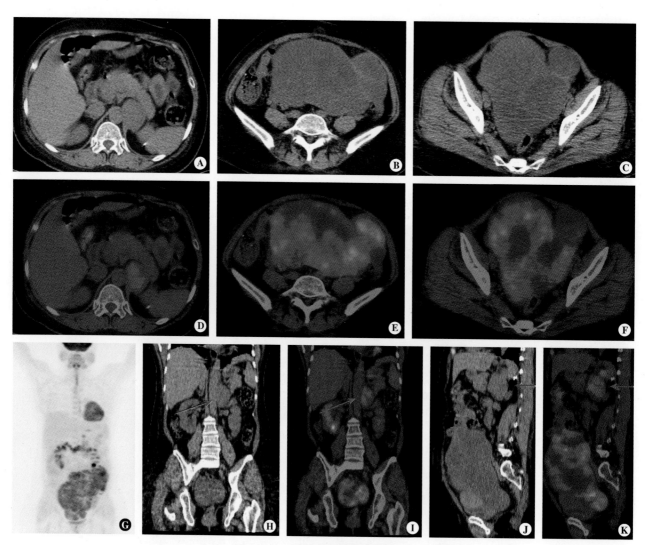

图 12-4-2　肾上腺皮质癌（箭示）

二、肾上腺神经母细胞瘤

【概述】

肾上腺神经母细胞瘤是小儿最常见的腹膜后腔肿瘤之一，源自肾上腺和脊柱旁的交感神经链，60% 以上起源于肾上腺髓质，多见于 5 岁以下儿童，成人极少见。肾上腺神经母细胞瘤临床症状缺乏特异性，可表现为腹痛、腹部包块，也可有发热、纳差、消瘦、乏力、面色苍白等全身症状。部分患者尿中可伴儿茶酚胺分解产物 3-甲氧-4-羟基苦杏仁酸（VMA）增高。肾上腺神经母细胞瘤恶性程度高、预后差，早期易向周围或远处转移，发现时往往已是晚期。

肾上腺神经母细胞瘤 CT 表现为肾上腺结节或肿块，肿块可巨大，边缘多不清，密度多不均匀，病变易坏死、出血和囊变，常见斑片状或砂粒状钙化，钙化有定性意义。MRI T_1WI 呈不均匀等、低信号，T_2WI 呈不均匀等、高信号，常伴囊变、出血信号；增强肿瘤实性部分强化不均匀；肿瘤可推移周围组织、器官或呈浸润性生长。PET/CT 示病变 FDG 摄取增高。

肾上腺神经母细胞瘤应与肾母细胞瘤和神经节细胞瘤鉴别。肾母细胞瘤可破坏肾皮质，显示残肾征；肿瘤与残肾交界面锐利；呈膨胀性生长，一般不越过中线；钙化较少见（约 15%）。神经节细胞瘤好发于儿童和青少年，多见于腹膜后或后纵隔，密度较均匀，出血、坏死、囊变相对较少见，可见散在或聚集的小点状、针尖样钙化，但较少见（约 20%），CT 增强多呈延迟强化。肾母细胞瘤和神经节细胞瘤通常都不浸润周围血管，

神经节细胞瘤常倾向血管低阻力间隙生长。

【病例】

病例 1

（1）简要病史：男，1 岁；发现腹部肿块月余。

（2）影像表现：右肾上腺区见巨大不规则肿块，边缘大部分欠清，跨中线生长，大小约 105mm×86mm，密度不均匀，可见坏死、条片状稍高密度影及点状钙化，FDG 摄取增高，SUV_{max} 7.3；肝被向前上推移，右肾被向后下推移，前内侧皮质浸润，下腔静脉及主动脉局部被包绕，腹腔内及腹膜后另见多个结节，大小不等，较大者约 20mm×12mm，FDG 摄取增高，SUV_{max} 5.7；右肺下叶背段脊柱旁胸膜结节，边缘局部见斑状钙化，FDG 摄取增高，SUV_{max} 3.0；双侧胸腔少量积液（图 12-4-3）。

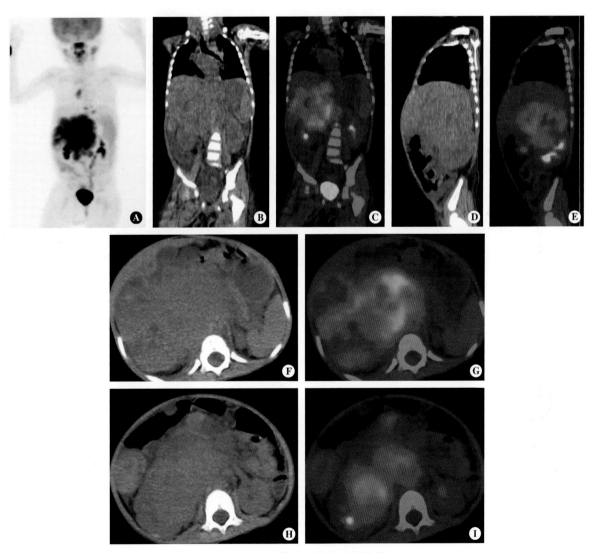

图 12-4-3 右肾上腺神经母细胞瘤

（3）影像诊断：右肾上腺恶性肿瘤，神经母细胞瘤可能性大；腹腔、腹膜后淋巴结转移，胸膜转移；双侧胸腔积液。

（4）病理诊断（手术）：右肾上腺神经母细胞瘤。

病例 2

（1）简要病史：男，2 岁；发热、腹痛 5 天；B 超发现左肾上腺增大，考虑占位。

（2）影像表现：左肾上腺增大，呈梭状，大小约 30mm×13mm，边缘尚清晰，部分与左肾界限欠清，内见点样钙化，FDG 摄取不均匀稍增高，SUV_{max} 2.3；两肺胸膜下见多个无 FDG 摄取增高小结节（图 12-4-4）。

（3）影像诊断：肾上腺占位，嗜铬细胞瘤可能；肺部小结节，建议随访，除外转移。

（4）病理诊断（手术）：左肾上腺神经母细胞瘤。

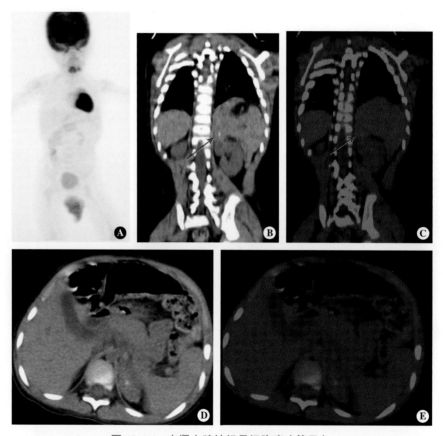

图 12-4-4　左肾上腺神经母细胞瘤（箭示）

三、肾上腺嗜铬细胞瘤

【概述】

嗜铬细胞瘤又称副神经节瘤，大多数起源于肾上腺髓质，少部分起源于肾外交感神经节；也常被称为 10% 肿瘤，即 10% 有家族遗传史、10% 为双侧、10% 为恶性、10% 发生于肾上腺外等。本病好发于中青年，临床症状主要为肿瘤释放儿茶酚胺而引起阵发性或持续性高血压，典型三联征为头痛、心悸、多汗。

肾上腺嗜铬细胞瘤 CT 表现为大小不等的圆形、椭圆形或分叶状结节或肿块，肿瘤大小差异较大；直径小于 2cm 的肿瘤密度多较均匀，较大者可伴坏死、出血和囊变，囊变多位于中心，少数可见点样或砂粒样钙化。良性嗜铬细胞瘤边缘多较光整，有完整包膜；恶性嗜铬细胞瘤形态多不规则，实性成分较多，坏死囊变可更不规则，且呈偏心性，边缘欠清，可浸润邻近组织、器官。肾上腺嗜铬细胞瘤 MRI 信号均匀，较大者呈混杂信号，实性部分 T_1WI 呈低或等信号，T_2WI 呈高信号；增强扫描实性部分显著强化，但应慎用，以免诱发高血压危象。

　　肾上腺嗜铬细胞瘤 PET/CT 检查代谢活性差异也较大，有的无明显 FDG 摄取，有些可呈明显高摄取，恶性者常表现为高 FDG 摄取。

　　肾上腺嗜铬细胞瘤应与肾上腺腺瘤、肾上腺神经母细胞瘤、肾上腺皮质癌等鉴别。肾上腺嗜铬细胞瘤可表现为典型的临床症状；肾上腺神经母细胞瘤、肾上腺皮质癌常呈浸润性生长，神经母细胞瘤钙化更多见。发病年龄也是鉴别诊断的重要参考因素。

【病例】

　　（1）简要病史：男，67 岁；体检发现前纵隔结节，左肾上腺占位。

　　（2）影像表现：左肾上腺见类圆形肿块，直径约 44mm，密度不均匀，内见低密度区，中心见粗点状钙化，边缘尚光整，FDG 摄取不均匀增高，SUV_{max} 5.1；前上纵隔见结节状软组织密度影，大小约 27mm×19mm，边缘尚光整、清晰，未见明显 FDG 摄取（图 12-4-5）。

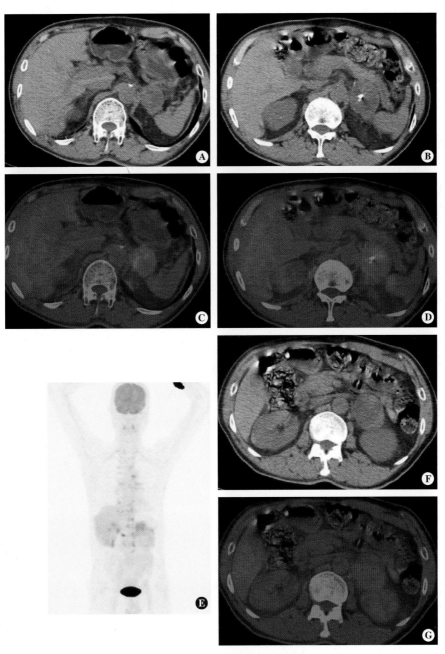

图 12-4-5　肾上腺嗜铬细胞瘤

（3）影像诊断：肾上腺肿瘤，嗜铬细胞瘤可能。

（4）病理诊断（手术）：左肾上腺嗜铬细胞瘤。

四、肾上腺淋巴瘤

【概述】

目前的研究认为，肾上腺没有淋巴组织，肾上腺淋巴瘤多为全身淋巴瘤的一部分，为其他部位淋巴瘤血行播散而来，是系统性淋巴瘤的局部表现；肾上腺原发性淋巴瘤极少见。肾上腺淋巴瘤多见于中老年人，男性稍多见，且多累及双侧，多为 B 细胞淋巴瘤，T 细胞淋巴瘤少见。肾上腺淋巴瘤临床可表现为发热、腹痛、腹部包块等，也可无明显症状。

肾上腺淋巴瘤 CT 表现为结节或肿块，早期密度多较均匀，低于肝，略高于肾；边缘多较光整，形态多样，圆形较多见，亦可见梭形、三角形等；之后可呈浸润性生长，与周围淋巴结融合，亦可发生坏死；肾上腺淋巴瘤发现时多较大，与肾脏局部界限欠清，与其他脏器界限多较清晰。肾上腺淋巴瘤 MRI T_1WI 呈稍低信号，内可见少许条片状高信号，T_2WI 权重呈等或稍高信号，信号不均匀，快速自旋回波（FSE）T_2WI 抑脂信号略高于肝，低于脾，明显低于其他恶性肿瘤；增强扫描呈延迟强化，动脉期轻度强化，门脉期中度强化。

肾上腺淋巴瘤 PET/CT 表现为 FDG 摄取增高，大的肿瘤则代谢活性明显增高。

肾上腺淋巴瘤应与转移瘤、肾上腺皮质癌、肾上腺腺瘤、嗜铬细胞瘤等鉴别。转移瘤患者多有肿瘤病史或可见原发病变，较大者边缘多欠光整，密度多不均匀；肾上腺皮质癌呈浸润性生长，坏死更常见，双侧发病少见；嗜铬细胞瘤部分有典型高血压临床症状，MRI T_2WI 有显著高信号；肾上腺腺瘤一般较小，多数 MRI 化学位移信号有变化，增强廓清率高。

【病例】

病例 1

（1）简要病史：男，68 岁；腰酸、腰胀 3 月余，体检发现可疑腹部包块；B 超、CT 提示双侧肾上腺占位。

（2）影像表现：双侧肾上腺类圆形肿块，右侧大小约 75mm×51mm，左侧约 64mm×50mm，密度尚均匀，边清，局部毛糙，FDG 摄取增高，SUV_{max} 分别为 21.4 和 22.1，左侧者可见包膜样改变，包膜与瘤体间见低密度间隙；邻近腹膜后可见数个肿大淋巴结影，最大者约 19mm×15mm，FDG 摄取增高，SUV_{max} 14.2（图 12-4-6）。

（3）影像诊断：肾上腺淋巴瘤可能。

（4）病理诊断：肾上腺弥漫大 B 细胞淋巴瘤。

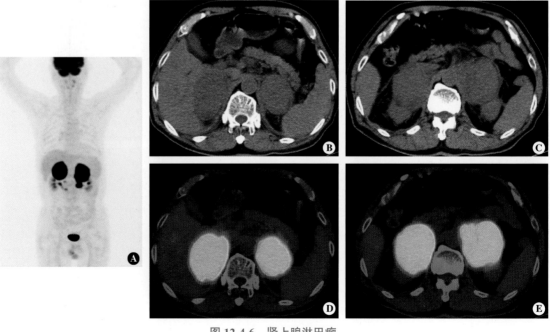

图 12-4-6　肾上腺淋巴瘤

病例 2

（1）简要病史：男，61 岁；左腰部酸胀 2 周，CT 发现肾上腺肿瘤。

（2）影像表现：左肾上腺肿块（大小约 83mm×67mm），右肾上腺结节（大小约 23mm× 17mm），密度均匀，边缘清晰、光整，FDG 摄取均增高，SUV_{max} 分别为 10.5、12.2；双侧肺门及纵隔 3A、4 区见多个稍大淋巴结，最大者直径约 15mm，FDG 摄取增高，SUV_{max} 6.8（图 12-4-7）。

（3）影像诊断：肾上腺恶性病变（转移？）；纵隔淋巴结转移可能。

（4）病理诊断：左肾上腺 B 细胞淋巴瘤。

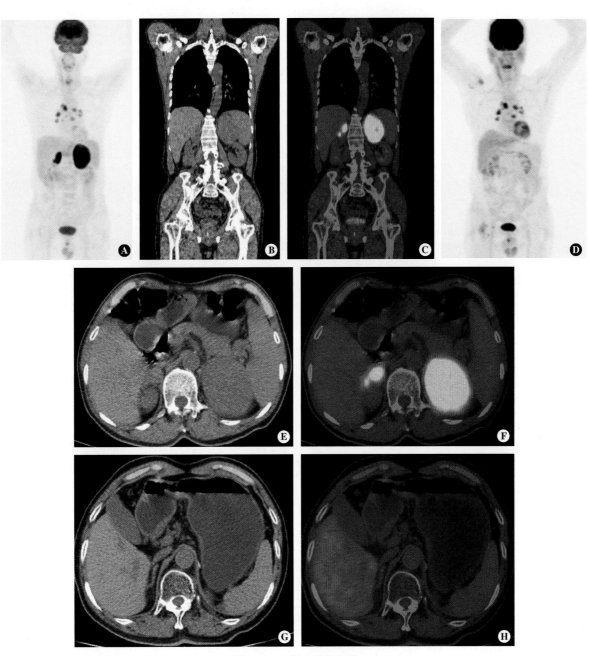

图 12-4-7　肾上腺淋巴瘤

病例 3

（1）简要病史：男，58 岁；反复腹痛 20 余天，加重 1 周，伴腹胀。

（2）影像表现：双侧肾上腺见不规则巨块，边缘清晰、欠光滑，可见多个浅切迹，密度尚均匀，右侧者局部可见小片状稍低密度影，邻近腹膜后见数个稍大淋巴结，FDG 摄取均增高，SUV_{max}

28.3；脾内见数个稍低密度区，最大者约 22mm×17mm，FDG 摄取增高，SUV$_{max}$ 13.0；右侧肱骨头，T$_6$、T$_9$、T$_{10}$、T$_{11}$、S$_1$、S$_2$、S$_3$ 区局灶性 FDG 摄取明显增高，SUV$_{max}$ 31.9，骨质未见明显破坏，局部髓腔密度稍增高（图 12-4-8）。

（3）影像诊断：肾上腺、脾、多骨病变，淋巴瘤可能性大。

（4）病理诊断：右侧肾上腺肿块穿刺病理考虑弥漫大 B 细胞淋巴瘤。

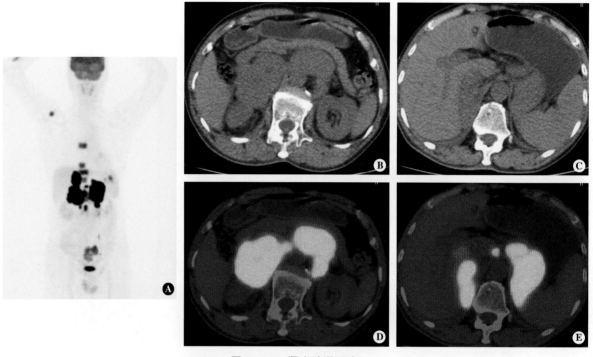

图 12-4-8　肾上腺淋巴瘤

病例 4

（1）简要病史：女，55 岁；发现颈部淋巴结肿大 1 个月。

（2）影像表现：左侧颈部、双侧锁骨上窝、双侧腋窝、腹膜后及左侧腹股沟可见多发肿大淋巴结，最大者位于腹膜后，直径约 28mm，FDG 摄取增高，SUV$_{max}$ 6.4；左侧肾上腺可见类圆形结节，直径约 19mm，FDG 摄取增高，SUV$_{max}$ 4.6（图 12-4-9）。

（3）影像诊断：全身多发淋巴结肿大，考虑淋巴瘤；左肾上腺结节，考虑淋巴瘤浸润可能。

（4）病理诊断 / 随访结果：腹膜后淋巴结穿刺活检考虑滤泡型淋巴瘤。化疗后大部分淋巴结缩小，左肾上腺结节缩小，无代谢活性。

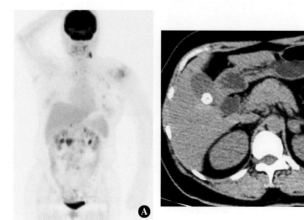
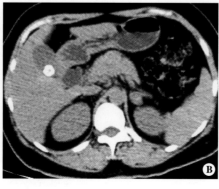
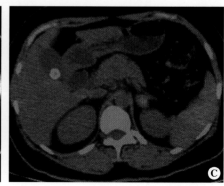

图 12-4-9　肾上腺淋巴瘤

病例5

（1）简要病史：男，41岁；非霍奇金淋巴瘤化疗3程后。

（2）影像表现：右肾上腺不规则肿块，大小约140mm×93mm，边缘欠光整，密度欠均匀，FDG摄取明显增高，SUV_{max} 21.3，局部包绕肾上极；左肾下极见类圆形等密度结节，直径约20mm，FDG摄取增高，SUV_{max} 11.5；延髓右侧可见小圆形等密度影，FDG摄取增高，SUV_{max} 7.2（图12-4-10）。

（3）影像诊断：右肾上腺、左肾、延髓病变，考虑淋巴瘤化疗后仍具高活性。

（4）病理诊断：右肾病理考虑弥漫大B细胞淋巴瘤。

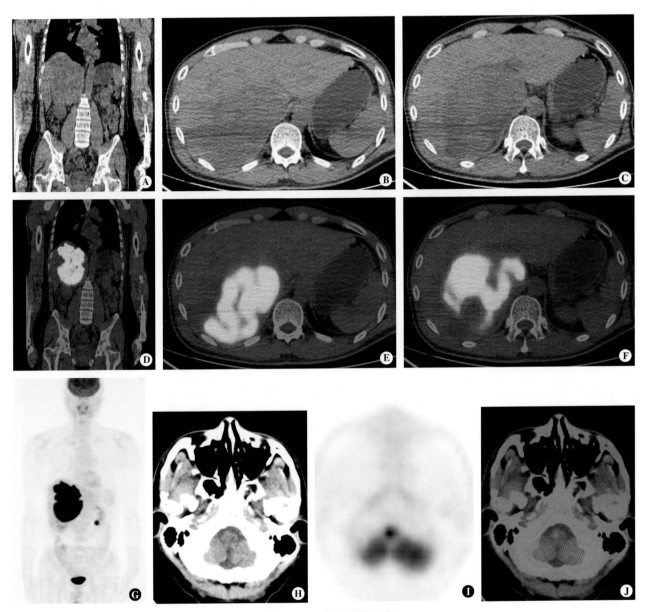

图12-4-10 肾上腺淋巴瘤

五、肾上腺转移瘤

【概述】

肾上腺转移瘤较常见，仅次于肺、肝和骨转移瘤，原发性肿瘤以肺癌为主，也可见于结直肠癌、乳腺癌、肾癌、甲状腺癌等。转移多单侧，约1/3发生于双侧。肾上腺转移瘤以老年人常见，男性居多，临床症状不典型，不同于肾结核，临床很少出现皮质功能减退表现（如艾迪生病），大多数肾上腺转移瘤没有特异性的临床症状。

肾上腺转移瘤 CT 表现为肾上腺增粗、结节或肿块，结节可呈圆形、类圆形、梭形或三角形等，大的肿块多表现为圆形，常伴出血、坏死，亦可伴小点样钙化；肿瘤较小时边缘较光整，较大时则边缘可毛糙，或与周围组织、器官界限不清；结节或肿块均可呈分叶状改变。肾上腺转移瘤 MRI T_1WI 多呈不均匀低信号，少数可为等或稍高信号；T_2WI 多为不均匀高信号，坏死囊变区呈更高信号；增强扫描可见肾上腺转移瘤早期和持续性强化；少数肾上腺转移瘤可伴肾脂肪囊内的小转移灶或肾皮质的小结节转移。

PET/CT 可观察肾上腺转移瘤的代谢活性情况，部分肾上腺转移瘤形态上尚未产生 CT 及 MRI 检查能观察到的改变，但 PET/CT 代谢活性可表现为增高。

肾上腺转移瘤应与肾上腺结核、淋巴瘤等鉴别。肾上腺结核多为继发性结核，往往有肺结核的影像表现，更常见肾上腺功能减退表现（如皮肤色素沉着），患者通常不伴肿瘤病史，PET/CT 可没有可疑或明确的恶性肿瘤表现，且肾上腺结核早期即可表现为边缘欠光整；肾上腺缺乏淋巴组织，肾上腺淋巴瘤常合并淋巴结等其他部位淋巴瘤改变，有时鉴别较难。

应强调的是，肺癌是肾上腺转移瘤最常见的原发性肿瘤，但肺癌患者中相当一部分有肾上腺增粗、结节等良性病变，而非转移；大多数良性病变代谢活性较低，而转移瘤的代谢活性一般较高。肾上腺较小病变，术后应与原发性肿瘤术前肾上腺影像进行比较，原发性肿瘤为新发且伴高代谢活性肾上腺病变，则可 3～6 个月后随访，如有增大、坏死则应考虑转移瘤；较大病变，伴坏死、出血及囊变则应首先考虑转移瘤。

【病例】

病例 1

（1）简要病史：男，71 岁；咳嗽半月，发现肺占位。

（2）影像表现：右肺上叶肿块，边缘清晰，内侧缘见点状钙化，密度均匀，大小约 68mm×62mm，FDG 摄取不均匀增高，SUV_{max} 14.1，周围可见少许斑片状影；右肾上腺梭形肿块，边缘清晰，密度均匀，大小约 48mm×28mm，FDG 摄取增高，SUV_{max} 11.9（图 12-4-11）。

（3）影像诊断：右上肺癌，右肾上腺转移。

（4）病理诊断／随访结果：右肺鳞癌；右肾上腺转移瘤。3 个月后随访，B 超显示肾上腺病变增大。

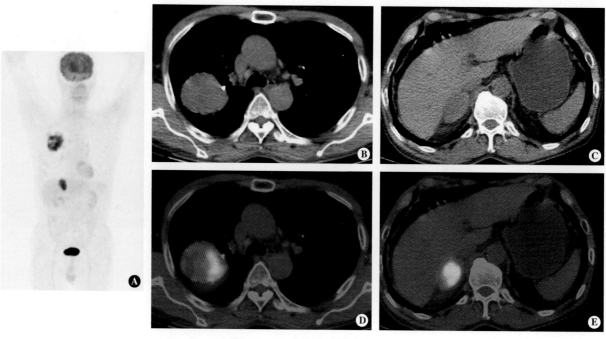

图 12-4-11　右肾上腺转移瘤

病例 2

（1）简要病史：男，48 岁；肺癌术后 3 年。

（2）影像表现：左肺癌术后，左肾上腺结节，大小约 18mm×15mm，边缘欠光整，SUV$_{max}$ 8.3（图 12-4-12）。

（3）影像诊断：肺癌术后，肾上腺转移。

（4）病理诊断（手术）：右肾上腺转移瘤。

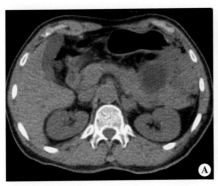
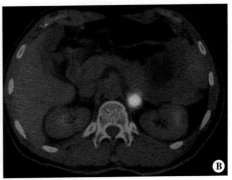

图 12-4-12　右肾上腺转移瘤

病例 3

（1）简要病史：男，59 岁；肺癌术后 1 年。

（2）影像表现：左肺癌术后，纵隔左移，双侧肺门及纵隔可见多发肿大淋巴结，FDG 摄取增高，SUV$_{max}$ 9.7；双侧肾上腺结节，左侧稍大，大小约 24mm×14mm，FDG 摄取均增高，SUV$_{max}$ 6.9；腹盆腔及左侧胸壁可见多个结节，边清，最大者约 21mm×18mm，FDG 摄取增高，SUV$_{max}$ 9.5；右肩胛下肌内结节，FDG 摄取增高，SUV$_{max}$ 4.1；左股骨上段见骨质破坏，FDG 摄取增高，SUV$_{max}$ 6.3（图 12-4-13）。

（3）影像诊断：肺癌术后，肾上腺、淋巴结、骨转移。

（4）随访结果：转移灶增大，症状恶化。

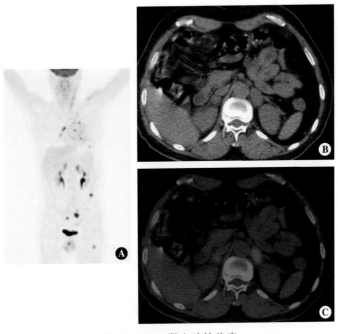

图 12-4-13　肾上腺转移瘤

病例 4

（1）简要病史：男，82 岁；咳嗽、咯血 2 周。

（2）影像表现：右肺下叶不规则肿块，边缘清晰、欠规整，大小约 67mm×47mm，局部胸膜粘连，FDG 摄取增高，SUV$_{max}$ 11.9；双侧肺门、纵隔（2R、4R、7 区）可见淋巴结影，部分增大，

FDG 摄取增高，SUV~max~ 4.1；右肾上腺见卵圆形肿块，大小约 46mm×44mm，FDG 摄取增高，SUV~max~ 13.2，内见低密度坏死区；右肾外侧脂肪囊内见小结节，直径约 14mm，与肾皮质局部无明显界限，FDG 摄取增高，SUV~max~ 7.7（图 12-4-14）。

（3）影像诊断：肺癌，纵隔淋巴结、右肾上腺、右肾转移。

（4）病理诊断：右肺癌；右肾上腺转移瘤。

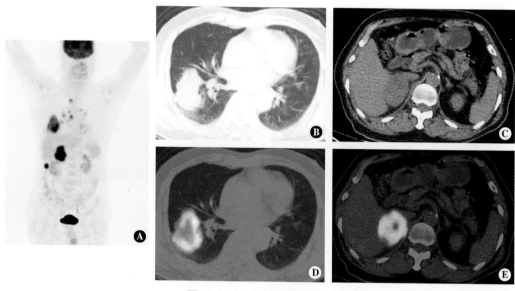

图 12-4-14　右肾上腺转移瘤

病例 5

（1）简要病史：女，64 岁；直肠癌术后 1 年余。

（2）影像表现：直肠癌术后，腹膜后及纵隔、右锁骨上窝、左侧下颈部见多发肿大淋巴结，边缘欠清，最大者直径约 11mm，FDG 摄取增高，SUV~max~ 6.5；左肾上腺见三角形结节，边缘尚清，大小约 32mm×15mm，FDG 摄取增高，SUV~max~ 11.3；右侧肾上腺增粗，FDG 摄取无明显增高（图 12-4-15）。

（3）影像诊断：直肠癌术后淋巴结、肾上腺转移。

（4）随访结果：临床确诊左肾上腺转移。

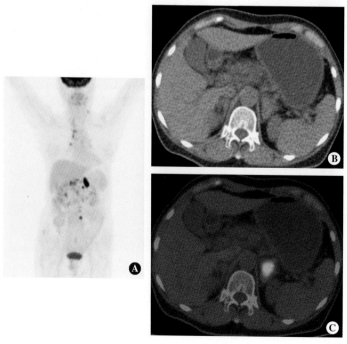

图 12-4-15　左肾上腺转移瘤

病例6

（1）简要病史：女，62岁；腰痛、腰胀20余天。

（2）影像表现：双侧颈部、右腋窝、腹膜后及右髂血管旁见多发大小不等淋巴结，部分边缘毛糙、模糊，最大者位于右腋窝，大小约15mm×25mm，FDG摄取增高，SUV_{max} 10.4；肝内见多发大小不等类圆形稍低密度结节，边缘欠清，最大者位于 S_6 段，大小约22mm×30mm，FDG摄取增高，SUV_{max} 10.5；双侧肾上腺结节样增粗，FDG摄取增高，SUV_{max} 5.4；全身多骨弥漫性或局灶性FDG摄取增高，SUV_{max} 12.1，T_5、L_2、L_4椎体相应部位伴局灶性溶骨性破坏，另多个椎体成骨性改变（图12-4-16）。

（3）影像诊断：淋巴结、肝、骨、肾上腺病变，转移可能性大。

（4）病理诊断/随访结果：右腋淋巴结穿刺活检考虑转移瘤；免疫组化考虑乳腺来源可能。CT随访示肾上腺病变明显增大。肾上肾转移瘤。

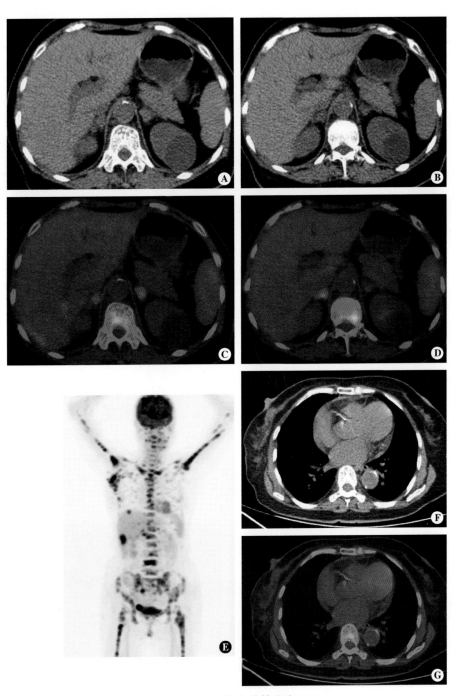

图12-4-16　肾上腺转移瘤

病例 7

（1）简要病史：男，64 岁；肺癌术后 2 年。

（2）影像表现：左肺癌切除术后，肺门术区类圆形结节，大小约 31mm×26mm，边清，FDG 摄取增高，SUV$_{max}$ 17.5；左侧胸膜增厚、粘连，左肾上腺见不规则肿块，大小约 43mm×32mm，密度不均匀，内可见坏死及点状钙化，FDG 摄取增高，SUV$_{max}$ 15.4；腹膜后及腹腔可见多发肿大淋巴结，最大者约 10mm×9mm，FDG 摄取增高，SUV$_{max}$ 14.5；左侧第 6 肋骨、T$_9$ 椎体、右侧髂骨局灶性骨质破坏，FDG 摄取增高，SUV$_{max}$ 15.9（图 12-4-17）。

（3）影像诊断：肺癌术后，左肾上腺、腹部淋巴结及多骨转移。

（4）随访结果：临床确诊左肾上腺转移。

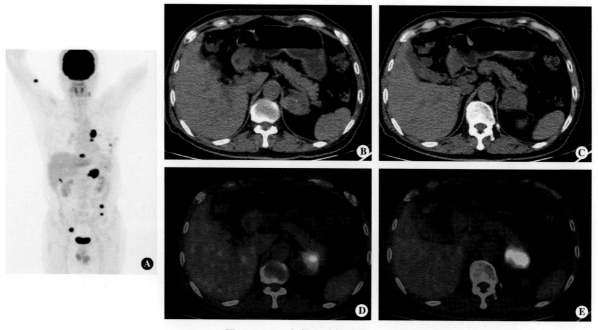

图 12-4-17   左肾上腺转移瘤

六、肾上腺增生

【概述】

肾上腺增生多发于皮质，临床可有或无肾上腺功能异常。肾上腺增生 CT 表现为肾上腺弥漫性或局部增大，侧肢增粗或肾上腺边缘结节，与肾上腺等密度，边缘光整，多无明显 FDG 摄取异常。

【病例】

（1）简要病史：男，53 岁；发现并诊断库欣综合征 3 月余。

（2）影像表现：左侧肾上腺内侧肢梭形增粗，呈均匀等密度，大小约 27mm×15mm，未见明显放射性摄取（图 12-4-18）。

（3）影像诊断：肾上腺增生。

（4）病理诊断（手术）：肾上腺增生。

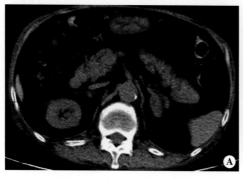
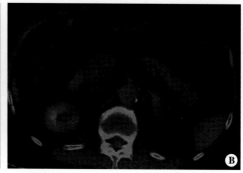

图 12-4-18   肾上腺增生

七、肾上腺皮质腺瘤

【概述】

肾上腺皮质腺瘤分为功能性和腺瘤无功能性腺瘤，功能性腺瘤又分为皮质醇腺瘤和醛固酮腺瘤。功能性腺瘤较常见，常有明显临床症状，如醛固酮腺瘤可有高血压、低血钾等，皮质醇腺瘤可有库欣综合征等；无功能性腺瘤较少见，无临床表现，常偶然发现。

大多数肾上腺皮质腺瘤富脂质成分，CT表现为低密度结节，CT值常小于10Hu，边缘较光滑，正常肾上腺组织多受压，无破坏；乏脂性腺瘤CT值稍高；皮质醇腺瘤常较大，可伴肾上腺萎缩。腺瘤MRI T_1WI 和 T_2WI 信号类似于肝脏，同反相位、反相位信号多有明显降低，增强呈中等程度强化；显像剂廓清率高，通常相对廓清率大于50%诊断腺瘤敏感度和特异度都较高。

功能性腺瘤PET/CT显像报道较少，无功能性腺瘤 ^{18}F-FDG摄取大多数较低或无摄取。

【病例】

病例1

（1）简要病史：男，50岁；体检发现右肾上腺结节。

（2）影像表现：右肾上腺见一类圆形结节，密度稍低、均匀，大小约30mm×25mm，边缘光整，FDG摄取无明显增高（图12-4-19）。

（3）影像诊断：右肾上腺腺瘤。

（4）病理诊断（手术）：右肾上腺皮质腺瘤。

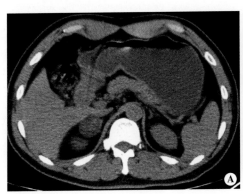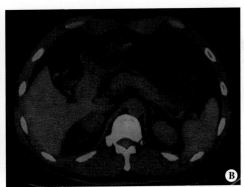

图 12-4-19　右肾上腺腺瘤

病例2

（1）简要病史：男，48岁；体检发现CEA增高，B超示右肾上腺结节。

（2）影像表现：右肾上腺见一稍低密度结节，边缘尚光整，密度稍低，未见明显FDG摄取增高（图12-4-20）。

（3）影像诊断：右肾上腺腺瘤可能。

（4）病理诊断（手术）：右肾上腺腺瘤。

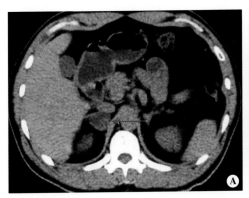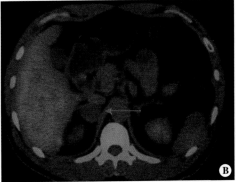

图 12-4-20　肾上腺腺瘤（箭示）

八、肾上腺结核

【概述】

肾上腺结核为继发性，常发生于结核病感染的后期。肾上腺结核可严重破坏肾上腺，导致皮质醇、醛固酮分泌异常，引起多系统功能异常，如乏力、消瘦、恶心、呕吐、腹痛、腹泻、头晕、体位性低血压及皮肤色素沉着，实验室检查可有低钠、高钾等。肾上腺结核是艾迪生病最常见原因之一。肾上腺结核可单侧，亦可双侧发病，CT 表现为肾上腺增大、增粗或结节、肿块，可伴干酪样坏死、钙化；钙化可为散在点状或小结节状，病变边缘局部或全部欠光整，与周围粘连；增强扫描，肾上腺结核主要呈边缘强化，如花环状，中心坏死无强化。肾上腺结核活动期 FDG 摄取明显增高，治疗后摄取降低，愈后可恢复正常。

【病例】

病例 1

（1）简要病史：男，47 岁；腹痛、恶心，剧烈呕吐月余，伴明显消瘦，皮肤变黑近 1 年。

（2）影像表现：两肺上叶尖（后）段及下叶背段纹理紊乱，可见小斑片状和条索状影，部分钙化，部分小斑片状影 FDG 摄取增高，SUV$_{max}$ 5.6，伴支气管轻度扩张；右侧胸膜增厚，局部弧形钙化，邻近肋间肌局部肿胀，FDG 摄取增高，SUV$_{max}$ 6.6；右肾上腺肿块，大小约 32mm×46mm，左肾上腺结节，大小约 10mm×13mm，FDG 摄取均增高，SUV$_{max}$ 分别为 12.5、5.5（图 12-4-21）。

（3）影像诊断：两肺、右胸壁及双侧肾上腺结核。

（4）随访结果：肾上腺结核；经抗结核治疗 4 个月后随访，症状明显改善。

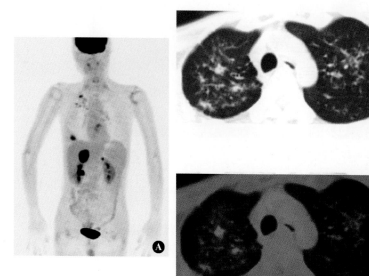
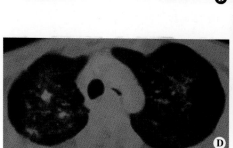
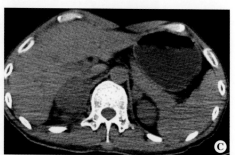
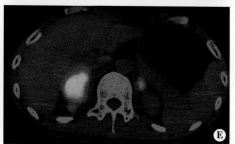

图 12-4-21　肾上腺结核

病例 2

（1）简要病史：男，42 岁；颜面色素沉着 1 年余，有结核病史，CT 示肾上腺结节。

（2）影像表现：左上肺（较多）、左下肺及右肺（少量）斑点状、条索状影，FDG 摄取不均匀增高；右肾上腺增粗，大小约 23mm×18mm，FDG 摄取增高，SUV$_{max}$ 3.3（图 12-4-22）。

（3）影像诊断：肺、右肾上腺结核。

（4）随访结果：右肾上腺结核；抗结核治疗 1 年后，复查 CT，肾上腺大致正常，临床症状明显改变。

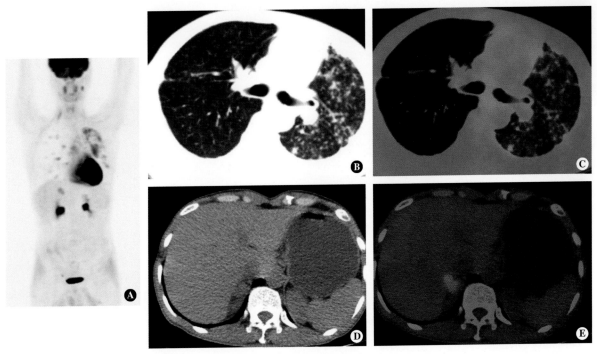

图 12-4-22　肾上腺结核

第十三章

淋巴造血系统

第一节 淋 巴 瘤

【概述】

淋巴瘤起源于淋巴结和淋巴组织，可发生于身体的任何部位，淋巴结、扁桃体、脾及骨髓最常累及，病理上可分为霍奇金淋巴瘤（HL）和非霍奇金淋巴瘤（NHL）。无痛性进行性淋巴结肿大是淋巴瘤较特征性临床表现，另有全身症状如发热、消瘦；HL多见于青年，颈部或锁骨上淋巴结肿大常见，病变部位常较局限，可有皮肤瘙痒；NHL常见结外器官受累，有多中心发病倾向或跳跃性播散。

淋巴瘤淋巴结改变CT表现为多发淋巴结肿大，呈圆形，淋巴门消失，肿大淋巴结可互相融合，淋巴结肿大可累及1个、2个或多个区域；绝大多数淋巴瘤肿大淋巴结呈明显高FDG摄取，仅少数可表现为低摄取或摄取无明显增高。淋巴瘤应与淋巴结结核、淋巴结转移等鉴别：淋巴结结核和转移均表现为高FDG摄取，淋巴结结核增强扫描可见环状增强，可有肺结核表现和结核病临床症状；淋巴结转移多位于一定引流区，患者多有肿瘤病史或原发肿瘤病灶。

淋巴瘤骨髓浸润CT表现为髓腔密度增高、减低或密度不均匀，伴或不伴骨皮质破坏、中断，少数可合并软组织肿块；PET显示病变骨髓FDG摄取增高，可在髓腔密度改变前发现病变，能更早、更全面地评估淋巴瘤的骨髓累及范围。淋巴瘤骨髓改变应注意与多发性骨髓瘤、骨转移等鉴别：淋巴瘤多有淋巴结肿大，骨髓软组织肿块少见；骨髓瘤可见穿凿样改变，也可见膨胀性骨改变，溶骨性破坏中可见残存骨嵴等；椎骨转移多呈跳跃性。

【病例】

病例 1

（1）简要病史：男，47；发现颈部淋巴结肿大 2 周。

（2）影像表现：双侧腋窝及右颈部、锁骨上窝可见多发肿大淋巴结，最大者约 20mm×18mm，FDG 摄取增高，SUV_{max} 14.9（图 13-1-1）。

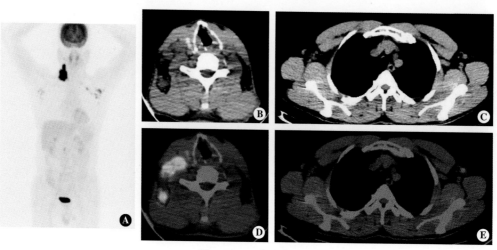

图 13-1-1 淋巴瘤

（3）影像诊断：淋巴瘤。

（4）病理诊断（淋巴结活检）：套细胞淋巴瘤。

病例2

（1）简要病史：男，25岁；发现左腋窝淋巴结肿大2周。

（2）影像表现：双侧颈部见多个肿大淋巴结，最大者约15mm×12mm，FDG摄取稍增高，SUV_{max} 5.1；左腋窝见多发肿大淋巴结，最大者约52mm×43mm，FDG摄取增高，SUV_{max} 14.1（图13-1-2）。

（3）影像诊断：淋巴瘤。

（4）病理诊断（腋淋巴结活检）：混合细胞型霍奇金淋巴瘤。

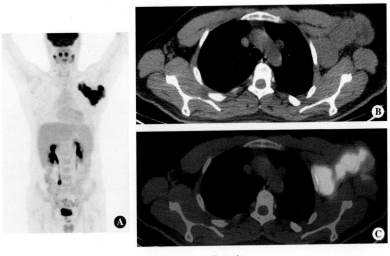

图 13-1-2　淋巴瘤

病例3

（1）简要病史：女，46岁；发现纵隔多发肿大淋巴结2周。

（2）影像表现：双侧肺门、纵隔可见多发肿大淋巴结，部分融合成团，边缘不清，部分与周围血管分界不清，最大者直径约28mm，FDG摄取增高，SUV_{max} 16.5（图13-1-3）。

（3）影像诊断：淋巴瘤。

（4）病理诊断（淋巴结活检）：纵隔弥漫大B细胞淋巴瘤。

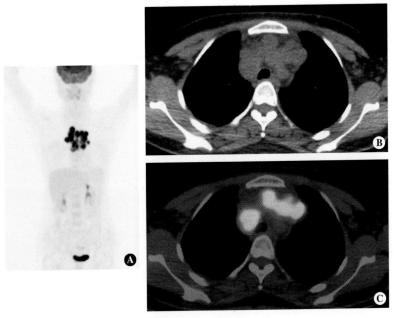

图 13-1-3　淋巴瘤

病例 4

（1）简要病史：男，58 岁；咳嗽、声音改变 4 月余，并发现颈部淋巴结逐渐增大。

（2）影像表现：双侧颈部、纵隔各区可见广泛肿大淋巴结，融合成团块状，与气管、食管及大血管分界不清，FDG 摄取明显增高，SUV$_{max}$ 41.2；左侧肺门及胃贲门旁亦各见一肿大淋巴结，较大者约 17mm×15mm，FDG 摄取增高，SUV$_{max}$ 26.1（图 13-1-4）。

（3）影像诊断：淋巴瘤。

（4）病理诊断：弥漫大 B 细胞淋巴瘤。

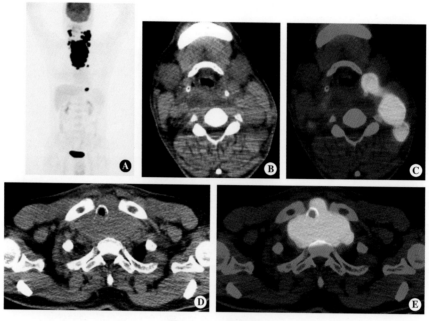

图 13-1-4　淋巴瘤

病例 5

（1）简要病史：女，16 岁；发现右腹股沟淋巴结肿大和盆腔包块 1 个月。

（2）影像表现：盆腔左侧附件区见一囊实性肿块，大小约 75mm×60mm，与子宫附件界限不清，FDG 摄取增高，SUV$_{max}$ 22.3；右侧腹股沟区可见一淋巴结，大小约 30mm×17mm，FDG 摄取增高，SUV$_{max}$ 22.8（图 13-1-5）。

（3）影像诊断：左侧卵巢恶性病变并右腹股沟淋巴结转移可能。

（4）病理诊断：盆腔包块穿刺倾向恶性淋巴瘤；手术病理考虑非霍奇金淋巴瘤。

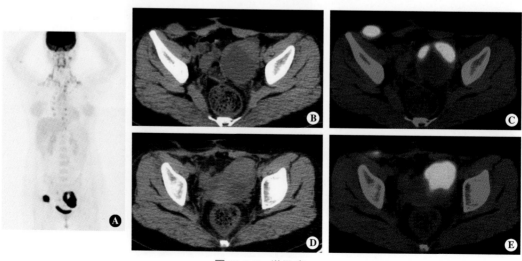

图 13-1-5　淋巴瘤

病例 6

（1）简要病史：女，49 岁；发现颈部淋巴结肿大 2 月余，质硬。

（2）影像表现：双侧颌下、颈部、锁骨上窝见多发对称性淋巴结肿大，呈串珠状，FDG 摄取增高，SUV$_{max}$ 17.0，部分融合成团；双侧肺门、腹膜后、左侧髂血管旁、骶前亦见多个淋巴结影，FDG 摄取增高，SUV$_{max}$ 7.1（图 13-1-6）。

（3）影像诊断：淋巴瘤。

（4）病理诊断（颈部淋巴结活检）：滤泡性淋巴瘤。

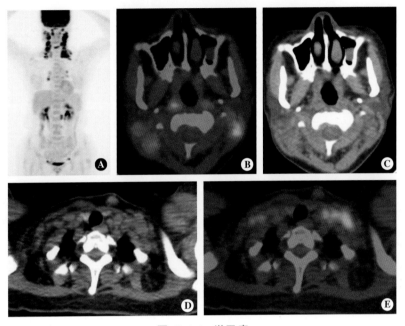

图 13-1-6　淋巴瘤

病例 7

（1）简要病史：女，56 岁；左侧腋窝淋巴结肿大月余。

（2）影像表现：双侧咽旁间隙、双侧颈部、左锁骨上窝、双侧腋窝、纵隔各区、双侧盆腔、左侧腹股沟可见广泛肿大淋巴结，呈融合趋势，最大者约 39mm×30mm，FDG 摄取增高，SUV$_{max}$ 10.5，部分边缘欠光整（图 13-1-7）。

（3）影像诊断：符合淋巴瘤改变。

（4）病理诊断（穿刺病理）：血管免疫母细胞性 T 细胞淋巴瘤。

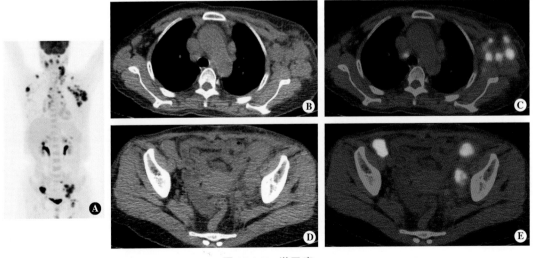

图 13-1-7　淋巴瘤

病例 8

（1）简要病史：男，19 岁；发现颈部多发淋巴结 2 周。

（2）影像表现：双侧颈部Ⅳ、Ⅴ区，锁骨上下窝，腋窝，肺门及纵隔各区均可见多个稍大淋巴结，

最大者约 25mm×14mm，FDG 摄取增高，SUV_{max} 6.2，少部分融合，境界尚清（图 13-1-8）。

（3）影像诊断：淋巴瘤。

（4）病理诊断（活检）：左颈部淋巴结，结节硬化型霍奇金淋巴瘤。

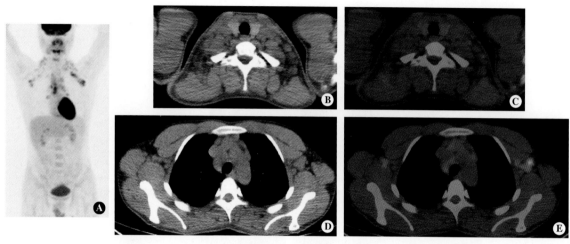

图 13-1-8 淋巴瘤

病例 9

（1）简要病史：男，51 岁；发现颈部淋巴结肿大。

（2）影像表现：双侧颈部、锁骨上窝、腋窝、纵隔各区、肝门区、腹膜后、盆腔及腹股沟可见

广泛肿大淋巴结，呈对称性，最大者位于右侧颈部，大小约 27mm×26mm，部分融合，边缘欠清，FDG 摄取增高，SUV_{max} 7.3；脾脏稍增大，呈弥漫性代谢稍增高，SUV_{max} 2.6（图 13-1-9）。

（3）影像诊断：淋巴瘤。

（4）病理诊断：滤泡性淋巴瘤。

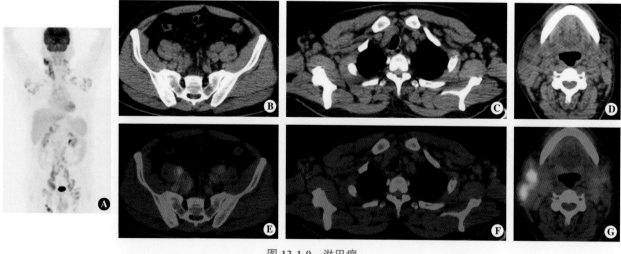

图 13-1-9 淋巴瘤

病例 10

（1）简要病史：女，66 岁；发现腹腋窝膜后淋巴结肿大 2 周。

（2）影像表现：双侧颈部、双侧腋窝、纵隔内、双侧肺门、腹膜后、腹腔、盆腔内见大量肿大淋巴结，部分融合成团，FDG 摄取增高，SUV_{max} 17.6；双侧肱骨近端、股骨近端、脊柱椎体、肋骨、胸骨、

骨盆诸骨骨髓 FDG 摄取增高，SUV_{max} 3.9，同机 CT 扫描相应部位骨质未见明显异常（图 13-1-10）。

（3）影像诊断：淋巴瘤。

（4）病理诊断（穿刺病理）：淋巴瘤。

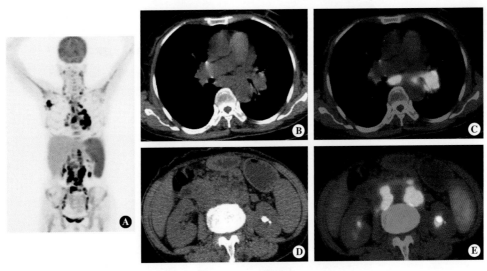

图 13-1-10　淋巴瘤

病例 11

（1）简要病史：男，65 岁；发现腹腔右腋下淋巴结肿大 1 周。

（2）影像表现：左锁骨上窝及双侧腋窝可见多发大小不等肿大淋巴结，呈融合趋势，最大者约 20mm×16mm，腹膜后主动脉旁及胃周可见多发大小不等肿大淋巴结，部分融合成团块状，FDG 摄取明显增高，SUV_{max} 18.5（图 13-1-11）。

（3）影像诊断：淋巴瘤。

（4）病理诊断：霍奇金淋巴瘤（淋巴细胞消减型）。

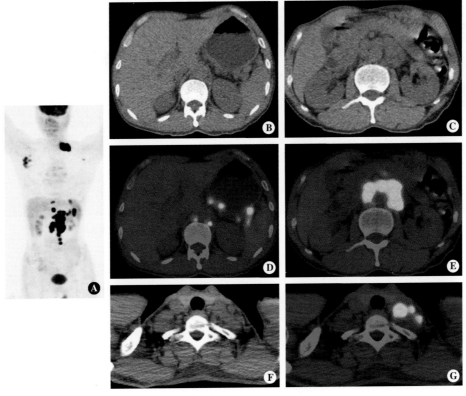

图 13-1-11　淋巴瘤

病例 12

（1）简要病史：女，37 岁；间歇性发热半年，大腿根部包块月余。

（2）影像表现：双侧腋窝、肺门、食管旁、椎旁、腹膜后、腹腔内、盆腔内、双侧腹股沟区见广泛肿大淋巴结，腹膜后、盆腔内淋巴结广泛融合，位于左侧腹股沟及盆腔左侧者较大，位于左侧腹股沟者大小约 68mm×64mm，FDG 摄取均明显增高，SUV$_{max}$ 18.3；两肺、双侧乳腺、肝内、右小脑及右侧上颌窦均见大小不等结节，FDG 摄取增高，SUV$_{max}$ 19.3（图 13-1-12）。

（3）影像诊断：淋巴瘤。

（4）病理诊断：左侧腹股沟淋巴结活检考虑非霍奇金淋巴瘤。

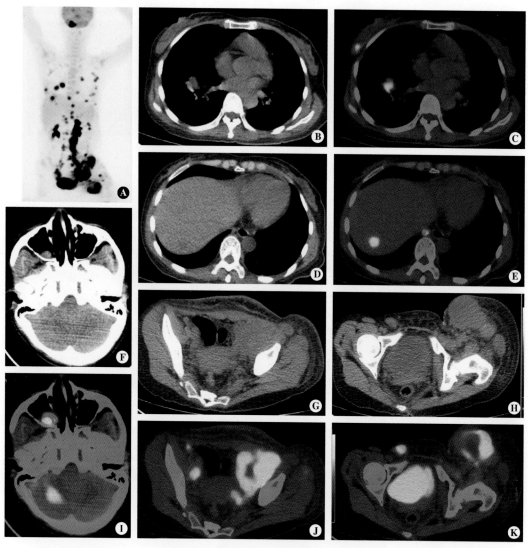

图 13-1-12　淋巴瘤

病例 13

（1）简要病史：男，57 岁；发现左颈部无痛性肿块 2 个月入院；外院 MRI 提示鼻咽癌，并行鼻咽镜活检，病理诊断为鼻咽非角化鳞癌。

（2）影像表现：左侧鼻咽部黏膜增厚，FDG摄取增高，SUV$_{max}$ 27.6；咽隐窝消失，咽旁间隙变窄，双侧颈部、左侧口咽部及颌下、左锁骨上窝、右侧肺门、纵隔（7、8 区）、贲门区、肝门区、脾门区、腹膜后胰周、腹盆腔内肠系膜间、左侧腹股沟可见多发肿大淋巴结，部分融合，FDG 摄取均增高，SUV$_{max}$ 35.3，最大者约 43mm×33mm；脾脏内亦可见多个代谢活性增高低密度影（图 13-1-13）。

（3）影像诊断：结合临床，考虑鼻咽癌转移可能；不除外淋巴瘤，建议颈部、左侧腹沟淋巴结穿刺活检。

（4）病理诊断：淋巴结活检，鼻咽病理会诊考虑弥漫大 B 细胞淋巴瘤。

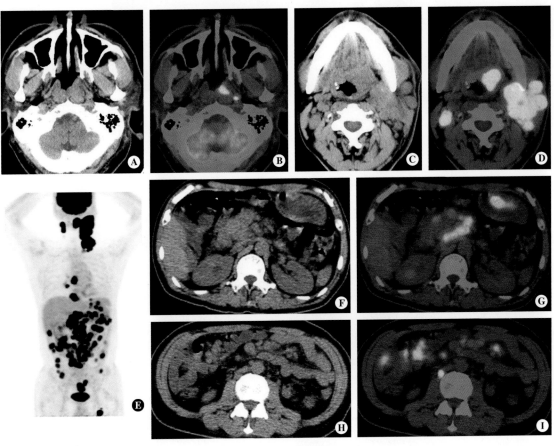

图 13-1-13 淋巴瘤

病例 14

（1）简要病史：男，72 岁；发现淋巴结肿大 8 月余。

（2）影像表现：双鼻咽顶后壁稍增厚，FDG 摄取增高，SUV$_{max}$ 6.7；双侧咽隐窝未见狭窄，双侧扁桃体体积增大，FDG 摄取增高，SUV$_{max}$ 11.6；右侧咽旁间隙、双侧腮腺深部、双侧颈部淋巴结链、腋窝、纵隔、双肺门、双侧内乳区、降主动脉后缘、右侧心膈角区、膈面下、肝门区、小网膜囊区、双侧膈脚旁、腹膜后、脾门区、肠系膜处、右侧腰大肌旁、双侧髂血管旁、髂窝、盆腔及双侧腹股沟区见多发大小不等肿大淋巴结，部分相互融合，边缘欠清，最大者约 26mm×50mm，FDG 摄取增高，SUV$_{max}$ 20.9；脾脏体积明显增大，最大层面大小约 10.7cm（左右径）×13.5cm（前后径）×18.0cm（上下径），FDG 摄取浓聚，SUV$_{max}$ 13.7（图 13-1-14）。

（3）影像诊断：淋巴瘤。

（4）病理诊断：弥漫大 B 细胞淋巴瘤。

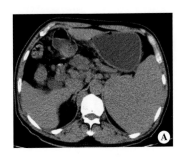
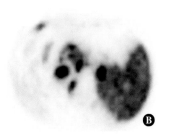

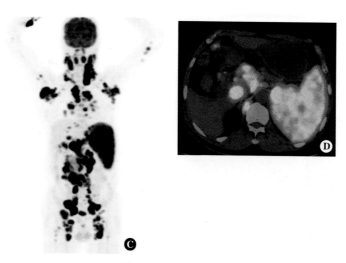

图 13-1-14 淋巴瘤

病例 15

（1）简要病史：男，54 岁；颈部淋巴结肿大月余，CT 见肝内多发低密度灶等，考虑转移。

（2）影像表现：双侧颈 V 区多发肿大淋巴结，最大者约 18mm×12mm，双侧肺门、纵隔可见多发淋巴结，FDG 摄取增高，SUV$_{max}$ 分别为 10.3 和 2.9；肝内见多发低密度影，最大者约 51mm×38mm，胰腺见多发结节状稍低密度影，最大者约 36mm×22mm，FDG 摄取增高，SUV$_{max}$ 分别为 26.7 和 15.1；双肾实质亦见多发结节状 FDG 摄取增高灶，SUV$_{max}$ 20.3；双侧肾上腺可见结节状影，最大者位于右侧，大小约 27mm×15mm，FDG 摄取增高，SUV$_{max}$ 18.7；直肠左前壁明显增厚，与肿大精囊腺、前列腺界限欠清，FDG 摄取均增高，SUV$_{max}$ 24.6；骶尾椎前直肠旁见 2 个肿大淋巴结，FDG 摄取增高，SUV$_{max}$ 20.4（图 13-1-15）。

（3）影像诊断：直肠癌并广泛转移可能，淋巴瘤不除外，建议活检。

（4）病理诊断：弥漫大 B 细胞淋巴瘤。

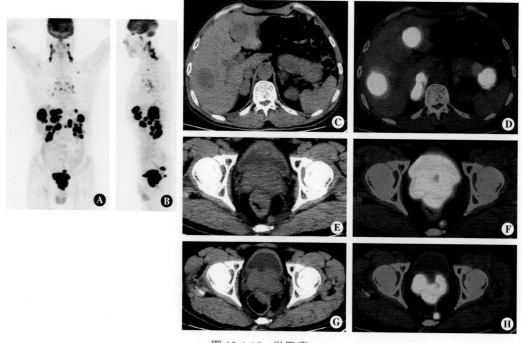

图 13-1-15 淋巴瘤

G、H 为利尿、延迟 2 小时后显像

病例 16

（1）简要病史：男，50岁；间歇性腹痛4月余，近期加重，B超、CT示腹腔多发淋巴结肿大。

（2）影像表现：双侧颈部、右侧腋窝、左锁骨上下窝、纵隔、腹膜后、腹盆腔及双侧腹股沟可见多发肿大淋巴结，部分融合成团，以腹腔、腹膜后为甚，FDG摄取增高，SUV$_{max}$ 13.4（图13-1-16）。

（3）影像诊断：淋巴瘤。

（4）病理诊断/随访结果：弥漫大B细胞淋巴瘤。化疗后淋巴结明显缩小。

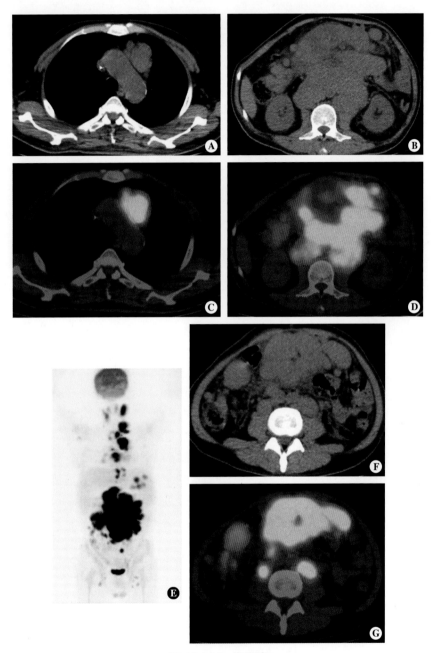

图 13-1-16　淋巴瘤

病例 17

（1）简要病史：男，45岁；结节硬化型霍奇金淋巴瘤化疗3程后。

（2）影像表现：双侧颈部、双侧锁骨上下窝、左侧胸小肌深面、左侧腋窝、双侧肺门及纵隔、腹膜后、右侧髂血管旁、右侧臀大肌深面可见多发肿大淋巴结，边缘不清，部分融合成团，最大者约24mm×25mm，FDG摄取增高，

SUV_{max}15.9；脾脏体积增大并结节状低密度影，大小约 42mm×20mm，FDG 摄取增高，SUV_{max} 7.4；右侧枕骨，T_5、T_{11}、L_5 椎体，右第 4、8 肋，左侧第 7 肋，双侧髂骨，骶骨，双侧坐骨可见多发 FDG 摄取增高灶，SUV_{max} 4.8（图 13-1-17）。

（3）影像诊断：淋巴瘤化疗后，仍具代谢活性。

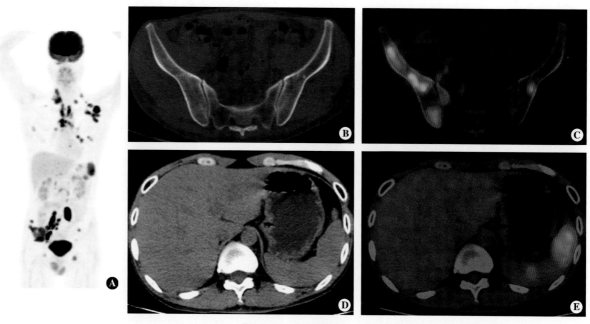

图 13-1-17　淋巴瘤

第二节　骨髓增生异常综合征

【概述】

骨髓增生异常综合征是起源于造血干细胞的肿瘤性疾病，常呈三系血细胞减少，多发生于中老年人，临床表现为贫血、出血和感染。该病影像学检查可见骨髓纤维化、脾大及淋巴结肿大，PET/CT 可见脾、淋巴结及骨髓高 FDG 摄取。

【病例】

（1）简要病史：女，76 岁；诊断骨髓增生异常综合征难治性贫血（MDS-RA）3 个月，反复发热 2 周。

（2）影像表现：左侧颈部（Ⅲ～Ⅵ区）、纵隔（4R 区）、肝门区、右侧膈脚旁、腹膜后、双侧髂血管旁及右侧髂窝见多发大小不等肿大淋巴结，部分边缘欠清，较大者约 15mm×23mm，FDG 摄取增高，SUV_{max} 12.1；斜坡、枕骨大孔、脊柱、双侧肱股骨、锁骨、肩胛骨、肋骨、胸骨及骨盆弥漫性 FDG 摄取增高，SUV_{max} 7.1（胸骨）；髓腔密度不均匀，局部密度减低，脾增大，FDG 摄取增高，SUV_{max} 4.1（图 13-2-1）。

（3）影像诊断：符合骨髓增生异常综合征改变。

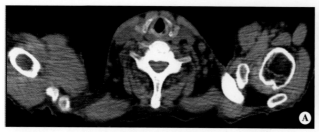
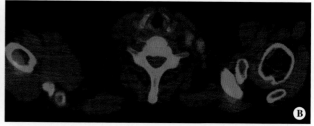

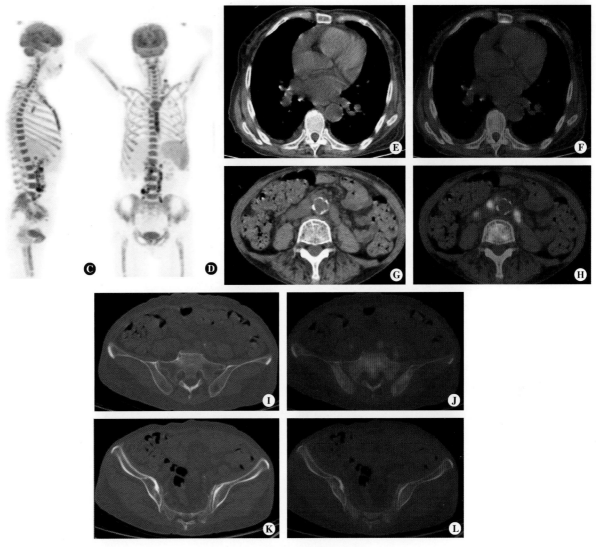

图 13-2-1　骨髓增生异常综合征

第三节　淋巴结非肿瘤性病变

一、淋巴结结核

【概述】

淋巴结结核病理改变为结核结节和肉芽肿，可伴干酪样坏死，累及包膜可致坏死，淋巴结互相粘连，干酪样坏死破溃可进入周围组织，并可与周围器官形成窦道或瘘管。CT 上淋巴结结核表现为淋巴结肿大，部分可有粘连、融合，密度均匀或不均匀，可有坏死性低密度区和钙化，增强可强化，呈环状或分隔样，多不均匀；淋巴结结核 PET 示明显高 FDG 摄取，均匀或不均匀，呈干酪样坏死、钙化，无 FDG 摄取，脓肿及窦道摄取不均匀。单

纯淋巴结结核应注意与淋巴瘤和淋巴结转移鉴别。淋巴瘤表现为肿大淋巴结相互融合，坏死较少见，可有脾大；淋巴结转移者往往有肿瘤病史，或可见原发性肿瘤。

【病例】

病例 1

（1）简要病史：女，51 岁；低热、咳嗽 2 月余。

（2）影像表现：双侧锁骨上窝及纵隔见大量大小不等淋巴结，少量密度欠均匀，呈融合趋势，最大者约 27mm×22mm，FDG 摄取均增高，SUV_{max} 17.4（图 13-3-1）。

（3）影像诊断：淋巴瘤可能，淋巴结结核不除外。

（4）病理诊断（纵隔淋巴结活检）：淋巴结结核。

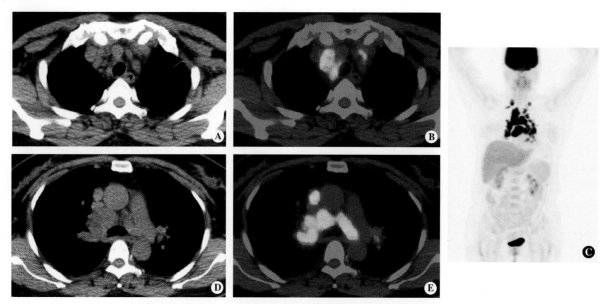

图 13-3-1　淋巴结结核

病例 2

（1）简要病史：男，47 岁；胸腺瘤术后 4 年，现发现左侧腋窝淋巴结肿大。

（2）影像表现：胸骨术后改变，局部 FDG 摄取增高，SUV~max~ 3.6；前上纵隔气管右前见软组织密度肿块，大小约 48mm×36mm，与周围血管、胸膜分界不清，左侧腋窝、右锁骨上窝及纵隔 4R 区、气管 7 区见多发肿大淋巴结，FDG 摄取均增高，SUV~max~ 23.8；右肺上叶见多处片状淡薄密度增高影，FDG 摄取增高，SUV~max~ 2.5；腹腔内下腔静脉前间隙亦见一肿大淋巴结影，直径约 12mm，FDG 摄取增高，SUV~max~ 15.1（图 13-3-2）。

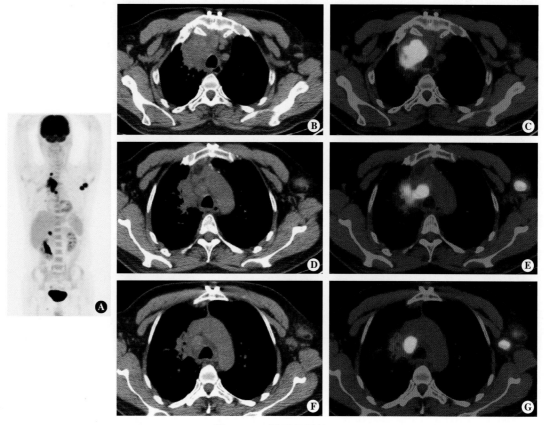

图 13-3-2　淋巴结结核

（3）影像诊断：胸腺瘤术后复发，转移可能性大。

（4）病理诊断：左侧腋窝淋巴结活检见大量抗酸杆菌。

病例 3

（1）简要病史：男，40 岁；发现颈部淋巴结肿大 1 月余。

（2）影像表现：双侧颈部（Ⅱ～Ⅴ区）、双侧咽旁间隙、双侧锁骨上窝、纵隔（4、8 区）、肝门、腹膜后肠系膜及回盲部广泛多发结节、环状 FDG 摄取异常增高影，大小约 65mm×53mm，边缘部 SUV_{max} 5.2，SUV_{avg} 4.1；大部分

病灶中央见放射性缺损区，CT 于上述部位见多发肿大淋巴结，部分融合成团，中央可见水样低密度影（坏死灶）；鼻咽右顶后壁见小条状 FDG 摄取增高影，SUV_{max} 2.5，SUV_{avg} 1.7，CT 于上述部位见鼻咽顶后壁软组织增厚，CT 值约 49.3Hu（图 13-3-3）。

（3）影像诊断：双侧颈部、双侧咽旁间隙、双侧锁骨上窝、纵隔、肝门、腹膜后肠系膜及回盲部广泛多发肿大淋巴结伴坏死，代谢呈环状不均匀增高，考虑为感染性病变（坏死性淋巴结炎），合并淋巴结结核可能；鼻咽右顶壁小条状代谢轻度增高影，符合鼻咽感染性病变。

（4）病理诊断（鼻咽镜活检）：鼻咽结核。

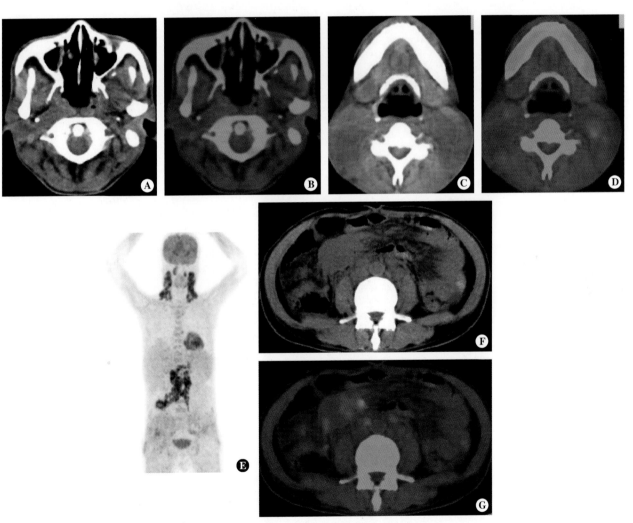

图 13-3-3　淋巴结结核，鼻咽结核

病例 4

（1）简要病史：男，51 岁；间歇性低热 3～4 个月。

（2）影像表现：肺门、纵隔各区见大小不等淋巴结，多数边缘清晰，最大者直径约 29mm，FDG 摄取增高，SUV_{max} 30.0；两肺胸膜下散在少许小斑片

状影，FDG 摄取增高，SUV$_{max}$ 3.9（图 13-3-4）。

（3）影像诊断：淋巴瘤可能，不除外肺、纵隔淋巴结结核。

（4）病理诊断（纵隔淋巴结活检）：淋巴结核。

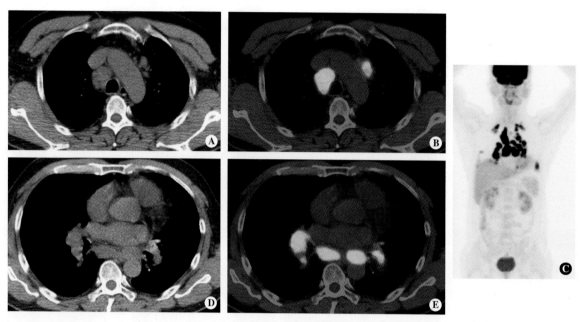

图 13-3-4　淋巴结结核

病例 5

（1）简要病史：女，44 岁；高热、乏力半月余。

（2）影像表现：双侧锁骨上窝，纵隔 2、4、7 区，椎旁，腹膜后可见大量肿大淋巴结，腹膜后为甚，部分融合，密度不均匀，内可见坏死，包绕腹主动脉，FDG 摄取增高，SUV$_{max}$ 18.5（图 13-3-5）。

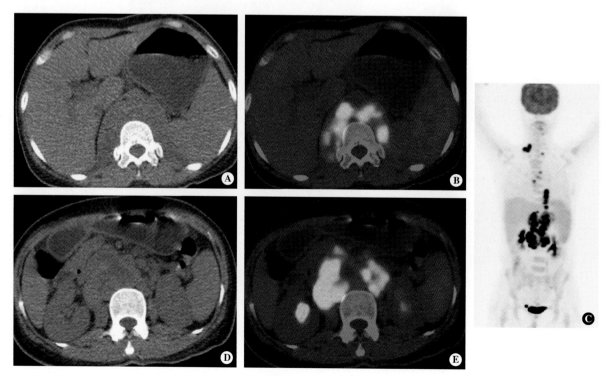

图 13-3-5　淋巴结结核

（3）影像诊断：淋巴瘤可能性大。

（4）病理诊断（淋巴结活检）：淋巴结结核。

二、巨大淋巴结增生症

【概述】

巨大淋巴结增生症又称卡斯尔曼病（Castleman disease，CD），是一种病因不明的良性慢性淋巴组织增生性疾病，可发生在任何有淋巴结的部位，胸部最常见，占70%以上。该病多见于成人，目前病因不明；病理上绝大多数为透明血管型，少数为浆细胞型和混合型，前者多见于中年男性，后者多见于老年人。

巨大淋巴结增生症临床上根据肿大淋巴结的分布和受累器官分为局灶型和多中心型。局灶型仅累及单个淋巴结区域，多无明显症状，最常见为无痛性淋巴结肿大，多发生于纵隔、腋窝及颈部，病理上多为透明血管型；多中心型常累及多个淋巴结区域或器官，表现为分散的淋巴结肿大，病理上多为浆细胞型，常伴全身系统性症状，如发热、肝脾肿大、消瘦、贫血等。

局灶型巨大淋巴结增生症CT表现为均匀等密度、境界分明的肿大淋巴结，MRI T$_1$WI呈等或稍低信号，T$_2$WI呈高信号；较大淋巴结中间可有低密度区，低密度可能是因为结内组织纤维化或毛细血管透明变性所致；因病变血供丰富，增强扫描动脉期显著强化为其特点，CT值高于90Hu，CT强化净值常高于转移淋巴结，强化多较均匀；较大者因中心纤维化、毛细血管透明变性等，强化可不均匀，囊变、坏死较少，静脉期和延迟期可出现持续强化；MRI增强病变内和周围可见增粗、纤曲的血管。

多中心型巨大淋巴结增生症表现为多发、散在的淋巴结肿大，密度稍低，MRI T$_1$WI和T$_2$WI信号均匀，强化不及局灶型病变。

研究表明，巨大淋巴结增生症PET/CT检查可表现为不同程度的FDG摄取，低者SUV$_{max}$可低于2.5，高者可高于15.0以上。本部分各病例淋巴结FDG摄取均增高，SUV$_{max}$都高于2.5，1例脾大，FDG摄取亦稍高，但无论是淋巴结还是脾改变都缺乏特异性。

巨大淋巴结增生症主要应与淋巴结炎性增生及淋巴结转移鉴别，血管样增强较有特征性，PET上的代谢改变不易区分。

【病例】

病例1

（1）简要病史：女，50岁；患肾病综合征10余年，发现纵隔淋巴结肿大3月余，腋窝淋巴结活检示巨大淋巴结增生症透明血管型。

（2）影像表现：右侧腋窝淋巴结术后改变，双侧颈部及颌下、双侧锁骨上窝、双侧腋窝、纵隔、腹膜后、肠系膜根部、双侧盆壁、双侧腹股沟区多发肿大淋巴结，边缘欠清，最大者约14mm×15mm，FDG摄取增高，SUV$_{max}$2.8；双侧胸腔、腹盆、心包积液；脾脏体积增大，FDG摄取轻度增高，SUV$_{max}$2.1（图13-3-6）。

（3）影像诊断：结合病史，考虑巨大淋巴结增生症。

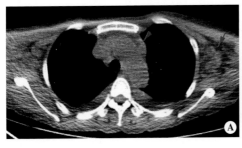
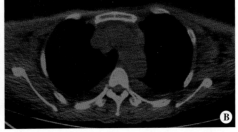

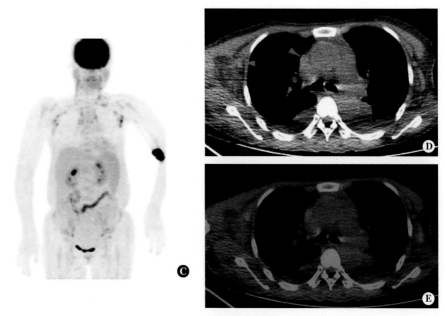

图 13-3-6　巨大淋巴结增生症
箭头示淋巴结

病例 2

（1）简要病史：男，46 岁；发现左侧腋窝淋巴结肿大 2 周。

（2）影像表现：左侧腋窝见多发大小不等淋巴结影，最大者约 22mm×16mm，FDG 摄取增

高，SUV_{max} 2.6，周围脂肪间隙密度稍高、模糊（图 13-3-7）。

（3）影像诊断：左侧腋淋巴结炎性增生可能。

（4）病理诊断（腋淋巴结活检）：巨大淋巴结增生症。

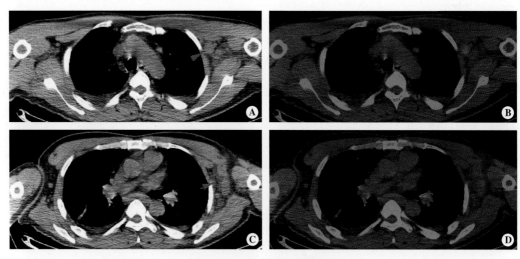

图 13-3-7　巨大淋巴结增生症
箭头示淋巴结

病例 3

（1）简要病史：女，32 岁；发现右下肺结节 3 天。

（2）影像表现：右肺下叶肺门旁结节状高密度影，与右下肺动脉分界欠清，可见浅分叶，大小约 25mm×21mm，FDG 摄取增高，SUV_{max} 3.4

（图 13-3-8）。

（3）影像诊断：肺良性病变，硬化性肺泡细胞瘤可能。

（4）病理诊断（手术）：巨大淋巴结增生症（透明血管型）。

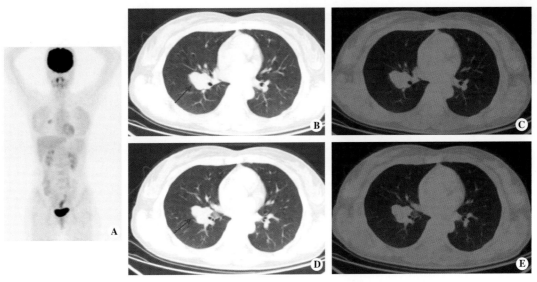

图 13-3-8　巨大淋巴结增生症（箭示）

病例 4

（1）简要病史：女，48 岁；双下肢乏力 3 周余。

（2）影像表现：双侧颈部 Ⅰ～Ⅴ 区见多发淋巴结，直径均小于 10mm，FDG 摄取增高，SUV_{max} 5.2；双侧锁骨上窝可见多发肿大淋巴结，较大者约 17mm×12mm，SUV_{max} 4.1；右肺上叶及两肺下叶可见片状高密度影，SUV_{max} 6.7；纵隔 2～4、5～7 区及两肺门处见多发淋巴结，SUV_{max} 4.7；双侧腋窝可见多发淋巴结，较大者约 28mm×14mm，SUV_{max} 7.6；胸小肌内侧可见多发淋巴结，较大者约 11mm×18mm，SUV_{max} 4.8；腹膜后可见多发肿大淋巴结，较大者约 23mm×10mm，SUV_{max} 3.4；双侧盆壁可见数枚淋巴结，SUV_{max} 4.7；双侧腹股沟区可见多发淋巴结，直径均小于 10mm，SUV_{max} 2.7（图 13-3-9）。

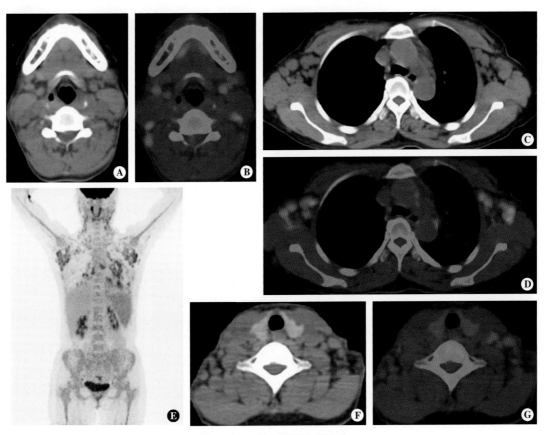

图 13-3-9　巨大淋巴结增生症

（3）影像诊断：全身淋巴结肿大伴代谢增高，右肺上叶及两肺下叶斑片状影伴代谢增高，考虑恶性，多发性骨髓瘤可能性大；视野内轴心骨弥漫性代谢增高，可疑骨髓侵犯。

（4）病理诊断：（右颈肿物）淋巴结巨大淋巴结增生症。

病例 5

（1）简要病史：女，29 岁；左侧腋下淋巴结肿大，活检符合巨大淋巴结增生症。

（2）影像表现：左侧腋下巨大淋巴结增生症活检术后，左侧腋下结构紊乱，术区见多发条片状稍低密度影，FDG 摄取轻度增高，SUV$_{max}$ 2.8，SUV$_{avg}$ 2.0；纵隔（1R、2R 区）见巨大团块状 FDG 摄取异常增高影，大小约 51mm×39mm，其内密度较均匀，CT 值约 49.8Hu，SUV$_{max}$ 6.3，SUV$_{avg}$ 5.2（图 13-3-10）。

（3）影像诊断：左侧腋下巨大淋巴结增生症活检术后，左侧腋下片状代谢轻度增高，考虑术后改变；纵隔（1R、2R 区）较大团块状高代谢病变，考虑为巨大淋巴结增生症改变。

（4）病理诊断：巨大淋巴结增生症。

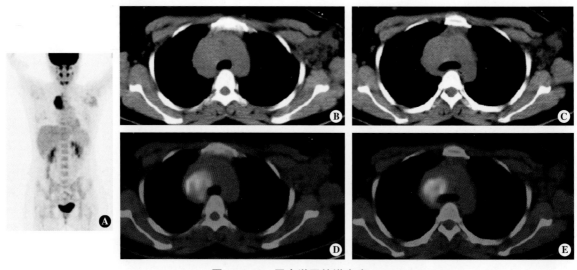

图 13-3-10　巨大淋巴结增生症

病例 6

（1）简要病史：男，36 岁；咳嗽、咳痰半年余。实验室检查：血 CEA 0.90ng/ml（参考范围 0～5ng/ml），CA125 5.85U/ml（参考范围 0～35U/ml），CA153 6.97U/ml（参考范围 0～25U/ml）。

（2）影像表现：CT 见右肺上叶前段一类圆形软组织密度影，大小约 54mm×48mm×65mm，边缘尚清，边缘见血管包绕，内密度均匀；增

强扫描动脉期呈不均匀明显强化，静脉期持续强化，且强化较前均匀，平扫及增强各期 CT 值约 58Hu、112Hu 及 121Hu；右肺上叶前段支气管受压变窄，右肺上叶支气管壁增厚，FDG 摄取明显增高，SUV$_{max}$ 7.2，SUV$_{avg}$ 3.7（图 13-3-11A、B）。

（3）影像诊断：右肺上叶近右肺门区块状高代谢灶，考虑为良性病变可能，巨大淋巴结增生症？硬化性肺泡细胞瘤？

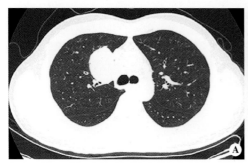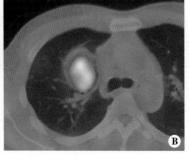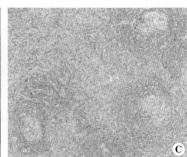

图 13-3-11　巨大淋巴结增生症

（4）病理诊断（图 13-311C）：右上肺肿物手术病理示 HE 染色（×40），淋巴滤泡增生，滤泡内血管增生，周围淋巴细胞及浆细胞围绕滤泡，形成靶环样结构，血管壁见玻璃样变性；（右上肺肿物）淋巴结透明血管型巨大淋巴结增生症。

病例 7

（1）简要病史：女，20 岁；检查发现盆腔包块 2 月余

（2）影像表现：盆腔右侧见巨大不规则软组织密度肿块，内见小点状致密灶，肿块大小约 62mm×72mm×73mm，FDG 摄取增高，SUV_{max} 7.2；膀胱及子宫受压移位，周围脂肪间隙尚清，两侧腹股沟无异常淋巴结显示（图 13-3-12）。

（3）影像诊断：盆腔右侧巨大不规则肿块伴代谢增高，结合外院 CT 资料，考虑良性或低度恶性，以巨大淋巴结增生症可能性大。

（4）病理诊断：（右盆腔肿物）巨大淋巴结增生症（透明血管型）。

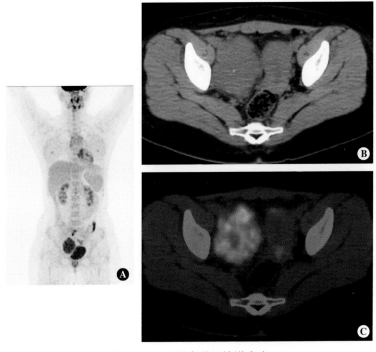

图 13-3-12　巨大淋巴结增生症

三、组织细胞性坏死性淋巴结炎

【概述】

组织细胞性坏死性淋巴结炎又称菊池病（Kikuchi disease），是一种特殊的非肿瘤性淋巴结疾病，目前病因不明确，可能与病毒感染有关，临床表现为发热，淋巴结肿大、疼痛，可有斑片状皮肤红疹，实验室检查白细胞常不增反而降低。CT 可见淋巴结肿大，部分可融合，边缘欠清晰、光整，肝脾可增大，但较少见。PET 显示肿大淋巴结 FDG 摄取明显增高，脾代谢活性亦可见增高。本病与淋巴瘤影像上不易鉴别，确诊依赖活检。

【病例】

（1）简要病史：女，20 岁；发热 1 个月。

（2）影像表现：双侧颈部、腋窝、纵隔、肝门区、胰周、脾门区、肠系膜处、腹膜后、双侧髂血管旁、髂窝、盆腔及腹股沟区见多发大小不等淋巴结，部分相互融合，边缘毛糙、不光整，较大者约 15mm×22mm，FDG 摄取增高，SUV_{max} 13.6；脾脏增大，FDG 摄取增高，SUV_{max} 4.0（图 13-3-13）。

（3）影像诊断：淋巴瘤可能

（4）病理诊断：组织细胞性坏死性淋巴结炎（菊池病）。

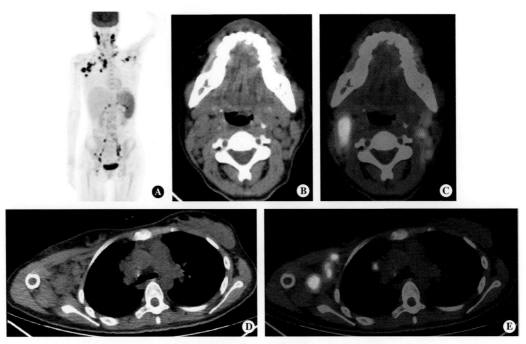

图 13-3-13   组织细胞性坏死性淋巴结炎（菊池病）

四、木 村 病

【概述】

木村病（Kimura disease）又称血管淋巴样增生伴嗜酸性粒细胞增多（angiolymphoid hyperplasia with eosinophilia），好发于亚洲20～50岁的青中年，男性多于女性，病理特点为淋巴细胞和嗜酸性粒细胞增生、浸润，临床表现为无痛性淋巴结肿大，软组织肉芽肿形成，部分患者可有瘙痒。该病为非恶性，预后好。

CT可分为两型：Ⅰ型见淋巴结肿大，多位于腮腺、颌下腺区，淋巴结边缘清晰，一般不融合，无坏死，增强扫描可见均匀强化，淋巴结内可见血管穿行；Ⅱ型表现为边缘欠清、密度不均软组织肿块，内可有等或稍高密度结节，强化多不均匀，邻近脂肪间隙模糊，皮肤稍厚。本部分病例病变位于腹股沟区，FDG摄取轻度增高。

【病例】

（1）简要病史：男，23岁；发现左侧腹股沟肿物2年，增大伴疼痛10个月；血清寄生虫抗体检查均为阴性。

（2）影像表现：CT见左侧腹股沟及髂外血管旁多发淋巴结肿大，边缘清晰、形态饱满、密度均匀，最大者约28mm×20mm，FDG摄取轻度增高，SUV_{max} 3.8，SUV_{avg} 1.7（图 13-3-14A ～ E）。

（3）影像诊断：淋巴细胞增生性疾病。

（4）病理诊断（活检）：左侧腹股沟淋巴结组织改变为嗜酸性粒细胞相关疾病（图 13-3-14F），考虑为木村病。

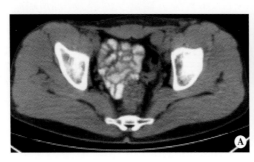
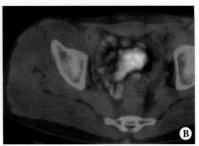

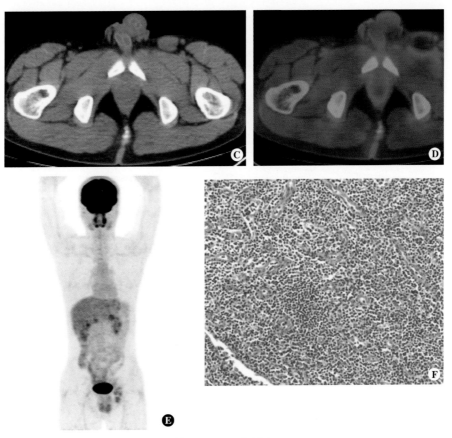

图 13-3-14　木村病

左侧腹股沟淋巴结活检：HE 染色，（×40），大量嗜酸性粒细胞浸润，淋巴滤泡可见

第十四章

皮肤、肌肉及软组织

第一节 皮肤、肌肉肿瘤

一、皮肤鳞癌

【概述】

皮肤恶性肿瘤中最常见的是基底细胞癌和鳞状细胞癌（简称鳞癌），其中基底细胞癌占绝大多数，鳞癌约占20%。基底细胞癌和鳞癌多单发，基底细胞癌好发于面颊部、鼻梁及鼻两侧，鳞癌多见于头面部和四肢。基底细胞癌早期通常无明显临床症状，仅局部呈基底较硬的斑块样丘状隆起或疣状突起，后期可破溃形成溃疡，溃疡面凹凸不平，一般病程较长，进展较慢；鳞癌可原发，亦可由慢性溃疡、黏膜白斑等癌前病变演化而来。临床上鳞癌可表现为局部早期溃疡、乳头状或菜花状结节，鳞癌常向边缘侵犯，向深部侵及较少，但部分亦可向深部浸润，累及骨骼。鳞癌患者可有局部疼痛，溃疡合并感染表面可覆盖恶臭脓液。

皮肤鳞癌CT表现为局部皮肤不均匀增厚，部分呈结节状、菜花状，增厚皮肤与正常皮肤缺乏明显界限，皮下脂肪间隙模糊或消失，部分皮肤表面可见溃疡。鳞癌可较早发生区域性淋巴结转移，PET/CT检查，鳞癌一般呈较高的FDG摄取。皮肤基底细胞癌可见突出皮肤的结节状突起，FDG摄取亦轻中度增高，通常低于黑色素瘤。

【病例】

病例1

（1）简要病史：男，74岁；发现右足跟包块2月余，近来感觉有疼痛。

（2）影像表现：右足跟偏外侧皮下见一软组织密度结节，大小约26mm×15mm，FDG摄取增高，SUV$_{max}$ 8.9，部分向外突出，与皮肤无明显界限，内与脂肪间隙欠清，未累及足底肌；右侧腹股沟见一直径约15mm的淋巴结，FDG摄取增高，SUV$_{max}$ 4.0；左足底前内侧肌肉FDG摄取增高，SUV$_{max}$ 4.8，密度未见明显异常（图14-1-1）。

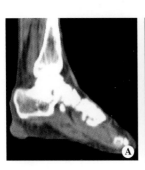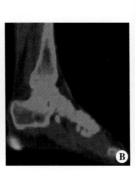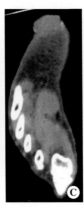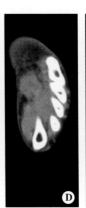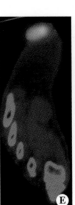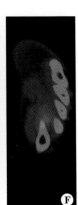

图 14-1-1　右足跟非角化性皮肤鳞癌

（3）影像诊断：右足跟皮肤癌或黑色素瘤，并右腹股沟淋巴结转移；左足肌代谢活性增高，考虑肌紧张。

（4）病理诊断：右足跟非角化性鳞癌。

病例2

（1）简要病史：男，59岁；左小腿皮肤溃烂，反复发作年余。

（2）影像表现：左胫前软组织不均匀增厚，FDG 摄取增高，SUV_{max} 9.5；皮下脂肪层消失，左侧小腿皮下软组织可见肿胀，FDG 摄取轻度增高，SUV_{max} 1.6；左侧腹股沟深部淋巴结稍大，FDG 摄取增高，SUV_{max} 5.3（图 14-1-2）。

（3）影像诊断：左下肢皮肤癌，腹股沟淋巴结转移。

（4）病理诊断：左下肢皮肤鳞癌。

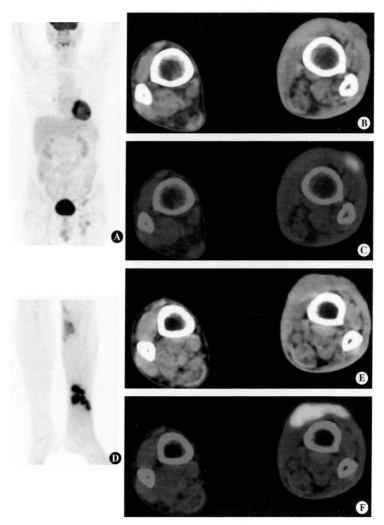

图 14-1-2　左小腿皮肤鳞癌

病例3

（1）简要病史：女，50岁；右下肢皮肤反复溃烂4年，半年前活检示皮肤鳞癌，发现腹股沟淋巴结肿大1月余。

（2）影像表现：右小腿中段外侧皮肤增厚，局部呈结节状，FDG 摄取增高，SUV_{max} 4.5；皮下及肌间脂肪间隙模糊，右侧腘窝、右侧髂血管旁、右侧腹股沟可见淋巴结肿大，较大者直径约22mm，FDG 摄取增高，SUV_{max} 8.1（图 14-1-3）。

（3）影像诊断：右小腿皮肤癌，同侧腘窝、腹股沟、髂血管旁淋巴结转移。

（4）病理诊断：右小腿皮肤鳞癌。

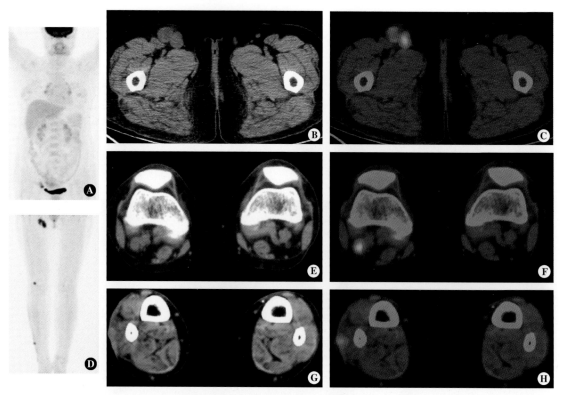

图 14-1-3　右下肢皮肤鳞癌

二、皮肤蕈样霉菌病（T 细胞淋巴瘤）

【概述】

蕈样霉菌病（mycosis fungoides，MF）是低度恶性的皮肤惰性 T 细胞淋巴瘤。病程呈慢性进行性，初发皮损可呈扁平、淡红色、鳞屑样斑片，也可表现为皮肤萎缩、皱纹，伴毛细血管扩张、色素沉着或减退，之后浸润增厚形成垫状、环状或不规则斑块，浸润性斑块逐渐向表面突起形成肿瘤。病变可在中晚期累及淋巴结或内脏。MF 发病以中老年为主，平均发病年龄为 40～50 岁，男性多于女性。MF 病因不明，可能与多种因素的协同作用有关，如遗传、病毒感染、理化因素等。临床上 MF 通常分为：①红斑期，表现为皮肤非特异性红斑，皮损多为多发，通常大小、形态不一，持续时间较长，长者可达几十年，可伴顽固性、剧烈皮肤瘙痒，瘙痒可出现在皮肤病损之前；②斑块期，可在皮肤病损处出现浸润性斑块；③肿瘤期，在病损皮肤处出现大小不一的结节或肿块，可渐次出现，也可突然发生，病变进展到

一定程度可累及淋巴结和内脏，淋巴结以腋窝淋巴结和腹股沟淋巴结最常见。

在 MF 斑块期和肿瘤期，CT 可见皮损皮肤呈斑块状增厚，或皮肤结节、肿块；PET 可以更早、更全面地显示皮肤病损，表现为受累处皮肤代谢活性增高，FDG 摄取增加，此改变在红斑期前即可能出现。

本部分病例皮损呈进行性加重，FDG 摄取随之增高。

【病例】

（1）简要病史：女，46 岁；皮肤蕈样霉菌病（T 细胞淋巴瘤）。

（2）影像表现：右额部皮肤不规则增厚，大小约 8mm×22mm，FDG 摄取增高，SUV$_{max}$ 5.3；左臀部局部皮肤稍增厚，FDG 摄取稍增高，SUV$_{max}$ 1.4；左大腿上段内侧皮肤增厚，FDG 摄取增高，SUV$_{max}$ 3.0；双侧颈动脉鞘旁见多发稍大淋巴结，较大者约 7mm×11mm，FDG 摄取稍增高，SUV$_{max}$ 2.7；双侧腋窝及腹股沟区见多发大小不等淋巴结，较大者约 11mm×25mm，FDG 摄取增高，SUV$_{max}$ 4.6（图 14-1-4）。

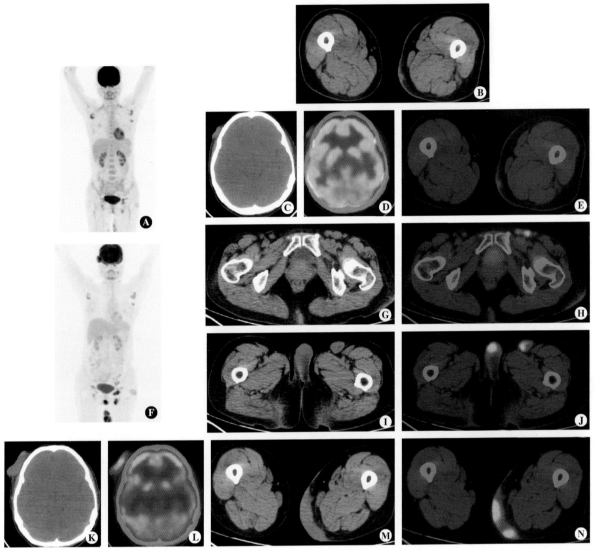

图 14-1-4 皮肤蕈样霉菌病

A～E 为化疗九程后；F～N 为靶向药物治疗 3 个月后复查

（3）影像诊断：结合临床，考虑皮肤蕈样霉菌病（T 细胞淋巴瘤）。PET/CT 检查后，改用靶向药物治疗 3 个月后复查，右额部、左臀部、左股内侧、左侧大阴唇皮肤较前明显增厚，呈斑块状，FDG 摄取较前明显增高，SUV_{max} 10.9；双侧颈动脉鞘、双侧腋窝、双侧腹股沟肿大淋巴结较前增多、增大，FDG 摄取亦较前增高，SUV_{max} 8.9。

第二节　横纹肌及其他软组织恶性肿瘤

一、横纹肌肉瘤

【概述】

横纹肌肉瘤（rhabdomyosarcoma，RMS）较少见，

是发生自胚胎组织的间叶性肿瘤。儿童 RMS 病理类型主要为胚胎型和腺泡型，多形型 RMS 罕见。约 70% 的儿童 RMS 为胚胎型，胚胎型 RMS 光镜下肿瘤细胞类似于不成熟的骨骼肌细胞；多数腺泡型 RMS 光镜下类似于肺泡结构。腺泡型 RMS 亦见于青少年，男性多于女性。多形型 RMS 好发于成年人，多见于四肢、躯干的肌肉肥厚处。RMS 临床多表现为痛性或无痛性结节或肿块。RMS 可发生于全身各部位，因此 CT 表现亦有所不同，多数表现为密度均匀的结节，边缘多较清晰，较大者可有斑片状坏死，密度更低，亦可见斑片状高密度出血；发生在肌肉组织内的 RMS，密度常低于肌肉组织，病变少有钙化，增强可见均匀或不均匀轻度强化。RMS MRI可见 T_1WI 呈等、低信号，T_2WI 呈高信号，坏死可呈更高信

号。PET/CT 见病灶呈均匀或不均匀 FDG 摄取，摄取程度视病变病理类型、恶性程度及病变大小而异。

【病例】

病例1

（1）简要病史：女，61 岁；发现左下腹包块 1 周，质硬，无明显不适。

（2）影像表现：左髂窝见多个结节融合状包块，边缘清晰，密度欠均匀，内见低密度区，FDG 摄取增高，SUV$_{max}$ 15.5；L$_4$ 左侧腰大肌前内侧见一软组织密度结节，边缘欠光整，部分与腰大肌无明显分界，FDG 摄取增高，SUV$_{max}$ 2.5（图 14-2-1）。

（3）影像诊断：腹膜后结节，代谢活性轻度增高，考虑间叶组织源性肉瘤可能；左髂窝淋巴结转移。

（4）病理诊断：左髂窝肿块穿刺考虑硬化性横纹肌肉瘤。

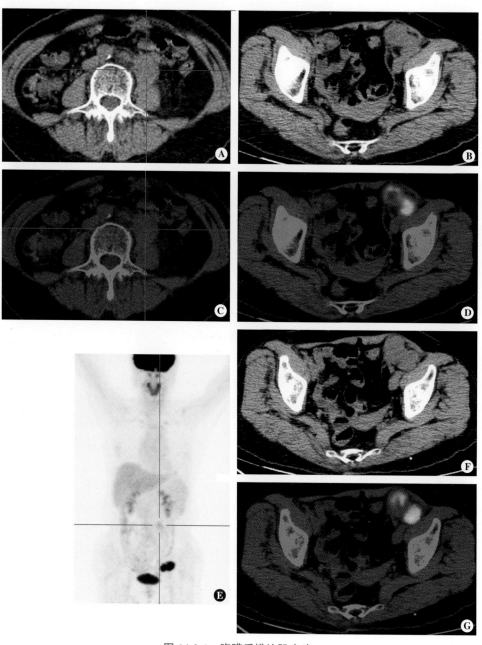

图 14-2-1　腹膜后横纹肌肉瘤

病例 2

（1）简要病史：男，38 岁；发现左胸壁肿块 1 周左右；当地医院 B 超探及左前胸壁皮下肌层内一大小约 72mm×20mm 的欠均匀低回声，边缘清晰；穿刺病理诊断为软组织源性恶性肿瘤。

（2）影像表现：左侧胸大肌内见一梭形低密度肿块，边缘欠清晰，无明显包膜，大小约 32mm×21mm×43mm，FDG 摄取增高，SUV_{max} 2.6（图 14-2-2）。

（3）影像诊断：左侧胸大肌肿块，代谢活性增高，考虑恶性，横纹肌肉瘤可能性大。

（4）病理诊断（手术）：横纹肌肉瘤。

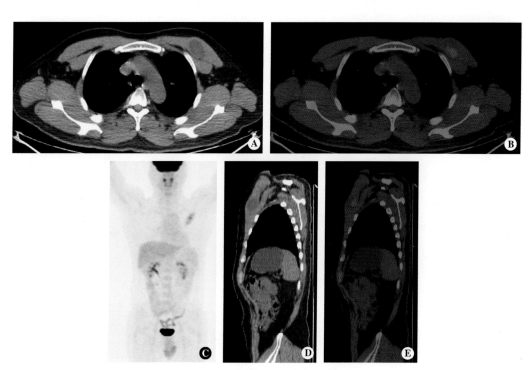

图 14-2-2　左侧胸大肌横纹肌肉瘤

病例 3

（1）简要病史：男，48 岁；右小腿肿痛 2 月余。

（2）影像表现：右小腿后内侧肌间见稍低密度不规则囊实性肿块，大小约 72mm×64mm×82mm，内可见斑点状高密度影，边缘尚清，实性部分 FDG 不均匀增高，SUV_{max} 5.5（图 14-2-3）。

（3）影像诊断：右小腿上段肌间不规则囊实性肿块伴斑片状出血，代谢活性增高，考虑恶性，肉瘤？

（4）病理诊断（手术）：右小腿腺泡型横纹肌肉瘤。

病例 4

（1）简要病史：男，38 岁；右腿隐痛数周；CT 发现双肺多发大小不等结节。

（2）影像表现：右臀中肌见低密度病变，边缘欠清，最大冠状截面约 61mm×42mm，FDG 摄取稍高，SUV_{max} 3.2；两肺见多个大小不等类圆形结节，最大者直径约 25mm，FDG 摄取部分稍高，SUV_{max} 2.5（图 14-2-4）。

（3）影像诊断：右臀中肌稍低密度肿块，代谢活性稍高，考虑肉瘤可能；肺多发结节，考虑转移。

（4）病理诊断：右臀中肌活检考虑横纹肌肉瘤。

二、其他恶性软组织肿瘤

【概述】

软组织纤维肉瘤（fibrosarcoma）分为成人型和幼儿型。成人型纤维肉瘤罕见，常发生于躯干和四肢的深部软组织，临床多表现为无痛性软组织

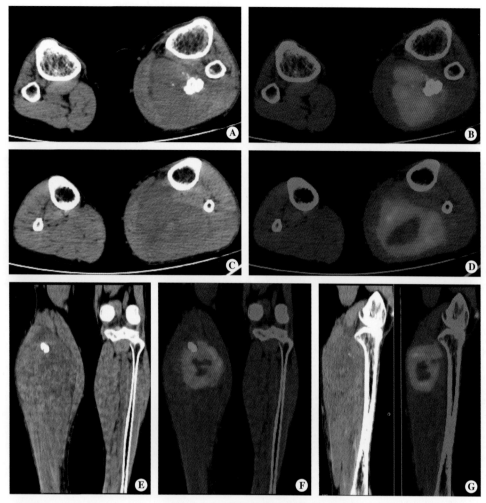

图 14-2-3　右下肢横纹肌肉瘤

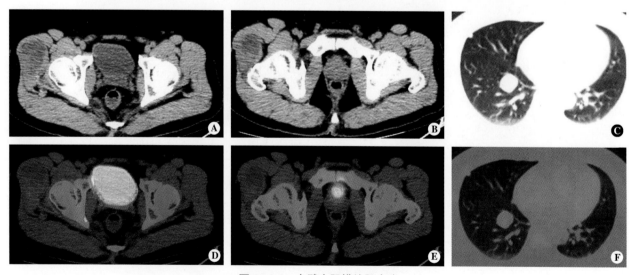

图 14-2-4　右臀中肌横纹肌肉瘤

肿块。CT 上病变呈等或稍低密度结节 / 肿块，密度均匀或不均匀，多呈分叶状；MRI 表现为 T_1WI 低信号，T_2WI 混杂信号，可见带状低信号区，病变可见囊变或坏死；增强扫描不均匀中度或明显强化，部分可呈轮辐状强化，带状低信号区无强化；PET/CT 示纤维肉瘤呈不同程度 FDG 摄取，肿瘤越大，FDG 摄取越高。

　　成纤维细胞性网状细胞肉瘤（fibroblastic

reticular cell neoplasm，FRCN）极为罕见，好发于青少年及成人，多累及颈部、纵隔和腹股沟淋巴结，可表现为质硬的结节。本部分病例 3 CT 呈等密度，密度尚均匀，边缘较清，FDG 摄取明显增高。

恶性纤维组织细胞瘤（malignant fibrous histocytoma，MFH）是起源于间叶组织的恶性肿瘤，亦称为未分化多形性肉瘤。软组织 MFH 好发于中老年人，多发生于四肢深部，恶性程度较高；临床表现为软组织肿块和局部肿胀、疼痛，治疗后易复发和转移。CT 示病变呈圆形或椭圆形肿块，多分叶，部分可见完整或不完整包膜，部分呈浸润性生长，肿瘤密度多不均匀，等密度中可见小斑片低密度区。MRI 示 T_1WI 呈等、低或稍高信号，T_2WI 呈均匀或混杂高信号，DWI 呈高信号；增强扫描可见中度或明显的不均匀强化。PET 示肿瘤呈不同程度的不均匀 FDG 摄取。

原始神经外胚层肿瘤（primitive neuroecto-dermal tumor，PNET）根据部位可分为中枢性和外周性。外周性 PNET 可发生在骨、软组织或体腔内组织器官，属小圆细胞肿瘤，生长较快。CT 多表现为不规则肿块，密度不均匀，坏死、囊变多见，可见不均匀强化；MRI T_1WI 呈等、低信号，T_2WI 呈混杂高信号，可见不均匀强化；因肿瘤生长迅速，代谢较高，PET/CT 可见明显高 FDG 摄取。

脂肪肉瘤是成人第二常见的软组织恶性肿瘤，病理上分为 5 种类型：高分化型，黏液样 / 圆细胞型，去分化型，多形性和混合型。脂肪肉瘤多见于成人，40 ～ 60 岁为发病高峰年龄，好发于四肢和腹膜后。临床早期多表现为无症状性肿块。脂肪肉瘤组织学上呈多样性，影像学表现差异较大。高分化型脂肪肉瘤脂肪成分较多，CT 表现类似于脂肪瘤或成熟畸胎瘤，非脂肪成分表现为絮状或不规则团块状，PET/CT 可见轻度 FDG 摄取，借此可鉴别高分化型脂肪肉瘤与成熟畸胎瘤；去分化型、黏液型和混合型脂肪肉瘤表现为混杂密度，脂肪密度少见，多以软组织密度为主，可有囊变，实性部分 FDG 摄取增高，肿瘤越大，恶性程度越高，FDG 摄取越明显；非高分化型脂肪肉瘤与其他软组织恶性肿瘤影像上往往不易区分。

【病例】

病例 1

（1）简要病史：男，85 岁；1 年前发现胸壁肿块，现明显增大。

（2）影像表现：右侧胸大肌见不规则分叶状低密度肿块，边缘清晰、光整，最长径约 45mm，顺胸大肌方向，FDG 摄取不均匀增高，SUV_{max} 4.3（图 14-2-5）。

（3）影像诊断：右侧胸大肌肉瘤。

（4）病理诊断 / 随访结果：手术病理考虑右侧胸大肌纤维肉瘤。

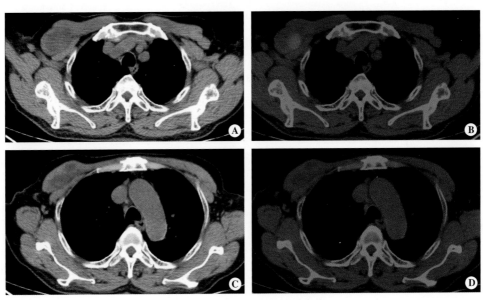

图 14-2-5 右侧胸大肌纤维肉瘤

病例 2

（1）简要病史：男，50 岁；左大腿包块，部分切除后，病理示纤维肉瘤，现包块又迅速增大。

（2）影像表现：左大腿根部巨大密度不均匀肿块，大小约 150mm×110mm×110mm，局部呈"V"形缺损，与股内侧肌无明显分界，FDG 摄取增高，SUV$_{max}$ 20.8；两肺散在多个结节，FDG 摄取无明显增高（图 14-2-6）。

（3）影像诊断：左大腿根部肿块，代谢活性增高，考虑恶性，结合病史，考虑纤维肉瘤；两肺多发小结节，代谢活性无明显增高，考虑转移。

（4）随访结果：左大腿纤维肉瘤复发。

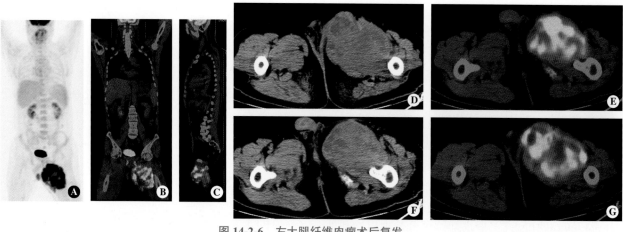

图 14-2-6　左大腿纤维肉瘤术后复发

病例 3

（1）简要病史：女，18 岁；发现右腹股沟淋巴结肿大 2 周。

（2）影像表现：盆内左髂血管旁及腹股沟见多个淋巴结，串珠状，部分融合，大者约 45mm×30mm，FDG 摄取明显增高，SUV$_{max}$ 8.2；左侧附件见大小约 33mm×42mm 囊样密度影，无明显 FDG 摄取（图 14-2-7）。

（3）影像诊断：考虑恶性，淋巴结转移可能；左附件囊肿。

（4）病理诊断：左盆腔内最大包块 B 超引导下穿刺活检考虑成纤维细胞性网状细胞肉瘤。

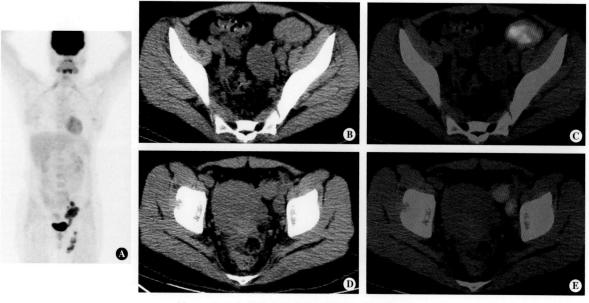

图 14-2-7　左盆腔成纤维细胞性网状细胞肉瘤

病例 4

（1）简要病史：男，62 岁；左大腿恶性纤维组织细胞瘤术后 14 年余，现局部肿块，且明显增大。

（2）影像表现：左大腿上段内侧见囊实性软组织肿块，大小约 100mm×70mm×70mm，实性部分 FDG 摄取增高，SUV$_{max}$ 3.4，部分边缘与周围脂肪、肌肉欠清晰；术区可见少量斑点状钙化，腹股沟及腹膜后未见明显肿大淋巴结（图 14-2-8）。

（3）影像诊断：左大腿恶性纤维组织细胞瘤术后复发。

（4）随访结果：活检考虑复发，至随访时未手术。

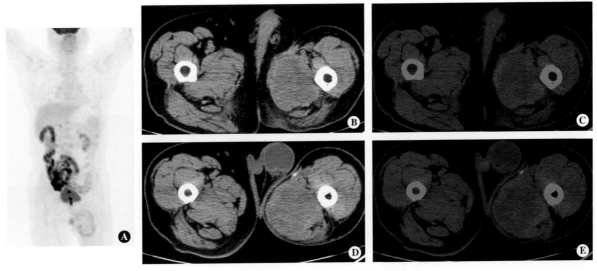

图 14-2-8　左大腿恶性纤维组织细胞瘤术后复发

病例 5

（1）简要病史：女，23 岁；左大腿原始神经外胚层肿瘤术后复发。

（2）影像表现：左大腿上段前外侧见一长条形稍低密度软组织肿块，大小约 44mm×68mm×103mm，股骨前后肌间还见小条状稍低密度结节，FDG 摄取明显增高，SUV$_{max}$ 20.9，部分肌间隙欠清晰；同侧腹股沟未见明显肿大淋巴结（图 14-2-9）。

（3）影像诊断：左大腿上段肿块和结节，代谢活性增高，结合病史，考虑原始神经外胚层肿瘤复发。

（4）随访结果：病灶增大，转移灶增多。

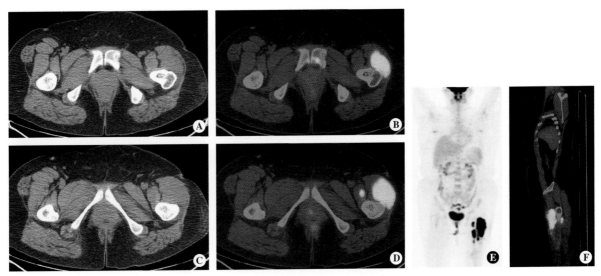

图 14-2-9　左大腿原始神经外胚层肿瘤术后复发

病例 6

（1）简要病史：男，68 岁；右大腿肿瘤切除术，术中发现肿瘤侵犯血管、神经、深达骨面，术中病理检查为梭形细胞瘤，但术后病理结果为脂肪肉瘤。

（2）影像表现：右大腿股骨干内后方见巨大不规则肿块，大小约 112mm×81mm×158mm，密度不均匀，内见少量脂肪密度，FDG 摄取不均匀增高，

SUV$_{max}$ 8.2；肿块外侧见局限性液气密度，肌肉间隙欠清，股骨未见明显破坏；右侧盆腔及腹股沟见多发肿大淋巴结，最大者约 18mm×12mm，FDG 摄取稍增高，SUV$_{max}$ 3.5（图 14-2-10）。

（3）影像诊断：右大腿肿块，部分脂肪密度，代谢活性增高，邻近局限性积气积液，考虑脂肪肉瘤术后残存。

（4）随访结果：右大腿脂肪肉瘤复发。

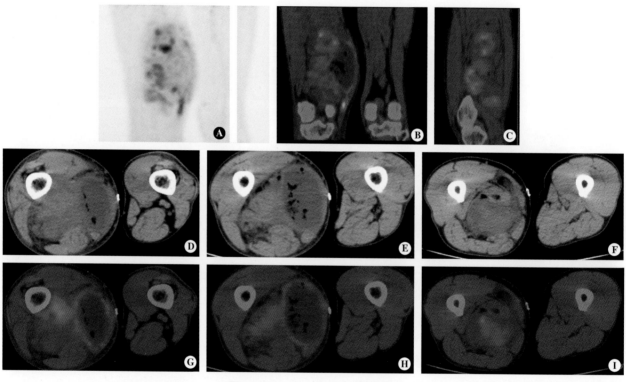

图 14-2-10　右大腿脂肪肉瘤复发
A 为 MIP；B 为冠状位；C 为矢状位

三、皮肤、肌肉转移瘤

【概述】

皮肤、肌肉转移瘤临床不少见，全身任何部位的恶性肿瘤晚期都可能向皮肤、肌肉转移，常见肿瘤原发部位为肺、消化道、乳腺和鼻咽部等。皮肤转移瘤 CT 表现为皮肤或皮下脂肪内软组织密度结节，肌肉转移瘤表现为低或等密度结节；PET/CT 检查，转移结节均表现为明显高 FDG 摄取，PET/CT 可以发现早期较小的肌肉内转移灶。

【病例】

病例 1

（1）简要病史：男，83 岁；胃癌术后 1 年余，转移。

（2）影像表现：胃大部切除术后改变；右侧颈部、颌下、纵隔内、心包旁、腹膜后、腹腔、盆腔内广泛淋巴结肿大，部分融合成团块状，FDG 摄取不同程度增高，SUV$_{max}$ 17.1；全身多处肌间、皮下可见多发结节影，以胸背部为甚，FDG 摄取不同程度增高，SUV$_{max}$ 12.5；左侧锁骨、左侧多根肋

骨、右侧髂骨、T₆横突骨质 FDG 摄取点片状增高，SUV$_{max}$ 3.9（图 14-2-11）。

（3）影像诊断：胃癌术后，广泛淋巴结、肌、骨转移。

（4）随访结果：胃癌术后，广泛淋巴结、肌、骨转移；2 个月后患者死亡。

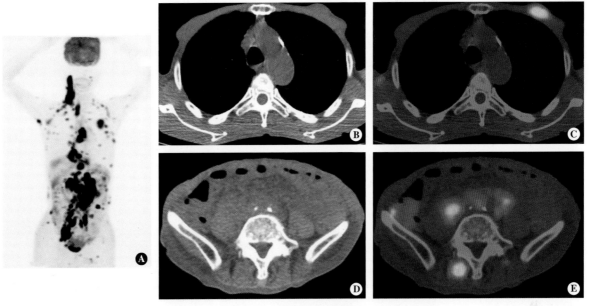

图 14-2-11　多发性肌肉转移瘤

病例 2

（1）简要病史：男，62 岁；发现便血 2 周。

（2）影像表现：直肠下段近肛门肠壁明显不均匀增厚，FDG 摄取增高，SUV$_{max}$ 10.4；左侧闭孔内肌、左第 2～3 前肋间肌内可见类圆形低密度影，大者约 38mm×26mm，FDG 摄取增高，SUV$_{max}$ 9.6；左侧腋窝和腹腔内可见多发肿大淋巴结，最大者直径约 40mm，FDG 摄取增高，SUV$_{max}$ 11.5；右侧前胸壁皮下脂肪见 2 个小结节，FDG 摄取增高，SUV$_{max}$ 4.6；左肾后见一结节，直径约 36mm，与肾后缘无明显界限，FDG 摄取增高，SUV$_{max}$ 5.3；左侧额叶及右侧颞叶可见片状低密度影，边缘欠清，左侧额叶病灶 FDG 摄取增高，SUV$_{max}$ 10.4（图 14-2-12）。

（3）影像诊断：直肠癌，脑、皮肤、淋巴结、左肾转移。

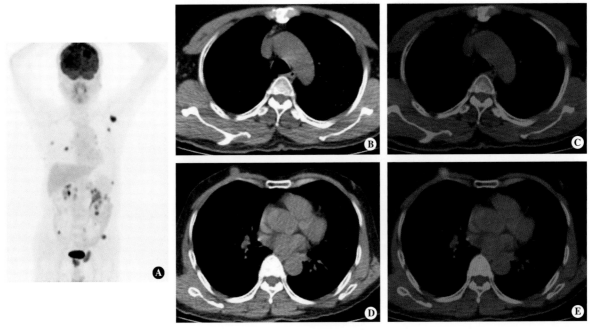

图 14-2-12　右前胸壁转移瘤

（4）病理诊断：直肠癌，皮肤、肌肉转移。

病例 3

（1）简要病史：男，65 岁；咳嗽，发现肺结节 1 周。

（2）影像表现：食管下段管壁增厚，长约 27mm，FDG 摄取明显增高，SUV_{max} 17.1；管腔变窄，上纵隔、食管旁、腹膜后各见一肿大淋巴结，最大者直径约 15mm，FDG 摄取增高，SUV_{max}

11.2；两肺纹理清晰，两肺野可见多个散在结节状高密度影，FDG 摄取稍增高，SUV_{max} 1.6；双侧臀大肌、左侧髂腰肌、右侧肋间肌、右侧竖脊肌可见多个小圆形等或稍低密度影，FDG 摄取增高，SUV_{max} 8.3（图 14-2-13）。

（3）影像诊断：食管癌，肺、淋巴结及肌转移。

（4）病理诊断 / 随访结果：食管癌。随访肌转移病变明显增大。

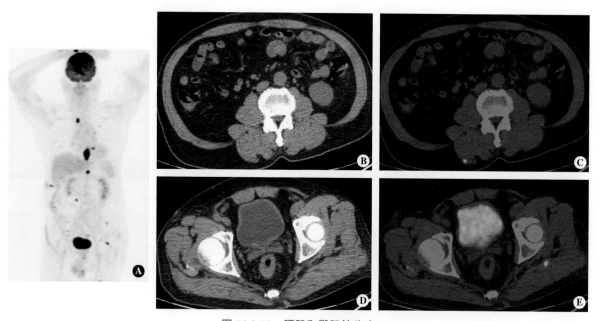

图 14-2-13　腰肌和臀肌转移瘤

病例 4

（1）简要病史：女，40 岁；宫颈癌术后半年。

（2）影像表现：宫颈癌术后改变，术区未见异常代谢增高灶；腹膜后、盆腔、双侧盆壁、右

锁骨上窝可见多发肿大淋巴结影，边缘欠清，代谢增高，SUV_{max} 26.9；双侧腰大肌内可见低密度影并肿胀，FDG 摄取增高，SUV_{max} 30.1，右侧输尿管扩张，右肾盂、肾盏扩张积水（图 14-2-14）。

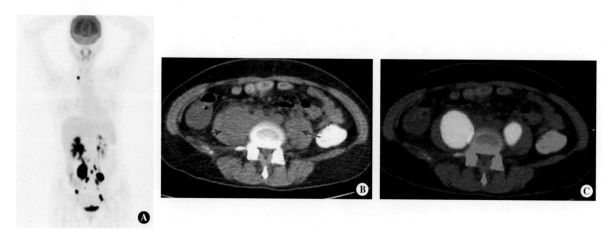

图 14-2-14　双侧腰大肌转移瘤（箭示）

（3）影像诊断：宫颈癌术后淋巴结、腰大肌转移。

（4）随访结果：2个月后随访，化疗后病变改变不明显。

病例 5

（1）简要病史：男，16岁；骨肉瘤术后1年左右。

（2）影像表现：右股骨头外见小斑片状不均匀密度增高影，FDG摄取稍增高，SUV_{max} 2.4；左中腹腹内斜肌及腹横肌见类圆形软组织密度影，大小约37mm×28mm，内见钙化，FDG摄取增高，SUV_{max} 6.8；左肺门旁见肿大淋巴结，直径约17mm，FDG摄取增高，SUV_{max} 5.1；左下肢截除（图14-2-15）。

（3）影像诊断：骨肉瘤术后，右股骨颈、左中腹壁软组织、左肺门淋巴结转移。

（4）随访结果：临床确诊左中腹转移。

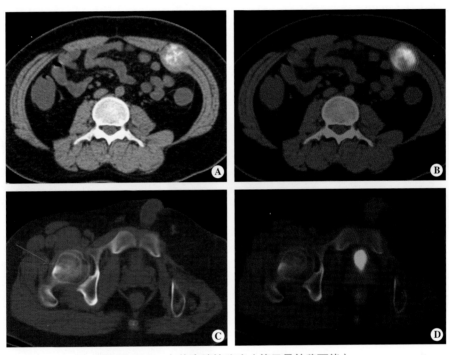

图 14-2-15　左前腹壁转移瘤（箭示骨转移可能）

第三节　皮肤、肌肉非肿瘤性病变

一、多发性肌炎 / 皮肌炎

【概述】

多发性肌炎（polymyositis，PM）/皮肌炎（dermatomyositis，DM）是一组病因不明的自身免疫性疾病，发病与细胞免疫和体液免疫异常有关，急性或亚急性起病，病理主要表现为骨骼肌变性、坏死及淋巴细胞浸润；是临床表现以对称性四肢近端肌肉、颈部肌肉和咽部肌肉无力伴压痛，血清肌酶增高，血沉增快，肌电图呈肌源性损害为特征的弥漫性肌肉炎症性疾病。PM患者病变仅累及肌肉，而DM患者在发生肌肉病变的同时，还伴随皮疹的表现。抗Jo-1抗体对PM的诊断具有较强的特异性，是目前公认的PM的血清标记抗体。

PM CT主要表现为肌肉密度减低，肌肉萎缩和肌间隙增宽、模糊，肌筋膜增厚，皮下脂肪层增厚，但这些改变缺乏特异性，且肌肉及筋膜早期改变不明显；一般肌肉的病变多呈对称性，膈肌无力可表现为膈肌抬高，可伴亚肺段不张或盘状肺不张。PM/DM可伴肺间质病变，如非特异性间质性肺炎（NSIP），NSIP有时可能为PM/DM的主要CT表现；PM/DM较少引起淋巴结肿大。

PM/DM MRI多数可显示肌肉的炎性水肿，

T_1WI 呈稍低或等信号，T_2WI 和短反转时间反转恢复序列（STIR）呈双侧对称性、多发性、弥漫性小斑片样分布的高信号；肌筋膜炎，表现为肌筋膜增厚，STIR 呈弧线状高信号；皮下结缔组织水肿，STIR 示局灶性的线状、网状或片状高信号影；肌肉萎缩，脂肪组织增多。

PET/CT 检查，PM/DM 主要表现为活动期肌肉的对称性、弥漫性 FDG 摄取增高，但 FDG 摄取多为轻度或轻中度增高，伴随的活动性间质性肺炎可表现为中度 FDG 摄取；经过治疗后，FDG 摄取会相应减低，初步观察 FDG 摄取似早于症状的改善。PET/CT 可以早于 CT 和 MRI 发现肌肉的改变，为数不多的病例表明 PET/CT 可以更早地了解 PM/DM 患者对治疗的反应。

【病例】

病例 1

（1）简要病史：男，46 岁；自觉四肢乏力、呼吸困难，伴间歇性低热半年余；临床已确诊皮肌炎。

（2）影像表现：全身肌肉 FDG 摄取均匀稍增高，以肋间肌明显，SUV_{max} 3.0（纵隔血池 1.8，肝 2.1）；两肺胸膜下对称性磨玻璃影和网状影，以肺基底部为甚，磨玻璃影较网状影为甚，右下肺伴牵引性支气管扩张，病变 FDG 摄取明显增高，SUV_{max} 6.1（图 14-3-1）。

（3）影像诊断：符合多发性肌炎 / 皮肌炎改变（并非特异性间质性肺炎）。

（4）随访结果：临床确诊为皮肌炎。

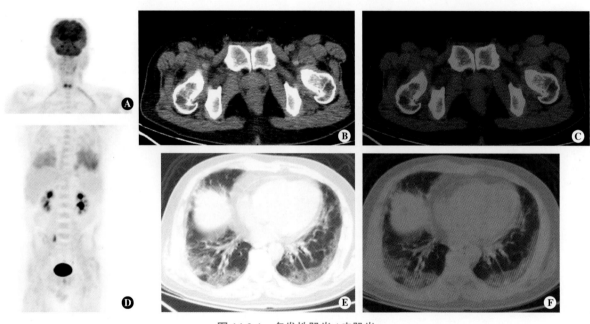

图 14-3-1　多发性肌炎 / 皮肌炎

病例 2

（1）简要病史：女，78 岁；反复皮肤瘙痒 10 余年，面部皮疹伴水肿 2 个月，加重 10 天，伴双膝痛，偶有夜间胸闷气促，可自行缓解。

（2）影像表现：全身肌肉 FDG 摄取对称性增高，以双侧胸锁乳突肌、胸大肌、背阔肌、腰大肌、髂腰肌和梨状肌为甚，SUV_{max} 4.3；全身骨髓 FDG 摄取稍增高，SUV_{max} 1.8（纵隔血池 1.7，肝 2.6）；两下肺见少许胸膜下线（图 14-3-2）。

（3）影像诊断：皮肌炎改变。

（4）随访结果：临床确诊为皮肌炎。

二、脂质沉积性肌病

【概述】

脂质沉积性肌病（lipid storage myopathy，LSM）罕见，是由于脂质代谢过程中的酶或肉碱等缺乏，影响了肌肉纤维内的脂质代谢，导致肌纤维内异常增多的脂滴堆积而引起的肌病。本病为常染色体隐性遗传；肉碱缺乏或肉碱棕榈酰基转移酶缺乏为其发病的主要原因。该病病理改变为肌纤维间、肌纤维内脂肪增多，呈颗粒状。临床主要表现为近段的四肢无力，肌痛、肌痉挛；肌

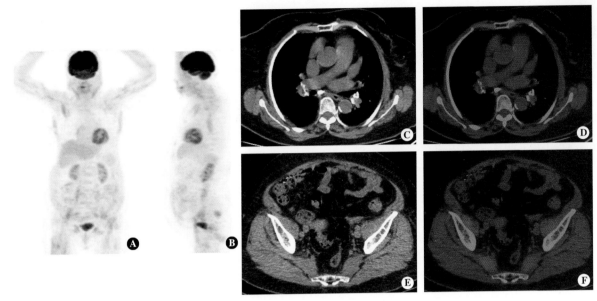

图 14-3-2　皮肌炎

电图显示肌源性损害；尿有机酸和血串联质谱遗传代谢基因检测有助于本病诊断。

　　LSM 影像学检查无明显特异性。CT 可表现为受累发作期肌肉肿胀，肌间隙不清；MRI 可见受累肌肉内斑片状长 T_1 长 T_2 信号；PET/CT 可见肌肉内或肌间 FDG 摄取明显增高。PET/CT 可以较 MR 更早地发现肌肉的代谢变化，显示受累肌肉也更全面，还能较为敏感地反映治疗后的变化，以及肌肉病变的改善，FDG 摄取亦随之减低。本部分病例 FDG 摄取明显高于 PM/DM。

【病例】

　　（1）简要病史：女，53 岁；上腹部不适，加重 2 周，伴低热和四肢、胸前区肌痛。

　　（2）影像表现：双侧前锯肌、肩胛下肌、背阔肌、右侧部分肋间肌及双侧上臂肌群对称性（以右侧为著）FDG 摄取增高，SUV_{max} 15.5；肌肉稍肿胀，肌间隙欠清，左侧股直肌肿胀，边缘欠清，肌周围 FDG 摄取呈管状增高，SUV_{max} 7.2（图 14-3-3）。

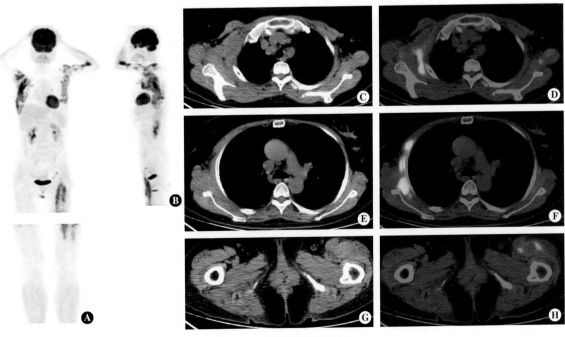

图 14-3-3　脂质沉积性肌病

（3）影像诊断：肌肉炎性病变可能，多发性肌炎？

（4）病理诊断（活检）：脂质沉积性肌病。

三、嗜酸性筋膜炎

嗜酸性筋膜炎（eosinophilic fasciitis，EF）较罕见，病因尚不明确。临床主要表现为四肢对称性皮肤硬化、肿痛，伴或不伴皮疹、瘙痒等。实验室检查外周血嗜酸性粒细胞增多、高丙种球蛋白血症、红细胞沉降率（ESR）加快等。

嗜酸性筋膜炎 MRI 表现为四肢浅筋膜、深筋膜、肌筋膜广泛 T_1WI 等或稍低信号，T_2WI 压脂及 PDWI 压脂高信号，病变进展期可见增厚深筋膜周围斑片状水肿信号。PET/CT 示 FDG 可有不同程度摄取。

【病例】

（1）简要病史：男，23 岁；免疫球蛋白、嗜酸性粒细胞升高，手足屈伸不利 1 月余，伴低热（37.2℃），腋窝、腹股沟多发小淋巴结。活检病理考虑嗜酸性筋膜炎。

（2）影像表现：双侧颈部、腋窝、纵隔（4R区）、腹膜后、双侧髂血管旁、腹股沟及双侧腘窝区见多发大小不等淋巴结，较大者位于腹股沟区，大小约 11mm×16mm，FDG 摄取不同程度增高，SUV_{max} 2.5；全身多处肌肉筋膜（以双侧肋间肌、竖脊肌为著）稍增厚，可见条状 FDG 摄取增高，SUV_{max} 3.4，肌间隙模糊（图 14-3-4）。

（3）影像诊断：结合病史，考虑符合嗜酸性筋膜炎改变。

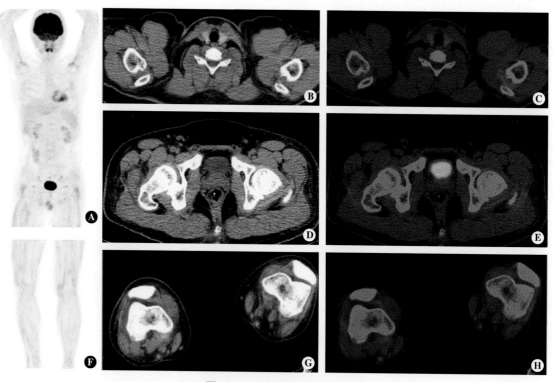

图 14-3-4　嗜酸性筋膜炎

第四节　黑色素瘤

【概述】

恶性黑色素瘤多见于 30 岁以上成人，可发生于皮肤、黏膜和内脏器官，最常发生于躯干和四肢皮肤（占 90% 以上），少数发生于外阴、眼脉络膜和软脑膜。60% 的恶性黑色素瘤是由色素斑、痣恶变而来。黑色素瘤最主要的危险因素是紫外线照射。皮肤恶性黑色素瘤表现为灰黑色或褐色的豆大丘疹或结节，瘤体色素分布不均匀，两侧浅深不一，瘤体两侧亦不对称，边缘不清，直径常常超过 6mm，生长较快，表面可破溃、出血、痒、痛。黑色素瘤发病率有明显地域性和人种差异。黑色素瘤 CT 平扫表现为软组织密度结节或团块，增强可见轻中度强化，CT 表现无明显特异性。

典型黑色素瘤因黑色素的顺磁性，MRI 平扫表现为短 T_1 和短 T_2 信号，非色素性黑色素瘤则多表现为 T_1WI 等或低信号，T_2WI 中等高信号；合并瘤内出血则信号较复杂。黑色素瘤 PET 显像大多数表现为明显高 FDG 摄取，但少部分亦可无明显 FDG 摄取。

【病例】

病例 1

（1）简要病史：男，65 岁；发现左腹股沟淋巴结肿大 2 周；左足第四趾结节，色黑，疑黑色素瘤。

（2）影像表现：左足第四趾背侧见直径约 15mm 结节，边缘尚清，FDG 摄取明显增高，SUV_{max} 12.5；左侧腹股沟见 2 个肿大淋巴结，大者直径约 22mm，FDG 摄取增高，SUV_{max} 10.5（图 14-4-1）。

（3）影像诊断：左足黑色素瘤。

（4）病理诊断：左足黑色素瘤。

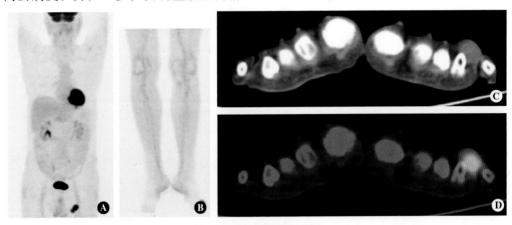

图 14-4-1 左足黑色素瘤

病例 2

（1）简要病史：男，80 岁；左足肿块 3～4 年伴色素沉着，敷中药后，溃烂半年；活检病理示恶性黑色素瘤。

（2）影像表现：左足跟巨大肿块，边缘不规整，大小约 100mm×67mm，密度尚均匀，FDG 摄取明显增高，SUV_{max} 21.7；两肺可见多发结节状、团块状高密度影，最大者位于左肺下叶，大小约 45mm×34mm，局部胸膜粘连，FDG 摄取增高，SUV_{max} 18.3；左侧胸膜可见多发结节状增厚，FDG 摄取增高，SUV_{max} 14.5；左侧腹股沟、左侧盆壁髂血管旁、腹膜后、纵隔多发肿大淋巴结影，边缘不清，部分密度不均匀，可见坏死，最大者约 34mm×36mm，FDG 摄取增高，SUV_{max} 10.6（图 14-4-2）。

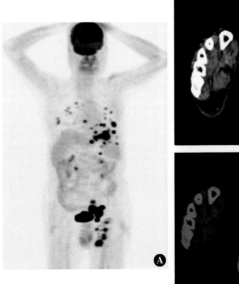

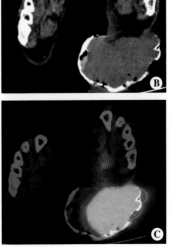

图 14-4-2 左足黑色素瘤

（3）影像诊断：左足黑色素瘤并淋巴结、胸膜广泛转移。

病例 3

（1）简要病史：男，74 岁；左足内侧皮肤色素痣多年，溃烂 3 月余。

（2）影像表现：左足内侧缘皮肤增厚，表面凹凸不平，FDG 摄取增高，SUV$_{max}$ 6.5；左侧腹股沟区见 2 个肿大淋巴结，大小约 20mm×21mm，FDG 摄取增高，SUV$_{max}$ 13.4（图 14-4-3）。

（3）影像诊断：考虑左足黑色素瘤并腹股沟淋巴结转移。

（4）病理诊断：左足黑色素瘤。

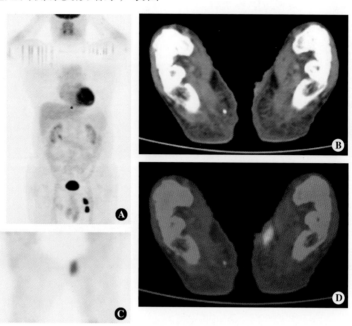

图 14-4-3　左足黑色素瘤

病例 4

（1）简要病史：女，52 岁；左足根部结节，色深，伴疼痛。

（2）影像表现：左足底跟部见一软组织结节，大小约 26mm×14mm，FDG 摄取增高，SUV$_{max}$ 7.9，局部皮肤增厚（图 14-4-4）。

（3）影像诊断：考虑左足黑色素瘤。

（4）病理诊断（活检）：左足黑色素瘤。

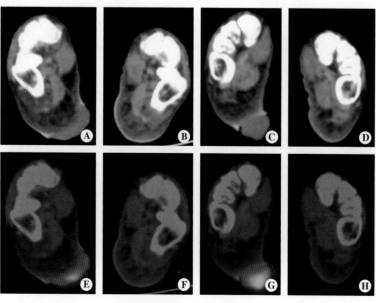

图 14-4-4　左足黑色素瘤

病例 5

（1）简要病史：男，79 岁；右足底部皮肤黑色素痣多年，疼痛 1 月余。

（2）影像表现：右足跖内前及中皮下分别见一结节和小结节，直径分别约 26mm 和 9mm，FDG 摄取明显增高，SUV_{max} 分别为 11.2 和 9.6（图 14-4-5）。

（3）影像诊断：右足底结节，考虑黑色素瘤。

（4）病理诊断（手术）：右足底黑色素瘤。

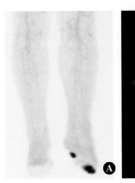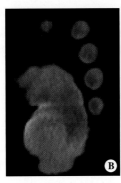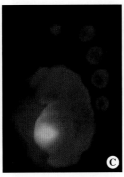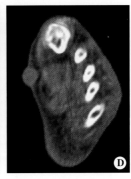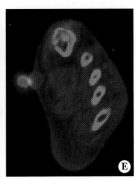

图 14-4-5 右足黑色素瘤

病例 6

（1）简要病史：男，79 岁；发现左足底部肿块 3 月余。

（2）影像表现：左足跟底部皮肤结节，边缘欠清，直径约 11mm，FDG 摄取增高，SUV_{max} 3.1，周围皮下脂肪密度稍高；双侧肺门及纵隔气管隆突下可见多发肿大淋巴结影，部分 FDG 摄取增高，SUV_{max} 7.5（图 14-4-6）。

（3）影像诊断：足底病变，考虑恶性黑色素瘤或皮肤癌？肺门及纵隔淋巴结，考虑炎性增生可能性大。

（4）病理诊断（手术）：左足黑色素瘤。

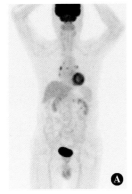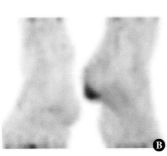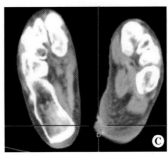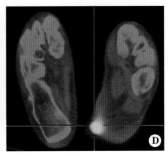

图 14-4-6 左足黑色素瘤

病例 7

（1）简要病史：男，52 岁；右侧腹股沟淋巴结肿大 1 周，检查右足跟底部黑色素痣，疑黑色素瘤。

（2）影像表现：右足跟底局部皮肤稍增厚，边缘欠规整，FDG 摄取增高，SUV_{max} 9.0；右腘窝及右侧腹股沟见多个淋巴结，腹股沟淋巴结融合，FDG 摄取不同程度增高，SUV_{max} 16.0（图 14-4-7）。

（3）影像诊断：右足底黑色素瘤并淋巴结转移。

（4）病理诊断：右足底黑色素瘤。

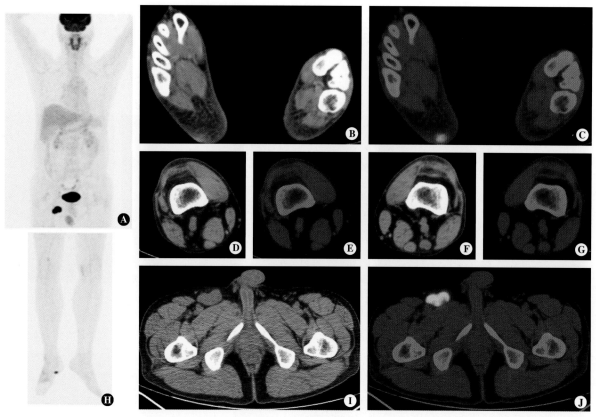

图 14-4-7　右足黑色素瘤

第五节　神经纤维瘤和神经鞘瘤

【概述】

神经纤维瘤可发生于周围神经的任何部位，常见于头颈、躯干和四肢，也可见于纵隔和腹膜后等。病变早期通常无临床症状，较大时可产生挤压等相应症状。神经纤维瘤可恶变，CT 表现为与肌肉密度相等或稍低密度结节，FDG 摄取均匀或不均匀轻中度增高。

神经鞘瘤是发生于神经鞘的肿瘤，一般认为起源于施万细胞，多为良性，各年龄段均可发生，无明显性别差异。早期可无明显临床症状，肿瘤较大可引起相应区域发麻、疼痛。肿瘤多单发，沿神经干走行，周围神经鞘瘤多位于椎管内髓外硬膜下，CT 呈圆形或椭圆形，界限较清，密度欠均匀，可囊变，较大者可出血，极少钙化，肿瘤可跨椎间孔生长，呈典型哑铃状。神经鞘瘤 MRI 呈长 T_1 长 T_2 信号；增强可见不同程度强化，较大者强化不均匀。神经鞘瘤通常可见 FDG 摄取稍高。

发生于椎管内的神经鞘瘤应与脊膜瘤鉴别：脊膜瘤易钙化，少见跨椎间孔生长，FDG 摄取更低。

恶性神经鞘瘤少见，多发于头颈及四肢，多见于青中年，临床常表现为无痛性包块，肿块压迫可引起神经支配区域肢体麻木、放射性痛等。恶性神经鞘瘤 CT 表现为边缘多不清晰的不规则软组织肿块。与良性神经鞘瘤不同，恶性神经鞘瘤多无完整包膜，呈浸润性生长，可侵及周围组织结构，继发骨质破坏，较大肿瘤可见坏死、囊变及出血，亦可见钙化，增强可见不同程度强化，呈斑片状、网格状，坏死区无强化。FDG 摄取实性部分明显增高。

【病例】

病例 1

（1）简要病史：男，37 岁；发现左大腿后上方包块 2 年余。

（2）影像表现：皮肤及皮下可见多发大小不等类圆形稍低密度小结节影，部分 FDG 摄取稍增高；左大腿上段内后方见囊实性包块，大小约 56mm×28mm，边缘 FDG 摄取较高，SUV_{max} 4.3，界限尚清楚（图 14-5-1）。

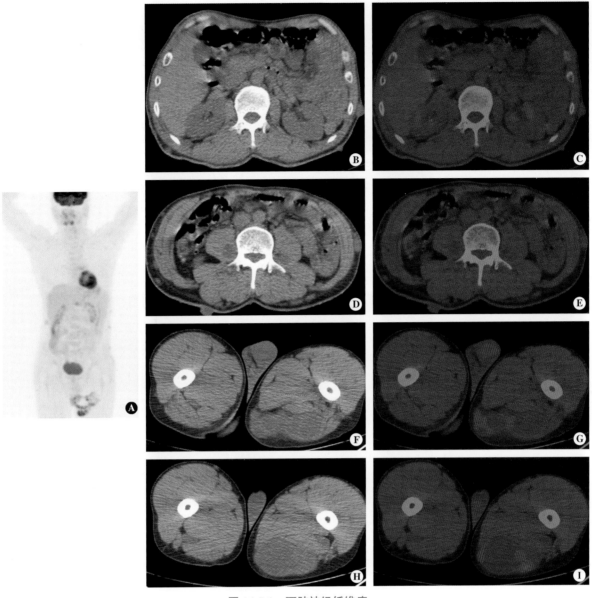

图 14-5-1　下肢神经纤维瘤

（3）影像诊断：神经纤维瘤，左大腿部病灶恶变不除外。

（4）病理诊断（手术）：神经纤维瘤。

病例 2

（1）简要病史：男，66 岁；发生即有全身皮肤结节，现明显增多，部分增大。

（2）影像表现：全身皮肤广泛、大小不等结节，局部见皮肤增厚，部分 FDG 摄取增高，SUV_{max} 3.2（图 14-5-2）。

（3）影像诊断：神经纤维瘤可能性大。

（4）病理诊断（手术）：神经纤维瘤，部分区域细胞异型较明显，可见病理性核分裂，考虑恶变。

病例 3

（1）简要病史：女，59 岁；骶尾部疼痛不适月余；CT 发现骶骨破坏。

（2）影像表现：骶 1 左侧骨质破坏，内可见软组织密度影，向骶管内及左侧第 1 骶前孔生长，FDG 摄取增高，SUV_{max} 3.5，边缘骨质未见硬化，骶髂关节未见异常；双肘关节、肩关节、右髋关节周围及左股骨大粗隆旁软组织 FDG 摄取不均匀增高，关节间隙变窄，SUV_{max} 3.8，股骨头可见退行性囊变（图 14-5-3）。

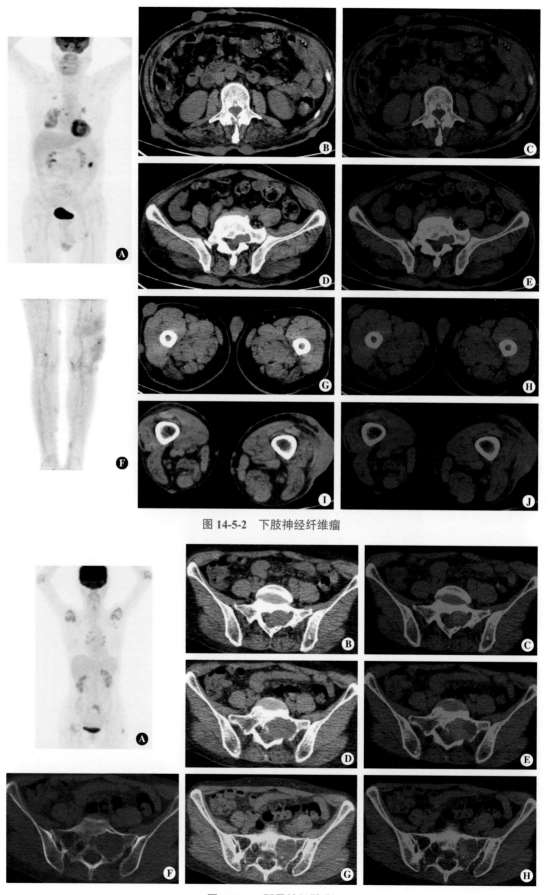

图 14-5-2　下肢神经纤维瘤

图 14-5-3　骶骨神经鞘瘤

（3）影像诊断：骶骨骨质破坏，内见软组织密度影，代谢活性增高，考虑神经源性肿瘤或脊索瘤可能性大；多关节软组织代谢活性增高，建议随访。

（4）病理诊断（手术）：神经鞘瘤。

病例 4

（1）简要病史：男，76 岁；发现左腋部包块半年。

（2）影像表现：左侧腋窝可见椭圆形肿块，大小约 72mm×46mm，境界尚清楚，密度欠均匀，内见稍低密度区，FDG 摄取环状稍增高，SUV_{max} 3.6（图 14-5-4）。

（3）影像诊断：左腋神经源性肿瘤可能性大。

（4）病理诊断：左腋手术病理考虑神经纤维瘤。

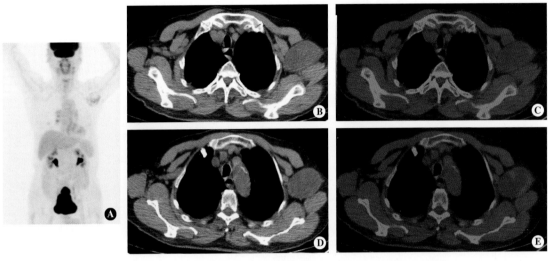

图 14-5-4　腋窝神经纤维瘤

病例 5

（1）简要病史：女，57 岁；发现颈部淋巴结肿大 1 周，活检提示弥漫大 B 细胞淋巴瘤。

（2）影像表现：双侧扁桃体增大，FDG 摄取增高，SUV_{max} 7.8；鼻咽部增厚，FDG 摄取增高，SUV_{max} 7.1；双侧颈部（Ⅰ～Ⅴ区，右侧颈部为甚）、双侧腋窝多发肿大淋巴结影，部分边缘欠清，最大者约 31mm×20mm，FDG 摄取增高，SUV_{max} 8.0；脾脏体积增大，FDG 摄取增高，SUV_{max} 2.9；双侧肺门及纵隔、腹膜后、右侧盆壁、双侧腹股沟多个小淋巴结影，大者直径约 10mm，FDG 摄取轻度增高，SUV_{max} 3.9；T_{10} 右侧椎间孔见软组织肿块，内见点状钙化或残存骨碎片，大小约 45mm×31mm，FDG 摄取轻度增高，SUV_{max} 2.0，邻近椎体及右侧附件可见骨质破坏，边缘硬化，脊髓受压左移（图 14-5-5）。

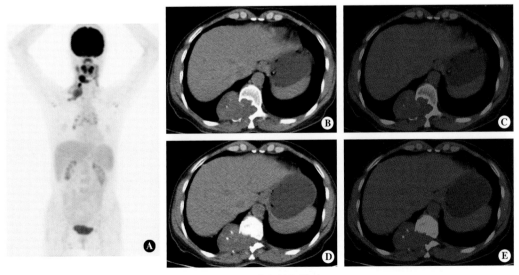

图 14-5-5　胸部神经鞘瘤

（3）影像诊断：淋巴瘤；T_{10} 椎间孔神经鞘瘤。

（4）病理诊断：弥漫大 B 细胞淋巴瘤；T_{10} 椎间孔神经鞘瘤。

病例 6

（1）简要病史：女，32 岁；患者于 1 年前无明显诱因间断出现背痛，多为夜间发作，持续 1～2 小时，外院 PET-CT 示 T_6 旁梭形软组织占位，骨质破坏，行手术部分切除。

（2）影像表现：左侧 T_6 椎间孔见不规则肿块，侵袭邻近椎体 T_5～T_7、左第 6 肋骨，密度欠均匀，边缘欠光整，FDG 摄取不均匀增高，SUV_{max} 9.4；颅骨、下颌骨、脊柱多个椎体及附件、双侧多根肋骨、双侧肱骨上段、双侧肩胛骨、胸骨、骨盆构成诸骨、双侧股骨上段多发骨质破坏，FDG 摄取增高，SUV_{max} 19.7；两肺见多发大小不等结节，FDG 摄取增高，SUV_{max} 2.8；左肺门及纵隔见多发肿大淋巴结，较大者约 18mm×13mm，FDG 摄取增高，SUV_{max} 8.6（图 14-5-6）。

（3）影像诊断：结合病史，考虑恶性神经鞘瘤并多发肺、骨、左肺门和纵隔淋巴结转移。

（4）病理诊断：T_6 恶性黑色素性神经鞘瘤。

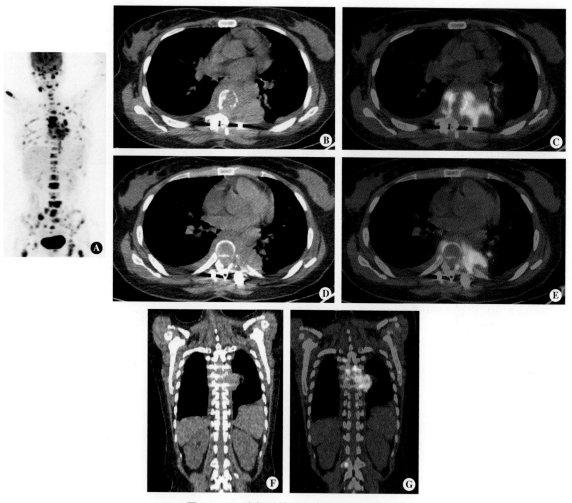

图 14-5-6　胸部恶性黑色素性神经鞘瘤

病例 7

（1）简要病史：女，22 岁；左小腿神经纤维瘤术后半年左右；近来小腿又感觉有包块，且逐渐增大。

（2）影像表现：左腘窝下方见巨大类椭圆形囊实性病变，大小约 102mm×69mm×43mm，囊内见少量不规则分隔，与肌肉界限不清，周围实性部分 FDG 摄取显著增高，SUV_{max} 19.6；左大腿下段和小腿后方肌间及皮下脂肪内还见多个大小不等的类圆形结节，FDG 摄取显著增高，SUV_{max} 24.5；左小腿肌间结节、皮下脂肪密度弥漫性不均匀增高，肌间隙欠清（图 14-5-7）。

（3）影像诊断：左下肢囊实性病变及多发结节样病变，代谢活性显著增高，结合病史，考虑外周恶性神经源性肿瘤可能性大。

（4）病理诊断（手术）：左下肢恶性神经鞘瘤。

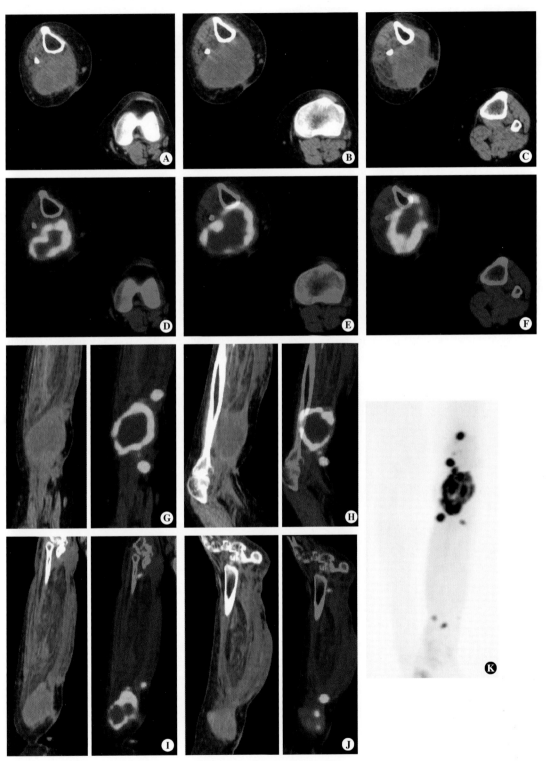

图 14-5-7　下肢恶性神经鞘瘤

G、H 为冠状位；I、J 为矢状位；K 为 PET MIP

第一节　骨　肿　瘤

一、尤因肉瘤

【概述】

尤因肉瘤（Ewing's sarcoma）是骨肿瘤的一种，发病率略低于骨肉瘤，占儿童肿瘤的 3%，美国每年有近 200 例新发病例。该病 40% 的病例发生于青春期，其发病年龄范围仍大于骨肉瘤：30% 发病时 < 10 岁，5% > 20 岁。男性患儿发病率高于女性患儿，比例为（1.5 ～ 2）：1。发病年龄亦与青春期来临相平行，女孩比男孩中位年龄早 3 ～ 4 岁。在美国，亚裔和非洲裔人群中该病罕见。James Ewing 于 1921 年首先描述了这一肉瘤，认为此种"骨内皮瘤"多发生于扁平骨及长骨的干骺骨干部，并且对射线敏感。该肿瘤起源于髓腔内，首先在骨皮质膨胀性生长，然后穿破骨膜侵袭周围软组织。它的特点是不产生骨和软骨。尤因肉瘤的另一特点是容易发生骨转移，如转移至颅骨或其他长骨，也可转移至肺、淋巴结、内脏等。

【病例】

（1）简要病史：女，9 岁；右髂部疼痛并肿块，确诊尤因肉瘤，治疗后。

（2）影像表现：右侧髂骨成骨性骨质破坏，边缘粗糙不平，内外侧可见条块状高密度影，并周围巨大软组织肿块，内密度不均匀，可见斑点状高密度影，大小约 102mm×70mm，FDG 摄取增高，SUV_{max} 6.9，周围组织受压，右侧腰大肌向前推移，右肾可见轻度积水（图 15-1-1）。

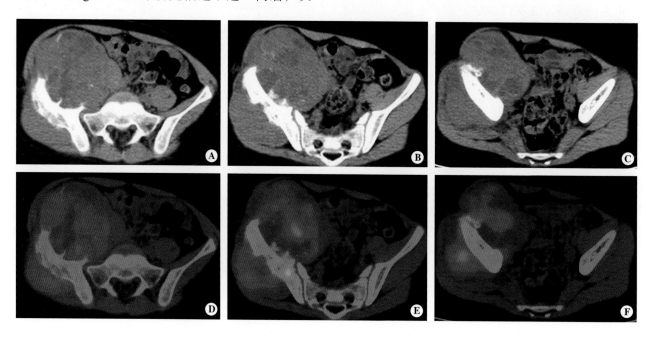

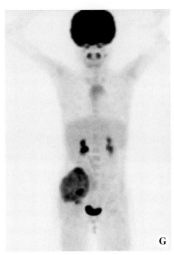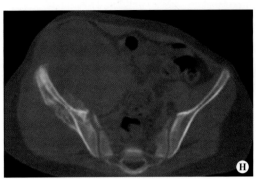

图 15-1-1 尤因肉瘤

（3）影像诊断：结合临床，符合尤因肉瘤改变，且病变仍具较高代谢活性。

二、软骨肉瘤

【概述】

软骨肉瘤（chondrosarcoma）是常见的骨恶性肿瘤之一，起源于软骨或成软骨结缔组织，由肿瘤性软骨细胞与细胞间软骨基质构成，在原发性恶性骨肿瘤中发病率仅次于骨肉瘤。软骨肉瘤好发于四肢长骨和骨盆，髂骨最常见。软骨肉瘤可分为原发性和继发性两种，原发性软骨肉瘤起源于正常的骨骼，继发性者常自软骨瘤或骨软骨瘤恶变而来，特别是多发性骨软骨瘤，畸形性骨炎、骨纤维异常增殖及软骨黏液样纤维瘤亦有恶变为软骨肉瘤的可能。根据发病部位，软骨肉瘤又可分为中央型和周围型，中央型起自髓腔，好发于四肢长管状骨的干骺端；周围型起自皮质或骨膜面，好发于骨盆、肩胛骨等扁骨。本病多见于成人，常见于 30～70 岁，大多数患者大于 50 岁，30 岁以下少见，男性略多于女性。疼痛为软骨肉瘤的常见临床表现，病变发展多较缓慢，病程较长，原发性软骨肉瘤多由间歇性钝痛发展为持续性剧痛，其次可见局部肿胀，发生于四肢长骨者可有皮肤红、热；继发性软骨肉瘤患者可有骨软骨瘤或软骨瘤病史，疼痛可不明显，但骨软骨瘤或软骨瘤患者出现疼痛则要考虑恶变可能；关节附近

的软骨肉瘤可引起关节功能障碍，软骨肉瘤也可引起局部神经和脏器的压迫症状。

原发性软骨肉瘤 CT 上因不同组织学分型而有所差异，普通髓腔型早期可表现为溶骨性的骨质破坏，可呈虫噬状、斑片状或囊状，之后呈膨胀性、皮质增厚、硬化、中断及破坏骨质周围的软组织肿块，骨皮质可受压变薄，破坏的骨质骨膜反应少见，但可见少量骨膜新生骨；钙化和瘤骨形成是软骨肉瘤的典型征象，钙化可为点状、环状或半环状、小斑块状，钙化密度多不均匀，软骨肉瘤亦可见斑块状象牙质瘤骨形成。MR 上，T_1WI 呈低信号，T_2WI 呈高、低混杂信号，增强可见周边和分隔样强化。骨软骨瘤恶变时，原有钙化可变少、中断、碎裂及散在，钙化密度变淡，可见软组织密度肿块和骨质破坏。PET 显示软骨肉瘤均呈 FDG 摄取增高，多不均匀，与软骨肉瘤成分相关，纤维血管间隔、黏液、瘤骨和钙化等 FDG 摄取低或无摄取。

原发性软骨肉瘤应与内生软骨瘤、骨肉瘤、骨巨细胞瘤等鉴别。长管状骨内生软骨瘤一般无疼痛症状，常表现为囊状破坏，边缘通常可见硬化，破坏区内可见沙砾样、点样或环状钙化，骨皮质少有侵蚀破坏；骨肉瘤好发于青少年，多发生于长骨的干骺端，溶骨性破坏和瘤骨生成是基本特征，瘤骨可呈放射状骨针样，骨膜反应明显，远处转移早；骨巨细胞瘤多偏心性生长，常可见残存的骨小梁形成的骨骼，无骨化或钙化，周围无硬化边，常分叶呈皂泡样。内生软骨瘤、骨肉瘤、

骨巨细胞瘤等通常表现为高 FDG 摄取，且 FDG 摄取同样多不均匀。

去分化软骨肉瘤组织学上呈"双态现象"，一种为分化良好的软骨肿瘤（低级别的软骨肉瘤或内生软骨瘤），另一种为高级别的非软骨性肉瘤（去分化成分）。去分化软骨肉瘤好发于股骨、骨盆和肱骨，具有高度致死性。影像上，CT 可显示溶骨骨质破坏区伴破坏区存在肿瘤钙化，无钙化的软组织肿块伴骨内钙化，骨样基质伴软骨类肿瘤；MR 可较好地区分两种成分，T_2WI 软骨类肿瘤呈高信号，去分化成分信号减低，两者分界较清；增强后软骨肉瘤部分呈周围弓环状或分隔状强化，去分化部分弥漫性强化。

【病例】

病例 1

（1）简要病史：男，51 岁；左臀部疼痛 2 年，伴跛行 1 年。

（2）影像表现：左髋部不规则广泛、浸润性骨质破坏，部分皮质中断，破坏区可见明显瘤骨形成，破坏区盆壁内侧可见囊实性包块突向盆腔，囊性为主，实性部分和骨破坏区 FDG 摄取增高，SUV_{max} 17.9（图 15-1-2）。

（3）影像诊断：软骨肉瘤。

（4）病理诊断：去分化软骨肉瘤。

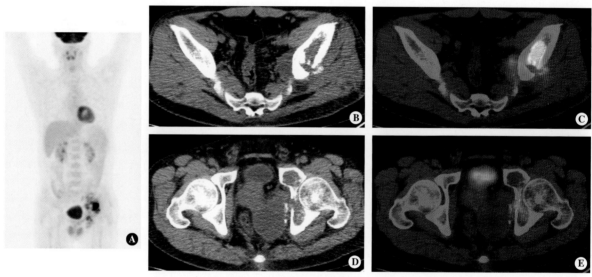

图 15-1-2　左髂骨去分化软骨肉瘤

病例 2

（1）简要病史：女，79 岁；左髋痛 2 月余，1 周前检查疑骨转移。

（2）影像表现：左第 5、6 肋局灶性 FDG 摄取增高，SUV_{max} 3.3；左髂骨质破坏，并巨大分叶状软组织肿块，密度欠均匀，内见大量瘤骨形成和囊变，FDG 摄取结节状、环状增高，SUV_{max} 19.1；右肺下叶胸膜下见一不规则结节，FDG 摄取稍高，SUV_{max} 3.4（图 15-1-3）。

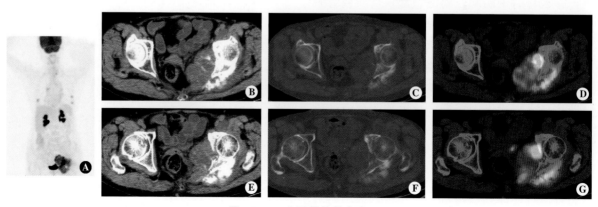

图 15-1-3　左髂骨软骨肉瘤

（3）影像诊断：左髂骨软骨肉瘤，并左第5、6肋骨转移，肺转移可能。

（4）病理诊断（活检）：左髂骨软骨肉瘤。

病例 3

（1）简要病史：男，19岁；右髂部疼痛，自觉可触及包块。

（2）影像表现：右髂骨翼后部不规则增厚，硬化并局部溶骨性骨质破坏，周围软组织稍增厚，局部 FDG 摄取不均匀增高，SUV_{max} 7.9，钙化密度影模糊、变淡，骶髂关节骶面未见明显异常（图15-1-4）。

（3）影像诊断：右髂骨恶性病变，骨肉瘤可能性大。

（4）病理诊断（手术）：右髂骨软骨肉瘤。

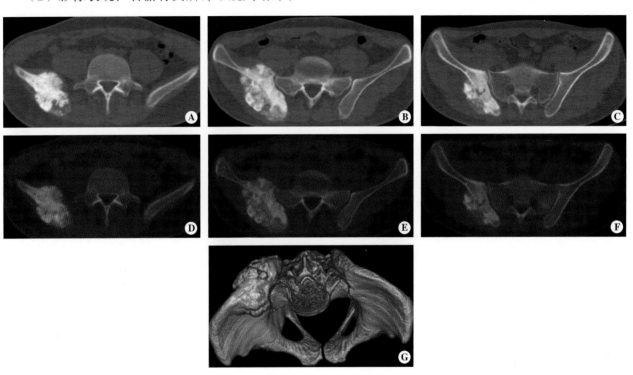

图 15-1-4　右髂骨软骨肉瘤
G 为头足侧斜位

病例 4

（1）简要病史：男，53岁；双膝包块几十年，近半年左膝包块明显增大、疼痛。

（2）影像表现：四肢、骨盆骨多发大小不等异常骨性突起，以膝关节为甚，左侧股骨远端及膝关节骨质破坏，周围软组织肿块，内密度不均匀，可见大量斑块状、条状和斑点状异常骨化或钙化，FDG 摄取增高，SUV_{max} 14.1，余异常病变未见明显 FDG 摄取（图15-1-5）。

（3）影像诊断：多发性骨软骨瘤，左膝部病变恶变。

（4）病理诊断（左膝活检）：软骨肉瘤。

三、骨 肉 瘤

【概述】

骨肉瘤（osteosarcoma）是最常见的原发性恶性骨肿瘤，起源于原始成骨性结缔组织，好发长骨干骺端，股骨下段和胫骨上段最常见，发生于长骨者好发年龄为15～25岁；极少数发生于扁骨及不规则骨，其中以髂骨多见，好发年龄常在50岁以上。总体上，骨肉瘤发病率男性高于女性。骨肉瘤通常分为普通型骨肉瘤（包括溶骨型、成骨型及混合型），骨旁骨肉瘤，骨膜型，毛细血管扩张型，小细胞性骨肉瘤，多中心性骨肉瘤及骨外骨肉瘤。普通型骨肉瘤最常见，临床表现为疼痛、肿胀、局部红热，可有静脉曲张、活动受限，血清碱性磷   酸酶（AKP）增高。

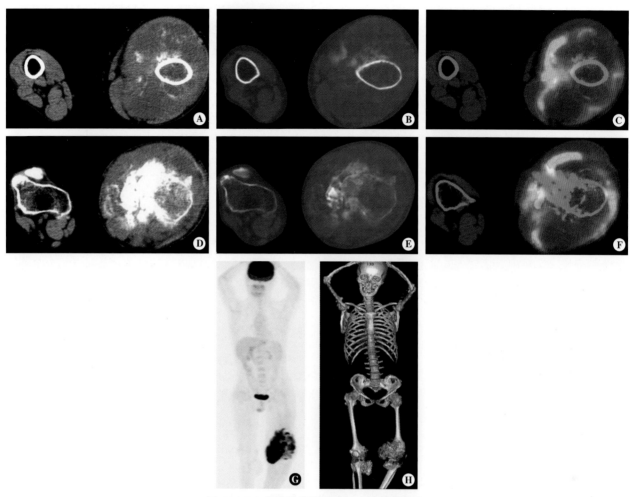

图 15-1-5   多发性骨软骨瘤，左膝部恶性变

普通型骨肉瘤 CT 可表现为溶骨性骨质破坏，可呈虫噬状、斑片状或大片状；亦可见肿瘤骨形成，可呈象牙质样密度，或呈针状、云絮状及斑片状；软组织肿块常见，内可见坏死、囊变、出血、瘤骨及钙化；可见骨膜反应，呈平行或洋葱皮样、放射状或垂直状骨针，部分可呈三角形（Codman 三角）。MR 上，非骨化瘤组织 T_1WI 呈低信号，T_2WI 和 STIR 呈高信号，钙化、瘤骨 T_1WI 和 T_2WI 均呈低信号增强，可见从周边向中心渐进性强化。

PET 上，骨肉瘤多呈不均匀明显高 FDG 摄取，FDG 摄取与分化程度可能相关。

【病例】

病例 1

（1）简要病史：男，32 岁；发现右股骨肿块

2 月余，伴间歇性剧痛。

（2）影像表现：右侧股骨上段骨皮质毛糙、不连续，周围可见软组织密度影，FDG 摄取明显增高，SUV_{max} 14.1；右侧髋臼，$S_1 \sim S_2$ 右翼，T_8、L_3 棘突、左侧多个肋骨骨皮质尚完整，可见结节状 FDG 摄取增高，SUV_{max} 9.5；胰腺尾部局部隆起，可见略低密度影，大小约 19mm×17mm，FDG 摄取稍增高，SUV_{max} 2.4；胰体见一结节状 FDG 摄取增高影，SUV_{max} 10.4；左侧腋窝、锁骨上窝及右侧腹股沟、双侧盆腔、腹腔、腹膜后可见多发肿大淋巴结，最大者约 26mm×22mm，FDG 摄取增高，SUV_{max} 14.2；两肺见多个结节状高密度影，最大者直径约 8mm，FDG 摄取增高，SUV_{max} 3.8（图 15-1-6）。

（3）影像诊断：右股骨肉瘤，骨、淋巴结、肺多发转移。

（4）病理诊断：右股骨活检见恶性肿瘤细胞，考虑骨肉瘤。

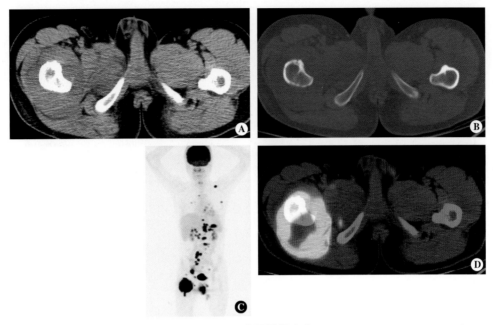

图 15-1-6 右股骨骨肉瘤

病例2

（1）简要病史：女，55岁；右第四掌骨骨肉瘤术后4个月左右，考虑复发。

（2）影像表现：右第四掌骨内见内固定针，边缘骨质硬化、增厚，周围软组织肿胀，FDG摄取增高，SUV_{max} 4.0；第五掌骨皮质密度减低（图 15-1-7）。

（3）影像诊断：结合病史，考虑右第四掌骨骨肉瘤残留或复发。

（4）随访结果：骨肉瘤复发。

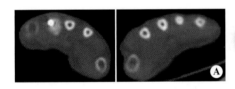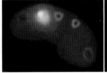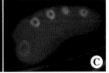

图 15-1-7 掌骨骨肉瘤

四、上皮样血管肉瘤

【概述】

上皮样血管肉瘤是血管肉瘤的一种特殊类型，肿瘤细胞呈上皮样，从目前的报道来看，该病多发于中老年人，男性明显多于女性，可发生于软组织如皮肤、内脏和骨骼等。上皮样血管肉瘤临床症状因发病部位而异。本部分病例肿瘤发生于髂骨，CT可见骨质破坏，并软组织肿块，肿块边缘光整、清晰，密度欠均匀，内见低密度区，可见破坏的骨质边缘少量瘤骨生成。PET上，肿块FDG摄取明显增高。

【病例】

（1）简要病史：男，67岁；行走困难1年，髋部疼痛，平片示髂骨骨质破坏，并软组织肿块。

（2）影像表现：左侧髂骨骨质破坏，骨皮质粗糙、不连续，密度不均匀，邻近左侧髂腰肌及臀小肌肿胀，密度不均匀，并软组织肿块，边缘欠清，最大层面大小约 50mm×79mm，FDG摄取增高，SUV_{max} 11.2（图 15-1-8）。

（3）影像诊断：骨肉瘤可能性大。

（4）病理诊断：活检考虑恶性间叶源性肿瘤，结合免疫组化，考虑上皮样血管肉瘤。

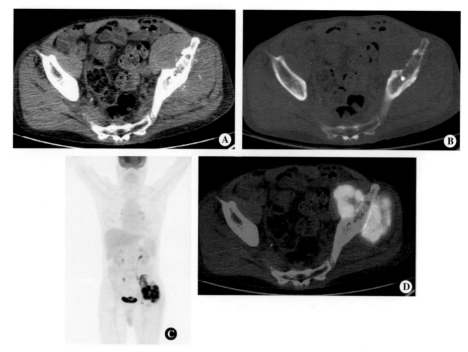

图 15-1-8　髂骨上皮样血管肉瘤

五、骨上皮样血管内皮瘤

【概述】

骨上皮样血管内皮瘤（osseous epithelioid hemangioendothelioma，OEH）罕见，本部分病例影像表现为溶骨性骨质破坏，并病理骨折，肋骨可见膨胀性改变，椎体病变边缘可见轻度硬化，提示慢性过程。和肝、肺上皮样血管内皮瘤一样，OEH 部分病灶可见轻度 FDG 摄取增高。

【病例】

（1）简要病史：男，67 岁；左侧锁骨穿刺活检考虑软组织恶性肿瘤，倾向上皮样血管内皮瘤，还需除外转移性软组织恶性肿瘤。

（2）影像表现：左侧锁骨近端、胸骨、L_2 椎体、左侧第 4 后肋、右第 11 后肋、左侧髂骨可见骨质破坏，局部可见软组织密度影，其中右侧锁骨病变 FDG 摄取增高，SUV_{max} 4.5，余未见明显 FDG 摄取（图 15-1-9）。

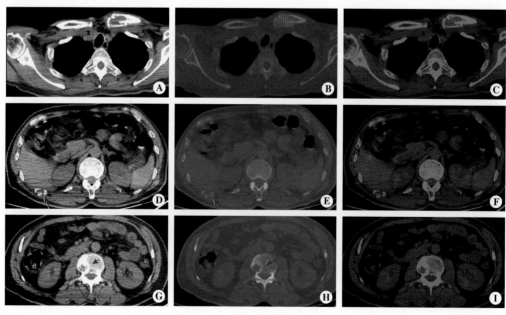

图 15-1-9　骨上皮样血管内皮瘤

箭示多发病灶

（3）影像诊断：结合病史，考虑骨上皮样血管内皮瘤可能性大。

（4）病理诊断：锁骨上皮样血管内皮瘤。

六、骨恶性纤维组织细胞瘤

【概述】

骨恶性纤维组织细胞瘤罕见，多发生于中老年人，常见于胫骨上段和股骨下段干骺端。骨恶性纤维组织细胞瘤 CT 可见骨质破坏，骨皮质可缺损、中断，可见肌肉样软组织密度肿块，内可囊变、坏死，边缘多较模糊，部分可见钙化。本部分所示术后病例，骨质破坏明显，并出现软组织肿块，可见不均匀 FDG 摄取，局部 FDG 摄取明显增高。

【病例】

（1）简要病史：男，42 岁；左髂部梭形细胞瘤（骨孤立性恶性纤维瘤）术后复查。

（2）影像表现：左骶髂部不规则软组织肿块，大小约 61mm×52mm×60mm，分叶，FDG 摄取环状增高，SUV_{max} 10.7；邻近左骶骨翼破坏，与同侧腰大肌及髂肌界限不清，推腰大肌前移，髂肌肿胀，左下腹壁切口软组织 FDG 摄取增高（图 15-1-10）。

（3）影像诊断：左骶髂部肿块，代谢活性增高，结合病史，考虑梭形细胞瘤残余或复发。

（4）病理诊断：骶髂部恶性纤维组织细胞瘤。

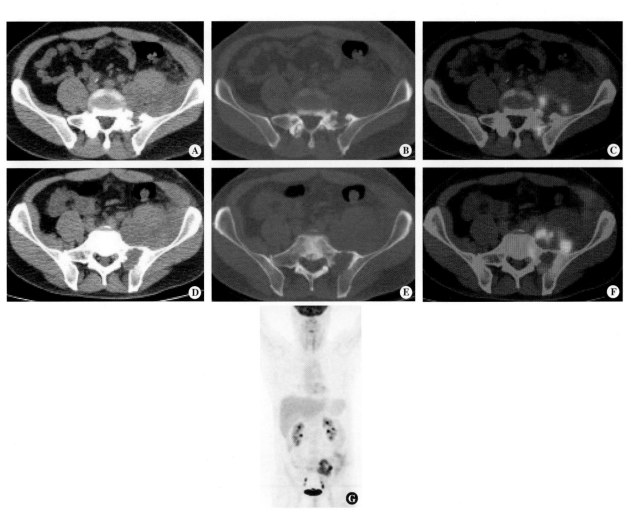

图 15-1-10 骶髂部恶性纤维组织细胞瘤术后复发

七、胫骨造釉细胞瘤

【概述】

胫骨造釉细胞瘤少见，绝大多数造釉细胞瘤发生于胫骨，好发年龄为 20 ～ 40 岁，男性略多于女性。胫骨造釉细胞瘤呈慢性过程，低度恶性，病程往往较长，临床多表现为慢性隐痛，可并发病理性骨折。CT 上，胫骨造釉细胞瘤表现为骨皮质的梭形膨胀性囊样骨质破坏，偏心性，可分房，局部皮质呈火山口样缺损有一定特征，皮质可粗糙不平，轻微硬化，软组织无或轻度肿胀。本部分病例 FDG 摄取轻度增高。

胫骨造釉细胞瘤应与骨纤维结构不良、软骨黏液样纤维瘤、动脉瘤样骨囊肿、骨巨细胞瘤等鉴别。骨纤维结构不良表现多样，多发生于长骨干骺端，且多位于胫骨前侧，呈偏心性，多房囊样，骨皮质变薄，但少破坏，周围可硬化，承重骨可有弯曲变形；软骨黏液样纤维瘤多发生于长骨干

骺端，内缘可见较明显的硬化，骨皮质可中断，但缺损不明显；动脉瘤样骨囊肿发病年龄大多数小于 20 岁，可表现为多房溶骨性、膨胀性骨质破坏，骨壳可完整，膨胀性囊样改变可呈气球状，MR 可见囊腔内的 液 – 液平面，颇具特征性；骨巨细胞瘤发生于长骨干骨端，呈偏心性、膨胀性生长，可呈肥皂泡样改变，边缘无硬化。

【病例】

（1）简要病史：男，18 岁；左下肢疼痛月余，X 线发现骨折，疑病理性。病理活检示造釉细胞瘤。

（2）影像表现：左胫骨中段皮质偏心性囊样轻度膨胀性破坏，局部突向髓腔，内呈网格样改变，皮质变薄，粗糙不平，局部缺损，并轻度硬化，FDG摄取增高，SUV$_{max}$ 2.7，软组织无明显肿胀（图 15-1-11）。

（3）影像诊断：结合病史，考虑左胫骨造釉细胞瘤。

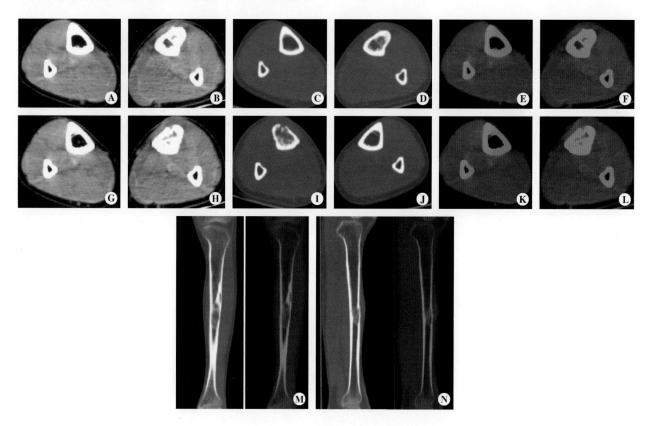

图 15-1-11　左胫骨造釉细胞瘤

M 为冠状位 CT 和融合图像；N 为矢状位 CT 和融合图像

八、骨巨细胞瘤

【概述】

骨巨细胞瘤（giant cell tumor）组织来源尚未明确，一般认为起源于破骨细胞。在骨肿瘤中，其发病率仅次于骨软骨瘤和骨肉瘤，无明显性别差异，好发于青壮年，发病高峰年龄为 20 ～ 40 岁。骨巨细胞瘤病理上分为三级：Ⅰ级为良性；Ⅱ级介于良恶性之间，有恶变倾向；Ⅲ级为恶性。骨巨细胞瘤好发于长骨骨骺板愈合后的关节面端，临床主要表现为钝痛或隐痛，肿瘤穿破骨质可有局部包块、剧痛和浅表静脉曲张。

骨巨细胞瘤 CT 表现为偏心性和膨胀性溶骨性骨质破坏，边缘无硬化，也无瘤骨形成，皮质变薄可呈皂泡状，肿瘤内可残存粗大骨嵴，可有病理性骨折，肿瘤常横向生长；病变最常见于股骨远端和胫骨近端，部分可见于桡骨远端、股骨近端及胫骨远端等，少数可见于椎体和颅骨。

目前，无大样本的骨巨细胞瘤 PET 显像的报道和分析。本部分所示病例 1 和 2 的恶性骨巨细胞瘤显示 FDG 摄取明显不均匀增高。

骨巨细胞瘤应注意与软骨母细胞瘤、骨囊肿等鉴别。软骨母细胞瘤通常位于骨骺和骨突，瘤内可有钙化 / 瘤骨；骨囊肿常见于青少年，有偏心性、纵向生长趋势。溶骨性骨肉瘤不易与骨巨细胞瘤鉴别。

【病例】

病例 1

（1）简要病史：男，39 岁；右膝关节肿胀、疼痛 4 月余。

（2）影像表现：右侧胫骨外侧平台呈膨胀性骨质破坏，内可见不均匀软组织密度影，FDG 摄取增高，SUV$_{max}$ 13.6，骨皮质变薄，膝关节腔未见异常密度影（图 15-1-12）。

（3）影像诊断：右胫骨骨巨细胞瘤可能性大。

（4）病理诊断（手术）：恶性骨巨细胞瘤。

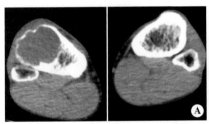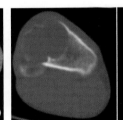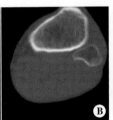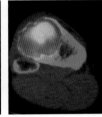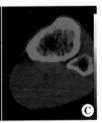

图 15-1-12　胫骨骨巨细胞瘤

病例 2

（1）简要病史：男，48 岁；右膝疼痛 4 月余，近期加重，CT 扫描诊断为骨肿瘤。

（2）影像表现：右股骨下端外侧溶骨性破坏，并见部分软组织肿块和周围骨膜增生，FDG 摄取不均匀增高，SUV$_{max}$ 7.7（图 15-1-13）。

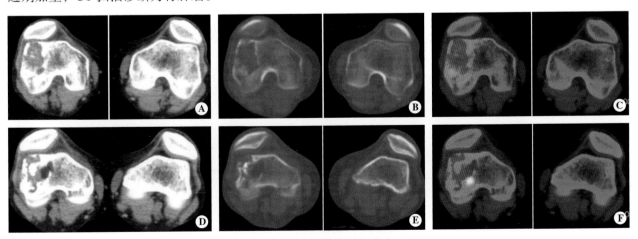

图 15-1-13　股骨骨巨细胞瘤

（3）影像诊断：右股骨下端骨质破坏并软组织肿块，代谢活性增高，考虑恶性骨肿瘤（肉瘤？）。

（4）病理诊断（手术）：恶性骨巨细胞瘤。

九、骶尾部脊索瘤

【概述】

脊索瘤起源于脊索头端的残留组织，骶尾部和蝶枕联合常见，好发年龄为 40～70 岁，男性多于女性。脊索瘤生长缓慢，但局部可扩张、侵蚀，临床表现视肿瘤大小、部位而异，小的肿瘤可无明显临床症状，骶尾部脊索瘤常偶然发现，CT 表现为溶骨性骨质破坏和软组织密度影，可见斑点状钙化或骨质残余碎片，较大病灶可囊变，软组织肿块与骨质破坏通常不成比例；骶尾部脊索瘤前半部分常呈圆形或半圆形生长，后半部分常不超出骶尾骨；病灶边缘多较清晰，较大者常呈分叶状。病灶 MR T_1WI 呈等或略低信号，T_2WI 呈不均匀高信号；增强扫描强化不均匀，可呈缓慢、持续性强化。PET 上，脊索瘤 FDG 摄取通常呈低中度增高，类似孤立性骨浆细胞瘤，部分病变可呈局灶性 FDG 摄取明显增高。

骶尾部脊索瘤应与骶骨骨巨细胞瘤、骶骨神经源性肿瘤和骨孤立性浆细胞瘤等鉴别。骶骨骨巨细胞瘤多位于骶髂关节面下，好发于骶骨上部，呈膨胀性、偏心性生长，皮质变薄可呈皂泡状，无明显钙化，且发病年龄通常小于脊索瘤患者；骶骨神经源性肿瘤多经骶孔与骶管相通，骶孔也常扩大，边缘可有硬化，且多呈偏心性，而脊索瘤多居中；骨孤立性浆细胞瘤呈膨胀性骨质破坏，无钙化，边缘亦少硬化，FDG 摄取与脊索瘤相似，有时不易区别，确诊需要病理检查。

【病例】

病例 1

（1）简要病史：男，52 岁；左侧胸膜炎性肌成纤维细胞瘤术后 5 个月，复查 CT 左胸壁见肿物，增强可见强化。

（2）影像表现：左外侧胸壁局部软组织肿胀，脂肪间隙模糊，FDG 摄取增高，SUV_{max} 2.5；左侧胸膜局部不均匀增厚、粘连；尾椎局部破坏，并见一类圆形软组织肿块，向椎前生长，密度尚均匀，内见少许点样钙化，大小约 4.9mm×4.7mm，FDG 摄取稍增高，SUV_{max} 2.1（图 15-1-14）。

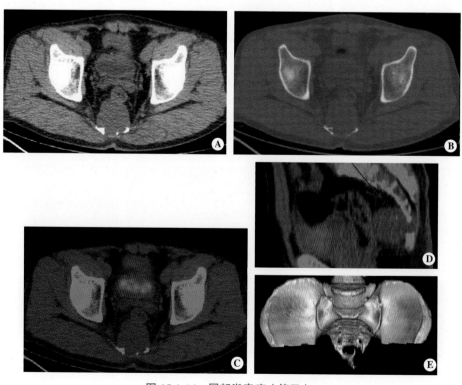

图 15-1-14　尾部脊索瘤（箭示）

（3）影像诊断：左侧胸壁术后改变；尾部脊索瘤可能性大。

（4）病理诊断（手术）：尾部脊索瘤。

病例2

（1）简要病史：男，50岁；骶椎肿物伴疼痛半年。

（2）影像表现：骶尾区不规则团块状软组织密度影，伴相邻骶尾骨骨质破坏，PET见不规则团块状FDG异常浓聚影，最大截面约59mm×57mm，SUV_{max} 13.0（图15-1-15）。

（3）影像诊断：骶尾部不规则团块状软组织密度影伴FDG摄取增高，考虑为恶性肿瘤。

（4）病理诊断（手术）：脊索瘤。

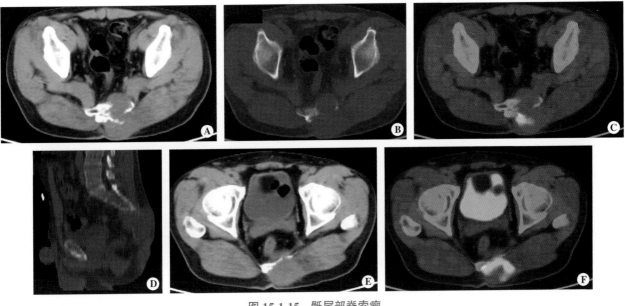

图15-1-15　骶尾部脊索瘤

病例3

（1）简要病史：男，44岁；反复左下腹刺痛2月余。

（2）影像表现：骶骨骨质破坏形成混杂密度

肿物突入盆腔，直径约8.7cm，FDG摄取增高，SUV_{max} 4.6；膀胱放射性浓聚如常，膀胱壁无增厚；前列腺内见多个高密度结节影，未见异常放射性浓聚，两侧腹股沟无异常淋巴结显示（图15-1-16）。

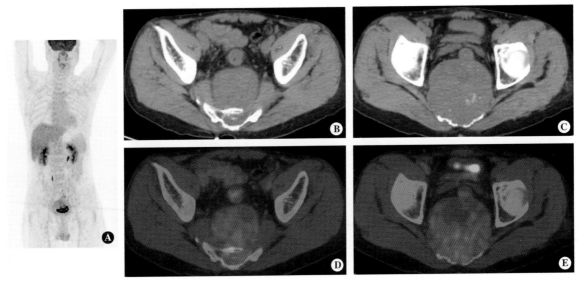

图15-1-16　骶尾部脊索瘤

（3）影像诊断：骶骨肿物伴代谢增高，考虑脊索瘤可能性大，神经源性肿瘤待排除。

（4）病理诊断：（骶骨肿瘤）脊索瘤。

十、骨转移瘤

【概述】

骨骼是恶性肿瘤常见的转移部位，是仅次于肺、肝的恶性肿瘤转移的第三好发部位，理论上任何一种肿瘤都可能转移到骨骼，临床上则以肺癌、乳腺癌、前列腺癌、甲状腺癌和肾癌等骨转移最常见。骨转移通常多发，极少单发，转移的部位以脊椎和骨盆最常见，长骨则多位于干骺端，一般多见于中老年人，以 40 ～ 60 岁居多。骨转移临床常表现为剧烈骨痛，部分可见病理性骨折，少数可有脊髓 / 脊神经根压迫症状，以及血清碱性磷酸酶和血钙增高。CT 上，骨转移可表现为成骨性、溶骨性或混合性骨质破坏，脊柱常累及椎弓根；溶骨性骨转移表现为松质骨 / 皮质的低密度缺损区，边缘多较清晰，无硬化，可伴软组织肿块；成骨性转移表现为松质骨内斑点状、斑片状、絮状或结节状高密度影，边缘模糊或清晰，皮质可硬化、增厚，粗糙且不整齐，多不伴软组织肿块。PET 上，溶骨性转移多表现为 FDG 摄取明显增高，成骨性转移病灶表现则多样，从无 FDG 摄取到不同程度 FDG 摄取。

【病例】

病例 1

（1）简要病史：男，81 岁；出现脊髓压迫症状 2 月余，加重 1 周。

（2）影像表现：前列腺体积增大，外侧带 FDG 摄取结节状增高，SUV$_{max}$ 3.6，以左外侧带为甚；脊柱多个椎体及附件、双侧肩胛骨、胸骨、多根肋骨、骨盆诸骨均可见多发骨质破坏、硬化，局部可见软组织密度肿块，部分椎管受压狭窄，FDG 摄取增高，SUV$_{max}$ 7.3（图 15-1-17）。

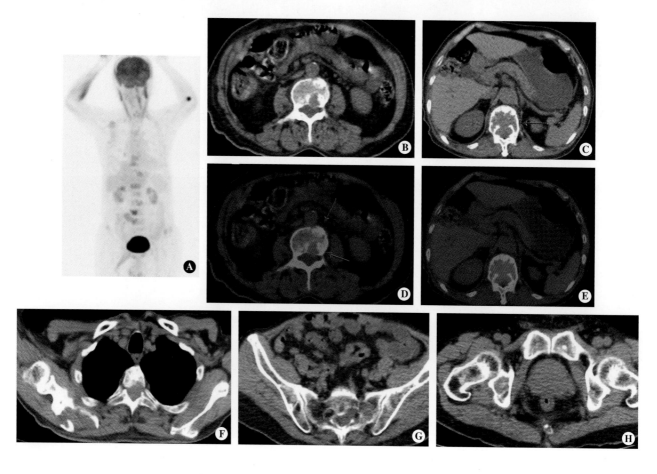

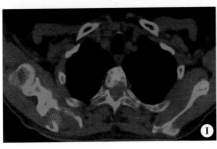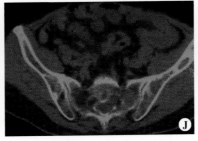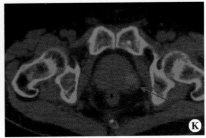

图 15-1-17　前列腺癌并多骨转移（箭示）

（3）影像诊断：前列腺癌可能性大，多发骨转移。

（4）随访结果：结合前列腺特异性抗原（PSA）检查及影像学表现，考虑前列腺癌。

病例 2

（1）简要病史：男，67 岁；自觉左髂部肿块、疼痛 3～4 个月。

（2）影像表现：左侧髂骨溶骨性骨质破坏并巨大软组织肿块，密度不均匀，内见斑片状低密度区，大小约 111mm×89mm，FDG 摄取实性部分明显增高，SUV_{max} 18.8；右肺上叶见类圆形空洞样病变，直径约 15mm，并见小壁结节，FDG 摄取增高，SUV_{max} 4.6（图 15-1-18）。

（3）影像诊断：左髂骨肉瘤并肺转移可能性大。

（4）病理诊断/随访结果：左髂骨肿块穿刺活检考虑转移性低分化癌。免疫组化，建议在胆胰系统查原发病灶可能。

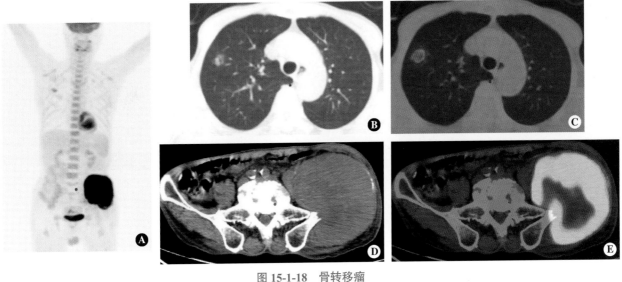

图 15-1-18　骨转移瘤

病例 3

（1）简要病史：女，68 岁；左侧乳腺癌术后 5 年余，现右肩部疼痛，CT 发现肺占位。

（2）影像表现：左侧乳腺癌术后改变；右肺下叶见软组织密度团块，局部 FDG 摄取增高，SUV_{max} 13.9，合并中间支气管狭窄，下叶支气管阻塞；右肱骨头骨质破坏，局部软组织肿块，FDG 摄取增高，SUV_{max} 8.9（图 15-1-19）。

（3）影像诊断：左侧乳腺癌术后；考虑右肺中央型肺癌，转移不除外；右股骨头骨转移。

（4）随访结果：临床确诊骨转移。

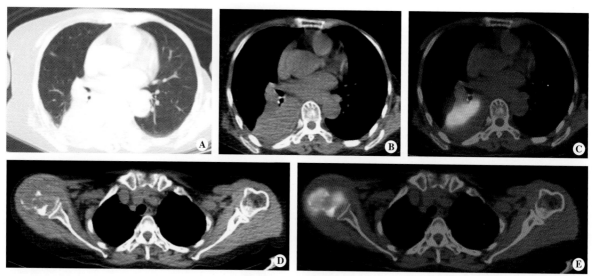

图 15-1-19　骨转移瘤

病例 4

（1）简要病史：男，62 岁；体检发现肺结节；癌胚抗原（CEA）在正常范围。

（2）影像表现：左肺下叶后基底段见一小结节，边缘欠光整，直径约 11mm，FDG 摄取稍增高，SUV_{max} 4.5；邻近胸膜粘连，延迟显像 FDG 摄取略增高，SUV_{max} 4.8；T_{12} 椎体右侧及右侧附件局部骨质破坏，边缘略硬化，FDG 摄取稍增高，SUV_{max} 4.2（图 15-1-20）。

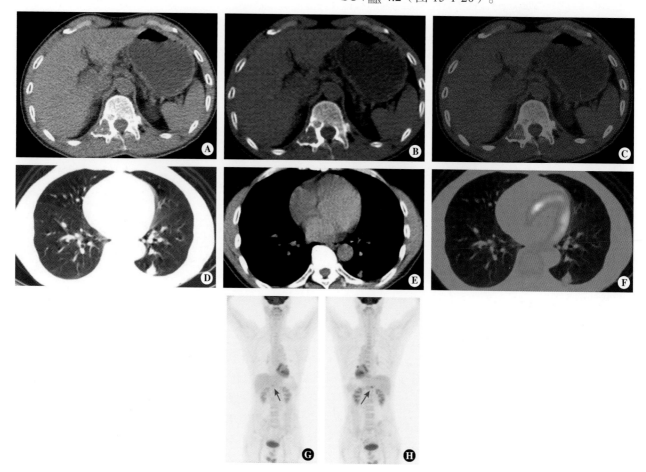

图 15-1-20　骨转移瘤

箭示 MIP 前后位病灶对比，病灶位于后方，后位更清晰；G 为 MIP 前位；H 为 MIP 后位

（3）影像诊断：左下肺癌，T_{12}椎骨转移。

（4）病理诊断/随访结果：左下肺结节穿刺考虑腺癌；骨转移。

病例 5

（1）简要病史：男，47岁；咳嗽月余，偶伴血丝。

（2）影像表现：左肺下叶背段见一类圆形肿块，大小约45mm×40mm，边缘欠规则，与降主动脉和左下肺动脉局部界限欠清，邻近局部胸膜粘连，FDG摄取增高，SUV_{max} 8.2，合并节段性不张；右侧第3肋骨局部膨胀性骨质破坏，FDG摄取增高，SUV_{max} 5.7（图15-1-21）。

（3）影像诊断：左下肺癌，右第三肋转移。

（4）病理诊断/随访结果：左下肺鳞癌；确诊肋骨转移。

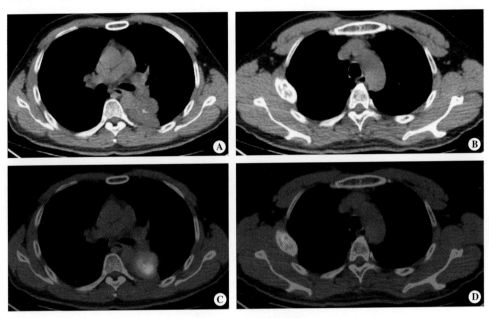

图 15-1-21　骨转移瘤

病例 6

（1）简要病史：男，61岁；直肠癌术后3年左右，左臀部痛，考虑骨转移。

（2）影像表现：直肠癌术后改变；左侧髂骨及骶骨左翼溶骨性骨质破坏，累及关节面，周围软组织肿胀，FDG摄取增高，SUV_{max} 12.5（图15-1-22）。

（3）影像诊断：直肠癌术后，骶髂骨转移。

（4）随访结果：临床确诊骨转移。

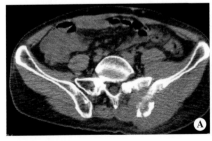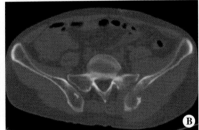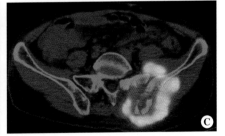

图 15-1-22　骨转移瘤

病例 7

（1）简要病史：男，72岁；咳嗽、胸闷伴全身多处疼痛3～4个月。

（2）影像表现：右肺下叶见一类圆形结节，边缘欠光整，大小约13mm×10mm，内可见空洞，FDG摄取增高，SUV_{max} 7.4；双侧肺门增大，双侧颈部、双侧肺门、纵隔、右侧腋窝、左腹股沟可见多发肿大淋巴结，部分融合成团，FDG摄取增高，SUV_{max} 16.9；双侧肾上腺增粗，可见结节影，左侧大者约25mm×21mm，FDG摄取明显增高，SUV_{max} 33.6；左肾周脂肪内可见结节，FDG

摄取增高，SUV$_{max}$ 6.8；顶骨、颞骨、右侧枕骨、脊柱多个椎体及附件、右侧多根肋骨、双侧肩胛骨、骶骨、双侧坐骨、耻骨均可见多发骨质破坏，部分可见软组织肿胀或肿块，FDG 摄取增高，

SUV$_{max}$ 36.1（图 15-1-23）。

（3）影像诊断：肺癌，多发淋巴结、双侧肾上腺及多发骨转移。

（4）病理诊断：T$_{12}$ 棘突活检考虑转移性腺癌。

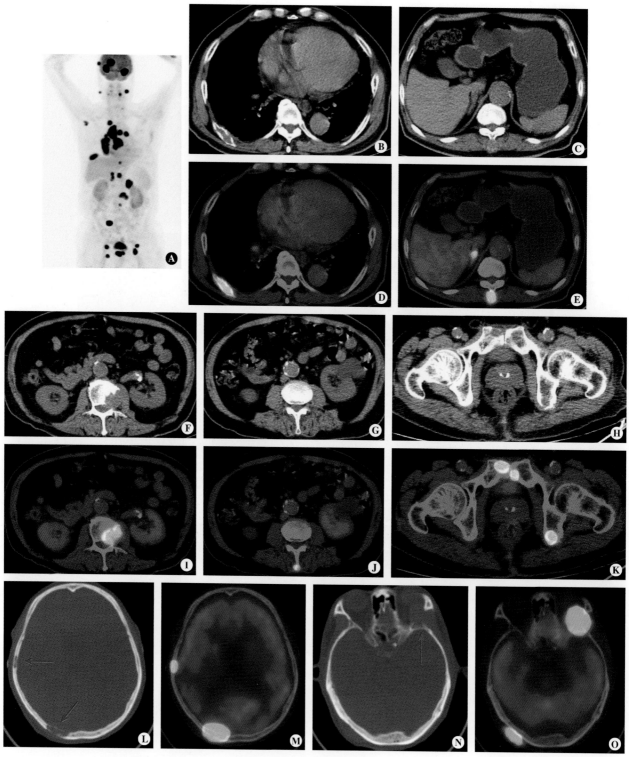

图 15-1-23　骨转移瘤（箭示）

病例 8

（1）简要病史：男，65 岁；左膝疼痛伴活动障碍 2 月余，加重 20 余天。

（2）影像表现：左股骨中段骨质破坏，长约 100mm，髓腔密度增高，FDG 摄取增高，SUV_{max} 6.1；纵隔见多发稍大淋巴结，FDG 摄取增高，SUV_{max} 3.1，较大者直径约 12mm；肝Ⅷ、Ⅵ段各见一类圆形低密度影，Ⅷ段者较大，约 50mm×35mm，FDG 摄取增高，SUV_{max} 7.9；左侧肾上腺可见一小结节，大小约 22mm×16mm，FDG 摄取增高，SUV_{max} 7.1；左侧下胸壁肋软骨周围软组织肿胀，FDG 摄取增高，SUV_{max} 8.0（图 15-1-24）。

（3）影像诊断：左股骨骨质破坏，代谢活性增高，考虑恶性，骨肉瘤不除外；肝内结节，肾上腺结节，胸壁局部肿胀，代谢活性均增高，考虑转移。

（4）病理诊断：左股骨穿刺示转移性低分化癌。

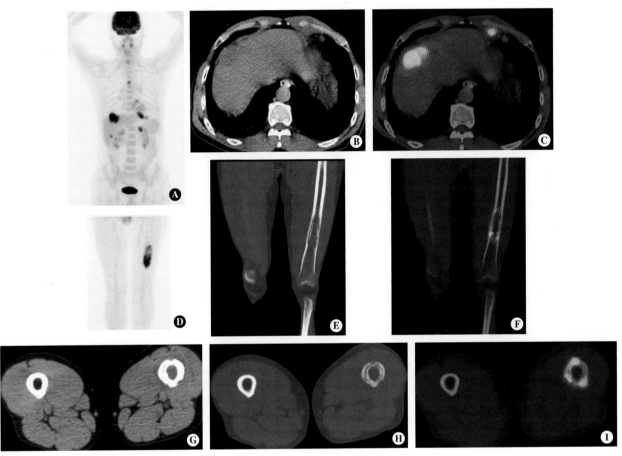

图 15-1-24　骨转移瘤

病例 9

（1）简要病史：男，67 岁；咳嗽 1 月余。

（2）影像表现：右中叶支气管闭塞并中叶实变，中叶邻近肺门处可见类圆形软组织密度影，FDG 摄取增高，SUV_{max} 6.4；右腮腺内见类圆形均匀软组织密度影，边缘清晰，大小约 15mm×13mm，FDG 摄取明显增高，SUV_{max} 9.9；右颈部Ⅱ区见淋巴结影，直径约 10mm，FDG 摄取增高，SUV_{max} 4.2；骶 4 左翼局部骨质破坏，相应区域见软组织影，FDG 摄取增高，SUV_{max} 4.0（图 15-1-25）。

（3）影像诊断：右肺中叶肺癌，骶骨转移，腮腺及颈淋巴结转移不除外。

（4）病理诊断/随访结果：肺鳞癌；多骨转移。

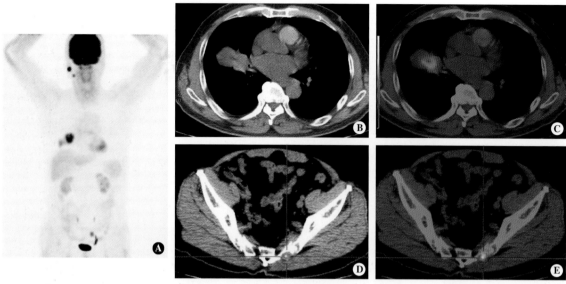

图 15-1-25　骨转移瘤

病例 10

（1）简要病史：女，68 岁；确诊肺鳞癌 1 周。

（2）影像表现：右肺门见类圆形肿块，大小约 44mm×36mm，FDG 摄取增高，SUV_{max} 16.1；伴右下肺不张，右肺内另见多发大小不一的结节，FDG 摄取未见明显增高；纵隔 7 区见肿大淋巴结，大小约 18mm×16mm，FDG 摄取增高，SUV_{max} 11.5；右侧胸腔可见大量积液，右颞叶及左顶枕叶可见类圆形低密度影，左侧较大者 48mm×41mm，FDG 摄取增高，SUV_{max} 16.3；胸骨、双侧多根肋骨、多个椎体及其附件、双侧髂骨、右侧坐骨多处骨质密度增高、部分骨质破坏，FDG 摄取增高，SUV_{max} 10.7；胸骨、双侧多根肋骨、多个椎体及其附件、双侧髂骨、右侧坐骨多处骨质密度增高、硬化并骨质破坏，FDG 部分摄取增高，SUV_{max} 10.7（图 15-1-26）。

（3）影像诊断：肺癌，纵隔淋巴结、多发骨转移，肺内转移不除外。

（4）随访结果：随访复查结合临床表现，考虑骨转移。

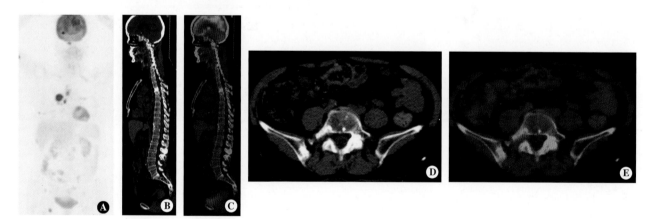

图 15-1-26　骨转移瘤

病例 11

（1）简要病史：男，79 岁；10 余年前背部肿块切除（病理不详），现包块复发，伴左胸、背、腹部间歇性隐痛月余；CT 发现肺部多发小结节。

（2）影像表现：两肺见多发小结节，边缘欠清，最大者约 15mm×10mm，FDG 摄取轻度增高，SUV_{max} 1.0；$T_8 \sim T_9$ 棘突骨质破坏并软组织肿块，侵及椎管，压迫硬膜囊，FDG 摄取增高，SUV_{max} 2.0（图 15-1-27）。

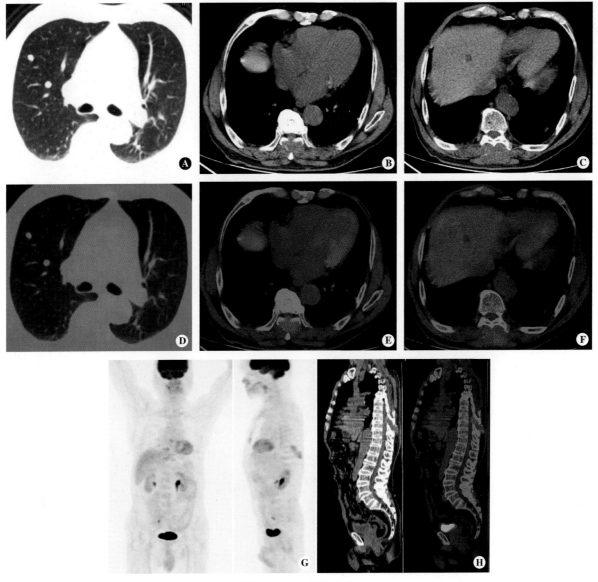

图 15-1-27　骨转移瘤

（3）影像诊断：$T_8 \sim T_9$ 棘突恶性肿瘤可能性大，肺转移可能。

（4）病理诊断 / 随访结果：背部肿块穿刺活检（不同医院）。第一次：大量甲状腺组织，滤泡大小不一，排列紧密，考虑异位甲状腺或甲状腺来源转移性肿瘤不除外；第二次："$T_8 \sim T_9$ 附件"甲状腺样组织，有异形，结合病史、病变部位和免疫组化结果，首先考虑转移性甲状腺癌。免疫组化，CT（－），CK19（部分弱阳性），CD56（＋），TPO（＋），Ki67（约 3% 阳性），但甲状腺 PET/CT、MR 及多次 B 超均未见明显异常

病例 12

（1）简要病史：男，50 岁；腰骶痛半月余，临床疑骨转移。

（2）影像表现：右侧肱骨头、胸骨、右侧肩胛骨、多个椎体及其附件及双侧髂骨、髋臼、股骨上段、坐骨多处骨质破坏，FDG 摄取增高，SUV_{max} 7.1；部分骨破坏区见斑点状骨样密度影，鼻咽顶壁稍厚、光滑，FDG 摄取稍高，SUV_{max} 4.0；前列腺不大，未见异常 FDG 摄取（图 15-1-28）。

（3）影像诊断：骨转移瘤；鼻咽部建议活检。

（4）病理诊断 / 随访结果：右髂骨活检提示转移性骨肿瘤。鼻咽检查未见明显异常。

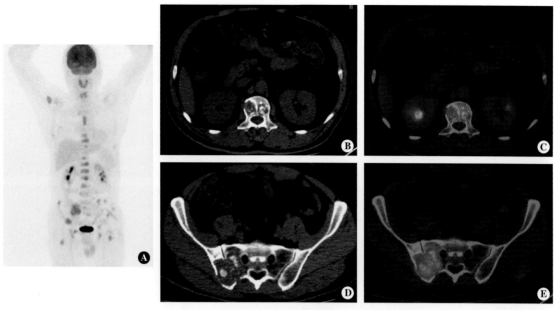

图 15-1-28 骨转移瘤

第二节 骨淋巴瘤

【概述】

骨淋巴瘤可为原发性，也可为全身性淋巴瘤的骨浸润。原发性骨淋巴瘤少见，多见于 20～40 岁的青壮年，男性多于女性。骨淋巴瘤可侵犯全身任何骨骼，但最常累及骨盆和脊柱；原发性骨淋巴瘤可见于颌骨、股骨、骨盆、颅骨等，多为单一骨侵犯，临床多表现为骨骼疼痛、局部软组织肿胀，病理性骨折常见。骨淋巴瘤 CT 表现为溶骨性骨质破坏，边缘欠清，呈斑片状、虫噬状或筛孔状，局部可见硬化并存；骨皮质常有缺损或骨折，软组织肿块常见，从髓腔到骨旁密度略低于肌肉，但多较均匀，极少见坏死，骨膜反应偶见。

MRI 上骨淋巴瘤软组织肿块 T_2WI 多为等信号，高、低及混合信号亦可见，T_1WI 为等或稍低信号，增强可见中等程度强化。PET 上骨淋巴瘤多表现为明显高 FDG 摄取，无论是原发还是全身性淋巴瘤的一部分，骨质尚未出现 CT 可见的器质性改变前，PET 即有可能发现代谢改变。

【病例】

病例 1

（1）简要病史：男，37 岁；牙龈肿胀 3 月余。

（2）影像表现：左侧下颌骨溶骨性骨质破坏，破坏区见边缘欠清的软组织密度影和残层薄壳状骨骼，最大范围层面约 26mm×49mm，FDG 摄取增高，SUV_{max} 28.0（图 15-2-1）。

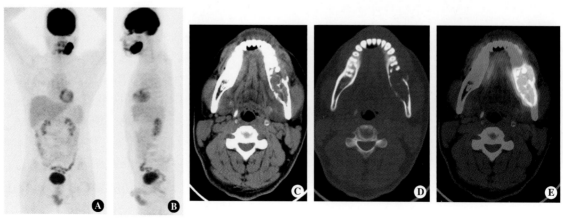

图 15-2-1 下颌骨淋巴瘤

（3）影像诊断：左侧下颌骨恶性肿瘤，建议活检。

（4）病理诊断：弥漫大 B 细胞淋巴瘤。

病例 2

（1）简要病史：男，33 岁；右侧髂骨淋巴瘤

化疗六程后。

（2）影像表现：右侧髂骨可见骨质破坏，局部皮质不连，并见稍低软组织密度影，FDG 摄取增高，SUV_{max} 14.6，周围肌肉肿胀，无 FDG 摄取（图 15-2-2）。

（3）影像诊断：右髂骨淋巴瘤，仍具代谢活性。

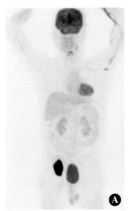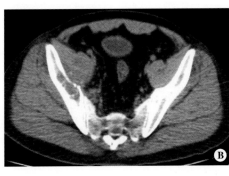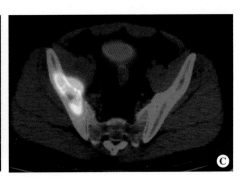

图 15-2-2 右髂骨淋巴瘤

病例 3

（1）简要病史：女，33 岁；间变性淋巴瘤激酶（ALK）阳性间变大细胞淋巴瘤治疗后 5 年，腰骶痛。

（2）影像表现：右锁骨上窝、双侧肺门可见

肿大淋巴结，最大者约 13mm×12mm，FDG 摄取增高，SUV_{max} 4.5；S_1 椎体骨质破坏并软组织肿块，FDG 摄取增高，SUV_{max} 26.3（图 15-2-3）。

（3）影像诊断：淋巴瘤复发。

（4）病理诊断：骶骨淋巴瘤。

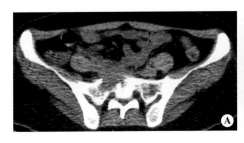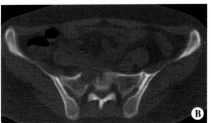

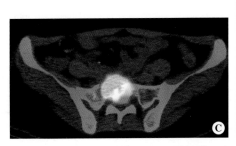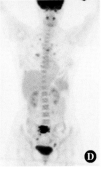

图 15-2-3 骶骨淋巴瘤

病例 4

（1）简要病史：女，45 岁；右小腿痛伴红肿

3 月余。

（2）影像表现：右侧胫骨近端骨质破坏，周

围软组织肿胀，局部骨质缺损，长约 8cm，FDG 摄取增高，SUV_max 5.7（图 15-2-4）。

（3）影像诊断：右胫骨淋巴瘤可能性大。

（4）病理诊断：B 细胞淋巴瘤。

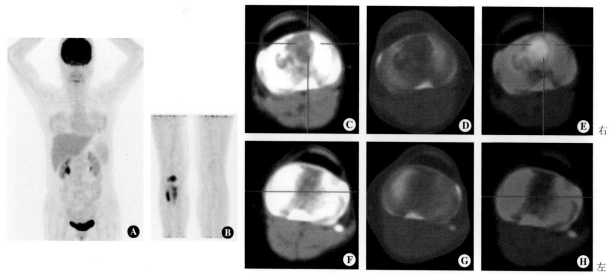

图 15-2-4　右胫骨淋巴瘤

病例 5

（1）简要病史：女，49 岁；股骨远端病理性骨折。

（2）影像表现：左侧股骨下段及左侧胫骨上段骨质破坏并周围软组织肿胀，FDG 摄取增高，SUV_max 14.5；左股下段骨折，双侧肱骨头、

右侧股骨颈未见明显骨质破坏，FDG 摄取增高，SUV_max 2.4（图 15-2-5）。

（3）影像诊断：左股骨恶性病变可能性大，淋巴瘤可能。

（4）病理诊断：弥漫大 B 细胞淋巴瘤；免疫组化考虑非生发中心 B 细胞样弥漫大 B 细胞淋巴瘤。

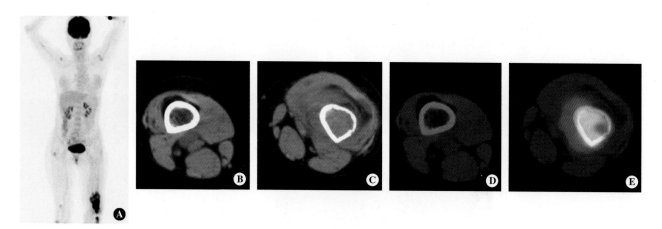

图 15-2-5　左股骨淋巴瘤

病例 6

（1）简要病史：男，63 岁；腰痛 4 月余，颈部淋巴结活检示 T 细胞淋巴瘤，现化疗 8 周期后。

（2）影像表现：脾脏增大，内见多个类圆形低密度影，FDG 摄取增高，SUV_max 6.7；腹膜后下腔

静脉旁见一淋巴结，直径约 9mm，FDG 摄取增高，SUV_max 7.1；右侧肩胛骨、左侧锁骨、多个椎体及其附件、胸骨及双侧肱骨头、髂骨、耻骨、股骨上段多发 FDG 摄取局灶性增高，SUV_max 21.5，部分骨髓密度欠均匀，未见明显骨质破坏（图 15-2-6）。

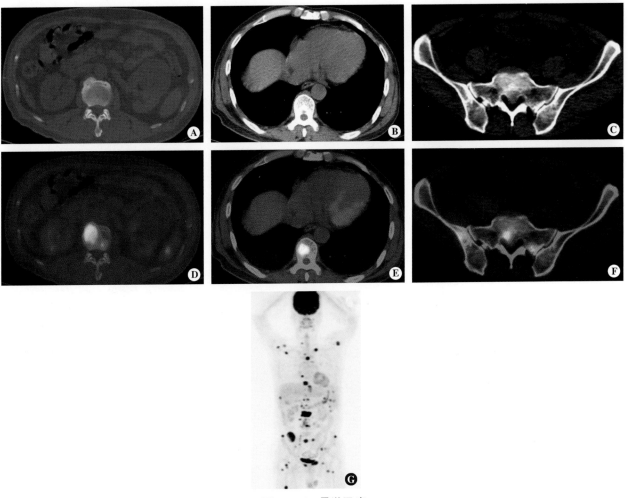

图 15-2-6 骨淋巴瘤

（3）影像诊断：结合病史，考虑淋巴瘤，仍具代谢活性。

（4）随访结果：临床考虑难治性淋巴瘤，建议自体干细胞移植。

病例 7

（1）简要病史：男，61 岁；右小腿慢性骨髓炎患者，活检发现小腿弥漫大 B 细胞淋巴瘤 10 天。

（2）影像表现：右侧胫骨术后改变，可见骨质破坏，髓腔内含气、密度不均匀增高，FDG 摄取增高，SUV_{max} 10.28；胫骨中段周围软组织肿胀，肌间隙不清，FDG 摄取呈条片样增高和局灶性明显增高，SUV_{max} 23.1（图 15-2-7）。

（3）影像诊断：结合病史，考虑右小腿淋巴瘤。

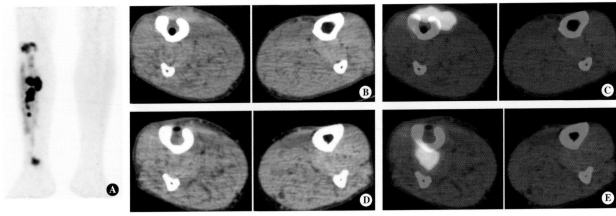

图 15-2-7 右股骨淋巴瘤

病例 8

（1）简要病史：女，46 岁；骨痛 2 月余，近期加重，MR 疑骨转移。

（2）影像表现：左侧颞骨、枕骨、肩胛骨、双侧多根肋骨、多个椎体及其附件、骨盆各骨、双侧股骨上段可见明显 FDG 摄取增高影，SUV_{max} 24.2，同机扫描 CT 示部分髓腔密度不均匀，部分椎体或附件溶骨性破坏（图 15-2-8）。

（3）影像诊断：淋巴瘤可能性大。

（4）病理诊断：间变性大细胞淋巴瘤。

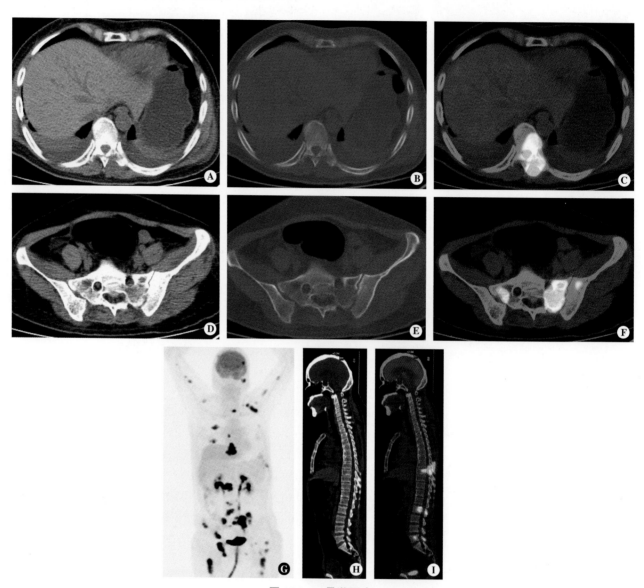

图 15-2-8　骨淋巴瘤

病例 9

（1）简要病史：男，11 岁；反复发热 2～3 个月，体温最高 39℃以上；腹部包块切除术后病理示混合型霍奇金淋巴瘤。

（2）影像表现：双侧颈部及腹膜后可见多发肿大淋巴结影，部分融合成团，边缘不清，FDG 摄取增高，SUV_{max} 8.9；脾脏体积增大，FDG 摄取普遍增高，内可见结节状摄取增高影，SUV_{max} 8.1；双侧肱骨上段、肩胛骨、脊柱椎体及附件、双侧肋骨、骨盆诸骨均可见 FDG 摄取增高，SUV_{max} 10.5（图 15-2-9）。

（3）影像诊断：结合病史，考虑淋巴瘤改变。

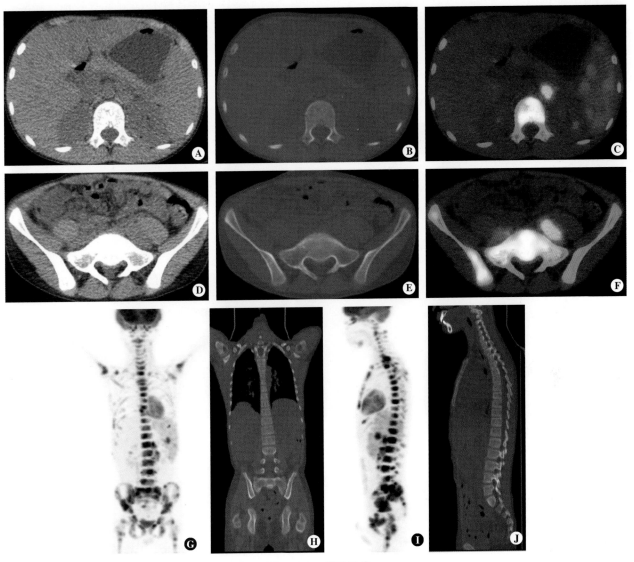

图 15-2-9 骨淋巴瘤

第三节 浆细胞肿瘤

一、骨孤立性浆细胞瘤

【概述】

浆细胞瘤是以浆细胞异常增生为特征的恶性肿瘤，分为孤立性浆细胞瘤、多发性骨髓瘤。孤立性浆细胞瘤是发生于骨或软组织的单一浆细胞病灶，包括骨孤立性浆细胞瘤和髓外浆细胞瘤，临床较少见，男性略多女性，发病高峰年龄为 50～60 岁，通常早于多发性骨髓瘤。骨孤立性浆细胞瘤好发于中轴骨，尤其是椎体，临床表现为局部肿胀、疼痛，椎体病灶可有椎管或神经根受压征象。

骨孤立性浆细胞瘤 CT 平扫显示孤立性骨破坏，破坏呈溶骨性，且多呈膨胀性改变，肿瘤边缘可残留骨皮质，破坏区常伴软组织肿块；椎体孤立性浆细胞瘤胸椎多于腰椎，常累及椎体后柱，部分可侵及椎弓根，破坏的椎体可有残存的骨嵴，典型改变为"微脑征"，椎体可有压缩；骨盆的病灶部分可有跨骨性破坏。骨孤立性浆细胞瘤 MR 呈长 T_1 长 T_2 信号，T_1WI 信号类似肌肉；肿块少有囊变坏死；增强扫描可呈均匀较明显强化。骨孤立性浆细胞瘤一般呈低、中等程度 FDG 摄取，高 FDG 摄取的病灶，更易进展为多发性骨髓瘤。

【病例】

病例 1

（1）简要病史：男，70岁；发现胸前无痛性包块3月余。

（2）影像表现：胸骨柄可见溶骨性、膨胀性骨质破坏，并见软组织密度肿块，FDG摄取稍增高，SUV$_{max}$ 2.3（图 15-3-1）。

（3）影像诊断：胸骨柄浆细胞瘤。

（4）病理诊断（穿刺活检）：浆细胞瘤。

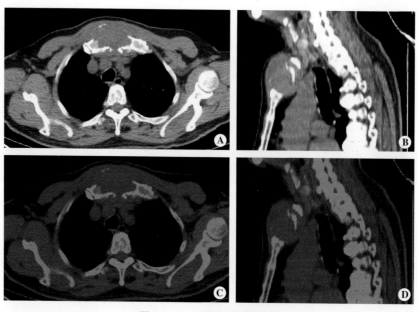

图 15-3-1　胸骨柄浆细胞瘤

病例 2

（1）简要病史：男，48岁；6个月前感左肩处疼痛，近感右胸第5肋处疼痛，无发热；胸骨穿刺示恶性浆细胞瘤。

（2）影像表现：胸骨柄膨胀性破坏并软组织肿块突破皮质，FDG摄取增高，SUV$_{max}$ 4.3（图 15-3-2）。

（3）影像诊断：胸骨柄浆细胞瘤。

（4）病理诊断：胸骨柄浆细胞瘤。

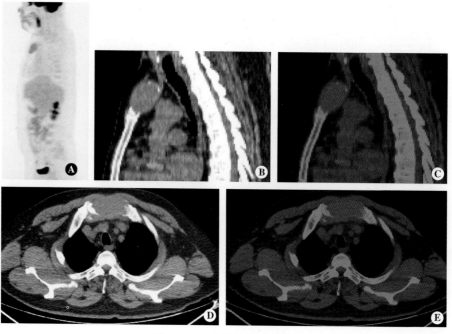

图 15-3-2　胸骨柄浆细胞瘤

病例 3

（1）简要病史：女，69 岁；腰痛 2 月余；CT 疑转移。

（2）影像表现：L₁椎体骨质破坏，局部见软组织密度影，FDG 摄取增高，SUV$_{max}$ 5.7，病变边缘骨质硬化（图 15-3-3）。

（3）影像诊断：椎体恶性肿瘤，建议活检。

（4）病理诊断（手术）：浆细胞瘤。

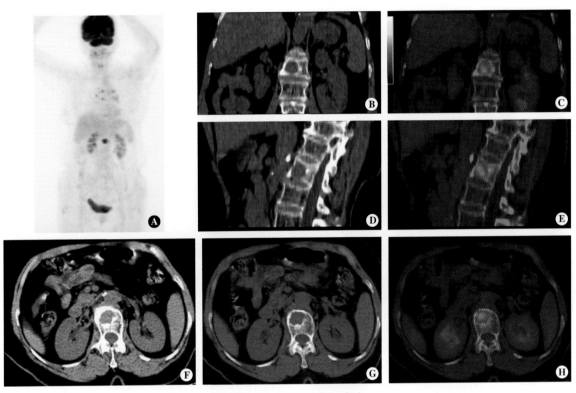

图 15-3-3 骨孤立性浆细胞瘤

病例 4

（1）简要病史：男，74 岁；腰痛月余；CT 发现 T₁₂椎体破坏及右肺结节，考虑肺癌椎体转移。

（2）影像表现：右肺上叶尖段不规则结节，可见胸膜牵扯，FDG 摄取稍高；T₁₂椎体破坏并软组织肿块，突向椎管，FDG 摄取增高，SUV$_{max}$ 3.9，硬膜囊受压，椎管及椎间孔变窄（图 15-3-4）。

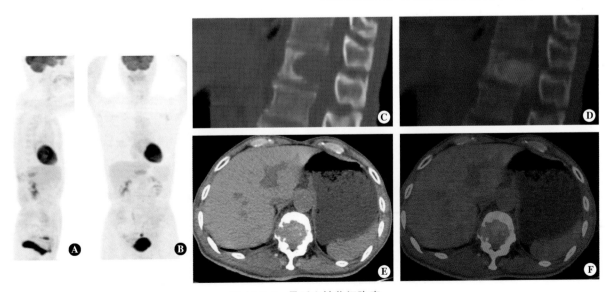

图 15-3-4 骨孤立性浆细胞瘤

（3）影像诊断：右上肺考虑陈旧性结核；T$_{12}$椎体破坏并软组织肿块，考虑恶性，浆细胞瘤可能。

（4）病理诊断（活检）：浆细胞瘤。

病例 5

（1）简要病史：女，54 岁；背痛，CT 发现肺小结节和胸椎破坏。

（2）影像表现：左肺下叶见小结节影，直径约 7mm，边缘尚光整，FDG 摄取增高，SUV$_{max}$ 1.5；T$_{11}$椎体右侧见骨质溶骨性破坏，可见软组织肿块，突向椎管，FDG 摄取增高，SUV$_{max}$ 3.8（图 15-3-5）。

（3）影像诊断：肺结节，考虑良性；T$_{11}$椎体考虑浆细胞瘤。

（4）病理诊断：椎体浆细胞瘤。

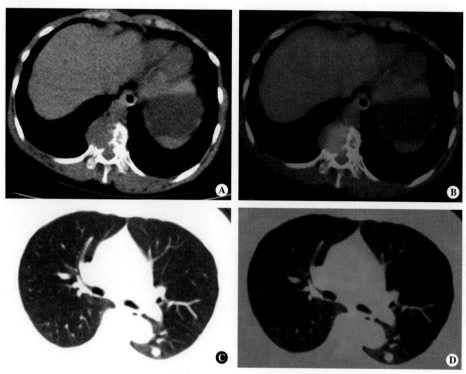

图 15-3-5　骨孤立性浆细胞瘤

病例 6

（1）简要病史：男，67 岁；腰背部疼痛 1 月余；CT、MRI 示 T$_{11}$椎体骨质破坏考虑骨转移；肿瘤全套正常。

（2）影像表现：T$_{11}$椎体内见软组织肿块，向椎管内膨胀，椎体及右侧附件骨质破坏，残存少量放射状骨间隔，边缘骨皮质部分断裂，FDG 摄取稍增高，SUV$_{max}$ 2.9；相应层面硬膜囊受压向左后移位（图 15-3-6）。

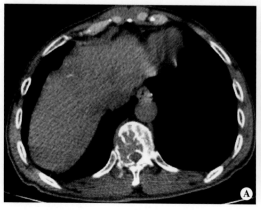
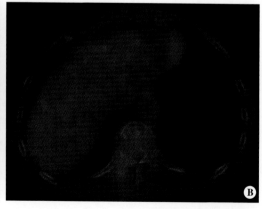

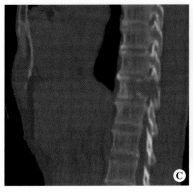
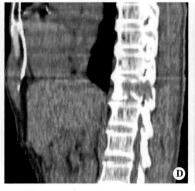
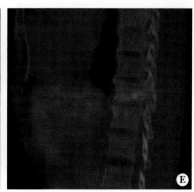

图 15-3-6 骨孤立性浆细胞瘤

（3）影像诊断：T₁₁椎体软组织肿块并骨质破坏，代谢活性增高，考虑恶性，骨髓瘤可能。

（4）病理诊断：检查前穿刺活检病理倾向恶性肿瘤（小细胞低分化型）；检查后穿刺活检倾向骨髓瘤；手术切除病理示浆细胞瘤。

病例 7

（1）简要病史：男，75 岁；因慢性阻塞性肺

部疾病入院，检查发现右肩胛骨骨质破坏。

（2）影像表现：右肩胛骨膨胀性骨质破坏，并见软组织密度影，大小约 58mm×29mm，FDG摄取增高，SUV_{max} 10.2（图 15-3-7）。

（3）影像诊断：右肩胛骨恶性肿瘤可能性大。

（4）病理诊断（手术）：右肩胛骨浆细胞瘤。

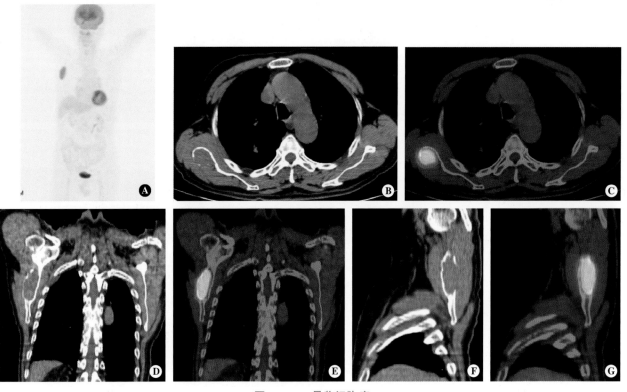

图 15-3-7 骨浆细胞瘤

二、多发性骨髓瘤

【概述】

多发性骨髓瘤是骨髓内浆细胞克隆性增生的

恶性肿瘤，多见于中老年人，好发年龄段为 40～70 岁，发病年龄稍晚于孤立性浆细胞瘤，男性略多于女性。大部分孤立性骨浆细胞瘤在 2～3 年或更长时间可进展为多发性骨髓瘤。骨骼疼痛为

早期最常见的症状，可伴骨骼变形、病理性骨折、发热、乏力、贫血、肝脾肿大，尿蛋白亦常见。

多发性骨髓瘤好发于椎体、扁骨及长骨的干骺端，CT 平扫典型改变为边缘清晰、锐利的圆形溶骨性骨质破坏，呈穿凿样，边缘无硬化，此改变多见于颅骨、肋骨等扁骨；椎体、肋骨、骨盆等亦可呈斑驳状骨质破坏、骨小梁减少或大块状溶骨性骨质破坏；破坏区髓腔密度增高、减低或不均匀，可有骨皮质连续性中断或椎体压缩，椎体破坏区可残存骨嵴；侵及周围软组织可形成肿块，椎体肿块常向后侵入椎管；病变常常累及胸肋、胸锁及骶髂关节的两侧骨骼。由于肿瘤细胞浸润，骨髓内脂肪细胞减少，MR 上病灶骨髓表现为 T_1WI 均匀低信号，T_2WI 高信号。PET 显示多发性骨髓瘤大多数病灶呈高 FDG 摄取，部分可呈较低 FDG 摄取，极少数病灶可无 FDG 摄取。

多发性骨髓瘤应与骨转移、淋巴瘤等鉴别。骨转移者常有恶性肿瘤病史或原发灶，转移可累及四肢长骨，较少呈典型穿凿样改变，椎体常见跳跃性的骨质破坏；淋巴瘤常伴有多发淋巴结肿大。

【病例】

病例 1

（1）简要病史：男，60 岁；全身骨痛月余，骨穿刺确诊多发性骨髓瘤。

（2）影像表现：颅骨、脊柱多个椎体及附件、胸骨、双侧肩胛骨、锁骨、双侧多根肋骨、骨盆诸骨、双侧股骨上段及下段均可见多发骨质破坏，皮质不连，髓腔密度增高，FDG 摄取增高，SUV_{max} 12.1；肝内见数个类圆形低密度影，边缘欠清，最大者约 31mm×29mm，FDG 摄取增高，SUV_{max} 6.8（图 15-3-8）。

（3）影像诊断：多发性骨髓瘤，肝浸润。

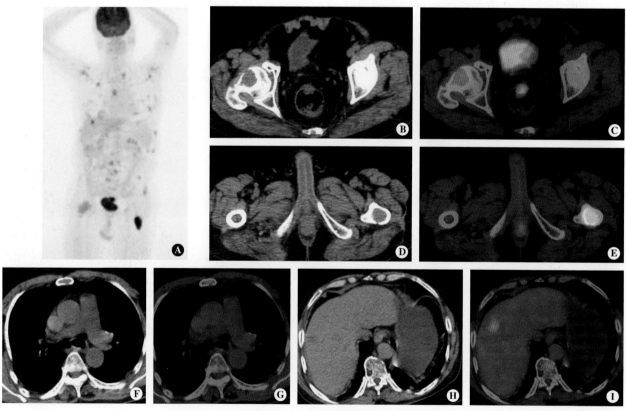

图 15-3-8　多发性骨髓瘤

病例 2

（1）简要病史：男，70 岁；全身乏力，骨痛月余。

（2）影像表现：多个椎体或附件，胸骨，双侧肩胛骨，右第 5、8、11 肋，骨盆，双侧股骨多发溶骨性骨质破坏，部分呈膨胀性，部分皮质不连，破坏区多数见软组织密度影，多数 FDG 摄取增高，SUV_{max} 27.0（图 15-3-9）。

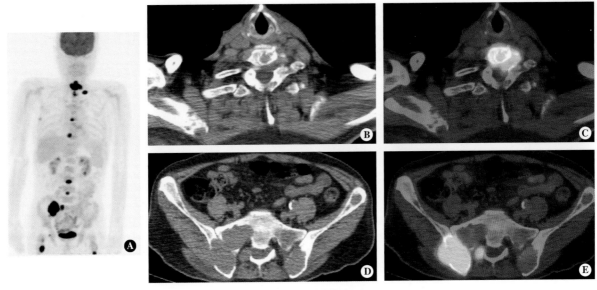

图 15-3-9　多发性骨髓瘤

（3）影像诊断：多发性骨髓瘤。

（4）病理诊断（骨穿刺）：多发性骨髓瘤。

病例 3

（1）简要病史：女，62 岁；胸背疼痛 3 月余。

（2）影像表现：右第 8 ～ 9 后肋间见条状软组织影，FDG 摄取增高，SUV_{max} 16.8，第 8 后肋局部侵蚀；$T_{11} ～ L_1$ 椎体右前方可见不规则软组织肿块，边缘尚光整，部分与降主动脉右壁分界欠清，与血管分界不清，FDG 摄取明显增高，SUV_{max} 21.3；双侧胸腔积液，右侧稍多（图 15-3-10）。

（3）影像诊断：椎前恶性肿瘤，胸膜转移不除外。

（4）病理诊断（活检）：多发性骨髓瘤。

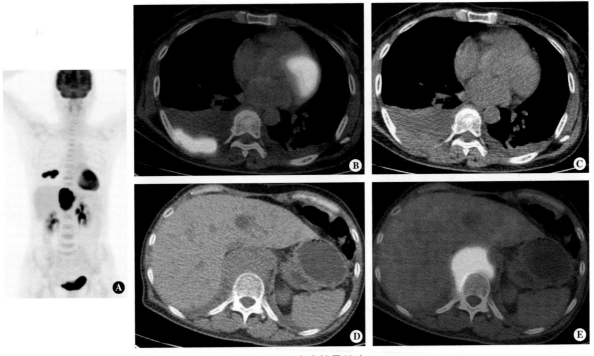

图 15-3-10　多发性骨髓瘤

病例 4

（1）简要病史：女，63 岁；确诊多发性骨髓瘤。

（2）影像表现：$T_{11} ～ T_{12}$ 及 $T_7 ～ T_9$ 椎体前方可见不规则软组织密度影，边缘欠清，与血管分界不清，FDG 摄取明显增高，SUV_{max} 9.6；右侧

胸膜平 $T_8 \sim T_9$ 处见结节状稍高密度影，FDG 摄取明显增高，SUV_{max} 10.1；邻近右侧第 8 肋骨可见骨质破坏，双侧胸腔少量积液（图 15-3-11）。

（3）影像诊断：多发性骨髓瘤。

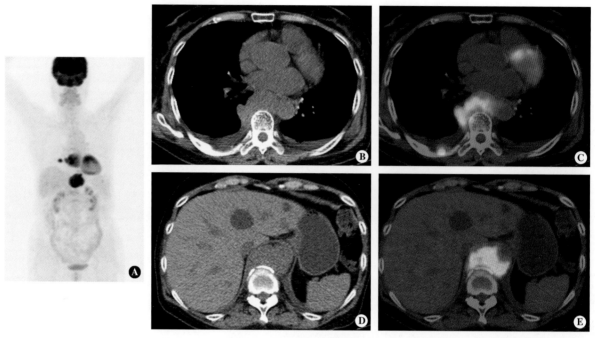

图 15-3-11　多发性骨髓瘤

病例 5

（1）简要病史：男，77 岁；全身痛 2～3 个月。

（2）影像表现：脊柱多个椎体及附件、双侧多根肋骨、胸骨、锁骨、肩胛骨、骨盆诸骨均可见广泛性虫噬样骨质破坏，皮质不连，髓腔密度增高，FDG 摄取增高，SUV_{max} 10.2；双侧肺门、纵隔主动脉肺窗及腹膜后可见多发肿大淋巴结，最大者约 22mm×19mm，FDG 摄取增高，SUV_{max} 8.4（图 15-3-12）。

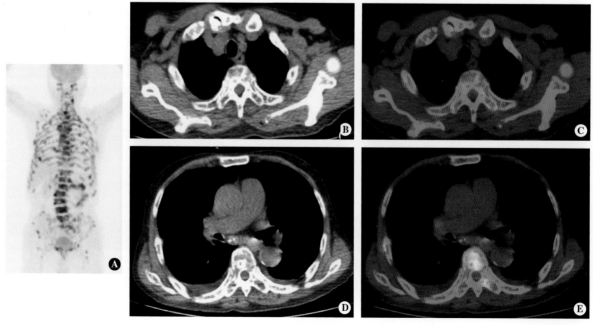

图 15-3-12　多发性骨髓瘤

（3）影像诊断：多发性骨髓瘤。

（4）病理诊断：血清蛋白电泳和尿本周蛋白检测确诊多发性骨髓瘤。

病例6

（1）简要病史：男，57岁；腰痛月余。

（2）影像表现：全身骨骼多发局灶性FDG摄取增高，部分髓腔密度减低，SUV_{max} 12.8；颅骨、

肋骨及骨盆见多个穿凿样骨破坏，多数无明显FDG摄取；脾脏明显增大，FDG摄取增高，SUV_{max} 14.4；右侧肾上腺稍增粗，FDG摄取增高，SUV_{max} 10.9；双侧胸腔少量积液（图15-3-13）。

（3）影像诊断：多发性骨髓瘤，脾浸润、右肾上腺浸润可能。

（4）随访结果：结合血清蛋白电泳考虑多发性骨髓瘤。

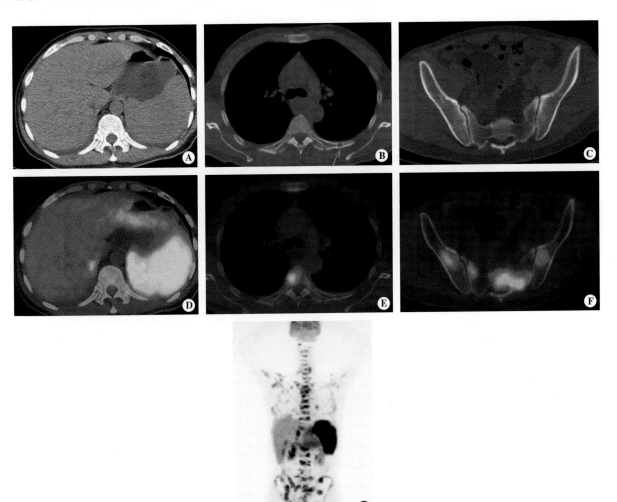

图 15-3-13　多发性骨髓瘤

箭示肋骨穿凿样骨质破坏

病例7

（1）简要病史：女，78岁；腰背痛2月余。

（2）影像表现：颅骨见多个穿凿状骨破坏；脊柱广泛骨质破坏，髓腔密度不均匀，呈地图状；肱骨、锁骨、肩胛骨、肋骨、骨盆及股骨多发溶

骨性骨质破坏，髓腔密度不均匀，皮质毛糙，部分皮质不连续；大部分骨质破坏区FDG摄取增高，SUV_{max} 27.2（图15-3-14）。

（3）影像诊断：多发性骨髓瘤。

（4）随访结果：结合血清蛋白电泳考虑多发性骨髓瘤。

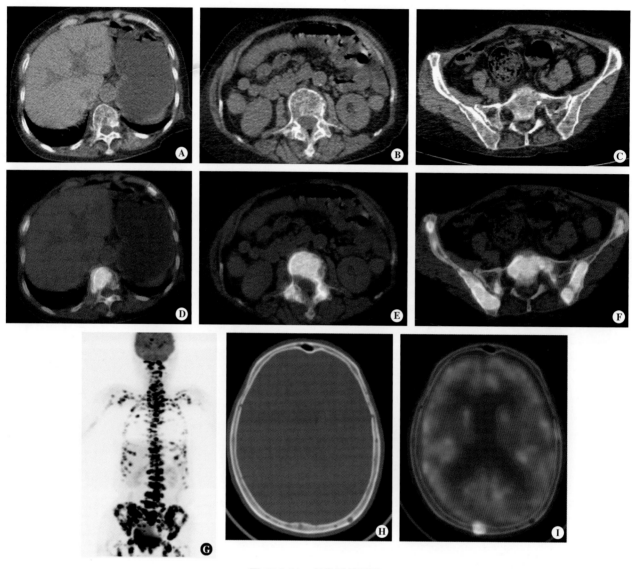

图 15-3-14　多发性骨髓瘤

病例 8

（1）简要病史：男，70 岁；全身痛 3～4 个月，发现骨质破坏月余。

（2）影像表现：右侧肱骨、胸骨、双侧多根肋骨、多个椎体或附件、双侧股骨骨质破坏，部分软组织肿块形成，并见坏死，多个椎体后软组织肿块向后突入椎管，挤压硬膜囊，FDG 摄取增高；左肩胛骨、部分肋骨局部 FDG 摄取增高，无明显破坏，SUV_{max} 9.6；腹膜后及下腔静脉间见 3 个肿大淋巴结，最大者约 22mm×16mm，FDG 摄取增高，SUV_{max} 8.9（图 15-3-15）。

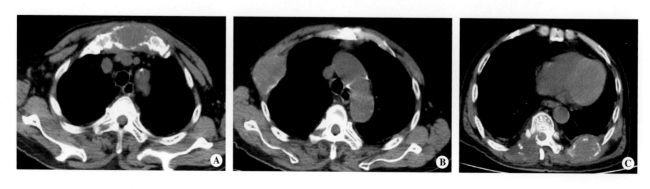

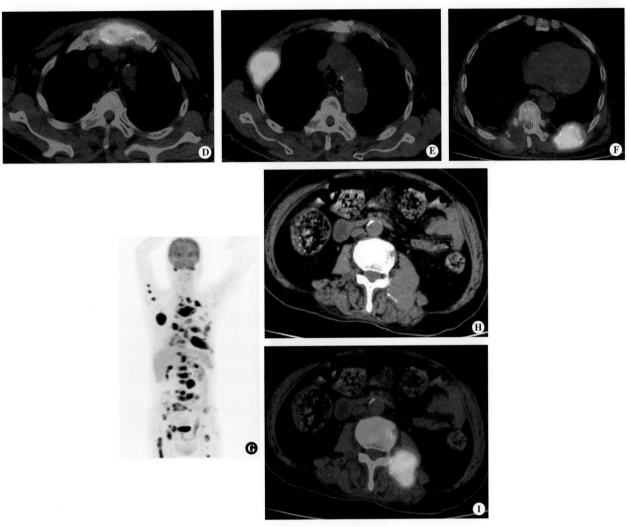

图 15-3-15　多发性骨髓瘤

（3）影像诊断：多发性骨髓瘤可能性大，转移不除外。

（4）病理诊断（右肋骨活检）：多发性骨髓瘤。

病例 9

（1）简要病史：女，63 岁；发现胸腔积液 1 周。

（2）影像表现：颅骨多发穿凿样骨质破坏，脊柱多个椎体及附件、骨盆髓腔密度不均，左第 9 肋后肋骨质破坏并软组织肿块，大小约 60mm×41mm，FDG 摄取略高于本底，SUV$_{max}$ 1.3（图 15-3-16）。

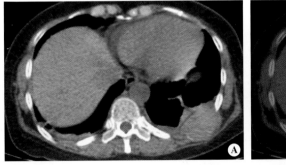
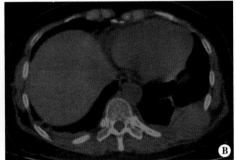

图 15-3-16　多发性骨髓瘤

（3）影像诊断：多发性骨髓瘤。

（4）病理诊断：多发性骨髓瘤。

病例 10

（1）简要病史：男，74 岁；步态不稳，发现 T_{11} 占位 1 月余。

（2）影像表现：$T_9 \sim T_{11}$ 椎体及附件骨质破坏并软组织影形成，脊髓受挤压，FDG 摄取增高，SUV_{max} 2.8；颅骨、双侧部分肋骨、脊柱多个椎体、骨盆诸骨多发局灶性骨质破坏，部分呈穿凿样改变，FDG 摄取轻度增高；SUV_{max} 1.7（图 15-3-17）。

（3）影像诊断：多发性骨髓瘤。

（4）病理诊断（手术）：多发性骨髓瘤。

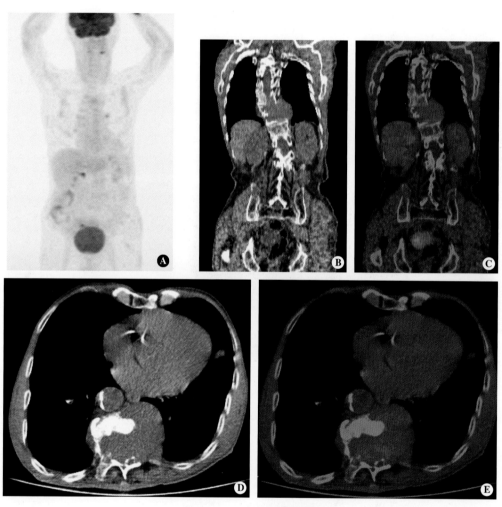

图 15-3-17　多发性骨髓瘤

病例 11

（1）简要病史：男，53 岁；发现右胸肿块 2 月余，全身痛半年余；确诊多发性骨髓瘤。

（2）影像表现：双侧下颌骨、所见四肢骨、左侧锁骨、双侧肩胛骨、胸骨柄、双侧多根肋骨、脊柱多个椎体及附件、骨盆可见广泛性骨质破坏；部分骨质边缘硬化，呈穿凿样改变，部分周围可见软组织肿块影，FDG 摄取增高，SUV_{max} 18.6；左侧睾丸肿大，FDG 摄取增高，SUV_{max} 6.1；双侧胸腔少量胸腔积液（图 15-3-18）。

（3）影像诊断：多发性骨髓瘤。

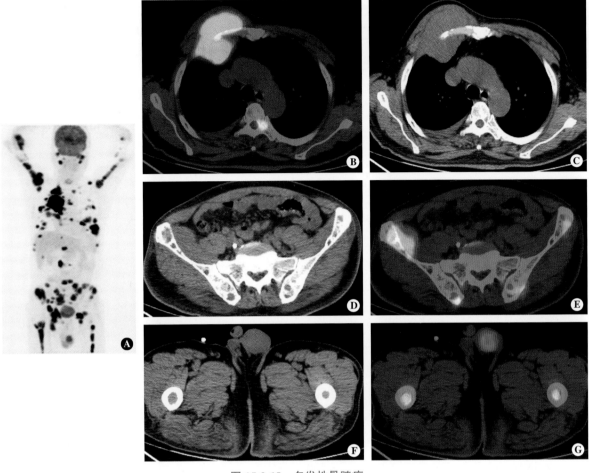

图 15-3-18　多发性骨髓瘤

病例 12

（1）简要病史：男，66 岁；发现脾大半年。

（2）影像表现：脊柱、枕骨大孔、双侧颞下颌关节髁突、双侧肱骨及股骨、锁骨内侧段、肩胛骨、胸骨、双侧多发肋骨及骨盆弥漫性局灶性 FDG 摄取增高，SUV_{max} 15.9，无骨质破坏；巨脾，FDG 摄取增高，SUV_{max} 6.4；肝门区见数个肿大淋巴结，FDG 摄取增高，SUV_{max} 5.2（图 15-3-19）。

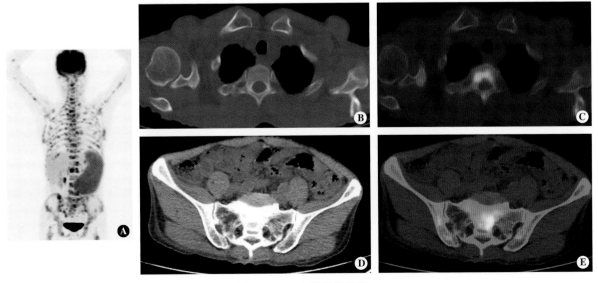

图 15-3-19　多发性骨髓瘤

（3）影像诊断：淋巴瘤，骨髓瘤。

（4）病理诊断：多发性骨髓瘤。

第四节　骨非肿瘤性病变

一、类风湿性关节炎

【概述】

类风湿性关节炎（rheumatoid arthritis，RA）是一种侵蚀性、对称性多关节炎，是以累及周围关节为主的多系统炎症性自身免疫性疾病，呈慢性过程，病理改变为慢性滑膜炎和血管翳形成，然后逐渐出现软骨和骨的破坏，最终导致关节变形和功能丧失。该病女性多见，多在 30 岁左右发病。临床表现为关节肿痛、压痛和晨僵，晚期可见关节畸形，以双侧指间关节常见，关节外可见对称性、无痛、质硬的类风湿结节，以及类风湿性血管炎、肺炎等。CT 对 RA 的滑膜及软骨病变显示能力差，可见受累关节软组织肿胀、软骨下囊变、软骨下骨质侵蚀、关节间隙变窄、关节脱位、骨质破坏、纤维或骨性强直。MR 可以显示 RA 全部病程的病理改变，如骨髓水肿、滑膜增厚、关节积液、软骨破坏、骨侵蚀、腱鞘炎及血管翳强化等。PET 可显示病变周围软组织 FDG 摄取增高，亦多呈对称性。

【病例】

（1）简要病史：女，86 岁；四肢小关节疼痛反复发作 30 余年，伴关节间歇性肿胀、僵硬；临床诊断为类风湿性关节炎。

（2）影像表现：双侧肩关节、腕关节、髋关节、右侧掌指关节间隙变窄，部分关节略变形，并伴周围软组织结构欠清、FDG 摄取增高，大致呈对称性；部分肋间肌、臀肌 FDG 摄取增高，SUV_{max} 8.5（图 15-4-1）。

（3）影像诊断：结合病史，考虑类风湿性关节炎改变。

（4）随访结果：治疗后症状有所缓解。

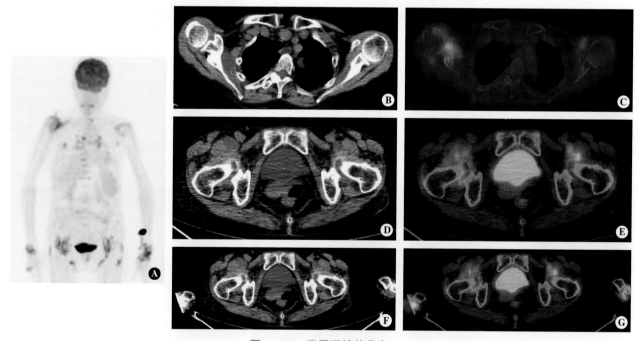

图 15-4-1　类风湿性关节炎

二、成人 Still 病

【概述】

成人 Still 病临床不常见，多见于青壮年，男女患病率大致相等，病因不明，血清类风湿因子检查为阴性，临床主要表现为发热，多形性皮疹，咽痛，肌肉、关节痛，脾大等。PET/CT 上，本病主要表现为多发性淋巴结、脾及骨髓代谢活性中等程度增高，淋巴结多无明显增大，脾可增大，多呈稍大或中等程度增大，少见巨脾，骨无骨质破坏。

【病例】

病 例 1

（1）简要病史：女，57岁；反复发热4月余，发热时伴皮疹、咽痛及关节痛。

（2）影像表现：双侧腮腺区、双侧颈部、双侧腋窝、右侧内乳区、纵隔、双肺门、肝门区、腹膜后、双侧髂血管旁、盆腔及双侧腹股沟区见多发大小不等淋巴结，边缘尚清，较大者约11mm×20mm，FDG摄取增高，SUV_{max} 7.3；脊柱、骨盆及双侧肱骨、股骨上段弥漫性FDG摄取增高，SUV_{max} 5.0（图15-4-2）。

（3）影像诊断：风湿免疫性疾病，成人Still病可能。

（4）随访结果：临床确诊成人Still病。

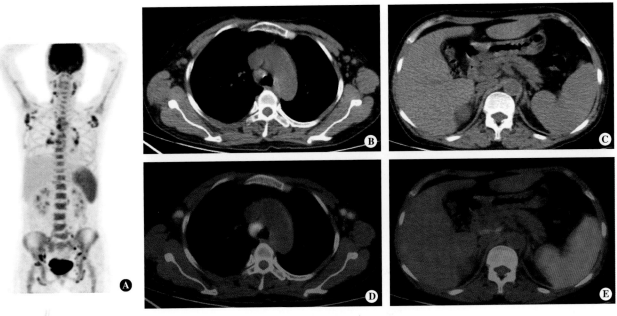

图 15-4-2　成人 Still 病

病 例 2

（1）简要病史：女，43岁；全身多处红疹2月余，发热伴全身肌肉疼痛20余天。临床诊断为成人Still病。

（2）影像表现：双侧颈部、腋窝、肺门及纵隔、肝门区、腹膜后、双侧盆腔、双侧腹股沟区可见多个淋巴结，最大者约11mm×10mm，FDG摄取稍增高，SUV_{max} 3.2；脾脏体积不大，FDG摄取弥漫性增高，SUV_{max} 4.5；脊柱、骨盆及股骨上段弥漫性FDG摄取增高，SUV_{max} 3.4（图15-4-3）。

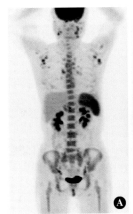
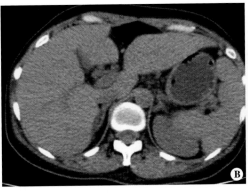
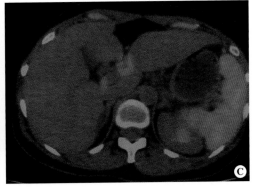

图 15-4-3　成人 Still 病

（3）影像诊断：符合成人 Still 病改变。

（4）随访结果：骨髓穿刺示感染性骨髓象。

三、Erdheim-Chester 病

【概述】

Erdheim-Chester 病（ECD）罕见，是一种非朗格汉斯细胞组织细胞增生性肉芽肿性疾病，以病变组织有弥漫性载脂泡沫样巨噬细胞浸润为特征。病变常累及多器官系统，四肢长骨、肾脏及主动脉等最常累及。好发年龄为 40 ～ 70 岁，男性多于女性。临床表现因受累器官系统不同而异，骨痛最常见。

CT 上，ECD 可见多器官系统改变。骨骼主要表现为对称性的长骨骨质硬化伴溶骨性骨质破坏，形成"丝瓜囊样"表现，可伴骨膜炎、骨梗死；主动脉也常受累，主动脉弓部最常见，表现为主动脉旁的鞘样软组织密度影，形成所谓的鞘征；肾脏亦多累及，表现为肾旁软组织密度影，边缘模糊、毛糙，形成多毛肾改变；ECD 肺部改变主要累及肺间质和胸膜，表现为小叶间隔增厚、小叶中心型微结节、磨玻璃密度影，以及胸膜增厚、胸腔积液等。MR 对 ECD 骨髓浸润灵敏度高，表现为正常髓腔内脂肪信号被异常增生组织信号所取代，呈不均匀长 T_1、长 T_2 信号。PET 显示不同 ECD 浸润组织呈不同程度 FDG 摄取，其中以受累的四肢长骨的 FDG 摄取最为明显，呈明显的高 FDG 摄取，亦表现为对称性。

【病例】

（1）简要病史：男，32 岁；四肢痛 4 月余，腹痛 2 天，临床诊断为急性胰腺炎和急性肾衰竭。

（2）影像表现：双侧颈部可见多发稍大淋巴结，较大者直径约 9mm，FDG 摄取稍增高，SUV_{max} 1.6；右肺中上叶及左肺上叶可见斑片状磨玻璃密度增高影，部分 FDG 摄取增高，SUV_{max} 5.7；主动脉弓后旁可见条状软组织密度影，FDG 摄取增高，SUV_{max} 5.2；胰腺体积增大，密度不均匀，弥漫性 FDG 摄取增高，SUV_{max} 4.2；周围脂肪间隙模糊，胰尾部可见类圆形低密度影，直径约 23mm，未见 FDG 摄取；左肾增大，额骨、颞骨、颧骨、颅底骨、鼻旁窦壁，下颌骨、左侧锁骨、左侧肩胛骨、双侧部分肋骨，C_1、S_1 椎体，双侧四肢骨密度不均匀，部分见不规则骨质破坏，部分密度增高，以四肢长骨为甚，呈丝瓜囊样，FDG 摄取均明显增高，SUV_{max} 4.1 ～ 14.8（图 15-4-4）。

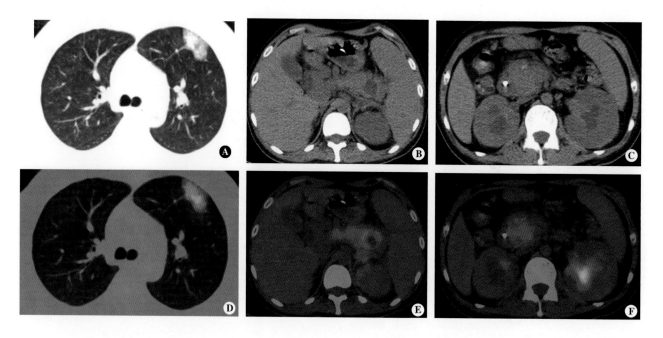

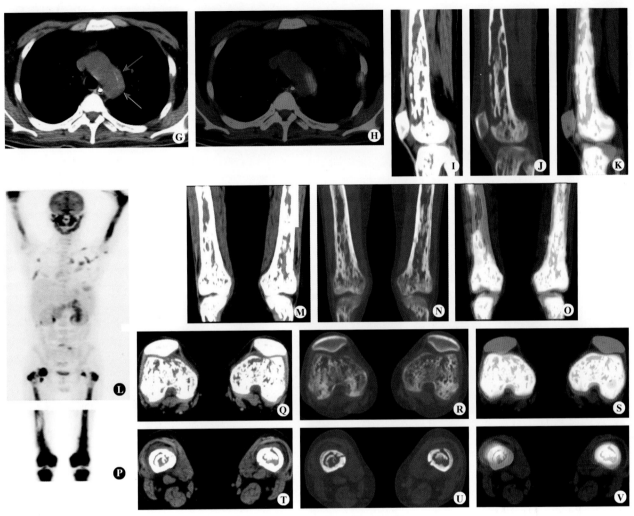

图 15-4-4 Erdheim - Chester 病

箭示主动脉弓旁典型表现

（3）影像诊断：风湿免疫性疾病可能，非朗格汉斯组织细胞增生症不除外

（4）病理诊断（骨髓穿刺）：Erdheim Chester 病。

四、慢性复发性多灶性骨髓炎

【概述】

慢性复发性多灶性骨髓炎（chronic recurrent multifocal osteomyelitis，CRMO），也称为慢性无菌性骨髓炎，病因不明，目前认为与自身免疫和遗传等因素有关，CRMO 常合并银屑病、克罗恩病和骶髂关节炎等，多见于儿童，女性发病率高于男性，临床以反复发作的全身多处炎症性骨痛为特征，主要累及长管骨、锁骨和脊柱，常伴发热。CT 上，锁骨表现为近端 1/3 髓腔溶骨性骨质破坏；长骨主要累及干骺端，表现为骺软骨下骨质溶骨性破坏；椎体以胸腰椎多见；反复发作可致硬化和层状骨膜反应，椎体可有压缩。MR 可见骨髓及周围软组织水肿。本部分病例 PET/CT 见病灶 FDG 摄取明显增高。

【病例】

（1）简要病史：女，37 岁；反复发热 1 月余，体温 38 ~ 39℃，伴骨痛。

（2）影像表现：脊柱多个椎体及附件、右侧锁骨、双侧多个肋骨、骨盆诸骨可见多发性局灶性 FDG 摄取增高，SUV_{max} 9.6；部分骨质破坏，部分髓腔可见低密度影，骶骨破坏区可见软组织密度影，边缘欠清，大小约 27mm×17mm，FDG 摄取增高，SUV_{max} 9.8（图 15-4-5）。

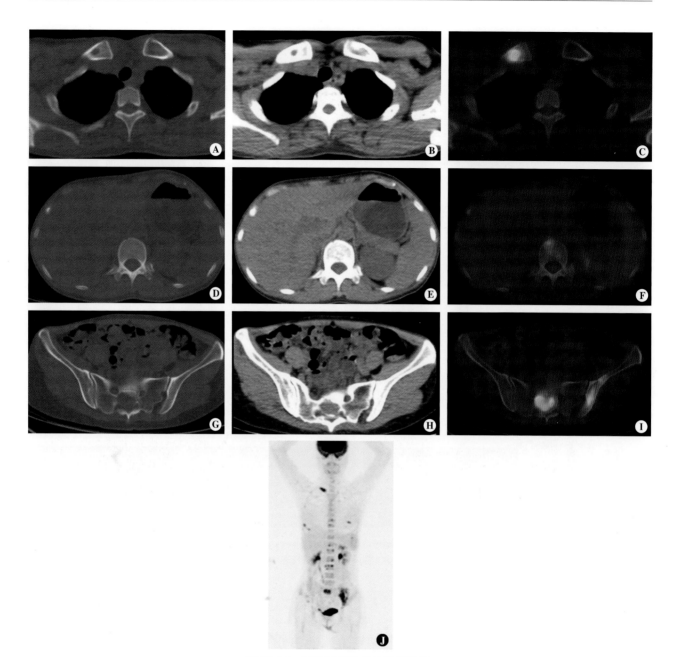

图 15-4-5　慢性复发性多灶性骨髓炎

（3）影像诊断：考虑多发性骨髓瘤可能，建议活检。

（4）病理诊断：第一次穿刺骶骨见少量浆细胞；第二次穿刺见慢性骨髓炎并纤维化，考虑慢性复发性多灶性骨髓炎。

五、骨 结 核

【概述】

骨、关节结核多继发于肺、胸膜和淋巴结结

核，骨结核多由血行播散感染，也可由滑膜结核侵蚀骨组织。骨结核好发于儿童长骨的骨骺部，且负重部位常见。骨结核 CT 上可见溶骨性骨质破坏，无明显硬化，破坏区可见砂粒状死骨；短管状骨骨质破坏可呈膨胀性改变；周围软组织可有肿胀。

椎体结核在骨结核中最常见，椎体结核可分为椎体结核和滑膜结核，椎体结核又分为中心型、边缘型和骨膜下型。椎体结核青年最常见，发病部位以腰椎最多见，颈椎最少。椎体结核 CT 上表现为椎体骨质破坏，早期常累及前柱，破坏边缘一般无硬化，病变发展可导致椎体边缘破坏，侵及椎间盘，并波及相邻椎体，椎间隙可变窄，椎体可塌陷、变形，破坏的椎体内可见点状死骨及软组织密度影；边缘型结核则可见椎体前缘的侵蚀、破坏，可同时侵及相邻椎体；骨膜下型结核可见寒性脓疡，胸椎寒性脓疡常位于椎体两侧呈梭形，腰椎寒性脓疡多沿腰大肌流注，可直达髂窝。

骨结核根据病程可见不同程度 FDG 摄取，结核结节和结核性肉芽肿通常呈明显高 FDG 摄取；寒性脓疡周围组织炎性反应亦可见不同程度 FDG 摄取。

【病例】

病例 1

（1）简要病史：男，57 岁；腰痛 2 月余，近来加重；MR 疑 L_2 转移。

（2）影像表现：L_2 椎体溶骨性骨质破坏，残层骨碎片，并见软组织密度影，向右下延伸，与右侧肿胀腰大肌分界欠清，FDG 摄取增高，SUV_{max} 10.6；邻近腹主动脉旁可见数个稍大淋巴结影，较大者约 8mm×7mm，FDG 摄取增高，SUV_{max} 4.6（图 15-4-6）。

（3）影像诊断：L_2 椎体结核并寒性脓疡形成。

（4）病理诊断（手术）：椎体结核。

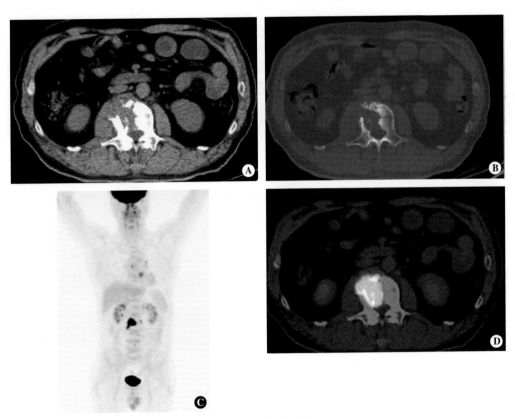

图 15-4-6 椎体结核

病例 2

（1）简要病史：男，67 岁；腰腿痛 3～4 个月。

（2）影像表现：右上肺见散在斑点状、小结节状和条索状影，未见明显 FDG 摄取；右第 2 前肋局灶性骨质破坏并软组织稍肿胀，FDG 摄取增高，SUV_{max} 2.5；右侧胸膜不均匀增厚，L_3、L_4 局部骨质稍破坏，FDG 摄取增高，SUV_{max} 6.0；椎旁及左侧腰大肌见条状略低密度影，FDG 摄取增高，下段中央无 FDG 摄取；椎管内椎体后缘中线见小条状软组织密度影，并经左第 1 骶孔延伸至左侧骶前，FDG 摄取增高，SUV_{max} 4.8；L_3～L_4 椎间隙明显变窄（图 15-4-7）。

（3）影像诊断：肺、右第 2 前肋、L_3～L_4 椎体结核，并 L_3～L_4 椎旁、椎后寒性脓疡形成。

（4）病理诊断（手术）：椎体结核。

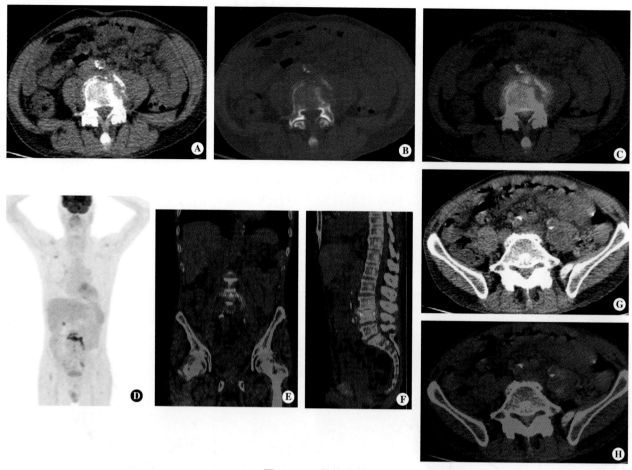

图 15-4-7   椎体结核

病例 3

（1）简要病史：女，60 岁；腰痛月余；MR 疑腰椎转移。

（2）影像表现：L$_2$ 椎体中央局灶性溶骨性骨质破坏，累及上终板，FDG 摄取增高，SUV$_{max}$ 17.9，相应水平前纵韧带不均匀增厚（图 15-4-8）。

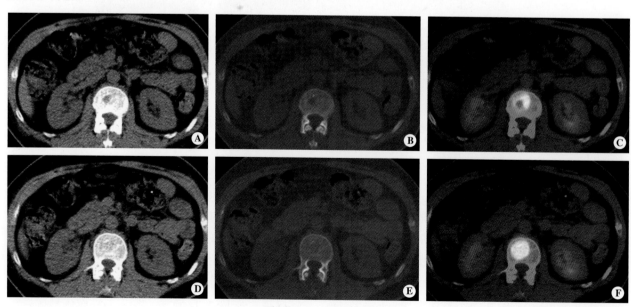

图 15-4-8   椎体结核

（3）影像诊断：L$_2$椎体结核可能性大。

（4）病理诊断（腰椎穿刺）：椎体结核。

病例 4

（1）简要病史：女，62 岁；腰痛 4 月余，伴间歇性低热。

（2）影像表现：L$_3$ ～ L$_5$ 椎体骨质破坏，L$_4$、L$_5$ 左侧为甚，伴左侧椎旁条状软组织密度影，达

髂窝，与腰大肌无明显界限，FDG 摄取增高，SUV$_{max}$ 9.1；同侧腰大肌肿胀，相同水平腹膜后见多个小淋巴结，部分 FDG 摄取稍增高，SUV$_{max}$ 3.9（图 15-4-9）。

（3）影像诊断：腰椎结核伴寒性脓疡；腹膜后淋巴结结核可能。

（4）病理诊断（手术）：椎体结核。

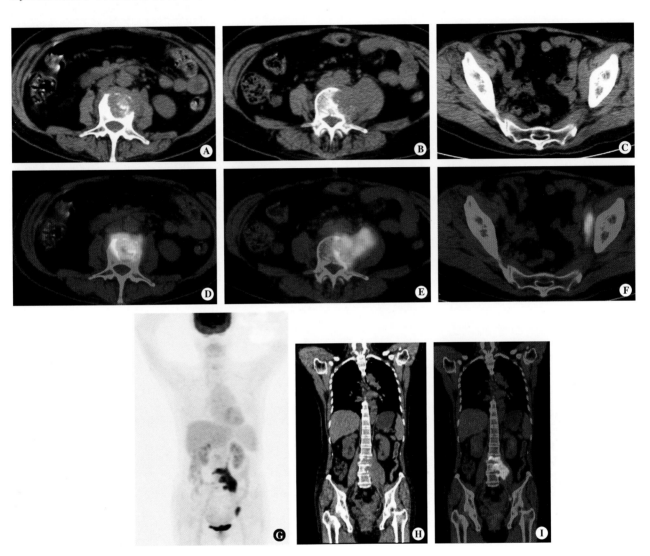

图 15-4-9　椎体结核

病例 5

（1）简要病史：男，65 岁；背痛伴步态不稳 4 个月，渐行性加重 10 多天。

（2）影像表现：C$_7$ 椎体及左侧关节突、

T$_7$ ～ T$_9$ 椎体、L$_1$ ～ L$_2$ 椎体骨质破坏，T$_7$ ～ T$_9$、L$_1$ ～ L$_2$ 椎间盘破坏，椎旁增厚软组织密度影，FDG 摄取增高，SUV$_{max}$ 5.9；左侧胸锁关节骨质部分破坏，软组织肿胀，关节脱位，FDG 摄取增高，SUV$_{max}$ 2.5；双侧胸腔少量积液（图 15-4-10）。

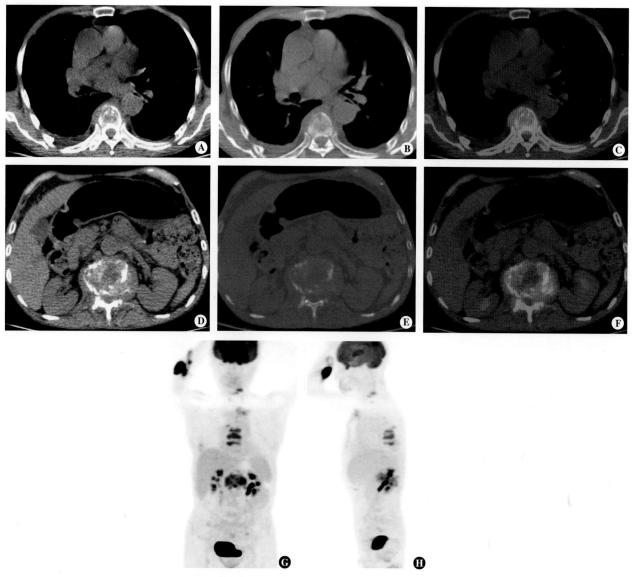

图 15-4-10　椎体结核

（3）影像诊断：颈、胸、腰椎、左胸锁关节结核；并结核性胸膜炎。

（4）病理诊断（腰椎穿刺）：结核。

病例6

（1）简要病史：女，30 岁；背部痛 4 月余，加重半月。

（2）影像表现：$T_3 \sim T_5$ 椎体骨质破坏，椎体内及椎旁见软组织样密度肿块，FDG 摄取增高，SUV_{max} 12.2（图 15-4-11）。

（3）影像诊断：胸椎结核。

（4）病理诊断：胸椎结核。

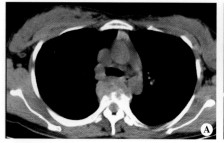
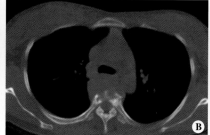
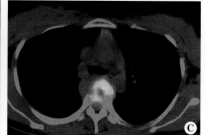

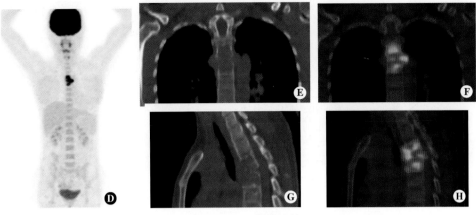

图 15-4-11 椎体结核

病例 7

（1）简要病史：男，59 岁；低热半个月，伴腰痛，结核感染 T 细胞检测（T-SPOT）高。

（2）影像表现：左侧肺门见稍大淋巴结，大小约 11mm×10mm，肝门区及胃周可见多个肿大淋巴结，最大者直径约 22mm，FDG 摄取增高，SUV_{max} 5.6；双侧胸腔积液；肝Ⅵ段见类圆形低密度影，直径约 16mm，FDG 摄取增高，SUV_{max} 5.3；T_{12}、L_1 椎体及 L_3 棘突部分 FDG 摄取增高，SUV_{max} 5.4，并 L_1 椎体骨质破坏，L_3 棘突边缘欠光整，T_{12}～L_1 椎间隙略变窄；左上第 2 磨牙牙龈稍肿胀，FDG 摄取增高，SUV_{max} 6.4（图 15-4-12）。

（3）影像诊断：肝、腰椎、腹腔淋巴结转移可能；左肺门淋巴结，建议随访；左上牙龈炎。

（4）病理诊断（腰椎穿刺）：结核。

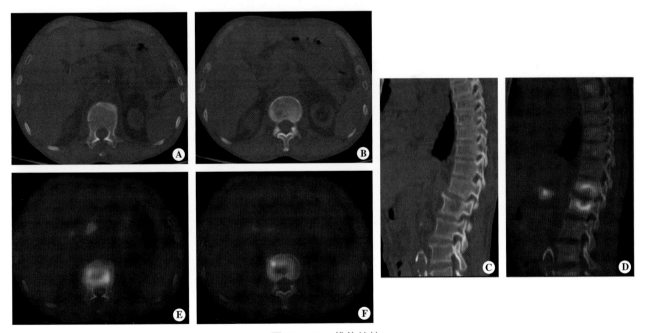

图 15-4-12 椎体结核

病例 8

（1）简要病史：女，77 岁；右腕肿痛 2 月余，无外伤史。

（2）影像表现：右尺骨远端近腕关节处稍膨胀，皮质稍厚，病灶长约 35mm，局部皮质不连，髓内密度尚均匀，FDG 摄取增高，SUV_{max} 6.9（图 15-4-13）。

（3）影像诊断：尺骨原发恶性肿瘤可能性大，淋巴瘤不除外。

（4）病理诊断：骨结核。

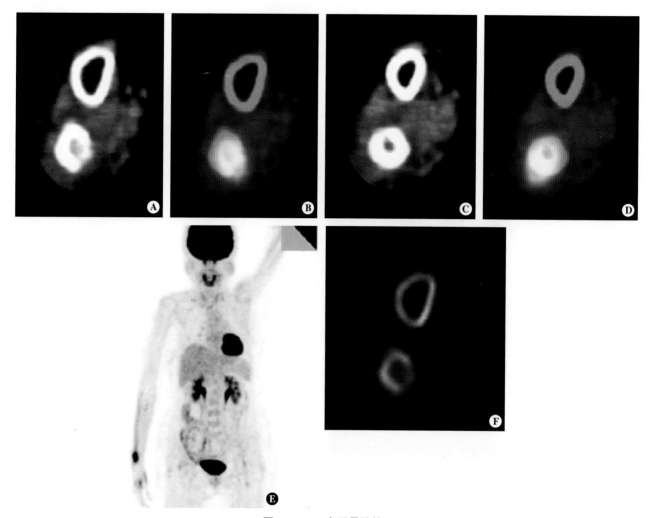

图 15-4-13　右尺骨结核